U0224188

冠心病：解剖、功能及影像学

柳景华　吕树铮　主　编

杜　杰　温绍君　副主编

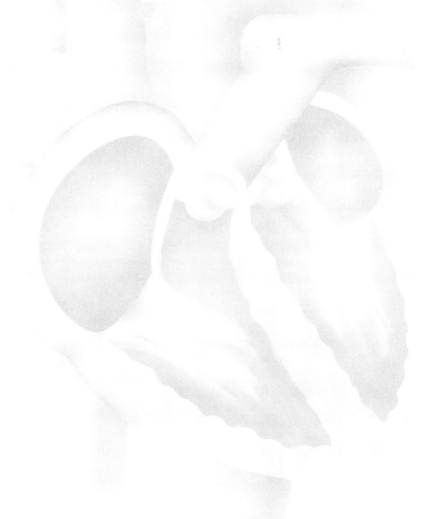

中国协和医科大学出版社

图书在版编目（CIP）数据

冠心病：解剖、功能及影像学／柳景华，吕树铮主编. —北京：中国协和医科大学出版社，2013.4
ISBN 978 – 7 – 81136 – 841 – 3

Ⅰ. ①冠…　Ⅱ. ①柳…②吕…　Ⅲ. ①冠心病 – 研究　Ⅳ. ①R541.4

中国版本图书馆 CIP 数据核字（2013）第 058925 号

冠心病：解剖、功能及影像学

主　　编：柳景华　吕树铮
副 主 编：杜　杰　温绍君
责任编辑：吴桂梅　姜淑惠

出版发行：**中国协和医科大学出版社**
　　　　　（北京东单三条九号　邮编100730　电话65260378）
网　　址：www. pumcp. com
经　　销：新华书店总店北京发行所
印　　刷：中国农业出版社印刷厂

开　　本：889×1194　1/16 开
印　　张：31.25
字　　数：900 千字
版　　次：2013 年 4 月第 1 版　　2013 年 4 月第 1 次印刷
印　　数：1—3000
定　　价：240.00 元

ISBN 978 – 7 – 81136 – 841 – 3/R · 841

主 编 简 介

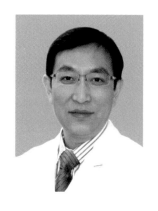

柳景华，教授、主任医师、心血管内科博士，博士研究生导师，首都医科大学附属北京安贞医院心内科副主任，心内科28病房主任。

1991年首届中华医学基金会（美国）介入心脏病研修班毕业，1992年考入北京大学医学部，攻读心血管专业博士学位。擅长内科重症急救和心血管病介入性治疗，担任多种国内学术期刊编委，北京心血管病青年论坛委员，中国老年保健协会心血管专业委员会常委，人力资源和社会保障部归国人员科研项目评审专家，国家自然科学基金、北京市自然科学基金评审专家，兄弟省市自然科学基金同行评议专家，北京市科技奖励评审专家、北京市高级职称评审专家，北京市医疗事故鉴定专家和卫生部介入培训基地导师。20年间帮助全国各地100余家兄弟医院开展新技术，独立完成介入性治疗万余例。承担973、863重大科研立项，国家自然科学基金，北京市自然科学基金，北京市教委科研基金，首都科学发展基金等科研课题，发表论文100余篇，论著5部，国家专利8项。曾获光华奖、部级科技进步二、三等奖，享受国务院政府特殊津贴。

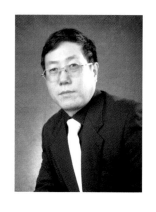

吕树铮，教授、主任医师、博士研究生导师，首都医科大学附属北京安贞医院大内科主任，心内科1病房主任。

1983年毕业于首都医科大学，1990年于法国鲁昂大学附属中心医院进修心脏介入，擅长冠心病诊断与治疗，是国内最早开展冠心病介入治疗的先驱者之一，率先在国内开展多项介入治疗新技术，曾应邀到全国30个省、直辖市约200余家市级医院开展冠脉介入手术，连续多年个人冠脉介入治疗总例数及复杂病变治疗例数于国内名列前茅。担任中华心血管病介入学组常务委员、中华中西医结合学术委员会委员、国家保健局老年心血管委员会副主任委员、中华医学会事故鉴定委员会委员、北京市科研奖励基金评审委员会主任委员。《中华心血管病杂志》、《中华医学杂志》、《中华老年病学杂志》、《中西医结合杂志》、《中华新医学杂志》、《中国介入心脏病学杂志》、《心肺血管病杂志》、《临床心血管病杂志》编委。承担多项科研课题，曾获2项国家级、省部级科技进步奖。在国内外专业杂志发表学术论文100余篇。主编《冠脉介入技巧及器械选择》和《冠心病介入治疗手册》等4部学术著作。享受国务院政府特殊津贴。

冠心病：解剖、功能及影像学

主　　编：柳景华　吕树铮
副 主 编：杜　杰　温绍君
编　　者（按姓氏拼音排序）：

陈　魁　郑州大学第一附属医院心内科
陈　明　北京大学第一医院心内科
程姝娟　首都医科大学附属北京安贞医院　北京市心肺疾病研究所心内科 28 病房
丛洪良　天津胸科医院 天津市心血管病研究所
崔　松　首都医科大学附属北京安贞医院　北京市心肺疾病研究所心内科 28 病房
杜　杰　首都医科大学附属北京安贞医院　北京市心肺疾病研究所
　　　　首都医科大学省部共建教育部心血管重塑相关疾病重点实验室
范占明　首都医科大学附属北京安贞医院　北京市心肺疾病研究所放射科
李建美　云南省第二人民医院心内科
李建平　北京大学第一医院心内科
李世英　首都医科大学附属北京安贞医院　北京市心肺疾病研究所心内科 28 病房
李文铮　首都医科大学附属北京安贞医院　北京市心肺疾病研究所心内科 28 病房
刘　健　北京大学人民医院心脏中心
刘　寅　天津胸科医院
刘惠亮　武警总医院
柳景华　首都医科大学附属北京安贞医院　北京市心肺疾病研究所心内科 28 病房
吕　飙　首都医科大学附属北京安贞医院　北京市心肺疾病研究所放射科
吕树铮　首都医科大学附属北京安贞医院　北京市心肺疾病研究所心内科 1 病房
马　芹　首都医科大学附属北京安贞医院　北京市心肺疾病研究所心内科 28 病房
彭红玉　首都医科大学附属北京安贞医院　北京市心肺疾病研究所心内科 28 病房
任利辉　首都医科大学附属北京世纪坛医院
尚美生　首都医科大学附属北京安贞医院　北京市心肺疾病研究所心内科 28 病房
王　健　首都医科大学附属北京安贞医院　北京市心肺疾病研究所心内科 28 病房
王　平　首都医科大学附属北京安贞医院　北京市心肺疾病研究所心内科 28 病房
王　新　首都医科大学附属北京安贞医院　北京市心肺疾病研究所心内科 28 病房
王长华　首都医科大学附属北京安贞医院　北京市心肺疾病研究所心内科 28 病房
王东琦　西安交通大学附属第一医院心内科
王贵松　北京大学第三医院心内科
王韶屏　首都医科大学附属北京安贞医院　北京市心肺疾病研究所心内科 28 病房
温绍君　首都医科大学附属北京安贞医院　北京市心肺疾病研究所高血压研究室
吴　铮　首都医科大学附属北京安贞医院　北京市心肺疾病研究所心内科 28 病房
吴小凡　首都医科大学附属北京安贞医院　北京市心肺疾病研究所心内科
信满坤　首都医科大学附属北京安贞医院　北京市心肺疾病研究所心内科 28 病房
杨　娅　首都医科大学附属北京安贞医院　北京市心肺疾病研究所超声科
曾和松　华中科技大学附属同济医院心内科
曾秋棠　华中科技大学附属协和医院心内科
曾玉杰　首都医科大学附属北京安贞医院　北京市心肺血管疾病研究所
张　铭　首都医科大学附属北京安贞医院　北京市心肺疾病研究所心内科 28 病房
张宇晨　首都医科大学附属北京安贞医院　北京市心肺疾病研究所心内科
赵东晖　首都医科大学附属北京安贞医院　北京市心肺疾病研究所心内科 28 病房
郑　斌　首都医科大学附属北京安贞医院　北京市心肺疾病研究所心内科 28 病房
庄少伟　上海同济大学附属东方医院

学术秘书：彭红玉　李　芳

前　言

在心血管疾病临床和研究的发展历史上，人类对于心脏解剖、生理和病理生理的了解正在不断深入，揭示动脉粥样硬化的奥秘依然是目前临床实践和研究的热点。

本书编者为全国兄弟医疗单位长期从事相关临床和研究的专家，按照全书九章34节，对冠状动脉性心脏病进行了较详尽的阐述，涉及冠状动脉狭窄解剖、生理、病理和功能性评价的最新进展。

本书第一、二章以冠状动脉狭窄所致结构和血流动力学变化开始，表明当血流通过局部或弥漫心外膜狭窄病变时，血管狭窄、血流和微循环之间存在必然联系，引发一系列解剖结构和功能学意义上的改变，其中侧支循环在某些时候发挥极其重要作用。

本书第三章介绍了心外膜冠状动脉结构以及与动脉粥样硬化的关系。血管重塑、潜在易损斑块、滋养血管和金属蛋白酶等知识拓宽了临床和科研思维，使我们对冠状动脉粥样硬化的定义、特征以及其在冠状动脉综合征中的作用有了比较准确的理解。尽管目前大多数感兴趣的话题是运用最新技术评价冠状动脉粥样硬化斑块，但本书内容说明这些技术既不独特也未能包罗万象。对一些影像学技术的深入了解，有助于拓宽我们的视野。第四、五章从基础解剖、冠状动脉造影到血管内超声、血管镜、近红外分光镜、光学相干断层显像、多排CT、血管内激应图成像、拉曼光谱、冠状动脉热成像、MRI等技术作了详尽地介绍，以期读者能较好了解冠状动脉粥样硬化斑块的全貌。

本书第六、七章运用无创和有创手段，对冠状动脉狭窄所导致的缺血进行功能学评价。血流测量和缺血诱发无创方法有运动超声心动图、核素灌注显像和磁共振显像等；而有创方法包括冠状动脉内压力导丝、热稀释法血流测定和多普勒相关技术等。冠状动脉狭窄的动态变化客观存在，但普遍认为在心肌缺血中仅起较小作用，本书第八章详尽叙述心肌桥、冠状动脉痉挛、自发夹层和其他先天性冠状动脉畸形，较好地帮助理解冠状动脉狭窄及其结构的复杂性。

本书最后章节是大隐静脉移植血管、支架血管再狭窄和移植心脏血管病变，这些均是临床处理较为棘手的问题，编者结合实际工作经验，对此进行了全面的介绍。

我们相信，本书的出版将使我们的临床介入工作更上一个新台阶，对冠状动脉狭窄的解剖结构、生理学改变和功能学意义深入了解，无疑将使我们的诊断治疗工作纳入良性发展循环的轨道。

由于水平有限，加之所有编写任务均在繁重临床工作之余完成，错漏谬误之处在所难免，诚请学界同仁不吝赐教。

目　　录

第一章　冠状动－静脉循环系统解剖与生理

第一节　冠状动－静脉循环系统解剖

医学影像技术的不断更新和发展极大地促进了人们对冠状动脉和冠状静脉解剖结构的了解。就临床实践而言，介入医生尤其是从事缺血性心脏病专业的医生，比那些心脏解剖学家会更多地了解冠状动脉、静脉解剖，而且这种趋势在过去的 10 年日益明显，主要归因于能够实时显示冠状动脉位置和走行的技术手段不断完善。遗憾的是，无论是心脏科介入医生还是采用多排螺旋 CT 或磁共振显像技术研究心脏血管的学者，目前对冠状血管的命名尚欠统一。经典观点认为，描述人体任何结构均应采取直立位、面向观察者的角度（即所谓的解剖学体位），但解剖学家和病理学家可能更习惯于离体心尖位（即所谓的 Valentine 位）[1,2]。后者的描述方法存在一定缺陷，例如，当下壁心肌梗死缘于走行在心室膈面中部的冠状动脉发生闭塞时，尽管该动脉毫无疑问在心室下方，但却通常被描述为后降支。计算机体层扫描技术既显示了动脉起源和走行，又显示了心脏在身体内的真实位置（图1-1），因此，以往描述不准确的情况会更明显。基于此，本章将根据心脏解剖及先进的螺旋 CT 三维图像重建的观察结果来描述冠状动脉和冠状静脉，希望能被临床医生接受，更好地协助诊断和治疗冠状动脉疾病。

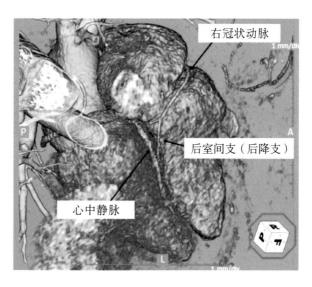

图 1-1　冠状动脉起源和走行

一、冠状动脉

（一）冠状动脉起源　冠状动脉是主动脉的第一个分支，通常分别发自三个主动脉窦中的两个（图1-2）。有关冠状动脉窦的描述存在争议：过去常按照 Valentine 位进行描述，但人体解剖的基本规则应是基于身体的整体来描述，因此，在正常情况下，心脏应描述为呈长轴向下向左的斜位。电生理学家强调正确体位的重要性[3]，对描述冠状动-静脉起源和走行同样重要。

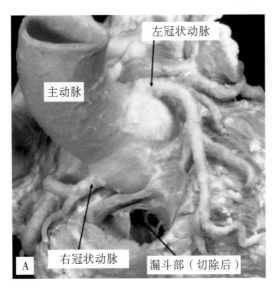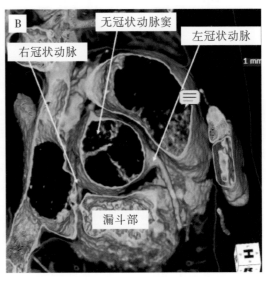

图 1-2　A：心脏解剖：切除肺动脉瓣及其周围漏斗部后，图中主动脉起源第一分支即冠状动脉；B：计算机体层扫描显示漏斗部组织

正常心脏中，靠近肺动脉干的两个冠状窦分别发出冠状动脉，即右冠状动脉和左冠状动脉主干（图 1-3）。就起始部位同主动脉窦管连接处的关系以及与瓣叶交界区的距离而言，这些动脉的起始部位可能存在较大变异[4]。相对于成人主动脉窦管连接处的距离差值如果在 1cm 以内，则冠状动脉起源属正常变异范围。一旦该差值大于 1cm，则构成异位起源或高位起源[5]。从远离肺动脉干的主动脉窦发出冠状动脉主支非常罕见。基于上述认识，正常心脏中的三个主动脉窦即分别命名为右冠状动脉窦、左冠状动脉窦和无冠状动脉窦（图 1-3）。事实上，这种命名是建立从非毗邻冠状动脉窦朝向肺动脉干的角度来观察主动脉窦的基础上，因而两个主动脉窦即分别位于观察者的左手侧和右手侧，分别命名为 2号窦和 1号窦，发出左冠状动脉主干和右冠状动脉（图 1-4）。

当然，这种命名方式在冠状动脉异常起源的情况下则欠完美。例如，如果正常发出右冠状动脉的动脉窦也异常发出了左冠状动脉，那么本应发出左冠状动脉的动

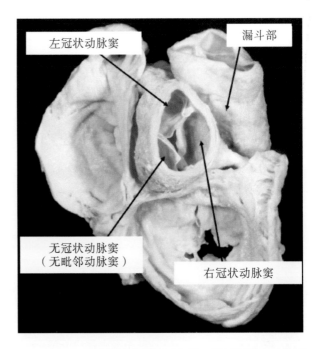

图 1-3　心脏短轴主要显示心房。通过冠状动脉的起源可以识别左冠状动脉窦，右冠状动脉窦以及同肺动脉干未毗邻的无冠状动脉窦

脉窦就不能再称为左冠状动脉窦。在这种情况下，儿童心脏外科医生描述先心病冠状动脉起源的方法就比较可取[6]。

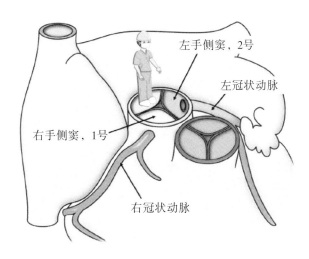

图 1-4　观察者位于非毗邻主动脉窦，发出冠状动脉的动脉窦位于其左右手。根据 Leiden 定律，分别命名为 1 号和 2 号

（二）右冠状动脉及其分支　右冠状动脉起始于主动脉根部右前上方的右冠状动脉窦，为 90% 的人的心室膈面供血。在很多情况下，该窦可有两个动脉口，其中第二个动脉口最常发出的是漏斗部或圆锥动脉，有时也发出窦房结动脉[7,8]。右冠状动脉自主动脉窦发出后，经行右房室沟（图 1-5）。第一段行至心室右侧缘或锐缘，在此发出锐缘支，同时从血管头侧发出数个心房支。有时，圆锥动脉也可由此处发出。也有稍过半数的人其窦房结动脉也发自于此段右冠状动脉。之后右冠状动脉继续环绕三尖瓣前庭，延伸至心脏房室交义点，最后发出后降支（下室间支），供血全右心室

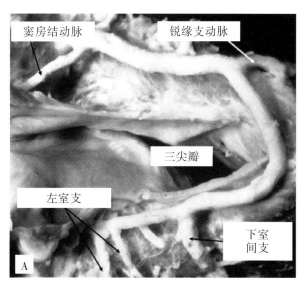

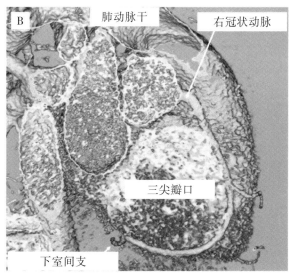

图 1-5　解剖图（A）和计算机断层扫描（B），系来自不同人群，显示右冠状动脉的走行和分支。同 90% 的人群一样，本例右冠状动脉为优势血管

膈面。

在90%的人群中，右冠状动脉在心脏房室交叉后发出下室间支以及房室结动脉，继续下行供应部分左心室膈面（图1-6）。这种分布称为右冠状动脉优势型[7,9,10]。

在已命名的冠状动脉分支中，圆锥动脉可见于超过90%的人群中，其中30%单独从主动脉窦发出，其余70%则为右冠状动脉发出的第一个分支。

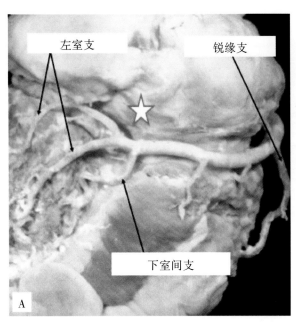
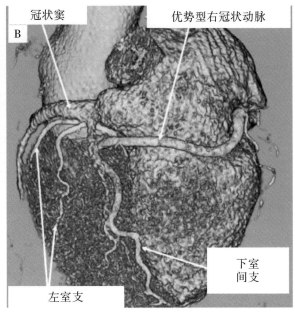

图1-6　右冠状动脉解剖（图A）和冠状动脉计算机断层扫描（B）显示，优势型右冠状动脉自下房室间沟行至心脏交叉（星号处）发出下室间动脉，后发出分支至左室膈面

锐缘支动脉也是固有动脉，发自心室的锐缘处，行至心尖，在该处同前降支（前室间支）存在许多重要的血管吻合。锐缘支同前降支（前室间支）的穿隔支一起为房室传导系统的右左分支近端供血。

前面强调过，在占人群90%的右冠状动脉优势型的个体中，其下室间动脉（又称为后降支或后室间支）起源于右冠状动脉，其余10%个体发自左回旋支动脉。在房室沟下部和心尖处，该动脉分别同平行发出自右冠状动脉的右缘支及前室间动脉的垂直分支相交。右冠状动脉穿隔支为室间隔肌部下方的心肌、邻近的心室壁以及右冠状动脉优势时二尖瓣的下间隔乳头肌供血[11]。

（三）左冠状动脉主干（LM）　左冠状动脉主干通常从左冠状动脉窦发出，略低于窦管交界处，有时也从主动脉窦高位发出，随即走行于左心耳和肺动脉主干之间（图1-7）。其长度在成人很少超过1cm或2cm，大多数情况下分出回旋支和前室间动脉（前降支），同右冠状动脉组成所谓的"冠状动脉三支病变中的3支血管"。左主干直径为5～10mm，远较右冠状动脉起始部粗大，其分支供血面积远大于右冠状动脉，即使在右冠状动脉优势时依然如此[10,19]。其分支向左心室大部、室间隔肌部以及二尖瓣上侧乳头肌的大部分供应血液，并发出左房支，在不足50%的个体中还向窦房结动脉供血[12]。约25%的人中，从主干处还发出一条中间支（图1-8），罕见地会发出两条中间支[9]。

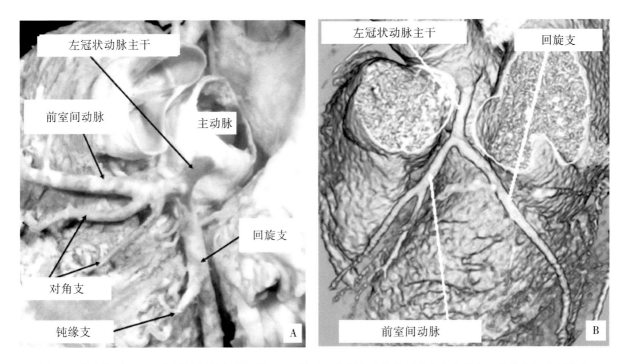

图 1-7　解剖标本（A）和计算断层血管扫描（B）显示，左冠状动脉主干分出左室间支（前降支）和回旋支

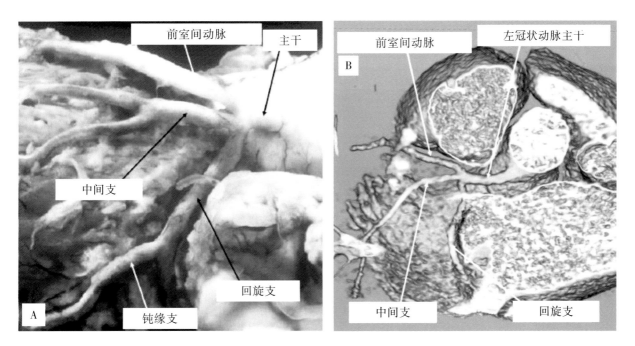

图 1-8　大体解剖（A）和计算机断层扫描（B）显示，左主干呈三分叉，中间支直接从主干发出

（四）前室间动脉（前降支）   前室间动脉又称为前降支，是左冠状动脉主干的主要分支之一。它位于心脏左前上胸肋面，绕行肺动脉主干底部进入前室间沟（图1-9）。继续前行至心尖，有时绕过心尖，延伸至下室间沟的不同位置，但很少取代下室间支[13]。左前降支为左心室和右心室的心尖部室壁供血。在前室间沟行进过程中，左前降支可能会发出多达3支对角支，朝向心脏左缘为胸肋面心室壁供血。同时，左前降支还发出数目不等的重要血管穿间隔支（图1-10）。第一及偶尔包括第二或第三条穿隔支向房室传导束供血。左前降支也会发出分支向右心室的漏斗部供血。

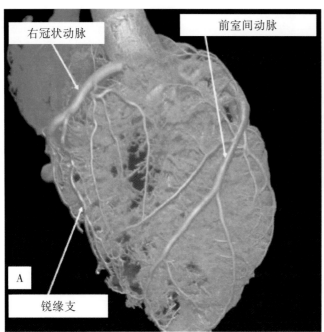
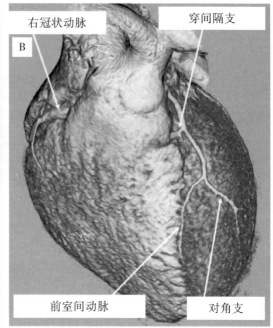

图1-9   灌注模型（A）和计算机断层扫描（B）显示典型的左前降支分布

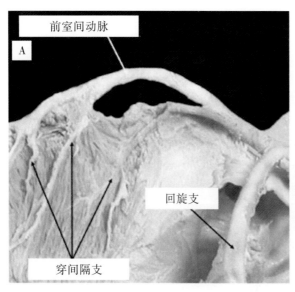
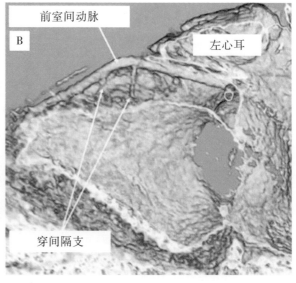

图1-10   图A：剥离左心室肌，显示3支穿间隔动脉发自前降支。计算机断层扫描（B）来自另一患者，显示穿间隔支

（五）左回旋支　左回旋支是左冠状动脉主干的另一分支。它从左主干后部发出后直接进入左房室沟。大多数情况下，左回旋支在左房室沟中行进的长度较短，以钝缘支动脉终止。然而，在10%的个体中，左回旋支会延伸至房室交叉处，为房室结供血；甚或延伸到房室交叉处以远，向右心室膈面供血（图1-11），此即左冠状动脉优势型。该回旋支沿途发出心室支，为左心室侧后壁以及二尖瓣上侧乳头肌供血[12]。其他更小的或未命名的分支血管也会从左回旋支发出，为主动脉根部以及房室沟附近的心房肌和心室肌供血。偶尔，从左回旋支起始附近会发出一支称为左房支的较大分支，有时甚至超过左回旋支[7]。

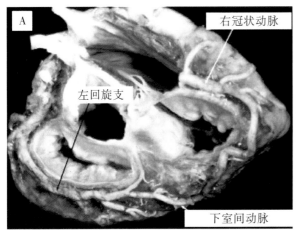
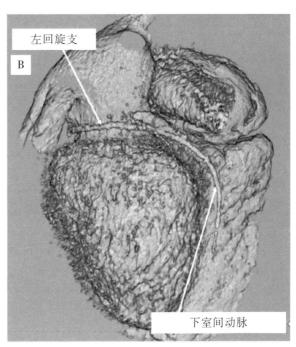

图1-11　图A：切除心房肌后从心房面观察，显示左回旋支行至房室交叉处并发出下室间动脉，即所谓的冠状动脉左优势型；图B：来自不同患者的计算机断层扫描图像，同样显示左优势型冠状动脉

（六）冠状动脉优势分型　大多数人系右冠状动脉向右心室下壁和膈面室间隔肌部供血（图1-6），而左冠状动脉分支向心脏胸肋面室壁和左心缘供血。多达50%的优势型右冠状动脉除了向心室下部供血，还是膈面心肌血供的重要来源。在这些人群中，右冠状动脉为二尖瓣下间隔乳头肌供血，有时还为上侧乳头肌供血[12]。在右冠状动脉明显优势型并回旋支动脉发育不全的情况下，右冠状动脉为全部左心室下壁供血。

二、心脏静脉

心脏静脉在解剖学上可以分为三大类。最重要的一类是回流入冠状静脉窦的静脉，收集心室壁绝大部分血液。第二类是心前静脉系统，这些血管引流来自右心室前壁以及右心缘的血液，直接汇入右心房。第三类是Thebesian静脉，引流心室壁内层和心内膜下部分血液，直接流入4个心腔中任何一个腔内[14~16]。

另一种专为临床使用而设计的分类，是将心脏静脉系统分为两个互通的系统：第一种由大静脉血管组成，引流大部分外层心肌血液；第二种大部分由Thebesian静脉系统组成，主要功能是回流心室内壁静脉血[17]。大静脉血管系统主要来自心外膜下血管，延伸至心房和心室肌表面，不附着于心肌，在回流至冠状静脉窦之前位于室间沟内。大多数血管很容易识别且有静脉瓣。小血管系统由最小心脏静脉（亦指真正的 Thebesian 静脉）构成，位于心内膜下心肌内。这些血管引流入内腔的开口直径不到 0.5mm，没有静脉瓣。

（一）大静脉系统　大部分心肌血液回流至较大的静脉，最后主要由冠状静脉窦收纳。冠状静脉窦始于心大静脉的末端，经左房室交界处终止于右心房（图 1-12 和图 1-13）。冠状静脉窦在左下房室沟内走行，与左房心密切相关。血管直径和长度变异较大，截面为椭圆形，上下径大于前后径，比例为 5:4[17]。房室沟内走行长度介于 2～5cm，受心脏质量影响较大。当重度充血性心力衰竭时，冠状静脉窦会发生扩张。

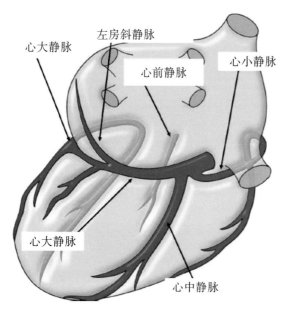

图 1-12　图示为心脏膈面。心脏大静脉回流至冠状静脉窦，由心大静脉与左房斜静脉汇合而成。心前静脉直接回流至右心房内

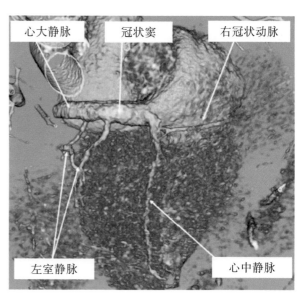

图 1-13　计算机断层扫描显示心脏静脉、冠状静脉窦

较大的冠状静脉止于冠状窦，主要支流包括：心大静脉或前室间静脉、心中静脉，左室下膈面血液回流静脉、左缘静脉、左房斜静脉和心小静脉（图 1-12）。这些支流及其所引流心室肌区域常常变化多端。心大静脉是最大的心脏静脉，也是心脏静脉系统中最固定的一支。其收纳来自前室间隔、两个心室前面、心尖部及部分左心房的血液，沿前室间沟上行，经过肺动脉干起始部和左心耳之间。90% 的人该静脉比左冠状动脉浅表，而另外 10% 则较左冠状动脉深在。心大静脉流经大部分左房室沟后止于冠状窦，其近端常由冠状窦肌袖包绕。心中静脉，也称为后室间静脉（事实上，"下"更准确）引流膈面室壁血液，以及大部分室间隔肌部血液，经由下室间沟上行后，回流至冠状窦。偶尔，终末部也会直接引流至右心房。还有一些静脉负责引流位于心中静脉和心大静脉之间的心肌血流，其中最重要的是下静脉（后静脉）和左缘静脉[18]。

在组织学方面比较重要的一个静脉是左房斜静脉。左房斜静脉和心大静脉的汇合处，常被大多数研究人员当作冠状窦的起始（图 1-12），当然也有学者认为冠状窦始于 Vieussens 瓣[17]。斜静脉较短，长度很少超过 2～3cm，当存在左上腔静脉时其意义重大。5% 的先天心脏畸形中可发现这种血管，也可作为完全性肺静脉异位连接的终止处。心小静脉通常是冠状窦的一条支流，也可以直接流入右心房，亦被称为右冠状静脉，不如冠状窦的其他支流固定，位于右房室沟内，较右冠状动脉或浅表或深在。心小静脉可引流大部分右心房壁和右心室膈面血流，但取决于其大小。

心前静脉尚有许多其他名称，包括微小静脉、附属静脉和未命名的 Vienussens 静脉。这组静脉引流右心室前壁和前外侧壁的 2/3 的血液。其数量从 1 条至 3 条不等，引流方式也多种多样。每条静脉可单独纳入右心房，或者不同静脉依次汇合形成总的静脉，再流入右心房。

（二）小静脉系统　小静脉系统由全部心肌中的小静脉构成。这些血管包括被称为 Thebesian 血管的微小血管，以及那些最小血管。这些心内膜下的血管系统将壁内冠状循环同心脏的 4 个腔室连接起来。Thebesian 血管长度和数量变异较大，具体起源不详。

小静脉系统可进一步分为四类：静脉窦状隙血管（venosinisoidal）、静脉腔血管（venoluminal）、动脉窦状隙血管（arterosnusoidal）和动脉腔血管（arterioluminal）等。所有这些血管主要由内皮细胞及心腔内皮层延续而成，开口处无瓣膜，因此血流直接进入心腔。Thebesian 血管严格来讲并非静脉，因为动脉窦状隙血管和动脉管腔血管直接与动脉相连，因此将其视为动静脉吻合更准确。总体而言，小静脉系统对心肌血液引流的贡献较大。正是这些静脉收集了大部分右心耳、大部分室间隔肌部的血液，也参与了所有心肌壁血液的回流。事实上，右心静脉回流很大程度上依赖于小静脉系统，虽然 Thebesian 血管分布于整个心脏，但左心的分布数量远远少于右心系统。

三、总结

- 冠状循环由冠状动脉和冠状静脉系统组成。
- 2 条冠状动脉是主动脉的第一个分支，起源于毗邻肺动脉主干的主动脉窦，多数情况下分别为左、右冠状动脉窦。
- 为了正确理解动脉起源先天变异，有必要从未毗邻肺动脉的主动脉窦的位置来观察。
- 描述冠状动脉应按其在体内的真实位置加以描述，因此所谓的"后降支"可以更恰当地描述为下室间支。
- 右冠状动脉环绕三尖瓣口，90% 的人自此动脉发出下室间动脉，为所谓的右冠状动脉优势型。
- 左冠状动脉分为前降支和回旋支。
- 冠状静脉比动脉多变，包括大静脉，如心大静脉、心中静脉和心小静脉，将血液引流至冠状窦内；还包括小静脉和微静脉，血液直接回流至心腔。

（马　芹　程姝娟　丛洪良）

参 考 文 献

[1] Cook AC, Anderson RH. Attitudinally correct nomenclature. Heart, 2002, 87：503 - 506.

[2] Anderson RH, Loukas M. The importance of attitudinally appropriate description of cardiac anatomy. Clin Anat, 2009, 22（1）：47 - 51.

[3] Cosio FC, Anderson RH, Kuck K, et al. Living anatomy of the atrioventricular junctions. A guide to electrophysiological mapping. A consensus statement from the Cardiac Nomenclature Study Group, Working Group of Arrhythmias, European Society of Cardiology, and the Task Force on Cardiac Nomenclature from NASPE. Circulation, 1999, 100：e31 - e37.

[4] Muriago M, Sheppard MN, Ho SY, et al. The locationof the coronary arterial orifices in the normal heart. Clin Anat, 1997, 10：297 - 302.

[5] Vlodaver Z, Neufeld HN, Edwards JE. Coronary Arterial Variations in the Normal Heart and in Congenital Heart Disease. New York：Academic Press. 1975.

[6] Gittenberger-de Groot AC, Sauer U, Oppenheimer-Dekker A, et al. Coronary arterial anatomy in transposition of the great arteries：A morphologic study. Ped Cardiol, 1983, 4：15 - 24.

［7］James TN Anatomy of the coronary arteries. New York：Paul B. Hoeber，1961.

［8］James TN. Anatomy of the coronary arteries in health and disease. Circulation，1965，32：1020 – 1033.

［9］Ludinghausen. V. The Clinical Anatomy of Coronary Arteries. New York：Springer，2003.

［10］Muresian H. The Clinical Anatomy of the Coronary Arteries. Encyclopedia，Bucarest，2009.

［11］Estes EH Jr，Dalton FM，Entman ML，et al. The anatomy and blood supply of the papillary muscles of the left ventricle. Am Heart J，1966，71：356 – 362.

［12］Estes EH，Entman ML，Dixon HB Ⅱ，et al. The vascular supply of the left ventricular wall. Anatomic observations，plus a hypothesis regarding acute events in coronary artery disease. Am Heart J，1966，71：58 – 67.

［13］Gregg DE，Fisher LC. Blood supply to the heart. In：Field J，Magoun H. W.，editors. Handbook of Physiology. Washington，DC：American Physiological Society，1963，1517 – 1584.

［14］Ludinghausen MV. Clinical anatomy of cardiac veins. Vv. cardiacae. Surg Radiol Anat，1987，9：159 – 168.

［15］Ansari A. Anatomy and clinical significance of ventricular Thebesian veins. Clin Anat，2001，14：102 – 110.

［16］Singh JP，Houser S，Heist EK，et al. The coronary venous anatomy：a segmental approach to aid cardiac resynchronization therapy. J Am Coll Cardiol，2005，46：68 – 74.

［17］Ho SY，Sanchez-Quintana D，Becker AE. A review of the coronary venous system：A road less travelled. Heart Rhythm，2004，1：107 – 112.

［18］Jongbloed MR，Lamb HJ，Bax JJ，et al. Noninvasive visualization of the cardiac venous system using multislice computed tomography. J Am Coll Cardiol，2005，45：749 – 753.

［19］包哈申，柳景华，刘宇扬. 无保护左主干病变的治疗及术前危险评估. 心肺血管病杂志，2009，28：437 – 439.

第二节　冠状动 - 静脉循环生理学基本概念

冠状动脉循环研究的发展得益于研究手段的不断丰富，包括采用压力导丝技术测量心外膜动脉压力和血流量、采用影像技术评价心肌灌注分布等。心内膜下动脉最易发生缺血，其充盈灌注受心脏收缩产生的血管外压力影响，也受冠状动脉自身压力调节。冠状动脉压力 - 血流关系构成多项临床检测项目的重要理论基础，如冠状动脉血流储备、冠状动脉血流储备分数、微血管阻力等。冠状动脉压力 - 血流关系受血管外力的影响，因此，不同生理状态下冠状动脉的血流动力学指标也不尽相同。

冠状动脉生理学是一门相对复杂的学科，作用机制繁多且彼此相互关联。冠状动脉循环系统任何环节受到影响，均会导致缺血甚至心功能不全的发生。产生缺血的机制多种多样，除了心外膜动脉狭窄，其他原因，如微血管疾病、心肌形态学改变而微循环无相应代偿（如心肌肥厚和心力衰竭等）也会导致心肌缺血。

由于人体研究的局限性，动物研究构成了探讨冠状动脉生理学的重要基础。随着心外膜血流和压力检测、心肌灌注和组织氧含量水平检测等手段的应用，对人类冠状动脉生理学机制的认识也将日益完善。本章主要阐述心肌灌注的机械学和血流调节，以及冠状动脉血流调节机制、心肌灌注的异质性等内容。

一、心肌的血流灌注

心肌的供血来自于冠状动脉。心外膜冠状动脉沿途不断发出分支壁间动脉，后逐渐演变成微小动脉，最后止于毛细血管床，完成对心肌的血流灌注。如图 1-14 所示，壁间冠状动脉呈树状分布，肉眼可见的最小血管直径为 20μm，有的壁间动脉直接变成小动脉连接于毛细血管床[1]。从图 1-14

可以看出，直径300μm的血管为较大区域的心肌供血，亦即对较大面积的心室壁供血。

对猫跳动心脏中不同直径的心外膜动脉进行压力监测结果显示，直径400μm以下的血管其动脉压力开始逐渐降低。因此，在直径400μm血管下游的亚血管床中，任何一个分支血管内血流的变化都会对该血管床内其他所有血管产生影响。不同生理状态下血管内压力降速不同，血管舒张较血管收缩时压力降低缓慢[2]。

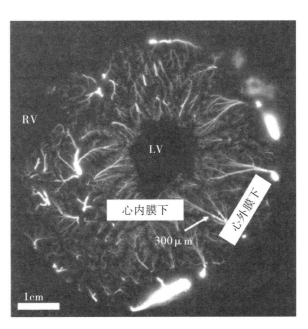

图1-14 高分辨率相机所拍摄经荧光染色的冠状动脉树，每层40mm（改良自参考文献1）

正常情况下，局部心肌灌注和局部心肌需氧量相匹配，与局部线粒体酶活性相关[3]。血管完成心肌灌注的能力并非一致，最佳评价指标是血管最大扩张，即充盈状态下的心肌灌注。临床上和实验中通过应用腺苷或其他小血管扩张剂可以实现血管充盈。充盈状态下血流量的多少取决于多重因素，包括血管床解剖以及导致壁内血管受压的收缩期外力，即通常所说的血管外阻力[4,5]。血流量以单位时间内的血流量（ml/min）来定量表示，适用于较大的冠状动脉；而灌注量通常以单位质量心肌的血流量[ml/（min·g）]来表示。

心内膜下血管受压最明显。图1-15所示为冠状动脉灌注压保持在100mmHg时，心率与心内膜下/心外膜下心肌血流灌注比值的关系，可以反映心脏收缩对心肌灌注分布的影响。研究显示，心脏静止状态时，心内膜下心肌灌注量比心外膜下心肌灌注量多50%；当心率为100次/分时，二者相当；而

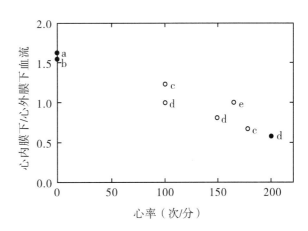

图1-15 心内膜下和心外膜下心肌充盈血流比值同心率的关系（改良自狗的系列心脏研究6，103，104－106）

当心率达到 200 次/分时，心内膜下灌注量仅为心外膜下的 50%。显然，心内膜下灌注更易受心率影响，亦即血管外力更易对心内膜下心肌灌注产生不良影响。为代偿心脏收缩造成血流受阻的这种情况，血管床会发生适应性改变，内膜下小动脉总量多于心外膜，从而使血管床本身阻力降低[6]。

由于心内膜下血管承受更强的心肌收缩所造成的挤压力，使管腔同血管周围组织间的压力阶差远低于心外膜下血管，因而血管的可扩张性更大。而且，高压时微循环管径增加，加之较高压力本身，均可促使微循环更快速充盈以及舒张期血管阻力降低。心外膜下血管也会受压力影响，因微循环具有可扩张性，故压力增加时心外膜下血管也能被动扩张。

舒张期血管外力最小，此时心内膜下心肌灌注的重要决定因素为心动周期中舒张期的长短，即舒张时间分数。当然，冠状动脉压力对灌注的影响也不容忽视：冠状动脉压力越高，壁内动脉血流量就越多，微血管阻力也越小，从而心肌内血流量可以在舒张期更迅速恢复。这里引出了一个新的概念——传导性，为血流量除以压力阶差，与阻力成反比。舒张时间分数和冠状动脉压力会影响血流传导性[10]。如图 1-16A 所示，心内膜下血管的传导性随舒张时间分数缩短而降低，但其变化幅度取决于冠状动脉压力。换言之，舒张时间分数一定时，心内膜下心肌灌注不一定同压力成比例，而是低于相应的水平，原因在于传导性受二者影响会降低。因此，心内膜下心肌灌注不但随着冠状动脉压力的降低而减少，还会随着冠状动脉压力降低所导致的传导性的降低而进一步减少。

虽然实验研究未能发现心外膜下血管传导性同舒张时间分数明显相关（图 1-16），但心外膜下血管的传导性在冠状动脉压力高时较高。

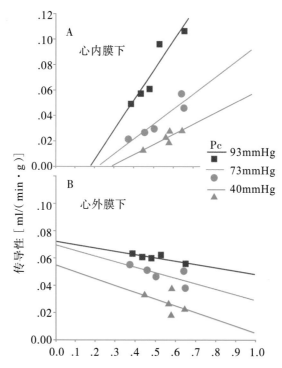

图 1-16　传导性和舒张时间分数及冠状动脉压力 Pc 的关系
图 A：心内膜下；图 B：心外膜下（改良自参考文献 7）

从图 1-15 和图 1-16 可以看出，当其他因素，如冠状动脉狭窄导致灌注减少时，首当其冲受累的是心内膜下血管。因此，心内膜下血管是最易缺血的血管，同临床实践中观察到的心肌缺血始于心内膜的情况吻合[11,12]。由于影像技术的限制，临床上还无法评价心内膜下心肌灌注，但随着磁共振灌注显像的快速发展，情况有所改变，图 1-17 所示为磁共振成像选择性地显示了心内膜心肌缺血，推测这种技术可以在血管狭窄时发现局部心内膜下灌注不足区域[13,14]。

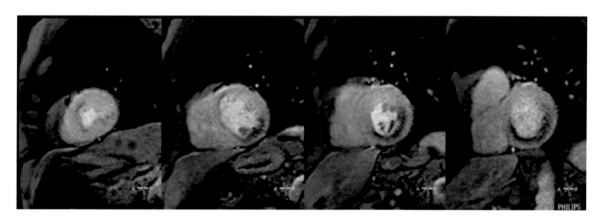

图 1-17　对比 MRI 显示心内膜下灌注不足 [14]

二、健康心脏的冠状动脉压力——血流关系

将大的冠状动脉内测量到的压力和血流数据绘制散点图，即可获得冠状动脉压力 - 血流曲线。图 1-18 为基础状态（血管活性调控）和充盈状态下（未受调控）冠状动脉压力 - 血流关系的经典图形[15]。数据来自于动物实验，采用的是选择性冠状动脉灌注系统，以便排除冠状动脉功能和心脏功能间的相互影响，例如，应用人工灌注系统既可以使心功能保持一定而改变冠状动脉压力，也可以在心脏功能导致氧耗变化时使灌注压保持一定等，因此可以使冠状动脉压力 - 血流关系显示最佳[16]。

从图 1-18 中可以看出，冠状动脉压力 - 血流曲线呈现几个特点：其一，在血管调节机制存在的情况下，当心肌氧耗一定时，在较大的压力范围内，虽然可能由于调节机制并不完善而使冠状动脉血流量会随灌注压呈现小幅变化，但总体上冠状动脉血流量随冠状动脉灌注压的变化并不明显（图

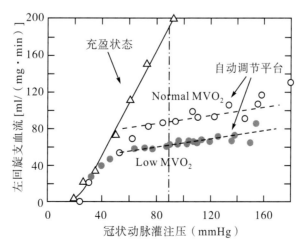

图 1-18　冠状动脉压力 - 血流曲线

来自麻醉狗应用灌注系统的研究。注意自主调节和充盈状态下曲线的
不同。注意：空圈曲线同压力轴相交（改良自参考文献 15，62）

1-18 中不连续的线条）。这种现象只有在冠状动脉灌注压和冠状动脉阻力同时增加时才能实现；其二，静息时压力－血流曲线为自主调节曲线，平台期为自主调节曲线平台期。平台期的下限由充盈状态下的压力－血流曲线决定，而上限则出现于阻力血管最大程度收缩时；其三，心肌氧耗改变后，冠状动脉压力－血流曲线平台期也会平行变化，即随氧耗增加而抬高，随氧耗降低而下降。在灌注压保持一定的情况下，血流量随氧耗进行适应性改变的过程称为代谢适应。

值得一提的是，虽然血流受冠状动脉灌注压和氧耗调控显而易见，但并未考虑组织氧压 $PO_{2,t}$ 对血流调控的作用[16,17]。事实上，$PO_{2,t}$ 对阻力血管有反馈作用，表现为 $PO_{2,t}$ 增加会产生缩血管效应而减弱血管扩张能力。因此，自动调节机制以下列方式发挥作用：在氧耗一定的情况下，灌注压降低最初导致血流减少，使 $PO_{2,t}$ 降低，随后血管扩张直到 $PO_{2,t}$ 恢复。同样，代谢适应机制为：压力一定的情况下，氧耗增加使 $PO_{2,t}$ 下降，导致血管扩张直到血流增加且 $PO_{2,t}$ 恢复。组织氧模式的公式[16]：

$$CBF = \alpha \times Pc + \beta \times MVO_2 + \gamma$$

CBF（coronary blood flow）是冠状动脉血流量，MVO_2 是氧耗，α 是血流对灌注压的敏感性，β 是血流对氧耗的敏感性，γ 是一个常数。自动调节完全发挥作用时，参数 $\alpha = 0$，此时自动调节曲线平台区呈完美水平位，但实际情况往往并非如此。

停跳心脏和跳动心脏在充盈状态下其压力－血流关系不同，见图 1-19。这些线条在较低压力范围时均呈曲线，随着压力的降低血流减少，逐渐接近血压轴线，当达到楔压 Pw 时血流不再减少，此时血流已为零。可以看出，压力降幅相同时，灌注压低时血流减少较少，这一点在跳动的心脏中尤为突出。阻力也会随着舒张时间分数的缩短而增加，因此，心率对压力－血流曲线必然产生影响。Downey 和 Kirk 两位学者[18]早期在狗的冠状动脉血管床中进行的研究证实了这一点，图 1-19 的数据也来源于此项研究。研究采用的方法是在较大冠状动脉内插管，按照预设的不同流速进行人工灌注。在每组流速下，使心脏停跳，监测灌注压力下降情况。如图 1-19 所示，在心脏跳动和停跳状态下，

压力－血流曲线会发生平行移动。压力的平均变化幅度达到左心室平均压力的 50%。虽然充盈状态下压力－血流曲线在高于生理压力 40mmHg 范围内呈直线，但在该范围内，血流的变化同动静脉压差并不成比例。在心脏跳动状态下，动静脉压差增加 50%（从 100～150mmHg），血流量则翻倍增加，每 100g 左室心肌的血流量从 7.5ml/s 增加至 15 ml/s。如果二者的变化成比例，那么压力－血流曲线的外延线应当同压力轴在静脉压处相交。实际情况是，相交处的压力即 P_{ZfE} 高于楔压，而后者亦高于静脉压。

图 1-19 也显示了应当如何定义与压力－血流曲线相关的冠状动脉阻力。常见的误区是将充盈状态下的压力－血流曲线的斜率作为阻力的倒数，这种理解只在一种情况下是正确的，即压力－血流曲线在静脉压 Pv 处与压力轴相交，图形呈直线而非增量线性。虽然斜率的实际大小可能同传导性（阻力的倒数）一致，但将斜率作为阻力是不恰当的。所谓阻力其定义为压力下降值除以血流量，而反向斜率为压力变化值除以血

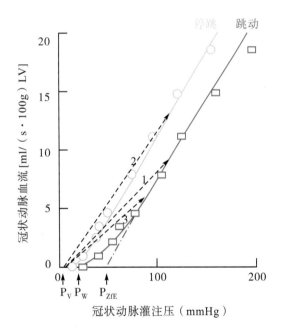

图 1-19 停跳心脏（圆圈）和跳动心脏（方框）充盈状态下冠状动脉压力－血流曲线（改良自参考文献 18）

流量变化值。以往的描述存在严重错误，将舒张期压力 – 血流曲线斜率的倒数（反向斜率）描述为阻力。舒张期压力 – 血流增量线性曲线据报道见于短暂冠状动脉闭塞后反应性充盈的恢复期[19]。如果将反向斜率作为阻力，就意味着冠状动脉阻力在舒张期血管反应性充盈的恢复阶段会保持恒定，只在收缩期发生变化，显然这是不可能的。当前临床文献中，这种错误仍很常见[20]。

　　冠状动脉压力 – 血流曲线上的每一点都能同压力轴上的静脉压力值以直线相连（图 1-19 中不连续箭头）。冠状动脉阻力定义为灌注压力下降值同血管床血流量的比值，因此，在压力 – 血流曲线某一点上该直线斜率的倒数可以作为阻力。图 1-19 中，箭头 1 ~ 3 显示，冠状动脉阻力随着灌注压的降低而增加，而从箭头 1 ~ 2 显示心脏停跳后冠状动脉灌注压降低。

　　当存在侧支循环，而且在依赖侧支循环的动脉及提供侧支循环的动脉间存在压力阶差时，冠状动脉压力 – 血流关系更为复杂，此时心脏收缩对壁内冠状动脉阻力的影响也不能忽视[7]。

三、压力 – 血流关系相关的冠状动脉血流储备

　　冠状动脉血流储备（coronary flow reserve，CFR）定义为在相同灌注压下，冠状动脉充盈状态时（最大程度扩张）血流量和静息状态下血流量之比。不同个体在相同状态下冠状动脉血流量不同，而同一个体因心脏和循环状态不同血流量也不尽相同。

　　血流储备检测往往受多种因素影响，心肌氧耗是冠状动脉血流量的调节因素，而心肌氧耗又受心脏做功影响，其中心率和左室收缩压（PLVsys）是影响心肌氧耗的重要因素[21,22]。心率和左室收缩压对冠状动脉血流量的影响体现在使充盈期（最大扩张时）压力 – 血流曲线（图 1-19）右移，导致一定压力下最大血流量减少。严重心室肥厚时，微血管床可能未随心肌质量的增加而作充分的适应性改变，故导致血管阻力增加，血流量减少。

　　冠状动脉灌注压也是血流储备的重要决定因素，原因在于压力较低时最大血流量也较少。心外膜血管狭窄会导致灌注压以血流量依赖的方式降低，具体而言，狭窄远段冠状动脉压力随着血流量的增加呈非线性降低，此时探讨血流储备会更为复杂。

　　血流储备的决定因素及相互关系见图 1-20。左图为系统压力保持恒定在 100mmHg 时狭窄远端的压力，可见压力 – 血流曲线（狭窄曲线）呈非线性：狭窄导致压力下降，但压力变化 ΔP 大于血流

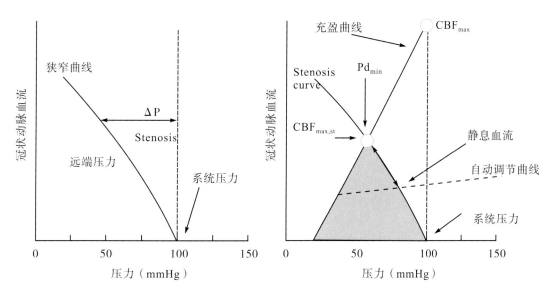

图 1-20　正常和狭窄时冠状动脉压力 – 血流曲线

左图：压力在狭窄远端降低，随冠状动脉血流而增加。右图：图 1-18 同左图合并后。充盈状态下的血流和远端压力位于狭窄曲线和充盈曲线的交叉处。CBF_{max}：无狭窄时；$CBF_{max,st}$：存在狭窄时。Pd_{min} 指狭窄时充盈状态下的压力

量的变化幅度。右图为狭窄曲线同冠状动脉自动调节曲线及充盈状态下（最大扩张时）的压力－血流曲线整合后的图形。静息时血流取决于自动调节曲线和狭窄曲线的交叉部位。氧耗增加，使血流量随之增加以满足需要，导致狭窄处压力下降增加，远端灌注压因而降低。血流量不可能超过狭窄曲线和充盈状态压力－血流曲线的交点。换言之，压力－血流组合仅限于阴影面积。

利用上面的曲线可以简单分析血管外力变化时血流储备的变化：左室壁张力改变会移动或旋转充盈状态（血管最大扩张时）的压力－血流曲线；氧耗改变会移动自动调节曲线。近端冠状动脉压力改变使狭窄曲线在水平方向平行移动。狭窄程度的改变会影响狭窄曲线：同等血流量情况下，轻度狭窄会使压力降低较少，而狭窄程度较重时压力降低更多。

血流储备同患者心脏功能受限程度有关，也是其受关注之处。心外膜动脉正常及自动调节功能完整时，血流储备标为 4 表明运动时心脏能够增加同等程度的氧耗。血流储备为 1 代表冠状动脉血流量不能超过静息时水平，心脏不能增加有氧代谢，甚至不能满足中等运动的需要。研究显示，血流储备为 2 可以作为阈值，超过该值则冠状动脉狭窄可以不予处理，低于该值则建议处理狭窄病变。

四、压力－血流关系相关的血流储备分数

理论上，血流储备分数是充盈状态（血管最大扩张）下冠状动脉狭窄时血流量与无狭窄时血流量的比值。而临床上，血流储备分数为充盈状态（血管最大扩张）下血管远端压力 Pd 同主动脉压力 Pa 的比值。

理论上二者应该相等，但实际上如图 1-20 所示，充盈状态下血管远端压力（Pd_{min}）和主动脉压力的比值与充盈状态下血管狭窄时血流量（$CBF_{max,st}$）和无狭窄时血流量（CBF_{max}）的比值并不相等。原因已如图 1-19 所述，对壁内动脉产生压迫的血管外力的存在使压力－血流曲线不通过起点。

以往文献中涉及的血流储备分数机制过于简单化，认为冠状动脉充盈状态下的压力－血流曲线和冠状动脉狭窄时的压力－血流曲线呈直线型，与血流动力学状态无关。有观点认为，心外膜冠状动脉压力－血流曲线不经过零点，而侧支血流可能是造成这种情况的原因。然而，在验证血流储备分数呈线型的研究中，未能测量到侧支血流。反之，有直接证据证明压力－血流曲线呈增量线型[23~26]。

血流储备分数的优势在于其在冠状动脉循环的充盈状态下进行评价，而且比较容易获得稳定的压力值。血流储备分数已在临床中应用，评价狭窄是否需要干预。以往采用的标准是血流储备分数 <0.75，目前提出将血流储备分数 =0.8 作为阈值。血流储备分数的临床应用在本书的其他章节中会进一步阐述。

五、检测指标：血流、压力抑或二者

用血流和压力任何一种指标来描述冠状动脉循环的生理学状态均有明显的局限性。

血流储备分数是判断狭窄的指标，参考值即为血管无狭窄时的血流储备分数值 1。但其意义有限：血管无狭窄时，在任何血流动力学状态下血流储备分数均等于 1；但无血流时，即使存在严重狭窄，其值仍为 1。血流储备分数只能提供血管狭窄时，即有压力阶差存在情况下的生理学信息。换言之，血流储备分数不适用于对未导致压力变化的狭窄冠状动脉其循环状态进行评价。

血流储备无真正意义上的参考值，因为需要获得静息时的血流量，而其取决于多种生理学因素。血流储备可以提供任何状态下心脏的生理学状态，但不适用于评价狭窄。

冠状动脉系统生理学非常复杂，不能单以压力或血流评估。缺血首先发生于心内膜下血管，因此，需要简便而可靠的方法评价内膜下血管灌注情况，目前导管室内尚无这样的简便方法。血管远端压力是产生血流和灌注的驱动力，因此，监测心外膜狭窄病变下游压力非常重要。血流是真正的

生理学变量，应当直接获得，不建议通过其他较多依赖血流动力学状态的测量推算。大型研究显示，联合指标较血流量或压力单一指标能更好地预测可逆性缺血[27]。

令人欣慰的是，目前已有可以测量压力、血流或同时测量二者的方法，但真正应用于临床尚需不断优化和技术改进[7,28,30]。

六、冠状动脉血流调节机制

冠状动脉循环的摄氧量高达75%，尽管有研究发现，狗在极量运动时摄氧量可高达90%，但当心肌需氧量增加时通过额外提高15%的氧摄取不可能完全满足氧供的需要，心脏往往还需要血流量的增加[31]。

关于冠状动脉血流自主调节主要机制的探讨已进行了数十年，曾经盛行的是腺苷假说，认为心肌氧耗的增加引起组织中度缺血，导致腺苷产生[32,33]。但之后，腺苷假说被否定了。研究发现，正常情况下，组织间腺苷浓度几乎不会随着冠状动脉血流的变化而变化；而且组织腺苷被酶降解后，冠状动脉的调节也几乎未受影响[34~36]。当然，内源性腺苷的产生仍被认为是安全开关，发生缺血时可以使局部血管得到最大扩张[37,38]。通常认为，局部冠状动脉血流的调节是一系列机制相互作用的结果[39,40]。本章仅探讨这些机制是如何相互作用来调节冠状动脉血流的。

（一）冠状动脉循环阻力分布　局部冠状动脉血流调节由一定直径范围大小的血管来完成。过去认为，血流由毛细血管前括约肌调节，如果观点成立的话，则前小动脉的压力下降应该较少，而位于调节部位的压力降低较快。但不停跳心脏的压力测量显示，冠状动脉系统压力从直径400μm的小动脉开始就逐渐降低，提示所有小动脉和微动脉均参与了血流的调节，从而否定了上述假设。所有直径小于400μm的动脉构成了冠状动脉的阻力，因此被称为阻力动脉[2]。

（二）肌源性反应　阻力血管进行血流调节的基本机制是肌源性反应，是管腔内压力增加导致管壁被牵拉后血管平滑肌产生的本能反应，表现为肌肉收缩。在离体血管实验中能最佳地观察该反应，而在完整器官中多种血流调控因素会互相干扰[41]。单一阻力血管肌源性反应的经典模型见图1-21的上图，两端的两条插管保证了血管在可调节状态下进行灌注。

应用血管扩张剂使血管平滑肌完全舒张时，血管的横截面积（cross-sectional area，CSA）会随着管腔压力的增加而增加，但并非呈线性关系。举例进一步说明，如果基线压力较高，则在同等压差情况下，横截面积增量值较小。随着压力的增加，管壁发生改变，从可伸展的弹性蛋白为主变为以僵硬的胶原为主。如果平滑肌张力完整，则对管腔内较高压力的反应是从扩张变为收缩（图1-21下图）[8]。最初，横截面积随压力而增加，但一段时间以后，平滑肌收缩而横截面积缩小。该收缩反应会非常强烈以至于横截面积可能会随着压力的增加而低于其初始值。肌源性反应的强度依赖于标准压力下血管最大扩张时的直径。直径为100μm的血管肌源性反应最强烈，在同等直径的血管中，心外膜下血管反应较心内膜血管强烈[42,43]。血压波动时肌源性紧张度减弱[44]。

肌源性反应对于冠状动脉系统的自动调节非常重要[45]。另外，在Lap lace法则中可以起到一定作用，维持血管直径稳定。Lap lace法则描述了管壁张力、跨壁压和血管直径之间的相互关系，见如下公式：

$$P_{tr} = 2\sigma \cdot d/D$$

其中，P_{tr}代表管壁的跨壁压差，σ是管壁的环形张力，D是血管直径，d是管壁厚度。由此看出，血管内容量增加时，直径增加，压力下降，因为σ和d不变。借助球囊充盈，我们可以较为容易了解这个效应，即球囊直径增加后尽管囊壁张力增加，但所需压力减少。同理，在该压力下，被动弹性血管永远不可能使血管直径小于其最大直径。因此，肌源性紧张度平衡了Lap lace法则导致的伸展效应，使血管直径能够维持在小于最大直径的水平。

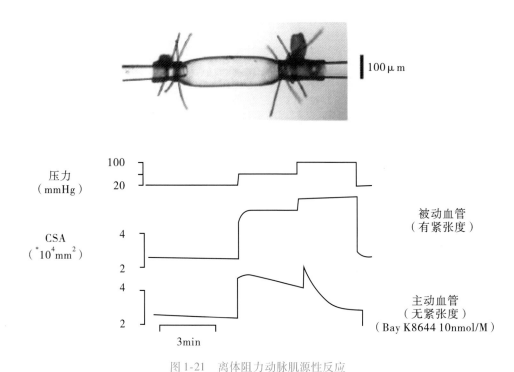

图1-21 离体阻力动脉肌源性反应

上图：信号图上腔内压逐渐增加；中：横截面积的被动反应；下：同一条血管在肌张力存在时的肌源性反应，压力增加血管导致收缩

（三）内皮依赖机制　在剪切力的作用下，血管内皮释放强烈的扩血管物质—氧化氮。内皮舒张作用在血流调节全程均很重要，维持了血管收缩和舒张的平衡。在离体血管中进行的研究证实，血流依赖性扩张强度在165μm的血管中最大，在较细或较粗的血管中均会减弱[42]。如果内皮细胞管腔面的糖被消失则丧失产生一氧化氮的能力[46,47]。对冠心病患者的冠状动脉分析发现，H_2O_2也具有重要作用[48,49]。

（四）血管收缩反应　血管收缩为血流调节所必需似乎有悖常理，然而，血管舒张如果有效，则血管收缩必须存在。事实上，调控作用正是不同作用相互平衡的结果[50,51]。对于冠心病而言，血管收缩似乎是最后的救命稻草。肌源性紧张度是血管收缩反应，但强度不够，不足以使血管舒张信号进一步有效调节血流，对于小的阻力血管尤其如此。其他血管收缩因子包括心肌组织释放的血管紧张素以及在组织氧压力较高时迅速产生的内皮素等[52]。

七、血流调节机制的整合

血流调节的目的是为心肌细胞供氧。为了解不同血流调节机制在冠状动脉血流调节中的作用，需要了解不同血管之间及血管与心肌细胞间存在何种生理性联系。微血管调节的经典图像见图1-22，所示为将冠状动脉内注满硅胶，组织用水杨酸甲酯进行了透明化处理[53]。图1-22中可见在一个灌注单位内，毛细血管为长长的并行血管，彼此间有许多连接。图的右侧可见一条小动脉周围有两条小静脉伴行。小动脉从较大动脉分出后为毛细血管床供血。

微小动脉最易受到心肌细胞代谢信号的影响。代谢性缩血管物质会使这些小血管产生张力，而代谢性血管舒张信号也会影响其直径。50μm的小动脉离心肌细胞非常远，因此，受代谢信号的直接影响非常小，从而有效避免了缩血管物质使其下游组织供氧减少的不良影响，具有重要的实际意义。

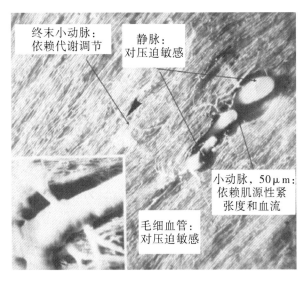

图 1-22　微血管组成：毛细血管床和小动脉

图中可见毛细血管构成连续的网络，彼此相互连接。50μm 的小动脉
有两条小静脉伴行，沿途发出更小的血管分支经终末小动脉连接至毛细血
管床。这些最小血管同心肌连接紧密，易受代谢性收缩和舒张信号影响。
50μm 动脉受肌源性紧张度影响而收缩，但血流增加时扩张，减少时收缩
（改良自参考文献 59）

当微小动脉为适应局部心肌需氧量增加而舒张时，近端阻力血管为适应血流的增加而舒张从而放大
了该效应。这种血流 – 依赖性舒张可以调节肌源性反应所产生的张力。

不同类型阻力血管间的相互作用在实验中也得到了验证[54,55]。一氧化氮阻断剂对较大的阻力血
管影响最大，使血管直径缩小，导致近端血管阻力增加，为进行代偿小的阻力血管舒张。

八、壁内血流量同冠状动脉血流脉冲的关系

冠状动脉血流脉冲同心脏收缩有关，但其机制多种多样。

冠状动脉血流动力学的主要原理见图 1-23。数据来自于山羊的实验模型，其冠状动脉主干和大
的冠状静脉均置管，使心外膜动脉和静脉压力保持恒定，从而消除血管顺应性的影响。监测的指标
包括左心室压力、冠状动脉和静脉血流量、心外膜静脉压力。干预措施是突然中断，再恢复动脉
血流。

血流中断前信号显示，跳动心脏中冠状动脉和静脉血流信号不同步，舒张期动脉内血流量最大，
收缩期最低，而静脉血流模式则相反。按照质量守恒定律，其结果必然是壁内血流量（intramural
blood volume，V_{im}）收缩期减少而舒张期增加[56]。

动脉闭塞后的即刻信号有助于判断 V_{im} 的进一步变化：静脉血流减少，数秒后变为零，但血管闭
塞后的第一次心跳未受任何影响。按照质量守恒定律，V_{im} 在动脉闭塞后降低。此期间，冠状动脉远
端压力也逐渐下降。远端血管压力降低和静脉流出减少，提示壁内血管存在 Windkessel 作用，可以
理解为顺应性；心肌内顺应性 C_{im} 为 0.075×10^{-3} ml/（mmHg·100g），约为心外膜顺应性的 50 倍[57]。

动脉灌注恢复后，静脉血流恢复延迟提示 V_{im} 仍在恢复中。Kajiya 等[58]也在停跳的心脏中对冠状
动脉和静脉血流进行了检测，表明无反应性容量（unstressed volume），即静脉流出量增加前流入 V_{im}
的流量约为 5ml/100g。研究还发现，冠状动脉压力为 30 ~ 50mmHg 时，C_{im} 约为 0.14 ml/

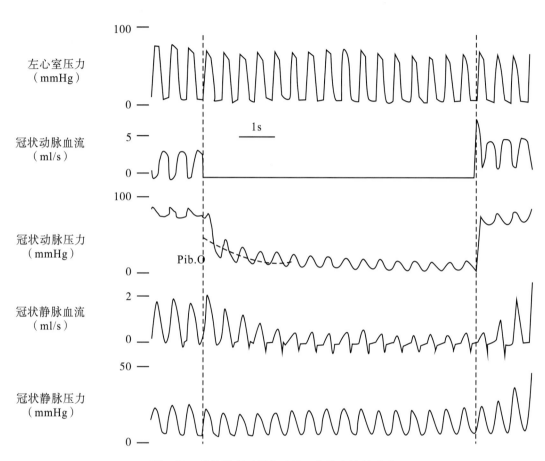

图 1-23   动脉闭塞时冠状动脉、静脉血流的反应

静脉血流减少和冠状动脉外周压力降低提示存在心肌内顺应性。注意：冠状静脉和动脉血流变化不同步，证明心肌内泵作用的存在（改良自参考文献 62）

（mmHg·100g），而冠状动脉压力为 60~90mmHg 时，C_{im} 降至 0.07ml/（mmHg·100g）。C_{im} 的这种压力依赖性反映了动脉横截面积随压力的被动改变（图 1-21），但对压力改变作出被动反应的这种血压依赖性是所有血管的经典特性。大多数壁内血流量来自毛细血管，它们不对平滑肌细胞和静脉供血。

　　舒张期血管容量的增量 =（平均舒张期血流量 − 平均收缩期血流量）× 舒张期时间。以图 1-23 为例，该值为 3ml/s × 0.4s = 1.2ml。灌注面积约为 100g，V_{im} 通常为组织容量的 15%。因此，在本图例中，一个心动周期中 V_{im} 波动大约 8%，充盈状态下，舒张期和收缩期血流量差值可高达 3 倍之多，故一次心跳过程中，V_{im} 波动差值可高达 25%。应用超声对比剂可以对壁内血流量进行研究，高血压患者壁内血流量为 9%，而三项全能运动员为 14%[59]。

　　总之，壁内血流量很大程度上依赖冠状动脉压力、心脏收缩、血管床的舒缩状态以及患者的疾病或平素运动量大小等因素。

九、冠状动脉血流脉冲形成机制

　　第一种机制是"心肌内泵机制"[60]。心肌收缩造成壁内血管挤压，血流量周期性变化形成血流脉冲。第二种机制是挤压作用导致血管直径变化。收缩期血管直径小于舒张期，血管阻力增加。第三种机制是局部血管功能丧失，产生落差效应，使上游和下游血流动力学不匹配[18,61]。局部血管功能丧失可能会偶然发生，在冠状窦中可观察到这种情况[62,63]。

　　通过直接观察心内膜下血管可以了解一个心动周期中血管直径的变化。图1-24显示，收缩早期血管直径变化最快[64]。通常，血管直径变化幅度依赖于左心室舒张末期直径：50mm时小动脉直径改变20%，250mm时改变40%；而心内膜下静脉的变化幅度为12%～20%。心外膜下动脉直径从舒张期至收缩期很少变化，而舒张期心内膜下静脉直径增加19%。显然，心动周期中血管直径的变化取决于局部管腔内压力和血管外力。对心内膜下血管而言，血管外力会导致管腔压力降低和血管直径缩小。对心外膜下动脉而言，这些作用力会达到相互平衡，收缩期冠状动脉压力较高，因可能同时有外部压力作用于血管，故使血管直径保持不变。心外膜下静脉收缩期直径较大，腔内压力增加，原因为收缩期心内膜下静脉受到挤压，向心外膜方向推动血液，增加了静脉腔内压力（图1-23）。

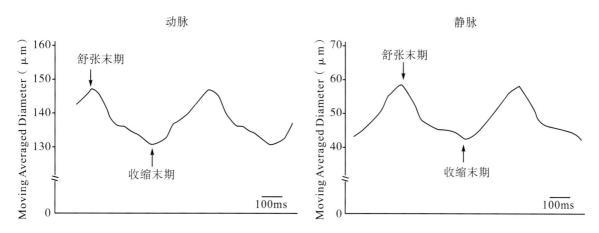

图1-24　心动周期中心内膜下动脉和静脉直径变化。收缩期直径小于舒张期。注意：收缩早期减少速度更快（改良自参考文献64）

　　对心脏内微血管直径的直接观察支持心肌内泵理论，即直径的变化导致容量改变[60]。大多数血液储存在毛细血管内，因此，毛细血管也会被动扩张[57,65]。

　　血管外挤压力驱动心肌内泵不太容易观察到。在心内膜水平，左心室内压力同放射至左心室壁的压力势必相互平衡。长期以来认为这种放射至室壁的力量等于组织压力，心内膜下为P_{LV}，至心外膜则降为胸腔内压力。这种推测可以很好地解释左心室壁存在灌注压差这一现象。但Krams[66,67]离体心脏实验观察到，血流脉冲很少会受到左心室充盈状态的影响，因此，推测心肌纤维对壁内血管有直接的挤压效应。其他实验发现，去充盈心脏的心内膜下血管也同正常跳动的心脏一样受限，从而为上述理论提供了进一步证据[68]。然而，为什么直接挤压效应在心内膜下血管明显而在心外膜下血管较弱？

　　Krams[67]认为，心肌内泵作用对壁内血流量的影响同左心室泵作用相似。Suga[69]提出弹性假说，用左心室压力－容量曲线描述左心室及其功能。左心室压力和容量的比值称为弹性。在等容收缩期弹性增加，在等容舒张期弹性降低。用弹性理论来解释舒张末期容量和后负荷所代表的心室功能有说服力。Krams理论认为，壁内血流也以同样的方式受到弹性的影响。弹性增加会驱动血流从壁内血管流出，而降低则会使血流充盈。

　　弹性理论尚不能解释为什么心脏收缩对心外膜下血管灌注没有影响。心外膜淋巴管压力和冠状动脉血流在收缩早期和晚期会受P_{LV}影响，同弹性储器和P_{LV}的动态变化相吻合[70～72]。左心室的弹性作用在收缩早期和晚期较低，在收缩期2/3阶段达到高峰[69]。相反，P_{LV}在收缩早期快速上升，收缩末期快速下降，在收缩中期相对平稳。心室弹性度同室壁僵硬度相关，在收缩中期达到高峰，可以起到一定的屏障作用，避免左心室高压对壁内血管带来影响[73]。

有观点认为，心内膜下动脉直径的变化造成收缩期动脉阻力增加，从而产生了冠状动脉血流的时相性。然而，直径减少时动脉血流也最少，心外膜血管压力降低而壁内动脉压力增加，因此阻力对血流的影响较小。

总之，壁内血管容量变化、冠状动静脉血流的非同相特性以及冠状动脉压力波动和血流间关系这三者间的相互适应是心肌内泵作用机制的强有力证据[60]。但其具体机制未完全阐明。

十、心肌灌注和充盈状态下微血管阻力的异质性

血管床解剖存在异质性，在心脏的任何一个层面，不同部位每单位质量心肌的血流速度均不同。Austin[74]将心肌组织按106mg大小分成多个部分，结果发现，各个部分的血流调节和充盈血流量相关性较低（$\gamma = 0.06$），推测在很小的心肌范围内血流储备也会有较大程度的变化。临床上梗死心肌中可见到组织坏死呈片状分布符合上述观察结果。人类研究业已证实，心脏静止和跳动状态下其灌注分布不同[75]。

不同心脏间充盈状态下微血管阻力差别较大，动物和人类研究均有相关证据[16,76]。在28%的病例中，冠状动脉血流储备分数和冠状动脉血流速率储备（coronary flow velocity reserve，CFVR）这两种指标识别缺血相关狭窄的结果不同[76]。造成这种差异的原因为，血流储备分数大于0.75但血流速率储备小于2这一组微循环阻力较高。

充盈状态下心脏内的微循环阻力（hyperaemic microvascular resistance，HMR）也并非保持一致。其一，血管狭窄影响微循环阻力。有观点认为，狭窄时远端压力降低和壁内血管扩张会导致微循环阻力增加[77]。但对这种观点尚存质疑，认为其基于一种错误的假设，即冠状动脉压力 - 血流关系呈线性，且通过了原点，不存在侧支循环[78]；其二，支架置入后血管的微循环阻力较参考血管显著降低。原因在于狭窄远端血管压力保持较低水平，微循环进行了外向性重塑适应，因此会造成血管重建后即刻其自动调节功能受损[77,79]。另外，糖尿病患者内皮糖被显著减少，它们是毛细血管容量的重要组成部分，能避免组织水肿[79]。虽然这些糖被对微血管阻力的影响几乎无相关研究，但必然会影响微血管阻力。

目前对微血管疾病的了解日益增多[80,81]。糖尿病和血管疾病的发病率逐年增加，这些人群中微血管阻力存在较大差异，这可能也是将血流储备分数评价缺血的阈值从0.75调整为0.8的原因。任何情况下，介入医生除了需要正确诊断狭窄的功能性严重程度，还需要在导管室定量评价微血管阻力、检测冠状动脉循环压力、血流或血流相关指标[28,82]。虽然关于评价微循环阻力时如何衡量侧支血流的作用尚未达成共识，但在大的心外膜血管间无压差存在的情况下，侧支循环很少会发挥作用。而且，也有研究证明，当灌注压改变时侧支循环并没有发生相应程度的改变。侧支循环对依赖它并且远端压力较低的血管较为重要[83]。因此，推测在血流储备分数 > 0.75 的血管中，微循环阻力可以得到正确评估。

十一、冠状动脉生理学展望

随着临床检测手段的不断丰富，对心脏功能和冠状动脉血流间相互影响的研究也不断深入。除了前面提到的几种机制，还包括其他，如在心率、左心室收缩和舒张压力保持一定的情况下，降低灌注压会延长舒张时间分数，以及狭窄会影响舒张时间等[84,85]。显然，心脏功能和血流灌注相匹配可能是血管狭窄时保护心内膜下心肌灌注的机制。

了解冠状动脉生理学对于认识临床检测的局限性也很重要。血管舒张只是运动时增加供血的一个机制。正常情况下，运动因增加心率和心肌收缩力而增加了充盈阻力。因此，临床中应用药物扩张血管进行检查的方法可能会高估体力活动时心内膜下的最大灌注。

微血管疾病呈上升趋势，无疑会成为主要的生理学研究方向，而微循环的适应性也会得到越来越多的关注[86]。培养液中阻力血管可在短短几天内发生负性或正性重塑[87]。心肌肥厚或心力衰竭时，微循环也会发生适应性变化[88]。心力衰竭时微循环的适应性变化可以非常显著，基于微循环可以受其他因素影响的假设，目前在尝试利用外源性生长因子诱导血管生长[89~91]。

十二、总结

- 心脏收缩产生血管外力，因此，心内膜下血管更易发生心肌缺血。
- 心内膜下血管的血流动力学传导性会受五个因素中任何一个而变化，随着舒张时间分数和冠状动脉压力而不同；而心外膜下血管不会随着舒张时间分数变化或仅轻微降低，但随着冠状动脉压力而降低。
- 没有侧支循环时，充盈状态下的冠状动脉压力－血流曲线在生理压力范围内呈增量线性，但在较低压力范围内呈曲线。这是非张力血管壁内血流动力学传导性呈压力依赖的结果。
- 冠脉血流储备依赖于静息血流和充盈血流，由血流动力学状态、充盈状态和压力－血流自动调节关系所决定。

血流储备分数同充盈时压力－血流关系相关，由于依赖微血管阻力，它也会受血流动力学状态，如冠状动脉压力和血管外阻力影响。

- 微血管疾病特点为微血管阻力增加，只能依靠压力和血流多指标检测才能定量评价。
- 冠状动脉的血流调节由作用在不同循环水平的多种机制共同完成：最小动脉受代谢性收缩和舒张信号影响，而上游血管则呈血流依赖性扩张。
- 冠状动脉血流的脉冲性是壁内微循环受血管外挤压力作用的结果：壁内血流量在心动周期中波动，而心肌灌注同收缩期和舒张期血流动力学状态相关。
- 充盈状态下心肌灌注的特点是高度空间变异。

（程姝娟　刘　寅）

参　考　文　献

[1] Spaan JA, ter Wee R, van Teeffelen JW, et al. Visualisation of intramural coronary vasculature by an imaging cryomicrotome suggests compartmentalisation of myocardial perfusion areas. Med Biol Eng Comput, 2005, 43: 431–435.

[2] Chilian WM, Layne SM, Klausner EC, et al. Redistribution of coronary microvascular resistance produced by dipyridamole. Am J Physiol, 1989, 256: H383–H390.

[3] Bussemaker J, van Beek JH, Groeneveld AB, et al. Local mitochondrial enzyme activity correlates with myocardial blood flow at basal workloads. J Mol Cell Cardiol, 1994, 26: 1017–1028.

[4] Gregg DE, Green HD, Wiggers CJ. Phasic variations in peripheral coronary resistance and their determinants. Am J Physiol, 1935, 112: 362–373.

[5] Sabiston DCJ, Gregg DE. Effect of cardiac contraction on coronary blood flow. Circulation, 1957, 15: 14–20.

[6] Wusten B, Buss DD, Deist H, et al. Dilatory capacity of the coronary circulation and its correlation to the arterial vasculature in the canine left ventricle. Basic Res Cardiol, 1977, 72: 636–650.

[7] Spaan JA, Piek JJ, Hoffman JI, et al. Physiological basis of clinically used coronary hemodynamic indices. Circulation, 2006, 113: 446–455.

[8] Wesselman JP, VanBavel E, Pfaffendorf M, et al. Voltageoperated calcium channels are essential for the myogenic responsiveness of cannulated rat mesenteric small arteries. J Vasc Res, 1996, 33: 32–41.

[9] Kanatsuka H, Ashikawa K, Komaru T, et al. Diameter change and pressure-red blood cell velocity relations in coronary microvessels during long diastoles in the canine left ventricle. Circ Res, 1990, 66: 503–510.

［10］ Fokkema DS，VanTeeffelen JW，Dekker S，et al. Diastolic time fraction as a determinant of subendocardial perfusion. Am J Physiol Heart Circ Physiol，2005，288：H2450 – H2456.

［11］ Hoffman JI，Buckberg GD. Pathophysiology of subendocardial ischaemia. Br Med J，1975，1（5949）：76 – 79.

［12］ Hoffman JI. Transmural myocardial perfusion. Prog Cardiovasc Dis，1987，29：429 – 464.

［13］ Knaapen P，Camici PG，Marques KM，et al. Coronary microvascular resistance：methods for its quantification in humans. Basic Res Cardiol，2009，104：485 – 498.

［14］ Plein S，Kozerke S，Suerder D，et al. High spatial resolution myocardial perfusion cardiac magnetic resonance for the detection of coronary artery disease. Eur Heart J，2008.

［15］ Mosher P，Ross J，Mcfate PA，et al. Control of coronary blood flow by an autoregulatory mechanism. Circ Res，1964，14：250 – 259.

［16］ Vergroesen I，Noble MI，Wieringa PA，et al. Quantification of O_2 consumption and arterial pressure as independent determinants of coronary flow. Am J Physiol，1987，252（3 Pt 2）：H545 – H553.

［17］ Drake-Holland AJ，Laird JD，Noble MI，et al. Oxygen and coronary vascular resistance during autoregulation and metabolic vasodilation in the dog. J Physiol，1984，348：285 – 299.

［18］ Downey JM，Kirk ES. Inhibition of coronary blood flow by a vascular waterfall mechanism. Circ Res，1975，36：753 – 760.

［19］ Bellamy RF. Diastolic coronary artery pressure-flow relations in the dog. Circ Res，1978，43：92 – 101.

［20］ Spaan JA. Does coronary resistance change only during systole? Circ Res，1979，45：838 – 839.

［21］ Suga H，Yamada O，Goto Y，et al. Oxygen consumption and pressure-volume area of abnormal contractions in canine heart. Am J Physiol，1984，246（2 Pt 2）：H154 – H160.

［22］ Suga H，Igarashi Y，Yamada O，et al. Cardiac oxygen consumption and systolic pressure volume area. Basic Res Cardiol，1986，81（Suppl 1）：39 – 50.

［23］ De Bruyne B，Sarma J. Fractional flow reserve：a review：invasive imaging. Heart 2008，94（7）：949 – 959.

［24］ Spaan JA. Coronary flow is not that simple! Heart，2009，95：761 – 762.

［25］ Pijls NH，van Son JA，Kirkeeide RL，et al. Experimental basis of determining maximum coronary，myocardial，and collateral blood flow by pressure measurements for assessingfunctional stenosis severity before and after percutaneous transluminal coronary angioplasty. Circulation，1993，87：1354 – 1367.

［26］ Fearon WF，Aarnoudse W，Pijls NH，et al. Microvascular resistance is not influenced by epicardial coronary artery stenosis severity：experimental validation. Circulation，2004，109：2269 – 2272.

［27］ Meuwissen M，Siebes M，Chamuleau SA，et al. Hyperemic stenosis resistance index for evaluation of functional coronary lesion severity. Circulation，2002，106：441 – 446.

［28］ Siebes M，Verhoeff BJ，Meuwissen M，et al. Single-wire pressure and flow velocity measurement to quantify coronary stenosis hemodynamics and effects of percutaneous interventions. Circulation，2004，109：756 – 762.

［29］ Aarnoudse W，van den BP，Van D，et al. Myocardial resistance assessed by guidewirebased pressure-temperature measurement：in vitro validation. Catheter Cardiovasc Interv，2004，62：56 – 63.

［30］ Aarnoudse W，van't Veer M，Pijls NH，et al. Direct volumetric blood flow measurement in coronary arteries by thermodilution. J Am Coll Cardiol，2007，50：2294 – 2304.

［31］ von Restorff W，Holtz J，Bassenge E. Exercise induced augmentation of myocardial oxygen extraction in spite of normal coronary dilatory capacity in dogs. Pflugers Arch，1977，372：181 – 185.

［32］ Berne RM，Winn HR，Rubio R. The local regulation of cerebral blood flow. Prog Cardiovasc Dis，1981，24：243 – 260.

［33］ Berne RM. The role of adenosine in the regulation of coronary blood flow. Circ Res，1980，47：807 – 813.

［34］ Hanley FL，Grattan MT，Stevens MB，et al. Role of adenosine in coronary autoregulation. Am J Physiol，1986，250（4 Pt 2）：H558 – H566.

［35］ Hanley F，Messina LM，Baer RW，et al. Direct measurement of left ventricular interstitial adenosine. Am J Physiol，1983，245：H327 – H335.

［36］ Tune JD, Richmond KN, Gorman MW, et al. Adenosine is not responsible for local metabolic control of coronary blood flow in dogs during exercise. Am J Physiol Heart Circ Physiol, 2000, 278：H74 - H84.

［37］ Olsson RA, Snow JA, Gentry MK. Adenosine metabolism in canine myocardial reactive hyperemia. Circ Res, 1978, 42：358 - 362.

［38］ Olsson RA. Kinetics of myocardial reactive hyperemia blood flow in the unanesthetized dog. preliminary report. Circ Res, 1964, 15：Suppl - 6.

［39］ Merkus D, Haitsma DB, Fung TY, et al. Coronary blood flow regulation in exercising swine involves parallel rather than redundant vasodilator pathways. Am J Physiol Heart Circ Physiol, 2003, 285：H424 - H433.

［40］ Tune JD, Gorman MW, Feigl EO. Matching coronary blood flow to myocardial oxygen consumption. J Appl Physiol, 2004, 97：404 - 415.

［41］ van Bavel E, Giezeman MJ, Mooij T, et al. Influence of pressure alterations on tone and vasomotion of isolated mesenteric small arteries of the rat. J Physiol, 1991, 436：371 - 383.

［42］ Liao JC, Kuo L. Interaction between adenosine and flow-induced dilation in coronary microvascular network. Am J Physiol, 1997, 272 (4 Pt 2)：H1571 - H1581.

［43］ Kuo L, Davis MJ, Chilian WM. Myogenic activity in isolated subepicardial and subendocardial coronary arterioles. Am J Physiol, 1988, 255 (6 Pt 2)：H1558 - H1562.

［44］ Goto M, VanBavel E, Giezeman MJ, et al. Vasodilatory effect of pulsatile pressure on coronary resistance vessels. Circ Res, 1996, 79：1039 - 1045.

［45］ Cornelissen AJ, Dankelman J, VanBavel E, et al. Myogenic reactivity and resistance distribution in the coronary arterial tree：a model study. Am J Physiol Heart Circ Physiol, 2000, 278：H1490 - H1499.

［46］ Mochizuki S, Vink H, Hiramatsu O, et al. Role of hyaluronic acid glycosaminoglycans in shear-induced endothelium-derived nitric oxide release. Am J Physiol Heart Circ Physiol, 2003, 285：H722 - H726.

［47］ Florian JA, Kosky JR, Ainslie K, et al. Heparan sulfate proteoglycan is a mechanosensor on endothelial cells. Circ Res, 2003, 93：e136 - e142.

［48］ Liu Y, Zhao H, Li H, et al. Mitochondrial sources of H_2O_2 generation play a key role in flow-mediated dilation in human coronary resistance arteries. Circ Res, 2003, 93：573 - 580.

［49］ Miura H, Wachtel RE, Liu Y, et al. Flow-induced dilation of human coronary arterioles：important role of Ca^{2+}-activated K^+ channels. Circulation, 2001, 103：1992 - 1998.

［50］ Cornelissen AJ, Dankelman J, VanBavel E, et al. Balance between myogenic, flow-dependent, and metabolic flow control in coronary arterial tree：a model study. Am J Physiol Heart Circ Physiol, 2002, 282：H2224 - H2237.

［51］ Merkus D, Duncker DJ, Chilian WM. Metabolic regulation of coronary vascular tone：role of endothelin-1. Am J Physiol Heart Circ Physiol, 2002, 283：H1915 - H1921.

［52］ Fischer TA, Ungureanu-Longrois D, Singh K, et al. Regulation of bFGF expression and ANG II secretion in cardiac myocytes and microvascular endothelial cells. Am J Physiol, 1997, 22 (2 Pt 2)：H958 - H968.

［53］ Bassingthwaighte JB, Yipintsoi T, Harvey RB. Microvasculature of the dog left ventricular myocardium. Microvasc Res, 1974, 7：229 - 249.

［54］ Jones CJ, DeFily DV, Patterson JL, et al. Endotheliumdependent relaxation competes with alpha 1-and alpha 2-adrenergic constriction in the canine epicardial coronary microcirculation. Circulation, 1993, 87：1264 - 1274.

［55］ Marcus ML, Chilian WM, Kanatsuka H, et al. Understanding the coronary circulation through studies at the microvascular level. Circulation, 1990, 82：1 - 7.

［56］ Spaan JA. Coronary blood flow. 1 ed. Kluwer Academic Publishers, 1991.

［57］ Spaan JA. Coronary diastolic pressure-flow relation and zero flow pressure explained on the basis of intramyocardial compliance. Circ Res, 1985, 56：293 - 309.

［58］ Kajiya F, Tsujioka K, Goto M, et al. Functional characteristics of intramyocardial capacitance vessels during diastole in the dog. Circ Res, 1986, 58：476 - 485.

［59］ Indermuhle A, Vogel R, Meier P, et al. The relative myocardial blood volume differentiates between hypertensive heart disease and athlete's heart in humans. Eur Heart J, 2006, 27 : 1571 – 1578.

[60] Spaan JA, Breuls NP, Laird JD. Diastolic-systolic coronary flow differences are caused by intramyocardial pump action in the anesthetized dog. Circ Res, 1981, 49 : 584 – 593.

[61] Klocke FJ, Mates RE, Canty JM, et al. Coronary pressureflow relationships. Controversial issues and probable implications. Circ Res, 1985, 56 : 310 – 323.

[62] Uhlig PN, Baer RW, Vlahakes GJ, et al. Arterial and venous coronary pressure-flow relations in anesthetized dogs. Evidence for a vascular waterfall in epicardial coronary veins. Circ Res, 1984, 55 : 238 – 248.

[63] Hiramatsu O, Goto M, Yada T, et al. Diameters of subendocardial arterioles and venules during prolonged diastole in canine left ventricles. Circ Res, 1994, 75 : 393 – 397.

[64] Yada T, Hiramatsu O, Kimura A, et al. In vivo observation of subendocardial microvessels of the beating porcine heart using a needle-probe videomicroscope with a CCD camera. Circ Res, 1993, 72 : 939 – 946.

[65] Kiyooka T, Hiramatsu O, Shigeto F, et al. Direct observation of epicardial coronary capillary hemodynamics during reactive hyperemia and during adenosine administration by intravital video microscopy. Am J Physiol Heart Circ Physiol, 2005, 288 : H1437 – H1443.

[66] Krams R, Sipkema P, Zegers J, et al. Contractility is the main determinant of coronary systolic flow impediment. Am J Physiol, 1989, 257 (6 Pt 2): H1936 – H1944.

[67] Krams R, Sipkema P, Westerhof N. Varying elastance concept may explain coronary systolic flow impediment. Am J Physiol, 1989, 257 (5 Pt 2): H1471 – H1479.

[68] van Winkle DM, Swafford AN, Downey JM. Subendocardial coronary compression in beating dog hearts is independent of pres-sure in the ventricular lumen. Am J Physiol, 1991, 261 (2 Pt 2): H500 – H505.

[69] Suga H, Sagawa K, Shoukas AA. Load independence of the instantaneous pressure-volume ratio of the canine left ventricle and effects of epinephrine and heart rate on the ratio. Circ Res, 1973, 32 : 314 – 322.

[70] Han Y, Vergroesen I, Goto M, et al. Left ventricular pressure transmission to myocardial lymph vessels is different during systole and diastole. Pflugers Arch, 1993, 423 : 448 – 454.

[71] van Teeffelen JW, Merkus D, Bos LJ, et al. Impairment of contraction increases sensitivity of epicardial lymph pressure for left ventricular pressure. Am J Physiol, 1998, 274 (1 Pt 2): H187 – H192.

[72] Kouwenhoven E, Vergroesen I, Han Y, et al. Retrograde coronary flow is limited by time-varying elastance. Am J Physiol, 1992, 263 (2 Pt 2): H484 – H490.

[73] Spaan JA. Mechanical determinants of myocardial perfusion. Basic Res Cardiol, 1995, 90 : 89 – 102.

[74] Austin RE, Jr, Aldea GS, Coggins DL, et al. Profound spatial heterogeneity of coronary reserve. Discordance between patterns of resting and maximal myocardial blood flow. Circ Res, 1990, 67 : 319 – 331.

[75] Chareonthaitawee P, Kaufmann PA, Rimoldi O, et al. Heterogeneity of resting and hyperemic myocardial blood flow in healthy humans. Cardiovasc Res, 2001, 50 : 151 – 161.

[76] Meuwissen M, Chamuleau SA, Siebes M, et al. Role of variability in microvascular resistance on fractional flow reserve and coronary blood flow velocity reserve in intermediate coronary lesions. Circulation, 2001, 103 : 184 – 187.

[77] Verhoeff BJ, Siebes M, Meuwissen M, et al. Influence of percutaneous coronary intervention on coronary microvascular resistance index. Circulation, 2005, 111 : 76 – 82.

[78] Fearon WF, Aarnoudse W, Pijls NH, et al. Microvascular resistance is not influenced by epicardial coronary artery stenosis severity: experimental validation. Circulation, 2004, 109 (19): 2269 – 2272.

[79] van den Berg BM, Vink H, Spaan JA. The endothelial glycocalyx protects against myocardial edema. Circ Res, 2003, 92 : 592 – 594.

[80] Camici PG, Crea F. Coronary microvascular dysfunction. N Engl J Med, 2007, 356 : 830 – 840.

[81] Knaapen P, Germans T, Camici PG, et al. Determinants of coronary microvascular dysfunction in symptomatic hypertrophic cardiomyopathy. Am J Physiol Heart Circ Physiol, 2008, 294 (2): H986 – H993.

[82] Aarnoudse W, van den BP, Van DV, et al. Myocardial resistance assessed by guide wirebased pressure-temperature measurement: in vitro validation. Catheter Cardiovasc Interv, 2004, 62 : 56 – 63.

［83］ Messina LM，Hanley FL，Uhlig PN，et al. Effects of pressure gradients between branches of the left coronary artery on the pressure axis intercept and the shape ofsteady state circumflex pressure-flow relations in dogs. Circ Res，1985，56：11－19.

［84］ Merkus D，Kajiya F，Vink H，et al. Prolonged diastolic time fraction protects myocardial perfusion when coronary blood flow is reduced. Circulation，1999，100：75－81.

［85］ Ferro G，Duilio C，Spinelli L，et al. Relation between diastolic perfusion time and coronary artery stenosis during stress-induced myocardial ischemia. Circulation，1995，92：342－347.

［86］ Meier P，Seiler C. Coronary collaterals-too small to be eyeballed，too large to be meaningless. Am J Cardiol，2010，105：1203.

［87］ van den AJ，Schoorl MJ，Bakker EN，et al. Small artery remodeling：current concepts and questions. J Vasc Res，2010，47：183－202.

［88］ van den Wijngaard JP，van Horssen P，ter Wee R，et al. Organization and collateralization of a subendocardial plexus in end-stage human heart failure. Am J Physiol Heart Circ Physiol，2010，298：H158－H162.

［89］ Schirmer SH，van Nooijen FC，Piek JJ，et al. Stimulation of collateral artery growth：travelling further down the road to clinical application. Heart，2009，95：191－197.

［90］ van Royen N，Piek JJ，Schaper W，et al. A critical review of clinical arteriogenesis research. J Am Coll Cardiol，2009，55：17－25.

［91］ Meier P，Gloekler S，de Marchi SF，et al. Myocardial salvage through coronary collateral growth by granulocyte colony-stimulating factor in chronic coronary artery disease：a controlled randomized trial. Circulation，2009，120：1355－1363.

第三节　侧支循环的生理学

　　侧支循环对冠状动脉狭窄血流动力学的影响非常重要，尽管大多数人对侧支循环有一定程度了解，但对侧支循环的功能容量、动态发展及转归则未必熟知。人类与动物模型的侧支循环存在明显差异，因此，不能准确地通过动物模型来推断人类侧支循环的生理学数据。本章将要阐述人类冠状动脉侧支循环生理学及介入治疗相关的一些主要问题，其中主要涉及侧支循环与心肌存活的关系，侧支循环替代闭塞动脉血流的能力，在闭塞动脉开通过程中及之后侧支循环功能的改变等。

　　侧支循环是存在于动脉间的连接，当原位血管闭塞时，能够为心肌提供不同程度的供血。因此，阻塞血管分布区域的心肌功能可能会受损但不至于坏死。很多人对侧支循环的影像非常熟悉，然而关于它的生理学、发展、功能以及其与供血心肌存活能力的关系等则知之甚少。

　　有些严重的冠状动脉疾病，不能进行任何有效的血运重建时，是否可以通过增强侧支循环来改善心肌供血缓解临床症状，是否可以通过骨髓干细胞移植达到这一目的的呢？

　　为了回答这些问题，需要全面了解人类冠状动脉的侧支循环。由于人类侧支循环解剖结构及发展独特，与人类生理学其他领域不同，不能以动物实验简单地复制人类侧支循环系统[1,2]。小鼠、家兔、猪和狗的动物实验只为我们提供了基本理论知识，人类侧支循环的很多信息是来源于既往的尸体解剖和在冠状动脉介入治疗中进行的活体生理学研究，但个体差异性及临床病史的多样性导致人类临床试验的局限性。尽管如此，依然有大量证据为心脏介入治疗的临床实践提供了很好的帮助。

一、历史回顾

　　心绞痛症状最早于18世纪晚期被描述，直到150年后才获得了比较清晰的认识。那时初发心绞痛被认为几乎是致命的，可与此同时 William Heberden 也描述了人类对劳累性心绞痛的耐受力。1669年阿姆斯特丹的 Richard Lower 首先在结构上描述了左右冠状动脉的连接通道，随后 1757 年瑞士的解剖学家 Albrecht von Haller 也证明了冠状动脉间是相互吻合的。虽然应用大量不同技术对尸体冠状动脉循环进行成像，但人们一直在争论冠状动脉间是否存在正常的吻合结构，直到 20 世纪 60 年代早期，William Fulton 描述了正常人的冠状动脉循环。1912 年 James Herrik 认为冠状动脉间吻合结构突发血栓形成而致冠状动脉阻塞，这时侧支循环是决定缺血区域心肌坏死的比例和范围的一个重要因素。到 20 世纪 40 年代晚期，包括 Prinzmetal 在内的许多人已经进行了人类侧支功能的研究，然而直到 20 世纪 70 年代和 80 年代早期才分别开展了在心脏手术和经皮冠状动脉介入治疗中进行冠状动脉侧支循环功能的活体研究[3]。

二、实验/试验研究

心脏的侧支循环实验研究开始于 20 世纪 70 年代，当时应用人工闭塞的冠状动脉或外周动脉动物模型，很明显在早期有非常显著的种间差异[4~6]。猪几乎没有预先形成的动脉间吻合，而在犬类心脏可以发现大量血管吻合。尽管在这些物种的冠状动脉和侧支循环的研究以及小鼠和兔后肢动脉的基础研究中收集了大量信息，但是其中没有模型能够模拟人类心脏[1]。在某些矮种马的侧支循环中发现了一些似乎与人类心脏相似的地方，但是它们不是大规模可深入研究的理想实验对象[7]。关于新生血管的起源有三个不同方面的理论：新生血管生成、动脉生成和血管形成，后者是胚胎发育期血管发展的过程。新生血管生成是毛细血管的增长过程，受血管生长因子的影响，比较典型的例子就是为肿瘤供血的新生毛细血管。早期最著名的 Wolfgang 研究中提到，新生血管生成仅能提高20% 的血供，可是静息时几乎 100% 的血液都是由侧支循环供应。侧支循环发展的机制是动脉生成，也就是说当自身血管阻塞后沿压力梯度形成剪切力，驱动着预先形成的动脉间连接不断发展。这个过程受血管生长因子的影响，但明显不同于肿瘤新生血管和单核细胞刺激进一步增强动脉重塑的过程。通常在侧支发展的过程中，会看到大量新的连接出现，但这些大量连接中很少有大血管的连接。关于动脉生成机制的试验数据，Wolfgang 和 JuttaSchaper 曾著书进行了全面概述。人类心血管侧支循环形成过程的普遍机制是动脉血管形成[8]。这个过程依赖于人类冠状动脉系统预先已存在的动脉间连接，这些连接已在解剖学和实验中得到证实。

(一) 人类心脏预先存在的动脉间连接　无论是否存在冠状动脉疾病，人类冠状动脉间的动脉连接都是存在的。在人死后注入一种特殊的对比剂能够产生小到微米范围的高分辨率成像显示出这些连接[9~12]。然而，这些连接是均一出现，还是存在个体间的差异，是否有生理学相关性？2003 年有两组研究人员利用球囊造成人为闭塞来评价冠状动脉侧支循环功能。Seiler 等[13]入选了 100 名无明显冠心病症状的患者，经冠状动脉造影确诊了其中一半患者无冠状动脉疾病，而另一半患者冠状动脉节段有明显的狭窄。他们对非病变动脉进行球囊阻塞并测量了闭塞部位远端的压力，发现大约 20%的病人闭塞远端的压力增加了 25%。这是因为即刻启用了与非闭塞动脉间连接，所以球囊闭塞后能有长时间的缺血耐受。另一组研究是针对慢性闭塞动脉的患者，研究人员发现在开通闭塞动脉前80% 的患者已建立了良好的侧支循环[14]。6 个月后再随访这些患者（其中排除了血管成形术后血管再闭塞的患者），发现在原来闭塞的部位再进行球囊阻塞后，大约 20% 的患者并没有发生心绞痛且立即恢复了非常好的侧支循环，而这与靶病变的再狭窄程度无关（图 1-25）。

(二) 预先形成的动脉间连接的临床相关性　以上两个研究在本质上揭示了一个概念，即预先形成的动脉间连接存在个体差异。如果侧支循环能及时开放，当发生血管的急性闭塞时可以预防大面积的心肌梗死[15~17]。在临床实践中经常可以看到这种现象，即使右侧冠状动脉近端或左冠状动脉其中一支闭塞，患者的左室功能可以完全正常。两种因素可以共同解释这种现象：一是前面提及的侧支循环是否可以及时开放；二是动脉阻塞的时间进程。如果是急性动脉斑块破裂而导致的急性闭塞，

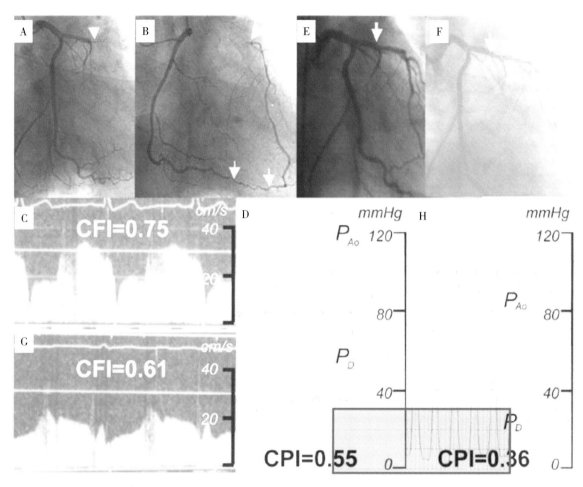

图 1-25 冠状动脉内侧支功能的评价

　　男性，52 岁，左前降支近端完全闭塞，图示血管再通前及随访时多普勒和压力导丝的测量结果。A：心尖周围大的侧支（CC2）；B：造影剂显影至闭塞最顶端达 Rentrop3 级；C：通过微导管的多普勒导丝达闭塞远端测得远端血流信号，提示来自于侧支的收缩期和舒张期血流；计算的侧支血流指数（CFI）为侧支血流的平均峰值/支架后开放动脉的血流的平均峰值 = 0.75。血流是逆向的由远端达左前降支近端；D：压力导丝位于闭塞远端获得压力曲线，计算出侧支压力指数（CPI）；侧支压力/主动脉压力的比值 = 0.55；E：扩张闭塞病变并植入支架；F：6 个月后造影随访时无再狭窄，显示了良好的长期结果；G：尽管开放了闭塞动脉，一旦球囊于支架内阻塞血流，马上可以获得收缩期及舒张期的双相血流信号，但 CFI = 0.61 轻微下降；H：CPI = 0.36 也下降，但仍超过阈值 0.30，并且无心绞痛发作（改良自参考文献 14）

　　时间短到动脉连接未能即刻开放，心肌梗死是不可避免的；如果是狭窄病变逐渐进展至完全闭塞，在这个过程中有足够的时间刺激侧支循环的开放及进一步的重塑，则可以有效地避免任何坏死。既然侧支循环有这样的特点，那么是否可以通过基因指纹来识别拥有可开放侧支这个有益特征的患者呢？到目前为止尚无令人信服的结果[18]。

三、如何评估人类的冠状动脉侧支循环功能

　　有创检查是定量评价人类冠状动脉侧支循环的必不可少的方法。侧支循环不仅出现在完全闭塞的冠状动脉，也存在于 1/4～1/3 的稳定型心绞痛和血管严重狭窄的患者。一旦冠状动脉造影确诊慢性冠状动脉完全闭塞，那么由侧支所供应心肌的活性可通过一系列不同的无创影像学方法来评价，从闪烁扫描技术到磁共振成像和心肌灌注方法，这些方法甚至能测量出评估冠状动脉血液供应的参

考值[19~21] [组织灌注的绝对值以 ml/（min·g）来表示]。

无症状的患者尽管存在冠状动脉慢性完全闭塞，可能不会首选冠状动脉造影，这也就解释了为什么因急性心肌梗死首次发病的患者中，大约 12% 的患者当时已经存在其他动脉的慢性闭塞而未被察觉[22]。目前最广泛应用的血管造影下侧支循环的分级是 Rentrop 和 Cohen 等人定义的，他们应用血管成形术的球囊阻塞病变血管，造成靶动脉的闭塞和侧支循环的同时开放，这种方法并没有对侧支循环本身进行精确分级，是通过评价侧支血流反映了它对阻塞动脉区域供血的影响[23]。通过造影剂充盈情况将侧支循环分为了四个不同的等级：0 级为无侧支循环；1 级为分支动脉充盈，而主要的心外膜动脉无充盈；2 级为心外膜动脉部分充盈；3 级为心外膜动脉完全充盈。

人类心脏包含众多的吻合血管，直径从 40～200μm 不等。然而，大部分血管的直径低于空间分辨率，即使是类似于动脉造影成像的技术也不能辨别。在高分辨率的连续摄影下对侧支循环的血管直径进行定量血管造影分析已经强调了血管直径和提供血流能力的相关性，而血流与容积率也是相关的[24]。应用当前的数字存储媒体和对 >0.2mm 直径的侧支循环进行定量冠状动脉造影分析是目前的理想状态，但仍存在局限性。定性的评价血管造影下的侧支方法应进一步细化，如侧支循环血流分级、帧数计数、分叉计数、侧支循环的长度以及存在心肌梗死风险的区域与侧支循环、侧支供应血管充盈之间的关系。对于有慢性完全闭塞病变患者的侧支循环的半定量评估方法，是对动脉连接进行分级[25]（Werner 定义分级：CC0 级：为侧支供应和接受血管间无持续连接；CC1 级：为连接持续但细长侧支血管，直径 <0.4mm；CC2 级：为似冠状动脉分支样连接，侧支血管直径 ≥0.4mm）。

（一）侧支循环功能的临床评估 临床评价侧支功能主要从两个方面考虑：侧支化的程度或血流的情况以及侧支对缺血的保护。假如一项临床研究仅仅关注的是血流的情况，那么只有一处闭塞持续恰好 1 分钟并且在闭塞同时可以获得测量结果（如在最后 10 秒内）；如果这项研究关注的是缺血预适应和侧支循环的再开放，反复的持续 1 分钟的闭塞刺激很可能不足以保护不发生缺血[26~29]。

最简单而相当不精确的定性评价侧支循环功能的方法是，询问患者在血管闭塞前不久发生心绞痛的情况[30]。然而，通过胸痛来鉴别侧支循环功能高低程度的预测价值非常低。我们知道心肌缺血时胸痛的严重程度受许多因素影响，如缺血持续时间、侧支循环开放程度、既往透壁性心肌梗死史、自主神经功能障碍、患者的心理和神经生物学特征，甚至是球囊造成闭塞时冠状动脉血管壁的牵拉程度等。其实在这种闭塞情况下冠状动脉内的心电图能为局部缺血反应提供一个更客观的评价[31]。相应地以冠状动脉内心电图评估侧支功能的二分定义法是：短暂的阻塞血管时，冠状动脉内心电图 ST 段抬高，表示足够防止心肌缺血；而冠状动脉内心电图 ST 段不抬高表示不足以防止心肌缺血发生。在冠状动脉血管成形术的早期，确定良好侧支循环的一个有效截点是通过 OTW（over-the-wire）球囊测得压力数值约等于 30mmHg[30]。

（二）体内侧支循环的生理学评价 Rentrop 等[23]在单支血管病变的冠状动脉疾病患者中，利用球囊造成血管闭塞的模型并在这个模型中测量出闭塞动脉远端压力或楔压与主动脉的压力比值，首次描述出这个比值与血管造影术时侧支血管分级的相关性[32]。1987 年，Meier 等[30]公布了他们的研究工作，冠心病患者行经皮冠状动脉介入治疗时测量冠状动脉的楔压，发现闭塞远端平均压力 = 30mmHg 能精确的预测侧支循环的即刻出现或再开放。在 Morton Kern 的实验室，Jan Piek[33]证实应用多普勒导丝评价冠状动脉闭塞对侧支循环供应动脉血流提高的影响。多普勒导丝技术的进步显然优于球囊阻塞能够直接评价侧支循环血流速度，并获得侧支血流的各时相流量图。冠状动脉的供血是在心脏舒张时显著增多，而通过多普勒导丝技术发现在许多病例中心脏收缩时侧支循环的供血明显增高[34~36]。

1993 年，NicoPijls 等[38]通过测量冠状动脉压力来决定冠状动脉、心肌和侧支循环的最大流速，假设在药物诱导的充血条件下，最小的微血管阻力为恒量且不依赖心外膜是否存在狭窄[37]。通过这些研究，无论是自然的慢性闭塞还是球囊阻塞，都能推断出完全闭塞冠状动脉的侧支循环血流储备分数[39]。血流储备分数这一概念的最大益处是：从闭塞动脉远端的压力记录可靠的推断出血流灌注的生理学参数。

（三）体内评价侧支功能的金标准：压力和血流速度　最大充血可以由单独的球囊阻塞诱发，同时也诱发出闭塞远端的缺血，因此没必要应用诱发充血的专门刺激物，如组织腺苷。另外，还有一些关于心外膜血管狭窄的严重程度和微循环阻力间相互关系的数据[40,41]。对于存在非闭塞的冠状动脉狭窄的患者，至少有轻中度侧支循环，这一假设可能是真实的；但是如果研究对象是目前存在良好的侧支循环而无缺血表现的患者，不能诱发最大充血从而也就不能只单独应用压力来简单地测量侧支的灌注[42]。

不能单独以压力测量来反应侧支灌注的另一个原因，是由于供应血管狭窄或闭塞远段区域的整个侧支通路是序列安排的，几条传导性各不相同的血管节段整合在一起。首先是固有的侧支循环自身的传导性，以及侧支血管的长度、直径及它的迂曲走行；还要考虑到提供侧支的动脉本身弥漫性的动脉粥样硬化病变会阻碍侧支循环的血流；最后还有闭塞远端区域的微循环小动脉分支的传导性[43~45]。常常能测量出闭塞区域的血流氧饱和度不低于正常值的95%，说明来自于侧支的血流经常包绕动脉血管床而直接进入闭塞动脉的心外膜水平。想要理解和解释闭塞动脉远端的生理学数值，这些测量是假设微循环的传导性是恒量而且在血管闭塞时可以得到最大的提高（充血反应）。选择性评价闭塞动脉远端压力和血流速度的反应，和对提供侧支的冠状动脉本身在以药物诱发最大充血反应之前、后的压力下降一样，都能证明侧支循环和微循环传导变化的多样性、个体性。有血流储备的患者可以改善闭塞区域的血流，而另有40%的患者反而出现血流下降，这就是经典的"冠状动脉窃血"。这两组患者最主要的区别在于微循环的反应性，有微循环储备就可以进一步提高传导性，而发生窃血的患者其微循环的传导性在基线时已经达到最大。这其中有许多影响因素，包括每个患者的微循环的一般特性，以及提供侧支动脉区域的微循环的特性，不同的是那些发生窃血的患者存在更加明显的局部心肌功能障碍[45]。值得注意的是，大多数慢性闭塞病变的患者都会有多条侧支循环，不仅通过室间隔，也可经由心外膜共存[24,25,46]。例如，闭塞的左前降支可以接受右后降支的室间隔分支，也可以接受右室支的心外膜分支的供血，同样也可与左回旋支的后侧支远端相连。所以一旦提供侧支的其中一支血管的病变进展或急性闭塞则发生急性心肌梗死（图1-26）。侧支循环包括连续的、复杂的血流传导系统，同时在侧支水平上伴随多条传导通路，所以简单的评价闭塞或阻塞动脉远端的冠状动脉内压力不能正确地描述侧支循环的血流动力学。

曾有实验研究报道过侧支的血流与压力之间的密切相关性，但因为入选病人的标准过于特殊而不具备重复性。面对更加复杂的患者情况，联合应用压力和血流速度评价侧支的灌注是必须的。当然物理学原则同样很好的适用于人类生理学，循环系统的血管直径各不相同并且由外力驱使流动，连续的阻力导致能量的丧失，这是人类冠状动脉循环的基本法则。这样的一个系统只可以用产生血流的压力及血流本身来评价。另外，人类的循环要加上心脏跳动产生的循环动力。因此，要评价冠状动脉循环包括侧支循环，最少要对压力和血流进行估算[47]。

（四）体内侧支评价的局限性　应用目前的传感器，如压力导丝（St Jude 和 Volcano）记录闭塞动脉远端的压力，同时应用多普勒导丝（Volcano）记录不同的侧支起源部位到闭塞动脉远端的血流速度，才能够描绘出最佳的近似于真实侧支的灌注，可是依然有相当多的局限性。首先，所测得的流速，不是绝对的流速，获取流速位置的血管直径会因为剪切力变化提高了血流量而改变，因此，实际的流量是容量的测定[48]。硝酸甘油虽然可以降低这种影响，但另一方面，供侧支动脉的血管直径的变化也可以改变血流动力学。闭塞远端的压力和流速的评价其实是来自不同侧支血管床的流入量的总和，传感器对位置变化很敏感会产生不同的记录结果，这当然也与主要侧支流入的位置相关。因为闭塞动脉的心外膜节段的平均动脉压相当稳定，所以压力的测定对于压力传感器的位置并不敏

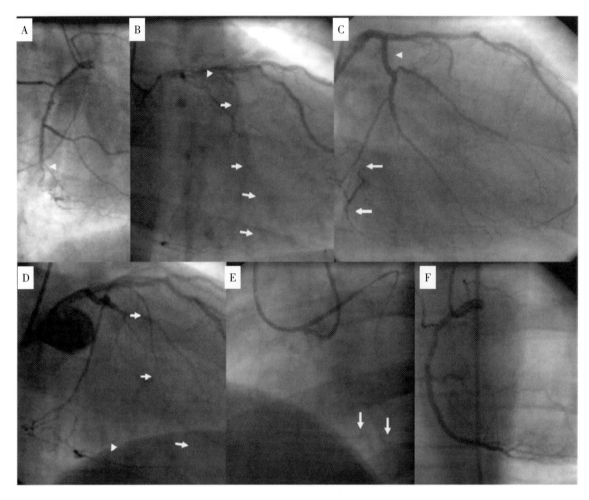

图 1-26　侧支及冠状动脉症状

48 岁急性冠脉综合征患者。A：检查时发现右冠状动脉慢性闭塞；B：病变为左回旋支次全闭塞，右冠状动脉远端通过左前降支的间隔支提供侧支血流；C：左回旋支置入一枚支架后，右冠状动脉的主要侧支明显来自于左回旋支远端，同时经室间隔的侧支消失；D：6 周后，右冠状动脉再次行介入治疗，因为闭塞周围局部解剖有小的分支，所以采用逆向方法；E：前向和逆向导丝对吻；F：右冠状动脉重新开通并置入支架（改良自参考文献 24～26）

感。然而多普勒传感器对于它的相关位置敏感性更高，多条侧支通路并行共存所以会有不同的流入点，如果传感器离主要侧支流入点更近，一般会记录到逆向血流信号，然后把它推进到更远端超过侧支流入点，就会看到前向血流并流向闭塞动脉所供应区域的外周[34,36,49]。在血流最小的那一点存在分水岭现象。多普勒传感器的理想位置还不明确。最值得注意的是，侧支的流速记录会显著不同于在开放的心外膜动脉的流速记录。

　　在侧支供血的区域，占主要优势的是收缩期信号，只有在较大的侧支中才可以观察到典型的收缩期和舒张期的血流信号（图 1-27）。那么这种利用压力和血流流速的平均值评价侧支的血流动力学是否过于简单，是否忽略了瞬间压力和流速曲线瞬时变化的特性。而比较两个传导指数，一是根据平均压力和平均流速计算得出，另一个是用快速傅里叶分析法以人在复杂的心动周期中瞬时的压力和流速而计算出的时间依赖性的传导指数，没能发现显著不同。

　　（五）与人类侧支功能有关的基本问题　对人类冠状动脉系统的侧支循环的生理学及功能进行实

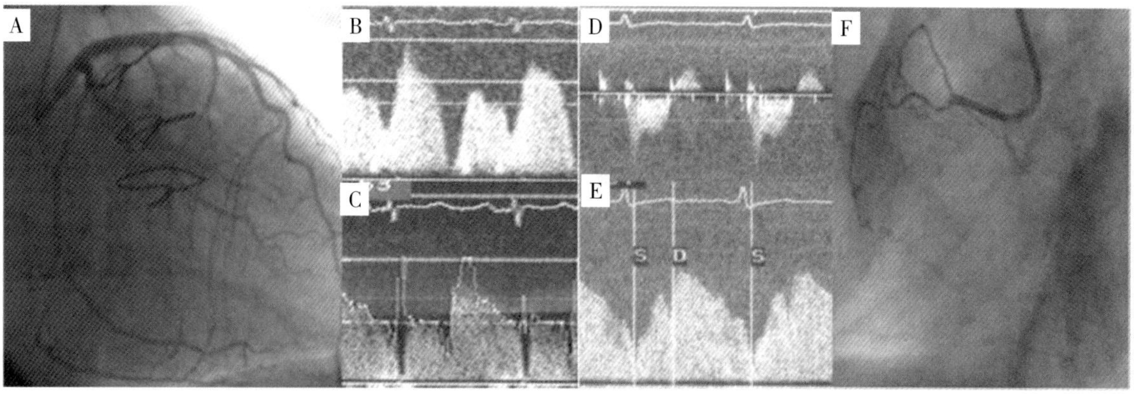

图 1-27　再次开通慢性闭塞病变前后多普勒记录到的侧支血流及心外膜冠状动脉的前向血流

A：患者右冠状动脉完全闭塞，由左前降支提供侧支可达 CC 2 级；B：多普勒导丝记录闭塞远端的流速，显示经由侧支的收缩期和舒张期的双向血流（观察位于每个记录上方的 EKG）；C：开放闭塞动脉并置入支架后测得的前向血流为双时相信号，舒张期更明显，侧支血流在收缩期更明显；D：右冠状动脉闭塞的远段反向血流信号以收缩期占优势；E：同一位置，右冠状动脉置入支架后显现典型心外膜动脉血流信号以舒张期占优势；F：右冠状动脉远端由来自于右冠状动脉近端的自身侧支（CC 1）供应（这种特殊的侧支称为 Kugels 侧支）（改良自参考文献 34、36、49）

验、讨论，是为了更好地指导临床工作。关于冠状动脉的介入治疗，首先经常争论的共同问题是：当侧支循环良好时，闭塞的血管需要开通吗？

- 尽管有闭塞病变，但左室功能正常，侧支循环不能预防缺血吗？
- 如果侧支循环不能即刻恢复那么需要多长时间？当闭塞动脉通过侧支循环显影良好时，为了保护心肌的存活力，必须要开通闭塞动脉吗？
- 如果闭塞动脉未能成功血运重建，可以通过体育锻炼或药物干预改善侧支功能吗？
- 当开通的闭塞动脉节段仍存有侧支，侧支循环会反过来影响介入治疗的结果吗？
- 开通的动脉发生再次闭塞，侧支能防止并发症吗？

其实问题远不止这些。

（六）侧支循环的发展和功能储备　Rentrop 和 Cohen 等首先提出因急性动脉闭塞而致急性心肌梗死的患者，在急性事件后的 1～2 周出现侧支循环[50]。与此相似，OAT 试验入选了因血管闭塞致急性心肌梗死后 3～28 天的患者，他们被随机分为介入治疗组和药物治疗组[51]。在血管造影的亚组研究中发现，急性事件后中位数为 10 天时，有超过 80% 的患者侧支循环可以达到 Rentrop 0～1 级，Rentrop 2 级不到 20%，没有一个患者达到 3 级。相比较而言，慢性闭塞患者当闭塞超过 3 个月后，有大约 80% 的患者达到 Rentrop 3 级，其余为 Rentrop 2 级[25]。若应用 CC 分级作为评价标准，那可以看出更多的不同。慢性完全闭塞病变患者血管闭塞 2～12 周时，只有 15% 的患者为 CC 0 级；一旦超过 3 个月，所有患者对闭塞动脉所供区域的侧支连接都会达到 CC 1～2 级[25]。应用压力和流速计算出侧支传导性进行侧支功能的评价，发现闭塞 >3 个月且局部心肌功能保护良好的患者与闭塞在 2～12 周内的患者之间产生明显的差异[47]。闭塞超过 3 个月且左室功能正常的患者很难确定闭塞发生的确切时间，并有着相似的传导性，很明显是因为侧支的形成防止了急性事件的发生，也避免发生急性心功能不全；对于那些陈旧心肌梗死的患者可以假设发生急性事件时侧支未能提供充足的血供。换句话说，发生急性闭塞后大约需要 3 个月侧支循环才能发挥全部的功能。

陈旧心肌梗死患者的侧支循环功能均能发展至一个相似的水平，但是他们既可能表现为大片心肌丧失运动功能，也可能表现为局部心肌功能正常，所以心肌存活性并不是刺激侧支发展的先决条件。早期关于动脉生成的理论认为，一旦发生自身冠状动脉闭塞沿动脉连接间的压力阶差是恢复这些连接的驱动力，并诱导生成局部形态发生因子致较大侧支的发展和重构[6,53]。经典的病例就是股动脉闭塞的患者，侧支会出现在靠近闭塞的位置，有代表性的如桥侧支，尽管局部还有新的缺血发生，也会发生在更远端的血管下游达小腿部位，在这些部位由于缺氧刺激了新生血管的形成，但不会驱使远一些的血管上游的侧支开放。

同发生冠状动脉窃血一样，完全有活力的心肌和丧失运动的心肌的侧支供应存在区别（图1-28）。但是侧支对心肌梗死区域血供程度与成功血运重建后心肌恢复的可能性之间没有密切的关系[54]。侧支的出现不能预测是否有存活心肌，反过来如果没有良好的侧支也不可能有存活心肌。

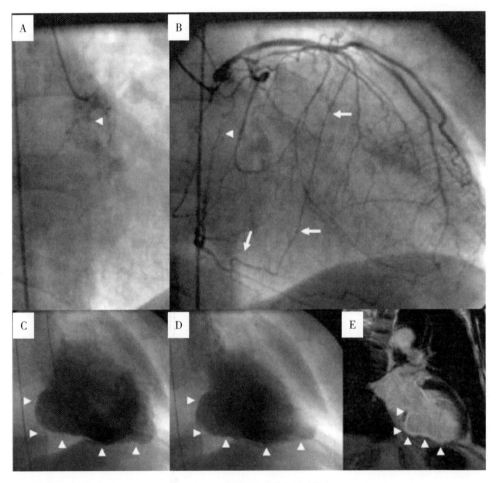

图 1-28   心肌梗死后的侧支循环

图示既往发生心肌梗死患者的结果。A：右冠状动脉于近段闭塞同时开口处弥漫性病变达次全闭塞；
B：左前降支的间隔支提供的侧支达 CC 2 级，血流可达闭塞的最远端，估计闭塞段 <10mm；C 和 D：
收缩期和舒张期的心室造影证明右冠状动脉供血的心肌丧失运动功能；E：增强磁共振成像证实右冠状
动脉区域无存活心肌组织（改良自参考文献54）

利用标准组织灌注腺苷负荷试验，以血流速度的提高和闭塞动脉远端的压力变化表示侧支的功能储备分数[39]。普遍接受的储备分数的截点值是在最大充血时，非完全闭塞动脉的血流速度（CFVR）持续 >2 和 FFR >0.8 代表充足的冠状动脉灌注[44,45]。以这两种指标评价慢性完全闭塞病变患者的侧支储备功能，是假设侧支作为心肌灌注的唯一来源时，闭塞动脉远段的血供至少要达到与开放动脉前向血流相当的最低水平，才能认为心肌得到了充足的侧支血供。

无 Q 波心肌梗死的慢性闭塞病变患者，即使他们拥有正常的左室功能，其侧支功能是有限的。来自 62 个患者的资料显示，只有一个患者侧支 FFR >0.8，而这个患者只存在一个非临界心外膜血管的狭窄病变，只有 7% 的患者经由侧支的 CFVR >2.0[45]。广泛存在的微血管功能障碍可能增加了侧支功能的局限性；1/3 的患者发生冠状动脉窃血进一步限制了侧支的功能储备。总之，药物负荷下不到 10% 的侧支提供了正常的功能储备。这些患者存活心肌持续由侧支供应，但由于侧支血管的大小导致侧支供血的质量不同，因而导致功能差别。如果患者的侧支血管较大直径达到 CC 2，基本不会发生功能障碍，反之若直径只有 CC 1，就会有一定程度的功能障碍，当然，后者的功能将来也会恢复[55]（图 1-29）。

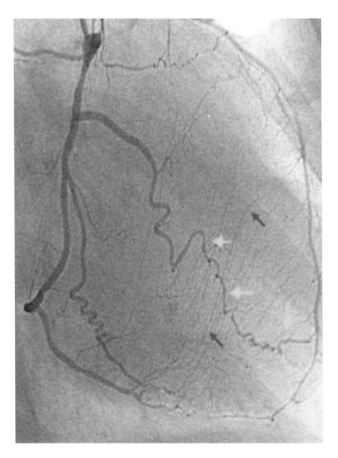
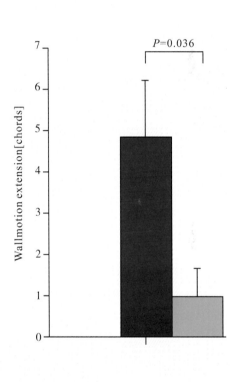

图 1-29　分级 CC 1 和 CC 2 侧支的保护作用

左图：显示右冠状动脉至闭塞的左前降支两条主要侧支通路，分别为 1 级和 2 级。绿色箭头显示直径达 CC 2 的较大侧支，源自右室支；蓝色箭头显示直径为 CC 1 似螺旋状的侧支，源自后降支经由间隔支达左前降支；右图：左室模型的定量分析测得一组数据代表室壁运动，数值越高，局部心肌功能障碍越严重，CC 1 级侧支（蓝色）供应非梗死心肌显示出明显的功能障碍，而 CC 2 级侧支（绿色）供应梗死心肌显示出正常心脏功能（改良自参考文献 55）

四、可以改善侧支功能吗

与较差的侧支相比，良好的侧支可以降低死亡风险达 36%[56]。一旦冠状动脉病变进展严重而又无法进行血运重建时，可能缓解症状的办法就是增强侧支的功能。关于人类冠状动脉系统，尝试改善侧支化的过程某种程度更加关注诱导新生血管生成。早在 20 世纪 90 年代中期，就已经发表了在外科手术时应用生长因子的研究[57]。但是从这些试验性的尝试中没有得到进一步的结果，主要原因在于新生血管生成不能提高足够的心肌灌注，其实研究更应侧重促进动脉生成[58]。

有一项研究提出药物或其他介入干预对侧支的影响[59]。一组20名患者，每天给予巨噬细胞集落刺激因子治疗2周，利用球囊造成血管闭塞，分别测得基线时及2周后的闭塞远端的冠状动脉压力，发现治疗组的压力指数明显升高。虽然治疗组有4个患者明显提高而安慰剂组有6个患者有相当大的下降。事实上，安慰剂组侧支功能的丢失大于治疗组的提高。由于这些患者没有严重的狭窄，就缺少了促进侧支功能发展的驱动力，那么在这么短的时间内所观察到的任何变化是随机影响而非干预的真实结果。对安慰剂组超过2周的观察，发现以这种侵入性方法来评价侧支的增长有明显的局限性。当诱发最大充血时，采用压力和血流速度这种更可靠的评价方法是否能消除在基线时血流动力学的差异还有待证明。理想的工具是非侵入性的定量方法，如心脏的磁共振显像或超声下的心肌灌注法，以免在测量过程中出现任何变化。

瑞士的Seiler等[59,60]进行了很多研究来探讨通过体育锻炼改善侧支的功能，但是他没考虑到体育运动对微循环产生的任何可能的变化。只应用压力记录这种侵入性的方法不能区分出侧支或微血管传导性变化。Schaper等[61]提出了这个问题并设计一个完美的、严格对照狗的实验研究，并得出体育锻炼对侧支功能没有任何改善的结论。

在外周动脉疾病，强化体育运动无可置疑地影响患者的症状，是缘于微血管容量的变化而非侧支灌注的改善。William Heberder在200多年前描述的典型的临床现象"走过心绞痛"，是由于伴有慢性闭塞病变的侧支功能的改善。确定的生理学相互关系还不能在人类侧支系统的生理学研究中得到证实，但是有充分的理由显示与休眠的侧支再开放有关，经过一段时间的体育锻炼，休眠的侧支通路也许会变得有用[62]。

通过反复的缺血刺激来改善侧支的功能也是有争议的。尽管无症状心肌缺血的患者由于没有临床症状的限制可以进行任何活动而不发生心绞痛，但是他们并未获得临床益处且预后不良。事实上可以通过反复球囊阻塞作为缺血预适应来观察缺血耐受时间延长[29,63,64]。

五、血运重建及其后的侧支功能

狗的实验研究已经证实，在正向灌注恢复后侧支循环退化，但是若血管发生迟发的再闭塞，侧支也能够再恢复[65,66]。而直至小型传感器的出现，测量冠状动脉内的血流和压力作为人类侧支功能的直接评价，人类侧支的转归才得到证实。可能的影响因素包括糖尿病、左室局部功能和心肌存活性、侧支的解剖结构和直径大小，还包括再狭窄或再闭塞的发生率。

冠心病患者在其闭塞病变解除后，仍然受到侧支的保护还是侧支血管退化并丧失传导功能，尚无清晰定论。最近的一项前瞻性研究公布了成功血管重建后，一旦再闭塞后心肌梗死的发生率为侧支循环的转归提供了依据，再闭塞的患者并不是都发生了再梗死，因为心肌梗死时有些患者侧支通路始终存在[67~70]。

非闭塞病变应用球囊阻塞血管后，出现的侧支与完全闭塞病变持续开放的侧支功能不同，这样不同特征的患者混合在一起研究自然会产生矛盾结果，而即刻开放的侧支很难取得与持续开放的侧支一样的功能。Pereira等[71,72]发表的论文阐述了这方面的不同，非闭塞患者侧支动脉的压力指数是主动脉压力的19%，而在完全闭塞动脉这个比值为32%。前者即便在治疗一天后发生再闭塞也会产生相似的功能，而后者即使刚刚开通5分钟侧支也会立即消失。

联合应用压力和多普勒导丝进一步阐述慢性完全闭塞病变开通后的变化，以及对侧支功能和微循环的影响。在糖尿病和非糖尿病患者血管成形术后早期侧支的开放上即显示了不同，前者明显减少，尤其是闭塞不足3个月的糖尿病患者[73]。这部分说明了伴有糖尿病的冠心病患者的不利之处，不论是临床或是介入治疗时主要不良事件的发生率高。

　　对慢性完全闭塞病变成功血运重建的患者进行长期随访并系统地评价侧支功能，对侧支退化这一问题进行更进一步地阐明[14]。置入支架后的血管应用球囊人为地造成阻塞后观察到侧支功能进一步下降（图 1-30）。可是那些再次闭塞患者的侧支功能是完全恢复的，这也证实了侧支在血管再次闭塞期间保持了再开放，同时在血运重建后并未完全消失。很明显，在人体内不能用球囊过长时间阻塞血管，即使计划是 3 分钟，也有患者因为心绞痛而提早释放了球囊。因此，很难确定侧支完全恢复所需时间，但肯定比动物实验中的时间要长。一旦发生急性闭塞，很多患者因为侧支功能不能及时恢复而导致缺血的发生。随访时发现，只有 18% 的患者压力指数大于 0.3，这是再闭塞时预防严重缺血的阈值[74]。

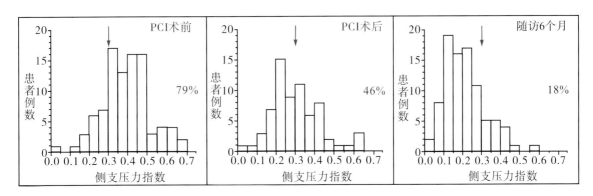

图 1-30　慢性完全闭塞病变开通前，支架置入后以球囊造成阻塞和 6 个月后造影随访的侧支压力指数（CPI）

　　　箭头所示为足够预防缺血发生的侧支血供的阈值为 CPI = 0.30。基线时 79% 的患者 CPI 大于此阈值，介入治疗后 46% 的患者 CPI 即刻下降，6 个月随访时只有 18% 的患者侧支开放，CPI 进一步下降。PCI：经皮冠状动脉介入治疗（改良自参考文献 74）

　　侧支退化和恢复的机制与依赖血流的侧支血管张力变化最相似。基线时，微循环的小动脉和侧支获得最大的舒张，同时侧支和外周的传导性达到最高；血运重建后，基于微循环系统的自我调节，外周动脉的张力增加以适应改善的灌注，同时传导性下降；当供体动脉与受体动脉之间的压力阶差消失，侧支循环传导性的显著下降意味着动脉间连接消失。长时间的再闭塞提高了压力阶差，导致侧支连接的再开放。最显著的是，保持良好侧支开放的患者不到 18%，接近正常人群自然存在侧支的百分比，说明始终存在着已经形成的可以即刻提供侧支血供的大的动脉间连接[13]。

　　还未发现影响侧支退化的临床决定因素（如糖尿病、既往心肌梗死），也未发现再狭窄程度与侧支功能恢复之间的对等关系。但最近的一篇荟萃分析得出结论，认为伴有良好侧支的患者介入治疗术后再狭窄率升高[75]。侧支功能的即刻消失与侧支血管直径大小有关，经过几个月后大的侧支血管达 CC 2 级时，会保持侧支功能最大可能地恢复[14]。

六、总结

　　随着冠状动脉压力和血流速度的传感器出现，人类侧支循环生理学的认识在过去 20 年来得到很大提高。实验研究讨论了人类冠状动脉生理学的很多方面，其中的许多知识与心脏介入的临床实践有关。但是，由于并发症和个体差异性，患者的情况并不能在实验中完全复制，这限制了精确的定量研究，也就带来了某种程度的不确定性。侧支循环能防止心肌坏死，甚至可以支持闭塞远端心肌的代谢，使之保持完全的收缩功能，但是在运动时，侧支循环的储备功能有限，超过 90% 的患者即使有很好的侧支也会出现劳累型心绞痛。总之，侧支循环的发展需要几周或几个月。但是，对于已经形成且容易恢复的动脉间连接的个体易感性，决定对闭塞病变的个体反应：从严重而广泛的心肌梗死到无症状闭塞而保持完整的左心室功能。只有良好的侧支才能保存心肌的存活性，但是另一方面，侧支的发展并不依赖于心肌的存活性。所以，当闭塞动脉有良好显影而所供应的心肌失去收缩性时，是否行血运重建不是基于侧支循环的质量而是心肌是否存活。

一旦由侧支血管供血的自身动脉再血管化后，其侧支循环会退化，这个过程在前向血流出现时即刻启动，同时侧支传导性消失，并在血管成形或重建后的几个月后进一步加强。急性再闭塞如晚期支架内血栓形成，多数情况下会导致急性冠状动脉综合征，因为此时侧支循环不能即刻恢复。目前，通过医学和药物的干预努力改善侧支功能，但是采用侵入性的定量方法并不能产生令人信服的结果，因为方法的本身会影响测量数据。在这个领域，今后需要通过非侵入性的定量方法来获得侧支灌注的可重复性评价。

（任利辉　吕树铮）

参 考 文 献

［1］ Maxwell MP, Hearse DJ, Yellon DM. Species variation in the coronary collateral circulation during regional myocardial ischaemia: a critical determinant of the rate of evolution and extent of myocardial infarction. Cardiovasc Res, 1987, 21: 737 – 746.

［2］ Hearse DJ. Species variation in the coronary collateral circulation during regional myocardial ischaemia: a critical determinant of the rate of evolution and extent of myocardial infarction. Cardiovasc Res, 2000, 45: 213 – 219.

［3］ Prinzmetal M, Simkin B, Bergman HC, et al. Studies on the coronary circulation; the collateral circulation of the normal human heart by coronary perfusion with radioactive erythrocytes and glass spheres. Am Heart J, 1947, 33: 420 – 442.

［4］ Schaper W. The physiology of the collateral circulation in the normal and hypoxic myocardium. ErgebPhysiol, 1971, 63: 102 – 145.

［5］ Schaper W. Exerimental coronary artery occlusion. III. The determinants of collateral blood flow in acute coronary occlusion. Basic Res Cardiol, 1978, 73: 584 – 594.

［6］ Schaper W. Collateral circulation: past and present. Basic Res Cardiol, 2009, 104: 5 – 21.

［7］ Boatwright RB, Williams DO, Rugh KS, et al. Distribution of coronary collateral blood flow at different levels of collateral growth in conscious ponies. Am J Physiol, 1992, 263: H1145 – 1153.

［8］ van Royen N, Piek JJ, Schaper W, et al. A critical review of clinical arteriogenesis research. J Am CollCardiol, 2009, 55: 17 – 25.

［9］ Fulton WF. Arterial Anastomoses in the Coronary Circulation. Ii. Distribution, Enumeration and Measurement of Coronary Arterial Anastomoses in Health and Disease. Scott Med J, 1963, 8: 466 – 474.

［10］ Fulton WF. Arterial Anastomoses in the Coronary Circulation. I. Anatomical Features in Normal and Diseased Hearts Demonstrated by Stereoarteriography. Scott Med J, 1963, 8: 420 – 434.

［11］ Fulton WF. Anastomotic Enlargement and Ischaemic Myocardial Damage. Br Heart J, 1964, 26: 1 – 15.

［12］ Fulton WF. The Time Factor in the Enlargement of Anastomoses in Coronary Artery Disease. Scott Med J, 1964, 9: 18 – 23.

［13］ Wustmann K, Zbinden S, Windecker S, et al. Is there functional collateral flow during vascular occlusion in angiographically normal coronary arteries? Circulation, 2003, 107: 2213 – 2220.

［14］ Werner GS, Emig U, Mutschke O, et al. Regression of collateral function after recanalization of chronic total coronary occlusions: a serial assessment by intracoronary pressure and Doppler recordings. Circulation, 2003, 108: 2877 – 2882.

［15］ Cohen MV. The functional value of coronary collaterals in myocardial ischemia and therapeutic approach to enhance collateral flow. Am Heart J, 1978, 95: 396 – 404.

［16］ Fuster V, Frye RL, Kennedy MA, et al. The role of collateral circulation in the various coronary syndromes.

Circulation, 1979, 59：1137 – 1144.

［17］ Habib GB, Heibig J, Forman SA, et al. Influence of coronary collateral vessels on myocardial infarct size in humans. Results of phase I thrombolysis in myocardial infarction (TIMI) trial. The TIMI Investigators. Circulation, 1991, 83：739 – 746.

［18］ Meier P, Antonov J, Zbinden R, et al. Non – invasive gene-expression-based detection of well-developed collateral function in individuals with and without coronary artery disease. Heart, 2009, 95：900 – 908.

［19］ Demer LL, Gould KL, Goldstein RA, et al. Noninvasive assessment of coronary collaterals in man by PET perfusion imaging. J Nucl Med, 1990, 31：259 – 270.

［20］ Vogel R, Indermuhle A, Reinhardt J, et al. The quantification of absolute myocardial perfusion in humans by contrast echocardiography：algorithm and validation. J Am CollCardiol, 2005, 45：754 – 762.

［21］ Muehling OM, Huber A, Cyran C, et al. The delay of contrast arrival in magnetic resonance first-pass perfusion imaging：a novel non-invasive parameter detecting collateral-dependent myocardium. Heart, 2007, 93：842 – 847.

［22］ van der Schaaf RJ, Vis MM, Sjauw KD, et al. Impact of Multivessel Coronary Disease on Long-Term Mortality in Patients With STElevation Myocardial Infarction Is Due to the Presence of a Chronic Total Occlusion. Am J Cardiol, 2006, 98：1165 – 1169.

［23］ Rentrop KP, Cohen M, Blanke H, et al. Changes in collateral channel filling immediately after controlled coronary artery occlusion by an angioplasty balloon in human subjects. J Am CollCardiol, 1985, 5：587 – 592.

［24］ Rockstroh J, Brown BG. Coronary collateral size, flow capacity, and growth：estimates from the angiogram in patients with obstructive coronary disease. Circulation, 2002, 105：168 – 173.

［25］ Werner GS, Ferrari M, Heinke S, et al. Angiographic assessment of collateral connections in comparison with invasively determined collateral function in chronic coronary occlusions. Circulation, 2003, 107：1972 – 1977.

［26］ Kyriakidis MK, Petropoulakis PN, Tentolouris CA, et al. Relation between changes in blood flow of the contralateral coronary artery and the angiographic extent and function of recruitable collateral vessels arising from this artery during balloon coronary occlusion. J Am CollCardiol, 1994, 23：869 – 878.

［27］ Kyriakides ZS, Sbarouni E, Paraskevaidis IA, et al. Coronary collateral blood-flow velocity improves with repeated coronary occlusions during angioplasty in patients with coronary artery disease and systemic hypertension. Coron Artery Dis, 1997, 8：275 – 281.

［28］ Mason MJ, Patel DJ, Paul V, et al. Time course and extent of collateral channel recruitment during coronary angioplasty. Coron Artery Dis, 2002, 13：17 – 23.

［29］ Lambiase PD, Edwards RJ, Cusack MR, et al. Exercise-induced ischemia initiates the second window of protection in humans independent of collateral recruitment. J Am CollCardiol, 2003, 41：1174 – 1182.

［30］ Meier B, Luethy P, Finci L, et al. Coronary wedge pressure in relation to spontaneously visible and recruitable collaterals. Circulation, 1987, 75：906 – 913.

［31］ Piek JJ, Koolen JJ, Hoedemaker G, et al. Severity of single-vessel coronary arterial stenosis and duration of angina as determinants of recruitable collateral vessels during balloon angioplasty occlusion. Am J Cardiol, 1991, 67：13 – 17.

［32］ Probst P, Zangl W, Pachinger O. Relation of coronary arterial occlusion pressure during percutaneous transluminal coronary angioplasty to presence of collaterals. Am J Cardiol, 1985, 55：1264 – 1269.

［33］ Piek JJ, Koolen JJ, Metting van Rijn AC, et al. Spectral analysis of flow velocity in the contralateral artery during coronary angioplasty：a new method for assessing collateral flow. J Am CollCardiol, 1993, 21：1574 – 1582.

［34］ Kern MJ, Donohue TJ, Bach RG, et al. Quantitating coronary collateral flow velocity in patients during coronary angioplasty using a Doppler guidewire. Am J Cardiol, 1993, 71：34D – 40D.

［35］ Kern MJ, Piek JJ, Aguirre FV, et al. Collateral flow velocity alterations in the supply and receiving coronary arteries during angioplasty for total coronary occlusion. CathetCardiovascDiagn, 1995, 34：167 – 174.

［36］ Yamada T, Okamoto M, Sueda T, et al. Relation between collateral flow assessed by Doppler guidewire and angiographic collateral grades. Am Heart J, 1995, 130：32 – 37.

［37］ Pijls NH, van Son JA, Kirkeeide RL, et al. Experimental basis of determining maximum coronary, myocardial, and collateral blood flow by pressure measurements for assessing functional stenosis severity before and after percutaneous transluminal coronary angioplasty. Circulation, 1993, 87：1354 – 1367.

[38] Spaan JA, Piek JJ, Hoffman JI, et al. Physiological basis of clinically used coronary hemodynamic indices. Circulation, 2006, 113：446 – 455.

[39] Pijls NH, Bech GJ, Gamal MI, et al. Quantification of recruitable coronary collateral blood flow in conscious humans and its potential to predict future ischemic events. J Am CollCardiol, 1995, 25：1522 – 1528.

[40] Meuwissen M, Chamuleau SA, Siebes M, et al. Role of Variability in Microvascular Resistance on Fractional Flow Reserve and Coronary Blood Flow Velocity Reserve in Intermediate Coronary Lesions. Circulation, 2001, 103：184 – 187.

[41] Aarnoudse W, Fearon WF, Manoharan G, et al. Epicardial stenosis severity does not affect minimal microcirculatory resistance. Circulation, 2004, 110：2137 – 2142.

[42] Meuwissen M, Siebes M, Chamuleau SA, et al. Intracoronary pressure and flow velocity for hemodynamic evaluation of coronary stenoses. Expert Rev CardiovascTher, 2003, 1：471 – 479.

[43] Demer L, Gould KL, Kirkeeide R. Assessing stenosis severity：coronary flow reserve, collateral function, quantitative coronary arteriography, positron imaging, and digital subtraction angiography. A review and analysis. ProgCardiovasc Dis, 1988, 30：307 – 322.

[44] Werner GS, Figulla HR. Direct assessment of coronary steal and associated changes of collateral hemodynamics in chronic total coronary occlusions. Circulation, 2002, 106：435 – 440.

[45] Werner GS, Fritzenwanger M, Prochnau D, et al. Determinants of coronary steal in chronic total coronary occlusions donor artery, collateral, and microvascular resistance. J Am CollCardiol, 2006, 48：51 – 58.

[46] Levin DC. Pathways and functional significance of the coronary collateral circulation. Circulation, 1974, 50：831 – 837.

[47] Werner GS, Ferrari M, Betge S, et al. Collateral function in chronic total coronary occlusions is related to regional myocardial function and duration of occlusion. Circulation, 2001, 104：2784 – 2790.

[48] Kern MJ. Coronary physiology revisited：practical insights from the cardiac catheterization laboratory. Circulation, 2000, 101：1344 – 1351.

[49] Werner GS, Richartz BM, Gastmann O, et al. Immediate changes of collateral function after successful recanalization of chronic total coronary occlusions. Circulation, 2000, 102：2959 – 2965.

[50] Rentrop KP, Feit F, Sherman W, et al. Serial angiographic assessment of coronary artery obstruction and collateral flow in acute myocardial infarction. Report from the second Mount Sinai-New York University Reperfusion Trial. Circulation, 1989, 80：1166 – 1175.

[51] Hochman JS, Lamas GA, Buller CE, et al. Occluded Artery Trial Investigators. Coronary intervention for persistent occlusion after myocardial infarction. N Engl J Med, 2006, 355：2395 – 2407.

[52] Dzavik V, Buller CE, Lamas GA, et al. TOSCA- 2 Investigators. Randomized trial of percutaneous coronary intervention for subacute infarct-related coronary artery occlusion to achieve long-term patency and improve ventricular function：the Total Occlusion Study of Canada (TOSCA) -2 trial. Circulation, 2006, 114：2449 – 2457.

[53] Heil M, Schaper W. Influence of mechanical, cellular, and molecular factors on collateral artery growth (arteriogenesis). Circ Res, 2004, 95：449 – 458.

[54] Werner GS, Surber R, KuetheF, et al. Collaterals and the recovery of left ventricular function after recanalization of a chronic total coronary occlusion. Am Heart J, 2005, 149：129 – 137.

[55] Surber R, Schwarz G, Figulla HR, et al. Resting 12-lead electrocardiogram as a reliable predictor of functional recovery after recanalization of chronic total coronary occlusions. ClinCardiol, 2005, 28：293 – 297.

[56] Meier P, Hemingway H, Lansky AJ, et al. The impact of the coronary collateral circulation on mortality：a meta-analysis. Eur Heart J, 2012, 33：614 – 621.

[57] Schumacher B, Pecher P, von Specht BU, et al. Induction of neoangiogenesis in ischemic myocardium by human growth factors：first clinical results of a new treatment of coronary heart disease. Circulation, 1998, 97：645 – 650.

［58］ van Royen N，Piek JJ. Therapeutic manipulation of the collateral circulation – future directions. Coron Artery Dis，2004，15：399 – 403.

［59］ Seiler C，Pohl T，Wustmann K，et al. Promotion of collateral growth bygranulocytemacrophage colony-stimulating factor in patients with coronary artery disease：a randomized，double-blind，placebo-controlled study. Circulation，2001，104：2012 – 2017.

［60］ Senti S，Fleisch M，Billinger M，et al. Long-term physical exercise and quantitatively assessed human coronary collateral circulation. J Am Coll Cardiol，1998，32：49 – 56.

［61］ Schaper W. Influence of physical exercise on coronary collateral blood flow in chronic experimental two-vessel occlusion. Circulation，1982，65：905 – 912.

［62］ Kay IP，Kittelson J，Stewart RA. Collateral recruitment and "warmup" after first exercise in ischemic heart disease. Am Heart J，2000，140：121 – 125.

［63］ Billinger M，Fleisch M，Eberli FR，et al. Is the development of myocardial tolerance to repeated ischemia in humans due to preconditioning or to collateral recruitment？J Am CollCardiol，1999，33：1027 – 1035.

［64］ Pimentel WA，Martinez EE，Ambrose JA，et al. Human myocardium preconditioning during successive balloon inflations：irrelevant influence of both collateral recruitment and clinical pre-intervention interference. EuroIntervention，2006，2：345 – 350.

［65］ Khouri EM，Gregg DE，McGranahan GM. Regression and reappearance of coronary collaterals. Am J Physiol，1971，220：655 – 661.

［66］ Fujita M，McKown DP，McKown MD，et al. Coronary collateral regression in conscious dogs. Angiology，1990，41：621 – 630.

［67］ Sirnes PA，Golf S，Myreng Y，et al. Stenting in Chronic Coronary Occlusion（SICCO）：a randomized，controlled trial of adding stent implantation after successful angioplasty. J Am CollCardiol，1996，28：1444 – 1451.

［68］ Buller CE，Dzavik V，Carere RG，et al. Primary stenting versus balloon angioplasty in occluded coronary arteries：the Total Occlusion Study of Canada（TOSCA）. Circulation，1999，100：236 – 242.

［69］ Moles VP，Meier B，Urban P，et al. Instantaneous recruitment of reversed coronary collaterals that had been dormant for six years. CathetCardiovascDiagn，1992，26：148 – 151.

［70］ Moriuchi I，Mifune J，Takahashi Y，et al. Reappearance of collateral vessels in patients with chronic total coronary occlusion. J Cardiol，1993，23：311 – 318.

［71］ Zimarino M，Ausiello A，Contegiacomo G，et al. Rapid decline of collateral circulation increases susceptibility to myocardial ischemia：the trade-off of successful percutaneous recanalization of chronic total occlusions. J Am CollCardiol，2006，48：59 – 65.

［72］ Perera D，Kanaganayagam GS，Saha M，et al. Coronary collaterals remain recruitable after percutaneous intervention. Circulation，2007，115：2015 – 2021.

［73］ Werner GS，Richartz BM，Heinke S，et al. Impaired acute collateral recruitment as a possible mechanism for increased cardiac adverse events in patients with diabetes mellitus. Eur Heart J，2003，24：1134 – 1142.

［74］ Seiler C，Fleisch M，Garachemani A，et al. Coronary collateral quantitation in patients with coronary artery disease using intravascular flow velocity or pressure measurements. J Am CollCardiol，1998，32：1272 – 1279.

［75］ Meier P，Indermuehle A，Pitt B，et al. Coronary collaterals and risk for restenosis after percutaneous coronary interventions：a meta-analysis. BMC Med，2012，10：62.

第二章　冠状动脉狭窄病理解剖与生理

第一节　冠状动脉血流动力学

心血管疾病是西方国家的首要死亡原因，约占总死亡的 1/3。心血管疾病死亡中大约一半是由于冠状动脉疾病，其中急性冠状动脉综合征约占 60%。值得注意的是粥样硬化斑块不是随机分布在冠状动脉床上，其中血流动力学参数（压力和流量）是粥样硬化的关键因素。在正常血管里血压阶差很小，除非是在接近分支处，血流速保持相对持续。分叉附近是经常形成斑块的部位，主要原因是血流动力学作用，在疾病早期，正性重塑防止管腔发生狭窄以保持剪切力不变[1,2]。在疾病进展期，正性重塑作用不能代偿斑块进展和管腔直径减少引起的压力阶差和剪切力变化。

粥样硬化斑块并非均匀遍布于整个冠状动脉，血流动力学（压力、流量）是斑块生长的关键因素。在正性重塑阶段后，斑块向内生长并改变局部血流动力学环境，尤其是剪切力分布，但是压力仍然一直保持不变直到狭窄变得严重。剪切力受直径和形态学改变的影响，已有研究表明，低剪切力（分支附近和弯曲内侧）决定斑块位置、斑块生长和薄纤维帽粥样斑块（thin cap fibroatheroma, TCFA）形成。然而近期患者研究表明高剪切力与 TCFA 破裂有关。血流动力学和斑块生长间复杂的相互作用或许能解释这些显著差异。粥样硬化早期正性重塑代偿了斑块生长，疾病晚期低剪切力引发内皮功能不全，当斑块向腔内生长时，斑块上游部分暴露于高剪切力区域。暴露于高剪切力功能不良的内皮产生活性氧和氧化低密度脂蛋白胆固醇，可以促进泡沫细胞形成和巨噬细胞激活。血流和斑块形成之间复杂的相互作用是本章节主要内容。

一、血流和管壁张力物理学特征

估算管壁剪切力（wall shear stress, WSS）可通过管壁附近速度梯度（剪切率）乘以血黏度（μ），且忽略梯度的夹角（phi）和长轴方向（z）。

$$WSS = \mu \frac{\partial u}{\partial r}$$

每单位面积下的压力表述为帕斯卡（Pascal, Pa, $1Pa = 10dyn/cm^2$）。在一条半径为 γ 的笔直流速呈抛物线分布的圆柱形管腔中（Poiseuille 流，即"泊肃叶流"，为流体的流动方式），管壁剪切力在某些限制条件下可以通过 Hagen-Poiseuille 方程估算。但是管壁附近它可以通过上面的方程估算（图 2-1）。

使用 Hagen-Poiseuille 方程估算管壁剪切力基于血流状态稳定的前提下。但是由于血管有许多分支且血流有搏动性，Poiseuille 流体不能应用于在体研究。使用血流速估算管壁剪切力可以通过多普勒超声、激光多普勒流速仪或 MRI 获得，但是应用于冠状动脉的研究至今仍很有限，部分是由于 3D 分辨率不足的原因[3,4]。

计算流体动力学（computational flow dynamics, CFD）是当今最先进的用来评估冠状动脉血管血流和 WSS 分布的技术。CFD 方法基于 Naver-Stokes 方程的数值结果，主要应用于交界面的流体问题。在体条件下血管几何形状和血流波形影响动脉的 WSS 分布，这二者都需要精确测定以获得准确的

CFD 结果。

　　动脉几何形状可通过影像学技术，如 CT、MRI 和其他有创技术［如血管内超声（IVUS）］获得[5,6]。交界面血流条件通过多普勒超声或 MR 对比剂期获得[6]。WSS 和质量传递分布以及流体流线可以通过 CFD 模型计算[6,7]。影像学技术如 CT 和 MRI 提供三维解剖细节，分辨率相对较低，空间误差在 10%，而血管直径误差 10% 可导致剪切力计算误差接近 30%。血管内技术如 IVUS 和 OCT 可提供更多的空间细节信息，但缺乏血管 3D 几何学信息。为克服这类缺陷，一种联合了双平面血管造影 + IVUS 的融合成像技术（bi-plane angiography + IVUS，ANGUS）得以出现，这种技术可提供冠状动脉的高分辨率影像，同时还可提供在体血管壁成分的相关数据，从而通过斑块形态相关 CFD 数据重建出在体 WSS 分布图[8]。

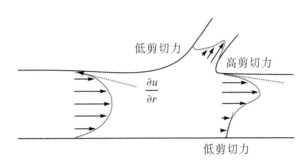

图 2-1　分叉处血流速分布。管壁剪切力由管壁附近的流速梯度决定

二、血管几何学、外周阻力和狭窄程度对压强、血流及剪切力的影响

　　连续性方程是基于在某一质量和状态恒定的血管中，流量保持恒定这一原理。也就是说在血流量 Q 恒定状态下血管面积 A 改变引起血流速 v 改变：

$$Q = A \cdot v = cst$$

　　Bernoulli 定理认为在同一系统中压强和动能之和为一常量。该公式将血管内压强 P 和流速 v 联系起来：

$$P + \frac{1}{2}\rho \cdot v^2 = cst$$

　　连续性方程和 Bernoulli 定理解决了整个循环中血流和压强的关系。在狭窄处管腔面积减少导致血流速突增和压力下降。血液循环中，压力阶差驱动了血液流动。

　　冠状动脉微循环在冠状动脉血流调控中起主要作用，因为血流阻力（压强下降）由微循环产生。而心外膜动脉血管舒张主要受血流增加和维持剪切力恒定的影响，实际上微循环阻力改变对冠状动脉血流的调控起主要作用，它由代谢和血管内压力决定[9,10]。

三、冠状动脉狭窄对血流影响的评估

　　通常来说，冠状动脉狭窄严重性可使用血流储备分数（fractional flow reserve，FFR）来评估。FFR 是测量狭窄引起的血流阻力（压力下降）的方法。冠状动脉内弹丸注射腺苷以抑制微血管阻力，然后使用压力导丝测量跨狭窄压力差。

此外，FFR 可以用来评估某一段冠状动脉血管的血流增加能力。静息时由于微循环阻力存在，小于 70% 的狭窄通常不会引起血流受限。但是在负荷时当微循环阻力下降，冠状动脉狭窄可能引起心肌灌注受限。

评价微循环阻力对冠状动脉血流和冠心病进展相关研究非常有限。这部分是由于缺少可靠的无创方法来测量单根冠状动脉和心肌血流。TIMI 帧计数是一种视觉评估血流的实用方法，它观察冠状动脉造影中造影剂的充盈过程，但这仍是定性方法。使用 TIMI 帧计数发现介入后血流减少，狭窄率与患者预后相关[11]。

现已证明微循环疾病导致的冠状动脉慢血流会加速冠状动脉疾病的进展[10,12,13]。微循环功能异常对心外膜冠状动脉狭窄进展的影响尚未完全研究清楚。近期对冠状动脉疾病患者微循环功能定量研究发现这些患者的微循环功能异常[9,14]。微循环功能不良与高胆固醇血症和全身炎症反应（如糖尿病）有关[9,10]。

四、剪切力预测斑块位置及斑块形成

组织学证据表明，弯曲动脉内侧壁特别易于粥样硬化斑块的形成[16~21]。在分叉处，嵴部位很少受到粥样硬化的影响，斑块更容易在隆突对侧的血管壁上形成[17,19,20]。许多 IVUS 研究证实，斑块易形成部位位于冠状动脉内侧壁（心肌侧），以及分叉嵴的对侧[22~25]。许多研究联合应用 CFD 和影像学资料表明，剪切力和斑块厚度呈反比，因而证实了早期从动物和人类尸检观察的假设[8,26]。

这些研究发现了人体管壁形态和剪切力间直接关系，并解释了斑块集中分布于血管弯曲内侧及分支侧的原因。另外，研究人员推测对于严重动脉粥样硬化疾病的患者，剪切力仍然是动脉粥样硬化部位的预测因子。

因为分叉角度、血管粗细、血流波形及斑块的存在均可以决定局部流速和剪切力的大小，所以在现有技术条件下在体剪切力很难准确测定[27]。新近几项研究使用多排 CT 和 MRI 获取在体冠状动脉解剖影像，用来模拟特定情况下的血流动力学情况[28,29]。多排 CT 在空间分辨率和扫描时间上优于 MRI，现代 CT 可在 10 秒内获得冠状动脉血管造影图像，其分辨率小于 1mm。它可以根据管壁钙化、心室功能和周围结构而获得更多信息，但它不能提供血流相关数据。尽管 MRI 空间分辨率低而且扫描时间比 CT 和 IVUS 长，但 MRI 能够提供解剖和血流两方面的数据。Torii 等最近关于右冠状动脉血流动力学的研究中，健康志愿者在心动周期的多个时间点采集右冠状动脉的 MRI 图像，建立并分析了联合心脏诱导的动态血管运动和特定情况下血流波形的右冠状动脉模型，结果显示，管壁剪切力在正常冠状动脉近段通常较低（<3Pa），远段较高。

考虑到动态运动的右冠状动脉显著增加振荡剪切力指数（动态模型为 0.2，静态为 0.02），最大瞬时管壁剪切力亦显著增加（动态模型为 10.9Pa，静态模型为 3.86Pa），不过它对平均时间管壁剪切力相对较小。即使是较小的狭窄，对局部剪切力分布有很大的作用，导致斑块上游剪切力增高，下游剪切力减低且振荡增大（图 2-2）。

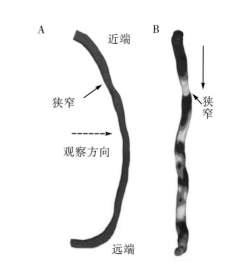

图 2-2　右冠状动脉轻度狭窄血管的管壁剪切力
显示狭窄最重处剪切力相对较高，狭窄远端区剪切力相对较低。此示例显示剪切力取决于局部管腔直径（改良自参考文献 29）

最近一项人类冠状动脉的随访研究发现，较低剪切力对斑块生长有预测作用[30]。关于颈动脉也做了相似的研究，但结果发现剪切力和斑块位置呈负相关，其生长受到危险因素的多少和严重性的影响。Wintzele 等[31,32]发现低剪切力是支架内再狭窄和人类斑块生长的良好预测因子。人类冠状动脉 3D 剪切力参数可以联合使用 3D 影像和 CFD 来获取。这些研究明确显示低剪切力对斑块位置、斑块生长和支架内在狭窄预测的重要性。早期研究的重要性在于剪切力不仅在粥样硬化早期，也在进展期起重要作用。

五、薄纤维帽动脉粥样硬化斑块（thin cap fibroatheroma，TCFA）的分布与血流有关

如上所述，易损斑块的空间分布提示血流对斑块成分组成的确定起关键作用。易损斑块的定义仍存在争议，但已确定为 TCFA。TCFA 特定分布的证据来自包括组织学的多项研究。

Cheruvu 等[33]研究了心梗后患者冠状动脉内 TCFA 和破裂斑块的空间分布，发现 90% 的破裂斑块和 TCFA 位于左前降支，左回旋支和右冠状动脉近端 33mm 以内。这些开口下游的区域平均 WSS 较低，WSS 阶差较高，新近的在体研究证实了这些组织学观察[7]。Katritsis 等[34]对急性冠状动脉综合征患者的冠状动脉造影发现，85% 的罪犯病变位于分叉开口 40mm 以内，另外，斑块破裂的主要位置也在这些位置[35]。

对斑块破裂和 TCFA 分布的 IVUS 研究，进一步证实斑块破裂主要位于冠状动脉近段和开口附近（40mm 以内）[36,37]。Rodriguez-Granillo 等[7,25]比较了左主干分叉以远的左前降支近段斑块和处于稳定 WSS 分叉上游斑块，前者有更大的富含脂质坏死内核，该部位理论上暴露于高振荡剪切力中。

最近的血管内光学相干成像（optical coherence tomography，OCT）研究发现，冠状动脉斑块影像可用来详细评估在体脉管壁成分和冠状动脉粥样硬化斑块形态。与 IVUS 比较，OCT 在探测斑块组成上更佳，且其影像分辨率为 $10 \sim 20\mu m$，比 IVUS 高 10 倍[38,39]。在稳定和急性冠状动脉综合征患者中 TCFA 更容易分布在冠状动脉近段及分叉附近[38,40,41]。

因 OCT 在高分辨率下可以准确测量纤维帽的厚度，故目前正在成为在体检测 TCFA 的金标准[39,42,43]。TCFA 常常分布于分叉附近，表明血流和剪切力不仅参与斑块生长和定位，还决定斑块的成分。

六、局部斑块成分提示上游和下游的差异

由于全身危险因素不能解释 TCFA 的空间位置，上游与下游的斑块成分差别肯定与局部因素有更为直接的关系。上游与下游斑块成分的显著不同是来自尸解分析的结果[44,45]。Dirksen 发现，颈动脉斑块上游肩区的巨噬细胞密度相比斑块下游显著增加。相反，平滑肌细胞在下游肩区密度更高[44]。动物模型斑块研究也发现了类似的结果[46~48]。多种血管内影像技术在体证实斑块肩区产生 TCFA 和发生斑块破裂的概率更高[41,49~51]。Gonzalo 使用 OCT 测量纤维帽厚度和 IVUS 探测坏死内核研究了百余例分叉病变，发现超过 85% 的 TCFA 和钙化 TCFA 位于冠状动脉分叉近端，而称为"适应性内膜增厚"的斑块相对更多地分布于分叉远端[41]。

新近研究联合 IVUS 形态学数据和 CFD 评估管壁剪切力，使用 IVUS 重建管腔轮廓，这些研究进一步证实了剪切力对斑块易碎性的影响。Gijsen 和 Fukumoto 等[50,52,53]发现高应变力主要位于斑块近端并且与高剪切力和破裂存在同位性。与后述研究不同，TCFA 通常与分支导致的剪切力下降和不稳定有关。两项新近研究发现 TCFA 与高剪切力有关。基于这种明显的差异，我们假定存在一种机制，这种机制用来描述疾病不同时期血流在决定斑块成分时的作用（图 2-3）。

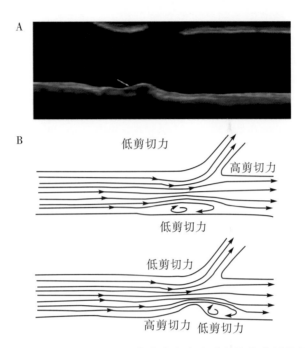

图 2-3　A：OCT 显示左前降支富含脂质斑块的薄纤维帽 <
65μm（箭头处）；B：在动脉粥样硬化早期和晚期对血流动力学的
影响。病变更容易发生在剪切力低且振荡的区域。在代偿性重构
后，病变突入管腔，动脉发生狭窄，斑块近端剪切力升高，下游
剪切力减低且振荡

七、TCFA 形成过程中的血流相关机制

内皮细胞通过探测剪切力来感知局部血流，但其潜在机制还不清楚。剪切力是单位面积直接作用在内皮细胞表面的牵拉力，是由血液流动和静止的内皮细胞的相对运动形成的。由于内皮细胞的机械形变，一些公认的机械传感器被激活，包括小窝（caveolae）[54,55]、离子通道[55]、G 蛋白[56] 和局部黏附复合体[57]。在剪切力刺激后，这些传感器受体被联合激活并启动下游信号通路，最终导致基因表达的改变。机械刺激可以改变大约七条信号通路，这些通路调控至少八个已知的转录因子，后者受控于约 2000 个基因，这些基因负责内皮细胞对剪切力的反应[58~62]。剪切力水平和特点调控着数量极少的基因转录（100~300 个基因），这表明急性剪切力调控大部分基因（相比零血流），只有 10%~15% 的基因受剪切力水平的调控，并可能有利于高剪切力对粥样硬化的保护作用。

Davies[63,64] 对高胆固醇血症猪模型进行了全面的基因分析，发现高胆固醇水平放大了剪切力促进粥样硬化作用。这些研究正在进行中，并表明全身炎症的存在和血流相关的内皮功能不良的重要作用可以解释 TCFA 的形成。相反，剪切力对功能不良内皮在单一基因表达水平的影响已经研究了数十年，在过去 5 年中对于斑块形成晚期发现了许多新的分子机制[47,62,65~73]。

八、低剪切力促进脂质引发的炎症反应

动脉粥样硬化是脂质引发的炎症反应，低剪切力区脂质摄取和炎症反应增强。低剪切力区脂质摄取逐渐增强是由于脂质颗粒的再分布，血管壁附近颗粒流过时间减少，管壁渗透性增强[74~76]。内皮下脂质堆积引发炎症反应，包括内皮细胞黏附因子的刺激表达。这导致内皮细胞处于低剪切力区域并暴露于管壁分泌的细胞因子。这些过程可能导致 IKK-NF-κB 途径和 PK₃-NRF2-HO-1 途径激

活[77~79]。这些途径调控着 3/4 的机械敏感的靶基因，并能改变黏附因子、抗氧化基因、血栓形成过程、炎症机制和血管发生的调控。然后剪切力的减低导致局部血管保护作用的下降，活性氧（reactive oxygen species，ROS）产生的增加和炎症反应的加重，进一步导致炎症细胞向血管壁内迁移。

炎症细胞的摄取发生在粥样硬化的整个过程中，从快速滚动到慢速滚动然后捕获并迁移到血管壁。图 2-4 总结了多种蛋白间相互作用。该表中涉及的蛋白中，E 选择素、VCAM-1 和 ICAM-1 受血流的调控，VCAM-1 和 E 选择素的变化与剪切力呈负相关，ICAM-1 为正相关。因此，当剪切力下降到正常值的 10%~40% 时单核细胞摄取增加[80]。在体研究表明，黏附因子表达增加的同时导致低剪切力区 MCP-1、IP-10、IL-8 和 Fractalkine 上调，活化整合素、VLA-4 和 LFA-1，进而增强上调的 VCAM-1 和炎性细胞间相互作用[81,82]。因此，即使剪切力较对照组下降 30%，炎性细胞的摄取和炎症反应的调控仍增加。这些分子机制使得炎症细胞的摄取对剪切力改变极其敏感，并将巨噬细胞的数量作为 TCFA 形成的独立危险因素。

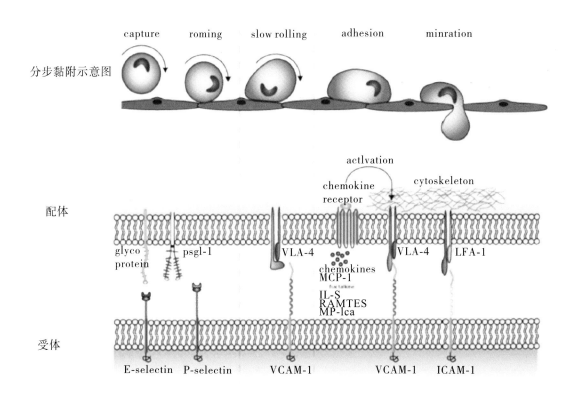

图 2-4　导致冠状动脉疾病进展的血流动力学因子和内皮功能之间的 muVicious 循环示意图

Lti 级联反应摄取炎性细胞透过血管壁。示例中显示了该过程三个时期中细胞在血管壁移动（上图）和蛋白变化。过程中涉及的蛋白包括 E 选择素、P 选择素、VCAM-1 和 ICAM-1。其中 E 选择素、VCAM-1 和 ICAM-1 对血流敏感

九、动脉粥样硬化区高剪切力抑制炎症并产生活性氧和氧化型低密度脂蛋白胆固醇

许多研究发现，高剪切力减轻炎症反应，保持内皮细胞稳定，不过大多数体外和在体研究均是在健康内皮细胞进行的[83,84]。但是动脉粥样硬化的内皮层在高胆固醇环境和（或）内皮下细胞因子和化学因子积累的作用下使部分功能失调[85,86]。因此，在内皮功能失调区剪切力是增加的，这与健

康内皮的剪切力增加不同，且更为复杂。

近期一系列 DNA 微阵列研究对比了正常胆固醇水平和高胆固醇猪的不同，表明高胆固醇水平改变了猪动脉内皮细胞表型，这些改变受剪切力特点的调控。值得注意的是，高胆固醇水平和促粥样硬化基因型之间存在相互作用。在正常胆固醇条件下，剪切力可影响 100～300 个基因，而在高胆固醇血症条件下，它能影响 1000～1500 个基因，表明在目前这些危险因素中剪切力的重要作用[63,64]。

另外，在使用胆固醇和炎症刺激物（如 TNF-α）后，单基因水平进行试验分析表明高胆固醇引发活性氧（reactive oxygen species，ROS）产生，抑制 TGF-β 和血管紧张素 Ⅱ 的表达，增加黏附因子表达[30,87]。ROS 可结合 NO，形成过氧亚硝基（ONOO⁻），后者对血管壁有毒性作用[30,66,88,89]。另外，高胆固醇水平或许能导致 BH4-eNOS 的辅酶减少，形成解偶联的 eNOS[30,89]。因此，eNOS 酶可能产生更多的 ROS。由于 eNOS 仍然对剪切力敏感，这可能导致剪切力依赖的 ROS 产生。另一方面，内皮细胞的 TNF-α 刺激引发促炎状态，这对 NF-κB 通路激活特别重要[30,83,84]。因此，黏附因子表达可能发生在高剪切力区。

高胆固醇和炎症可能导致内皮功能异常，后者调节剪切力对内皮的作用，从而引发高剪切力可能会产生不利影响，如 ROS 产生、黏附因子表达和（内皮下）氧化型低密度脂蛋白胆固醇产生。这些发现产生一系列新的关于 TCFA 形成的假说。

十、血流在 TCFA 形成过程中的作用

基于大量的文献研究，认为血流引发一系列事件，导致 TCFA 形成，这一系列事件包括低剪切力期引发内皮功能异常发生在高剪切力引发的正性重塑后。由于施加在功能异常的内皮上，高剪切力无法发挥其保护作用，反而增强局部 ROS 形成，氧化型低密度脂蛋白胆固醇、泡沫细胞形成和进一步促进炎症反应。

（一）早期：低剪切力引发炎症反应

Cheng 发现，小鼠颈动脉低剪切力诱导了炎症、趋化因子表达和 TCFA 形成等一系列事件[81,82,90,91]。趋化因子的作用特征是充分抑制 TCFA 形成，保持非 TCFA 区的完整性[92,93]。Chatzisis 最近在猪冠状动脉内的研究证实了这些发现，两项研究表明低剪切力对 TCFA 形成提供足够的刺激，独立于其他物种[92,93]。以上这些研究结果的机械条件已讨论。

虽然已从心肌梗死患者获得了 TCFA 组织，但实验动物上始终没有发生 TCFA 破裂。动物模型和人类尸检的差异引发了文献讨论[94]。虽然存在形态学差异，但一些动物模型能够非常相似地模仿人类 TCFA 形态，不过却没有发生破裂[94]。

（二）晚期：相对高的剪切力引起斑块破裂

低剪切力导致斑块形成和炎症反应。在正性重构期后，斑块生长导致管腔狭窄和灌注压的改变，灌注压的改变包括灌注压梯度、斑块上游剪切力升高和下游剪切力低下且振荡加剧的变化。这种炎症反应导致内皮功能异常，后者导致内皮功能表型的改变。由于 NADPH 和黄嘌呤氧化酶的表达增加，以及抗氧化物（Mn-SOD 和 NO）保护作用的减少，内皮功能异常伴随着 ROS 产物增加[30]。另外，引发内皮功能异常的高胆固醇意味着 BH4 可利用性下降，后者是 eNOS 的辅助因子[30]。因此，高剪切力产生 ROS，导致更多的 ox-LD 和泡沫细胞形成，MMP 产生和斑块破裂增加。一系列应用新型 3D 组织学技术的研究证实了此假说（图 2-5）[95]。这些研究证实斑块上游部分更有可能产生易损斑块，这或许能解释患者研究显示破裂斑块发生在斑块近端肩区的高剪切力区[52,53]。作者使用 OCT 发现患者的 TCFA 存在于分叉处（图 2-3），这进一步证实了上述观点。

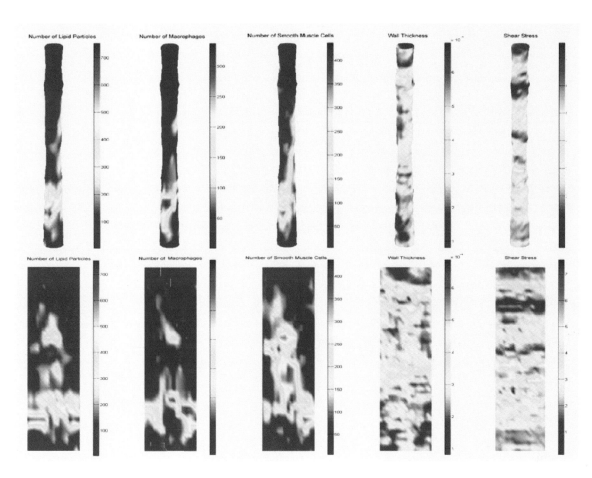

图 2-5 IVUS 联合 3D 组织学

兔肾下动脉使用 CFD 和 3D 组织学进行 IVUS 3D 重建。3D 剪切力特点与斑块的 3D 空间异质性有关。示例中，斑块异质性越高，氧化型低密度脂蛋白胆固醇，巨噬细胞和 MMP 活性主要位于斑块上游，平滑肌细胞位于下游。上游与相对高剪切力有关

十一、总结

- 压力、血流和剪切力及斑块生长间存在复杂的相互作用。
- 由于 3D 血管管腔形态的使用，在粥样硬化早期拐角内侧和边支处的低剪切力区容易引起内皮功能不良和斑块形成。
- 在粥样硬化晚期，斑块向管腔内生长，影响管腔直径。这导致在斑块上游剪切力增加，斑块下游剪切力减低且振荡加剧。我们认为，剪切力和斑块生长间复杂的相互作用解释了 TCFA 的破裂。

（李文铮 吕树铮）

参 考 文 献

［1］ WHO. http：//www.who.int/mediacentre/factsheets/fs310/en/index.html.

［2］ Glagov S. Compensatory enlargement of human atherosclerotic coronary arteries. New England Journal of Medicine，1987，316：1371.

［3］ hiu JJ, Chen CN, Lee PL, et al. Analysis of the effect of disturbed flow on monocytic adhesion to endothelial cells. J Biomech, 2003, 36：1883 – 1895.

［4］ Ku DN, Giddens DP, Zarins CK, et al. Pulsatile flow and atherosclerosis in the human carotid bifurcation. Positive correlation between plaque location and low oscillating shear stress. Arteriosclerosis, 1985, 5：293 – 302.

［5］ ShaabanAM, Duerinckx AJ. Wall Shear Stress and Early Atherosclerosis：A Review. Am J Roentgenol, 2000, 174：1657 – 1665.

［6］ Katritsis D, Kaiktsis L, Chaniotis A, et al. Wall Shear Stress：Theoretical Considerations and Methods of Measurement. Progress in Cardiovascular Diseases, 2007, 49：307 – 329.

［7］ Soulis JV, Giannoglou GD, Parcharidis GE, et al. Flow parameters in normal left coronary artery tree. Implication to atherogenesis. Computers in Biology and Medicine, 2007, 37：628 – 636.

［8］ Krams R, Wentzel JJ, Oomen JAF, et al. Evaluation of endothelial shear stress and 3d geometry as factors determining the development of atherosclerosis and remodeling in human coronary arteries in vivo：Combining 3D reconstruction from angiography and IVUS (ANGUS) with computational fluid dynamics. Arterioscler Thromb Vasc Biol, 1997, 17：2061 – 2065.

［9］ Camici PG, Crea F. Coronary Microvascular Dysfunction. N Engl J Med, 2007, 356：830 – 840.

［10］ Chilian WM. Coronary microcirculation in health and disease：Summary of an NHLBI workshop. Circulation, 1997, 95：522 – 528.

［11］ Hikita H. Low coronary flow velocity and shear stress predict restenosis after sirolimus-eluting stent implantation. Scandinavian cardiovascular journal, 2009, 43：298.

［12］ Beltrame JF. Coronary hemodynamic and metabolic studies of the coronary slow flow phenomenon Am Heart J, 2003, 46：84 – 90.

［13］ Li JJ, Xu B, Li ZC, et al. Is slow coronary flow associated with inflammation? Medical Hypotheses, 2006, 66：504 – 508.

［14］ Camici PG, Rimoldi OE. The Clinical Value of Myocardial Blood Flow Measurement. JNucl Med, 2009, 50：1076 – 1087.

［15］ Zeiher A, Drexler H, Wollschlager H, et al. Endothelial dysfunction of the coronary microvasculature is associated with coronary blood flow regulation in patients with early atherosclerosis. Circulation, 1991, 84：1984 – 1992.

［16］ Fox JA, Hugh AE. Localization of atheroma：a theory based on boundary layer separation. British Heart Journal, 1966, 28：388 – 399.

［17］ Zarins C, Giddens D, Bharadvaj B, et al. Carotid bifurcation atherosclerosis. Quantitative correlation of plaque localization with flow velocity profiles and wall shear stress. CircRes, 1983, 53：502 – 514.

［18］ Sabbah HN. Blood velocity in the right coronary artery：relation to the distribution of atherosclerotic lesions. Am J Cardiol, 1984, 53：1008.

［19］ Asakura T, Karino T. Flow patterns and spatial distribution of atherosclerotic lesions in human coronary arteries. Circ Res 1990 April 1, 1990, 66：1045 – 1066.

［20］ Caro CG, Fitz-Gerald JM, Schroter RC. Arterial Wall Shear and Distribution of Early Atheroma in Man. Nature, 1969, 223：1159 – 1161.

［21］ Caro CG, Fitz-Gerald JM, Schroter RC. Atheroma and arterial wall shear observation, correlation and proposal of a shear dependent mass transfer mechanism for atherogenesis. Proceedings of the Royal Society of London Series B, Biological Sciences, 1971, 177：109 – 133.

［22］ Jeremias A, Huegel H, Lee DP, et al. Spatial orientation of atherosclerotic plaque in non-branching coronary artery segments. Atherosclerosis, 2000, 152：209 – 215.

［23］ Tsutsui H, Yamagishi M, Uematsu M, et al. Intravascular Ultrasound Evaluation of Plaque Distribution at Curved Coronary Segments. The American journal of cardiology, 1998, 81：977 – 981.

［24］ Kimura BJ. Atheroma morphology and distribution in proximal left anterior descending coronary artery：in vivo observations. J Am CollCardiol, 1996, 27：825.

［25］ Rodriguez-Granillo GA, García-García HM, Wentzel J, et al. Plaque Composition and its Relationship With Acknowledged Shear Stress Patterns in Coronary Arteries. J Am CollCardiol, 2006, 47：845－884.

［26］ Stone PH, Coskun AU, Kinlay S, et al. Effect of Endothelial Shear Stress on the Progression of Coronary Artery Disease, Vascular Remodeling, and In-Stent Restenosis in Humans: in vivo 6-Month Follow-Up Study. Circulation, 2003, 108：438－444.

［27］ Richter Y, Groothuis A, Seifert P, et al. Dynamic flow alterations dictate leukocyte adhesion and response to endovascular interventions. J Clin Invest, 2004, 113：1607－1614.

［28］ Torii R, Keegan J, Wood NB, et al. MR Image-Based Geometric and Hemodynamic Investigation of the Right Coronary Artery with Dynamic Vessel Motion. Ann Biomed Eng Apr 3.

［29］ Torii R, Wood NB, Hadjiloizou N, et al. Stress phase angle depicts differences in coronary artery hemodynamics due to changes in flow and geometry after percutaneous coronary intervention. Am J Physiol Heart Circ Physiol, 2009, 296：H765－776.

［30］ Chatzizisis YS, Coskun AU, Jonas M, et al. Role of endothelial shear stress in the natural history of coronary atherosclerosis and vascular remodeling: molecular, cellular, and vascular behavior. J Am CollCardiol, 2007, 49：2379－2393.

［31］ Wentzel JJ, Janssen E, Vos J, et al. Extension of increased atherosclerotic wall thickness into high shear stress regions is associated with loss of compensatory remodeling. Circulation, 2003, 108：17－23.

［32］ Wentzel JJ, Krams R, Schuurbiers JC, et al. Relationship between neointimal thickness and shear stress after Wallstent implantation in human coronary arteries. Circulation, 2001, 103：1740－1745.

［33］ Cheruvu PK, Finn AV, Gardner C, et al. Frequency and distribution of thin-cap fibroatheroma and ruptured plaques in human coronary arteries: a pathologic study. J Am CollCardiol, 2007, 50：940－949.

［34］ Katritsis DG. Anatomic characteristics of culprit sites in acute coronary syndromes. Journal of interventional cardiology, 2008, 21：140.

［35］ Wang JC, Normand S-LT, Mauri L, et al. Coronary Artery Spatial Distribution of Acute Myocardial Infarction Occlusions. Circulation, 2004, 110：278－284.

［36］ Hong MK, Mintz GS, Lee CW. Comparison of coronary plaque rupture between stable angina and acute myocardial infarction: A three-vessel intravascular ultrasound study in 235 patients. ACC Current Journal Review, 2004, 13：38.

［37］ Hong MK, Mintz GS, Lee CW, et al. Plaque ruptures in stable angina pectoris compared with acute coronary syndrome. International Journal of Cardiology, 2007, 114：78－82.

［38］ Tanaka A, Shimada K, Namba M, et al. Relationship between longitudinal morphology of ruptured plaques and TIMI flow grade in acute coronary syndrome: a three-dimensional intravascular ultrasound imaging study. Eur Heart J, 2008, 29：38－44.

［39］ Jang IK, Bouma BE, Kang DH, et al. Visualization of coronary atherosclerotic plaques in patients using optical coherence tomography: comparison with intravascular ultrasound. J Am CollCardiol, 2002, 39：604－609.

［40］ Fujii K, Kawasaki D, Masutani M, et al. OCT Assessment of Thin-Cap Fibroatheroma Distribution in Native Coronary Arteries. J Am CollCardiolImg, 2010, 3：168－175.

［41］ Gonzalo N, Garcia-Garcia HM, Regar E, et al. In vivo Assessment of High-Risk Coronary Plaques at Bifurcations With Combined Intravascular Ultrasound and Optical Coherence Tomography. JACC: Cardiovascular Imaging, 2009, 2：473－482.

［42］ Barlis P. Assessment of culprit and remote coronary narrowings using optical coherence tomography with long-term outcomes. Am J Cardiol, 2008, 102：391.

［43］ Tanaka A, Imanishi T, Kitabata H, et al. Morphology of Exertion-Triggered Plaque Rupture in Patients With Acute Coronary Syndrome: An Optical Coherence Tomography Study. Circulation, 2008, 118：2368－2373.

［44］ Dirksen MT, van der Wal AC, van den Berg FM, et al. Distribution of inflammatory cells in atherosclerotic plaques relates to the direction of flow. Circulation, 1998, 98：2000－2003.

［45］ Burke AP, Farb A, Malcom GT, et al. Plaque rupture and sudden death related to exertion in men with coronary artery disease. JAMA, 1999, 281：921 – 926.

[46] Tropea BI, Huie P, Cooke JP, et al. Hypertension-enhanced monocyte adhesion in experimental atherosclerosis. J VascSurg, 1996, 23：596 – 605.

[47] Helderman F, Segers D, de Crom R, et al. Effect of shear stress on vascular inflammation and plaque development. CurrOpin Lipidol, 2007, 18：527 – 533.

[48] Cheng C. Atherosclerotic lesion size and vulnerability are determined by patterns of fluid shear stress. Circulation, 2006, 113：2744.

[49] Maehara A, Mintz GS, Bui AB, et al. Morphologic and angiographic features of coronary plaque rupture detected by intravascular ultrasound. J Am CollCardiol, 2002, 40：904 – 910.

[50] Fukumoto Y. Localized elevation of shear stress is related to coronary plaque rupture：a 3-dimensional intravascular ultrasound study with in-vivo color mapping of shear stress distribution. J Am CollCardiol, 2008, 51（6）：645.

[51] Barlis P, Serruys PW, DeVries A, et al. Optical coherence tomography assessment of vulnerable plaque rupture：predilection for the plaque, shoulder[TM]. Eur Heart J, 2008, 29：2023.

[52] Gijsen FJ, Wentzel JJ, Thury A, et al. Strain distribution over plaques in human coronary arteries relates to shear stress. Am J Physiol Heart CircPhysiol, 2008, 295：H1608 – 1614.

[53] Groen HC, Gijsen FJ, van der Lugt A, et al. Plaque rupture in the carotid artery is localized at the high shear stress region：a case report. Stroke, 2007, 38：2379 – 2381.

[54] Rizzo V, Morton C, DePaola N, et al. Recruitment of endothelial caveolae into mechanotransduction pathways by flow conditioning in vitro. Am J Physiol Heart CircPhysiol, 2003, 285：H1720 – 1729.

[55] Oancea E, Wolfe JT, Clapham DE. Functional TRPM7 channels accumulate at the plasma membrane in response to fluid flow. Circ Res, 2006, 98：245 – 253.

[56] Otte LA, Bell KS, Loufrani L, et al. Rapid changes in shear stress induce dissociation of a G alpha（q/11）-platelet endothelial cell adhesion molecule-1 complex. J Physiol, 2009, 587（Pt 10）：2365 – 2373.

[57] Tzima E, Irani-Tehrani M, Kiosses WB, et al. A mechanosensory complex that mediates the endothelial cell response to fluid shear stress. Nature, 2005, 437：426 – 431.

[58] White CR, Frangos JA. The shear stress of it all：the cell membrane and mechanochemical transduction. Philos Trans R SocLond B BiolSci, 2007, 362：1459 – 1467.

[59] Chatzizisis YS, Coskun AU, Jonas M, et al. Risk stratification of individual coronary lesions using local endothelial shear stress：a new paradigm for managing coronary artery disease. CurrOpinCardiol, 2007, 22：552 – 564.

[60] Tarbell JM, Pahakis MY. Mechanotransduction and the glycocalyx. J Intern Med, 2006, 259（4）：339 – 350.

[61] Davies PF, Spaan JA, Krams R. Shear stress biology of the endothelium. Ann Biomed Eng, 2005, 33：1714 – 1718.

[62] Davies PF, Polacek DC, Shi C, et al. The convergence of haemodynamics, genomics, and endothelial structure in studies of the focal origin of atherosclerosis. Biorheology, 2002, 39：299 – 306.

[63] Davies PF. Hemodynamic shear stress and the endothelium in cardiovascular pathophysiology. Nat ClinPractCardiovasc Med, 2009, 6：16 – 26.

[64] Davies PF. Endothelial transcriptome profiles in vivo in complex arterial flow fields. Ann Biomed Eng, 2008, 36：563 – 570.

[65] Won D, Zhu SN, Chen M, et al. Relative reduction of endothelial nitric-oxide synthase expression and transcription in atherosclerosis-prone regions of the mouse aorta and in an in vitro model of disturbed flow. Am J Pathol, 2007, 171：1691 – 1704.

[66] Warabi E, Takabe W, Minami T, et al. Shear stress stabilizes NF-E2-related factor 2 and induces antioxidant genes in endothelial cells：role of reactive oxygen/nitrogen species. Free RadicBiol Med, 2007, 42：260 – 269.

[67] Mohan S, Koyoma K, Thangasamy A, et al. Low shear stress preferentially enhances IKK activity through selective sources of ROS for persistent activation of NFkappaB in endothelial cells. Am J Physiol Cell Physiol, 2007, 292：C362 – 371.

[68] Lee JS, Yu Q, Shin JT, et al. Klf2 is an essential regulator of vascular hemodynamic forces in vivo. Dev Cell, 2006,

11：845 – 857.

［69］ Salmi M, Koskinen K, Henttinen T, et al. CLEVER-1 mediates lymphocyte transmigration through vascular and lymphatic endothelium. Blood, 2004, 104：3849 – 3857.

［70］ Wang G, Deng X, Guidoin R. Concentration polarization of macromolecules in canine carotid arteries and its implication for the localization of atherogenesis. J Biomech, 2003, 36：45 – 51.

［71］ Sorescu GP, Sykes M, Weiss D, et al. Bone morphogenic protein 4 produced in endothelial cells by oscillatory shear stress stimulates an inflammatory response. J BiolChem, 2003, 278：31128 – 31135.

［72］ Ridger V, Krams R, Carpi A, et al. Hemodynamic parameters regulating vascular inflammation and atherosclerosis：a brief update. Biomed Pharmacother, 2008, 62：536 – 540.

［73］ Resnick N, Yahav H, Shay-Salit A, et al. Fluid shear stress and the vascular endothelium：for better and for worse. ProgBiophysMolBiol, 2003, 81：177 – 199.

［74］ Wada S, Koujiya M, Karino T. Theoretical study of the effect of local flow disturbances on the concentration of low-density lipoproteins at the luminal surface of end-to-end anastomosed vessels. Med BiolEngComput, 2002, 40：576 – 587.

［75］ Vincent PE, Sherwin SJ, Weinberg PD. The effect of a spatially heterogeneous transmural water flux on concentration polarization of low density lipoprotein in arteries. Biophys J, 2009, 96：3102 – 3115.

［76］ Staughton TJ, del Rio JD, Weinberg PD. Arterial wall permeability at the left coronary bifurcation. Atherosclerosis, 2007, 195：207 – 209.

［77］ Dekker RJ, van Thienen JV, Rohlena J, et al. Endothelial KLF2 links local arterial shear stress levels to the expression of vascular tone-regulating genes. Am J Pathol, 2005, 167：609 – 618.

［78］ Dekker RJ, van Soest S, Fontijn RD, et al. Prolonged fluid shear stress induces a distinct set of endothelial cell genes, most specifically lung Kruppel-like factor（KLF2）. Blood, 2002, 100：1689 – 1698.

［79］ de Vries CJ, van Achterberg TA, Horrevoets AJ, et al. Differential display identification of 40 genes with altered expression in activated human smooth muscle cells. Local expression in atherosclerotic lesions of smags, smooth muscle activation-specific genes. J Biol Chem, 2000, 275：23939 – 23947.

［80］ Tsou JK, Gower RM, Ting HJ, et al. Spatial regulation of inflammation by human aortic endothelial cells in a linear gradient of shear stress. Microcirculation, 2008, 15：311 – 323.

［81］ Cheng C, Tempel D, van Haperen R, et al. Activation of MMP8 and MMP13 by angiotensin Ⅱ correlates to severe intra-plaque hemorrhages and collagen breakdown in atherosclerotic lesions with a vulnerable phenotype. Atherosclerosis, 2009, 204：26 – 33.

［82］ Cheng C, Tempel D, van Haperen R, et al. Shear stress-induced changes in atherosclerotic plaque composition are modulated by chemokines. J Clin Invest, 2007, 117：616 – 626.

［83］ Zakkar M, van der Heiden K, Luong LA, et al. Activation of Nrf2 in endothelial cells protects arteries from exhibiting a proinflammatory state. ArteriosclerThrombVascBiol, 2009.

［84］ Zakkar M, Chaudhury H, Sandvik G, et al. Increased endothelial mitogen-activated protein kinase phosphatase-1 expression suppresses proinflammatory activation at sites that are resistant to atherosclerosis. Circ Res, 2008, 103：726 – 732.

［85］ Prasad A, Zhu J, Halcox JP, et al. Predisposition to atherosclerosis by infections：role of endothelial dysfunction. Circulation, 2002, 106：184 – 190.

［86］ Mukherjee S, Coaxum SD, Maleque M, et al. Effects of oxidized low density lipoprotein on nitric oxide synthetase and protein kinase C activities in bovine endothelial cells. Cell MolBiol（Noisy-legrand）, 2001, 47：1051 – 1058.

［87］ Sucosky P, Balachandran K, Elhammali A, et al. Altered shear stress stimulates upregulation of endothelial VCAM-1 and ICAM-1 in a BMP-4-and TGF-beta1-dependent pathway. ArteriosclerThrombVascBiol, 2009, 29：254 – 260.

［88］ Cheng C, van Haperen R, de Waard M, et al. Shear stress affects the intracellular distribution of eNOS：direct demonstration by a novel in vivo technique. Blood, 2005, 106（12）：3691 – 3698.

［89］ Mata-Greenwood E, Jenkins C, Farrow KN, et al. eNOS function is developmentally regulated：uncoupling of eNOS occurs postnatally. Am J Physiol Lung Cell MolPhysiol, 2006, 290：L232 – 241.

[90] Cheng C, Tempel D, Oostlander A, et al. Rapamycin modulates the eNOS versus shear stress relationship. Cardiovasc Res, 2007.

[91] Cheng C, Helderman F, Tempel D, et al. Large variations in absolute wall shear stress levels within one species and between species. Atherosclerosis, 2007, 195：225 – 235.

[92] Chatzizisis YS, Jonas M, Beigel R, et al. Attenuation of inflammation and expansive remodeling by Valsartan alone or in combination with Simvastatin in high-risk coronary atherosclerotic plaques. Atherosclerosis, 2009, 203：387 – 394.

[93] Chatzizisis YS, Jonas M, Coskun AU, et al. Prediction of the Localization of High-Risk Coronary Atherosclerotic Plaques on the Basis of Low Endothelial Shear Stress. An Intravascular Ultrasound and Histopathology Natural History Study. Circulation, 2008.

[94] Jackson CL, Bennett MR, Biessen EA, et al. Assessment of unstable atherosclerosis in mice. ArteriosclerThrombVascBiol, 2007, 27：714 – 720.

[95] Segers D, Helderman F, Cheng C, et al. Gelatinolytic activity in atherosclerotic plaques is highly localized and is associated with both macrophages and smooth muscle cells in vivo. Circulation, 2007, 115：609 – 616.

第二节 冠状动脉狭窄与微循环

> 冠状动脉狭窄最显著的后果是限制心肌的血液供应并在运动甚至静息时引发缺血。但是这种血流限制作用不仅是缩窄管腔的被动液压作用，也是冠状动脉微循环因为心外膜血管狭窄存在所引发的主动反应。为了理解这个问题，回顾左心室室壁血流调控和跨心室壁血流分布调节的相互关联机制十分重要。这种调控机制分层次运作，且在冠状动脉血管树上分布不均匀。心肌运动在调控血流需求和冠状动脉阻力中的作用也十分重要。冠状动脉狭窄和微循环间一些相互作用是一过性的，例如，在急性冠状动脉综合征或经皮冠状动脉介入治疗中。这种情况下，一些治疗可以获益，如糖蛋白（GP）Ⅱb/Ⅲa抑制剂，这种获益可能归因于微循环水平的保护作用。但是微循环重塑可能由长期的冠状动脉狭窄引起，导致在心外膜狭窄解除后血液供应仍然处于受损状态。更深刻的理解这些现象可以解释冠状动脉重建术患者中相互矛盾的结果，特别是将功能测试用于这类患者的评估。这些问题将在此章节内详细讨论。

一、冠状动脉血流的调控

从物理学观点看，动脉狭窄的主要影响是产生压力阶差，通过 Poiseuille 方程可以解释。该现象的特点是压力阶差与流量呈正比，因此，组织灌注的改变是与上游主动脉压力升高或狭窄远端压力下降有关。动脉狭窄所引起的基本液压影响通常被忽略，但它对缺血时的血流调控有深远影响[1]。健康心脏有许多血管运动调控机制参与冠状动脉微血管张力和结构调整。这些机制间复杂的相互作用必须精细的调控，以保证每次心跳的心肌能量需求和血液供给之间达到完美匹配。以下内容可以更好地理解冠状动脉血流、冠状动脉灌注压和冠状动脉血流速度的控制过程[2]。

1. 通常认为组织代谢是血管张力的主要决定因素。心肌代谢需求与冠状动脉血流容量相匹配主要取决于血管活性物质，且与心脏能量代谢相关。冠状动脉血流能量调控的主要因素是腺苷，后者是一种存在于心肌细胞内和细胞外基质的嘌呤核苷，其半衰期很短，主要由循环中红细胞摄取，防止其全身作用[3]。

2. 冠状动脉压力的改变直接引起冠状动脉平滑肌细胞反应。当冠状动脉（主动脉端）压力升高，血管收缩反馈增加了冠状动脉血管阻力，降低冠状动脉血管远端压力。反之，当输入压减低，血管舒张反馈减低冠状动脉阻力并限制冠状动脉内压力的下降。

这种冠状动脉阻力改变的主要目的是维持毛细血管压力在一个较小的范围里。这种机制的重要性非常明显，即便是毛细血管灌注压较小的改变也可以导致血管内外间质液体的较大改变。压力调控主要在前小动脉和小动脉，通常认为是心肌灌注的肌源性调控[3]。

虽然肌源性反射被认为是冠状动脉自身调节，如在主动脉压力基本恒定时它是维持血流恒定的主要机制，但实质上它是专门维持足够毛细血管压力的机制。

相似的是冠状动脉血流速和血管剪切力的改变也引起冠状动脉平滑肌张力的快速反应。这些反应在较大的冠状动脉血管中最明显，当血流速度增加时血管舒张，减低时血管收缩，这是为了保持稳定的血流速和剪切力。内皮产生的一氧化氮对与剪切力相关的冠状动脉血流量调控起关键作用。这种类型的血流调控反映了血管树对来自最近端的阻力和远端微循环血流需求的调节能力[4,5]。

这些机制不均匀的分布在血管的轴向和径向上。较大的小动脉（直径 120～150μm）对于血流速更加敏感；30～60μm 的小动脉肌源性反应更好；小于 30μm 的小动脉对于代谢性刺激更敏感。冠状动脉微循环的血管微区的存在利于这些血流和压力的综合调节，这保证了在复杂多变的生理条件下向心肌提供足够的血液供应。

但是其中任何一个调控机制的改变都会导致其他机制的重大变化，即便是在后者信号通路被保留的前提下。例如，动脉粥样硬化可以影响内皮对高剪切力的反应，从而减少一氧化氮介导的血管张力调节，但是动脉粥样硬化本身不能影响腺苷介导的血管舒张[3,10,11]。

（1）跨室壁血流阶差：左心室壁冠状动脉血流的跨室壁压力阶差受代谢和机械因素的影响[6]。从心脏表面到心室腔，心肌纤维在不同血流动力学状态下运动，血管承受着不同程度的血管外压力。在收缩过程中左心室壁存在压力阶差，相比心脏外层而言，内层心肌不仅产生更大的收缩张力，收缩也更加迅速。同时在心动周期中，收缩作用阻碍血流流向心内膜下层，内层心肌只有在舒张期才能得到灌注。在往心肌外层的移行过程中，这种对冠状动脉血流的收缩期阻碍作用逐渐减弱，因此心外膜下层在整个心动周期中都可以得到灌注。局部收缩作用和灌注时间的不同是因为存在其他机制，它根据局部代谢和运动的压力阶差调控跨心室壁的冠状动脉血流分布[7]。

舒张期压力时间指数（diastolic pressure time index，DPTI）用来估算心内膜下血流。收缩期压力时间指数（systolic pressure time index，SPTI）用来估算左心室氧需求量。DPTI/SPTI（供应/需求）用来预测心内膜下灌注是否充足。在调控下心内膜下获得的血液比心外膜下多 20%～30%，心内膜/心外膜血流比为 1.1～1.3 证实心内膜血流是中度过量的，用来代偿它大量的收缩活动。基于这种假设，氧需求（SPTI）的增加如果不伴随冠状动脉灌注指数（DPTI）平行增加也要保证心内膜下的灌注。

心肌收缩运动对局部心肌灌注有两个方面作用，因为它是代谢需求的主要因素和血管阻力的主要因素。心肌收缩作用影响心内膜/心外膜血流比例，并不受代谢刺激的影响。冠状动脉血流对局部收缩力改变的反应主要改变已在灌注压稳定的控制下得以证实。

抑制心肌收缩力可以增加心内膜/心外膜血流比，利于心内膜下灌注；相反，增加心肌收缩力可以降低心内膜/心外膜血流比，限制心内膜下灌注。

冠状动脉流量的大幅波动主要归因于冠状动脉血管外阻力的改变。当冠状动脉灌注逐步减低，心内膜下血管早已达到最大冠状动脉舒张。这些和局部收缩力始终影响心内膜下血流，任何预测冠状动脉血流跨心室壁分布应该考虑到局部收缩状态[8]。心内膜下壁间张力的巨大变化，如同严重左心室肥厚或左心室扩张伴舒张末期压力升高，即便是没有冠状动脉狭窄，可能会引起严重的局部灌注不足。

（2）血流控制的其他机制：血管壁和血液成分包括血小板间相互作用同样可以影响微血管阻力。急性冠状动脉综合征中使用抗血小板药物的获益已经被广泛证实，目前已作为临床指南的Ⅰ类适应证。这种获益归因于血栓负荷减少和防止罪犯病变处血管收缩。但是 GP Ⅱ b/Ⅲ a 抑制剂阿昔单抗对罪犯病变和冠状动脉微循环的作用并未证实该假设。阿昔单抗的血小板抑制作用与心肌血流的直接改善有关，可以显著减低冠状动脉微循环阻力。因为注射 GP Ⅱ b/Ⅲ a 后冠状动脉微循环阻力的下降类似于血管舒张的自动调节，所以血小板抑制对冠状动脉紧张程度的直接作用可以排除[9]。另外，抑制血小板聚集可以预防微血管阻塞，增加心肌灌注。在研究条件下，注射阿昔单抗或冠状动脉内注射高剂量腺苷导致微血管阻力减少 30%。这种机制可能是血管对局部血肿或炎症基本反应的一部分，旨在隔离和修复损伤。

二、冠状动脉狭窄对其血流的影响

在被麻醉开胸的试验犬上，冠状动脉狭窄对冠状动脉血流的影响进行了研究，其主要冠状动脉分支内置入了螺旋血管收缩器和流量计。研究发现，冠状动脉管腔直径的逐渐减小对静息血流没有显著影响，只有当血管管腔减少超过 75% 时，最大血流量才会受到影响。管腔减少超过 80%~85% 时，引起血流量的快速下降[12,13]（图 2-6）。

虽然管腔直径进一步减少，自动调节和最大冠状动脉血流量的维持归因于微循环阻力的平行减低，用来代偿狭窄引起的阻力增加。根据这个概念，只有当微血管舒张能力被耗竭时才可以引起缺血。狭窄程度不超过 75% 则缺血不会发生，根据这个现象引出了冠状动脉严重狭窄这一概念。在日常的心内科实践中，这些假设的不一致性经常出现，但它们经常被忽视。

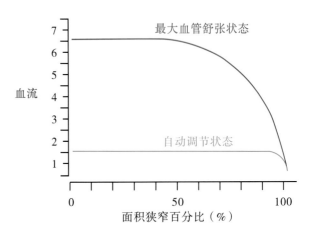

图 2-6　在自主调控（蓝线）和最大舒张（红线）时冠状动脉狭窄对冠状动脉血流的作用（更改自 Gould 等，Am J Cardiol，1984）

三、狭窄对冠状动脉血流跨心室壁分布的影响

如上所述，左心室壁内层的冠状动脉血流分布可以通过 DPTI/SPTI 比来评价。任何足够严重的狭窄所产生的阻力将导致跨狭窄压力阶差。近端压力始终接近主动脉压力，狭窄远端压力阶差的下降与狭窄严重程度和血流量不成线性关系。狭窄越严重流量越大时，狭窄远端压力越低，这时有效的冠状动脉灌注压将自动导致心内膜下灌注不足并引发缺血[14]。

四、微循环针对冠状动脉狭窄所产生的适应性改变

（一）慢性狭窄病变所致的微循环功能、结构适应性改变　狭窄动脉心肌内的微循环异常，动物研究表明血管重塑发生在严重冠状动脉狭窄下游的阻力血管，导致最小微血管阻力上升，Sorop 等[15]认为结构和功能均会异常。从狭窄后心肌中提取的小动脉分析证明肌源性反应降低，内皮素-1 敏感性升高。这些功能性改变与血管被动硬度增加有关。这些微循环异常可能影响血流的调控（独立于狭窄对血流动力学的影响），并可能导致持续的微循环血管收缩状态和微循环血管舒张能力下降。

（二）狭窄下游微循环动态变化　Gould 等认为，最小微血管阻力与心脏表面血管狭窄严重程度无关，微血管舒张能力由冠状动脉狭窄下游的血管提供。通过测量心肌灌注压和冠状动脉血流可以评估近端（跨狭窄）和远端（微血管）阻力。采用这一技术测量冠心病患者罪犯血管的近端跨狭窄和远端微血管阻力。测量在不同条件下进行，包括基线水平、最大血管舒张时和起搏诱发心肌缺血时；在治疗狭窄前后分别进行测量，治疗包括冠状动脉血管成形术和支架术。

图 2-7 显示其观察的结果。虽然在正常生理状态下，随着心率的增快，微血管进行性舒张且冠状动脉压力减低，但研究结果却显示在起搏条件下冠状动脉阻力增加。这种阻力增加发生在狭窄和微循环水平，并在缺血时达到最大值[16,17]（图 2-7 左图）。与动物模型结论相反，心动过速时严重狭窄远端的冠状动脉阻力增加，这促进了心肌缺血和心绞痛的发生。这一现象在冠状动脉内注射腺苷后立即减弱，并不能通过 α 受体阻断剂预防和血管成形术消除（图 2-7 右图）。许多被动和主动的机制或许能解释心动过速时狭窄和微循环阻力的矛盾性增加。被动机制包括血管外压缩增加引发的血管塌陷和心动过速导致的舒张期缩短[8]。另一种假设认为这反映了冠状动脉循环内在特定控制机制的激活。这些机制可能是为了保持冠状动脉灌注压在一个极小的范围里，一方面足够高以保持灌注，另一方面，足够低以预防毛细血管损伤。在确定的病理学状况下，为了维持足够的灌注压，主动调控能优先于代谢控制并放弃一些血管单位[18]。通过冠状动脉内注射腺苷逆转起搏诱导的 ST 段下移充分支持此假说。

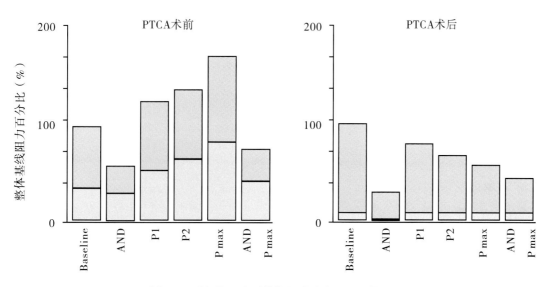

图 2-7　进行性心率增快期间跨狭窄和微血管阻力

图 2-7 显示严重冠状动脉狭窄患者经皮冠状动脉介入治疗术前和术后冠状动脉阻力的改变。每个立柱显示了整个冠状动脉的阻力：橙色部分为狭窄阻力，绿色部分为微血管阻力。在不同阶段进行测量：基线、腺苷诱发充血（AND），心房起搏并分三阶段增快起搏心率（P1、P2 和 Pmax）以及最大起搏心率时的最大充血（ADN Pmax）。起搏引发心动过速达到缺血阈值（Pmax）与跨狭窄和严重狭窄下游微血管阻力矛盾性增加有关，并可通过腺苷逆转（左图）。经皮冠状动脉介入治疗解除狭窄可以直接恢复心动过速的血管舒张作用（右图）（改良自参考文献 16）

因此，在缺血心肌处的冠状动脉舒缩张力调节是异常的，无论是大动脉还是微循环水平，阻碍了潜在血液的利用率。这种现象似乎是狭窄以远冠状动脉压力下降所致。

对经皮冠状动脉介入治疗的不稳定型心绞痛患者也进行了类似的研究。当血管最大舒张同时诱发心肌缺血时，测定跨狭窄和微血管阻力。研究再次印证心肌缺血与显著升高的狭窄水平和微循环水平血流阻力有关，证实了人类微循环血管舒缩张力在心肌缺血中的作用[19]。缺血期间微循环阻力的增加与缺血心肌的灌注不一致有关，一些血管单元灌注值接近正常，其他一些单元接近于零[20]。因此，在严重冠状动脉狭窄下游一些血管单元关闭，这与灌注压下降成正比。残余灌注血管单元维持在正常血管张力水平，这可以解释冠状动脉血管舒张储备矛盾的持续存在。

（三）狭窄解除和微血管功能　人们希望通过经皮冠状动脉介入治疗解除狭窄以去除灌注异常，恢复正常的微血管功能，纠正冠状动脉血流储备。但是成功的经皮冠状动脉介入治疗虽然解除了狭窄远端血管的舒缩矛盾，增加了心肌灌注容积，但这种作用没能纠正最小微血管阻力，恢复冠状动脉血流储备[21~23]。事实上，经皮冠状动脉介入治疗术后狭窄解除的患者中，一大部分存在最小微血管阻力和冠状动脉血流储备的异常。成功血管再通后狭窄远端心肌微血管功能的异常可能有多种机制参与。动脉粥样硬化碎片的远端栓塞可能损伤微血管功能[24,25]。动脉狭窄所供应的心肌微循环结构重塑可能引起狭窄解除后微血管阻力的持续升高。在狭窄解除以后，之前就存在的弥漫的微血管功能失调可能就很容易显露出来，后者与狭窄无关。血管成形术过程中确实存在远端栓塞，但鲜有明显的微血管功能异常，除非退化的静脉桥血管中大块血栓脱落并卡在远端血管中[24,26,27]。

一项研究测量了经皮冠状动脉介入治疗前后的微血管阻力，只有术前微血管阻力升高的患者在术后微血管阻力仍然异常，对于术前阻力正常的术后亦是正常。对于术后微血管阻力异常，该研究除外了微栓塞对其造成的影响[28]（图2-8）。该研究也解释了介入治疗中冠状动脉血流储备（CFR）和血流储备分数（FFR）的现象。经皮冠状动脉介入治疗术后经常发现FFR和CFR的不匹配：狭窄解除后所有患者的FFR立即恢复正常，但是CFR仍然异常[16]。该研究中无论是自身调节还是最大舒张条件下，阿昔单抗对狭窄阻力作用均无效，表明该药物对狭窄的血流动力学没有作用。抗血小板药物对急性冠状动脉综合征患者临床获益的另一种解释是可以改善微循环，血小板可能在经过狭窄处由暴露的血栓、损伤的内皮和胶原纤维而激活[21,29~31]。

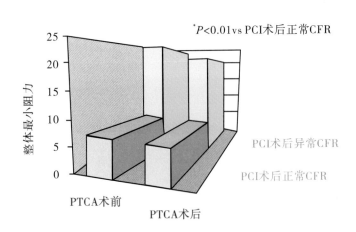

图2-8　经皮冠状动脉介入治疗术前和术后微血管阻力

图中显示经皮冠状动脉介入治疗成功解除心外膜狭窄后微血管阻力的改变。在充血期，研究者通过远端压力和血流量评估阻力。根据经皮冠状动脉介入治疗术后冠状动脉血流储备是否正常将患者分组。数据显示，经皮冠状动脉介入治疗术后阻力升高和冠状动脉血流储备受损的患者也表现出经皮冠状动脉介入治疗术前阻力升高（绿色条柱），表明经皮冠状动脉介入治疗并不能改善预先存在的微血管疾病（改良自参考文献28）

由于微栓塞和（或）血管收缩、促黏附及促炎因子的作用，这些激活的血小板增加微血管阻力[32~34]。在大剂量腺苷作用下，阿昔单抗的另一种作用是预防微血管阻塞，使基线和最大血管舒张时灌注血管床增加。

另一项在单支冠状动脉狭窄患者中进行的研究，发现微血管功能异常存在于狭窄下游的心肌和非狭窄血管所供应的心肌，表明微血管功能异常可能独立于狭窄而单独存在。当狭窄进一步加重，这种广泛的微血管功能障碍可能导致并加剧缺血，并可能持续到经皮冠状动脉介入治疗术解除狭窄后[18,20]（图2-9）。

（四）狭窄对血管活性物质的血管反应性的影响　在冠状动脉下游，血管活性物质对血管反应性可能不同。5-羟色胺对正常的冠状动脉血管有很强的舒张作用，而在狭窄后血管网络可能引起血管

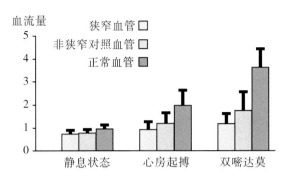

图 2-9　微血管局部阻力

图中显示在三种不同情况下相对血流量：单只病变患者的狭窄血管，同一患者的非狭窄对照血管和无冠状动脉狭窄的正常血管。在静息状态、心房起搏和双嘧达莫诱导的最大充血状态下进行了测量。单支血管病变患者中，狭窄后心肌组织的冠状动脉血流储备明显受损，对照血管也是如此。这些数值低于没有狭窄正常血管，表明在单只冠状动脉狭窄的患者也可能表现为弥漫的微血管功能障碍

收缩反应[35,36]。

冠状动脉粥样硬化相关的内皮功能异常改变了血管对乙酰胆碱的反应[37]。

暴露于损伤内皮而激活的血小板可能产生血管活性物质，这些物质对于微血管阻力的升高有促进作用。抑制血小板聚集可以大大降低冠状动脉微血管阻力[9]。

（五）狭窄对灌注容积的影响　目前科学水平允许同时评估冠状动脉血流和心肌灌注容积。一种能够同时测量两个指标的试验装置可以用来评估冠状动脉压力、血流量和心肌容积的相互作用。严重冠状动脉狭窄降低冠状动脉灌注压，减少心肌灌注容积。通过血管成形术和支架术解除狭窄，增加远端冠状动脉压力和灌注容积，而血管灌注压和灌注容积的增加呈线性相关[38,39]，表明严重狭窄的血管中，静息血流只分布到一部分血管中。部分由于微循环血管收缩的激活，心肌长期处于低灌注状态，是狭窄远端压力下降引发的。

五、总结

严重冠状动脉狭窄与微循环的功能和结构改变有关。它显著改变了微循环在静息、运动及药物刺激状态下的特性，心肌需氧量的增加，与严重狭窄下游冠状动脉微循环的血管收缩活性有关。在稳定型冠心病和急性冠状动脉综合征中此现象促进缺血的发生。

虽然这种矛盾特性在狭窄去除后立即得以纠正，但是最小微血管阻力在狭窄去除后可能仍然显著升高并长期影响冠状动脉血流的恢复。

（李文铮　丛洪良）

参 考 文 献

[1] Chilian WM，Marcus ML．Effects of coronary and extravascular pressure on intramyocardial and epicardial blood velocity. Am J Physiol，1985，248（2 Pt 2）：H170-178.

[2] Spaan JA，Cornelissen AJ，Chan C，et al．Dynamics of flow，resistance，and intramural vascular volume in canine coronary circulation．Am J Physiol Heart CircPhysiol，2000，278（2）：H383-403.

[3] Chilian WM，Eastham CL，Marcus ML．Microvascular distribution of coronary vascular resistance in beating left

ventricle. Am J Physiol, 1986, 251 (4 Pt 2): H779 - 788.

[4] Kuo L, Davis MJ, Chilian WM. Endothelium-dependent, flowinduced dilation of isolated coronary arterioles. Am J Physiol, 1990, 259 (4 Pt 2): H1063 - 1070.

[5] Kuo L, Davis MJ, Chilian WM. Longitudinal gradients for endothelium-dependent and-independent vascular responses in the coronary microcirculation. Circulation, 1995, 92 (3): 518 - 525.

[6] Stein PD, Sabbah HN, Marzilli M, et al. Comparison of the distribution of intramyocardial pressure across the canine left ventricular wall in the beating heart during diastole and in the arrested heart. Evidence of epicardial muscle tone during diastole. Circ Res, 1980, 47 (2): 258 - 267.

[7] Marzilli M, Goldstein S, Sabbah HN, et al. Modulating effect of regional myocardial performance on local myocardial perfusion in the dog. Circ Res, 1979, 45 (5): 634 - 641.

[8] Buckberg GD, Fixler DE, Archie JP, et al. Experimental subendocardial ischemia in dogs with normal coronary arteries. Circ Res, 1972, 30 (1): 67 - 81.

[9] Marzilli M, Sambuceti G, Testa R, et al. Platelet glycoprotein II b/III a receptor blockade and coronary resistance in unstable angina. J Am Coll Cardiol, 2002, 40 (12): 2102 - 2109.

[10] Feigl EO. Coronary physiology. Physiol Rev, 1983, 63 (1): 1 - 205.

[11] Chilian WM, Layne SM, Klausner EC, et al. Redistribution of coronary microvascular resistance produced by dipyridamole. Am J Physiol, 1989, 256 (2 Pt 2): H383 - 390.

[12] Gould KL, Lipscomb K, Hamilton GW. Physiologic basis for assessing critical coronary stenosis. Instantaneous flow response and regional distribution during coronary hyperemia as measures of coronary flow reserve. Am J Cardiol, 1974, 33 (1): 87 - 94.

[13] Lipscomb K, Gould KL. Mechanism of the effect of coronary artery stenosis on coronary flow in the dog. Am Heart J 1975, 89 (1): 60 - 67.

[14] Hoffman JI, Buckberg GD. Pathophysiology of subendocardial ischaemia. Br Med J, 1975, 1 (5949): 76 - 79.

[15] Sorop O, Merkus D, de Beer VJ, et al. Functional and structural adaptations of coronary microvessels distal to a chronic coronary artery stenosis. Circ Res, 2008 Apr 11, 102 (7): 795 - 803.

[16] Sambuceti G, Marzilli M, Fedele S, et al. Paradoxical increase in microvascular resistance during tachycardia downstream from a severe stenosis in patients with coronary artery disease: reversal by angioplasty. Circulation, 2001, 103 (19): 2352 - 2360.

[17] Sambuceti G, Marzilli M, Marraccini P, et al. Coronary vasoconstriction during myocardial ischemia induced by rises in metabolic demand in patients with coronary artery disease. Circulation, 1997, 95 (12): 2652 - 2659.

[18] Sambuceti G, Marzullo P, Giorgetti A, et al. Global alteration in perfusion response to increasing oxygen consumption in patients with single-vessel coronary artery disease. Circulation, 1994, 90 (4): 1696 - 1705.

[19] Marzilli M, Sambuceti G, Fedele S, et al. Coronary microcirculatory vasoconstriction during ischemia in patients with unstable angina. J Am Coll Cardiol, 2000, 35 (2): 327 - 334.

[20] Sambuceti G, Marzilli M, Mari A, et al. Coronary microcirculatory vasoconstriction is heterogeneously distributed in acutely ischemic myocardium. Am J Physiol Heart Circ Physiol, 2005, 288 (5): H2298 - 2305.

[21] Wilson RF, Laxson DD, Lesser JR, et al. Intense microvascular constriction after angioplasty of acute thrombotic coronary arterial lesions. Lancet, 1989, 1 (8642): 807 - 811.

[22] Uren NG, Crake T, Lefroy DC, et al. Delayed recovery of coronary resistive vessel function after coronary angioplasty. J Am Coll Cardiol, 1993, 21 (3): 612 - 621.

[23] Uren NG, Crake T, Lefroy DC, et al. Altered resistive vessel function after coronary angioplasty is not due to reduced production of nitric oxide. Cardiovasc Res, 1996, 32 (6): 1108 - 1114.

[24] Dupouy P, Aptecar E, Pelle G, et al. Early changes in coronary flow physiology after balloon angioplasty or stenting: a 24-hour Doppler flow velocity study. Catheter Cardiovasc Interv, 2002, 57 (2): 191 - 198.

[25] Marzilli M, Mariani M. Ischemia-reperfusion and microvascular dysfunction: implications for salvage of jeopardized myocardium and reduction of infarct size. Ital Heart J, 2001, 2Suppl 3: 40S - 42S.

[26] Cuisset T, Hamilos M, Melikian N, et al. Direct stenting for stable angina pectoris is associated with reduced periprocedural microcirculatory injury compared with stenting after pre-dilation. J Am Coll Cardiol, 2008, 51 (11): 1060 - 1065.

[27] Minamino T, Kitakaze M, Asanuma H, et al. Endogenous adenosine inhibits P-selectin-dependent formation of coronary thromboemboli during hypoperfusion in dogs. J Clin Invest, 1998, 101 (8): 1643 - 1653.

[28] Marzilli M, Orsini E, Marraccini P, et al. Beneficial effects of intracoronary adenosine as an adjunct to primary angioplasty in acute myocardial infarction. Circulation, 2000, 101 (18): 2154 - 2159.

[29] Leppaluoto J, Ruskoaho H. Endothelin peptides: biological activities, cellular signalling and clinical significance. Ann Med, 1992, 24 (3): 153 - 161.

[30] Gorman MW, Sparks HV, Jr. Progressive coronary vasoconstriction during relative ischemia in canine myocardium. Circ Res, 1982, 51 (4): 411 - 420.

[31] Zeiher AM, Krause T, Schachinger V, et al. Impaired endothelium-dependent vasodilation of coronary resistance vessels is associated with exercise-induced myocardial ischemia. Circulation, 1995, 91 (9): 2345 - 2352.

[32] Koch KC, vom Dahl J, Kleinhans E, et al. Influence of a platelet GP II b/ III a receptor antagonist on myocardial hypoperfusion during rotational atherectomy as assessed by myocardial Tc-99m sestamibiscintigraphy. J Am Coll Cardiol, 1999, 33 (4): 998 - 1004.

[33] Randomised placebo-controlled and balloon-angioplasty-controlled trial to assess safety of coronary stenting with use of platelet glycoprotein- II b/ III a blockade. Lancet, 1998, 352 (9122): 87 - 92.

[34] Hori M, Inoue M, Kitakaze M, et al. Role of adenosine in hyperemic response of coronary blood flow in microembolization. Am J Physiol, 1986, 250 (3 Pt 2): H509 - 518.

[35] Golino P, Piscione F, Willerson JT, et al. Divergent effects of serotonin on coronary-artery dimensions and blood flow in patients with coronary atherosclerosis and control patients. N Engl J Med, 1991, 324 (10): 641 - 648.

[36] Sambuceti G, L'Abbate A, Marzilli M. Why should we study the coronary microcirculation? Am J Physiol Heart Circ Physiol, 2000, 279 (6): H2581 - 2584.

[37] Quyyumi AA, Dakak N, Mulcahy D, et al. 3rd. Nitric oxide activity in the atherosclerotic human coronary circulation. J Am Coll Cardiol, 1997, 29 (2): 308 - 317.

[38] Taylor AJ, Al-Saadi N, Abdel-Aty H, et al. Elective percutaneous coronary intervention immediately impairs resting microvascular perfusion assessed by cardiac magnetic resonance imaging. Am Heart J, 2006, 151 (4): 891 e891 - 897.

[39] Selvanayagam JB, Cheng AS, Jerosch-Herold M, et al. Effect of distal embolization on myocardial perfusion reserve after percutaneous coronary intervention: a quantitative magnetic resonance perfusion study. Circulation, 2007, 116 (13): 1458 - 1464.

第三节　冠状动脉狭窄与血栓

由动脉粥样硬化及血栓相关并发症导致的冠心病是现代工业化社会患病率和病死率增加的重要原因。一致认为，斑块破损（破坏或表面侵蚀）是急性冠状动脉综合征和冠状动脉介入治疗血栓性并发症的主要原因，前者是自发产生，后者是医源性引起的。本节主要对冠状动脉内血栓形成的各个方面进行回顾，包括血栓的形成及其与粥样硬化斑块的关系，用于评估冠心病及其量化血栓负荷的影像学技术、血栓对临床的影响，以及针对冠状动脉内血栓的药理学和机械学治疗方法。

一、动脉粥样硬化及血栓形成

（一）动脉粥样硬化及"易损斑块"的概念　动脉粥样硬化引起冠状动脉狭窄是导致冠心病的主要原因[1,2]。19 世纪前半叶有两种关于动脉粥样硬化发病机制的假说：Von Rokitansky 的血栓外壳假说[3]和 Virchow 的血脂炎症假说[4]。与其他理论不同的是：Virchow 认为受损的血管壁内渗入血浆内脂质导致了动脉粥样硬化的形成。而 Von Rokitansky 认为机化的血栓渗入了血管壁导致了斑块形成。尽管最初 Virchow 的理念被广泛接受，Duguid[5]于 40 年代后期更新了 Von Rokitansky 的理论。今天将两种假说综合起来形成了多因素理论，认为产生动脉粥样硬化的关键步骤是内皮功能紊乱[6,7]。最近普遍认为炎症反应是动脉粥样硬化和急性冠状动脉综合征发生过程中的主要原因，进而形成了分子和细胞反应的炎症机制导致动脉粥样血栓的进程[8~11]。关于血小板在动脉粥样硬化进程中的重要作用，下文将加以阐述。

动脉粥样硬化病变并非都是同质和孤立的斑块，其组织结构和硬度变异很大，因而其易损性不同，引起急性冠状动脉综合征的危险性也不同。有关动脉粥样硬化斑块形成和发展机制及易损斑块、高危患者等概念已超出本章讨论范围，可参考本章中相关参考文献[1,2,8~16]，将在其他章节讨论。

总体来说，动脉粥样硬化斑块的主要成分包括[12,15]：①结缔组织性细胞外基质；②脂类成分，如结晶胆固醇、胆固醇酯及磷脂；③细胞类，如巨噬细胞、T 淋巴细胞及平滑肌细胞；④由血小板和纤维蛋白组成的血栓成分。上文所述动脉粥样硬化病变的组成成分各异，因而导致血栓形成的风险不同[17]。动脉粥样硬化的早期阶段，内皮功能紊乱在触发炎症细胞激活过程中起关键作用[6~8]，并受到血流生理学紊乱（逆向血流或剪切力改变）的影响[19~21]。

高危斑块、易损斑块及易致血栓斑块都是用来描述斑块处于易形成血栓或发展迅速的危险状态[14]。易损斑块很容易进展为罪犯斑块（与临床事件相关的病变）。大多数急性冠状动脉综合征都是由于血栓急性形成造成血管闭塞或次全闭塞所致，因而有血栓形成的斑块定义为罪犯病变。罪犯病变的病理类型有三种：斑块破损、表面侵蚀及钙化结节[15,16]。斑块破损是最常见的血管并发症，有 60%~70% 的猝死及致命性心肌梗死由其引起[22~24]。斑块破损的特征是薄的纤维帽被巨噬细胞渗入破损后，其坏死核心接触血小板从而导致血栓形成[16]。多数破损斑块为非狭窄性病变。纤维帽小于 65μm 并包含富含脂质核心的炎性斑块被认为是高危或易损斑块[14]。另外，易发展为罪犯血管的还有表面侵蚀病变，占总数的 30%~40%[23,24,26]，还有占更少数的钙化结节病变[16,24]。

（二）血栓形成及病理组织学分型　纤维帽破损或内皮损坏后，血小板及炎性细胞与动脉粥样硬化斑块内的致血栓成分尤其是胶原及组织因子接触，进而启动了血栓的形成[27]。接触胶原后，血小板首先发生黏附，进而演变为血小板的激活和聚集。与组织因子的接触会触发凝血酶的形成，后者将使纤维蛋白原转换成纤维蛋白，而且使血栓更加稳定。重要的是凝血酶是血小板激活最重要的激动因素，也是产生血小板表面凝血酶的重要来源[28]。在初始阶段，血小板占血栓的主要成分，随后出现致密的纤维蛋白、红细胞、炎性细胞，继而平滑肌细胞和结缔组织加入使血栓进一步机化[27,29,30]，根据后者的病理组织学成分可以推断出血栓形成的时间（表 2-1[31,32]）。

表 2-1　血栓的组织病理学分类

血栓类型	时间	组成成分
新鲜	<1 天	分层排列的血小板、纤维蛋白、红细胞及完整粒细胞
溶解	1~5 天	粒细胞溶解坏死及核破裂
机化	>5 天	平滑肌细胞增殖，伴有或不伴有结缔组织沉积及毛细血管增生

（三）血小板在血栓形成中的作用 止血及血栓形成的第一步就是基于动脉粥样硬化斑块破损后血小板与基质的接触，继而出现血小板的黏附、激活和聚集。最后导致血栓的形成[33,34]（见图 2-10）。在止血的初始阶段，与致血栓性物质（胶原或组织因子）接触后，血小板出现翻滚、黏附，并在胶原介质形成一层单层血小板[35]。在翻滚阶段，血小板 GP I b/ V/ IX受体与血小板表面的 von Willebrand 因子（vWF）相互作用，血小板 GP VI和 GP I a 与胶原相互作用，完成血小板黏附[36,37]。重要的是 vWF 在血小板黏附过程中起到关键性作用，因为它不仅与胶原联接，还与两种重要的血小板受体 GP I b/ V/ IX复合体和 GP II b/ III a 受体相联接[38]。前面提过，可溶性 vWF 在高剪切力的地方会与 GP I b/ V/ IX发生反应，而且当 vWF 在内膜损伤部位与胶原接触后会停止运动，就成了很强的血小板黏附基质[38~40]。

发生黏附后，局部激活因子如 ADP、血栓烷 A₂（thromboxane A₂，TXA₂）、5-羟色胺、胶原及凝血酶可以聚集更多循环中的血小板，进而使血栓增大，且更加稳定[33]。凝血酶常在激活的血小板表面产生，在止血过程中发挥重要作用，能够介导纤维蛋白原向纤维蛋白的转化，促进血小板性血栓的增长[41]。凝血酶还能促进炎性反应（图 2-11）。组织因子是凝血瀑布效应的始动因子，介导凝血酶原向凝血酶、纤维蛋白原向纤维蛋白的转化。在激活的过程中，血小板源性组织因子释放，促进血栓蔓延和稳定[27,42]。ADP 和 TXA₂ 的释放也会促进血小板的激活和聚集。之后通过多种途径导致血栓形成：循环中血小板的驱动、血小板的变形、促炎因子（P-选择素、可溶性 CD40 配体）的增量表达及 GP II b/ III a 受体的活性形式转换等[43~47]。

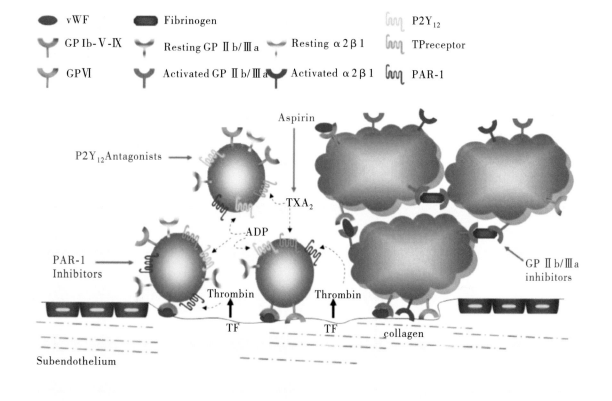

图 2-10　血小板介导血栓形成

斑块破损后，血小板经过黏附、激活和聚集介导血栓形成。GP Ib 和 vWF 相互作用引起血小板黏附，进而导致 GPVI 和胶原反应，促进整合蛋白转化成高密状态和释放 ADP 和 TXA₂，结合 P2Y₁₂ 和 TP 受体。组织因子促发凝血酶形成，后者通过与血小板蛋白酶激活受体-1（PAR-1）结合导致血小板激活（改良自参考文献34）

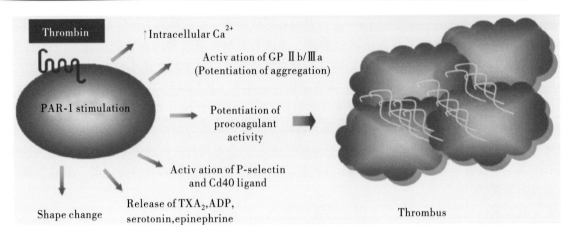

图 2-11　凝血酶在动脉粥样血栓形成中的作用

凝血酶能够促进凝血活性，是血小板激活和聚集的强力刺激因素，主要是通过与蛋白激活受体-1（PAR-1）相结合完成的（改良自参考文献34）

最后的步骤是 GPⅡb/Ⅲa 受体的激活，此受体是血小板聚集的主要介质[33,48]。GPⅢa 受体介导血小板的聚集，通过与纤维蛋白原和 vWF 桥连的方式向破损斑块表面的细胞外基质移动，增加血栓的稳定性[33,46]。富含血小板的白血栓往往并非是完全闭塞，进展成富含纤维蛋白及红细胞的血栓时管腔趋于完全闭塞[27,29,30]。血小板在冠状动脉血栓性阻塞及急性冠状动脉事件中起到关键作用[1,2]。

（四）影像技术　传统的冠心病影像学检查主要关注的是血管管腔的狭窄程度。如果一种检查能够提供有关易损斑块解剖和功能方面的信息，将对临床很有意义。我们将在本节总结目前一些常用的影像技术，并主要关注其对血栓和高危易损斑块方面的评估能力，包括非侵入性（表2-2）和侵入性（表2-3）检查两类。

表 2-2　粥样硬化斑块的非侵入性影像检查

技术	优势	劣势	血栓可见性	临床应用
MSCT	提供病变形态和斑块组成（钙化）信息	不易鉴别非钙化病变	-	已应用
MRI	高分辨率，可鉴别斑块组成成分	不能充分显示血管树，易受动态干扰	+ / ++	评价中
SPECT	提供功能信息	低分辨率，易受动态干扰	+	评价中
PET	提供功能信息	低分辨率，易受动态干扰，辐射剂量大	+	评价中

MSCT：多排CT；MRI：磁共振；SPECT：单光子发射断层扫描；PET：正电子发射断层扫描

血栓可见性：+++ 出色；++ 好；+ 可接受；- 不足

表 2-3　侵入性影像学检查对冠状动脉内血栓的检测效果

技术	优势	劣势	血栓可见性	临床应用性
X线血管造影	易于观察血管管腔狭窄	不能观察管壁及斑块组成，需对比剂，接触X线	+	已应用
IVUS	定量观察斑块截面，管壁厚度情况	对斑块组成成分鉴别敏感性有限，无法前向观察	+	已应用

续　表

技术	优势	劣势	血栓可见性	临床应用性
VH-IVUS	对易损斑块和斑块成分辨别强于 IVUS	临床应用未经验证	+	评价中
震动及弹性成像	对斑块组成的辨别强于灰度 IVUS	不易鉴别正常血管和早期斑块	+	评价中
血管镜	高分辨率，清晰的表面显像，精准的血栓评价，前向可视	探头过大只用于大血管，需要阻断血流	+++	已应用（日本）
OCT	高分辨率，小探头，对组织种类和易损斑块分辨率强	需要阻断血流，穿透力差，长节段评价能力欠佳	++	评价中
热影像成像	功能评价	安全性、可重复性及临床价值有待评价	–	评价中
光谱分析	斑块成分辨别能力强	临床未证实，组织穿透力差，需阻断血流	–	评价中
IVMRI	高分辨率，组织成分分辨率高	处早期阶段，仅适用于较大血管，可行性、安全性及临床价值有待评价	++	评价中

IVMRI：血管内磁共振成像；IVUS：血管内超声；OCT：光学相干成像；VH-IVUS：虚拟组织学

血栓可见性：+++ 出色；++ 好；+ 可接受；– 不足

二、有创性影像学技术

（一）冠状动脉造影　经皮冠状动脉造影作为诊断冠心病的金标准，临床应用广泛。X 线血管造影能够评估管腔直径，具有较高的分辨率，因而可以较为精确地定量估测狭窄的程度[49,50]。尽管冠状动脉造影能够显示冠状动脉树的解剖特点，却不能提供血管壁或斑块的组成等信息，对易损斑块的评估很受限制[25,51]。有时冠状动脉造影确定的管腔狭窄与血栓性病变有关，例如，偏心和不均匀性病变、瓶颈状狭窄、边界不规则或模糊、溃疡性病变、凸样闭塞、管腔内透亮影或充盈缺损，有时会出现对比剂部分透过或持续着色[52]（图 2-12）。

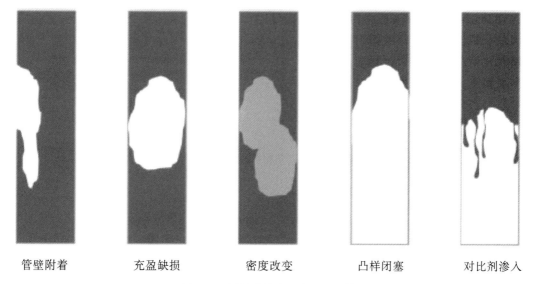

管壁附着　　　　充盈缺损　　　　密度改变　　　　凸样闭塞　　　　对比剂渗入

图 2-12　冠状动脉内血栓造影图像

该图显示冠状动脉内血栓常见的造影图像。灰色部分为冠状动脉管腔

如果经皮冠状动脉介入治疗术后出现大的血栓将预示不良的临床预后，但现在还没有定量评估血栓负荷的标准化方法[53,54]。实际应用中定量评估血栓的主要方法为 TIMI 血栓评分，是利用血栓占正常管腔直径的比例来对血栓进行分级（表 2-4）[55~57]。

表 2-4 TIMI 血栓积分

血栓分级		描述
0	无血栓	无血栓影像
1	可能血栓	管壁着色提示血栓
2	小血栓	<0.5 倍管腔直径
3	中等血栓	0.5~1.5 倍管腔直径
4	大血栓	>1.5 倍管腔直径
5	新鲜血栓	明确的近期血栓闭塞（断端呈钝头的急性血管闭塞，闭塞处染色洗脱延迟）
6	慢性闭塞	明确的慢性闭塞（末端渐细，提供远端分支血管血流，有良好的远端侧支循环）

（二）血管内超声 血管内超声通过安装在冠状动脉导管上的一个小的超声传感器产生影像，当导管回撤时，可以观察到一系列冠状动脉影像[49,50,58]。每一个血管内超声影像显示的是 360°的冠状动脉横轴位的影像（内膜、中膜、外膜和管腔）。血管内超声的空间分辨力可以达到 100μm，可以显示纤维帽的厚度，测量斑块的体积。基于斑块的回声反射性可以获得其半定量组织特征：①强回声区伴有声影提示钙化病变；②高回声区不伴有声影提示纤维性病变；③低回声区提示血栓性病变或富含脂质的病变[58,59]。多项研究报道了血管内超声辨别高危易损斑块的作用，特点是大的低回声区、薄纤维帽、管腔偏心指数较大及正性重构[60~63]。标准灰度血管内超声灵敏度并不高，与其他影像技术相比，对易损斑块、血栓及富含脂质病变评估的准确性欠佳[64,65]（见图 2-13）。

近来在传统血管内超声诊断方法基础上对影像进行后处理，增强了对斑块组成成分观察的准确性，如虚拟组织学血管内超声及血管内超声震动及弹力图等。这些内容将在其他章节讨论。

（三）光学相干断层成像 光学相干断层成像（optical coherence tomography, OCT）是一种新型的以光学为基础的成像方式，利用测量低相干性近红外线反射光

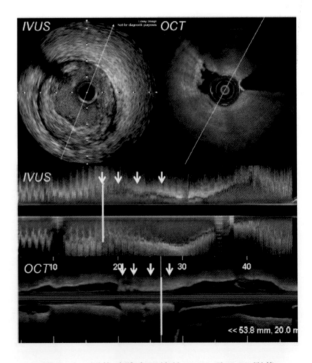

图 2-13 冠状动脉内血栓的 IVUS 及 OCT 影像

用 IVUS（血管内超声）和 OCT（光学相干层成像）观察到的两个急性心肌梗死患者冠状动脉内血栓的图像，抽吸出的血栓立即进行了检测。箭头指示为残余血栓影。IVUS 检查很难将血栓与软斑块成分鉴别，而 OCT 可以观察到血栓的不规则表面及明显的透光衰减（由 Dr Javier Escaned 和 Dr Nieves Gonzalo 提供）

的强度来获得冠状动脉内图像[49,50,66]。尽管 OCT 比血管内超声的组织穿透力弱（钙化影像除外），其分辨率远高于其他影像学技术（比血管内超声高 10 倍）[66,67]。OCT 的主要特点是能够观察到斑块的组织成分及易损板块的形态特征，与其他影像学技术及组织学对照研究中，证实 OCT 辨别不同组织类型有较高敏感性和特异性[68,69]。OCT 观察冠状动脉壁：纤维斑块为内膜增厚伴有均匀一致的亮信号；富含脂质的斑块为内膜增厚伴有低信号，边界不清；钙化斑块表现为内膜增厚伴有低信号，边界清晰。OCT 的空间分辨力高，可以清晰地显示斑块的成分和纤维帽的厚度[70]。OCT 还能定量评估纤维帽内巨噬细胞的浓度，后者预示着斑块的高危性和易损性[71,72]。尽管 OCT 比血管内超声的敏感性高，与其他管腔内影像技术相比，辨别血栓的准确性并不高（图 2-13）[70,73]。OCT 的高分辨率图像还能显示支架定位、覆盖、扩张的情况，以及支架框内斑块突出、晚期管腔丢失及再狭窄等[74]。OCT 的不利因素是其相对低的组织穿透力，并且需要盐水冲洗血管、球囊阻塞血管以排除血流对影像的影响[49,50,80]。

（四）血管镜检查　冠状动脉内血管镜检查应用极细的光学纤维氙灯光源和一个微型照相机直接观察斑块、血栓以及血管管腔的颜色[49,50,75,76]（图 2-14）。血管镜下，正常的血管壁表现为反光的白色，粥样硬化斑块则表现为白色和黄色。黄色斑块的色度被认为与纤维帽的厚度有关。黄色斑块中富含胆固醇结晶伴有薄的纤维帽，在管腔狭窄的位置由于剪切力的增加很容易破裂，是不稳定斑块[77]。白色斑块纤维帽较厚，不容易破裂，是稳定斑块[75,78,79]。血管镜被认为是检测血栓病变的金标准，根据颜色分为富含血小板的白血栓及混入红细胞的红血栓（图 2-14）[75,80]。血管镜的不利因素是检查时需要阻断血流，而且只有在管腔较大的血管才能应用。

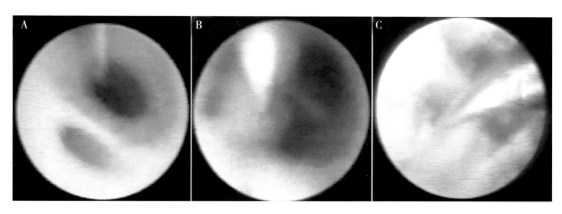

图 2-14　冠状动脉内血管镜影像
A：正常血管；B：次全闭塞血栓；C：闭塞血栓（由 Dr. Masafumni Ueno 提供）

（五）冠状动脉内压力导丝　在稳定性病变中，利用压力导丝对冠状动脉内狭窄进行生理学评价，可以更好地从功能上评价狭窄的严重性，尤其对中度临界病变的治疗提供依据[81]。但由于血栓性病变往往不稳定，会不断地消涨，因而不推荐用 FFR（血流储备分数）作为血栓性病变血流动力学检测及临床决策的指标。

三、无创性影像学技术

（一）多排 CT　多排 CT 从 4 排、64 排到 320 排，近些年发展迅速，其特点是能够在短时间内获得高分辨率图像，动态伪差逐渐减少[82,83]。尽管多排 CT 分辨率低于冠状动脉血管造影，其对冠状动脉病变的阴性诊断有重要价值[84~85]。多排 CT 可以提供病变形态及斑块组成等信息，有助于辨别斑块为钙化性、非钙化性或混合型[82]。多排 CT 检测到的斑块组成成分与临床预后有关，非钙化和混合性斑块多见于发生急性冠状动脉事件患者[86,87]。在已诊断或怀疑冠心病的患者，多排 CT 检测到的斑块组成成分有一定的预后预测价值[88,89]。不过，多排 CT 图像质量会受过快的心率和房颤等心律失常的影响；对软组织对比度不佳影响完全闭塞病变管腔边界的精确判断；多排 CT 识别斑块性质的准确度受其部分容积效应影响，尤其是对小脂质核心的斑块甄别较困难，也不利于钙化斑块内部组分的识别。对斑块成分的观察并非非常精确，尤其是对那些非钙化病变[90]。多排 CT 对斑块的分类主要靠 CT 值。

冠状动脉血管腔内血栓引起对比剂充盈缺损很容易被辨别（图 2-15），但贴于管壁的血栓不易辨认[91]。多排 CT 的进一步发展，如多源 CT 的应用，会使冠状动脉内易损斑块及血栓更容易检测[92]。

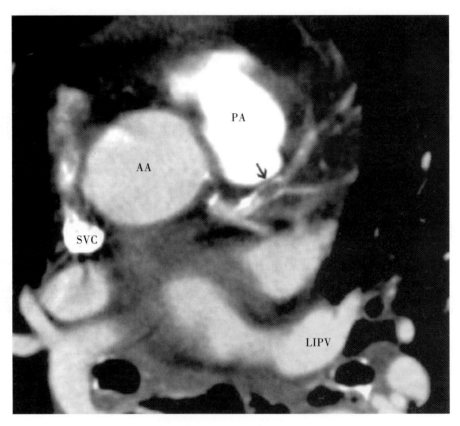

图 2-15　冠状动脉内血栓的多排 CT 影像
胸部 CT 看到前降支近端（箭头部位）大的、低密度充盈缺损。AA：腹主动脉；PA：肺动脉；LIPV：左下肺静脉；SVC：上腔静脉（改良自参考文献 91）

（二）磁共振成像　磁共振成像是利用强磁场下组织对电磁无线脉冲的生物物理学反应进行显像。在强磁场下，体内的质子呈线性排列，当激化的质子恢复其基础状态时会被接收线圈探测到。检测到的信号受质子弛豫时间（T1、T2）、质子密度、运动流、分子弥散及磁化转换等因素影响[93]。

磁共振成像能够显示斑块的组成，在体内主动脉、颈动脉检查中有很好的效果[94,95]。"黑血技术"（血液呈黑色后血管壁易于观察）及自由稳态序列的应用使冠状动脉内粥样硬化情况更易观察[96,97]。由于受到观察部位、运动、呼吸及血管过细等因素的干扰，磁共振对冠心病检测的准确性要低于多排 CT[98]。近年来，硬件设施的进展改善了空间及时间分辨率，对比剂的应用可以辨别特殊的细胞和分子，因而对血栓及粥样斑块检测的准确性会更高[99~102]（图 2-16）。分子磁共振技术利用金属钆螯合抗体与动脉粥样硬化进程中的物质（如整合素、MMP 及纤维蛋白等）相结合来监测斑块。其评价破损风险、预测临床预后的能力仍需评估[103]。多排 CT 联合磁共振影像在冠心病解剖学和功能学诊断上有一定价值[104]。另外，应用对比剂注射后心脏延迟增强核磁显像能够对术前心肌可能恢复区域的功能进行评估，同时对再血管化治疗后存活心肌和术后心脏功能的改善情况提供参考，因此可以选择可能从中获益的患者进行治疗。血管内磁共振成像通过心导管将接受线圈放在血管内，可以获得足够的信噪比和空间分辨力，有利于斑块成分的辨别，但因是有创检查，临床应用前景有限。使用顺磁性对比剂，采用类似活体的黑血技术，离体标本冠状动脉核磁成像检查表明，磁共振可以鉴别冠状动脉粥样硬化斑块中的纤维斑块、脂质斑块和钙化斑块。

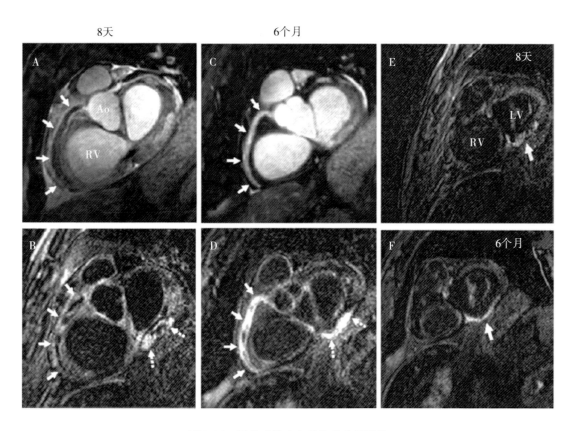

图 2-16　冠状动脉内血栓的磁共振影像

（A）梗死后 8 天增强核磁成像显示 RCA（白色箭头）近端血栓性闭塞，延迟核磁成像中无增强（B）。（B 虚线箭头）下壁可见超增强。介入治疗 6 个月后增强核磁可见清晰的 RCA（C），延迟核磁成像中弥漫对比剂增强（D 虚箭头）表示管壁和（或）血栓增强。下壁的超增强图像提示之前曾发生过 RCA 闭塞所致的心肌梗死。梗死后 8 天（E）及 6 个月（F）的短轴切面延迟钆 - 增强核磁图像可见下壁透管腔的对比剂增强随时间逐渐增大。LV：左心室；RV：右心室；Ao：主动脉（改良自参考文献 102）

四、临床意义

冠状动脉内血栓多由动脉粥样硬化斑块破损或被侵袭引起，之后其体积和组成不断变化[30]。血栓性病变常出现在急性冠状动脉综合征的患者，ST 段抬高型心肌梗死冠状动脉病变多为较大的闭塞性血栓，非 ST 段抬高型心肌梗死患者多为非闭塞性血栓[1,2,105]。但不是所有的斑块破损都会导致临床症状（亚临床型血栓形成），多数会融入血管壁内，促进粥样斑块的进展[3,5,15,16,27,106]。这一概念可以很好地解释粥样斑块并不都呈线性发展。另一概念是，包括血栓形成、发展等动脉粥样硬化等呈现为一动态进程，ST 段抬高型心肌梗死患者的病理生理学结果显示，患者的病变血管内可以见到不同发展阶段的血栓，从而说明冠状动脉急性血栓性闭塞是血栓病变经过数日或数周演变的最终结局[31,32]。

冠状动脉内血栓还与经皮冠状动脉介入治疗术后并发症有关，如远端血管血栓形成、发生无复流现象及急性支架内血栓等[53,54,107]。"无复流"是指介入术后因微循环障碍大的冠状动脉得到灌注，但心肌水平得不到有效灌注[108]。其发生主要与四个因素有关：①远端血栓形成；②缺血性损伤；③再灌注损伤；④冠状动脉微循环损伤[106]。其中，血栓负荷较重时，易产生因经皮冠状动脉介入治疗的机械损伤引起的远端血栓形成及血栓类物质进入冠状动脉血流进而引起无复流[107,109~111]。无复流并不少见，有关研究结果显示其发生率可达5%~50%[108,112,113]，患者直接经皮冠状动脉介入治疗术后能够达到理想的心肌灌注比率只达35%[108,114]。重要的是，"无复流"强烈预示着不良的临床预后，患者左室的负性重构、早期心肌梗死后并发症（心律失常、心脏压塞、心力衰竭等）、再住院概率及死亡的危险性增高[111,114~121]。血栓性负荷也是药物和金属裸支架置入后支架内血栓的独立危险因素[54,122,123]。

五、抗栓治疗

动脉粥样血栓的进展在急性冠状动脉综合征和经皮冠状动脉介入治疗并发症中的病理生理作用之前已经重点阐述过，因此抗栓治疗就成了急性冠状动脉综合征患者以及经皮冠状动脉介入治疗术后患者预防和治疗再发事件的重要措施。目前应用以及正处于临床研究的抗栓药物可参考相关文献[28,124~131]，表2-5列举了常用的抗栓药，这里着重介绍一些能够降低血栓相关不良事件的治疗方法，如冠状动脉内抗栓药的应用及抽吸血栓的机械装置。

表2-5　目前认可的抗血栓剂

药物种类	药物名称	作用机制	主要指征
溶栓剂	链激酶	纤溶酶原激活剂	STEMI
	阿替普酶	纤溶酶原激活剂	STEMI
	瑞替普酶	纤溶酶原激活剂	STEMI
	替奈普酶-tPA	纤溶酶原激活剂	STEMI
抗血小板剂	iv 阿昔单抗	GP Ⅱb/Ⅲa 抑制剂（抗体）	PCI（STEMI 及高危 NSTEACS）
	替罗非班	GP Ⅱb/Ⅲa 抑制剂（非肽类）	PCI（STEMI 及高危 NSTEACS）
	埃替非巴肽	GP Ⅱb/Ⅲa 抑制剂（肽类）	PCI（STEMI 及高危 NSTEACS）
	口服阿司匹林	环氧化酶-1 抑制剂	全部 CAD
	噻氯匹定	血小板 P2Y12 抑制剂（噻吩吡啶类）	PCI
	氯吡格雷	血小板 P2Y12 抑制剂（噻吩吡啶类）	ACS、PCI 及稳定性冠心病（如对阿司匹林过敏或不耐受）
	普拉给雷	血小板 P2Y12 抑制剂（噻吩吡啶类）	ACS 患者 PCI
抗凝剂	肝素	抗凝血酶Ⅲ激活剂	ACS 和 PCI
	依诺肝素	抗凝血酶Ⅲ激活剂	ACS 和 PCI
	比伐卢定	凝血酶抑制剂	ACS 患者 PCI
	磺达肝葵那	Ⅹa 因子抑制剂	NSTEACS

ACS：急性冠状动脉综合征；CAD：冠状动脉性疾病；GP：糖蛋白；iv：静脉内；NSTEACS：非 ST 段抬高性急性冠状动脉综合征；PCI：经皮冠状动脉介入治疗；STEMI：ST 段抬高性心肌梗死

（一）冠状动脉内药物的应用　与静脉内给药相比，冠状动脉内给药能够提高局部药物浓度，而出血风险并不增加[132]。据估测，冠状动脉内给药的浓度将比静脉内给药浓度高280倍，血栓部位药物的浓度越高，疗效就会越强[133]。有研究显示，GP Ⅱ b/Ⅲ a 拮抗剂浓度越高会使受体占据越充分，从而能更好地改善心肌灌注。

表2-6列出了一组小样本冠状动脉内溶栓的结果[136~138]。与对照组相比，在经皮冠状动脉介入治疗术后即刻冠状动脉内给予低剂量链激酶能改进心肌灌注，但在远期指标，如左室大小及心功能方面并没有显示出优势[138]。另一项小样本研究发现，冠状动脉内给予替奈普酶能够溶解冠状动脉内血栓，改善无复流血管的血流，减少血管远端及经皮冠状动脉介入治疗后血栓的产生。另外，冠状动脉内给予纤维蛋白特异性溶解剂阿替普酶和替奈普酶可以增加完全闭塞病变手术的成功率[137]。尽管尚缺少大规模临床试验，这些研究已初步显示出血的风险并没有增加。

表 2-6　已验证的冠状动脉内给药抗栓剂

分组	药物	剂量
GP Ⅱ b/Ⅲ a 抑制剂*	阿昔单抗	0.25mg/kg 负荷量后 0.125mg/（kg·min）静脉滴注 12 小时或 20mg 负荷量后 10mg 滴注 12 小时
	依替巴肽	180μg/kg 2 次
	替罗非班	10μg/kg 负荷量 3 分钟，后 0.15μg/（kg·min）静脉注射 36 小时
溶栓剂*	链激酶	250kU 3 分钟
	阿替普酶	2~5mg/h
	替奈普酶	每次 5mg（最高 25mg）

* 临床指南不推荐 IC 给药

GP：糖蛋白

冠状动脉内给药的抗栓剂最常用的为 GP Ⅱ b/Ⅲ a 拮抗剂（表2-6），主要的试验结果来自于阿昔单抗[133,139~144]。由于样本相对较小，阿昔单抗冠状动脉内给药的有效性及安全性研究结果并非完全一致。其中获益最大的是那些血栓负荷更重、机化明显（如 ST 段抬高型心肌梗死、经皮冠状动脉介入治疗术中心肌灌注较差及从发病到经皮冠状动脉介入治疗间隔更长）的患者，他们的梗死范围及临床预后都得到改善。冠状动脉内给予依替巴肽及替罗非班治疗急性冠状动脉综合征的安全性已得到证实，而且与静脉内给药相比，能够改善冠状动脉血流、心肌灌注以及短期的临床预后[133,134,143,145]。

（二）机械性血栓去除及保护装置　远端栓塞和微血管功能障碍会引起经皮冠状动脉介入治疗术后不良的临床后果，而手术的机械损伤导致斑块碎屑脱落是微循环障碍的主要原因[53,54,107~111,114~121]。因此，在高血栓负荷患者直接经皮冠状动脉介入治疗术中，血栓去除及保护装置的应用会大有益处[138]。其中临床常用的有抽吸导管、血栓切除装置、远端过滤器、远端堵塞保护装置及近端堵塞保护装置[148]。近端血栓保护装置的原理为：在经皮冠状动脉介入治疗术前阻断前向血流，并于血流恢复前抽吸出血液中的血栓碎屑，从而起到保护远端分支血管的作用，已验证其在静脉桥血管介入治疗的效果与远端保护装置相同[149]。远端保护装置原理是：放置于罪犯病变远端，以减少远端栓塞的产生。其中远端过滤器可以保持前向血流[150~152]，堵塞装置则完全阻断血流并需要在保护球囊去充盈前进行抽吸[153,154]。远端保护装置未被证实对微循环灌注及临床预后有益，因而不作为经皮冠状动脉介入治疗术中的常规应用[148,155]。原因是装置本身也可能诱发血栓的形成，对远端边支血管缺乏保护，不能阻挡过大或过小的碎屑。

　　流变血栓抽吸装置是利用高速喷射的盐水击碎血栓，并将碎屑抽吸到流入网，其对微循环的保护及对临床预后的影响不够明确，也不作为经皮冠状动脉介入治疗常规应用，有时甚至其安全性也有一定争议[156,157]。临床直接经皮冠状动脉介入治疗术中取得良好效果的是操作便捷容易的手动血栓抽吸导管，随机试验已经证实了它的安全性及改善心肌灌注和临床预后的有效性[148,155,158~161]。

　　TAPAS 试验是一项里程碑式的研究，证实了手动抽吸导管不仅能改善心肌灌注，还能减低患者远期病死率[162]。试验结果支持手动抽吸导管在直接经皮冠状动脉介入治疗术中的常规应用，当前ST 段抬高型心肌梗死治疗指南对其应用作为Ⅱa 类推荐，证据水平为 B 级[163]。

七、总结

- 血栓嵌入和脂质/炎症假说现今已整合为多因子理论，其中重要和基础因素为内皮功能紊乱。
- 冠状动脉罪犯病变的主要病理改变（按比例排列）为斑块破损、板块表面侵蚀和钙化结节。
- 冠状动脉粥样硬化是一个动态的过程，包括血栓的形成和发展。
- 血小板在动脉粥样硬化血栓进展过程中作用关键，凝血酶形成是最强的激动刺激。
- 斑块破损后叠加血栓形成是急性冠状动脉综合征及经皮冠状动脉介入治疗血栓并发症的主要原因。
- 高血栓负荷是心脏不良事件的预测因子，抗栓药物可以减少再缺血事件的发生。
- 目前有多项无创及有创检查技术已在临床中应用或尚在研究中，主要目标是提供解剖和功能方面有关信息，用以辨别易致血栓形成的易损斑块。
- 冠状动脉内给予抗栓药对较重血栓负荷病变有益，但不作为常规应用。
- 抽吸设备中手动抽吸导管的应用最为成功，推荐在 ST 段抬高型心肌梗死患者中应用。

（赵东晖　李文铮　曾玉杰）

参 考 文 献

[1] Fuster V，Badimon L，Badimon JJ，et al. The pathogenesis of coronary artery disease and the acute coronary syndromes (1). N Engl J Med, 1992, 326：242－250.

[2] Fuster V，Badimon L，Badimon JJ，et al. The pathogenesis of coronary artery disease and the acute coronary syndromes (2). N Engl J Med, 1992, 326：310－318.

[3] Von Rokitansky C. A Manual of Pathological Anatomy (New Syndheman Society：Berlin, 1852).

[4] Virchow RLK. Die Cellularpathologie in ihrer Begrindung auf physiologische und pathologische Gewebelehre. (Hirschwald：Berlin, 1858).

[5] Duguid JB. Pathogenesis of atherosclerosis. Lancet, 1949, 2：925－927.

[6] Badimon JJ，Fuster V，Chesebro JH，et al. Coronary atherosclerosis. A multifactorial disease. Circulation, 1993, 87：113－116.

[7] Widlansky ME，Gokce N，Keaney JF，et al. The clinical implications of endothelial dysfunction. J Am Coll Cardiol, 2003, 42：1149－1160.

[8] Ross R. Atherosclerosis—an inflammatory disease. N Engl J Med, 1999, 340：115－126.

[9] Libby P. Inflammation in atherosclerosis. Nature, 2002, 420：868－874.

[10] Hansson GK. Inflammation, atherosclerosis, and coronary artery disease. N Engl J Med, 2005, 352：1685－1895.

[11] Libby P，Ridker PM，Hansson GK，et al. Inflammation in atherosclerosis：from pathophysiology to practice. J Am Coll Cardiol, 2009, 54：2129－2138.

[12] Naghavi M，Libby P，Falk E，et al. From vulnerable plaque to vulnerable patient：a call for new definitions and risk assessment strategies：Part I. Circulation, 2003, 108：1664－1672.

[13] Naghavi M，Libby P，Falk E，et al. From vulnerable plaque to vulnerable patient：a call for new definitions and risk

assessment strategies：Part Ⅱ. Circulation，2003，108：1772－1778.

［14］ Schaar JA，Muller JE，Falk E，et al. Terminology for high-risk and vulnerable coronary artery plaques. Report of a meeting on the vulnerable plaque，June 17 and 18，2003，Santorini，Greece. Eur Heart J，2004，25：1077－1082.

［15］ Fuster V，Moreno PR，Fayad ZA，et al. Atherothrombosis and high-risk plaque：part I：evolving concepts. J Am Coll Cardiol，2005，46：937－954.

［16］ Virmani R，Burke AP，Farb A，et al. Pathology of the vulnerable plaque. J Am Coll Cardiol，2006，47：C13－18.

［17］ Burke A P，Farb A，Malcom GT，et al. Coronary risk factors and plaque morphology in men with coronary disease who died suddenly. N Engl J Med，1997，336：1276－1282.

［18］ Bonetti PO，Lerman LO，Lerman A. Endothelial dysfunction：a marker of atherosclerotic risk. Arterioscler Thromb Vasc Biol，2003，23：168－175.

［19］ Ku DN，Giddens DP，Zarins CK，et al. Pulsatile flow and atherosclerosis in the human carotid bifurcation. Positive correlation between plaque location and low oscillating shear stress. Arteriosclerosis，1985，5：293－302.

［20］ Nerem RM. Vascular fluid mechanics，the arterial wall，and atherosclerosis. J Biomech Eng，1992，114：274－282.

［21］ Stone PH，Coskun AU，Kinlay S，et al. Effect of endothelial shear stress on the progression of coronary artery disease，vascular remodeling，and in-stent restenosis in humans：in vivo 6-month follow-up study. Circulation，2003，108：438－444.

［22］ Falk E. Plaque rupture with severe pre-existing stenosis precipitating coronary thrombosis. Characteristics of coronary atherosclerotic plaques underlying fatal occlusive thrombi. Br Heart J，1983，50：127－134.

［23］ Farb A，Tang AL，Burke AP，et al. Sudden coronary death. Frequency of active coronary lesions，inactive coronary lesions，and myocardial infarction. Circulation，1995，92：1701－1709.

［24］ Virmani R，Kolodgie FD，Burke AP，et al. Lessons from sudden coronary death：a comprehensive morphological classification scheme for atherosclerotic lesions. Arterioscler Thromb Vasc Biol，2000，20：1262－1275.

［25］ Ambrose JA，Tannenbaum MA，Alexopoulos D，et al. Angiographic progression of coronary artery disease and the development of myocardial infarction. J Am Coll Cardiol，1988，12：56－62.

［26］ Farb A，Burke AP，Tang AL，et al. Coronary plaque erosion without rupture into a lipid core. A frequent cause of coronary thrombosis in sudden coronary death. Circulation，1996，93：1354－1363.

［27］ Furie B，Furie BC. Mechanisms of thrombus formation. N Engl J Med，2008，359：938－949.

［28］ Angiolillo DJ，Capodanno D，Goto S. Platelet thrombin receptor antagonism and atherothrombosis. Eur Heart J，2010，31：17－28.

［29］ Zaman AG，Helft G，Worthley SG，et al. The role of plaque rupture and thrombosis in coronary artery disease. Atherosclerosis，2000，149：251－266.

［30］ Beygui F，Collet JP，Nagaswami C，et al. Images in cardiovascular medicine. Architecture of intracoronary thrombi in ST-elevation acute myocardial infarction：time makes the difference. Circulation，2006，113：e21－23.

［31］ Rittersma SZ，van der Wal AC，Koch KT，et al. Plaque instability frequently occurs days or weeks before occlusive coronary thrombosis：a pathological thrombectomy study in primary percutaneous coronary intervention. Circulation，2005，111：1160－1165.

［32］ Kramer MC，van der Wal AC，Koch KT，et al. Histopathological features of aspirated thrombi after primary percutaneous coronary intervention in patients with ST-elevation myocardial infarction. PLoS One，2009，4：e5817.

［33］ Davì G，Patrono C. Platelet activation and atherothrombosis. N Engl J Med，2007，357：2482－2494.

［34］ Angiolillo DJ，Ueno M，Goto S. Basic principles of platelet biology and clinical implications. Circ J，2010，74：597－607.

［35］ Varga-Szabo D，Pleines I，Nieswandt B. Cell adhesion mechanisms in platelets. Arterioscler Thromb Vasc Biol，2008，28：403－412.

［36］ Sakariassen KS，Nievelstein PF，Coller BS，et al. The role of platelet membrane glycoproteins Ib and Ⅱ b-Ⅲ a in platelet adherence to human artery subendothelium. Br J Haematol，1986，63：681－691.

［37］ Goto S，Tamura N，Handa S，et al. Involvement of glycoprotein VI in platelet thrombus formation on both collagen and von Willebrand factor surfaces under flow conditions. Circulation, 2002, 106：266 – 272.

［38］ Goto S, Salomon DR, Ikeda Y, et al. Characterization of the unique mechanism mediating the shear-dependent binding of soluble von Willebrand factor to platelets. J Biol Chem, 1995, 270：23352 – 23361.

［39］ Goto S, Ikeda Y, Saldívar E, et al. Distinct mechanisms of platelet aggregation as a consequence of different shearing flow conditions. J Clin Invest, 1998, 101：479 – 486.

［40］ Ruggeri ZM. Structure and function of von Willebrand factor. Thromb Haemost, 1999, 82：576 – 584.

［41］ Brass LF. Thrombin and platelet activation. Chest, 2003, 124：18S – 25S.

［42］ Schwertz H, Tolley ND, Foulks JM, et al. Signal-dependent splicing of tissue factor pre-mRNA modulates the thrombogenicity of human platelets. J Exp Med, 2006, 203：2433 – 2440.

［43］ FitzGerald GA. Mechanisms of platelet activation：thromboxane A2 as an amplifying signal for other agonists. Am J Cardiol, 1991, 68：11B – 15B.

［44］ Storey RF, Newby LJ, Heptinstall S. Effects of P2Y（1）and P2Y（12）receptor antagonists on platelet aggregation induced by different agonists in human whole blood. Platelets, 2001, 12：443 – 447.

［45］ Phillips DR, Nannizzi-Alaimo L, Prasad KS. Beta3 tyrosine phosphorylation in alpha Ⅱbbeta3（platelet membrane GP Ⅱb-Ⅲa）outsidein integrin signaling. Thromb Haemost, 2001, 86：246 – 258.

［46］ André P, Nannizzi-Alaimo L, Prasad SK, et al. Plateletderived CD40L：the switch-hitting player of cardiovascular disease. Circulation, 2002, 106：896 – 899.

［47］ Patrono C, García Rodríguez LA, Landolfi R, et al. Low-dose aspirin for the prevention of atherothrombosis. N Engl J Med, 2005, 353：2373 – 2383.

［48］ Kulkarni S, Dopheide SM, Yap CL, et al. A revised model of platelet aggregation. J Clin Invest, 2000, 105：783 – 791.

［49］ Hamdan A, Assali A, Fuchs S, et al. Imaging of vulnerable coronary artery plaques. Catheter Cardiovasc Interv, 2007, 70：65 – 74.

［50］ Lerakis S, Synetos A, Toutouzas K, et al. Imaging of the vulnerable plaque：noninvasive and invasive techniques. Am J Med Sci, 2008, 336：342 – 348.

［51］ Little WC, Constantinescu M, Applegate RJ, et al. Can coronary angiography predict the site of a subsequent myocardial infarction in patients with mild-tomoderate coronary artery disease？ Circulation, 1988, 78：1157 – 1166.

［52］ Levin DC, Fallon JT. Significance of the angiographic morphology of localized coronary stenoses：histopathologic correlations. Circulation, 1982, 66：316 – 320.

［53］ Yip HK, Chen MC, Chang HW, et al. Angiographic morphologic features of infarct-related arteries and timely reperfusion in acute myocardial infarction：predictors of slow-flow and no-reflow phenomenon. Chest, 2002, 122：1322 – 1332.

［54］ Sianos G, Papafaklis MI, Daemen J, et al. Angiographic stent thrombosis after routine use of drug-eluting stents in ST-segment elevation myocardial infarction：the importance of thrombus burden. J Am Coll Cardiol, 2007, 50：573 – 583.

［55］ Early effects of tissue-type plasminogen activator added to conventional therapy on the culprit coronary lesion in patients presenting with ischemic cardiac pain at rest. Results of the Thrombolysis in Myocardial Ischemia（TIMI ⅢA）Trial. Circulation, 1993, 87：38 – 52.

［56］ Zhao XQ, Théroux P, Snapinn SM, et al. Intracoronary thrombus and platelet glycoprotein Ⅱb/Ⅲa receptor blockade with tirofiban in unstable angina or non-Q-wave myocardial infarction. Angiographic results from the PRISM-PLUS trial（Platelet receptor inhibition for ischemic syndrome management in patients limited by unstable signs and symptoms）. PRISM-PLUS Investigators. Circulation, 1999, 100：1609 – 1615.

［57］ Aleong G, Vaquerizo D, del Valle R, et al. Dual quantitative coronary angiography：a novel approach to quantify intracoronary thrombotic burden. EuroIntervention, 2009, 4：475 – 480.

［58］ Nissen SE, Yock P. Intravascular ultrasound：novel pathophysiological insights and current clinical applications. Circulation, 2001, 103：604 – 616.

［59］ Potkin BN, Bartorelli AL, Gessert JM, et al. Coronary artery imaging with intravascular high-frequency ultrasound.

Circulation，1990，81：1575 – 1585.

［60］ Ge J，Chirillo F，Schwedtmann J，et al. Screening of ruptured plaques in patients with coronary artery disease by intravascular ultrasound. Heart，1999，81：621 – 627.

［61］ Yamagishi M，Terashima M，Awano K，et al. Morphology of vulnerable coronary plaque：insights from follow-up of patients examined by intravascular ultrasound before an acute coronary syndrome. J Am Coll Cardiol，2000，35：106 – 111.

［62］ von Birgelen C，Klinkhart W，Mintz GS，et al. Plaque distribution and vascular remodeling of ruptured and nonruptured coronary plaques in the same vessel：an intravascular ultrasound study in vivo. J Am Coll Cardiol，2001，37：1864 – 1870.

［63］ Kotani J，Mintz GS，Castagna MT，et al. Intravascular ultrasound analysis of infarct-related and non-infarct-related arteries in patients who presented with an acute myocardial infarction. Circulation，2003，107：2889 – 2893.

［64］ Franzen D，Sechtem U，Höpp HW. Comparison of angioscopic，intravascular ultrasonic，and angiographic detection of thrombus in coronary stenosis. Am J Cardiol，1998，82：1273 – 1275.

［65］ Jang IK，Bouma BE，Kang DH，et al. Visualization of coronary atherosclerotic plaques in patients using optical coherence tomography：comparison with intravascular ultrasound. J Am Coll Cardiol，2002，39：604 – 609.

［66］ Bezerra HG，Costa MA，Guagliumi G，et al. Intracoronary optical coherence tomography：a comprehensive review clinical and research applications. JACC Cardiovasc Interv，2009，2：1035 – 1046.

［67］ Kawasaki M，Bouma BE，Bressner J，et al. Diagnostic accuracy of optical coherence tomography and integrated backscatter intravascular ultrasound images for tissue characterization of human coronary plaques. J Am Coll Cardiol，2006，48：81 – 88.

［68］ Stamper D，Weissman NJ，Brezinski M. Plaque characterization with optical coherence tomography. J Am Coll Cardiol，2006，47：C69 – 79.

［69］ Fujimoto JG，Boppart SA，Tearney GJ，et al. High resolution in vivo intra-arterial imaging with optical coherence tomography. Heart，1999，82：128 – 133.

［70］ Kubo T，Imanishi T，Takarada S，et al. Assessment of culprit lesion morphology in acute myocardial infarction：ability of optical coherence tomography compared with intravascular ultrasound and coronary angioscopy. J Am Coll Cardiol，2007，50：933 – 939.

［71］ Tearney GJ，Yabushita H，Houser SL，et al. Quantification of macrophage content in atherosclerotic plaques by optical coherence tomography. Circulation，2003，107：113 – 119.

［72］ PMID：12515752［PubMed-indexed for］.

［73］ MacNeill BD，Jang I K，Bouma BE，et al. Focal and multi-focal plaque macrophage distributions in patients with acute and stable presentations of coronary artery disease. J Am Coll Cardiol，2004，44：972 – 979.

［74］ Kume T，Akasaka T，Kawamoto T，et al. Am J Cardiol，2006，97：1713 – 1717.

［75］ Bouma BE，Tearney GJ，Yabushita H，et al. Evaluation of intracoronary stenting by intravascular optical coherence tomography. Heart，2003，89：317 – 320.

［76］ Mizuno K，Satomura K，Miyamoto A，et al. Angioscopic evaluation of coronary-artery thrombi in acute coronary syndromes. N Engl J Med，1992，326：287 – 291.

［77］ Uchida Y，Nakamura F，Tomaru T，et al. Prediction of acute coronary syndromes by percutaneous coronary angioscopy in patients with stable angina. Am Heart J，1995，130：195 – 203.

［78］ Takano M，Mizuno K，Okamatsu K，et al. Mechanical and structural characteristics of vulnerable plaques：analysis by coronary angioscopy and intravascular ultrasound. J Am Coll Cardiol，2001，38：99 – 104.

［79］ Thieme T，Wernecke KD，Meyer R，et al. Angioscopic evaluation of atherosclerotic plaques：validation by histomorphologic analysis and association with stable and unstable coronary syndromes. J Am Coll Cardiol，1996，28：1 – 6.

［80］ Miyamoto A，Prieto AR，Friedl SE，et al. Atheromatous plaque cap thickness can be determined by quantitative color analysis during angioscopy：implications for identifying the vulnerable plaque. Clin Cardiol，2004，27：9 – 15.

[81] Teirstein PS, Schatz RA, DeNardo SJ, et al. Angioscopic versus angiographic detection of thrombus during coronary interventional procedures. Am J Cardiol, 1995, 75：1083 - 1087.

[82] Tonino PA, De Bruyne B, Pijls NH, et al. FAME Study Investigators. Fractional flow reserve versus angiography for guiding percutaneous coronary intervention. N Engl J Med, 2009, 360：213 - 224.

[83] Dewey M, Zimmermann E, Deissenrieder F, et al. Noninvasive coronary angiography by 320-row computed tomography with lower radiation exposure and maintained diagnostic accuracy: comparison of results with cardiac catheterization in a head-to-head pilot investigation. Circulation, 2009, 120：867 - 875.

[84] Budoff MJ, Dowe D, Jollis JG, et al. Diagnostic performance of 64-multidetector row coronary computed tomographic angiography for evaluation of coronary artery stenosis in individuals without known coronary artery disease: results from the prospective multicenter ACCURACY (Assessment by Coronary Computed Tomographic Angiography of Individuals Undergoing Invasive Coronary Angiography) trial. J Am Coll Cardiol, 2008, 52：1724 - 1732.

[85] Hoffmann U, Nagurney JT, Moselewski F, et al. Coronary multidetector computed tomography in the assessment of patients with acute chest pain. Circulation, 2006, 114：2251 - 2260.

[86] Pundziute G, Schuijf JD, Jukema JW, et al. D Evaluation of plaque characteristics in acute coronary syndromes: non-invasive assessment with multi-slice computed tomography and invasive evaluation with intravascular ultrasound radiofrequency data analysis. Eur Heart J, 2008, 29：2373 - 2381.

[87] Henneman MM, Schuijf JD, Pundziute G, et al. Noninvasive evaluation with multislice computed tomography in suspected acute coronary syndrome: plaque morphology on multislice computed tomography versus coronary calcium score. J Am Coll Cardiol, 2008, 52：216 - 222.

[88] Min JK, Shaw LJ, Devereux RB, et al. Prognostic value of multidetector coronary computed tomographic angiography for prediction of all-cause mortality. J Am Coll Cardiol, 2007, 50：1161 - 1170. Epub 2007 Sep 4.

[89] van Werkhoven JM, Schuijf JD, Gaemperli O, et al. Prognostic value of multislice computed tomography and gated single-photon emission computed tomography in patients with suspected coronary artery disease. J Am Coll Cardiol, 2009, 53：623 - 632.

[90] Pohle K, Achenbach S, Macneill B, et al. Characterization of non-calcified coronary atherosclerotic plaque by multidetector row CT: comparison to IVUS. Atherosclerosis, 2007, 190：174 - 180.

[91] Wessely R, Botnar RM, Vorpahl M, et al. Images in cardiovascular medicine. Subacute thrombotic occlusion and spontaneous recanalization of the right coronary artery after percutaneous coronary intervention for ST-elevation myocardial infarction visualized by coronary angiography and cardiac magnetic resonance imaging. Circulation, 2007, 116：e78 - e80.

[92] Leschka S, Scheffel H, Desbiolles L, et al. Image quality and reconstruction intervals of dualsource CT coronary angiography: recommendations for ECG-pulsing windowing. Invest Radiol, 2007, 42：543 - 549.

[93] Wilensky RL, Song HK, Ferrari VA. Role of magnetic resonance and intravascular magnetic resonance in the detection of vulnerable plaques. J Am Coll Cardiol, 2006, 47：C48 - 56.

[94] Hatsukami TS, Ross R, Polissar NL, et al. Visualization of fibrous cap thickness and rupture in human atherosclerotic carotid plaque in vivo with high-resolution magnetic resonance imaging. Circulation, 2000, 102：959 - 964.

[95] Fayad ZA, Nahar T, Fallon JT, et al. In vivo magnetic resonance evaluation of atherosclerotic plaques in the human thoracic aorta: a comparison with transesophageal echocardiography. Circulation, 2000, 101：2503 - 2509.

[96] Fayad ZA, Fuster V, Fallon JT, et al. Noninvasive in vivo human coronary artery lumen and wall imaging using blackblood magnetic resonance imaging. Circulation, 2000, 102：506 - 510.

[97] Jahnke C, Paetsch I, Nehrke K, et al. Rapid and complete coronary arterial tree visualization with magnetic resonance imaging: feasibility and diagnostic performance. Eur Heart J, 2005, 26：2313 - 2319.

[98] Schuijf JD, Bax JJ, Shaw LJ, et al. Meta-analysis of comparative diagnostic performance of magnetic resonance imaging and multislice computed tomography for noninvasive coronary angiography. Am Heart J, 2006, 151：404 - 411.

[99] Yuan C, Kerwin WS, Ferguson MS, et al. Contrast-enhanced high resolution MRI for athero-02-09_ Angiolillo. fm Page 130 Lundi, 16. août 2010 2：06 02sclerotic carotid artery tissue characterization. J Magn Reson Imaging, 2002,

15 : 62 - 67.

[100] Tang TY, Muller KH, Graves MJ, et al. Iron oxide particles for atheroma imaging. Arterioscler Thromb Vasc Biol, 2009, 29 : 1001 - 1008.

[101] Sirol M, Fuster V, Badimon JJ, et al. Chronic thrombus detection with in vivo magnetic resonance imaging and a fibrin-targeted contrast agent. Circulation, 2005, 112 : 1594 - 1600.

[102] von Dem Bussche N, Isaacs DL, Goodman ET, et al. Imaging of intracoronary thrombus by multidetector helical computed tomography angiography. Circulation, 2004, 109 : 432.

[103] Te Boekhorst BC, Cramer MJ, Pasterkamp G, et al. Recent developments and new perspectives on imaging of atherosclerotic plaque: role of anatomical, cellular and molecular MRI Part I and Ⅱ. Int J Cardiovasc Imaging, 2010 Jan 29 [Epub ahead of print].

[104] van Werkhoven JM, Heijenbrok MW, Schuijf JD, et al. Combined Non-Invasive Anatomic and Functional assessment with MSCT and MRI for the Detection of Significant Coronary Artery Disease in Patients with an Intermediate Pre-Test Likelihood. Heart, 2009 Oct 26 [Epub ahead of print].

[105] DeWood MA, Spores J, Notske R, et al. Prevalence of total coronary occlusion during the early hours of transmural myocardial infarction. N Engl J Med, 1980, 303 : 897 - 902.

[106] Burke AP, Kolodgie FD, Farb A, et al. Healed plaque ruptures and sudden coronary death: evidence that subclinical rupture has a role in plaque progression. Circulation, 2001, 103 : 934 - 940.

[107] Izgi A, Kirma C, Tanalp AC, et al. Predictors and clinical significance of angiographically detected distal embolization after primary percutaneous coronary interventions. Coron Artery Dis, 2007, 18 : 443 - 449.

[108] Niccoli G, Burzotta F, Galiuto L, et al. Myocardial no-reflow in humans. J Am Coll Cardiol, 2009, 54 : 281 - 292.

[109] Topol EJ, Yadav JS. Recognition of the importance of embolization in atherosclerotic vascular disease. Circulation, 2000, 101 : 570 - 580.

[110] Kotani J, Nanto S, Mintz GS, et al. Plaque gruel of atheromatous coronary lesion may contribute to the no-reflow phenomenon in patients with acute coronary syndrome. Circulation, 2002, 106 : 1672 - 1677.

[111] Henriques JP, Zijlstra F, Ottervanger JP, et al. Incidence and clinical significance of distal embolization during primary angioplasty for acute myocardial infarction. Eur Heart J, 2002, 23 : 1112 - 1117.

[112] Eeckhout E, Kern MJ. The coronary no-reflow phenomenon: a review of mechanisms and therapies. Eur Heart J, 2001, 22 : 729 - 739.

[113] Rezkalla SH, Kloner RA. Coronary no-reflow phenomenon: from the experimental laboratory to the cardiac catheterization laboratory. Catheter Cardiovasc Interv, 2008, 72 : 950 - 957.

[114] McLaughlin MG, Stone GW, Aymong E, et al. Controlled Abciximab and Device Investigation to Lower Late Angioplasty Complications trial. Prognostic utility of comparative methods for assessment of ST-segment resolution after primary angioplasty for acute myocardial infarction: the Controlled Abciximab and Device Investigation to Lower Late Angioplasty Complications (CADILLAC) trial. J Am Coll Cardiol, 2004, 44 : 1215 - 1223.

[115] Wu KC, Zerhouni EA, Judd RM, et al. Prognostic significance of microvascular obstruction by magnetic resonance imaging in patients with acute myocardial infarction. Circulation, 1998, 97 : 765 - 772.

[116] Van't Hof AW, Liem A, Suryapranata H, et al. Angiographic assessment of myocardial reperfusion in patients treated with primary angioplasty for acute myocardial infarction: myocardial blush grade. Zwolle Myocardial Infarction Study Group. Circulation, 1998, 97 : 2302 - 2306.

[117] Poli A, Fetiveau R, Vandoni P, et al. Integrated analysis of myocardial blush and STsegment elevation recovery after successful primary angioplasty: Real-time grading of microvascular reperfusion and prediction of early and late recovery of left ventricular function. Circulation, 2002, 106 : 313 - 318.

[118] Gibson CM, Cannon CP, Murphy SA, et al. TIMI Study Group. Relationship of the TIMI myocardial perfusion grades, flow grades, frame count, and percutaneous coronary intervention to long-term outcomes after thrombolytic administration in acute myocardial infarction. Circulation, 2002, 105 : 1909 - 1913.

[119] Henriques JP, Zijlstra F, van't Hof AW, et al. Suryapranata H. Angiographic assessment of reperfusion in acute

myocardial infarction by myocardial blush grade. Circulation, 2003, 107：2115－2119.

[120] Bolognese L, Carrabba N, Parodi G, et al. Impact of microvascular dysfunction on left ventricular remodeling and long-term clinical outcome after primary coronary angioplasty for acute myocardial infarction. Circulation, 2004, 109：1121－1126.

[121] Brosh D, Assali AR, Mager A, et al. Effect of no-reflow during primary percutaneous coronary intervention for acute myocardial infarction on six-month mortality. Am J Cardiol, 2007, 99：442－445.

[122] Uren NG, Schwarzacher SP, Metz JA, et al. POST Registry Investigators. Predictors and outcomes of stent thrombosis：an intravascular ultrasound registry. Eur Heart J, 2002, 23：124－32.

[123] Cheneau E, Leborgne L, Mintz GS, et al. Predictors of subacute stent thrombosis：results of a systematic intravascular ultrasound study. Circulation, 2003, 108：43－47.

[124] Roffi M, Chew DP, Mukherjee D, et al. Platelet glycoprotein Ⅱb/Ⅲa inhibition in acute coronary syndromes. Gradient of benefit related to the revascularization strategy. Eur Heart J, 2002, 23：1441－1448.

[125] Armstrong PW, Collen D, Antman E. Fibrinolysis for acute myocardial infarction：the future is here and now. Circulation, 2003, 107：2533－2537.

[126] Grines CL, Serruys P, O'Neill WW. Fibrinolytic therapy：is it a treatment of the past? Circulation, 2003, 107：2538－2542.

[127] Patrono C, Rocca B. Aspirin, 110 years later. J Thromb Haemost, 2009, 7：258－261.

[128] Angiolillo DJ, Bhatt DL, Gurbel PA, et al. Advances in antiplatelet therapy：agents in clinical development. J Am Cardiol, 2009, 103：40A－51A.

[129] Bonaca MP, Steg PG, Feldman LJ, et al. Antithrombotics in acute coronary syndromes. J Am Coll Cardiol, 2009, 54：969－984.

[130] Angiolillo DJ, Ferreiro JL. Platelet adenosine diphosphate P2Y12 receptor antagonism：benefits and limitations of current treatment strategies and future directions. Rev Esp Cardiol, 2010, 63：60－76.

[131] Wittkowsky AK. New oral anticoagulants：a practical guide for clinicians. J Thromb Thrombolysis, 2010, 29：182－191.

[132] Kunadian V, Zorkun C, Williams SP, et al. Intracoronary pharmacotherapy in the management of coronary microvascular dysfunction. J Thromb Thrombolysis, 2008, 26：234－242.

[133] Wöhrle J, Grebe OC, Nusser T, et al. Reduction of major adverse cardiac events with intracoronary compared with intravenous bolus application of abciximab in patients with acute myocardial infarction or unstable angina undergoing coronary angioplasty. Circulation, 2003, 107：1840－1843.

[134] Deibele AJ, Jennings LK, Tcheng JE, et al. Intracoronary Eptifibatide Bolus administration during percutaneous coronary revascularization for acute coronary syndromes with evaluation of platelet glycoprotein Ⅱb/Ⅲa receptor occupancy and platelet function：the intracoronary Eptifibatide (ICE) trial. Circulation, 2010, 121：784－791.

[135] Gibson CM, Jennings LK, Murphy SA, et al. INTEGRITI Study Group. Association between platelet receptor occupancy after eptifibatide (integrilin) therapy and patency, myocardial perfusion, and ST-segment resolution among patients with ST-segment-elevation myocardial infarction：an INTEGRITI (Integrilin and Tenecteplase in Acute Myocardial Infarction) substudy. Circulation, 2004, 110：679－684.

[136] Kelly RV, Crouch E, Krumnacher H, et al. Safety of adjunctive intracoronary thrombolytic therapy during complex percutaneous coronary intervention：initial experience with intracoronary tenecteplase. Catheter Cardiovasc Interv, 2005, 66：327－332.

[137] Abbas AE, Brewington SD, Dixon SR, et al. Intracoronary fibrin-specific thrombolytic infusion facilitates percutaneous recanalization of chronic total occlusion. J Am Coll Cardiol, 2005, 46：793－798.

[138] Sezer M, Oflaz H, Gören T, et al. Intracoronary streptokinase after primary percutaneous coronary intervention. N Engl J Med, 2007, 356：1823－1834.

[139] Bellandi F, Maioli M, Gallopin M, et al. Increase of myocardial salvage and left ventricular function recovery with intracoronary abciximab downstream of the coronary occlusion in patients with acute myocardial infarction treated with

primary coronary intervention. Catheter Cardiovasc Interv，2004，62：186 － 192.

［140］ Kakkar AK，Moustapha A，Hanley HG，et al. Comparison of intracoronary vs. intravenous administration of abciximab in coronary stenting. Catheter Cardiovasc Interv，2004，61：31 － 34.

［141］ Romagnoli E，Burzotta F，Trani C，et al. M Angiographic evaluation of the effect of intracoronary abciximab administration in patients undergoing urgent PCI. Int J Cardiol，2005，105：250 － 255.

［142］ Galache Osuna JG，Sánchez-Rubio J，Calvo I，et al. Does intracoronary abciximab improve the outcome of percutaneous coronary interventions? A randomized controlled trial. Rev Esp Cardiol，2006，59：567 － 574.

［143］ Thiele H，Schindler K，Friedenberger J，et al. Intracoronary compared with intravenous bolus abciximab application in patients with ST-elevation myocardial infarction undergoing primary percutaneous coronary intervention：the randomized Leipzig immediate percutaneous coronary intervention abciximab Ⅳ versus IC in ST-elevation myocardial infarction trial. Circulation，2008，118：49 － 57.

［144］ Bertrand OF，Rodés-Cabau J，Larose E，et al. Effects of intracoronary compared to intravenous abciximab administration in patients undergoing transradial percutaneous coronary intervention：A sub-analysis of the EASY trial. Int J Cardiol，2009，136：165 － 170.

［145］ Pinto DS，Kirtane AJ，Ruocco NA，et al. Administration of intracoronary eptifibatide during ST-elevation myocardial infarction. Am J Cardiol，2005，96：1494 － 1497.

［146］ Yang XC，Zhang DP，Wang LF，et al. Effects of intracoronary or intravenous tirofiban administration in patients with acute ST-elevation myocardial infarction undergoing primary percutaneous coronary intervention. Zhonghua Xin Xue Guan Bing Za Zhi，2007，35：517 － 522.

［147］ Wu TG，Zhao Q，Huang WG，et al. Effect of intracoronary tirofiban in patients undergoing percutaneous coronary intervention for acute coronary syndrome. Circulation，2008，72：1605 － 1609.

［148］ Srinivasan M，Rihal C，Holmes DR，et al. Adjunctive thrombectomy and distal protection in primary percutaneous coronary intervention：impact on microvascular perfusion and outcomes. Circulation，2009，119：1311 － 1319.

［149］ Mauri L，Cox D，Hermiller J，et al. M The PROXIMAL trial：proximal protection during saphenous vein graft intervention using the Proxis Embolic Protection System：a randomized，prospective，multicenter clinical trial. J Am Coll Cardiol，2007，50：1442 － 1449.

［150］ Muramatsu T，Kozuma K，Tsukahara R，et al. ASPARAGUS Trial Investigators. Comparison of myocardial perfusion by distal protection before and after primary stenting for acute myocardial infarction：angiographic and clinical results of a randomized controlled trial. Catheter Cardiovasc Interv，2007，70：677 － 682.

［151］ Guetta V，Mosseri M，Shechter M，et al. Safety and efficacy of the FilterWire EZ in acute ST-segment elevation myocardial infarction. J Am Cardiol，2007，99：911 － 915.

［152］ Cura FA，Escudero AG，Berrocal D，et al. PREMIAR Investigators. Protection of Distal Embolization in High-Risk Patients with Acute ST-Segment Elevation Myocardial Infarction（PREMIAR）. Am J Cardiol，2007，99：357 － 363.

［153］ Stone GW，Webb J，Cox DA，et al. Enhanced Myocardial Efficacy and Recovery by Aspiration of Liberated Debris（EMERALD）Investigators. Distal microcirculatory protection during percutaneous coronary intervention in acute ST-segment elevation myocardial infarction：a randomized controlled trial. JAMA，2005，293：1063 － 1072.

［154］ Gick M，Jander N，Bestehorn HP，et al. Randomized evaluation of the effects of filter-based distal protection on myocardial perfusion and infarct size after primary percutaneous catheter intervention in myocardial infarction with and without ST-segment elevation. Circulation，2005，112：1462 － 1469.

［155］ Burzotta F，Testa L，Giannico F，et al. Adjunctive devices in primary or rescue PCI：a meta-analysis of randomized trials. Int J Cardiol，2008，123：313 － 321.

［156］ Antoniucci D，Valenti R，Migliorini A，et al. Comparison of rheolytic thrombectomy before direct infarct artery stenting versus direct stenting alone in patients undergoing percutaneous coronary intervention for acute myocardial infarction. J Am Cardiol，2004，93：1033 － 1035.

［157］ Ali A，Cox D，Dib N，et al. Rheolytic thrombectomy with percutaneous coronary intervention for infarct size reduction in acute myocardial infarction：30-day results from a multicenter randomized study. J Am Coll Cardiol，2006，48：

244 – 252.

[158] Burzotta F, Trani C, Romagnoli E, et al. Manual thrombus-aspiration improves myocardial reperfusion：the randomized evaluation of the effect of mechanical reduction of distal embolization by thrombusaspiration in primary and rescue angioplasty（REMEDIA）trial. J Am Coll Cardiol, 2005, 46：371 – 376.

[159] De Luca L, Sardella G, Davidson CJ, et al. Impact of intracoronary aspiration thrombectomy during primary angioplasty on left ventricular remodelling in patients with anterior ST elevation myocardial infarction. Heart, 2006, 92：951 – 957.

[160] Silva-Orrego P, Colombo P, Bigi R, et al. Thrombus aspiration before primary angioplasty improves myocardial reperfusion in acute myocardial infarction：the DEAR-MI（Dethrombosis to Enhance Acute Reperfusion in Myocardial Infarction）study. J Am Coll Cardiol, 2006, 48：1552 – 1559.

[161] Svilaas T, Vlaar PJ, van der Horst IC, et al. Thrombus aspiration during primary percutaneous coronary intervention. N Engl J Med, 2008, 358：557 – 567.

[162] Vlaar PJ, Svilaas T, van der Horst IC, et al. Cardiac death and reinfarction after 1 year in the Thrombus Aspiration during Percutaneous coronary intervention in Acute myocardial infarction Study（TAPAS）：a 1-year follow-up study. Lancet, 2008, 371：1915 – 1920.

[163] Kushner FG, Hand M, Smith SC, et al. 2009 focused updates：ACC/AHA guidelines for the management of patients with ST-elevation myocardial infarction（updating the 2004 guideline and 2007 focused update）and ACC/AHA/SCAI guidelines on percutaneous coronary intervention（updating the 2005 guideline and 2007 focused update）a report of the American College of Cardiology Foundation/American Heart Association Task Force on Practice Guidelines. J Am Coll Cardiol, 2009, 54：2205 – 2241.

第四节　慢性闭塞病变

慢性闭塞病变（chronic total occlusions, CTO）的定义是时间超过 1 个月，前向血流 TIMI 0 级或 I 级的闭塞病变[1]。闭塞时间 1~3 个月称为"早期慢性闭塞病变"，超过 3 个月的称为"晚期慢性闭塞病变"。大量回顾性研究显示，CTO 病变显著影响患者的临床预后，会使 STEMI 和多支病变患者近期及远期病死率增高[2]。运用外科旁路移植或介入方法成功再通 CTO 后可以显著减轻心绞痛发作，改善左心功能，降低主要不良心血管事件并降低病死率[3~10]。尽管缺乏评价 CTO 在再血管化效果的随机临床试验，但对 CTO 介入治疗的研究仍是目前的热点。近 10 来，器械的改进和技术的进步使治疗成功率有了一定程度的提高，但 CTO 病变的经皮冠状动脉介入治疗仍是一项技术难题[11,12]。手术失败的主要原因是指引导丝难以通过病变，少数病例是球囊不能通过病变或球囊不能扩张，根本原因是对 CTO 病变的解剖特点及进展过程不够了解。CTO 病变的病理很复杂，临床医生对病变不同部位的组织特性很难充分认识，动脉管腔和血管壁的不可见性增加了手术难度。由于无法判断血管壁的边界，会增加夹层、穿孔及心脏压塞等手术并发症的机会，手术时间过长，出现对比剂肾病、放射性皮肤损伤的概率也会增加。

CTO 再血管化介入技术的长足进步需要对硬性导丝通过的病变的组成成分及组织特性有更好地理解。冠状动脉造影作为观察闭塞血管的主要手段，对提供有效的组织特征作用有限。目前，一些处于研究阶段的联合影像学技术将会对提高手术成功率有所帮助。本节我们还将讨论有关检测 CTO 病变组织学特征的影像学技术，以及如何通过改变斑块形态以利于导丝的顺利通过。

一、CTO 病理学

CTO 病变的发展成熟分几个特殊阶段，每一个阶段在 CTO 病变内都有独特的组织特征，而在病变的不同部位也各有其特点。粥样硬化斑块急性破裂及血栓形成后，病变开始了血栓机化的演变过程，新鲜血栓逐渐被细胞外基质成分所替代，早期为蛋白多糖，后期出现胶原及钙质的沉积[13]。纤维钙化组织在病变的近端和远端的密度很高，往往是经皮冠状动脉介入治疗过程中导丝难以通过的部位。

（一）CTO 病变解剖分区　CTO 病变一般有三个独立的解剖分区。

1. **近端纤维帽**　CTO 病变近端（入口）和远端（出口）的核心成分是富含胶原的纤维组织，因而质地较密，仿佛钙化的帽子一样保护着内部较软的机化血栓和脂质核心。一项兔模型中显示 CTO 近端纤维帽中含有致密的胶原，密度最高（图 2-17）。人类动脉粥样硬化增厚的内膜中含有 V、Ⅵ型和 Ⅰ、Ⅱ型胶原，内膜斑块和钙化组织中还含有Ⅳ型胶原[14]。近端纤维帽承担了阻止进入 CTO 的天然物理屏障，尤其盲端平头时导丝通过病变更加困难。在非钙化 CTO 病变中，一旦通过了近端的纤维帽，硬导丝就可以更换成较软的导丝了。

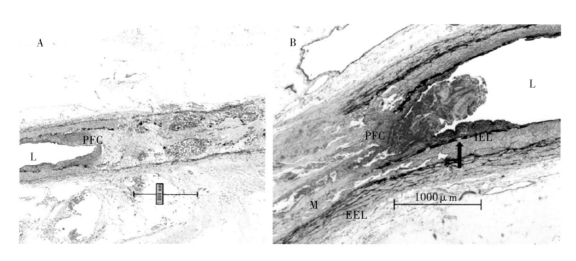

图 2-17　兔 CTO 模型

A：12 周兔股动脉 CTO 长轴的弹性三色染色，显示近端纤维帽，绿色为胶原；B：MOVAT 染色。放大的 CTO 病变。箭头指示为内弹性膜，另可见深部中膜破坏；PFC：近端纤维帽；IEL：内弹性膜；EEL：外弹性膜；L：管腔

2. **远端纤维帽**　它也是阻碍导丝通过的潜在屏障，因为当导丝到达 CTO 病变远端时往往已失去了扭矩和头端形态。远端纤维帽常呈锥形，与近端纤维帽相比相对较软，这将有利于逆向导丝技术成功通过病变。

3. **CTO 的主体**　Srivatsa 等[15]对死亡前 3 个月做过冠脉造影的 CTO 病变患者进行尸检，病理检查结果意外发现，冠脉造影显示为 CTO 的病变只有 22% 是 100% 闭塞，其余病变均为小于 99% 的狭窄，而且这与闭塞时间无关。CTO 病变管腔内含有机化血栓、微孔道、纤维钙化组织、胆固醇、泡沫细胞、炎症细胞及之前出血的残迹（图 2-8）。

管腔的中层常不易辨认，动脉粥样硬化后更加变薄，CTO 病变内还会逐渐形成大小不同的新生血管，穿行于内膜到外膜之间，血栓的机化及细胞炎性反应会使这些新生血管通道数量增多[16]。内膜处常会出现淋巴细胞和单核细胞等炎性渗出，在血栓机化阶段细胞炎性反应会逐渐减少，晚期会更加少些。

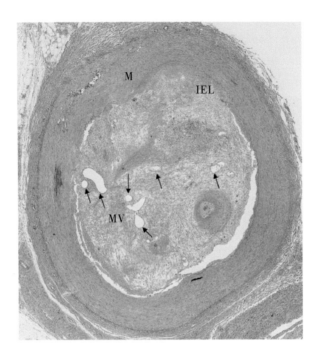

图 2-18 人冠状动脉 CTO

苏木精和伊红染色。此 CTO 病变主要包含纤维组织和再通的微血管。IEL：内弹性膜；M：中膜；MV：微血管（改良自 Dr. Jadish Butany）

（二）内膜斑块的构成　内膜斑块早期阶段表现为含胆固醇和泡沫细胞的软斑块，随着时间的延长演变成富含纤维、钙化组织的硬斑块，因而 CTO 时间越长，病变越难以通过。内膜斑块内的新生血管多由外膜滋养血管生长而来，内膜斑块中的炎性细胞可通过内膜到达血管中膜和外膜[17,18]。

在动物模型发现 CTO 病变成熟分三个阶段[13]：早期（2 周）、中期（6 ~ 12 周）和成熟期（18 ~ 24 周）。早期特征为对血管损伤的炎性反应及细胞外基质的早期不规则形成、血栓内纤维生长因子的渗出。中期时，CTO 出现显著的血管负性重塑，内膜破坏及管腔内新生血管形成。第三阶段，CTO 管腔内灌注显著减少，胶原密度增加，蛋白多糖逐渐耗尽。

1. 钙化　人类冠状动脉或外周动脉 CTO 病变中常常会出现钙化区域，不管闭塞的时间有多长（图 2-19），而且一些动脉的闭塞时间有时可以通过钙化的程度加以推断。冠脉造影的方法很难确定哪些组织是实际上的钙化。坚硬的钙化组织会导致导丝尖端偏离至内膜下，多排 CT 扫描提示的严重钙化是导丝不能通过 CTO 病变的独立预测因子[19,20]。

由于钙化组织的动物模型难以复制建构，CTO 钙化病变的研究也就十分困难。CTO 钙化很可能与骨骼和动脉粥样硬化钙化相似，其中包括两个过程[21,22]：①钙的被动沉积：局部螯合钙的密度降低，当钙和磷的浓度接近盐的溶点时，被动沉积就会开始发生，而胆固醇结晶就成了其沉积的中心；②促炎斑块微环境：免疫调节细胞因子促进成骨细胞及破骨类细胞的生成和发展，其中骨形态发生蛋白是很重要的调节因子。

2. 动脉粥样硬化血管及 CTO 的微孔道　血栓机化进程中存在着自身的再通过程，主要表现为外周单核细胞的蛋白水解活动以及内皮祖细胞的自身迁移[23]。动脉血栓内新生血管的生成由细胞外介质的促细胞生长因子调节，后者包括基膜聚糖、透明质酸及抗血管新生药物，如 I 型胶原及核心蛋白聚糖[24 ~ 27]。

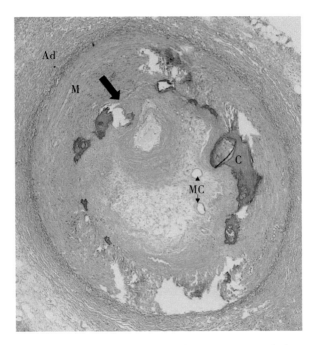

图 2-19　含有中度钙化（暗红色 C 区）的 CTO 病变

管腔内可见中心微孔道，内弹性膜已经破坏，黑箭头处
还有少量残余。Ad：血管外膜；M：中膜（改良自 Dr.
Jadish Butany）

　　血管形成的过程始动于血管舒张以及微孔道的逐渐增多，与此还伴随着蛋白水解、血管壁结构破坏、内皮细胞迁移和增殖，继而形成小的管腔[28-29]，支持细胞和平滑肌细胞的填充以及细胞外基质的沉积使新生血管逐渐发展成熟[30,31]。促新生血管生长的主要因子包括血管内皮生长因子（VEGF）及其受体 VEGFR2，血小板源生长因子（PDGF）及其受体 PDGFR-β，血管生成素-1、血管生成素-2 及 TIE-2 受体，成纤维生长因子-2（FGF-2）、TGFβ 以及内皮源性一氧化氮[27,28,30~36]。

　　成熟的动脉粥样硬化病变中有三种微孔道：

　　（1）血管外膜已经存在的或因血管扩张、支架置入及缺氧等刺激而在外膜生长出的微孔道[37]。这些血管主要给血管中膜外层及外膜供血。一级微孔道与血管管腔相连，并沿着动脉纵向走形，二级微孔道从一级微孔道发出分支后环绕着血管走形[37]。"桥侧支"是指发育较好的纵向走形的外膜血管，桥血管多迂曲，易发生穿孔，因而除非是很熟练的术者应避免使用桥侧支血管。CTO 区域的心肌供血依赖于侧支循环的发展程度，这些原本已经存在的侧支很小，直径小于 200μm，冠脉造影并不显影，动脉堵塞后血管床的压力差使侧支逐渐扩大以改善 CTO 区域的供血，在逆行导丝技术中这些侧支是不错的选择。当经皮冠状动脉介入治疗成功时，侧支血流会急剧减少，其缺血区域对再闭塞会非常脆弱，尤其合并糖尿病及 CTO 小于 3 个月的患者[38]，其侧支灌注后再闭塞危害非常大。

　　（2）在富含脂质的内膜斑块内，作为对慢性炎症、缺氧及 VEGF（内皮生长因子）反应而产生新生血管常位于动脉粥样硬化斑块的肩部，使斑块易于破损而导致冠脉事件。

　　（3）CTO 病变成熟机化阶段产生的微孔道：在血栓被纤维组织替代过程中形成的微孔道直径在 100~200μm，有的甚至可以达到 500μm，这些微孔道常与血管平行走形，可以作为经皮冠状动脉介入治疗中导丝通过的途径，已经证实较短的和锥形断端的 CTO 病变更易实现微孔道的再通。Carlino 等[42]提出了一种新技术，即将少量对比剂（小于 1ml）注入近端纤维帽，将原本存在的微孔道扩大以利于导丝的通过。

二、影像技术与组织成分

很显然，利用影像技术了解组织特征将有利于病变的选择及导丝成功通过病变，实现 CTO 的再血管化。除冠脉血管造影外尚有多项技术正在研究中，有些在临床中应用，有些尚在体外模型中应用。

（一）显微 CT 扫描　理解微孔道的重要模型工具。对于 CTO 的影像学检查，常局限于冠脉血管造影，而冠脉造影的分辨率仅为 250μm。三维显微 CT 分辨率为 17μm，可以显示血管的微观结构。对于体外实验 CTO 病变，显微 CT 通过注射显影剂能够显示微孔道的连续状态和三维结构，显示中膜微孔道与滋养血管之间的交通情况[43]。能够显示两种微孔道：一种是外膜到中膜的迂曲的"血管外"的微孔道，另一种是纵向走形的"血管内"微孔道（图 2-20、图 2-21）。

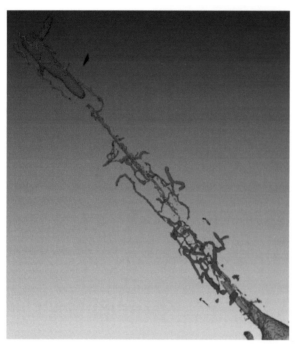

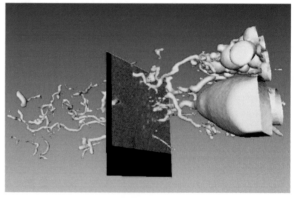

图 2-20　显微 CT 12 周兔股动脉 CTO 病变，显示
与闭塞血管平行的微孔道

红色为腔内微孔道，蓝色为腔外微孔道。左上角为近端
（改良自 Dr. Graham Wright 及 Dr. Nigel Munce）

图 2-21　兔股动脉 CTO 纤维 CT 图像：三维重建
（改良自 Dr. Graham Wright 及 Dr. Nigel Munce）

兔股动脉 CTO 模型中高分辨率显微 CT 可见闭塞 2 周的病变中形成了较密集的血管外侧支，未见到管腔内微孔道的形成[13,44]。这些血管在闭塞血管的外层呈迂曲走形。6 周以后，仅少许微孔道依然存在，而且分散于 CTO 血管的纵行方向。管腔内微孔道的形成呈现出明显的不同，2 周时可以见到发育不全的孔道生长于软血栓中，2~6 周血管内微孔道大量增多，到了第 6 周显微 CT 可以观察到大量呈螺丝锥样的血管内再通孔道出现在 CTO 病变的近端和远端，到 12 周以后入口发生钝化。另外，扫描还在管腔内发现一些较小的零碎孔道，提示一些孔道已失去了连续性。后期阶段（12 周以后）管腔内微孔道有 85% 的部分还保持连续性，也就是说闭塞段 85% 的长度可以沿此微孔道打通。但有些微孔道过细或迂曲会增加导丝通过的难度，使手术成功率降低。

　　CTO 形成的不同阶段，腔外孔道会增加闭塞部位的血管容量，腔外孔道与腔内孔道常在闭塞的中心部位相互交通，两个孔道的交通会导致导丝改变方向，从而增加了发生内膜下夹层的机会[44]。

　　（二）CTO 病变的磁共振成像　　目前，心脏磁共振对 CTO 病变的评估可以起到预测经皮冠状动脉介入治疗术后心功能及心肌收缩性能否恢复的作用。CTO 病变再通置入支架后对左室容积及收缩功能都有益处，而且与梗死部位透壁的程度相关[45]。冠脉血流的恢复可以改善 CTO 引起的功能不良的存活心肌的功能，减少心脏负性重塑，成功的血管再通治疗在术后 24 小时内效果就会显现，早期及后期（6 个月）心脏局部收缩功能得到改善[46]。

　　最近的一系列心脏磁共振研究显示冠脉内注射循环祖细胞可以改善心肌灌注，减少梗死范围，改善近期和远期的左心功能，但其机制尚未完全清楚[47]。

　　一些研究应用 T1、T2 和质子加权像来辨别动脉软组织性质，判断动脉粥样斑块的组成成分，如脂质、血栓、纤维组织还是钙质。然而，即使是 3T 的高场影像其分辨率也有一定局限，大概在 $100 \sim 200 \mu m$。最近一项应用特殊磁共振对比剂（Clariscan，Gd-DTPA）用于 CTO 模型的研究，它可以提供有关 CTO 区域管腔血流容积等重要信息。Clariscan 将残存于管腔内进而可以计算出 CTO 区域的相对血流容积。2 周时 Clariscan 磁共振显示所有侧支循环均位于闭塞阶段以外，CTO 病变内并无对比剂残留。到了第 6 周，CTO 内的血流容积增多，提示血管内微孔道形成。实验兔股动脉闭塞 12 周时可以检测到管腔边缘纵向走形的腔内微孔道以及桥侧支（图 2-22）。另一些研究利用心脏磁共振技术检测实验动物闭塞动脉证实，实时磁共振成像可以指导 CTO 病变的再血管化治疗。

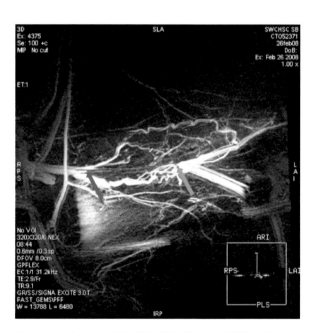

图 2-22　Clariscan 增强磁共振扫描兔 12 周股动脉 CTO 病变图像

红箭头为 CTO 入口；蓝箭头为 CTO 出口。MRI：磁共振成像

　　（三）OCT（光学相干断层成像）　　OCT 分辨率较高，可达 $4 \sim 15 \mu m$ 级，尽管其穿透组织和血液的性能较差（$400 \sim 700 \mu m$ 级），但可以很好的显示血管截面的图像。在与组织学比较中，OCT 对不同类型的动脉粥样斑块的检测有较高的敏感性和特异性[49]。研究显示，OCT 可以详细显示血管壁的截面图像、不同的组织成分及组织结构[50]。在离体 CTO 血管研究中，OCT 可以明确区分血管的管腔和血管壁，可以辨别出病变内的组织结构，如基质、胶原、钙质成分及管腔内的直径大于 $50 \mu m$ 的

微孔道（图 2-23）[51]。前向 OCT 的应用可以观察到离体标本的外弹性膜[52]，不过前向 OCT 对探头有更高的要求，探头要有足够的弹性，直径要小于 2mm，以便能够通过迂曲的动脉，这项技术有利于指引导丝穿透近端纤维帽进入闭塞病变的体部。

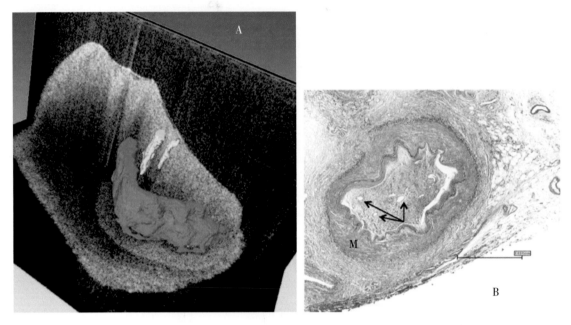

图 2-23　人离体胫前动脉

A：容积 OCT 三维重建图像。B：组织学图片。黄色－微孔道，红色－中膜。M：中膜；黑箭头：微孔道（改良自 Dr. Graham Wright 及 Dr. Nigel Munce）

（四）前向 IVUS 技术　传统侧向探头的 IVUS 主要用于检测非 CTO 病变的血管直径、截面积、钙化程度、支架膨胀不全、夹层及壁内血肿等，也可以有助于冠脉导丝通过病变。应用时把探头置于闭塞部位边支血管附近，可以辨别出闭塞血管的断端。新的 IVUS 设计出了能进行前向观察的超声转换器，其直径小、呈盘状、带有微型马达，在适宜的频率下可以观察到冠脉内的立体影像（图 2-24）[53～55]。改变转换器的频率能提高 IVUS 的组织穿透力，指引导丝定位并提供高分辨率的图像[56]。25～60MHz 频率能够达到 30～200μm 的分辨率，可以达到 2～10mm 的组织深度。前向 IVUS 导管由 Novelis 公司开发被 Volcano 公司收购，目前正在进行其可视性、操控性及 CTO 组织射频消融方面的研究。

三、基于 CTO 病理学的治疗方法

尽管出现了新的设备和新的技术，CTO 病变的介入治疗仍受到一定限制，大部分的失败原因是导丝不能通过。研究者正致力于探寻基于 CTO 的病理组织特点以便导丝通过的治疗策略。

（一）胶原溶解酶治疗　前面介绍过，随着时间的延长，富含胶原的细胞外基质成为 CTO 病变的主要成分，另外，致密的近端纤维帽更增加了导丝通过病变的难度。一项研究中，在 CTO 病变局部释放一种胶原溶解酶分解病变中的胶原，进而使导丝易于通过。这种胶原溶解酶是从溶组织梭菌中分离提炼出来的多肽链，对各种胶原都有广泛的分解作用，与安慰剂相比，它可以使导丝通过率由 29% 提高到 62%[57]。在兔 CTO 试验中，局部使用人类级别纯化的胶原水解酶可以明显提高导丝的通过率[58]。药物是通过 OTW 球囊注射的，之后的组织学检查未发现血管壁的损害。目前该研究

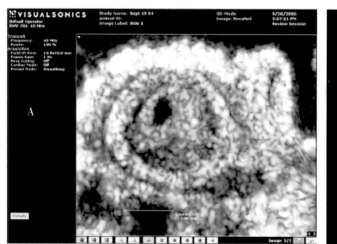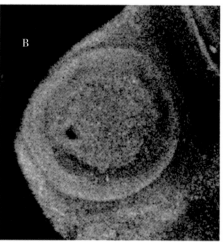

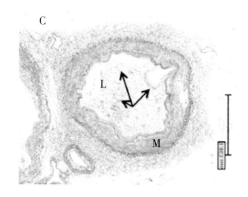

图 2-24　离体外周血管 CTO

A、B、C 分别为人离体胫前动脉的超声、OCT 图像及组织学图片。M：中膜；L：管腔；黑箭头：微孔道（改良自 Dr. Graham Wright，Dr. Aman Thind 及 Dr. Nigel Munce）

的一期临床试验已经启动。胶原溶解完全闭塞-1 试验（the collagenase total occlusion-1 clinical trial，CTO-1）是一项前瞻、首次人类应用、双中心、多级别剂量的研究，入选闭塞时间大于 6 周的 CTO 患者，经皮冠状动脉介入治疗前给予四个级别剂量（300～1200μg）的胶原水解酶，共入选 20 例患者，之前至少有过一次手术失败的经历，初级终点为安全性及冠状动脉内剂量耐受性，次级终点为促进导丝通过病变的有效性。

　　（二）促新生血管形成的治疗　　在实验研究中，6 周的 CTO 病变内如形成较好的微孔道可以增加经皮冠状动脉介入治疗的成功率，相反，如病变超过 12 周，会发生血管负性重构、微孔道数量减少等形态学改变，会降低手术的成功率[13]。因此，研究者设想增加成熟 CTO 病变内的新生血管数可以改善 CTO 手术的导丝通过率。目前已经启动了一项旨在增加管腔内微孔道形成的研究，即兔股动脉 CTO 近端局部注射促血管生成素 VEGF，采用加强磁共振显像和显微 CT 扫描的方法观察治疗效果，早期结果显示，此方法可以增加 CTO 病变近端部位的血液容积[59]。

　　四、总结

　　本章节主要总结了 CTO 病变的生物学组成成分、检测病变的影像学技术以及基于其组织成分进行再血管化治疗的新方法、新策略。新的影像学技术及治疗方法目前仍处于研究发展阶段，包括在实验动物中应用效果的评价。这些新的影像技术与治疗器械、设备及其他斑块重建技术等相结合会大大提高 CTO 介入治疗的成功率，还能帮助术者决定何种病变更适合做介入治疗。前向 IVUS、OCT 及心脏磁共振等技术能够帮助传统的心脏科医生处理更复杂的 CTO 病变。

目前几项 CTO 病变的前沿研究，重点是针对 CTO 钙化病变的病理生理特点以及针对钙化病变的治疗方法的研究，另有一些则是针对如何改变斑块形态及增加微孔道数量，从而增加导丝通过方法方面的研究。

（赵东晖　李文铮　王东琦）

参 考 文 献

[1] Puma JA, Sketch MH, Jr, Tcheng JE, et al. Percutaneous revascularization of chronic coronary occlusions: an overview. J Am CollCardiol, 1995, 26:1 – 11.

[2] Claessen BE, van der Schaaf RJ, Verouden NJ, et al. Evaluation of the effect of a concurrent chronic total occlusion on long-term mortality and left ventricular function in patients after primar y percutaneous coronary intervention. JACC Cardiovasc Interv, 2009, 2:1128 – 1134.

[3] Olivari Z, Rubartelli P, Piscione F, et al. Immediate results and one-year clinical outcome after percutaneous coronary interventions in chronic total occlusions: data from a multicenter, prospective, observational study (TOAST-GISE). J Am CollCardiol, 2003, 41:1672 – 1678.

[4] Zellerhoff C, Schneider S, Senges J, et al. Sirolimus-eluting stents in the treatment of chronic total coronary occlusions: results from the prospective multi-center German Cypher Stent Registry. Clin Res Cardiol, 2008, 97:253 – 259.

[5] Danchin N, Angioi M, Cador R, et al. Effect of late percutaneous angioplastic recanalization of total coronary artery occlusion on left ventricular remodeling, ejection fraction, and regional wall motion. J Am Cardiol, 1996, 78:729 – 735.

[6] Sirnes PA, Myreng Y, Molstad P, et al. Improvement in left ventricular ejection fraction and wall motion after successful recanalization of chronic total occlusion. Eur Heart J, 1998, 19:273 – 281.

[7] Chung CM, Nakamura S, Tanaka K, et al. Effect of recanalization of chronic total occlusions on global and regional left ventricular function in patients with or without previous myocardial infarction. Catheter Cardiovasc Interv, 2003, 60:368 – 374.

[8] Suero JA, Marso SP, Jones PG, et al. Procedural outcomes and long term survival among patients undergoing percutaneous coronary intervention of a chronic total occlusion in native coronary arteries: a 20-year experience. J Am CollCardiol, 2001, 38:409 – 414.

[9] Hoye A, van Domburg RT, Sonnenschein K, et al. Percutaneous coronary intervention for chronic total occlusions: the Thoraxcenter experience 1992 ~ 2002. Eur Heart J, 2005, 26:2630 – 2636.

[10] Safley DM, House JA, Marso SP, et al. Improvement in survival following successful percutaneous coronary intervention of coronary chronic total occlusions: variability by target vessel. JACC CardiovascInterv, 2008, 1:295 – 302.

[11] Stone GW, Reifart NJ, Moussa I, et al. Percutaneous recanalization of chronically occluded coronary arteries: A consensus document, Part 2. Circulation, 2005, 112:2530 – 2537.

[12] Prasad A, Rihal CS, Lennon RJ, et al. Trends in outcomes after percutaneous coronary intervention for chronic total occlusions: a 25-year experience from the Mayo Clinic. J Am Coll Cardiol, 2007, 49:1611 – 1618.

[13] Jaffe R, Leung G, Munce NR, et al. Natural history of experimental arterial chronic total occlusions. J Am CollCardiol, 2009, 53:1148 – 1158.

[14] Katsuda S, Okada Y, Minamoto T, et al. Collagens in human atherosclerosis: immunohistochemical analysis using collagen type-specific antibodies. Arterioscler Thromb, 1992, 12:494 – 502.

［15］ Srivatsa SS, Edwards WD, Boos CM, et al. Histologic correlates of angiographic chronic total coronary artery occlusions: Influence of occlusion duration on neovascular channel patterns and intimal plaque composition. J Am Coll Cardiol, 1997, 29: 955 – 963.

［16］ Moreno PR, Purushothaman KR, Fuster V, et al. Intimomedial interface damage and adventitial inflammation is increased beneath disrupted atherosclerosis in the aorta: implications for plaque vulnerability. Circulation, 2002, 105: 2504 – 2511.

［17］ Barger AC, BeeuwkesR Ⅲ, Lainey LL, et al. Hypothesis: vasa vasorum and neovascularization of human coronary arteries: a possible role in the pathophysiology of atherosclerosis. N Engl J Med, 1984, 310: 175 – 177.

［18］ Zhang Y, Cliff WJ, Schoefl GI, et al. Immunohistochemical study of intimal microvessels in coronary atherosclerosis. J Am Pathol, 1993, 143: 164 – 172.

［19］ Ehara M, Terashima M, Kawai M, et al. Impact of multislice computed tomography to estimate difficulty in wire crossing in percutaneous coronary intervention for chronic total occlusion. J Invasive Cardiol, 2009, 21: 575 – 582.

［20］ Soon KH, Cox N, Wong A, et al. CT coronary angiography predicts the outcome of percutaneous coronary intervention of chronic total occlusion. J Interv Cardiol, 2007, 20: 359 – 366.

［21］ Doherty TM, Asotra K, Fitzpatrick LA, et al. Calcification in atherosclerosis: bone biology and chronic inflammation at the arterial crossroads. ProcNatlAcadSci USA, 2003, 100: 11201 – 11206.

［22］ Johnson RC, Leopold JA, Loscalzo J. Vascular Calcification. Pathobiological Mechanisms and Clinical Implications Circ Res, 2006, 99: 1044 – 1059.

［23］ Moldovan NI, Asahara T. Role of blood mononuclear cells in recanalization and vascularization of thrombi: past, present, and future. Trends Cardiovasc Med, 2003, 13: 265 – 269.

［24］ Segev A, Nili N, Strauss BH. The role of perlecan in arterial injury and angiogenesis. Cardiovasc Res, 2004, 63: 603 – 610. Review.

［25］ Pardue EL, Ibrahim S, Ramamurthi A. Role of hyaluronan in angiogenesis and its utility to angiogenic tissue engineering. Organogenesis, 2008, 4: 203 – 214.

［26］ Kroon ME, van Schie ML, van der Vecht B, et al. Collagen type 1 retards tube formation by human microvascular endothelial cells in a fibrin matrix. Angiogenesis, 2002, 5: 257 – 265.

［27］ Davies Cde L, Melder RJ, Munn LL, et al. Decorin inhibits endothelial migration and tube-like structure formation: role of thrombospondin-1. Microvasc Res, 2001, 62: 26 – 42.

［28］ Suri C, Jones PF, Patan S, et al. Requisite role of angiopoietin-1, a ligand for the TIE2 receptor, during embryonic angiogenesis. Cell, 1996, 87: 1171 – 1180.

［29］ Maisonpierre PC, Suri C, Jones PF, et al. Angiopoietin-2, a natural antagonist for Tie2 that disrupts in vivo angiogenesis. Science, 1997, 277: 55 – 60.

［30］ Holash J, Maisonpierre PC, Compton D, et al. Vessel cooption, regression, and growth in tumors mediated by angiopoietins and VEGF. Science, 1999, 284: 1994 – 1998.

［31］ Hellstrˆm M, Gerhardt H, KalÈn M, et al. Lack of pericytes leads to endothelial hyperplasia and abnormal vascular morphogenesis. J Cell Biol, 2001, 153: 543 – 553.

［32］ Abramsson A, Lindblom P, Betsholtz C. Endothelial and nonendothelial sources of PDGF-B regulate pericyte recruitment and influence vascular pattern formation in tumors. J Clin Invest, 2003, 112: 1142 – 1151.

［33］ Asahara T, Chen D, Takahashi T, et al. Tie2 receptor ligands, angiopoietin-1 and angiopoietin-2, modulate VEGF-induced postnatal neovascularization. Circ Res, 1998, 83: 233 – 240.

［34］ Montesano R, Vassalli JD, Baird A, et al. Basic fibroblast growth factor induces angiogenesis in vitro. ProcNatlAcadSci USA, 1986, 83: 7297 – 7301.

［35］ Pepper MS. Transforming growth factor-beta: vasculogenesis, angiogenesis, and vessel wall integrity. Cytokine Growth Factor Rev, 1997, 8: 21 – 43.

［36］ Babaei S, Teichert-Kuliszewska K, Zhang Q, et al. Angiogenic actions of angiopoietin-1 require endothelium-derived nitric oxide. J Am. Pathol, 2003, 162: 1927 – 1936.

［37］ Kwon HM, Sangiorgi G, Ritman EL, et al. Adventitial vasa vasorum in balloon-injured coronary arteries: Visualization and quantitation by a microscopic three-dimensional computed tomography technique. J Am Coll Cardiol, 1998, 32: 2072 - 2079.

［38］ Werner GS, Richartz BM, Heinke S, et al. Impaired acute collateral recruitment as a possible mechanism for increased cardiac adverse events in patients with diabetes mellitus. Eur Heart J, 2003, 24: 1134 - 1142.

［39］ de Boer OJ, van der Wal AC, Teeling P, et al. Leucocyte recruitment in rupture prone regions of lipid-rich plaques: A prominent role for neovascularization? Cardiovasc Res, 1999, 41: 443 - 439.

［40］ Dible HJ. Organization and canalization in arterial thrombosis. J Pathol Bacteriol, 1958, LXXV: 1 - 7.

［41］ Katsuragawa M, Fujiwara H, Miyamae M, et al. Histologic studies in percutaneous transluminal coronary angioplasty for chronic total occlusion: Comparison of tapering and abrupt types of occlusion and short and long occluded segments. J Am Coll Cardiol, 1993, 21: 604 - 611.

［42］ Carlino M, Latib A, Godino C, et al. CTO recanalization by intraocclusion injection of contrast: the microchannel technique. Catheter Cardiovasc Interv, 2008, 71: 20 - 26.

［43］ Strauss BH, Segev A, Wright GA, et al. Microvessels in chronic total occlusions: Pathways for successful guidewire crossing? J Interv Cardiol, 2005, 18: 425 - 436.

［44］ Munce NR, Strauss BH, Qi X, et al. Intravascular and extravascular microvessel formation in chronic total occlusions: potential insights on pathogenesis based on microCT imaging. JACC Imaging, 2010, 3: 797 - 805.

［45］ Baks T, van Geuns RJ, Duncker DJ, et al. Prediction of left ventricular function after drug-eluting stent implantation for chronic total coronary occlusions. J Am Coll Cardiol, 2006, 47: 721 - 725.

［46］ Cheng AS, Selvanayagam JB, Jerosch-Herold M, et al. Percutaneous treatment of chronic total coronary occlusions improves regional hyperemic myocardial blood flow and contractility: insights from quantitative cardiovascular magnetic resonance imaging. JACC Cardiovasc Interv, 2008, 1: 44 - 53.

［47］ Thiele H, Schuster A, Erbs S, et al. Cardiac magnetic resonance imaging at 3 and 15 months after application of circulating progenitor cells in recanalised chronic total occlusions. Int J Cardiol, 2009, 135: 287 - 295.

［48］ Raval AN, Karmarkar PV, Guttman MA, et al. Realtime magnetic resonance imaging-guided endovascular recanalization of chronic total arterial occlusion in a swine model. Circulation, 2006, 113: 1053 - 1055.

［49］ Yabushita H, Bouma BE, Houser SL, et al. Characterization of human atherosclerosis by optical coherence tomography. Circulation, 2002, 106: 1640 - 1645.

［50］ Jang IK, Tearney GJ, MacNeill B, et al. In vivo characterization of coronary atherosclerotic plaque by use of optical coherence tomography. Circulation, 2005, 111: 1551 - 1555.

［51］ Munce NR, Yang VX, Standish BA, et al. Ex vivo imaging of chronic total occlusions using forward-looking optical coherence tomography. Lasers Surg Med, 2007, 39: 28 - 35.

［52］ Courtney BK, Munce NR, Anderson KJ, et al. Innovations in imaging for chronic total occlusions: a glimpse into the future of angiography's blind-spot. Eur Heart J, 2008, 29: 583 - 593.

［53］ Yeh DT, Oralkan O, Wygant IO, et al. 3-D ultrasound imaging using a forward-looking CMUT ring array for intravascular/intracardiac applications. IEEE Trans UltrasonFerroelectrFreq Control, 2006, 53: 1202 - 1211.

［54］ Degertekin FL, Guldiken RO, Karaman M. Annular-ring CMUT arrays for forward-looking IVUS: transducer characterization and imaging. IEEE Trans UltrasonFerroelectrFreq Control, 2006, 53: 474 - 482.

［55］ Demirci U, Ergun AS, Oralkan O, et al. Forward-viewing CMUT arrays for medical imaging. IEEE Trans UltrasonFerroelectrFreq Control, 2004, 51: 887 - 895.

［56］ van der Steen AF, Baldewsing RA, LeventDegertekin F, et al. IVUS beyond the horizon. EuroInterv, 2006, 2: 132 - 142.

［57］ Strauss BH, Goldman L, Qiang B, et al. Collagenase plaque digestion for facilitating guidewire crossing in chronic total occlusions. Circulation, 2003, 108: 1259 - 1262.

［58］ Segev A, Nili N, Qiang B, et al. Humangrade purified collagenase for the treatment of experimental arterial chronic total occlusion. Cardiovasc Revasc Med, 2005, 6: 65 - 69.

[59] Teitelbaum A，Qi X，Anderson K，et al. Quantitative Magnetic Resonance Angiographic Analysis of CTO Perfusion in Response to VEGF Treatment. Circulation，2008，supplement 2：S744.

<h2 style="text-align:center">第五节　冠状动脉狭窄病变和血管重构</h2>

　　　　冠状动脉粥样硬化过程中的重构现象可以帮助我们了解冠状动脉造影影像学改变和潜在存在的病理改变存在的显著差异。尽管动脉粥样硬化斑块不断增大，但血管仍然可以保持一定管腔的直径，所以临床冠状动脉造影技术仍然不能确定实际已经存在的动脉粥样硬化。冠状动脉内超声检查能够克服这些缺陷，在研究冠状动脉重构的机制中起到关键作用。不同冠状动脉疾病情况下，冠状动脉可表现为扩张或狭窄。近年来，新型非侵入性成像技术，如多层螺旋 CT 可以评估冠状动脉重构现象，已经成为重要的研究和总结积累的认识手段，越来越多的证据表明，冠状动脉重构与易损动脉粥样硬化关系密切，影响经皮冠状动脉介入治疗的长期效果，这一研究领域得到越来越多的关注。

　　冠状动脉造影技术的出现带来了冠状动脉疾病诊断和治疗的革命性改变，使狭窄的冠状动脉树的识别和成像成为可能，而与狭窄相对应的通常被认为是"正常"或"健康"无冠状动脉狭窄病变的血管段。通过比较冠状动脉造影和病理研究结果我们发现，所谓冠状动脉造影证实的"健康"的血管段实际已经存在冠状动脉粥样硬化的病理改变。

　　直到 1987 年，也就是引进选择性冠状动脉造影技术 20 年后，Glagov 首次提出血管重构（remodeling）的概念，发现在动脉粥样硬化早期，血管随斑块增大出现代偿性扩张，他们通过对左冠状动脉主干一项病理研究显示，动脉粥样硬化斑块负荷和总血管面积之间存在一定比例关系[1]。冠状动脉通过向外重构扩张而容纳斑块，从而保持管腔直径不变，直到斑块面积达到平均 40% 时，管腔才出现狭窄，而造影成像技术在冠状动脉粥样硬化早期却不能检测到病变的存在。

　　Glagov 等研究结果很快被运用到急性冠脉综合征的发病机制中，Littlie 等[2]研究结果显示急性心肌梗死的罪犯病变可以发生在冠状动脉造影血管显示"健康"的部位（无或仅有轻度狭窄），这就需要我们从新的观点来解释这一问题。

　　代偿性血管重构现象被血管内超声显像（IVUS）检查所证实[3~6]。用病变外弹力膜（EEM）横截面积（CSA）比率来计算重构指数，几何面积法来测量病变外弹力膜（EEM）横截面积（CSA）。EEM 面积定义为外弹力膜边界包绕面积，而管腔面积被定义为管腔内膜边界覆盖面积。通常选择距离病变 10cm 正常血管作为参照，且无其他重要分支血管。IVUS 技术的出现使在体研究各种临床情况的血管重构成为可能，如具有不同心血管疾病危险因素患者，急性冠脉综合征和稳定型心绞痛的患者，经皮冠状动脉介入治疗前后患者等。血管重构不仅可以表现为正性重构（扩张性重构），也可表现为负性重构（收缩性重构），冠状动脉粥样硬化早期存在代偿性扩张，这种正性重构仍然可以保持正常冠脉血流，是防止管腔狭窄的重要代偿机制。有研究表明，粥样斑块占内弹力板面积 40% 以下时，血管发生扩张性重构（图 2-25），随着斑块的继续增大，血管出现收缩性重构。IVUS 发现血管狭窄率小于 25% 时，可观察到扩张性重构，血管狭窄程度大于 25% 时，则内弹力板收缩，出现收缩性重构[8]。

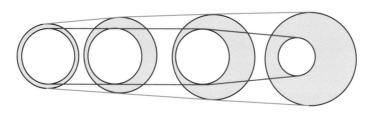

斑块向外生长而维持管腔直径　　40%狭窄面积　斑块向内生长导致管腔狭窄

图 2-25　血管代偿性扩张现象：在动脉粥样过程中，尽管斑块显著增大，管腔仍然能够保持正常直径，直到斑块增大到总血管面积的 40%，斑块进一步增大导致管腔直径的丢失

一、冠状动脉重构类型

尽管冠状动脉扩张和动脉粥样硬化斑块的逐渐增大，但冠状动脉仍然能够保持一定的管腔直径。除了正性重构，负性重构作为一种新的重构方式是用来描述冠状动脉扩张用以容纳逐渐增大斑块负荷失败或者血管节段性的缩小（图 2-26）。鉴于需要定量和定性分析两种类型的重构，所以重构指数的定义在不同作者之间有所差别，主要是计算时所选择的参照差别所致，一些作者选择近端血管作为参考[3]。而其他研究者选择近端和远端的平均 EEM 作为参考[4]，或参考量最少的斑块[5]。此外，还有一些在参考文献上的差异，不仅在重构指数公式计算方面，而且在重构反应类型，不同的研究方法可能是导致各种重构研究相互矛盾的结果，见表 2-7。

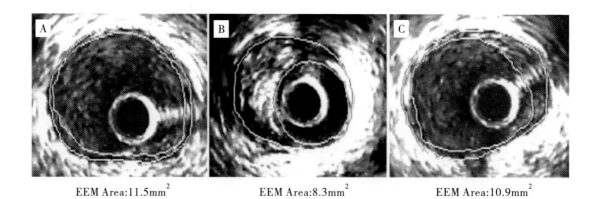

EEM Area:11.5mm^2　　　EEM Area:8.3mm^2　　　EEM Area:10.9mm^2

图 2-26　血管内超声显示负性重构

EEM：血管外弹力膜；A：血管近段 EEM 参考值；B：靶血管 EEM；C：参考血管远端 EEM；重构指数 = 0.72
（改良自：Jiménez-Quevedo P et al）

Hibi 等[7]进行一项非常有趣的研究，比较三种不同重构定义的分类和决定因素研究表明，三者之间的定义与重构的发病率和相关因素显著不同，美国心脏病学院临床专家共识定义[8]：正性重构指数 >1，负性重构指数 <1。另一影响结果的关键原因是大部分研究者在同一时间点选择无病变的参考血管段，然而事实上参照血管也会受到动脉粥样硬化性疾病的影响，而且也容易受到血管重构的影响，因此，IVUS 是评价重构的自然过程最为合适的研究手段，而且不依赖于正常参照血管的可

用性[8~10]。

流行病调查研究发现负性重构患病率为 15%~50%[3,12,13]。负性重构似乎更常见于糖尿病患者，尤其是那些使用胰岛素治疗的患者[14~16]。Jiménez-Quevedo P 等对 80 例糖尿病患者 131 处冠状动脉病变研究发现负性重构占所有病变的 72%，是新的狭窄形成的主要因素，负性重构也与糖尿病血管弥漫性病变特征有关[17~19]。Tamada 等[20]利用 IVUS 比较研究冠状动脉造影正常的糖尿病和非糖尿病患者血管的各项参数，结果表明，尽管斑块面积相似，但糖尿病患者血管和管腔面积较小。

表 2-7　不同研究者对重构的定义

作者	正性重构	负性重构
Mintz et al[4]	>0.78	≤0.78
Shoenhagen et al[46]	<0.95	>1.05
Sabate et al[21]	>1.1	<0.9
Nishioka et al[12]	>1	<1

二、影响冠状动脉重构的因素

负性重构常发生在病变表面钙化和坚硬的斑块，这些发现与背向散射积分血管内超声研究一致，脂质成分含量高的斑块显示显著的正性重构[21]。而纤维含量和钙化含量高的斑块钙化导致负性重构[22,23]。此外，冠状动脉树的斑块位置也影响重构类型，负性重构更常见的开口位置和近段[21,24]。

负性重构与心血管危险因素相关，如吸烟和高血压[25,26]。然而高胆固醇血症对血管重构的影响各项研究结果不相一致。VonBirgelene 等[27]通过 IVUS 研究显示，低密度脂蛋白胆固醇（LDL-C）的水平≥120mg/dl 的患者与 LDL-C<120mg/dl 的患者比较，斑块直径大小没有差异。Hamasaki 等[28]研究表明，充分降低胆固醇治疗患者表现正性重构，而 Shartl 等[29]的研究结果显示，降低胆固醇至 LDL-C<100mg/dl 减轻负性重构。血清 LDL-C 水平作为在糖尿病患者血管重构一个独立的和负面的预测因素[16]。Yoneyama 等[30]的研究表明负性重构明显（>50%）的冠状动脉病变患者 ox-LDL 水平明显较高，HDL-C 水平较低。Taylor 等[31]通过对 97 例尸检研究发现高 HDL-C 和负性重构关系密切，其他，如高血浆同型半胱氨酸（HCY）的代谢因素和脂联素水平也与负性重构相关[32,33]。IVUS 研究显示血管缩窄与长期使用培哚普利有关，但不影响管腔直径。

三、冠状动脉重构机制

尽管斑块不断增大，但冠状动脉可以通过自身调节以保持恒定的血流量和管腔直径，物理参数和生化信号通路在冠状动脉重构中发挥的重要作用，其中最重要血流动力学因素是剪切力（SS），被定义为血流与动脉壁间摩擦力[33]。Stone 等[35]研究表明正性重构常发生在低 SS，以及中和高 SS 血管段。在低 SS 血管段，斑块进展和正性重构可能是动脉粥样硬化代偿反应，而中 SS 和高 SS 段，为了保持正常的 SS 值，正性重构成生理上的血管舒张反应。另一方面负性重构常发生在低 SS 血管段，而中或高 SS 血管很少发生。血管生物学行为也依赖遗传因素，下面几种基因可能参与这一生理适应。

为了研究剪切力对重构过程的影响，Escaned 等[36]通过血管内超声检查详细分析比较，提出失去正常血管弧形而出现半月形特征分布的动脉粥样硬化斑块但无管腔阻塞血管节段在失代偿性扩张中发挥着重要作用[37]。通过定量血管造影分析发现，这种动脉粥样硬化斑块分布特征改变（周围袖口样改变）在血管最狭窄处改变最为明显（图 2-27）。在冠状动脉疾病进展中，随剪切力增加的适应性扩张是构成代偿性血管扩张的病理基础，但当血管正常反应性完全丧失，这种现象可能会消失，这也许可以解释随访中不成比例冠状动脉病变迅速进展，这在冠状动脉消退的研究中得以证实[38,39]。伯克等[40]研究显示，斑块内出血可导致斑块向外生长，斑块内出血和炎性程度高的斑块，以及具有大的脂质核心及巨噬细胞浸润和钙化沉积明显的斑块更容易生长。

不完全性代偿扩张的机制并不十分清楚。正常的动脉血管重构依赖于内皮细胞 NO 释放，在血管内皮功能失调部位，NO 的释放可能导致斑块堆积导致的不完全重构[41]。此外，从实验模型得出的数据表明血管重构的失败决定于调节炎症和细胞因子信号通路基因的改变，包括白细胞介素-18 和巨噬细胞迁移抑制因子，Toll 样受体 4 激活的途径。

另一机制认为负性重构与有丝分裂和纤维化相关生长因子的释放有关，从而诱导血管平滑肌细胞增殖和胶原沉积，而能够降解基质的酶，如基质金属蛋白酶-3 与正性重构有关[42,43]。伯克等通过尸解研究发现，斑块侵袭可能是负性重构的机制之一（表 2-8）。

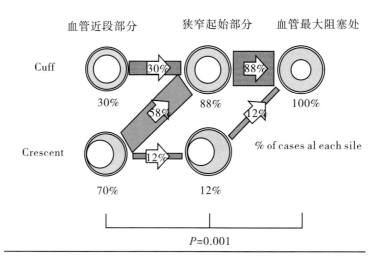

图 2-27　IVUS 评价 40 例冠状动脉狭窄患者动脉粥样分布变化，从狭窄近段开始（自动量化造影软件分析定义），大多数偏心性分布的动脉粥样硬化斑块出现在无明显病变的血管。从偏心性转变为袖口样或分布均匀改变的显著变化在狭窄开始和狭窄最重处见到。无病变血管弧形的消失是动脉粥样硬化进展早期，血管为保持管腔直径而进行扩张性失代偿的标志（改良自：Escaned J et al）

表 2-8　血流诱导血管重构

血管壁变化程度	血管直径减少	血管直径增加
血管壁无变化	INOS TLR4[−/−]	
血管壁厚度增加	nNOS[−/−] P2X 型 ATP receptor[−/−] Vimentin[−/−]	P22[phox] 过表达
血管壁厚度减少	MMP-9[−/−] t-ACE[−/−] Dopamine β hidroxilase[−/−]	

四、冠状动脉重构与急性冠脉综合征

冠状动脉重构具有重要的临床意义[44]。正性重构与 ACS 进展关系密切，无论是与血管内超声或与其他技术一样，如多层螺旋 CT，这些组织学和生物力学研究一致表明，正性重构的斑块机械力学更不稳定，因为他们有较大的纤维脂肪区域，比中等或负性重构病变的薄纤维帽发生率更高，导致周向应力不均匀分布[45~58]（图 2-28）。薄纤维帽斑块（TCFA）均包含这些特征，已被定义为动脉粥样硬化易损斑块，通常出现在正性重构节段[59,60]。同样观察急性冠脉综合征患者的罪犯病变，发现重构指数和炎性细胞和脂质存在显著相关性[61]。斑块内出血与动脉粥样硬化斑块正性重构有关[40]。相比之下，Hassani 等研究表明钙化斑块和负性重构常常是导致老年患者发生急性冠脉综合征的罪犯病变。

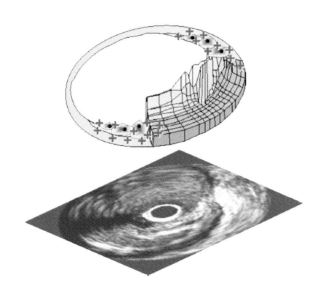

图 2-28　由负性重构产生的偏心性斑块诱导的生物力学改变及动脉粥样硬化斑块薄纤维帽（TCFA）不同组成成分

彩色图形显示根据罗伯逊等人的有限元模型计算周向拉应力分布。灰阶血管内超声图像显示代偿性扩张和斑块不同组成成分包括异构的脂质池和致密的纤维组织组成。机械应力集中在斑块的边缘，引起巨噬细胞的浸润，并释放基质金属蛋白酶（红叉示），与机械应力相结合，促进该处斑块的破裂（来自 Richardson 等改编）

五、血管重构和介入手术

血管重构也与再狭窄有关，球囊扩张后期负性重构是再狭窄形成的主要机制。然而冠状动脉内近距离放射治疗球囊扩张后再狭窄的主要机制与抑制球囊扩张后的正性重构有关[63]。另一方面介入前血管正性重构与球囊扩张血管成形术后较高的靶病变血运重建事件相关[5]。同样支架置放后正性重构与血运重建事件增高有关，也是弥漫性支架内再狭窄的预测因素[64,65]。介入前的重构也影响直接支架术后的直接效果，因此与负性重构相比，直接支架对正性重构所致冠状动脉病变产生更大的即刻管腔增益[66]。

血管重构影响药物洗脱支架置放后的长期疗效，与裸金属支架置入术研究发现一致，先前存在的正性重构的狭窄冠状动脉置放 DES 后较负性重构内膜增生显著（图 2-29）。支架血栓形成是药物洗脱支架的主要关注点之一。各项权威研究数据有力表明，支架贴壁不良可以明显增加晚期支架血栓的风险[68]。最近系列 IVUS 研究表明，随着时间的推移，DES 置入后支架周围的支柱和周围的聚合物引起局部过敏反应导致局部正性重构进一步发展可能是支架血栓形成的主要机制之一[69,70]。冠状动脉重构和移植物血管病变（TGV）关系比较有趣，虽然作为 TGV 部分的主要心外膜血管狭窄可能从造影影像学角度和非移植血管动脉粥样硬化相似，但 IVUS 显示斑块负荷和血管面积间缺乏 Glagovian 重构相关关系，利用 IVVS 随访研究发现外弹力膜区域可见到早期的血管扩张和晚期收缩的双重反应，因此移植后观察到早期和晚期阶段的管腔丢失机制是不同的[71]。从 IVUS 检查的研究获得的总体印象是负性重构是移植患者管腔狭窄进行性加重的重要原因，血管顺应性减少导致的向心性斑块是这一过程的决定因素之一[72~74,75]。

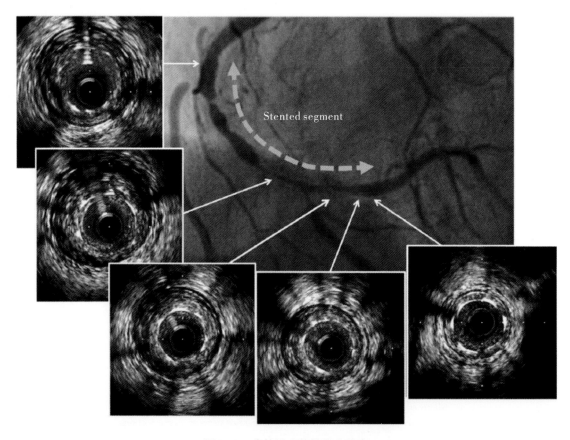

图 2-29 代偿性血管扩张和狭窄

该图显示一位右冠状动脉置放 DES，随后出现弥漫支架内再狭窄。血管内超声显示血管扩张明显部存在于支架置放部位。血管支架置入后正性重构具有较高的再狭窄率有关。在该例患者，另一种解释是炎症过程可能与支架聚合物或涂层药物有关，从而导致代偿性血管重构，这可以用来解释后期出现支架贴壁不良（LAISA）现象，但该例患者与支架贴壁不良无关

六、冠状动脉重构的研究展望

传统 IVUS 灰阶成像在获取冠状动脉重构现象的证据方面发挥着重要作用，IVUS 射频分析问世开辟了研究血管重构与斑块组成的新的可能性[60,76]。最近由非侵入性的血管成像，如多层螺旋 CT 在该领域广受研究者欢迎，主要是因为它可以确定血管重构和斑块组成关系（图 2-30）。多模态成像分析很可能将是下一步研究参与冠状动脉重构多种因素间关系的手段。一个很好的例子是与光学相干

断层扫描相结合，结合的血管内超声的穿透力，可能更加准确地研究接近管腔，并测量血管面积和分析斑块组成，同时我们也期待其他技术，如拉曼光谱分析技术或近红外光谱或触发成像技术的发展，进一步发挥这些技术在研究血管重构中的潜力。

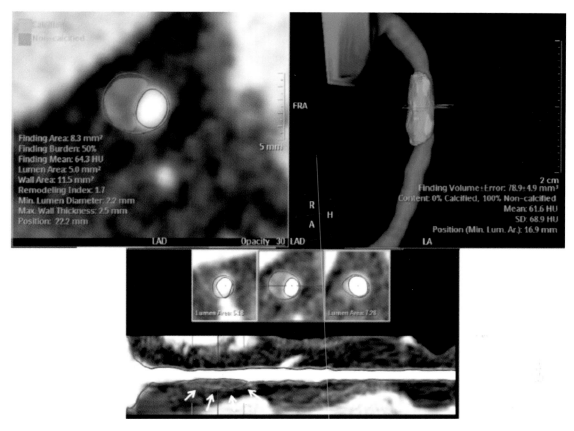

图 2-30　代偿冠状动脉重塑与多排螺旋 CT 断层扫描评估

由飞利浦特定的软件包进行重建，组织定性和定量分析这个病人冠状动脉左前降支。注意邻近最小管腔直径狭窄段斑块大小的变化，反映了正性重构（二维图像中的白色箭头所示）。非钙化斑块最可能为纤维脂肪性质

七、总结

冠状动脉重构是冠状动脉疾病的临床表现的决定因素之一，局部的血流动力学环境部分参与局部重构反应，但还需要进一步研究以确定并发现与重构相关因素，避免心脏事件的发生。

（张　铭　杜　杰）

参 考 文 献

[1]　Glagov S，Weisenberg E，Zarins CK，et al．Compensatory enlargement of atherosclerotic coronary arteries．N Engl J Med，1987，316：1371 - 1375．

[2]　Little WC，Constantinescu M，Applegate RJ，et al．Can coronary angiography predict the site of a subsequent myocardial infarction in patients with mild-tomoderate coronary artery disease? Circulation，1988，78：1157 - 1166．

[3]　Hermiller JB，Tenaglia AN，Kisslo KB，et al．In vivo validation of compensatory enlargement of atherosclerotic coronary

arteries. J Am Cardiol, 1993, 71：665－668.

［4］ Mintz G, Kent KM, Pichard AD, et al. Contribution of inadequate remodelling to the development of focal coronary artery stenoses. An intravascular ultrasound study. Circulation, 1997, 95：1791－1798.

［5］ Dangas G, Mintz GS, Mehran R, et al. Preintervention arterial remodelling as an independent predictor of target-lesion revascularization after nonstent coronary intervention: an analysis of 777 lesions with intravascular ultrasound imaging. Circulation, 1999, 99：3149－3154.

［6］ Pasterkamp G, Borst C, Gussenhoven EJ, et al. Remodelling of de novo atherosclerotic lesions in femoral arteries: impact on mechanism of balloon angioplasty. J Am Coll Cardiol, 1995, 26：422－428.

［7］ Hibi K, Ward MR, Honda Y, et al. Impact of different definitions on the interpretation of coronary remodelling determined by intravascular ultrasound. Catheter Cardiovasc Interv, 2005, 65：233－239.

［8］ Mintz G, Nissen E. American College of Cardiology Clinical Expert Consensus Document on Standards for Adquisition, Measurement and Reporting of intravascular ultrasound studies (IVUS). J Am Coll Cardiol, 2001, 37：1479－1482.

［9］ Jensen LO, Thayssen P, Mintz GS, et al. Intravascular ultrasound assessment of remodelling and reference segment plaque burden in type-2 diabetic patients. Eur Heart J, 2007, 28：1759－1764.

［10］ Sipahi I, Tuzcu EM, Schoenhagen P, et al. Static and serial assessments of coronary arterial remodelling are discordant: an intravascular ultrasound analysis from the Reversal of Atherosclerosis with Aggressive Lipid Lowering (REVERSAL) trial. Am Heart J, 2006, 152：544－550.

［11］ Tauth J, Pinnow E, Sullebarger T, et al. Predictors of coronary patterns in patients with myocardial ischemia. J Am Cardiol, 1997, 80：1352－1355.

［12］ Nishioka T, Luo H, Eigler NL, et al. Contribution of inadequate compensatory enlargement to development of human coronary artery stenosis: An in vivo intravascular ultrasound study. J Am Coll Cardiol, 1996; 27：1571－1576.

［13］ Hirose M, Kobayashi Y, Mintz GS, et al. Correlation of coronary arterial remodelling determined by intravascular ultrasound with angiographic diameter reduction of 20%～60%. J Am Cardiol, 2003, 92：141－145.

［14］ Nicholls SJ, Tuzcu EM, Kalidindi S, et al. Effect of diabetes on progression of coronary atherosclerosis and arterial remodelling: a pooled analysis of 5 intravascular ultrasound trials. J Am Coll Cardiol, 2008, 52：255－262.

［15］ Schukro C, Syeda B, Yahya N, et al. Volumetric intravascular ultrasound imaging to illustrate the extent of coronary plaque burden in type 2 diabetic patients. J Diabetes Complications, 2007, 21：381－386.

［16］ Kornowski R, Mintz GS, Lansky AH, et al. Paradoxic decreases in atherosclerotic plaque mass in insulin-treated diabetic patients. J Am Cardiol, 1998, 81：1298－1304.

［17］ Jiménez-Quevedo P, Sabaté M, Angiolillo D, et al. LDL-cholesterol predicts negative coronary artery remodelling in diabetic patients: an intravascular ultrasound study. Eur Heart J, 2005, 26：2307－2312.

［18］ Jiménez-Quevedo P, Suzuki N, Corros C, et al. Vessel shrinkage as a sign of atherosclerosis progression in type 2 diabetes: a serial intravascular ultrasound analysis. Diabetes, 2009, 58：209－214.

［19］ Vavuranakis M, Stefanadis C, Toutouzas K, et al. Impaired compensatory coronary artery enlargement in atherosclerosis contributes to the development of coronary artery stenosis in diabetic patients. Eur Heart J, 1997, 18：1090－1094.

［20］ Tamada H, Nishikawa H, Mukai S, et al. Nakano T. Impact of diabetes mellitus on angiographically silent coronary atherosclerosis. Circ J, 2003, 67：423－426.

［21］ Sabaté M, Kay IP, de Feyter PJ, et al. Remodelling of atherosclerotic coronary arteries varies in relation to location and composition of plaque. J Am Cardiol, 1999, 94：135－140.

［22］ Takeuchi H, Morino Y, Matsukage T, et al. Impact of vascular remodelling on the coronary plaque compositions: an investigation with in vivo tissue characterization using integrated backscatterintravascular ultrasound. Atherosclerosis, 2009, 202：476－482.

［23］ Higashikuni Y, Tanabe K, Yamamoto H, et al. Relationship between coronary artery remodelling and plaque composition in culprit lesions: an intravascular ultrasound radiofrequency analysis. Circ J, 2007, 71：654－660.

［24］ Kim SW, Mintz GS, Ohlmann P, et al. Comparative intravascular ultrasound analysis of ostial disease in the left main versus the right coronary artery. J Invasive Cardiol, 2007, 19：377－380.

［25］ Weissman NJ, Sheris SJ, Chari R, et al. Diver D-Intravascular ultrasonic analysis of plaque characteristics associated with coronary artery remodelling. J Am Cardiol, 1999, 84：37 - 40.

［26］ Britten MB, Zeiher AM, Schachinger V. Effects of cardiovascular risk factors on coronary artery remodelling in patients with mild atheorsclerosis. Coron Artery Dis, 2003, 14：415 - 422.

［27］ von Birgelen C, Hartmann M, Mintz GS, et al. Relation between progression and regression of atherosclerotic left main coronary artery disease and serum cholesterol levels as assessed with serial long-term (> or = 12months) follow-up intravascular ultrasound. Circulation, 2003, 108：2757 - 2762.

［28］ Hamasaki S, Higano ST, Suwaidi JA, et al. Cholesterol-lowering treatment is associated with improvement in coronary vascular remodelling and endothelial function in patients with normal or mildly diseased coronary arteries. Arterioscler Throm Vasc Biol, 2000, 20：737 - 743.

［29］ Schartl M, Bocksch W, Fateh-Moghadam S. Effects of lipid-lowering therapy on coronary artery remodelling. Coron Artery Dis, 2004, 15：45 - 51.

［30］ Yoneyama S, Arakawa K, Yonemura A, et al. Oxidized low-density lipoprotein and high density lipoprotein cholesterol modulate coronary arterial remodelling：an intravascular ultrasound study. Clin Cardiol, 2003, 26：31 - 35.

［31］ Farb A, Yousefi P, Malcom GT, et al. Arterial remodelling in the left coronary system. J Am Coll Cardiol, 1999, 34：760 - 767.

［32］ Hong MK, Park SW, Lee CW, et al. Elevated homocysteine levels might be associated with coronary artery remodelling in patients with stable angina：an intravascular ultrasound study. Clin Cardiol, 2002, 25：225 - 229.

［33］ Iwata A, Miura S, Mori K, et al. Associations between metabolic factors and coronary plaque growth or arterial remodelling as assessed by intravascular ultrasound in patients with stable angina. Hypertens Res, 2008, 31：1879 - 1886.

［34］ Rodriguez-Granillo GA, de Winter S, Bruining N, et al. EUROPA/PERSPECTIVE Investigators. Effect of perindopril on coronary remodelling：insights from a multicentre, randomized study. Eur Heart J, 2007, 28：2326 - 2331.

［35］ Stone PH, Coskun AU, Kinlay S, et al. Regions of low endothelial shear stress are the sites where coronary plaque progresses and vascular remodelling occurs in humans：an in vivo serial study. Eur Heart J, 2007, 28：705 - 710.

［36］ Escaned J, Baptista J, Di Mario C, et al. Significance of automated stenosis detection during quantitative angiography. Insights gained from intracoronary ultrasound imaging. Circulation, 1996, 94：966 - 972.

［37］ Alfonso F, Macaya C, Goicolea J, et al. Intravascular ultrasound imaging of angiographically normal coronary segments in patients with coronary artery disease. J Am Heart, 1994, 127：536 - 544.

［38］ Vita JA, Treasure CB, Ganz P, et al. Control of shear stress in the epicardial coronary arteries of humans：impairment by atherosclerosis. J Am Coll Cardiol, 1989, 14：1193 - 1199.

［39］ Stone PH, Gibson CM, Pasternak RC, et al. Natural history of coronary atherosclerosis using quantitative angiography in men, and implications for clinical trials of coronary regression. The Harvard Atherosclerosis Reversibility Project Study Group. J Am Cardiol, 1993, 71：766 - 772.

［40］ Burke AP, Kolodgie FD, Farb A, et al. Morphological predictors of arterial remodelling in coronary atherosclerosis. Circulation, 2002, 105：297 - 303.

［41］ Tronc F, Wassef M, Esposito B, et al. Role of NO in flow-induced remodelling of the rabbit common carotid artery. Arterioscler Thromb Vasc Biol, 1996, 16：1256 - 1262.

［42］ Ward MR, Pasterkamp G, Yeung AC, et al. Arterial remodelling mechanism and clinical implication. Circulation, 2000, 102：1186 - 1191.

［43］ Schoenhagen P, Vince DG, Ziada KM, et al. Relation of matrix-metalloproteinase 3 found in coronary lesion samples retrieved by directional coronary atherectomy to intravascular ultrasound observations on coronary remodelling. J Am Cardiol, 2002, 89：1354 - 1359.

［44］ Hong YJ, Mintz GS, Kim SW, et al. Impact of remodelling on cardiac events in patients with angiographically mild left main coronary artery disease. J Invasive Cardiol, 2007, 19：500 - 505.

［45］ Nakamura M, Nishikawa H, Mukai S, et al. Impact of coronary artery remodelling on clinical presentation of coronary artery disease: an intravascular ultrasound study. J Am Coll Cardiol, 2001, 37:63 – 69.

[46] P Schoenhagen, KM Ziada and SR Kapadia, et al. Extent and direction of arterial remodelling in stable versus unstable coronary syndromes: an intravascular ultrasound study. Circulation, 2000, 101:598 – 603.

[47] Kaji S, Akasaka T, Hozumi T, et al. Compensatory enlargement of the coronary artery in acute myocardial infarction. J Am Cardiol, 2000, 85:1139 – 1141.

[48] Kotani J, Mintz GS, Castagna MT, et al. Intravascular ultrasound analysis of infarct-related and non-infarct-related arteries in patients who presented with an acute myocardial infarction. Circulation, 2003, 107:2889 – 2893.

[49] Hong YJ, Jeong MH, Choi YH, et al. Positive remodelling is associated with more plaque vulnerability and higher frequency of plaque prolapse accompanied with post-procedural cardiac enzyme elevation compared with intermediate/negative remodelling in patients with acute myocardial infarction. J Cardiol, 2009, 53:278 – 287.

[50] Imazeki T, Sato Y, Inoue F, et al. Evaluation of coronary artery remodelling in patients with acute coronary syndrome and stable angina by multislice computed tomography. Circ J, 2004, 68:1045 – 1050.

[51] Motoyama S, Kondo T, Sarai M, et al. Multislice computed tomographic characteristics of coronary lesions in acute coronary syndromes. J Am Coll Cardiol, 2007, 50:319 – 326.

[52] Hammer-Hansen S, Kofoed KF, Kelbaek H, et al. Volumetric evaluation of coronary plaque in patients presenting with acute myocardial infarction or stable angina pectoris-a multislice computerized tomography study. Am Heart J, 2009, 157:481 – 487.

[53] Kawasaki T, Koga S, Koga N, et al. Characterization of hyperintense plaque with noncontrast T (1) -weighted cardiac magnetic resonance coronary plaque imaging: comparison with multislice computed tomography and intravascular ultrasound. JACC Cardiovasc Imaging, 2009, 2:720 – 728.

[54] Mizia-Stec K, Haberka M, Mizia M, et al. Coronary artery calcium score assessed by a 64 multislice computed tomography and early indexes of functional and structural vascular remodelling in cardiac syndrome X patients. J Nucl Cardiol, 2008, 15:655 – 662.

[55] Tanaka M, Tomiyasu K, Fukui M, et al. Evaluation of characteristics and degree of remodelling in coronary atherosclerotic lesions by 64-detector multislice computed tomography (MSCT). Atherosclerosis, 2009, 203 : 436 – 441.

[56] Kume T, Okura H, Kawamoto T, et al. Relationship between coronary remodelling and plaque characterization in patients without clinical evidence of coronary artery disease. Atherosclerosis, 2008, 197:799 – 805.

[57] Ohayon J, Finet G, Gharib AM, et al. Necrotic core thickness and positive arterial remodelling index: emergent biomechanical factors for evaluating the risk of plaque rupture. J Am Physiol Heart Circ Physiol, 2008, 295 : H717 – 727.

[58] Richardson PD, Davies MJ, Born GVR. Influence of plaque configuration and stress distribution on fissuring of coronary atherosclerotic plaques. Lancet, 1989, 2:941 – 944.

[59] Schaar JA, Muller JE, Falk E, et al. Terminology for high-risk and vulnerable coronary artery plaques. Eur Heart J, 2004, 25:1077 – 1082.

[60] García-García HM, Goedhart D, Schuurbiers JC, et al. Virtual histology and remodelling index allow in vivo identification of allegedly high-risk coronary plaques in patients with acute coronary syndromes: a three vessel intravascular ultrasound radiofrequency data analysis. EuroIntervention, 2006, 2 : 338 – 344.

[61] Uemura R, Tanabe J, Yokoyama H, et al. Impact of histological plaque characteristics on intravascular ultrasound parameters at culprit lesions in coronary artery disease. Int Heart J, 2006, 47:683 – 693.

[62] Hassani SE, Mintz GS, Fong HS, et al. Negative remodelling and calcified plaque in octogenarians with acute myocardial infarction: an intravascular ultrasound analysis. J Am Coll Cardiol, 2006, 47:2413 – 2419.

[63] Sabaté M, Serruys PW, van der Giessen WJ, et al. Geometric vascular remodelling after balloon angioplasty and beta-radiation therapy: A. three-dimensional intravascular ultrasound study. Circulation, 1999, 100:1182 – 1188.

[64] Okura H, Morino Y and Oshima A, et al, Preintervention arterial remodelling affects clinical outcome following stenting: an intravascular ultrasound study. J Am Coll Cardiol, 2001, 37:1031 – 1035.

［65］ Sahara M, Kirigaya H, Oikawa Y, et al. Arterial remodelling patterns before intervention predict diffuse in-stent restenosis: an intravascular ultrasound study. J Am Coll Cardiol, 2003, 42：1731 – 1738.

［66］ Finet G, Weissman NJ, Mintz GS, et al. Mechanism of lumen enlargement with direct stenting versus predilatation stenting: influence of remodelling and plaque characteristics assessed by volumetric intracoronary ultrasound. Heart, 2003, 89：84 – 90.

［67］ Kang WC, Oh KJ, Han SH, et al. Effect of preinterventional arterial remodelling on intimal hyperplasia after implantation of a polymer-based paclitaxel-eluting stent: angiographic and IVUS study. Int J Cardiol, 2007, 123：50 – 54.

［68］ Hassan AK, Bergheanu SC, Stijnen T, et al. Late stent malapposition risk is higher after drug-eluting stent compared with baremetal stent implantation and associates with late stent thrombosis. Eur Heart J, 2010, 31：1172 – 1180.

［69］ Virmani R, Guagliumi G and Farb A, et al. Localized hypersensitivity and late coronary thrombosis secondary to a sirolimus-eluting stent. Should we be cautious? Circulation, 2004, 109：701 – 705.

［70］ Jiménez-Quevedo P, Sabaté M, Angiolillo DJ, et al. DIABETES Investigators. Vascular effects of sirolimuseluting versus bare-metal stents in diabetic patients: three-dimensional ultrasound results of the Diabetes and Sirolimus-Eluting Stent (DIABETES) Trial. J Am Coll Cardiol, 2006, 47：2172 – 2179.

［71］ Tsutsui H, Ziada KM, Schoenhagen P, et al. Lumen loss in transplant coronary artery disease is a biphasic process involving early intimal thickening and late constrictive remodelling: results from a 5-year serial intravascular ultrasound study. Circulation, 2001, 104：653 – 657.

［72］ Fearon WF, Potena L, Hirohata A, et al. Changes in coronary arterial dimensions early after cardiac transplantation. Transplantation, 2007, 83：700 – 705.

［73］ Lim TT, Liang DH, Botas J, et al. Role of compensatory enlargement and shrinkage in transplant coronary artery disease. Serial intravascular ultrasound study. Circulation, 1997, 95：855 – 859.

［74］ Li H, Tanaka K, Chhabra A, et al. Vascular remodelling 1 year after cardiac transplantation. J Heart Lung Transplant, 2007, 26：56 – 62.

［75］ Schwarzacher SP, Uren NG, Ward MR, et al. Determinants of coronary remodelling in transplant coronary disease: a simultaneous intravascular ultrasound and Doppler flow study. Circulation, 2000, 101：1384 – 1389.

［76］ Rodriguez-Granillo GA, Serruys PW, Garcia-Garcia HM, et al. Coronary artery remodelling is related to plaque composition. Heart, 2006, 92：388 – 391.

［77］ P. Schoenhagen, Ziada KM, Kapadia SR, et al. Extent and direction of arterial remodelling in stable versus unstable coronary syndromes: an intravascular ultrasound study. Circulation, 2000, 101：598 – 603.

第三章　冠状动脉易损斑块

第一节　冠状动脉粥样硬化斑块

当今对进展性动脉粥样硬化斑块的认识主要来自于大量文献，这些文献主要涉及人类尸检冠状动脉病理研究，而病理生理学机制提供的关于 AS 细胞学进展的重要发现，主要来自于过去 60 年的小鼠模型研究。动脉粥样硬化的某些要素与动脉粥样硬化发展关系极为密切，尤其是巨噬细胞源性泡沫细胞、纤维帽厚度和斑块内出血参与动脉粥样硬化的进展，并已得到临床实践所证实。新型影像学方法显示，易损或高危斑块参与急性冠状动脉综合征的发生，诸如脂质代谢、炎症和细胞外基质等其他相关因素与动脉粥样硬化的关系则为临床药物治疗提供了新的思路，但目前需要临床试验以证实这些新疗法的有效性。随着介入方法治疗冠心病的广泛普及，对斑块结构及病理生理学机制深入的理解将同样有助于人们寻找到最佳的介入治疗策略。因此，全面理解冠状动脉粥样斑块的病理学是极为重要的事情。本章将从形态学、病理生理学、影像学三个方面介绍动脉粥样斑块的发生发展过程。

尽管人们在冠心病治疗、影像学诊断技术和基础研究方面已获得了许多重大进展，但冠心病依然是全球范围内致死率及致残率极高的一种严重疾病。动脉粥样硬化作为冠心病的主要病理基础，其成因极为复杂，与遗传、传统意义或非传统意义的危险因素密切相关。为了更深入地认识冠心病，我们需要对动脉粥样硬化的形态学特征和形成机制进行全面的研究和理解。1844 年，现代经典艺术家 Thorvaldsen 在哥本哈根皇家剧院因心源性猝死而死亡，其尸检报告首次使用了"斑块破裂"这一概念[1]。但直到 20 世纪早期，人们才真正开始关注到心源性猝死相关罪犯病变的病理学特征。Clark、Koch、Friedman 等多位著名病理学家发现动脉内膜层表面破裂、侵袭可导致冠状动脉血栓形成[2~4]。与此同时，Wartman、Patterson 及 Winternitz 等学者则注意到管壁内出血在冠状动脉粥样硬化病变进展过程中发挥着重要作用[5~7]。Friedman 利用系统的连续性病理切片方法，在动脉粥样硬化领域取得了重大突破，提出了多种病理形态学发现，这就为人们对斑块破裂的现代认识奠定了研究基础。采用 Leary[8] 所提出的"管壁内粥瘤脓肿（intramural atheromatous abscess）"这一描述性概念，Friedman 发现 98% 的动脉血栓性闭塞与动脉粥样硬化斑块内坏死物质密切相关[9]。因此，他提出斑块破裂可造成斑块内强致栓物质暴露于血液，从而诱发动脉血栓的形成。20 世纪 80 年代早期，Velican 在形态学方面观察到脂纹向纤维斑块、晚期动脉粥样斑块（合并出血、钙化、溃疡及血栓的动脉粥样斑块）进展的动态过程[10,11]，据此就提出了"动脉粥样硬化斑块进展"的早期概念。而另一位病理学先驱 Davies（1937—2002 年）在斑块破裂及相关病理特征这一领域倾注了毕生精力，详细描述了动脉粥样斑块破裂的特征，并阐明了炎症在易损斑块发展中的作用[12,13]。

这些先驱研究者在动脉粥样斑块如何进展、并最终导致急性冠脉综合征这一问题上做出了很大贡献。但值得注意的是，这些研究工作之间缺乏统一的专业术语和病理分型。为了解决这一问题，

Stary 博士于 20 世纪 90 年代中期在美国心脏学会（american heart association，AHA）专家小组的支持下创建了一个统一的 AHA 分型标准，将动脉粥样硬化病变分成 6 型：Ⅰ 型为内膜增厚，Ⅱ 型为脂纹，Ⅲ 型为中间/过渡型斑块，Ⅳ 型为具有完整内膜边界的粥样斑块，Ⅴ 型为纤维粥样斑块或表面为新生纤维结缔组织所覆盖的粥样斑块，Ⅵ 型为合并表面缺损、出血和（或）血栓的复杂斑块[14,15]。当时的观点认为，斑块破裂是冠状动脉血栓形成的唯一机制。

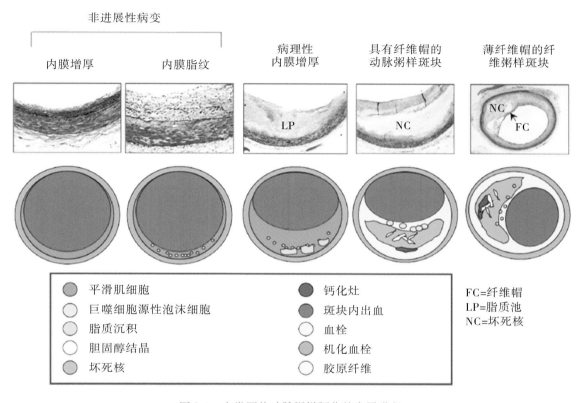

图 3-1 人类冠状动脉粥样硬化的发展进程

内膜增厚和脂纹（AHA 分型 Ⅱ 型，亦称黄色瘤）为非进展性病变。病理性内膜增厚（AHA 分型 Ⅲ 型）是进展性斑块的初始阶段，表现为富含蛋白多糖的无细胞脂质池形成，炎症细胞通常局限于斑块的管腔面。纤维粥样斑块以坏死核形成为特征，坏死核区域可见细胞残骸、胆固醇单水结晶，伴不同程度的钙化或斑块内出血。薄纤维帽的纤维粥样斑块是动脉粥样硬化的晚期病变，具有相对更大的坏死核、更薄的纤维帽。

此后，Virmani 团队建立一个全球病例数最多的突发冠心病猝死尸检病理数据库，研究发现，AHA 关于动脉粥样硬化病变的分型方法并不完美。首先，AHA 分型将斑块破裂视为血栓形成唯一机制的这一论断并不全面，斑块糜烂、钙化小结亦可诱发冠状动脉血栓形成[16]。其次，这种分型方法并没有重视薄纤维帽纤维粥样斑块（易损斑块）的潜在病理学意义。目前观点认为，薄纤维帽的纤维粥样斑块是斑块破裂的前驱状态。更重要的是，动脉粥样硬化进程极为复杂，在实际工作中难以按照这种标准进行合理分型。正基于上述不足，Virmani 对 AHA 分型进行了修改，用描述性术语替代 Ⅰ~Ⅳ 数字分型，提出了一种全新的动脉粥样硬化病变分型标准，见图 3-1、图 3-2 及表 3-1，包括适应性（代偿性）内膜增厚、内膜脂纹（或黄色瘤）、病理性内膜增厚、纤维粥样斑块，而纤维粥样斑块又可分为早期和晚期纤维粥样斑块[16]。由于 AHA 的 Ⅴ 型和 Ⅵ 型病变未能完全涵盖三种特殊形态学特征的斑块（破裂、糜烂及钙化小结），而且也无法体现出这三种病变与稳定性斑块（稳定型心绞痛患者斑块的典型特征）的内在联系，故Ⅴ型和Ⅵ型病变彻底被废弃。但 Virmani 的分型也并不完全令人满意。这种描述性术语仍然无法体现出斑块破裂、糜烂之后的愈合机制。此外，Virmani 标准未能重视慢性完全闭塞病变（chronic total occlusions，CTO）的病理生理意义，未将 CTO 病变纳入病理分型。在临床中，冠心病猝死病例中有 30% 的病变就是 CTO 病变，更重要的是，猝死可能是这些 CTO 病变患者的首发临床表现。

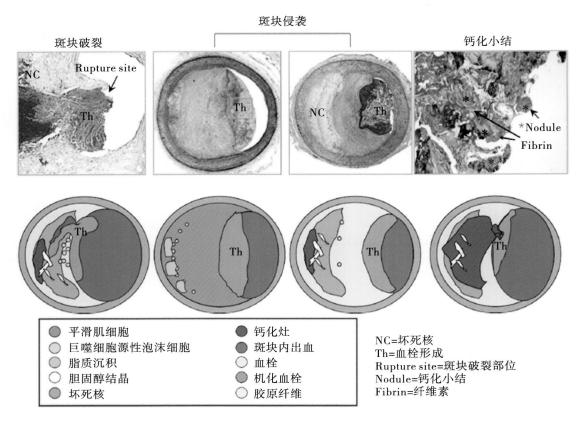

图 3-2　冠状动脉血栓形成的病理基础

薄纤维帽的纤维粥样斑块是斑块破裂的前驱状态。斑块破裂是冠状动脉血栓形成的主要病理基础。而斑块侵袭和钙化小结则是致冠状动脉血栓形成的另外两种动脉粥样硬化病变（缺乏明确的AHA 分型）。侵袭可发生于病理性内膜增厚、纤维粥样斑块。钙化小结是导致血栓形成的一种罕见机制，病理表现为片状钙化灶突出于血管腔。

表 3-1　基于 AHA 分型，Virmani R[16] 所提出的动脉粥样硬化病变的分类方法

形态学分类	病理特征	血栓
内膜非动脉粥样硬化病变		
内膜增厚	内膜可见平滑肌细胞聚集，但无脂质沉积或巨噬细胞源性泡沫细胞浸润	无
脂纹（内膜黄色瘤）	内膜表层可见泡沫细胞浸润，无坏死核或纤维帽形成。根据动物实验和人类观察研究，这种病变常可逆转	无
进展性动脉粥样硬化病变		
病理性内膜增厚	内膜富含平滑肌细胞，伴蛋白多糖、局灶性细胞外脂质的沉积	无
具有纤维帽的动脉粥样斑块	早期坏死核：表面为纤维帽所覆盖的脂质池形成，脂质池局部可见巨噬细胞浸润 晚期坏死核：细胞外基质消失，可见大量细胞残骸。坏死核管腔面为纤维帽覆盖	无
薄纤维帽的纤维粥样斑块	薄纤维帽（厚度 <65μm）内可见巨噬细胞、淋巴细胞浸润，偶可见少量平滑肌细胞；坏死核相对较大，并可见斑块内出血或纤维素形成	无
诱发急性血栓的病变		
斑块破裂	纤维粥样斑块的纤维帽破裂，血管腔形成的血栓与坏死核直接接触	闭塞/非闭塞性血栓
斑块侵蚀	通常继发于病理性内膜增厚、纤维粥样斑块。血栓与坏死核之间无直接联系	通常为非闭塞性血栓
钙化小结	在纤维钙化斑块（无坏死灶或可见小的坏死灶）基础上发生的钙化小结脱垂	通常为非闭塞性血栓
合并机化血栓的病变		
无钙化的纤维化病变 纤维钙化病变（伴/不伴坏死核）	共同特点是斑块富含胶原，伴血管腔严重狭窄。病变内可见体积较大的钙化灶，但炎症细胞数量较少，无坏死灶，提示侵袭/破裂已修复愈合	无

　　本节将主要介绍动脉粥样硬化进展不同阶段时冠状动脉病变的结构特征，同时重点介绍不稳定斑块破裂、修复并最终进展至合并严重狭窄的稳定性病变的潜在病理机制。

一、冠状动脉非进展性病变

　　在显微镜下，内膜增厚（AHA 分型 I 型）是血管的最早期病理改变，主要是由平滑肌细胞、细胞外基质所组成。有研究显示，35% 的新生儿即可发现内膜增厚，出生时内膜/中膜比值为 0.1，但到 2 岁时这一比值可达 0.3[17]。尽管内膜增厚在易发生动脉粥样硬化的动脉（冠状动脉、颈动脉、腹主动脉、髂动脉）段极为常见，但目前观点却仍然将它视为一种正常的或适应性内膜改变，其依据是内膜增厚局部平滑肌细胞增生能力极低，具有抗凋亡的特性[18~20]。

　　内膜脂纹为 AHA 分型 II 型病变，亦称为黄色瘤。病变主要是由大量的巨噬细胞源性泡沫细胞、散在的平滑肌细胞所组成。尽管内膜脂纹在 AHA 分型中被视为动脉粥样硬化的早期病变，但人和动

物的相关研究却提示它可能并不代表动脉粥样硬化病变的进展，它在大多数情况下是一种可逆状态[21,22]。在人类，有研究显示脂纹可完全逆转，特别是 15～30 岁年轻个体在胸主动脉、右冠状动脉所发生的脂纹[23~25]。在这些研究中，15～25 岁的年轻个体即可在胸主动脉、右冠状动脉中段观察到脂纹病变形成，但在 25～30 岁组中却未能观察到此病理改变。尸检研究也证实，冠状动脉脂纹的发生率明显低于其他动脉粥样硬化病理分型。尽管目前对黄色瘤中巨噬细胞的聚集及消退、平滑肌细胞凋亡区域脂质和细胞外基质的沉积并形成"脂质池"这两方面的病理生理学机制尚不完全清楚，但对这些问题的深入研究将有助于人们明确动脉粥样硬化发展进程中的可逆阶段与不可逆阶段之间的临界点，为冠心病的治疗提供新的视角。

二、病理性内膜增厚——进展性动脉粥样硬化斑块的最早期病变

按照 AHA 分型，病理性内膜增厚（pathologic intimal thickening，PIT）为动脉粥样硬化的Ⅲ型病变。目前的观点认为，它是进展性动脉粥样硬化斑块的最早期表现。在 PIT 病变中，靠近血管腔的内膜成分主要是成熟的平滑肌细胞和细胞外基质（主要是蛋白多糖、Ⅲ型胶原蛋白）所组成，而在靠近中膜的内膜层则可见"脂质池"[16]。在"脂质池"区域，典型的病理表现是可见脂质沉积，并有大量的透明质酸、蛋白多糖（如 versican）成分，但缺乏平滑肌细胞成分。据推测，"脂质池"的形成机制可能与蛋白多糖成分沉积有关，其依据是"脂质池"完全形成之前的局部区域可见大量二聚糖（biglycan）、核心蛋白多糖等蛋白多糖成分沉积于内膜平滑肌细胞之间，这些蛋白多糖可诱导脂质沉积和平滑肌细胞凋亡，从而加速"脂质池"的形成。这一假说目前缺乏直接的实验证据，但有研究已证实蛋白多糖葡糖胺多糖链的构象改变是动脉粥样硬化形成的初始步骤，它有助于蛋白多糖与致动脉粥样硬化的脂蛋白发生偶联结合，促使动脉粥样硬化斑块形成[26,27]。

PIT 另外一个重要的病理特征是在病变内膜的管腔面可见巨噬细胞的浸润。然而，并不是所有的 PIT 病变均具有这一表现。Nakashima[26] 对冠状动脉分叉部位早期进展性动脉粥样硬化病变进行研究就发现，PIT 病变如果存在巨噬细胞聚集则表明这一病变已发展到更加严重的阶段，为相对晚期的 PIT 病变。目前，PIT 病变巨噬细胞聚集的成因尚未完全清楚，可能与"脂质池"所表达、但尚未为人所识别的某些特异性蛋白有关——这些蛋白可诱导巨噬细胞浸润于 PIT 病变。在"脂质池"中，可见及不同程度的游离胆固醇沉积，表现为空的、完好的晶体样结构。PIT 病变中游离胆固醇的来源仍是一个待解之谜。传统观点认为，细胞外沉积的脂质成分主要来自于死亡的泡沫细胞。但这种假说实际上难以成立，因为脂质池区域并无巨噬细胞，这些清道夫细胞主要存在于 PIT 病变内膜管腔面。所以，血浆脂蛋白颗粒可能是细胞外脂质成分的主要来源。有研究显示，脂质池成分与血浆脂蛋白保持着高度相似性[28,29]。此外，有观点推测 PIT 病变深层内膜（靠近中膜侧）的游离胆固醇来自于凋亡平滑肌细胞的脂质细胞膜成分[30]，其证据是利用过碘酸 – 雪夫染色法（即 PAS 糖原染色法）在"脂质池"深层内膜附近可观察到凋亡平滑肌细胞的残余基膜。有些实验研究发现，斑块形成早期阶段的平滑肌细胞在高胆固醇环境下可发生内在表型改变；高胆固醇血症还在平滑肌细胞凋亡调控过程中发挥着重要作用，但对细胞之间相互作用、斑块微环境的调控作用则相对较弱[31,32]。大量临床研究也支持这一观点，通过他汀类药物强化治疗高胆固醇血症则可明显降低主要心血管事件的发生率[33]。

PIT 的第三个主要病理特征是可见微小钙化。这主要需要利用矿化结节染色法（von Kossa 染色）等特殊的阴离子染色法才可见及。透视电镜也可用于观察钙化，PIT 病变时在钙化结晶周围还可观察到凋亡的平滑肌细胞残体。常规 HE 染色也可用来观察未进行脱钙处理的动脉钙盐沉积。值得指出的是，PIT 中这些微小钙化的临床意义尚待明确。

三、晚期合并坏死核的动脉粥样斑块（atheroma，亦称粥样瘤）

（一）纤维粥样斑块（fibroatheroma，亦称纤维粥样瘤） 纤维粥样斑块（AHA 分型Ⅳ型病

变）是动脉粥样硬化进展过程中的一个晚期阶段，其特征是无细胞成分的坏死核形成——这是与 PIT "脂质池" 迥然不同的病理表现[16]。根据病理特征的差异，Virmani R 又将纤维粥样斑块分成了两种不同亚型，即合并 "早期坏死核"、"晚期坏死核" 的纤维粥样斑块，此种分型也有助于我们对坏死核形成、发展机制进行深入的理解。"早期坏死核" 的特点是在脂质池可见巨噬细胞浸润、游离胆固醇含量增加及细胞外基质结构的崩解。合并 "早期坏死核" 斑块的基质成分主要为透明质酸、多能聚糖（versican）、双糖链蛋白多糖。而 "晚期坏死核" 斑块中这些细胞外基质则相对缺乏，可能与巨噬细胞局部浸润、合成的基质蛋白酶加速了上述细胞外基质成分分解有关。值得注意的是，坏死核区域的大部分巨噬细胞将随着坏死核的发展而趋于凋亡。"晚期坏死核" 不同于 "早期坏死核" 的另外一个重要特征是可见游离胆固醇聚集，在常规组织切片中表现为脂质空泡。巨噬细胞游离胆固醇的代谢在一定程度上受再酯化作用的影响，主要涉及酰基辅酶 A 酰基胆固醇转运酶 1（acyl coenzyme A：acylcholesterol transferase 1，ACAT1）[34]。在细胞培养[35,36]或动物实验[37]中，诱导 ACAT1 表达或活化可激活相关的信号通路，促使坏死核形成。ACAT1、巨噬细胞凋亡、凋亡细胞吞噬性清除不完全共同参与了 "晚期坏死核" 纤维粥样斑块的发生[34,38]。此外，众所周知，坏死核大小是斑块易损性的重要预测因素之一[16,39]。

纤维帽是斑块表面、覆盖于坏死核之上的纤维组织，与坏死核周围的结构完全不同。在动脉粥样硬化病变向晚期纤维粥样斑块发展的过程中，纤维帽在保护坏死核内容物方面发挥着至关重要的作用。纤维帽在斑块发生破裂之前将会变得越来越薄，其机制将在下文中加以讨论。

1. 斑块脂质成分的改变与动脉粥样硬化的进展　目前，利用生化方法对斑块脂质成分进行分析的病理研究数量相对较少，但结果均显示各种形式胆固醇的转变可能与动脉粥样硬化进展密切相关[40,41]。Katz 等学者的研究显示，脂纹的胆固醇成分主要是酯化胆固醇，游离胆固醇含量则相对较少；而病理性内膜增生、纤维粥样斑块却恰好相反，游离胆固醇相对更多[41]。在 Felton 的研究中，游离胆固醇的含量与斑块不稳定性有关，斑块趋于破裂的过程中可见斑块内游离胆固醇、胆固醇酯和游离/酯化胆固醇比率增加，而三酰甘油含量则无明显变化[40]。Virmani 的研究也证实了脂质成分在冠状动脉猝死易损斑块中的重要作用，与侵袭性斑块或稳定性斑块相比，破裂斑块的胆固醇空泡比例更高[16]。

2. 巨噬细胞凋亡促使坏死核体积增大（图 3-3）　对于参与诱导巨噬细胞迁移、凋亡和坏死的具体炎症因子和准确的细胞信号通路，目前尚未完全清楚。Tabas 团队[42]及其他研究者[43,44]利用小鼠模型研究显示，内质网应激途径（endoplasmic reticulum stress，ERS），亦称非折叠蛋白应答（unfolded protein response，UPR），是斑块内巨噬细胞死亡的主要机制。坏死核的凋亡巨噬细胞聚集、巨噬细胞吞噬清除能力的下降这两方面可直接导致坏死核体积增大，故推测 ERS 途径的调控在坏死核增大过程中发挥着至关重要的作用[45,46]。

多种清道夫受体可参与巨噬细胞对凋亡细胞的吞噬清除过程，从而发挥了抑制炎症的作用[47,48]。因此，这一过程中所涉及的信号分子正受到越来越多学者的关注。Mallat[49]发现，乳脂球上皮生长因子-8（milk fat globule-EGF factor 8，Mfge8）亦称乳黏素（lactadherin），可能是联系细胞凋亡、吞噬清除及随后坏死的一种桥梁信号分子。在该研究中，Mallat 将 LDL 受体缺陷小鼠经辐射诱导骨髓功能障碍，然后移植 Mfge8 缺陷小鼠的骨髓细胞，导致 LDL 受体缺陷受体小鼠体内巨噬细胞难以吞噬清除凋亡细胞，全身和动脉粥样硬化斑块可见大量凋亡小体聚集。凋亡小体的聚集可明显加速动脉粥样硬化的发展，同时通过保护性 T 细胞减少抗炎因子 IL-10 的生成，加剧炎症反应。除了乳黏素之外，斑块内的其他可能分子也与凋亡细胞和凋亡小体的吞噬清除障碍有关，包括 Fas 配体、谷氨酰胺转移酶-2（transglutaminase-2，TG2）[50,51]。总而言之，这些研究证实细胞调控通路中的信号分子参与了斑块坏死核体积的增大、动脉粥样硬化的进展。

Mertk 作为磷脂酰丝氨酸偶联配体 Gas6 的酪氨酸激酶受体，是参与吞噬清除凋亡细胞的另一个

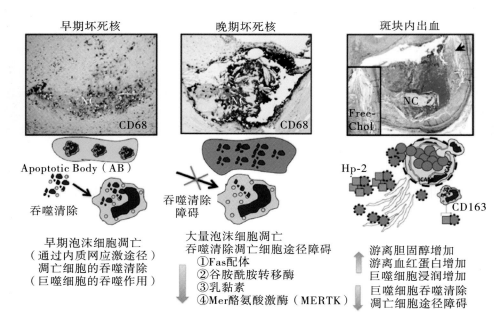

图 3-3　在人类冠状动脉斑块中坏死核增大的可能机制

　　早期纤维粥样斑块的特征是在脂质池中可见大量的蛋白多糖和 CD68⁺巨噬
细胞，一般无平滑肌细胞（左图）。在坏死核区域（NC），可见具有吞噬凋亡小体（ABs）作用的巨噬细胞浸润。随着病变进展，晚期坏死核形成，病理表现为大量巨噬细胞死亡、细胞裂解、细胞外基质降解并消失（中图）。此图中可见游离的凋亡小体，提示巨噬细胞对凋亡细胞的吞噬清除能力下降。左图说明斑块内出血可加速坏死核的快速增大，其原因是红细胞可提供大量游离胆固醇（Free-Chol，箭头所示），从而导致继发炎症的发生。局部浸润的巨噬细胞可通过 CD163 受体对血红蛋白/结合珠蛋白复合物加以清除，但其效率受损（备注：Free-Chol：游离胆固醇；Hp-2：2 型表型的结合珠蛋白；ICAM：细胞间黏附分子；NC：坏死核；VCAM：血管细胞黏附分子）

信号分子^[52]。Mer 酪氨酸激酶的活性可促使吞噬细胞的细胞骨架发生 ανβ5 整合素依赖的聚合反应，从而有利于凋亡小体的内化^[53]。Mertk 缺陷（MertkKD）小鼠就证实了胸腺细胞凋亡内化的重要性，可导致继发狼疮样自身免疫性炎症反应^[53,54]。与这些研究结果相近，MertkKD/ApoE 敲除小鼠以高脂饮食饲养 10 周或 16 周之后可见明显的细胞凋亡增加、坏死斑块增大，表明与巨噬细胞吞噬清除相关的受体缺陷也可促进坏死并加速动脉粥样硬化的进展^[52]。因此，参与吞噬清除的巨噬细胞受体是稳定斑块的一个新治疗靶点。

　　尽管多个动脉粥样硬化小鼠模型提示巨噬细胞对坏死细胞的吞噬清除与坏死核体积缩小之间存在着一定联系，但二者是否存在因果联系尚不清楚。此外，巨噬细胞吞噬清除在人体坏死核增大过程中的作用尚未明确。然而，有效清除凋亡小体从理论上来说可抑制继发炎症的反应强度。

　　3. 斑块内出血对坏死核体积的影响（图 3-4）　斑块内出血可造成胆固醇单水结晶的沉积，并增加斑块的不稳定性。上图为非血管部位出血（出血性心包炎）的病理切片，可见游离胆固醇结晶（箭头所示），提示出血可致胆固醇沉积。Gypcophorin A（GpA）染色可特异性标记红细胞，在胆固醇结晶周围可见大量红细胞。在出血周围，也可见泡沫样巨噬细胞形成（Mφ）。下图为易损斑块，纤维帽内可见巨噬细胞浸润，GpA 染色阳性细胞与铁沉积伴行。此外，免疫组化染色在斑块内可见渗漏的微血管（内皮细胞 vWF 染色呈棕褐色）。

　　通常观点认为，凋亡的巨噬细胞是斑块内游离胆固醇的重要来源^[55]。然而，坏死核内游离胆固

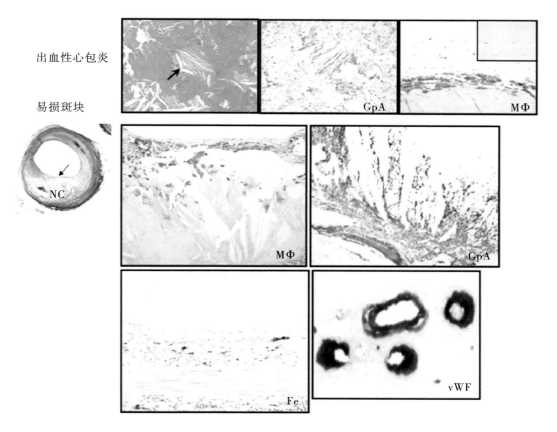

图 3-4 滋养血管渗漏导致斑块内出血

醇可能还有其他的来源，如斑块内出血。Virmani R 研究就发现，在斑块破裂或严重冠状动脉病变所致的死亡患者中，斑块内出血是极为常见的一种病理现象。冠状动脉斑块内出血所带来的红细胞脂质膜可加速纤维粥样斑块坏死核体积的增大，并促进巨噬细胞浸润于晚期不稳定斑块[56]。

因斑块内出血可反复发生，故有理由相信红细胞是斑块中游离胆固醇最为主要的来源[57]。红细胞细胞膜富含脂质成分（占胞膜质量的 40%），而且红细胞游离胆固醇含量也明显高于其他类型细胞[58]。鞘磷脂酶为动脉内皮细胞、巨噬细胞所分泌，可水解 LDL 所含的鞘磷脂。在晚期动脉粥样硬化斑块中，鞘磷脂酶的活性增加，可催化红细胞细胞膜释放出游离胆固醇[55,59]。另外，大量的细胞膜胆固醇可逐步分离，从而形成不溶解的质膜区，后者全部由胆固醇按照尾对尾方向排列成晶体状结构[30]。利用免疫组化研究发现，在人晚期冠状动脉粥样斑块中，红细胞血型糖蛋白-A（一种红细胞特异性蛋白抗原）染色呈强阳性，这标志着局部存在陈旧性斑块内出血；而在早期斑块中，这种蛋白标志常无表达或弱阳性[56]。

斑块内红细胞质膜大量堆积所诱发的病理反应与血管外其他部位出血性疾病的反应极为相似[60,61]。例如，上颌窦静脉、淋巴管阻塞可造成局部微出血，随后血液持续地流入上颌窦将导致红细胞大量积聚[62]。上颌窦引流不畅使得此部位红细胞源性游离胆固醇难以及时被清除，因此可导致胆固醇积聚、胆固醇结晶形成，并诱发肉芽肿样反应，这种肉芽肿反应与许多晚期冠状动脉粥样斑块的病理表现相近。Virmani R 研究也发现，出血性心包炎时红细胞渗出部位外周可见泡沫样巨噬细胞包绕，并伴铁沉积，类似于出血性坏死核斑块（图3-4）。因此，除了大量脂质、巨噬细胞（可有效清除红细胞和其他细胞残骸）吞噬能力下降之外，斑块内红细胞数量也可影响斑块坏死核的生化组成和体积大小[45]。坏死核出血在颈动脉粥样斑块中是极为常见的病理性事件，并与斑块内新生血管形成有关。

4．血红蛋白的毒性及其所诱发炎症反应　渗出的红细胞是潜在的致炎物质，可诱导单核-巨噬细胞迁移、聚集于动脉粥样斑块。目前，人们尚不完全清楚这一过程中炎症细胞迁移的准确信号通路。有研究显示，斑块内血凝块的蛋白成分可能参与了细胞活化[63,64]。此外，渗出红细胞质膜表面的多种受体也参与炎症过程，可与血液中的各种炎症趋化因子（如单核细胞趋化因子-1）结合，从而诱导了巨噬细胞向斑块出血区域的迁移[65]。

斑块内出血通常发生于斑块内富含泡沫细胞的区域，滋养血管周围的巨噬细胞在吞噬红细胞之后激活，可产生蜡样脂褐素和铁[66]。当巨噬细胞无法充分清除渗出的红细胞时，局部红细胞释放出大量的游离血红蛋白，可导致局部组织的氧化性损伤，加剧斑块炎症反应程度[67]。血红蛋白还具有其他生物活性，可促使血管保护性调节因子一氧化氮失活，并可通过脱氧化反应将氧化血红蛋白和一氧化氮转化为高铁血红蛋白和硝酸盐，进一步加剧斑块组织损伤。游离血红蛋白的大量释放将进一步加剧炎症反应的强度，它可通过脱氧化反应将氧化血红蛋白、一氧化氮转化为高铁血红蛋白、硝酸盐，促使血管保护性调节因子一氧化氮失活，从而加剧炎症损伤。结合珠蛋白（haptoglobin，Hp）作为一种保护性机制，可拮抗血红蛋白毒性[68]。它在血浆中含量丰富，可结合过量的血红蛋白，从而抑制血红蛋白所诱发的氧化性损伤和炎症反应强度。在动脉粥样斑块中，Hb-Hp 复合物的清除主要涉及具有免疫抑制作用的 M2 型巨噬细胞所表达的 CD163 受体[69,70]。Virmani R 初步研究就显示，CD163 阳性巨噬细胞的数量和功能可能与动脉粥样硬化进展有关。此外，人类 Hp 存在两类等位基因（分别命名为 Hp1、Hp2），Hp 基因多态性是影响斑块内出血诱发氧化、炎症反应的主要决定因素之一。小鼠研究表明，Hp1-1 表型具有抑制炎症的作用，而 Hp2-2 表型的 Hp 则可能加剧炎症[71]。

5．新生血管形成　正常冠状动脉外膜局部存在一个极为精细的微血管网，称之为滋养动脉（vasa vasorum，Vv）。一般情况下，正常冠状动脉中膜层、适应性内膜增厚时靠近管腔的血管壁通常缺乏 Vv[72]。传统观点认为，Vv 在起源上应属于动脉。但有证据[73,74]证实，Vv 还与静脉相贯通。在结构上，正常冠状动脉 Vv 是由紧密黏附于基膜之上的单层内皮细胞所组成，其周围可见单层或多层周细胞屏障，后者可抑制血细胞的漏出[75]。

随着动脉粥样硬化斑块进展，Vv 数量亦随之增加，尤其是薄纤维帽的纤维粥样斑块和破裂斑块中的 Vv 数量最为丰富。冠状动脉微血管的分布存在明显的区域差异，Vv 在外膜最多，内膜－中膜交界处次之，而坏死核区域周围则最少。斑块内 Vv 通常也具有完整的基底膜结构，其与血管外膜微血管的主要不同在于斑块内 Vv 内皮细胞之间缺乏有效细胞连接，导致斑块内 Vv 通透性增加，病理上表现为炎症细胞特别是巨噬细胞、T 淋巴细胞黏附、包绕于无内皮连接的血管"渗漏"部位[76]。在进展性动脉粥样斑块内，不成熟的新生血管周围通常缺乏周细胞屏障，难以有效阻止血管内红细胞的大量外渗，从而也加重了斑块内出血。而斑块滋养血管内的血小板则具有抑制斑块内出血的生理作用，其间接证据为肿瘤或炎症时血小板的存在可有效地防止器官内出血[77]。

（二）钙化与动脉粥样斑块进展　冠状动脉的早期病理性内膜增厚病变即可观察到钙化，但脂纹则无此病理现象[78]。据推测，凋亡的平滑肌细胞是冠状动脉病变钙化的初始起源。平滑肌细胞凋亡后可形成肉眼无法看见的膜结合囊泡，后者极易发生钙化。随着微小钙质沉积的融合，局部将形成大的、常规影像学技术可见的钙质颗粒或结节。在晚期冠状动脉粥样斑块中，钙化呈片层状结构，并与包括坏死核在内的、胶原和平滑肌细胞所组成的纤维组织融为一体。结节性钙化是最为少见的一种钙化病变，在病理上表现为多个、小的钙质碎片，它们之间常为纤维蛋白所分隔。它通常见于高龄患者的迂曲动脉，这些部位的钙化性结节有时可表现为成骨形成（骨化过程），其间伴骨髓形成。尸检冠状动脉 X 线光检查显示，冠状动脉钙化有四种表现形式，即斑片状钙化、局灶性结节钙化、多灶性钙化、弥漫性钙化[79]。在冠心病猝死患者中，钙化与患者年龄有关：40 岁以下患者，尸检 X 线钙化阳性率为 46%；50～60 岁患者，钙化阳性率 79%；而 60 岁以上猝死患者在 X 线检查下均可见钙化病变（100%）；与男性患者相比，女性患者冠状动脉发生钙化的年龄要晚 10 年；在 80 岁时，女性患者和男性患者钙化阳性率趋于一致[80]。以控制动脉粥样硬化危险因素为靶点的全身性药物治疗对冠状动脉钙化病变可能缺乏有效性，难以改变钙化病变的体积[81]。Virmani R 前瞻性研究显示，钙化对于斑块易损性的影响与高龄密切相关，在大多数情况下与基础合并疾病无关。尽管 80% 以上的破裂斑块在病理上均可发现钙化，但在管腔狭窄 >75% 的稳定性纤维钙化病变或已愈合的破裂斑块中钙化的检出率将更高，因此，以钙化为基础的影像学技术鉴别易损斑块是一种并不可靠的诊断方法。利用电子束体层摄影（即电子束 CT）评价钙化目前仅作为斑块负荷的标志，尽管绝对钙化积分实际上无法诊断易损或稳定斑块，但有研究却显示，电子束 CT 评价钙化积分这一方法可预测有症状或无症状冠心病患者是否发生远期心血管事件[82,83]。此外，一项最新临床研究显示，利用 CT 诊断出的大钙化灶是急性冠脉综合征的阴性预测因素，而斑片状钙化则是正性重构、斑块相对密度值（CT 值）<30 亨氏单位（Hounsfield unit，HU）的阳性预测因素[84]。

四、易损斑块和血栓（图 3-2）

（一）薄纤维帽的纤维粥样斑块（thin-cap fibroatheromas，TCFA）　TCFA 是一类具有与破裂斑块相近形态学特征的冠状动脉粥样病变，因易发生斑块破裂和血栓性事件，故人们更习惯将 TCFA 称为易损斑块。与稳定斑块相比，易损斑块的坏死核体积相对较大，其表面所覆盖的纤维帽厚度较薄但结构仍完整（破裂斑块纤维帽连续性中断），纤维帽其间平滑肌细胞含量较低或完全无平滑肌细胞成分，可见巨噬细胞浸润[16]。目前，易损斑块的定义将纤维帽厚度设为≤65μm，其依据是尸检病理研究发现破裂斑块残留纤维帽的平均最小厚度为 23±19μm，其中 95% 的纤维帽厚度均 <65μm[85]。

尽管 TCFA 与破裂斑块有许多相似之处，但前者的坏死核体积相对较小，且钙化极为少见。血管横断面病理切片显示，TCFA 管腔狭窄程度通常较轻，而破裂斑块狭窄程度则更严重，破裂斑块发生非闭塞性血栓时的管腔狭窄程度则低于闭塞性血栓部位[86]。TCFA 和斑块破裂最显著的区别还表现于细胞浸润的差异，病理镜检可见 TCFA 所浸润的巨噬细胞数量相对较少、含铁血黄素沉积较轻，而斑块内出血则较为多见[61]。

（二）斑块破裂　斑块破裂常可导致临床死亡事件，在病理上表现为斑块坏死核体积相对较大、局部不连续的薄纤维帽（平均厚度为 23±19mm）及斑块表面血栓形成。纤维帽的主要成分为 I 型胶原，并可见不同程度的巨噬细胞和淋巴细胞；即使存在 α-肌动蛋白阳性的平滑肌细胞，其数量也极为稀少。在邻近斑块破裂（纤维帽连续性中断）部位，管腔血栓为富含血小板的白色血栓，通常并不造成血管管腔的完全阻塞；而在血栓近端或远端延展部分，血栓则为网状纤维蛋白和红细胞所组成的红色血栓。大量文献显示，纤维帽在其最薄弱部位发生破裂，通常发生于斑块肩部区域，但也有例外。Virmani R 的研究就显示，有一半病例的斑块破裂部位位于纤维帽中部。斑块破裂的病理生理学机制尚不完全清楚，但可能与 MMPs、高血流剪切力的区域、应力点、巨噬细胞钙化和铁沉积有关，这些因素在薄纤维帽的纤维粥样斑块破裂事件中发挥着重要作用[87~89]。近来，有学者开始探讨稳定性斑块与不稳定性斑块之间基因表达的差异。Papaspyridonos 等研究发现，斑块不稳定与 18 种基因表达异常有关，包括基质金属蛋白酶、ADAMDEC1、视黄酸受体感应器-1、半胱氨酸蛋白酶 legumain（MMPs 和组织蛋白酶的可能激活剂）[89]。此外，驱动蛋白分子 6（kinesin-like protein 6，KIF6）是参与细胞内转运的"分子马达"家族成员，其 Trp719Arg 等位基因多态性与冠心病事件风险增加直接相关，并提示此类患者接受他汀治疗的获益更大[90,91]。其他与冠脉事件相关的可能基因尚待研究[92,93]。

（三）斑块侵袭　动脉粥样斑块破裂是冠脉猝死的主要原因[94]，这种观点是基于尸检和血管造影研究的形态学证据。在这些研究中，斑块表面不规则即被视为存在斑块破裂[12,95]。而与上述研究同时代（20 世纪 90 年代中期）的其他研究则显示，斑块破裂不是冠状动脉猝死的唯一机制，斑块侵袭在无斑块破裂的情况下也可诱导血栓形成，是急性冠状动脉血栓形成的另一种机制。Van der Wal 等对 20 例急性心肌梗死死亡患者研究发现，斑块合并血栓者有 60% 可见斑块破裂，其余 40% 则无斑块破裂，仅观察到"斑块表面侵袭"[96]。Virmani R 的数据明确表明，斑块侵袭是因猝死、急性心肌梗死而死亡患者冠脉血栓形成的重要病理基础，而且多见于女性患者[97]。

对侵袭性斑块进行连续性切片、显微镜观察，可见管腔血栓所附着的斑块表面完整、无龟裂，血栓与坏死核之间无任何接触。"侵袭"的涵义是指血栓下方的血管腔缺乏内皮细胞覆盖。斑块破裂与侵袭二者的病理形态学表现截然不同。斑块破裂时纤维帽炎症反应明显，而斑块侵袭表面巨噬细胞（50% 比斑块破裂 100%，$P < 0.0001$）、T 淋巴细胞（32% 比斑块破裂 75%，$P < 0.0004$）则相对较少[98,99]。利用人类白细胞抗原 DR（HLADR）标记发现，89%（$n = 25$）的破裂斑块可见活化的巨噬细胞和 T 细胞，而侵蚀斑块则仅有 36%（$n = 8$），二者之间存在显著差异（$P = 0.0002$）。除此之外，侵袭斑块常表现为富含平滑肌细胞和蛋白多糖的偏心斑块，其中膜相对更完整。值得注意的是，斑块侵袭时血栓所含 MPO 阳性细胞的密度（$1 632 \pm 709 cells/mm^2$）明显高于斑块破裂所致血栓（$759 \pm 410 cells/mm^2$，$P = 0.0015$），而在血栓附着的纤维帽内 MPO 阳性细胞密度则在侵袭斑块（细胞数 438 ± 280 个/mm^2）和破裂斑块（540 ± 468 个/mm^2）两组之间无明显差异（$P = 0.98$），研究提示斑块侵袭和斑块破裂诱发血栓的机制可能并不完全相同，而且二者需要不同的治疗策略。

（四）钙化小结　斑块表面存在钙化小结也可诱发血栓形成，是一种相对少见的易损斑块，其病理表现为斑块表面重度片状钙化灶、周围组织纤维化，可伴或不伴坏死核。这种斑块管腔面可见钙化灶裂隙，部分发生骨化，破裂的纤维帽内可见散在的纤维蛋白，其表面附着血栓形成。在骨刺之间，可见纤维蛋白、炎症细胞、成骨细胞和破骨细胞[16]。这种病变在高龄患者中更为多见，男性多于女性；发生部位多见于颈动脉，其发生率明显高于冠状动脉；在冠状动脉系统中，其多发生于右冠状动脉和左前降支动脉、左回旋支。这类病变的形成可能与反复斑块内出血有关。

五、已愈合的破裂斑块——终末期病变（图3-5）

同一病变连续性切片采用三种胶原染色方法进行染色，箭头所示为陈旧性破裂纤维帽。A 图可见内膜脂质核，伴出血和胆固醇结晶。在陈旧性破裂纤维帽（箭头所示）上方可见富含胶原蛋白多糖的新生内膜。B 图使用天狼星红对胶原染色，可见与 A 图同一出血脂质核为 I 型胶原（深红色）所包绕。C 图采用偏光显微镜进行观察，可见以 I 型胶原（浅橘红色）为主的破裂纤维帽为新生III

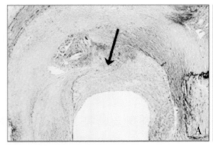
Movat染色

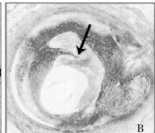
天狼星红染色

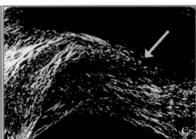
天狼星红染色—偏振光法

图 3-5　合并重度管腔狭窄的已愈合破裂斑块

型胶原（呈绿色）所覆盖。

形态学研究显示，导致管腔面积狭窄超过40%~50%的斑块进展是反复斑块破裂的结果。Davies首次提出了"已愈合的斑块破裂（healed plaque ruptures，HPR）"这一概念，顾名思义，斑块在破裂的基础上修复、愈合形成新生内膜，即同时存在破裂和修复反应。在显微镜下，HPR的纤维帽存在裂隙，同时还可观察到纤维帽修复反应。根据愈合进程的不同，修复反应的病理性表现可有所差异，表现为新生内膜平滑肌细胞为蛋白多糖和（或）富含胶原的细胞外基质所包绕[100]。愈合早期的破裂斑块表面所形成的新生内膜富含蛋白多糖和Ⅲ型胶原，而愈合晚期Ⅲ型胶原则为Ⅰ型胶原所替代。Davies研究显示，HRP检出率随着管腔狭窄程度的加重而增加[100]。该研究按管腔狭窄程度将斑块分为轻度（直径狭窄0~20%）、中度（直径狭窄21%~50%）、重度（直径狭窄>50%）三组，HPR发现率分别为8%、19%、73%。Virmani R研究[101]显示，61%的冠心病猝死患者在其心脏可见HPR现象。其中，稳定性斑块患者HPR发生率最高（80%），其次是急性斑块破裂（75%），而斑块侵袭的HRP发生率最低（9%）。在急性破裂和已愈合破裂同时存在的血管段，常可见层片状、多发已愈合的斑块破裂，其管腔狭窄程度取决于破裂后修复已愈合部位的数量，急性破裂管腔狭窄程度（79%±15%）明显高于已愈合破裂部位（66%±14%，$P=0.0001$）。迄今为止，临床上无症状斑块破裂的发生率尚不清楚。少数造影随访研究显示，已愈合破裂斑块如果发生无症状性的再次破裂，将可导致斑块进展，这可能与局部管腔血栓形成有关。

六、斑块进展的相关部位和形态学特征

大多数纤维粥样斑块、TCFA、急性斑块破裂、已愈合的斑块破裂都发生于三支冠状动脉的近中段，而远段冠状动脉则极少发生[86]。迄今为止，左前降支近段是最为常见的好发部位，另外50%病变则发生于右冠状动脉近段和左回旋支动脉。

冠状动脉狭窄的严重程度无法预测斑块坏死核的大小。破裂斑块的坏死核体积最大，TCFA次之，而纤维粥样斑块最小。有研究显示，85%的破裂斑块坏死核大小可超过$1.0mm^2$，而薄纤维帽纤维粥样斑块中仅有60%具有相似体积大小的坏死核。此外，坏死核/斑块面积比>25%的破裂斑块占65%，而TCFA则仅有35%（图3-6）。

从频数分布图可见，大多数破裂斑块脂质核的相对面积（面积百分比）为25%~50%，而绝对面积则主要分布于$1~3mm^2$区域。但薄纤维帽纤维粥样斑块（TCFA）则不同，大多数TCFA的脂质核相对或绝对面积均偏小（呈明显的正偏态分布）。

为了更好地理解易损斑块的影像学特征，一项病理研究对来自于冠心病猝死患者的70个中度狭窄（管腔狭窄50%~75%）动脉粥样斑块进行了回顾性分析。将病变分成薄纤维帽的纤维粥样斑块组（$n=45$）、斑块破裂组（$n=25$），多元回顾分析结果显示，纤维帽厚度是斑块破裂的最强独立预测因素，坏死核面积百分比则是另外一个预测因素。巨噬细胞浸润面积百分比预测斑块破裂具有临界意义。这些数据提示，现有评价斑块的影像学方法应将纤维帽厚度、坏死核大小和巨噬细胞浸润作为预测斑块进展和斑块易损性的主要评价指标。

七、总结

目前对动脉粥样硬化病变进展的认识主要来自于各种不同形式的研究，包括人冠状动脉病理研究、以不同动物模型为基础的基础细胞生物学研究。动脉粥样硬化的一些重要特征，例如，巨噬细胞源性泡沫细胞、斑块内出血和纤维帽厚度，可应用于临床（如新型影像学方法）早期诊断易损斑块。而深入研究脂质代谢、炎症和细胞外基质等其他因素在动脉粥样硬化进展过程中的作用将有助于人们发现新的药物治疗手段，同时也需要对现有临床手段加以改进，以评价这些新型药物治疗的有效性。随着冠心病介入治疗的广泛开展，我们对斑块结构、发病机制的深入认识将有助于我们寻

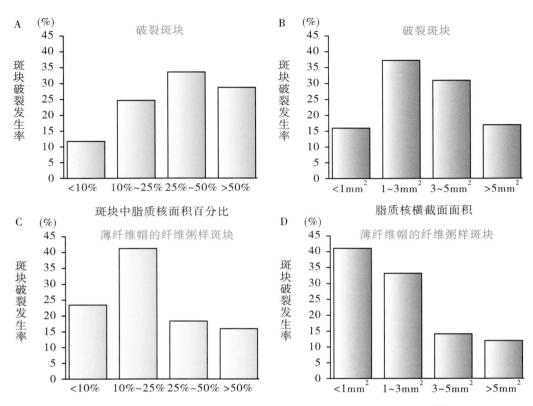

图 3-6　破裂斑块和薄纤维帽纤维粥样斑块二者脂质核大小的对比[80]

找到治疗冠心病的最佳治疗方案。

　　对于致力于冠心病治疗的临床医师而言，全面认识冠状动脉斑块病理极为重要。临床医师仅仅关注斑块所致的管腔狭窄将会本末倒置、因小失大。因此，我们希望此节所阐述的动脉粥样硬化病理生理特征对临床治疗及基础研究有所帮助。

（彭红玉　温绍君）

────────── 参 考 文 献 ──────────

[1] Herrick JB. Clinical features of sudden obstruction of the coronary arteries. JAMA, 1912, 23：2015.

[2] Clark E, Graef I, Chasis H. Thrombosis of the aorta and coronary arteries with specific reference to the "fibrinoid" lesions. Arch Pathol (Chicago), 1936, 22：183 – 212.

[3] Constantinides P. Plaque fissures in human coronary thrombosis (Abstract). Fed Prox, 1964, 23：443.

[4] Koch W, Kong LC. Über die formen des coronarverschlusses, die anderungenimcoronarkreislauf und die beziehungenzur angina pectoris. Beitr Path Anat, 1932/33, 90：21 – 84.

[5] Patterson JC. The reaction of the arterial wall to intramural hemorrhage. Washington D. C., 1954.

[6] Wartman WB. Occlusion of the coronary arteries by hemorrhage into their walls. J Am Heart, 1938, 15：459 – 470.

[7] Winternitz MC, Thomas RM, Le Compte PM. The relation of vascularity to disease of the vessel wall. In：Charles CT, editor. The Biology of Atherosclerosis, 1938, Baltimore, 1938.

[8] Leary T. Pathology of coronary sclerosis. Am Heart J, 1934/35, 10：338 – 344.

[9] Friedman M, Van den Bovenkamp GJ. The pathogenesis of a coronary thrombus. Am J Pathol, 1966, 48：19 – 44.

［10］ Velican C, Velican D. Discrepancies between data on atherosclerotic involvement of human coronary arteries furnished by gross inspection and by light microscopy. Atherosclerosis, 1982, 43:39 – 49.

［11］ Velican D, Velican C. Atherosclerotic involvement of the coronary arteries of adolescents and young adults. Atherosclerosis, 1980, 36:449 – 460.

［12］ Davies MJ, Thomas A. Thrombosis and acute coronary-artery lesions in sudden cardiac ischemic death. N Engl J Med, 1984, 310:1137 – 1140.

［13］ Davies MJ. Stability and instability: two faces of coronary atherosclerosis. The Paul Dudley White Lecture 1995. Circulation, 1996, 94:2013 – 2020.

［14］ Stary HC, Blankenhorn DH, Chandler, et al. A definition of the intima of human arteries and of its atherosclerosis-prone regions. A report from the Committee on Vascular Lesions of the Council on Arteriosclerosis, American Heart Association. Arterioscler Thromb, 1992, 12:120 – 134.

［15］ Stary HC, Chandler AB, Dinsmore RE, et al. A definition of advanced types of atherosclerotic lesions and a histological classification of atherosclerosis. A report from the Committee on Vascular Lesions of the Council on Arteriosclerosis, American Heart Association. Arterioscler Thromb Vasc Biol, 1995, 15:1512 – 1531.

［16］ Virmani R, Kolodgie FD, Burke AP, et al. Lessons from sudden coronary death: a comprehensive morphological classification scheme for atherosclerotic lesions. ArteriosclerThrombVascBiol, 2000, 20:1262 – 1275.

［17］ Ikari Y, McManus BM, Kenyon J, et al. Neonatal intima formation in the human coronary artery. Arterioscler Thromb Vasc Biol, 1999, 19:2036 – 2040.

［18］ Nakashima Y, Chen YX, Kinukawa N, et al. Distributions of diffuse intimal thickening in human arteries: preferential expression in atherosclerosis-prone arteries from an early age. Virchows Arch, 2002, 441:279 – 288.

［19］ Orekhov AN, Andreeva ER, Mikhailova IA, et al. Cell proliferation in normal and atherosclerotic human aorta: proliferative splash in lipid-rich lesions. Atherosclerosis, 1998, 139:41 – 48.

［20］ Imanishi T, McBride J, Ho Q, et al. Expression of cellular FLICE-inhibitory protein in human coronary arteries and in a rat vascular injury model. J Am Pathol, 2000, 156:125 – 137.

［21］ Fan J, Watanabe T. Inflammatory reactions in the pathogenesis of atherosclerosis. J Atheroscler Thromb, 2003, 10:63 – 71.

［22］ Aikawa M, Rabkin E, Okada Y, et al. Lipid lowering by diet reduces matrix metalloproteinase activity and increases collagen content of rabbit atheroma: a potential mechanism of lesion stabilization. Circulation, 1998, 97:2433 – 2444.

［23］ Velican C. Relationship between regional aortic susceptibility to atherosclerosis and macromolecular structural stability. J Atheroscler Res, 1969, 9:193 – 201.

［24］ Velican C. A dissecting view on the role of the fatty streak in the pathogenesis of human atherosclerosis: culprit or bystander? Med Interne, 1981, 19:321 – 337.

［25］ McGill H, McMahan CA, Herderick EE, et al. Effects of coronary heart disease risk factors on atherosclerosis of selected regions of the aorta and right coronary artery. PDAY Research Group. Pathobiological Determinants of Atherosclerosis in Youth. Arterioscler Thromb VascBiol, 2000, 20:836 – 845.

［26］ Nakashima Y, Fujii H, Sumiyoshi S, et al. Early human atherosclerosis: accumulation of lipid and proteoglycans in intimal thickenings followed by macrophage infiltration. Arterioscler Thromb Vasc Biol, 2007, 27:1159 – 1165.

［27］ Nakashima Y, Wight TN, Sueishi K. Early atherosclerosis in humans: role of diffuse intimal thickening and extracellular matrix proteoglycans. Cardiovasc Res, 2008, 79:14 – 23.

［28］ Hoff HF, Bradley WA, Heideman CL, et al. Characterization of low density lipoprotein-like particle in the human aorta from grossly normal and atherosclerotic regions. Biochim Biophys Acta, 1979, 573:361 – 374.

［29］ Smith EB, Slater RS. The microdissection of large atherosclerotic plaques to give morphologically and topographically defined fractions for analysis. 1. The lipids in the isolated fractions. Atherosclerosis, 1972, 15:37 – 56.

［30］ Tulenko TN, Chen M, Mason PE, et al. Physical effects of cholesterol on arterial smooth muscle membranes: evidence of immiscible cholesterol domains and alterations in bilayer width during atherogenesis. J Lipid Res, 1998, 39:947 – 956.

［31］ Perales S，Alejandre MJ，Palomino-Morales R，et al. Effect of oxysterol-induced apoptosis of vascular smooth muscle cells on experimental. J Biomed Biotechnol，2009，2009：456208.

［32］ Bennett MR，Evan GI，Schwartz SM. Apoptosis of human vascular smooth muscle cells derived from normal vessels and coronary atherosclerotic plaques. J Clin Invest，1995，95：2266－2274.

［33］ Ridker PM，Danielson E，Fonseca FA，et al. Rosuvastatin to prevent vascular events in men and women with elevated C-reactive protein. N Engl J Med，2008，359：2195－2207.

［34］ Tabas I. Cholesterol and phospholipid metabolism in macrophages. BiochimBiophysActa，2000，1529：164－174.

［35］ Kellner-Weibel G.，Yancey PG，Jerome WG，et al. Crystallization of free cholesterol in model macrophage foam cells. Arterioscler Thromb VascBiol，1999，19：1891－1898.

［36］ Dove DE，Su YR，Zhang W，et al. ACAT1 deficiency disrupts cholesterol efflux and alters cellular morphology in macrophages. ArteriosclerThrombVascBiol，2005，25：128－134.

［37］ Accad M，Smith SJ，Newland DL，et al. Massive xanthomatosis and altered composition of atherosclerotic lesions in hyperlipidemic mice lacking acyl CoA：cholesterol acyltransferase 1. J Clin Invest 2000，105：711－719.

［38］ Tabas I，Marathe S，Keesler GA，et al. Evidence that the initial up-regulation of phosphatidylcholine biosynthesis in free cholesterol-loaded macrophages is an adaptive response that prevents cholesterol-induced cellular necrosis. Proposed role of an eventual failure of this response in foam cell necrosis in advanced atherosclerosis. J Biol Chem，1996，271：22773－22781.

［39］ Ohayon J，Finet G，Gharib AM，et al. Necrotic core thickness and positive arterial remodeling index：emergent biomechanical factors for evaluating the risk of plaque rupture. J Am Physiol Heart CircPhysiol，2008，295：H717－727.

［40］ Felton CV，Crook D，Davies MJ，et al. Relation of plaque lipid composition and morphology to the stability of human aortic plaques. Arterioscler Thromb VascBiol，1997，17：1337－1345.

［41］ Katz SS，Shipley GG，Small DM. Physical chemistry of the lipids of human atherosclerotic lesions. Demonstration of a lesion intermediate between fatty streaks and advanced plaques. J Clin Invest，1976，58：200－211.

［42］ Feng B，Yao PM，Li Y，et al. The endoplasmic reticulum is the site of cholesterol-induced cytotoxicity in macrophages. Nat Cell Biol，2003，5：781－792.

［43］ Hossain GS，van Thienen JV，Werstuck GH，et al. TDAG51 is induced by homocysteine，promotes detachment-mediated programmed cell death，and contributes to the cevelopment of atherosclerosis in hyperhomocysteinemia. J Biol Chem，2003，278：30317－30327.

［44］ Myoishi M，Hao H，Minamino T，et al. Increased endoplasmic reticulum stress in atherosclerotic plaques associated with acute coronary syndrome. Circulation，2007，116：1226－1233.

［45］ Tabas I. Consequences and therapeutic implications of macrophage apoptosis in atherosclerosis：the importance of lesion stage and phagocytic efficiency. Arterioscler Thromb Vasc Biol，2005，25：2255－2264.

［46］ Schrijvers DM，De Meyer GR，Kockx MM，et al. Phagocytosis of apoptotic cells by macrophages is impaired in atherosclerosis. Arterioscler Thromb Vasc Biol，2005，25：1256－1261.

［47］ Chang MK，Binder CJ，Miller YI，et al. Apoptotic cells with oxidation-specific epitopes are immunogenic and proinflammatory. J Exp Med，2004，200：1359－1370.

［48］ Lauber K，Bohn E，Krober SM，et al. Apoptotic cells induce migration of phagocytes via caspase-3-mediated release of a lipid attraction signal. Cell，2003，113：717－730.

［49］ Ait-Oufella H，Kinugawa K，Zoll J，et al. Lactadherin deficiency leads to apoptotic cell accumulation and accelerated atherosclerosis in mice. Circulation，2007，115：2168－2177.

［50］ Aprahamian T，Rifkin I，Bonegio R，et al. Impaired clearance of apoptotic cells promotes synergy between atherogenesis and autoimmune disease. J Exp Med，2004，199：1121－1131.

［51］ Boisvert WA，Rose DM，Boullier A，et al. Leukocyte transglutaminase 2 expression limits atherosclerotic lesion size. Arterioscler Thromb Vasc Biol，2006，26：563－569.

［52］ Thorp E，Cui D，Schrijvers DM，et al. Mertk receptor mutation reduces efferocytosis efficiency and promotes apoptotic cell accumulation and plaque necrosis in atherosclerotic lesions of apoe − / − mice. Arterioscler Thromb Vasc Biol, 2008, 28：1421 − 1428.

[53] Scott RS, McMahon EJ, Pop SM, et a. Phagocytosis and clearance of apoptotic cells is mediated by MER. Nature, 2001, 411：207 − 211.

[54] Cohen PL, Caricchio R, Abraham V, et al. Delayed apoptotic cell clearance and lupus-like autoimmunity in mice lacking the c-mer membrane tyrosine kinase. J Exp Med, 2002, 196：135 − 140.

[55] Tabas I. Consequences of cellular cholesterol accumulation：basic concepts and physiological implications. J Clin Invest, 2002, 110：905 − 911.

[56] Kolodgie FD, Gold HK, Burke AP, et al. Intraplaque hemorrhage and progression of coronary atheroma. N Engl J Med, 2003, 349：2316 − 2325.

[57] Virmani R, Kolodgie FD, Burke AP, et al. Atherosclerotic plaque progression and vulnerability to rupture：angiogenesis as a source of intraplaque hemorrhage. Arterioscler Thromb Vasc Biol, 2005, 25：2054 − 2061.

[58] Yeagle PL. Cholesterol and the cell membrane. Biochim Biophys Acta, 1985, 822：267 − 287.

[59] Guyton JR. Phospholipid hydrolytic enzymes in a "cesspool" of arterial intimal lipoproteins：a mechanism for atherogenic lipid accumulation. Arterioscler Thromb Vasc Biol, 2001, 21 (6)：884 − 886.

[60] Arbustini E. Total erythrocyte membrane cholesterol：an innocent new marker or an active player in acute coronary syndromes? J Am CollCardiol, 2007, 49：2090 − 2092.

[61] Arbustini E, Morbini P, D'Armini AM, et al. Plaque composition in plexogenic and thromboembolic pulmonary hypertension：the critical role of thrombotic material in pultaceous core formation. Heart, 2002, 88：177 − 182.

[62] Leon ME, Chavez C, Fyfe B, et al. Cholesterol granuloma of the maxillary sinus. Arch Pathol Lab Med, 2002, 126：217 − 219.

[63] Davis GE. The Mac-1 and p150, 95 beta 2 integrins bind denatured proteins to mediate leukocyte cell-substrate adhesion. Exp Cell Res, 1992, 200：242 − 252.

[64] Hynes RO. Integrins：versatility, modulation, and signaling in cell adhesion. Cell, 1992, 69：11 − 25.

[65] Darbonne WC, Rice GC, Mohler MA, et al. Red blood cells are a sink for interleukin 8, a leukocyte chemotaxin. J Clin Invest, 1991, 88：1362 − 1369.

[66] Kockx MM, Cromheeke KM, Knaapen MW, et al. Phagocytosis and macrophage activation associated with hemorrhagic microvessels in human atherosclerosis. Arterioscler Thromb Vasc Biol, 2003, 23：440 − 446.

[67] Kim-Shapiro DB, Schechter AN, Gladwin MT. Unraveling the reactions of nitric oxide, nitrite, and hemoglobin in physiology and therapeutics. Arterioscler Thromb Vasc Biol, 2006, 26：697 − 705.

[68] Graversen JH, Madsen M, Moestrup SK. CD163：a signal receptor scavenging haptoglobin-hemoglobin complexes from plasma. Int J Biochem Cell Biol, 2002, 34：309 − 314.

[69] Van MM, Tensen CP, van As JH, et al. Regulation of CD 163 on human macrophages：cross-linking of CD163 induces signaling and activation. J LeukocBiol, 1999, 66：858 − 866.

[70] Boyle JJ, Harrington HA, Piper E, et al. Coronary intraplaque hemorrhage evokes a novel atheroprotective macrophage phenotype. J Am Pathol, 2009, 174：1097 − 1108.

[71] Levy AP, Levy JE, Kalet-Litman S, et al. Haptoglobin genotype is a determinant of iron, lipid peroxidation, and macrophage accumulation in the atherosclerotic plaque. ArteriosclerThrombVascBiol, 2007, 27：134 − 140.

[72] Vancov V. Structural basis of the microcirculation in the wall of arterial vessels. BiblAnat, 1973, 11：383 − 388.

[73] Clarke JA. An X-Ray Microscopic Study of the Vasa Vasorum of Normal Human Coronary Arteries. J Anat, 1964, 98：539 − 543.

[74] Heistad DD, Marcus ML, Larsen GE, et al. Role of vasa vasorum in nourishment of the aortic wall. J Am Physiol, 1981, 240：H781 − 787.

[75] Carmeliet P. Angiogenesis in life, disease and medicine. Nature, 2005, 438：932 − 936.

[76] Virmani R, Narula J, Farb A. When neoangiogenesis ricochets. J Am Heart, 1998, 136：937 − 939.

[77] Ho-Tin-Noe B, Goerge T, Cifuni SM, et al. Platelet granule secretion continuously prevents intratumor hemorrhage.

Cancer Res, 2008, 68:6851-6858.

[78] Burke AP, Kolodgie FD, Farb A, et al. Pathogenesis and significance of calcification in coronary atherosclerosis. In: Virmani R, Narula J, Leon MB, Willerson JT, eds. The Vulnerable Atherosclerotic Plaque: Strategies for Diagnosis and Management. 1 ed. ed: Wiley-Blackwell, 2007:77-94.

[79] Burke AP, Weber DK, Kolodgie FD, et al. Pathophysiology of calcium deposition in coronary arteries. Herz, 2001, 26:239-244.

[80] Burke AP, Virmani R, Galis Z, et al. 34th Bethesda Conference: Task force #2 - What is the pathologic basis for new atherosclerosis imaging techniques? J Am CollCardiol, 2003, 41:1874-1886.

[81] Nicholls SJ, Tuzcu EM, Wolski K, et al. Coronary artery calcification and changes in atheroma burden in response to established medical therapies. J Am CollCardiol, 2007, 49:263-270.

[82] Wang TJ, Larson MG, Levy D, et al. Creactive protein is associated with subclinical epicardial coronary calcification in men and women: the Framingham Heart Study. Circulation, 2002, 106:1189-1191.

[83] Budoff MJ, Gul KM. Expert review on coronary calcium. Vasc Health Risk Manag, 2008, 4:315-324.

[84] Motoyama S, Kondo T, Sarai M, et al. Multislice computed tomographic characteristics of coronary lesions in acute coronary syndromes. J Am Coll Cardiol, 2007, 50:319-326.

[85] Burke AP, Farb A, Malcom GT, et al. Coronary risk factors and plaque morphology in men with coronary disease who died suddenly. N Engl J Med, 1997, 336:1276-1282.

[86] Kolodgie FD, Burke AP, Farb A, et al. The thin-cap fibroatheroma: a type of vulnerable plaque: the major precursor lesion to acute coronary syndromes. Curr Opin Cardiol, 2001, 16:285-292.

[87] Sukhova GK, Schonbeck U, Rabkin E, et al. Evidence for increased collagenolysis by interstitial collagenases-1 and-3 in vulnerable human atheromatous plaques. Circulation, 1999, 99:2503-2509.

[88] Gijsen FJ, Wentzel JJ, Thury A, et al. Strain distribution over plaques in human coronary arteries relates to shear stress. Am J Physiol Heart Circ Physiol, 2008, 295:H1608-1614.

[89] Vengrenyuk Y, Carlier S, Xanthos S, et al. A hypothesis for vulnerable plaque rupture due to stress-induced debonding around cellular microcalcifications in thin fibrous caps. ProcNatlAcadSci USA, 2006, 103:14678-14683.

[90] Iakoubova OA, Sabatine MS, Rowland CM, et al. Polymorphism in KIF6 gene and benefit from statins after acute coronary syndromes: results from the PROVE IT-TIMI 22 study. J Am Coll Cardiol, 2008, 51:449-455.

[91] Iakoubova OA, Tong CH, Rowland CM, et al. Association of the Trp719Arg polymorphism in kinesin-like protein 6 with myocardial infarction and coronary heart disease in 2 prospective trials: the CARE and WOSCOPS trials. J Am Coll Cardiol, 2008, 51:435-443.

[92] Koch W, Schrempf M, Erl A, et al. 4G/5G polymorphism and haplotypes of SERPINE1 in atherosclerotic diseases of coronary arteries. Thromb Haemost, 2010, 103:1170-1180.

[93] Doosti M, Najafi M, Reza J, et al. The role of ATP-bindingcassette-transporter-A1 (ABCA1) gene polymorphism on coronary artery disease risk. Transl Res, 2010, 155:185-190.

[94] Falk E, Shah PK, Fuster V. Coronary plaque disruption. Circulation, 1995, 92:657-671.

[95] Ambrose JA, Winters SL, Stern AE, et al. Angiographic morphology and the pathogenesis of unstable angina pectoris. J Am Coll Cardiol, 1985, 5:609-616.

[96] van der Wal AC, Becker AE, van der Loos CM, et al. Site of intimal rupture or erosion of thrombosed coronary atherosclerotic plaques is characterized by an inflammatory process irrespective of the dominant plaque morphology. Circulation, 1994, 89:36-44.

[97] Kramer MC, van der Wal AC, Koch KT, et al. Histopathological features of aspirated thrombi after primary percutaneous coronary intervention in patients with ST-elevation myocardial infarction. PLoS One, 2009, 4:e5817.

[98] Farb A, Burke AP, Tang AL, et al. Coronary plaque erosion without rupture into a lipid core. A frequent cause of coronary thrombosis in sudden coronary death. Circulation, 1996, 93:1354-1363.

[99] Kolodgie FD, Burke AP, Farb A, et al. Differential accumulation of proteoglycans and hyaluronan in culprit lesions: insights into plaque erosion. ArteriosclerThrombVascBiol, 2002, 22:1642-1648.

［100］ Mann J，Davies MJ. Mechanisms of progression in native coronary artery disease：role of healed plaque disruption. Heart，1999，82：265-268.

［101］ Burke AP，Kolodgie FD，Farb A，et al. Healed plaque ruptures and sudden coronary death：evidence that subclinical rupture has a role in plaque progression. Circulation，2001，103：934-940.

［102］ Yeagle PL. Cholesterol and the cell membrane. Biochim Biophys Acta，1985，822：267-287.

第二节　斑块易损性与基质蛋白酶

急性冠脉综合征包括急性心肌梗死和不稳定型心绞痛，多由冠状动脉粥样硬化导致。药物涂层支架（DES）出现已经大大降低支架置放术后再狭窄发生率，但并不能减少急性冠脉综合征的发病。大多数的罪犯病变冠状动脉造影不一定显示有明显狭窄，斑块巨噬细胞浸润和薄纤维帽的特征远比斑块的大小和管腔狭窄程度重要。巨噬细胞通过过度表达组织因子（TF）和纤溶酶原激活物抑制物1（PAI-1），分泌基质金属蛋白酶（MMP），降解细胞外基质使斑块变得脆弱，导致斑块破裂，继发血栓形成。在动脉粥样硬化病变处 MMP-1 和 MMP-13 明显表达，促使纤维胶原蛋白降解，从而使斑块变得不稳定。MMP-2、MMP-3 和 MMP-9 通过降解胶原酶分解产物和其他细胞外基质，促进斑块破裂，因此，MMP 在斑块破裂中发挥的作用非常重要，可能是一个潜在的治疗靶点，有助于防止急性冠脉综合征的发生。

巨噬细胞诱导的局部血管炎症与动脉粥样硬化进展密切相关[1]，破裂的易损斑块常常诱导急性冠脉综合征的发生，如急性心肌梗死（AMI）和不稳定型心绞痛[2-3]。活化的内皮细胞诱导单核细胞分化成巨噬细胞及巨噬细胞，进一步增殖和活化在斑块破裂过程中发挥重要作用。巨噬细胞通过过度表达组织因子（TF）和纤溶酶原激活物抑制物1（PAI-1），并分泌各种蛋白酶，如基质金属蛋白酶（MMP）导致血栓形成。

白细胞介素-6（IL-6）主要由巨噬细胞产生，不稳定型心绞痛和急性心肌梗死患者血清中 IL-6 增加[4-5]。IL-6 参与刺激基质降解酶（如 MMP）的分泌[6]，参与急性冠脉综合征的发生和发展[7]。当巨噬细胞、血管平滑肌细胞及其他细胞活化 MMP 并在局部聚集，他们可能会破坏斑块细胞外基质，从而使斑块不稳定甚至破裂[8]。与稳定型心绞痛患者相比[9]，MMP 常常在急性冠脉综合征患者的斑块表达，因此 MMP 在参与急性冠脉综合征发病的分子生物学机制中发挥着重要作用。本章将重点阐述 MMP 在不稳定斑块中的重要作用。

一、易损斑块的形成和破裂

活动的斑块也被称为易损或不稳定斑块，其特征包含大的脂质核心，血管平滑肌细胞含量相对较少，纤维帽薄和富含各种炎性细胞，如富含脂质的巨噬细胞和 T 淋巴细胞[10]（图3-7）。不稳定斑块中富含脂质的巨噬细胞产生大量炎性细胞因子，包括 IL-6、基质金属蛋白酶、TF 和 PAI-1。纤维帽主要由细胞外基质组成，包括胶原蛋白和弹性蛋白，由血管平滑肌细胞产生。当斑块增大或缩小，纤维帽会重新吸收和再沉积。MMP-1 作为主要胶原酶之一，在降解胶原中发挥着主要作用。在稳定的条件下，细胞外基质破坏和生成保持动态平衡，稳定的斑块可以避免接触管腔内血栓成分。但是在不稳定的条件下，血管壁重构使得细胞外基质易于降解，纤维帽在 MMP 降解作用下变得更薄，血液中各种凝血物质很容易与 TF 和 PAI-1 接触，TF 诱导血凝，而 PAI-1 抑制纤溶，从而导致急性冠脉综合征的血栓形成。

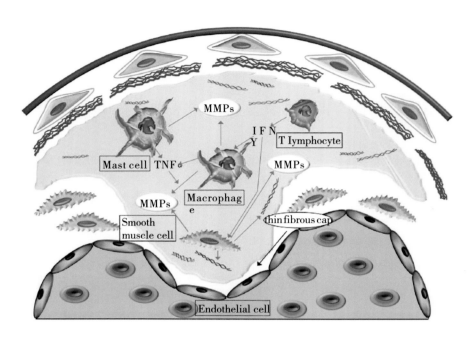

图 3-7　易损斑块的成分

活动性动脉粥样硬化斑块（不稳定斑块）包含大的脂质池，平滑肌细胞含量少和薄的纤维帽，混合有炎症细胞及含脂质丰富的巨噬细胞和 T 淋巴细胞（MMP：基质金属蛋白酶；INF-γ：干扰素；TNF-α：肿瘤坏死因子-α）

二、易损斑块的细胞外基质

导致内膜增厚的动脉粥样硬化斑块由脂质核心、细胞外基质和多种炎症细胞组成。无论从定性角度还是定量角度分析，除细胞成分外，细胞外基质是斑块的主要组成部分。斑块的稳定性及强度大小取决于斑块的大小和细胞外基质的含量。氧化低密度脂蛋白、高血糖、剪应力和血管成形术损伤血管内皮细胞，血液中的 T 淋巴细胞和巨噬细胞侵入内膜（图 3-8），以及血管中膜血管平滑肌细胞迁移并在血管内膜增殖（图 3-9），形成细胞外基质[1]，增厚内膜的血管平滑肌细胞含有少量的肌丝和丰富细胞器，表现出蛋白质合成旺盛的合成表型。此外，在基质沉积的细胞周围，蛋白多糖丰富，纤维成分含量少，并可见纤维连接蛋白、玻连蛋白，骨桥蛋白和骨连接素表达。与胶原蛋白相比，纤维连接蛋白通过整合素等使血管平滑肌细胞从收缩表型向合成型表型转换，增殖能力增强[11]。动脉粥样硬化斑块在炎症状态下合成型血管平滑肌细胞和激活的巨噬细胞释放产生各种炎症和血栓物质，导致急性血栓事件的发生[2]。

在正常动脉血管壁，血管平滑肌细胞与Ⅳ型胶原和层粘连蛋白组成基底膜，此外细胞间积聚大量细胞外基质，如胶原蛋白（Ⅰ型、Ⅲ型、Ⅳ、Ⅴ型和Ⅵ型）和弹性纤维。在这种情况下的血管平滑肌细胞保持收缩表型，肌纤维含量丰富，且细胞内细胞器含量较少，而没有迁移或增长能力[12]。细胞外基质属于支持组织，传输平滑肌细胞的收缩力量到整个血管壁导致血管的收缩，细胞外基质在信号传导和保持平滑肌细胞收缩表型起重要作用。正常血管和动脉粥样硬化的血管平滑肌细胞具有显著的不同特征，细胞外基质也包括不同的组成部分，故推测与正常血管相比细胞外基质提供促进血管平滑肌细胞的生长和迁移的内环境。

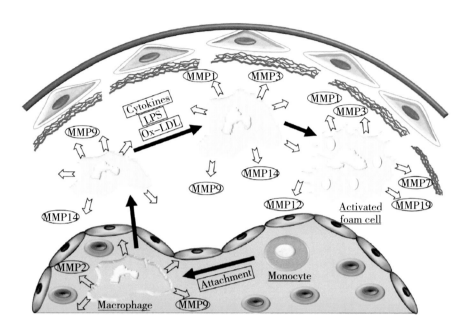

图 3-8　单核细胞和巨噬细胞分泌各种 MMP

MMP：金属基质蛋白酶；LPS：脂多糖；ox-LDL：氧化性低密度脂蛋白

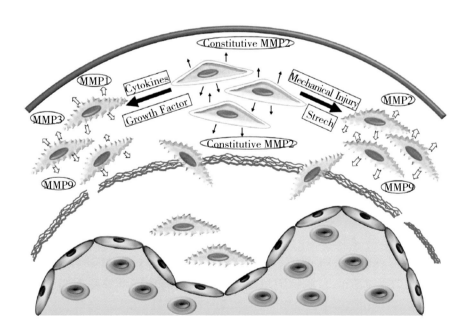

图 3-9　血管平滑肌细胞分泌各种 MMPs，收缩型和合成型表型的血管平滑肌细
胞分泌各种 MMPs

MMP：金属基质蛋白酶

三、MMP 家族及其作用

MMP 通过降解细胞外基质，削弱斑块纤维帽，导致斑块破裂。降解细胞外基质可能与三种类型蛋白酶有关，即丝氨酸蛋白酶（尿激酶、纤溶酶）、半胱氨酸蛋白酶（蛋白酶）和 MMP。基质金属蛋白酶主要参与斑块的易损性[13]。

MMP 是一种潜在的锌与钙依赖性酶，与细胞外基质降解密切相关[13]，主要由血管平滑肌细胞、内皮细胞、单核细胞、巨噬细胞及 T 淋巴细胞分泌。目前已发现 20 余种细胞外或细胞表面的基质金属蛋白酶的功能，几乎机体所有细胞外基质降解由 MMP 的协作共同完成。基质金属蛋白酶主要由细胞外几种蛋白酶激活酶原分泌和合成。MMP 通常分为胶原酶、明胶酶、基质降解酶、膜相关 MMP 家族和其他蛋白酶。胶原酶家族中的基质金属蛋白酶参与原始的三重螺旋结构的胶原蛋白的早期降解过程，在斑块稳定性发挥着重要作用。明胶酶家族中基质金属蛋白酶参与胶原蛋白的断裂及早期降解过程。基质降解酶家族 MMP 激活其他 MMPs 并参与其他各种基质成分的降解，如蛋白多糖核心蛋白和弹性蛋白。膜相关基质金属蛋白酶家族有一个跨膜区和定位在细胞膜表面的功能，此外，该家族在细胞膜表面上开始作为一个活跃的形式表达。而其他 MMP 不同，通常作为无活性前体在 N-末端的降解至一定程度才转化为活性形式。每种基质金属蛋白酶是由不同的基因编码，具有高度的同源性和结构域保护。

这些 MMP 有一种内在的抑制剂被称为金属蛋白酶组织抑制剂（TIMP），局部 MMP 活性的调节不仅受自身可以激活，而且也与 TIMP 抑制达到定量平衡，TIMP 至少有四种分子类型，即 TIMP-1 和 TIMP-4 已经被证实，TIMP-1 由大多数结缔组织细胞和巨噬细胞产生，并抑制所有胶原酶、明胶酶和基质分解素家族 MMP 活性，与 TIMP-1 类似，TIMP-2 也可以抑制三种家族 MMP 的活性，但是其对明胶酶 A 具有很强的抑制作用，各种细胞因子和激素容易诱导 TIMP-1 表达，与之相反，TIMP-2 比较稳定，其表达水平很少发生变化。

四、动脉粥样硬化斑块 MMP 的产生

组成斑块的细胞外基质主要由血管平滑肌细胞产生，MMP 主要由血管平滑肌细胞和巨噬细胞产生。此外构成斑块的各种细胞包括血管内皮细胞和激活的 T 淋巴细胞通过细胞间的相互作用对平滑肌细胞和巨噬细胞间产生影响，或者通过各种细胞因子和生长因子的分泌调控的斑块细胞外基质中数量和含量。Newby 等研究[14-15]证实，血管平滑肌细胞、单核细胞和巨噬细胞产生基质金属蛋白酶（图 3-8 和图 3-9）呈阶段性上调。血管平滑肌细胞表达 MMP-2、TIMP-1 和 TIMP-2。牵拉刺激和机械性损伤可以诱导血管平滑肌细胞分泌 MMP-2 和 MMP-9，并有可能导致基底膜破裂。MMP-1、MMP-3、炎症因子（如白细胞介素-1）、肿瘤坏死因子 α 和生长因子，如血小板衍生因子，生长因子和成纤维细胞生长因子-2 可以刺激 MMP-9 产生（图 3-10）。与血管平滑肌细胞相反，外周血单核细胞表达 MMP 很弱，然而当单核细胞附着于内皮细胞表面，MMP-2 和 MMP-9 表达上调，可能是通过前列腺素 E_2 和环磷酸腺苷，激活单核细胞转化为巨噬细胞，进一步产生 MMP-9 和 MMP-14，并侵入血管内膜。脂多糖、肿瘤坏死因子-α、氧化低密度脂蛋白刺激斑块巨噬细胞上调 MMP-1 和 MMP-13。除MMP-14 上调外，进展性斑块也可见到 MMP-7 和 MMP-12 表达上调。

五、MMP 在动脉粥样硬化斑块破裂中的作用

基质金属蛋白酶在动脉粥样硬化病变的重要作用体现在斑块形成和破裂过程，也是导致急性冠脉综合征的原因。由氧化低密度脂蛋白、高血糖和剪应力产生的动脉粥样硬化斑块由脂质核心，披覆有血管平滑肌细胞和细胞外基质组成的纤维帽。当纤维帽基质成分多，且血管平滑肌细胞基质分泌旺盛，此时纤维帽较厚，斑块破裂很少发生。另一方面，当脂质核心中包含大量泡沫巨噬细胞时，

纤维帽变薄，巨噬细胞分泌 MMPs 增加，使斑块破裂及继发血栓形成，从而导致急性冠脉综合征的发生，因此，斑块是否稳定在于细胞外基质含量和基质金属蛋白酶分泌动态平衡，这些因素是参与心血管事件发生的重要因素。

根据冠状动脉旋切术和尸体解剖发现，动脉粥样硬化斑块边缘均可见到 MMP-9 和 MMP-3 表达[17]，斑块薄弱处常可见 MMP 的表达，该部位斑块易于破裂[18]。MMP 的局部激活导致胶原蛋白和弹性蛋白降解成多肽片段，削弱斑块内膜，增加斑块破裂的可能。炎性细胞，如激活的巨噬细胞和 T 淋巴细胞，加速动脉粥样硬化斑块进展[18]。炎症明显的动脉粥样硬化斑块 MMP 的活性明显增加[19]，在动脉粥样硬化斑块 MMP-1、MMP-3、MMP-8 和 MMP-9 水平明显大于纤维性斑块[20-21]。

急性心肌梗死患者血清 MMP-1 水平较稳定型心绞痛患者明显增高[22]。IL-6 和 MMPs 参与不稳定斑块导致急性心肌梗死发病机制。Suzuki H 等研究 MMPs 与急性心肌梗死患者病变血管局部黏附分子变化，进一步探究参与急性心肌梗死发病相关机制[23]。AMI 患者外周血血清中 IL-6、TNF-α、MMP-1、MMP-13，可溶性细胞间黏附分子-1 和可溶性血管细胞黏附分子-1 水平显著高于对照组。利用抽吸导管在急性心肌梗死患者罪犯血管病变处获取的血清中 IL-6、MMP-1、MMP-13 浓度显著高于外周血（图 3-10）。抽吸导管获取血清与外周血中白细胞介素-1β 和 MMP-2 的水平无差异。不稳定型心绞痛和急性心肌梗死患者体循环 MMP-1 浓度梯度远远大于对照组和稳定型心绞痛的患者[24]。在急性冠脉综合征，这些蛋白酶可分泌到冠脉循环中，使得斑块失去稳定性。另一方面，AMI 患者 MMP-2 的浓度保持在正常范围内，而与梗死相关动脉和主动脉相比并没有显著差异[25]。急性心肌梗死患者外周血血清 MMP-2 的浓度与抽吸导管获取血清及对照组静脉血清中 MMP-2 浓度相近。

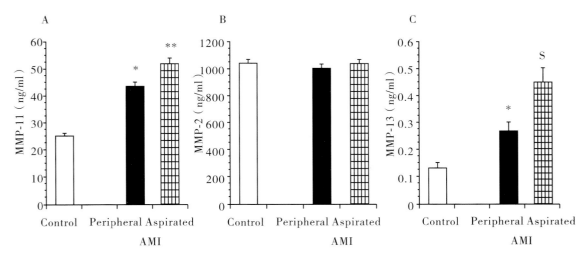

图 3-10 急性心肌梗死局部 MMP 的分泌

急性心肌梗死患者外周血和抽吸导管获取血清及正常对照组血清中 MMP-1（A）、MMP-2（B）和 MMP-13（C）比较

通过对人体颈动脉斑块剥脱术获取标本研究发现纤维斑块 MMP-2 表达明显高于动脉粥样硬化斑块[21]。冠状动脉罪犯血管病变处 MMP-1 和 MMP-13 的表达明显高于 MMP-2，可能与罪犯血管处的炎性细胞、血管平滑肌细胞和闭塞部位的血栓及梗死心肌细胞有关。因此，需要大量 MMP 协同降解细胞外基质，促进斑块破裂。

动脉粥样硬化斑块存在天然的 MMP 抑制剂 TIMP[26]，然而血管钙化部位可见到 TIMP 的表达[17]，表明血管钙化可能作为自然重构过程以维持斑块的稳定，并可能 TIMP 活性产生的主导地位大于 MMP 作用的结果。当 MMP 和 TIMP 活性平衡倾向有利于 MMP 时，重构会进展加剧易导致斑块形成[18]。

最近实验动物模型研究结果发现，敲除 MMP-9 转基因小鼠和敲除载脂蛋白-E 基因小鼠斑块负荷明显减轻，即使在胆固醇喂养的情况下[27]，该结果不能被 MMP-12 基因敲除的动物复制。也有研究报道移植携带激活 MMP-9 反转录病毒转移的骨髓细胞到 apoE 基因小鼠可以观察急性斑块破裂[28]。与野生小鼠相比，敲除 MMP-13 基因小鼠在动脉粥样硬化斑块的胶原纤维成分增加，MMP-13 基因敲除小鼠斑块胶原纤维致密且排列整齐。因此，MMP-13/胶原酶-3 在动脉粥样斑块中胶原蛋白的调控和组织构成中发挥着至关重要的作用[29]。骨髓来源干细胞 MMP-14（膜结合型基质金属蛋白酶-1）减少小鼠动脉粥样硬化斑块中胶原蛋白的含量，而胶原蛋白是斑块维持稳定的重要组成部分[30]。

六、稳定斑块的药物治疗

大多数心血管危险因素可促进动脉粥样硬化斑块的炎症过程。吸烟、糖尿病和血脂异常诱发血管内膜和中膜的氧化应激反应，导致 MMP 的活化。此外，脂类可激活巨噬细胞和 T 淋巴细胞导致刺激因子的释放，诱导 MMP 的活化和表达，而增高的血压作为机械刺激进一步削弱其他风险因素作用下的薄弱纤维帽，较小且较早发生破裂的斑块继发局部血栓的形成，进一步增强 MMP 活性，促进释放组织纤溶酶原激活剂、尿激酶型纤溶酶原激活物和纤溶酶，以稳定不稳定斑块和减少斑块破裂，导致急性冠脉综合征的发生，所以更加强调控制冠状动脉疾病危险因素的重要性。据研究报道，他汀类药物可以减少急性冠脉事件发生率和病死率[31-32]。因此他汀类药物的抑制作用并不是改善血管造影管腔变窄的结果，也不是因为斑块缩小，而是他汀类药物可以减少巨噬细胞数量和斑块脂质含量，改善斑块质量和功能（图 3-11）。

最近的临床试验表明，强化降脂治疗不仅降低低密度脂蛋白胆固醇水平与冠状动脉粥样硬化斑块的进展，也可降低冠心病患者高敏 C-反应蛋白的水平[33-34]。对兔动脉粥样硬化模型发现通过饮食和[35]西立伐他汀控制血脂，降低斑块受损处巨噬细胞 MMP 的表达，同时发现粥样硬化血管间质胶

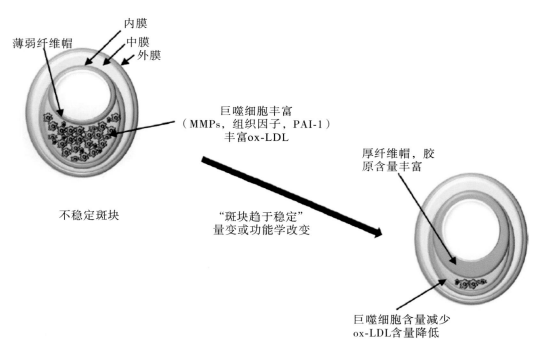

图 3-11　不稳定斑块特征和稳定性斑块的概念

抗炎治疗能够使不稳定斑块转化为稳定状态，可以减少炎症细胞的浸润和抑制 MMP 的产生（MMP：基质金属蛋白酶；PAI-1：纤溶酶原激活物抑制因子-1；ox-LDL：氧化性低密度脂蛋白胆固醇）

原的堆积[36]，表明抑制蛋白酶活性可以导致细胞外基质大分子的积累，因此，使用他汀类药物降脂治疗可以通过抑制 MMP 的分泌，部分稳定活化的斑块。一项动物研究结果发现，广谱合成 MMP 抑制剂并不能够有效减少斑块体积和稳定激活斑块[37]，表明并不是任何 MMP 抑制剂均可以为临床心血管疾病带来益处，需要探讨和发现一些新的特效药物。

七、总 结

本章阐述 MMP 在细胞外基质和不稳定斑块破裂和稳定中的作用，基于当前研究现状，促进胶原蛋白合成和抑制基质的降解，调控 MMPs 和 TIMPs 的平衡是稳定斑块最有前途的治疗方法。前者的风险是促进管腔狭窄，而后者的风险则是致命的，因为它可能损伤正常血管的重构过程。因此，作为一种整体全身治疗，选择性抑制 MMP 以及控制血管炎症可能会防止急性血管事件的发生。除整体治疗外，需要我们不断提高不稳定斑块检测的方法和技术，如血管内超声、光学相干断层扫描和冠状动脉 CT 血管造影，并提高和改进有效的局部治疗技术。

（张 铭 杜 杰）

参 考 文 献

[1] Ross R. Atherosclerosis：an inflammatory disease. N Engl J Med, 1999, 340：115 – 126.

[2] Libby P. Inflammation in atherosclerosis. Nature, 2002, 420：868 – 874.

[3] Fuster V, Fayad ZA, Badimon JJ. Acute coronary syndromes：biology. Lancet, 1999, 353：SⅡ5 – 9.

[4] Basucci LM, Vitelli A, Liuzzo G, et al. Elevated levels of interleukin-6 in unstable angina. Circulation, 1996, 94：874 – 877.

[5] Marx N, Neumann FJ, Ott I, et al. Induction of cytokine expression in leucocytes in acute myocardial infarction. J Am Coll Cardiol, 1997, 30：165 – 170.

[6] Kishimoto T, Akira S, Narazaki M, et al. Interleukin- 6 family of cytokines and gp 130. Blood, 1995, 86：1243 – 1254.

[7] Galis ZS, Muszynski M, Sukhova GK, et al. Cytokine-stimulated smooth muscle cells stimulate a complement of enzymes required for extracellular matrix digestion. Circ Res, 1994, 75：181 – 189.

[8] Dollery CM, McEwan JR, Henney AM. Matrix metalloproteinase and cardiovascular disease. Circ Res, 1995, 77：863 – 868.

[9] Kaartinen M, van der Wal A. C, van der Loos CM, et al. Mast cell infiltration in acute coronary syndromes：Implication for plaque rupture. J Am Coll Cardiol, 1998, 32：606 – 612.

[10] Aikawa M, Libby P. The vulnerable atherosclerotic plaque：pathogenesis and therapeutic approach. Cardiovasc Pathol, 2004, 13：125 – 138.

[11] Thyberg J. Phenotypic modulation of smooth muscle cells during formation of neointima thickenings following vascular injury. Hitol Hisopathol, 1998, 13：871 – 891.

[12] Ross R. The pathogenesis of atherosclerosis：a perspective for the 1990s. Nature, 1993, 362：801 – 809.

[13] Woessner JF, Jr. Matrix metalloptoteinases and their inhibitors in connective tissue remodeling. FASEB J, 1991, 5：2145 – 2154.

[14] Newby AC. Dual role of matrix metalloproteinases（matrixins）in intimal thickening and atherosclerotic plaque rupture. Physio Rev, 2005, 85：1 – 31.

[15] Toutouzas K, Synetos A, Nikolaou C, et al. Metalloproteinases and vulnerable atherosclerotic plaques. 2007, 17：253 – 258.

[16] Libby P. Molecular bases of the acute coronary syndromes. Circulation, 1995, 91：2844 – 2850.

[17] Orbe J, Fernandez L, Rodríguez JA, et al. Different expression of MMPs/TIMP-1 in human atherosclerotic lesions. Relation to plaque features and vascular bed. Atherosclerosis, 2003, 170：269 – 276.

[18] Galis ZS, Sukhova GK, Lark MW, et al. Increased expression of matrix metalloproteinases and matrix degrading activity in vulnerable regions of human atherosclerotic plaques. J Clin Invest, 1994, 94 : 2493 – 2503.

[19] Choudhary S, Higgins CL, Chen IY, et al. Quantitation and localization of matrix metalloproteinases and their inhibitors in human carotid endarterectomy tissues. Arterioscler Thromb Vasc Biol, 2006, 26 : 2351 – 2358.

[20] Sukhova GK, Schönbeck U, Rabkin E, et al. Evidence for increased collagenolysis by interstitial collagenases-1 and-3 in vulnerable human atheromatous plaques. Circulation, 1999, 99 : 2503 – 2509.

[21] Sluijter JP, Pulskens WP, Schoneveld AH, et al. Matrix metalloproteinase 2 is associated with stable and matrix metalloproteinases 8 and 9 with vulnerable carotid atherosclerotic lesions: a study in human endarterectomy specimen pointing to a role for different extracellular matrix metalloproteinase inducer glycosylation forms. Stroke, 2006, 37 : 235 – 239.

[22] Soejima H, Ogawa H, Sakamoto T, et al. Increased serum matrix metalloproteinase-1 concentration predicts advanced left ventricular remodeling in patients with acute myocardial infarction. J Circ, 2003, 67 : 301 – 304.

[23] Suzuki H, Kusuyama T, Sato R, et al. Elevation of matrix metalloproteinases and interleukin-6 in the culprit coronary artery of myocardial infarction. Eur J Clin Invest, 2008, 38 : 166 – 173.

[24] Inoue T, Kato T, Takayanagi K, et al. Circulating matrix metalloproteinase-1 and-3 in patients with an acute coronary syndrome. J Am Cardiol, 2003, 92 : 1461 – 1464.

[25] Funayama H, Ishikawa SE, Kubo N, et al. Increases in interleukin-6 and matrix metalloproteinase-9 in the infarct-related coronary artery of acute myocardial infarction. J Circ, 2004, 68 : 451 – 454.

[26] Knox JB, Sukhova GK, Whittemore AD, et al. Evidence for altered balance between matrix metalloproteinases and their inhibitors in human aortic diseases. Circulation, 1997, 95 : 205 – 212.

[27] Luttun A, Lutgens E, Manderveld A, et al. Loss of matrix metalloproteinase-9 or matrix metalloproteinase-12 protects apolipoprotein E-deficient mice against atherosclerotic media destruction but differentially affects plaque growth. Circulation, 2004, 109 : 1408 – 1414.

[28] Gough PJ, Gomez IG, Wille PT, et al. Macrophage expression of active MMP-9 induces acute plaque disruption in apoE-deficient mice. J Clin Invest, 2006, 116 : 59 – 69.

[29] Deguchi JO, Aikawa E, Libby P, et al. Matrix metalloproteinase-13/collagenase- 3 deletion promotes collagen accumulation and organization in mouse atherosclerotic plaques. Circulation, 2005, 112 : 2708 – 2715.

[30] Schneider F, Sukhova GK, Aikawa M, et al. Matrix-metalloproteinase-14 deficiency in bone-marrow-derived cells promotes collagen accumulation in mouse atherosclerotic plaques. Circulation, 2008, 117 : 931 – 939.

[31] 4S Group. Randomized trial of cholesterol lowering in 4444 patients with coronary heart disease: the Scandinavian Simvastatin Survival Study (4S). Lancet, 1994, 344 : 1383 – 1389.

[32] Shepherd J, Cobbe SM, Ford I, et al. Prevention of coronary heart disease with pravastatin in men with hypercholesterolemia. West of Scotland Coronary Prevention Study Group. N Engl J Med, 1995, 333 : 1301 – 1307.

[33] Nissen SE, Nicholls SJ, Sipahi I, et al. ASTEROID Investigators. Effect of very high-intensity statin therapy on regression of coronary atherosclerosis: the ASTEROID trial. JAMA, 2006, 295 : 1556 – 1565.

[34] Hiro T, Kmura T, Morimoto T, et al. JAPAN-ACS Investigators. Effect of intensive statin therapy on regression of coronary atherosclerosis in patients with acute coronary syndrome: a multicenter randomized trial evaluated by volumetric intravascular ultrasound using pitavastatin versus atorvastatin (JAPAN-ACS [Japan assessment of pitavastatin and atorvastatin in acute coronary syndrome] study). J Am Coll Cardiol, 2009, 54 : 293 – 302.

[35] Aikawa M, Rabkin E, Okada Y, et al. Lipid lowering by diet reduces matrix metalloproteinase activity and increases collagen content of rabbit atheroma: a potential mechanism of lesion stabilization. Circulation, 1998, 97 : 2433 – 2444.

[36] Aikawa M, Rabkin E, Sugiyama S, et al. An HMG-CoA reductase inhibitor, cerivastatin, suppresses growth of macrophages expressing matrix metalloproteinases and tissue factor in vivo and in vitro. Circulation, 2001, 103 : 276 – 283.

[37] Johnson JL, Fritsche-Danielson R, Behrendt M, et al. Effect of broad-spectrum matrix metalloproteinase inhibition on atherosclerotic plaque stability. Cardiovasc Res, 2006, 71 : 586 – 595.

第三节 滋养血管在动脉粥样硬化斑块中的作用

滋养血管（vasa vasorum）与冠状动脉粥样硬化性心脏病，虽然目前还没有确定直接原因和关联，但是最近几年的试验和人体尸检研究提示滋养血管与其他已确立的病理生理机制在冠状动脉粥样硬化性心脏病的发生、发展和并发症中起着重要的作用。滋养血管在冠状动脉粥样硬化中的作用是复杂的。虽然早期冠状动脉疾病会产生滋养血管低密度区域，而随后滋养血管新生血管形成（动脉粥样硬化形成过程中释放促血管生成因子），可渗入早期动脉粥样硬化血管壁，从而进行滋养，导致其进展或产生并发症。滋养血管新生血管形成会产生不成熟、缺陷的血管壁，容易破裂和斑块内出血；斑块内出血会造成中心坏死，从而增加斑块的易损性；新生滋养血管破裂可导致斑块破裂和潜在致命性冠状动脉闭塞。滋养血管在冠状动脉疾病不同阶段的重要意义在于其成为了治疗干预的目标，这些治疗包括药物治疗，同时还有冠状动脉介入治疗的技术改进。

滋养血管及其在冠状动脉疾病中的作用研究的焦点已经有很多年了。尽管付出很多努力，但是滋养血管在冠状动脉粥样硬化性心脏病初始和进展中的起因和效应还不是很确定，原因在于滋养血管的结构和功能，同血管壁体内平衡一样非常复杂。此外，由于滋养血管的前毛细血管的大小（人体冠状动脉管腔直径一般 <100μm），其在体内真实成像存在固有的挑战性，目前公布的多数研究结果都存在系列的差别，包括人体尸检研究或者应用动物模型（小型或大型种类），介入或者没有介入。迄今为止还没有成像工具能够可靠和精确的评估体内滋养血管和冠状动脉壁的血管形成和灌注，然而还是有可行的成像工具运用到人体尸检研究和动物冠状动脉疾病模型中，能够大致了解滋养血管在冠状动脉疾病中的作用。尽管出于各种原因小型动物更方便于做成试验模型，而实际上大型动物（如猪）更能代表人体滋养血管与冠状动脉血管壁的解剖和关联。值得注意的是，某些动物（如正常小鼠）没有滋养血管（甚至是最大的血管壁，即主动脉壁）；当暴露到心脏血管危险因素或遗传修饰时，其在血管周围出现新生血管形成类似于滋养血管。本节将概述冠状动脉滋养血管及其在冠状动脉疾病中从初始到进展和并发症中的作用。

一、滋养血管的亚型

血管壁生理学的复杂性首先表现于冠状动脉滋养血管的解剖。事实上，目前普遍忽视了滋养血管在冠状动脉粥样硬化中的作用，其原因或许归咎于缺乏对滋养血管的解剖和分型的了解。对猪的解剖学研究如同人体死后样本一样，运用3D 显微 CT 能够令人满意的证实冠状动脉滋养血管的三种亚型，即两种动脉亚型（外部滋养血管和内部滋养血管）和一种静脉亚型[1]。外部滋养血管在数量上为主要的冠状动脉血管壁的动脉滋养血管亚型，源于冠状动脉的主要分支，潜入冠状动脉的血管壁（图3-12）。内部滋养血管为

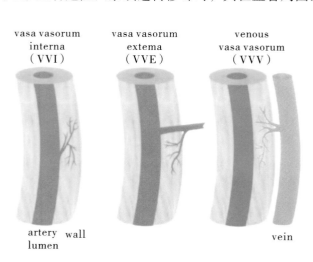

图 3-12 主动脉壁滋养血管三种亚型
内部滋养血管（VVI）直接起源于主动脉管腔，外部滋养血管（VVE）起源于主动脉分支并返回到主动脉壁，静脉滋养血管（VVV）在主动脉壁内产生并回流到伴行静脉的分支

第二种动脉的亚型，在正常无病变的冠状动脉血管壁，其数量大致相当于外部滋养血管的1/9。内部滋养血管直接起源于冠状动脉管腔而进入到血管壁（图3-13）。引人注意的是，在对于狗的研究中，也包括人体的研究，显示外部/内部滋养血管的比率随疾病的进展而下降（即内部滋养血管相对增加）[2,3]。静脉滋养血管起源于冠状动脉的血管壁内并伴行于静脉（图3-13）。集中于静脉滋养血管的研究是很困难的，但初始的工作已证明相应的静脉闭塞，从而血管壁的灌注受阻，导致冠状动脉粥样硬化，如同动脉滋养动脉结扎一样[4,5]。假定血管壁过度增长，血管壁内的径向力会导致静脉滋养血管的阻塞，如在高胆固醇血症、动脉粥样硬化形成中，尤其系统性高血压者可能更明显。对冠状动脉内染料注射后不同时段LAD的冰冻切片的研究支持这种观点，但还需要进一步研究[6]。因此，各种对动脉和（或）静脉滋养血管的影响因素可能会导致冠状动脉粥样硬化。此外，针对动脉滋养血管新生血管形成，包括针对静脉滋养血管新生血管形成（更有利于血管壁灌注）的抗血管原治疗可能会更加清楚。

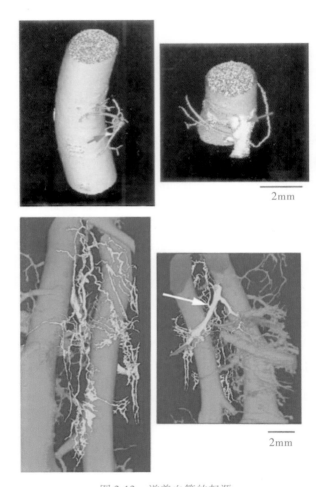

图 3-13   滋养血管的起源

左上图：VVI（黄色部分）的显微 CT 成像显示。右上图：VVE（黄色部分）的显微 CT 成像显示。下图：VVV（黄色部分）的显微 CT 成像显示

二、滋养血管启动了早期冠状动脉粥样硬化病变形成

目前所积累的证据均证明滋养血管在冠状动脉粥样硬化的起始中发挥着重要作用，其最重要的方面是滋养血管提供冠状动脉血管壁内大量的内皮交换，表示一方面它们提供血管壁细胞的营养支

持，另一方面也营养了冠状动脉血管壁内的病理过程。在高胆固醇血症的早期冠状动脉疾病的猪模型研究中，应用3D微型计算机体层摄影术（微型CT）可以令人满意的显示滋养血管的累积内皮细胞表面积接近配对于冠状动脉主要管腔内皮细胞表面积[7]。由此可见，血管壁是夹层于大量交换表面包括从内膜和从外膜而来，而这样就暴露到系统循环的危险因素，如炎症细胞因子或氧化LDL。对于早期动脉粥样硬化，如在高胆固醇血症，从猪的滋养血管上证实在出现组织学上的明显动脉粥样硬化或内皮功能障碍之前已有显著的新生血管形成[8]，这些资料充分证明了在出现肉眼下动脉粥样硬化之前已经开始了滋养血管的新生血管形成，由此可见，滋养血管新生血管形成不是旁观者，而是冠状动脉粥样硬化的促进者[9]。

滋养血管新生血管形成所起的初始和促进作用的进一步证据来源于对猪使用抗生成血管的沙利度胺药物干预之后的数据[10]。在高胆固醇血症初始给予沙利度胺不仅阻止滋养血管新生血管形成，而且在组织学和免疫组织化学方面抑制了早期动脉粥样硬化（图3-14）。相似的结果也可以从原发动脉粥样硬化的初始期服用辛伐他汀和内皮缩血管肽-A受体拮抗剂治疗而观察到[11,12]，这些试验数据

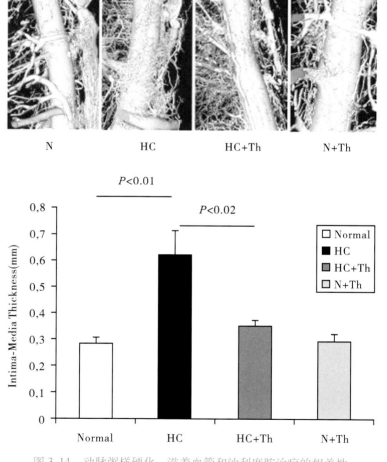

图 3-14　动脉粥样硬化、滋养血管和沙利度胺治疗的相关性

上图：冠状动脉及其滋养血管的显微CT成像。高胆固醇血症（HC）的动物标本中滋养血管新生血管形成较冠状动脉正常者（N）和沙利度胺治疗者（HC＋Th和N＋Th）更加明显；下图：四组组织学定量化的内膜厚度比较

提示阻止血管壁的滋养血管新生血管形成的早期治疗方案可以阻止或者至少延迟主要冠状动脉疾病的发展。因为在这些实验中治疗都是开始的非常早，实质上是在暴露到心血管危险因素的时候就开始治疗，类推到人体上的治疗就会比较困难，然而可以建议一级预防，包括药物干预，可以开始的时间比我们目前设想的更早些。

Barket 等[5]开展的一项非常有趣的研究进一步确证了滋养血管的重要作用，更具体地说，即缺乏它与导致动脉粥样硬化联系在一起。近期研究展示了动脉的滋养血管阻塞或外膜切除（滋养血管的港湾）会导致新内膜形成，支持滋养血管维护血管壁体内平衡的作用。假设血管壁缺氧在其中起到关键的作用。此外，在新生血管外膜恢复后，血管新生内膜会随后退化至正常厚度，而高胆固醇血症的血管新内膜会停止增长[13]。

三、滋养血管与动脉粥样斑块病变的分布

尽管动脉粥样硬化是全身性炎性疾病，但却通常表现为局灶性斑块。一些因素已被鉴定出来可以解释粥样硬化斑块发展的病灶特性，包括沿冠状动脉树状走形的不同剪力。这些因素通常只是解释动脉粥样硬化病灶的某一个方面，如好发于分叉部位或归咎于此处增强的剪力[14]。然而，滋养血管在冠状动脉血管壁内的结构和分布是可以从几个方面来解释这种局灶性病变的分布。目前已知冠状动脉粥样硬化好发于冠状动脉的心肌面[15]，实际上，这边是冠状动脉包含滋养血管明显少的一面[16]。应用3D显微CT对于猪的冠状动脉详细解剖研究显示，滋养动脉在内膜表面的灌注区域投影与脂纹（粥样硬化病变的最早形式）的平均大小相似（图3-15），而且滋养血管在冠状动脉腔表面上的密度投影产生出一个密度图，可以提示粥样硬化斑块的分布（图3-16）。这些联系提示滋养血管可以在冠状动脉斑块的部位测定中发挥作用。作为追踪研究，对同一冠状动脉段结合3D显微CT和组织学技术进行详细分析[17]，结果发现滋养血管低密度区域显示出现早期血管壁缺氧、炎症和心内膜形成的征兆，由此可能成为早期冠状动脉粥样硬化的起始地点（图3-17），这与Barker等[13]早些报道的研究一脉相承。随着动脉粥样硬化的进展，滋养血管增长的新生血管形成可能浸润到早期动脉粥样硬化区域，由此营养、支持其进一步发展，最终加速了这些特殊区域的斑块生长，引发病灶并发症，如斑块破裂等（图3-18）。

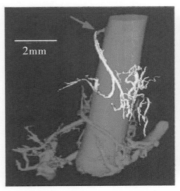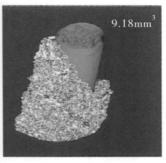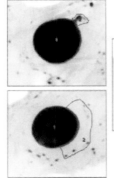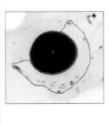

图 3-15　滋养血管灌注区域的评估

左图：猪的右冠状动脉微型CT显示，红色标记为主干，内部滋养血管标记为灰色，红色箭头标记为内部滋养血管起源于冠状动脉主要管腔。右图：微型CT断层扫描

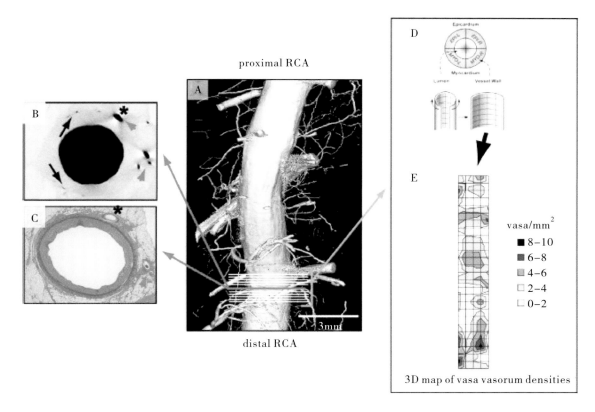

图 3-16　显微 CT 对滋养血管的评估

A：冠状动脉和分支的微型 CT 电脑合成像；B：冠状动脉的断层成像；C：相应的 Lawson elastic 范吉森染剂组织学切片，红箭头可见相同的解剖学标志，黑箭头为滋养血管；D、E 图：微型 CT 对滋养血管的成像和密度计算

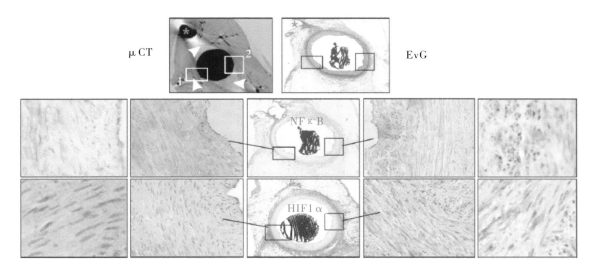

图 3-17　显微 CT 扫描血管段的组织学观察

应用微型 CT 扫描和 elastic van gieson（EVG）、NF-κB、HIF-1α 组织切片样本。白色方框（1、2）为不同象限的血管壁：1：代表滋养血管高密度区域；2：代表低密度区域，白色箭头所指为滋养血管

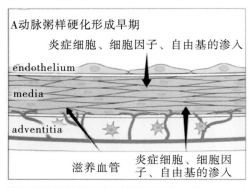
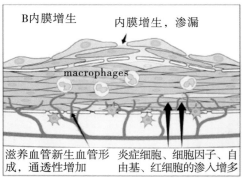
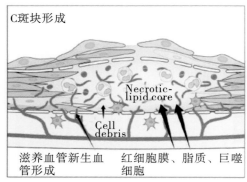
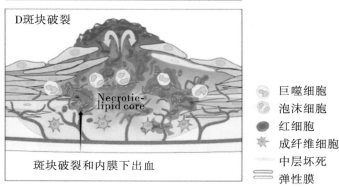

图 3-18　滋养血管在冠状动脉粥样硬化不同阶段中的作用

四、滋养血管与冠心病进展、临床并发症

Barger 等[18]早期进行的人体冠状动脉研究显示，滋养血管密集在严重的冠状动脉斑块中。滋养血管新生血管形成是重度冠状动脉疾病的成因还是旁观者还不能完全阐明，或许事实上二者都有可能。分组研究应用不同的成像方法分析不同的人体体内血管床，结果显示，大体上粥样硬化斑块越陈旧则斑块内新生血管形成越多[19,20,21]。部分归咎于新形成滋养动脉的不成熟，斑块内出血在冠状动脉损害早期更常见。Virmani 和 Kolodgie 等[22]很好的验证了斑块内出血和临床实践的关联，他们的研究提示斑块内出血导致坏死范围扩大，从而使斑块变得不稳定，因为坏死中心从毁灭的红细胞细胞膜补充了胆固醇结晶。此外，炎症细胞（如巨噬细胞）似乎更容易吸引到斑块内出血区域。斑块内再次出血将增加易损斑块容量，当其与细纤维帽结合后，会导致斑块破裂产生危害性后果。总之，这些研究提示在人体动脉粥样硬化前期，滋养血管新生血管形成是有害的，因此，其有希望成为局部药物治疗的目标[23]。

目前对于应用微型 CT 和免疫组织化学对人体死后冠状动脉研究显示，动脉粥样硬化的程度与滋养血管新生血管形成以及斑块内出血（通过铁和血型蛋白 A 染色）有关。此外，斑块内钙化部位与既往斑块内出血紧密相关，提示再发斑块内出血可促进冠状动脉钙化[2]（图 3-19、图 3-20）。尽管此研究的设计不能追寻原因和结果的关系，但确定可以进一步研究斑块内钙化现象究竟是动脉粥样硬化进展内部独立的病理生理过程，实质上为反复的斑块内并发症，如滋养血管破裂。冠状动脉钙化评分与心血管事件相关联的结果更多的支持后者。

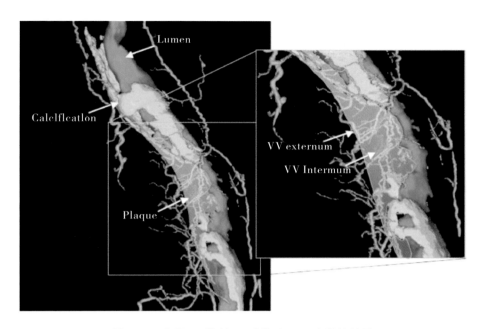

图 3-19　应用 3D 微型 CT 成像对 RCA 容积的显示

红色显示为主要冠状动脉管腔，箭头标识钙化和非钙化斑块，浅蓝色为内部滋养血管，红色为外部滋养血管

　　目前，很多学者[6,24,25]的研究显示滋养血管新生血管形成产生不成熟的斑块内血管。因此，可以想象滋养血管突然破裂而血液成分会大量渗入血管壁内，滋养血管的渗漏也可达到同样的效果，只是速率慢一些。自从成骨性的内皮祖细胞（EPC）被鉴别出来后，与其相关的病理生理的含意就更加令人兴奋，那些进入或渗漏到血管壁的成骨性的 EPC 会促进血管钙化，既有直接或间接的通过旁分泌作用，也有细胞诱导效应。

　　关于血管外膜适用于祖细胞生存的观点并不为新。Hu 等[27]发现了在鼠的主动脉根部血管壁内固有的血管祖细胞，将其采集后培养并移植到载脂蛋白 e 缺陷的小鼠的血管侧面，促成了粥样硬化病变的形成。此外，Bearzi 等最近研究显示，采自于人体心肌样本的血管固有内皮祖细胞注射到犬的狭窄的冠状动脉内可以在狗的心肌里生成大的、中等的和小的人体冠状动脉和微血管。

　　这些数据假设一致成立的话，继续研究会发现不论是否潜在的原发动脉粥样硬化的 EPC 亚型，例如，目前发现的成骨性 EPC[26]，都会导致动脉粥样硬化的进展而不是内皮/心肌的损伤修复。可以想象，在这些研究中会发现滋养血管起着重要作用，因为它们不仅是主要的血管腔的内皮，还是 EPCs 进出冠状动脉血管壁的主要通道。

　　另外，引人注意的是斑块内破裂频发于 LAD 近端，而微型 CT 资料显示沿正常冠状动脉的滋养血管密度分布在近端冠状动脉更高些[7,28]。不难想象，近端的滋养血管密度越高则其内皮的交换表面越多，于是促进了这些部位的动脉粥样硬化斑块的进展，并且导致继发于滋养血管破裂的早期斑块并发症。

　　在不同的血管床上（如冠状动脉、肾动脉、颈动脉或股动脉），动脉粥样硬化特性存在明显的个体差别。当患者心脏病频发时，很少有多发的脑卒中、肾梗死或肢体缺血，尽管所有的血管床都暴露在同样的全身性的心血管危险因素中。可能局部因素起着更重要的作用。有趣的是，通过微型 CT 研究发现猪和人的滋养血管密度在血管床之间有相当大的差别[29,30,31]。与临床特性相关，猪和人的

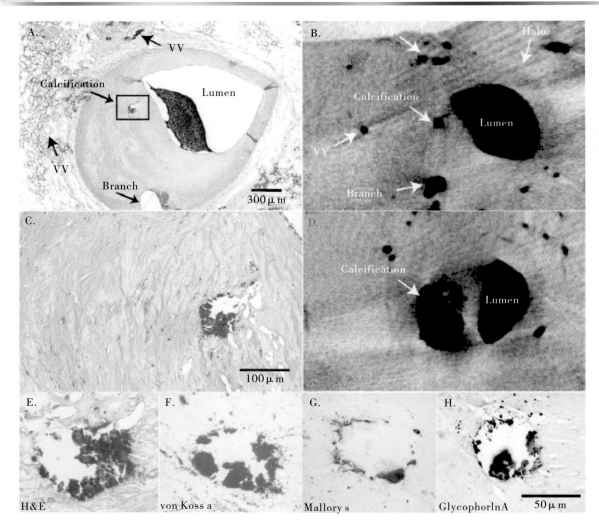

图 3-20　斑块钙化和斑块内出血

图 A：LAD 的组织学切片；图 B：相应的显微 CT 断层，晕轮为外膜标识；图 C：图 A 斑块的放大视野；图 D：图 B 上游微型 CT 断层扫描；图 E～H：钙化区域的不同染色。注释：Calcification = 钙化，Branch = 边支，Lumen = 管腔，VV = 滋养血管

滋养血管密度在冠状动脉壁内最高，而股动脉最低。滋养血管密度和分布的差别将使以滋养血管密度为标靶的系统治疗方法复杂化，除非只是将滋养血管再生血管形成作为目标。为阻止动脉粥样硬化，滋养血管在冠状动脉床的密度下降时会使其受益，而在股动脉可能会导致缺氧性动脉粥样硬化（见 Barker 等[5]研究）。

五、滋养血管与冠状动脉介入术和成像

　　关于冠状动脉疾病不同阶段的滋养血管的资料很多，但缺少经皮冠状动脉介入术后滋养血管结构和生理变化的研究。其原因主要在于评估体内滋养血管的结构和分布改变的技术难关。因为冠状动脉体内成像的图像分辨力的受限（如计算机体层血管造影术），所以不能充分的进行体内冠状动脉血管壁新生血管形成的研究和（或）冠状动脉介入术后改变的评估。目前有人尝试在颈动脉成像滋养血管（颈动脉更易接近而且图像采集时不会移动），然而只能得到滋养血管新生血管形成的间接征象，例如，对比剂注射后增加的斑块内透亮影像或致密影像[32,33]。这些方法可以鉴别易损斑块，可

以引导侵入性治疗，至少可以应用于颈动脉/脑血管疾病，但是，同样的成像方法还不能应用到冠状动脉系统上。

关于冠状动脉介入术后的变化，Cheema 等[34]应用免疫组化、血管内超声和 3D 微型 CT 对冠状动脉酪氨酸激酶抑制剂洗脱支架置入术后的猪进行了尸检研究。尽管一种方法就可清楚成像冠状动脉血管内的人造支架，但是很难用精确的 2D 微型 CT 评估滋养血管，更不用说 3D 微型 CT，但结果还是有趣的。进一步研究发现，在支架置入术后 48 小时并持续到 4 周有明显的血管壁缺氧。同时，滋养血管密度增加并且与之相关的出现广泛的心内膜形成。支架涂有 SU11218（一种酪氨酸激酶抑制剂，抑制血小板衍生生长因子 β 受体磷酸化），能抑制滋养血管新生血管形成和支架内新内膜形成达到 80%。由于非选择性药物的原因，滋养血管密度和新生内膜形成之间的直接原因和结果关系还不能确定，但更多的支持这种意见，即在冠状动脉损害的早期新生血管形成是不利的。同时也说明未来冠状动脉介入技术改进标准将是避免血管壁的长期缺氧。生物吸收性支架有望出现，但需要进一步的研究，这种新类别的支架要经过相对于已确定的药物洗脱支架的非劣效性检验[35]。Cheema 等的研究恰好的证明血管壁组织学的单因素分析已经不够了，尤其是把滋养血管作为研究的一部分的时候。冠状动脉血管壁内血管的 3D 结构和连接性对于 2D 断层技术来说太复杂了。摆脱这种困境的一种方法是叠加上组织学影像，如此创建冠状动脉的 3D 数据集。然而，这些技术上的难题和非常耗时的组织学方法目前还很少应用[36]。

冠状动脉支架置入术后对冠状动脉血管壁物理上的影响只是来源于高压力（平均 10～14Atm），是支架置入时球囊造成的，很容易设想到在操作中和操作后是没有滋养血管灌注的。无人知道之后出现的滋养血管究竟是原有的滋养血管（动脉和静脉）重新开放还是新生血管形成，Cheema 等提出了上述问题，已了解到滋养血管在血管壁体内平衡的重要作用（如上所述），可以想象，支架置入后血管壁生理上会出现严重的紊乱，目前一些问题还没有答案：血管壁回缩之后原滋养血管是否会重新灌注？支架操作之前的新生血管形成是有益的（即支架置入后滋养血管灌注的机会更多）？支架操作之后滋养血管的阻塞、再灌注、新生血管形成是导致了新生内膜形成，其利弊问题尚不清楚。

为回答这些问题，必须应用目前的成像技术精心设计一项大型的动物研究。此研究的获益将是显著的了解血管壁的病理生理学，获知可能更好预防支架内狭窄和支架内血栓治疗的靶标。

至于支架内再狭窄，可能的假设为：支架贴壁不良导致不良后果，可能增加支架内狭窄和血栓的发生率。当支架贴壁不良影响到管腔内的效应时（贴壁不良支架的趋血栓阻塞性），也会影响冠状动脉滋养血管。相比支架贴壁好的部位，未受挤压的血管壁的滋养血管仍在灌注，其会通过营养早期的血管壁炎症而促进新内膜增生，因而出现上述现象。在猪的冠状动脉行生物吸收性支架（非药物洗脱支架）置入术后，观察滋养血管变化的研究得出了相同的结果。初步的数据显示，在支架置入术后滋养血管更加显著的持续灌注（图 3-21）。同时，这些支架（至少是在开发的早期阶段）显示出早期再狭窄的高发生率。因

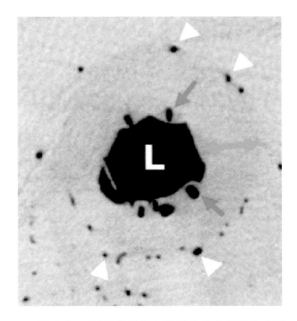

图 3-21　猪冠状动脉生物吸收性支架置入术后 4 周的显微 CT 冠状动脉成像

管腔：L；支架：红色箭头；血管壁：双箭头绿线显示厚度；滋养血管：白色箭头，表示没有明显的新生血管形成，但是有不规则内膜

此，当滋养血管闭塞导致缺氧时，早期血管壁的再灌注会提高支架内的再狭窄。显然，需要寻找到一种折中的方法，可以预想生物吸收性支架的稳定释放和药物包膜将是近期研究向前发展的重要步骤。

由此可见，当滋养血管是冠状动脉体内平衡所必需的时候，适当的时间及合适的浓度就成为了关键。如果此目标不能成功而斑块进展，那么寻找到血管壁和滋养血管灌注的适当比值就很重要了。还没有资料显示滋养血管新生血管形成的减少会产生不利的后果，但是还是缺乏远期资料，尤其是大型动物模型。有充分的理由相信，滋养血管过度的减少会导致血管壁缺氧，通过激活诱导因子（如 HIF-1）进一步促进动脉粥样硬化进展（与支架的效应相似）。另一方面，虽然血管壁缺氧是必然的，可是为什么冠状动脉支架却应用的如此出色？其原因可能在于单纯的支架本身的物理作用力或者涂层药物作用，也可能二者都有。有可能是其主要原因中的一种使得药物洗脱支架的远期效果良好，可以推测其通过防止血管壁炎症阻止了早期的滋养血管新生血管形成以及新内膜形成。

六、结论

冠状动脉滋养血管分为三种亚型，即两种动脉亚型（内部的和外部的）和一种静脉亚型。

研究资料证明，滋养血管在冠状动脉粥样硬化的起始和进展中发挥着作用。

人类尸检研究显示，滋养血管在冠状动脉斑块并发症包括斑块破裂和钙化中起着重要作用。

冠状动脉介入术需要重视一个重要的问题，即冠状动脉再狭窄，而滋养血管和血管壁的再灌注方面可能对解决支架并发症，如早期的支架内狭窄和支架内血栓发挥重要的作用。

研究数据明显提示，抑制滋养血管新生血管形成可以直接抑制新生内膜形成，包括本身和支架内的冠状动脉。

改进体内成像技术可以研究滋养血管结构和分布的纵向改变，甚至可能包括冠状动脉介入术后的相关研究。

药物洗脱支架、生物吸收性支架可在冠状动脉支架术中进一步改良其效果。

（郑　泽　温绍君）

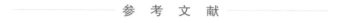

参 考 文 献

[1] Gossl M, Rosol M, Malyar NM, et al. Functional anatomy and hemodynamic characteristics of vasa vasorum in the walls of porcine coronary arteries. The anatomical record, 2003, 272：526 – 537.

[2] Gossl M, Versari D, Hildebrandt HA, et al. Segmental heterogeneity of vasa vasorum neovascularization in human coronary atherosclerosis. J Am Coll Cardiol, 2010, 3：32 – 40.

[3] Ohta O, Kusaba A. Development of vasa vasorum in the arterially implanted autovein bypass graft and its anastomosis in the dog. Int Angiol, 1997, 16：197 – 203.

[4] Nakata Y, Shionoya S, Matsubara J, et al. An experimental study on the vascular lesions caused by disturbance of the vasa vasorum. 3. Influence of obstruction of the venous side of the vasa vasorum and the periaortic vein. Jpn Circ J, 1972, 36：945 – 951.

[5] Barker SG, Talbert A, Cottam S, et al. Arterial intimal hyperplasia after occlusion of the adventitial vasa vasorum in the pig. Arterioscler Thromb, 1993, 13：70 – 77.

[6] Gossl M, Beighley PE, Malyar NM, et al. Transendothelial Solute Transport in the Coronary Vessel Wall-Role of Vasa Vasorum-A Study with Cryostatic Micro-CT. American journal of physiology, 2004, 287：2346 – 2351.

[7] Gossl M, Versari D, Mannheim D, et al. Increased spatial vasa vasorum density in the proximal LAD in hypercholesterolemia – implications for vulnerable plaque-development. Atherosclerosis, 2007, 192：246 – 252.

[8] Herrmann J, Lerman LO, Rodriguez-Porcel M, et al. Coronary vasa vasorum neovascularization precedes epicardial endothelial dysfunction in experimental hypercholesterolemia. Cardiovasc Res, 2001, 51：762 – 766.

［9］ Kwon HM, Sangiorgi G, Ritman EL, et al. Enhanced coronary vasa vasorum neovascularization in experimental hypercholesterolemia. J Clin Invest, 1998, 101：1551－1556.

［10］ Gossl M, Herrmann J, Tang H, et al. Prevention of vasa vasorum neovascularization attenuates early neointima formation in experimental hypercholesterolemia. Basic Res Cardiol, 2009, 104：695－706.

［11］ Herrmann J, Best PJ, Ritman EL, et al. Chronic endothelin receptor antagonism prevents coronary vasa vasorum neovascularization in experimental hypercholesterolemia. J Am Coll Cardiol, 2002, 39：1555－1561.

［12］ Wilson SH, Herrmann J, Lerman LO, et al. Simvastatin preserves the structure of coronary adventitial vasa vasorum in experimental hypercholesterolemia independent of lipid lowering. Circulation, 2002, 105：415－418.

［13］ Barker SG, Tilling LC, Miller GC, et al. The adventitia and atherogenesis：removal initiates intimal proliferation in the rabbit which regresses on generation of a 'neoadventitia'. Atherosclerosis, 1994, 105：131－144.

［14］ Krams R, Wentzel JJ, Oomen JA, et al. Evaluation of endothelial shear stress and 3D geometry as factors determining the development of atherosclerosis and remodeling in human coronary arteries in vivo. Combining 3D reconstruction from angiography and IVUS (ANGUS) with computational fluid dynamics. Arterioscler Thromb Vasc Biol, 1997, 17：2061－2065.

［15］ Jeremias A, Huegel H, Lee DP, et al. Spatial orientation of atherosclerotic plaque in non-branching coronary artery segments. Atherosclerosis, 2000, 152：209－215.

［16］ Gossl M, Malyar NM, Rosol M, et al. Impact of coronary vasa vasorum functional structure on coronary vessel wall perfusion distribution. J Am Physiol, 2003, 285：2019－2026.

［17］ Gossl M, Versari D, Lerman LO, et al. Low vasa vasorum densities correlate with inflammation and subintimal thickening：potential role in location－determination of atherogenesis. Atherosclerosis, 2009, 206：362－368.

［18］ Barger AC, Beeuwkes R, 3rd, Lainey LL, et al. Hypothesis：vasa vasorum and neovascularization of human coronary arteries. A possible Qrole in the pathophysiology of atherosclerosis. N Eng J Med, 1984, 310：175－177.

［19］ Moreno PR, Purushothaman KR, Fuster V, et al. Plaque neovascularization is increased in ruptured atherosclerotic lesions of human aorta：implications for plaque vulnerability. Circulation, 2004, 110：2032－2038.

［20］ Fleiner M, Kummer M, Mirlacher M, et al. Arterial neovascularization and inflammation in vulnerable patients：early and late signs of symptomatic atherosclerosis. Circulation, 2004, 110：2843－2850.

［21］ Bobryshev YV, Cherian SM, Inder SJ, et al. Neovascular expression of VE-cadherin in human atherosclerotic arteries and its relation to intimal inflammation. Cardiovasc Res, 1999, 43：1003－1017.

［22］ Kolodgie FD, Gold HK, Burke AP, et al. Intraplaque hemorrhage and progression of coronary atheroma. N Eng J Med, 2003, 349：2316－2325.

［23］ Kolodgie FD, Narula J, Yuan C, et al. Elimination of neoangiogenesis for plaque stabilization：is there a role for local drug therapy? J Am Coll Cardiol, 2007, 49：2093－2101.

［24］ Zhu XY, Bentley MD, Chade AR, et al. Early changes in coronary artery wall structure detected by microcomputed tomography in experimental hypercholesterolemia. J Am Physiol, 2007, 293：1997－2003.

［25］ Sluimer JC, Kolodgie FD, Bijnens AP, et al. Thin-walled microvessels in human coronary atherosclerotic plaques show incomplete endothelial junctions relevance of compromised structural integrity for intraplaque microvascular leakage. J Am Coll Cardiol, 2009, 53：1517－1527.

［26］ Gossl M, Modder UI, Atkinson EJ, et al. Osteocalcin expression by circulating endothelial progenitor cells in patients with coronary atherosclerosis. J Am Coll Cardiol, 2008, 52：1314－1325.

［27］ Hu Y, Zhang Z, Torsney E, et al. Abundant progenitor cells in the adventitia contribute to atherosclerosis of vein grafts in ApoE-deficient mice. J Clin Invest, 2004, 113：1258－1265.

［28］ Wang JC, Normand SL, Mauri L, et al. Coronary artery spatial distribution of acute myocardial infarction occlusions. Circulation, 2004, 110：278－284.

［29］ Galili O, Herrmann J, Woodrum J, et al. Adventitial vasa vasorum heterogeneity among different vascular beds. J Vasc Surg, 2004, 40：529－535.

［30］ Galili O, Sattler KJ, Herrmann J, et al. Experimental hypercholesterolemia differentially affects adventitial vasa vasorum and vessel structure of the left internal thoracic and coronary arteries. J Thorac Cardiovasc Surg, 2005, 129: 767 – 772.

[31] Hildebrandt HA, Gossl M, Mannheim D, et al. Differential distribution of vasa vasorum in different vascular beds in humans. Atherosclerosis, 2008, 199: 47 – 54.

[32] Coli S, Magnoni M, Sangiorgi G, et al. Contrast-enhanced ultrasound imaging of intraplaque neovascularization in carotid arteries: correlation with histology and plaque echogenicity. J Am Coll Cardiol, 2008, 52: 223 – 230.

[33] Staub D, Patel MB, Tibrewala A, et al. Vasa vasorum and plaque neovascularization on contrast-enhanced carotid ultrasound imaging correlates with cardiovascular disease and past cardiovascular events. Stroke, 2010, 41: 41 – 47.

[34] Cheema AN, Hong T, Nili N, et al. Adventitial microvessel formation after coronary stenting and the effects of SU11218, a tyrosine kinase inhibitor. J Am Coll Cardiol, 2006, 47: 1067 – 1075.

[35] Erbel R, Di Mario C, Bartunek J, et al. PROGRESSAMS (Clinical Performance and Angiographic Results of Coronary Stenting with Absorbable Metal Stents) Investigators. Temporary scaffolding of coronary arteries with bioabsorbable magnesium stents: a prospective, non-randomised multicentre trial. Lancet, 2007, 369: 1869 – 1875.

[36] Lametschwandtner A, Minnich B, Kachlik D, et al. Three-dimensional arrangement of the vasa vasorum in explanted segments of the aged human great saphenous vein: scanning electron microscopy and three-dimensional morphometry of vascular corrosion casts. The anatomical record, 2004, 281: 1372 – 1382.

[37] Schoenenberger F, Mueller A. Ueber die Vaskularisierung der Rinderaortenwand. Helvet Physiol et Pharmacol Acta, 1960, 18: 136 – 150.

第四章　冠状动脉狭窄影像学评价：历史与现状

第一节　历史回顾：冠状动脉狭窄造影评价

　　早在 1844 年，Bernard 经动脉将导管送入动物心脏进行生理学研究，1929 年，德国医生 Forssmann 在自己身上完成了人类首例心导管检查术，揭开了介入心脏病学的序幕。最初的冠状动脉造影术通过主动脉根部造影，使左、右冠状动脉同时显影，称非选择性冠状动脉造影术。自 1958 年 Mason Sones 引入选择性冠状动脉造影术以来，通过血管造影术来评估诊断冠状动脉血管这一技术已经取得飞跃发展。随着定量冠状动脉成像分析技术（quantitative coronary angiography，QCA）取得了很大的发展，冠状动脉狭窄评估精确度愈来愈高，不仅可以用于临床研究，同时还可进行实验研究。QCA 系统最早在 1971 年引入，主要是通过手动操作完成。随着 20 世纪 80 年代计算机的出现，QCA 系统处理速度加快，变得更加实用，用户也便于操作。心导管实验室对此系统的应用也越来越广泛。随着硬件和软件技术的进一步提高，极大地促进对复杂性冠状动脉狭窄形态学分析技术的发展，对冠状动脉分支血管狭窄的分析愈加精确，血管阈限的三维重建更为准确。冠状动脉狭窄形态分析证明急性冠脉综合征特殊的病理特征，如斑块溃疡、血栓和罪犯血管狭窄之间的联系，冠状动脉狭窄危险分层技术，可预测经皮冠状动脉血运重建的结果。IVUS 和安装有传感器的导丝等技术与冠状动脉血管造影术及 QCA 共同协作，在研究领域和临床实践中发挥着重要的作用。

一、冠状动脉造影的早期发展

　　自从 20 世纪 40 年代开始使用最初的"非选择性"造影术以来，科学家们一直在不断尝试人体冠状动脉血管造影的可视化技术[1]。1958 年，Sones 对非死亡患者完成了第一次"选择性"冠状动脉血管造影[2]。当他对升主动脉进行常规血管造影时，导管尖端意外地插入了右边的冠状动脉，大部分对比剂直接被注入体内，最后意外得到了清晰的血管动脉图像。Sones 又利用特殊设计的导管发明了无创伤性冠状动脉插管术，以肱动脉作为径路。之后又研发了装有小型 5 英寸图像增强器的透视系统专用于冠状动脉血管造影，并可在 35mm 电影胶片上记录图像。Sones 还规范了采用多重投影法优化冠状动脉可视化的标准，该标准与今天正在使用的方法基本相同。

　　1962 年，Ricketts 等介绍了选择性冠状动脉导管技术[3]，此技术最初是在 1953 年由 Seldinger 研发而得，专用于非冠状动脉的应用[4]。1967 年，Judkins 对冠状动脉血管造影术引入了重大变革，技术采用预制冠状动脉导管经皮股动脉进入[5]。

　　随着 X 射线系统和冠状动脉旁路移植技术的快速发展，心脏导管使用的放射性对比剂类型也发生了重大的改变。在 20 世纪 20 年代，最初使用的碘化对比剂是吡啶酮类，不仅分辨度差，而且具有极高的毒性。后来被毒性较小的双碘化化合物（20 世纪 30 年代）和三碘化化合物（20 世纪 50 年代）取代，但因其具有较高的渗透压，故对肾有较大的不良反应并可发生过敏性反应。在 20 世纪 60 年代晚期、70 年代早期，又引入毒性较低的第一种低渗透压化合物[6]，直到今日仍将其为标准化合物。随后在 20 世纪 80 年代又出现了过敏性反应小的非离子型对比剂。

二、定量冠状动脉造影（quantitative coronary angiography，QCA）

传统的评估冠心病程度和范围的方法是将冠状动脉血管造影的可视检查结果进行定量分析。这种比较主观的检查冠状动脉狭窄的"目测"方法简单，也容易操作。但是它与尸检病理研究的相关性很差[7]，通过与血管内超声显像技术比较[8]，这种方法往往会低估冠状动脉狭窄病变的严重程度，并与局部贫血的功能检测（如血流储备分数）不一致[9]。

冠状动脉狭窄的目测检查还涉及到观察者之间和观察者自身的显著差异性[10]，但临床医师还是习惯使用目测方法来解释冠状动脉狭窄（诸如"内腔无阻塞"或"有轻微的不规则"这类诊断都是根据目测检查做出）。多年以来，出现了许多更精确冠状动脉狭窄定性和定量分析方法，均可用于临床实践和科学研究。这些都被称为定量冠状动脉血管造影（QCA）系统。QCA 技术最初是在 20 世纪 70 年代开始发展[11]，在 80 年代此技术得到了广泛的应用，并出现了更先进的成像技术和计算技术[12]（图 4-1）。

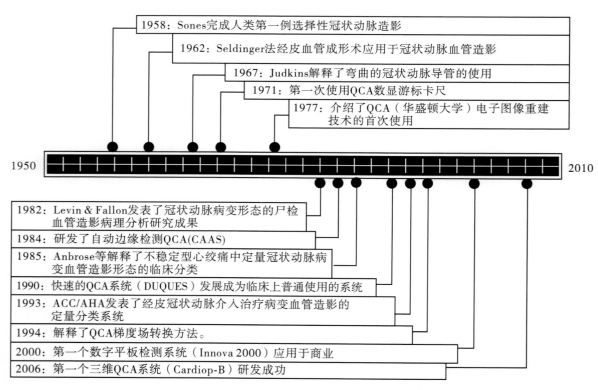

图 4-1　冠状动脉血管成形与血管造影定量分析历史上的主要发展阶段

在 QCA 技术被引入之后，其发展迅速，但基本过程仍与当初一样（图 4-2）。

QCA 第一步首先是采用标准方法从多个投影中获取靶血管的高质量血管图像，这一步要特别慎重，避免靶血管出现投影缩短以及相连的结构被覆盖，然后将血管造影从模拟格式转换为可进行电子处理的数字格式，随后通过人工的方式或使用特殊软件选用分析数字化数据的计算算法。

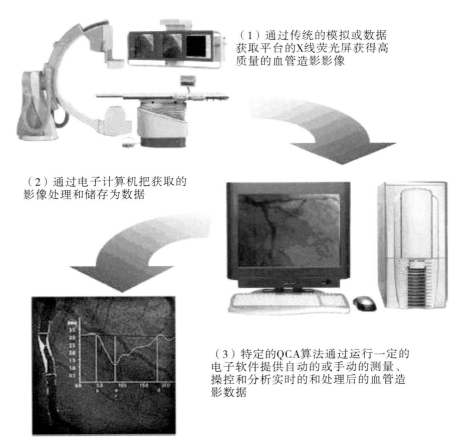

（1）通过传统的模拟或数据获取平台的X线荧光屏获得高质量的血管造影影像

（2）通过电子计算机把获取的影像处理和储存为数据

（3）特定的QCA算法通过运行一定的电子软件提供自动的或手动的测量、操控和分析实时的和处理后的血管造影数据

图 4-2　冠状动脉血管造影定量分析示意图

三、数显游标卡尺

QCA 技术最初是在 20 世纪 70 年代开始发展，采用数显游标卡尺[11]。在这个系统中，首先把特定的血管造影图像（模拟格式）放大投影到屏幕上，然后手动把电子游标移动到可以显示目标冠状动脉狭窄的边界和正常的动脉段的位置上。血管造影管腔之间的两点距离用于电子计算机最小和标准血管直径值以及狭窄度（百分比）。在 1984 年又出现了类似利用手持式数显游标卡尺的方法，卡尺连接到可编程计算器记录血管直径和狭窄程度[13]。虽然手持式数字卡尺与确认的 QCA 技术有比较好的相关性，但是之后的研究表明，使用此类卡尺测得的结果具有较差的重现性。此外，卡尺法与过高的估计非临界冠状动脉狭窄（<75%），和过低的估计狭窄的严重程度（>75%）也是不无关系的[14]。就像所有定量分析方法一样，利用近侧的参考动脉段假设它为"正常"血管，无管腔阻塞。因为"正常"动脉段一般都有动脉粥样硬化，所以对于与血管造影限值条件来说，这个方法过于简单。

四、电子图像重建技术

1977 年，美国华盛顿大学的研究学者开发了新一代 QCA 系统[15]。使用这种方法投影放大两个目标动脉段的正交视图。医师可以用手来描绘血管造影管腔的边界，从近侧的动脉段经由动脉狭窄区域然后进入"正常"动脉的远端部。数字化描绘的边界，把导管用作定标器件，经计算机处理图像来校正 X 射线射束发散和枕形畸变。假设椭圆狭窄几何，根据组合图像追溯了三维管腔的模型，其中狭窄百分比和动脉粥样化质量已计算得出（图 4-3）

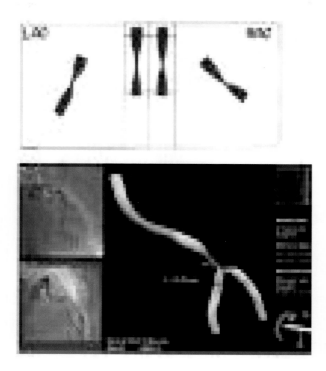

图 4-3　QCA 技术的发展

图 A：1977 年 QCA 系统的动脉狭窄分析；**图 B**：2009 年 QCA 系统的三维分析

即使此方法对少数观察者内部的变异性的精确度非常高，重现性也很高，但仍有一些限制条件，就像数显游标卡尺一样，该系统也依赖于人的肉眼来观察管腔边界。而且这个过程非常缓慢和消耗人力，分析过程至少需要 10 分钟[16]。

五、管腔边缘自动检测技术

随着 QCA 技术的不断发展，已经不再用手来描绘管腔边界，因为出现了管腔边缘自动检测的计算机算法。1984 年，鹿特丹伊拉斯姆斯大学的学者们研究出了心血管造影分析系统（CAAS），称为"成本最低的技术"，可以定义目标动脉段的边界[17]，数字化并校正胶片图像，沿目标血管段画一条中心线，中心线沿着自动生成的垂直扫描线，横跨血管腔的边界。通过计算扫描线的一阶导数和二阶导数的加权之和来确定血管轮廓线。CAAS 系统能够准确地计算阻塞、狭窄百分比和斑块质量，精确度非常之高。虽然这种技术能降低诸如横跨血管这类干预结构的影响，但这种经济的方法可能会低估急性冠状动脉狭窄。1986 年又引入了 ARTREK 系统（美国密歇根大学），这是另一采用类似方法来计算冠状动脉管腔直径和狭窄百分比的 QCA 系统，精确度也非常高[18]。

早期的边缘检测 QCA 系统处理速度通常非常缓慢，也无法用于大容量图像分析。1990 年，杜克大学研发的定量/定性评估系统（DUQUES）解决了这些问题，系统能够在 1 分钟之内处理完成所有图像，用户操作起来也非常简单[19]。虽然 DUQUES 系统使用的是与 CAAS 和 ARTREK 相同的边缘检测算法，但在日常情况下，系统能够更加快速、全面地分析冠状动脉血管造影片，它使用的是商业的硬件和软件。

六、视频密度测量法技术

冠状动脉狭窄血管造影分析一般解释为定性模糊的狭窄症。这类狭窄可能是不对称的，或是经常说到的急性冠状动脉综合征，常伴有腔内血栓[20]。传统的 QCA 系统通常未涉及这个方面。随着视频密度测量分析的出现，部分上解决了这类潜在的问题。后来一些 QCA 系统除了使用边缘检测算法来分析狭窄严重程度之外，还采用了视频密度测量法[21]。这种方法采用的是比尔朗伯定律原理，即通过血管的 X 射线射束的对数衰减与血管内部的对比剂厚度成正比。因为曝光胶片的影像颗粒密度是入射光密度的对数函数，所以视频密度测量法可以通过测量胶片密度来计算血管厚度[22]。第一步先获取标准的边缘检测 QCA 图像，然后沿扫描线（垂直于中心线）生成高亮的轮廓，之后再转换为吸收线轮廓。每条扫描线中的吸收线轮廓去掉背景亮度，最终获得针对目标血管的密度轮廓。根据计算得出的最小狭窄面积和最小管腔直径，全部扫描线之和计算得出横截面面积函数[22]。虽然密度测量法理论上可以避免具有非圆柱形几何形态的狭窄（尤其是偏心狭窄）相关的问题，但是密度测量法评估结果的可靠性却次于冠状动脉管腔尺寸的几何测量结果，因为密度测量法是基于一些假设做出，其在实际临床应用中不一定有效[23]。

七、第二代 QCA 系统

第一代 QCA 系统测得的血管尺寸结果显示，对于临床相关放射条件的各个方面都比较可靠，包括放大率、焦点尺寸、散射介质厚度、千伏峰值、或放射区域内的位置。但是这类 QCA 系统对直径小于 1mm 的血管的精确度有限，特别是动态模糊和次优的对比剂浓度情况下[24]。第二代 QCA 系统纳入了 X 射线成像链点扩散函数误差的校正算法，从而使测量结果更准确，并可完成直径更小的血管的精确分析[25]。最常用的第二代分析软件是在 20 世纪 90 年代早期研发的 CAAS Ⅱ（PIE 医疗公司）[12] 和 QAngio XA（Medis）[26]。

八、第三代 QCA 系统

20 世纪 90 年代中期，新的"梯度场转换"算法代替了传统的冠状动脉分析边缘检测法。早期 QCA 所用的最经济节省的方法只能一个沿垂直于血管轴线的扫描线的点，而梯度场转换则可包含血管边缘的双向信息，评估来自多个方向各个点的亮度轮廓，还可沿扫描线选择更多的点。这个方法要求急性阻塞形态突变定性的复杂型冠状动脉狭窄的定量分析应更为精确，这与传统算法有所不同，这个方法所要求的精确度更高，减少了观察者间的变异性，尤其是针对具有不规则形态边界和血管直径较小的狭窄[27]。

在过去的十年里，正是因为数字平板检测器的出现，才为使用梯度场转换法的第三代 QCA 系统铺平了道路。与传统的基于图像增强器的系统相比，数字平板检测器使用一条全数字图像链，图像质量更高，对比分辨率更好，从而使观察者能够更清楚的观察到一些细节。它还具有减少 X 射线用量、图像面积更大、更加紧密等[25]优点。

现在正在研究更为精确的 QCA 算法，它最终会逐渐代替成本最低的算法和梯度场转换法。例如，"波形轮廓"系统，在这个系统中无需通过扫描线给出高精度的血管轮廓，降低了过高或过低估计血管直径的可能。此方法专用于检测不同血管形态的轮廓（即直线血管管段、开口和分叉），可处理复杂型狭窄形态（如悬突、对称或陡峭狭窄），适用于较大血管直径范围（包括血管应用中所需的较大直径血管），其快的处理速度还适用于在线应用[28]。

九、评估分叉病变的 QCA 系统

分叉病变分析一般来说都有些问题，因为难于计算主干血管及其边侧分支的实际参考血管直径，所以采用标准 QCA 技术可能会低估或高估分叉病变的狭窄程度，从而推动专用于分叉狭窄研究软件的研发。现在市场上销售的分叉狭窄专用的 QCA 软件包有两种，即 2006 年研发的 QAngio-XA（Medis）[29] 和 2008 年研发的 CAAS-5（Pie 医疗公司）[30]。两种系统的用户交互处理需求都是最少的，测得的结果精确度更高，分析时间缩短。虽然其中的一些计算步骤会有所不同，但是这两种方法都是通过定义三条单独的径线（一条为主/近端血管，末梢两条血管/边侧分支各一条）来分析分叉狭窄程度，并采用最经济节省的方法来计算血管轮廓。三条血管段的常规造影参数可以单独说明，或作为合股狭窄分析进行说明[31]。

十、三维 QCA 系统

近期研发的实时三维冠状动脉建模系统，使得冠状动脉诊断结果更加可靠，分叉狭窄的分析研究更加准确。现在市场上所售的软件（Paieon 公司研制的 CardiOp-B 系统、飞利浦公司研制的 3D-CA 系统、Pie 医疗公司研制的 CAAS-5 系统）利用两个正交造影视图（显示目标管段且无重叠）自动生成冠状动脉轮廓的 3D 模型[32-34]。生成的三维图像可以旋转并手动控制，显示血管曲线结构和最小目标血管重叠或缩减的最佳血管造影视图（图 4-3）。虽然这类三维系统可能对冠状动脉干预和置入支架非常有用[35-36]，但是临床经验有限，还需要进一步的证明。

十一、QCA 系统局限性

虽然 QCA 系统在过去三十多年已经取得了长足的进步，但仍有很多缺陷，是冠状动脉血管造影中固有的一些问题。最初血管造影是尝试描绘三维结构的二维技术。其他的一些潜在误差问题包括电影荧光图像的质量、对比剂注射量不足、血管缩小和血管重叠等。虽然有些问题可以通过三维成像解决，但在使用 QCA 系统期间仍有可能出现偏差，这些偏差与冠状动脉相关的一些因素有关，包括大范围的血管钙化、狭窄模糊和解剖研究。影响 QCA 精确度的患者相关因素包括过度肥胖、血管痉挛、狭窄长度以及无法准确检测到的正常血管段出现的弥漫性病变。此外，与血管内超声检测或血流储备分数相比，QCA 测得的结构上的狭窄严重程度与其功能严重程度的相关性不高[9]。至今没有任何证据表明，QCA 实际可以提高临床疗效或减少医疗成本。

十二、定性评估冠状动脉狭窄形态

即使是采用定量法、解剖法或生理方法得出的最精确的冠状动脉疾病严重程度的测量结果，也无法预测狭窄的状况。严重程度相同的两种冠状动脉狭窄在临床上的表现也不尽相同。带有破裂帽和腔内血栓的脂质狭窄的表现与纤维化动脉粥样硬化的表现有很大的不同。前者是 ACS 患者中最常发生的病变，因为临床的不稳定性，病情加重概率也大大增加，暂无适当的疗法可以治疗。患有纤维化动脉粥样硬化的患者一般都是没有任何症状或是症状比较稳定的患者。遗憾的是，现有的定量血管造影分析方法都不能有效的辨别这些冠状动脉狭窄的类型。采用血管造影术进行的定性冠状动脉狭窄评估的依据可以追溯到 1982 年 Levin 和 Fallon 完成的死后血管造影/病理分析，Levin 和 Fallon 发现采用血管造影分析狭窄形态的灵敏度更高，专用于检测导致心肌梗死的病理血管[37]。对死于急性心肌梗死的患者，死亡后血管造影发现，78% 梗死的血管中出现了偏心和不规则形态的狭窄，病理学解释为斑块破裂和（或）血栓。Ambrose 等在 1985 年第一次临床上对冠状动脉形态进行了定性评估，解释不稳定型心绞痛的发病机制[38]（图 4-4A）。

把不稳定型心绞痛与稳定性冠脉症状的患者造影狭窄定量化对比。不稳定型心绞痛患者中，

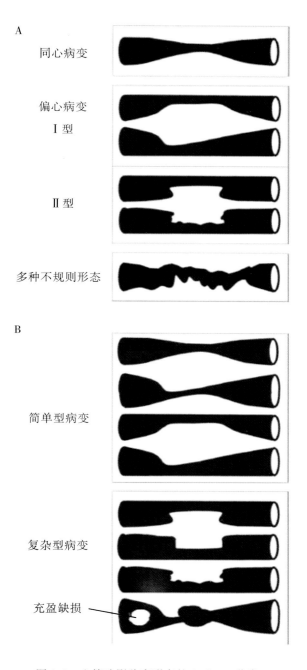

图 4-4　血管造影狭窄形态的 Ambrose 分类

70% 的心绞痛患者血管是偏心、不规则形态的动脉狭窄（Ⅱ型狭窄），只有 16% 为稳定型患者。这类狭窄可代表临床不稳定性的原因（斑块破裂或腔内血栓）。在同一作者之后所发表的论文中，把定性评估简化为简单型和复杂型狭窄的对比分析（图 4-4B）。并对这些具有不同狭窄形态的 ACS 患者进行评估（ST 段抬高或未抬高）[39-40]。复杂型狭窄从血管造影分析来看，一般为偏心形态，具有不规则的边界、悬突的边缘、溃疡、模糊以及（或）腔内充盈缺损的特点（图 4-5）。

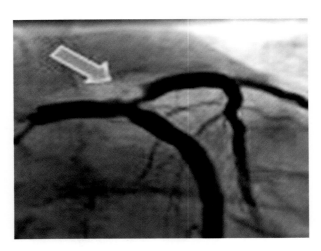

图 4-5　显示腔内充盈缺损图像，箭头所指示 LAD 近段腔内有血栓

　　通过观察多个图像发现正交视图显现的狭窄中血管无缩小或重叠。关于形态及其差异性的讨论是出现心绞痛血管（后来称为"梗死病变"）的概念。在单个血管疾病中，它被定义为较大程度的狭窄（一般狭窄大于直径的 70%）。在多血管疾病情况下，根据病史、狭窄位置、静态或胸部不适情况下的心电图扫描结果以及左心室室壁运动分析因素进行选择。其他一些研究者随后采用类似的定性狭窄分析来解释具有不稳定型心绞痛患者的病理生理，即使狭窄分类不同，一般强调不稳定型心绞痛患者狭窄的血栓成分[41]。1993 年，AHA/ACC 把数种定性狭窄特征纳入了冠状动脉狭窄的分类系统（A 型、B 型和 C 型）中，用来预测球囊血管成形术冠脉介入的危险性，独立于临床现象[42]。

十三、临床意义

　　在过去四十年中，QCA 技术不断发展演变，完善了冠状动脉严重程度的评估，并逐步代替了目测法。随着自动边缘检测方法和 3D 重建技术的提高，模拟信号的数字转换已把定量狭窄分析转换为更为精确的评估狭窄严重程度的方法。尽管目测评估存在缺陷，但仍然是目前冠状动脉造影的主要评估方法。定量形态分析非常有助于了解急性症状的病理生理，在需要行 PCI 手术患者的 ACS 患者探测罪犯血管仍旧有效。虽然定量冠状动脉狭窄评估对 ACS 很有作用，但普遍观点认为，它在评估无症状或稳定症状患者的冠状动脉狭窄程度比较有限。大多数实验室中，尤其是介入手术量比较大的地方，一般采用解剖法（如血管内超声检查）和（或）生理方法（如血管储备分数）来确定狭窄的严重程度，而非采用 QCA。这些方法经临床验证效果较好，可以作为介入过程的辅助手段。但是 QCA 法在特定情况下也可提供有用的信息，特定情况：①各种临床情况选择性冠脉造影在冠脉狭窄中的诊断评估作用；②在系列的造影研究中的狭窄进展评估；③决定行介入的患者（如血管大小的测量或者由狭窄长度确定合适的支架置入）。在区分稳定与不稳定冠脉狭窄的有效性方面的无力、预测造影狭窄方式的结果的不足是血管造影定量分析的另外一个缺陷，也可能会永远得不到克服。冠脉造影的定量分析对鉴定 ACS 的罪犯血管是有用的，还没有造影技术能够识别将会发生症状的破裂的斑块。冠脉造影图像领域技术的进步，如光学上的 X 线断层扫描术、血管内超声、显微解剖学和（或）近红外分光镜可能会在不久的将来解决以上问题。

（王　新　张　铭　刘　寅）

参 考 文 献

［1］ Radner S. An attempt at the roentgenologic visualization of coronary blood vessels in man. Acta Radiol, 2008, 49：43 – 46.

［2］ Bruschke AV, Sheldon WC, Shirey EK, et al. A half century of selective coronary arteriography. J Am Coll Cardiol, 2009, 54：2139 – 2144.

［3］ Ricketts JH, Abrams HL. Percutaneous selective coronary cine arteriography. JAMA, 1962, 181：620.

［4］ Seldinger SI. Catheter replacement of the needle in percutaneous arteriography: a new technique. Acta Radiol, 1953, 39：368.

［5］ Judkins MP. Selective coronary arteriography: a percutaneous transfemoral technique. Radiology, 1967, 89：815.

［6］ McClennan BL. Ionic and non-ionic iodinated contrast media: evolution and strategies for use. J Am Roentgenol, 1990, 155：225 – 233.

［7］ Hutchins G, Bulkley B, Ridolfi R, et al. Correlation of coronary arteriograms and left ventriculograms with postmortem studies. Circulation, 1977, 56：32 – 37.

［8］ Mintz GS, Popma JJ, Pichard AD, et al. Patterns of calcification in coronary artery disease. A statistical analysis of intravascular ultrasound and coronary angiography in 1155 lesions. Circulation, 1995, 91：1959 – 1965.

［9］ Tonino PA, De Bruyne B, Pijls NH, et al. FAME Study Investigators. Fractional flow reserve versus angiography for guiding percutaneous coronary intervention. N Engl J Med, 2009, 360：213 – 224.

［10］ DeRouen T, Murray J, Owen W. Variability in the analysis of coronary arteriograms. Circulation, 1977, 55：324 – 328.

［11］ Gensini G, Kelly A, DaCosta B, et al. Quantitative angiography: the measurement of coronary vasomobility in the intact animal and man. Chest, 1971, 60：522 – 530.

［12］ Serruys P, Reiber J, Wijns W, et al. Assessment of percutaneous transluminal coronary angioplasty by quantitative coronary angiography: diameter versus densitometric area measurements. J Am Cardiol, 1984, 54：482 – 488.

［13］ Scoblionko D, Brown P, Mitten S, et al. A new digital electronic cliper for measurement of coronary arterial stenosis: comparison with visual estimates and computer-assisted measurements. J Am Cardiol, 1984, 53：689 – 693.

［14］ Kalbfleisch SJ, McGillem MJ, Pinto IM, et al. Comparison of automated quantitative coronary angiography with caliper measurements of percent diameter stenosis. J Am Cardiol, 1990, 65：1181 – 1184.

［15］ Brown BG, Bolson E, Frimer M, et al. Quantitative coronary arteriography: estimation of dimensions, hemodynamic resistance, and atheroma mass of coronary artery lesions using the arteriogram and digital computation. Circulation, 1977, 55：329 – 337.

［16］ Brown BG, Bolson EL, Dodge HT. Arteriographic assessment of coronary atherosclerosis. Review of current methods, their limitations, and clinical applications. Arteriosclerosis, 1982, 2：2 – 15.

［17］ Reiber JH, Serruys PW, Kooijman CJ, et al. Assessment of short-, medium-, and long-term variations in arterial dimensions from computer-assisted quantitation of coronary cineangiograms. Circulation, 1985, 71：280 – 288.

［18］ Mancini GBJ, Simon SB, McGillem MJ, et al. Automated quantitative coronary arteriography: morphologic and physiologic validation in vivo of a rapid digital angiographic method. Circulation, 1987, 75：452 – 460.

［19］ Cusma JT, Spero LA, Hanemann JD, et al. A multiuser environment for the display and processing of digital cardiac angiographic images. Proc SPIE, 1990, 1233：310 – 320.

［20］ Ambrose JA, Winters SL, Stern A, et al. Angiographic morphology and the pathogenesis of unstable angina pectoris. J Am Coll Cardiol, 1985, 5：609 – 616.

［21］ Escaned J, Foley DP, Haase J, et al. Quantitative angiography during coronary angioplasty with a single angiographic view: a comparison of automated edge detection and videodensitometric techniques. J Am Heart, 1993, 126：1326 – 1333.

［22］ Hermiller JB, Cusma JT, Spero LA, et al. Quantitative and qualitative coronary angiographic analysis: review of methods, utility, and limitations. Cathet Cardiovasc Diagn, 1992, 25：110－131.

[23] Haase J, Escaned J, van Swijndregt EM, et al. Experimental validation of geometric and densitometric coronary measurements on the new generation Cardiovascular Angiography Analysis System (CAAS Ⅱ). Cathet Cardiovasc Diagn, 1993, 30：104－114.

[24] Spears JR, Sandor T, Als AV, et al. Computerized image analysis for quantitative measurement of vessel diameter from cineangiograms. Circulation, 1983, 68：453－461.

[25] Van Herck PL, Gavit L, Gorissen P, et al. Quantitative coronary arteriography on digital flat-panel system. Catheter Cardiovasc Interv, 2004, 63（2）：192－200.

[26] Reiber JHC, van Der Zwet PMJ, Koning G, et al. Accuracy and precision of quantitative digital coronary arteriography：Observer-, short, and medium-term variabilities. Cathet Cardiovasc Diagn, 1993, 28：187－198.

[27] van der Zwet PM, Reiber JH. A new approach for the quantification of complex lesion morphology：the gradient field transform；basic principles and validation results. J Am Coll Cardiol, 1994, 24：216－224.

[28] Janssen JP, Koning G, de Koning PJ, et al. A new approach to contour detection in x-ray arteriograms：the Wavecontour. Invest Radiol, 2005, 40：514－520.

[29] Steigen TK, Maeng M, Wiseth R, et al. Nordic PCI Study Group. Randomized study on simple versus complex stenting of coronary artery bifurcation lesions：The Nordic Bifurcation Study. Circulation, 2006, 114：1955－1961.

[30] Ramcharitar S, Onuma Y, Aben JP, et al. A novel dedicated qualitative coronary analysis methodology for bifurcation lesions. Eurointervention, 2008, 3：553－557.

[31] Lansky A, Tuinenburg J, Costa M, et al. European Bifurcation Angiographic Sub-Committee. Quantitative Angiographic Methods for Bifurcation Lesions：A Consensus Statement from the European Bifurcation Group. Catheter Cardiovasc Interv, 2009, 73：258－266.

[32] Gradaus R, Mathies K, Breithardt G, et al. Clinical assessment of a new real time 3D quantitative coronary angiography system：evaluation in stented vessel segments. Catheter Cardiovasc Interv, 2006, 68：44－49.

[33] Schlundt C, Kreft JG, Fuchs F, et al. Three-dimensional on-line reconstruction of coronary bifurcated lesions to optimize side-branch stenting. Catheter Cardiovasc Interv, 2006, 68：249－253.

[34] Dvir D, Marom H, Assali A, et al. Bifurcation lesions in the coronary arteries：early experience with a novel 3-dimensional imaging and quantitative analysis before and after stenting. EuroIntervention, 2007, 3：95－99.

[35] Green NE, Chen SY, Hansgen AR, et al. Angiographic views used for percutaneous coronary interventions：a three-dimensional analysis of physician-determined vs. computer-generated views. Catheter Cardiovasc Interv, 2005, 64：451－459.

[36] Gollapudi RR, Valencia R, Lee SS, et al. Utility of three-dimensional reconstruction of coronary angiography to guide percutaneous coronary intervention. Catheter Cardiovasc Interv, 2007, 69：479－482.

[37] Levin DC, Fallon JT. Significance of the angiographic morphology of localized coronary stenoses：histopathologic correlations. Circulation, 1982, 66：316－320.

[38] Ambrose JA, Winters SL, Stern A, et al. Angiographic morphology and the pathogenesis of unstable angina pectoris. J Am Coll Cardiol, 1985, 5：609－616.

[39] Ambrose JA, Winters SL, Arora RR, et al. Coronary angiographic morphology in myocardial infarction：a link between the pathogenesis of unstable angina and myocardial infarction. J Am Coll Cardiol, 1985, 6：1233－1238.

[40] Ambrose JA, Hjemdahl-Monsen CE, Borrico S, et al. Angiographic demonstration of a common link between unstable angina pectoris and non-Q-wave acute myocardial infarction. J Am Cardiol, 1988, 61：244－247.

[41] Rupprecht HJ, Sohn HY, Kearney P, et al. Clinical predictors of unstable coronary lesion morphology. Eur Heart J, 1995, 16：1526－1534.

[42] Ryan TJ, Bauman WB, Kennedy JW, et al. Guidelines for percutaneous transluminal coronary angioplasty. A report of the American Heart Association/American College of Cardiology Task Force on Assessment of Diagnostic and Therapeutic Cardiovascular Procedures (Committee on Percutaneous Transluminal Coronary Angioplasty). Circulation, 1993, 88：2987－3007.

第二节 当今对冠状动脉狭窄的造影分析

同一观察者或不同观察者对冠状动脉造影肉眼分析结果可能存在较大的差异，而冠状动脉定量分析（quantitative coronary angiography，QCA）系统的研发使该差异的解决迈出了重要一步，使用各种自动化边缘探测算法对血管荧光电影照相术获得的照片进行计算机分析，能够高度精准地评估管腔尺寸。QCA 在冠状动脉疾病的许多不同研究领域发挥了关键作用，包括从介入性心脏病学至冠状动脉硬化症的进行性/回归性研究等诸多内容。此外，QCA 已成为经皮介入治疗的重要工具。我们将在本章回顾冠状动脉造影术和 QCA 现有技术水平，尤其是三维（3D）血管重建技术的明显优势，在冠状动脉分叉病变或左主干狭窄领域，3D 造影术的各种优势也反映了目前 PCI 所面临的挑战以及对更准确的造影分析工具的需求。

二维（2D）单血管分析法是定量冠状动脉造影术（QCA）的传统分析法，用以提高精准的冠状动脉狭窄测量结果[1-4]，以帮助介入心脏病学专家按照特定患者的生理结构制定具体治疗方案[5,6]，或者当进行离线测量时评估冠状动脉内置入支架的功效[7-10]及动脉硬化症的发展情况[11]。在分析分叉病变狭窄的过程中，单根血管 QCA 的有效性已引起争议，因为这种方法不能预测开口分支血管（SB）狭窄的功能意义[12]。最近已研制出专用的 2D 分叉病变软件算法，以便弥补 2D 单根血管 QCA 的缺点[13-15]。然而造影测量的定义是不一致的，如血管参考直径（RVD），因此导致直径狭窄百分比（DS）的不同测量结果。血管重叠、投影短缩以及血管扭曲是 2D 造影术和 QCA 分析法众所周知的缺陷；操作者的专业技能并不总是获得最佳投影的办法[16]。在过去 10 年中积累的证据表明，3D 造影重建技术是精准且可重复的[17-21]。

单根血管及分叉病变狭窄[22,23]能够通过专门的 QCA 算法再造并分析。除了固定视图的冠状动脉快照以外，造影门架灵敏旋转能够使用单次但时间较长的对比剂注射获得 180°弧形上的影像[24]。在减少对比剂使用、辐射暴露及手术时间的同时，冠状动脉旋转造影术已表现出可与冠状动脉标准造影术相媲美的诊断准确性，因此有可能改善手术结果[25-27]。

一、图像获取及校准技术

QCA 是一个以计算机为基础的技术，向我们提供冠状动脉树目标管段的直径、面积、长度以及成角的测量结果。为了使这些测量结果精准并保持后续研究的一致性，在获得图像及分析图像的过程中，每一步都必须遵循一个标准化的操作程序[4,28]。牢记冠状动脉狭窄的偏心本质，一个基本的规定是在至少两个正交的视图中获得并分析目标冠状动脉管段[3]。即使在试图量化目标狭窄之前，必须详细说明重要的形态特征；钙化范围、冠状动脉扩张及不规则程度、血栓、斑块溃疡以及血流特征都表明对手术病人的长期结果的预后有重要作用[29]。在注射对比剂之前向冠状动脉内注射硝酸盐以控制血管舒缩弹性并在 37℃条件下使用 100% 低渗透性对比剂，这个过程应予以标准化；放射照相的设置（kVp，mA）应予以优化并且在获取图像的整个过程中保持不变。正确选择和使用造影导管、保持患者在手术台的适当位置、足够长的注射时间都至关重要的[30]，并在教材和相关读物中作了详细说明[31]。

对拟用于分析的冠状动脉管段的清楚显示的数字影像中，我们选取一幅舒张末期图像，通常在心脏血液循环的第二或第三个周期。这样可以减少运动模糊并且避免图像选择上的偏好[32,33]。校准过程可以既参照从造影系统等中心处获得的已知尺寸的物体（在验证性质的研究过程中，情况常常是这样）[34,35]，也可以参照造影导管，这种方法通常用在临床研究中。导管顶部填充了对比剂且未呈锥形部分的轮廓通过可利用的边缘探测（ED）算法自动追踪，并且参照其已知的外径进行校准[33,36]；已经有人建议使用无对比剂且用盐水冲洗的导管[37]。然而，不同的导管结构（壁厚、材料）可能导致不同的X射线衰减，因此在自动探测轮廓点的过程中导致差异[38]。通过精确的测微计直接测量单个导管的尺寸在临床情况下是不实际的，而使用由厂家指明的尺寸进行在线校准也可能干扰冠状动脉测量结果的准确性[36,39]。据报道，在探测冠状动脉和无对比剂导管轮廓的过程中，梯度场转变算法更准确[40]。而且无枕形失真的平面[40,41]对于以图像增强器为基础的系统来说很普遍，能够使校准更准确；然而如果校准物体和被分析的血管段不在相同平面上，则可能进一步引起几何误差，导致放大率出现差异（平面外放大率）[6,34]。然而，如果冠状动脉造影片是在等中心处获取的，并且借助于DICOM（医学数字成像和通讯）页头标题现有的几何信息，可以在空间上进行准确的校准。

二、单支血管分析

目前的几个QCA系统版本，如CAAS（pie medical imaging，maastricht，荷兰）和QAngio XA（medis medical imaging systems，leiden，荷兰），管腔轮廓由ED算法确定，并且这些ED算法为适应数字造影系统作了相应修改。用户只需要在目标血管段中规定一个起点和一个终点，则穿过这两个点之间血管的一条路线可以通过一个波传播算法自动计算出来。解剖界标通常用于识别目标冠状动脉管段，以便限制操作者的选择偏好并增强连续研究过程中的重复性[34,37]。各种基本的ED算法是相似的；这些算法以应用于沿扫描线的亮度轮廓的第一和第二个引出函数的加权为基础，扫描线垂直于该血管路线；按照一个最小成本算法和一些连通标准，可以计算出动脉轮廓[4-6,42,43]。对于QCA研究来说，要求对管腔轮廓作最少的用户交互和编辑；在有些情况下，如果轮廓不遵循直觉的路线，用户要么可以通过"限制"关注区域从而排除从轮廓探测获得的图像的若干部分（CAAS）[44]，或者围绕一个手绘的点或一条手绘的线重复运用自动边缘探测；如果认为结果不满意，可以手绘一条新的轮廓部分[6]。

（一）最小管腔直径/阻塞直径 从最终的管腔轮廓来看，直径函数由左右轮廓位置之间最短距离的计算结果确定。阻塞位置由直径函数按照曲率分析结果来确定。在CAAS系统中，最小管腔直径（MLD）的经典参数被视为两个血管轮廓之间的绝对最小距离。在QAngio XA看来，所谓的阻塞直径未必是直径函数曲线的最小绝对值，而是指在最大DS处测得的直径；操作者能够获得MLD的绝对测量值[45]。根据从不同时间点获得的MLD测量结果，我们能够计算产品变量，这些变量充当了冠状动脉内置装置功效的替代终点；急性管腔增益的计算结果是术前和术后分析过程中测量结果的差值，而后期管腔损失（LLL）是随访和术后造影之间MLD的差值。然而计算LLL时没有考虑MLD在术后和随访QCA分析过程之间可能沿支架发生的轴向迁移，将LLL和再狭窄过程之间的关系限制为血管内超声（IVUS）所显示的状态[46-48]。

（二）RVD/DS 为了确定目标血管段的参考尺寸，分析员可以选择一个"自定义"或"内插的"参考值[15,45]。前者通常是接近和远离目标狭窄血管、明显正常的血管段直径的平均值，产生水平的RVD函数。在后一种方法中，参考直径函数由复原技术确定，该复原技术专属于每个软件包，其中没有考虑狭窄或膨胀的冠状动脉血管段；这种技术导致了一条笔直且变细的线，近似于所认为的在阻塞处正常或无病变的冠状动脉轮廓（图4-6）。

在整个介入过程以及随后的研究中可以得到一个恒定的参考值，由于用户固有的偏好选择过长或变细的血管段，对这种方法的验证更加受限。另一方面，插入参考值方法考虑了血管的自然细化并且所需用户的交互最少；在无健康参考值且广泛病变的血管段中，RVD函数可能被低估；而因为通常在MLD处报告RVD，所以在连续研究中，目标血管段内MLD的迁移将导致不同的RVD值[15]。

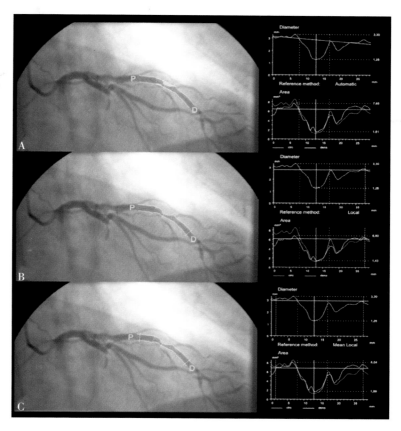

图 4-6 单支血管参考阻塞分析（CAAS）

　　左侧：冠状动脉轮廓线。右侧：直径和面积函数曲线图。面积曲线图中有两条重叠的横截面积线，一条是几何值（灰线），另一条是密度测定值（白线）。A：自动（内插）参考阻塞分析。根据一种专有算法得出的回归线代表的是血管直径值（即面积曲线图中的密度测定值），不包括阻塞位置（黄色虚线条所示区域）。参考函数是一条逐渐尖细的直线；参考直径/面积值即此处的最小管腔直径/面积（黄色实线所示区域）。B：局部参考（自定义）阻塞分析，采用的是一个较远端的参考位置。参考函数是一条水平线；参考直径/面积为一个常数，等于参考位置处（白色虚线所示区域）的直径/面积值。C：局部参考阻塞分析，采用近端参考位置和远端参考位置。参考函数是一条水平线；参考直径/面积为一个常数，其值等于两个参考位置（白色虚线所示区域）各自的直径/面积值的平均数

　　MLD（或其他阻塞直径）处的 DS 值按照公式：$DS = (1 - MLD/RD) \times 100\%$，根据管腔直径和各个 RVD 值获得。冠状动脉阻塞区域内管腔轮廓和参考轮廓之间距离的积分被定义为"斑块区"。

　　（三）面积测量　已知最小管腔面积（MLA）是动脉狭窄血流动力严重程度最重要的决定因素[3]。直径测量结果是从一个单一的投影（或者甚至两个正交的投影）获得的，而从这些直径测量结果获得的 MLA 依赖于未必始终正确的几何假设。视频密度测定法（VD）对横截面积的测量结果（CSA），不依赖于几何形状，应该有可能更准确地量化狭窄以及成形术导致的变化[37,42,49]（图 4-6）。

　　球囊血管成形术和定向粥样硬化切除术对于 QCA 的测量结果来说是一个挑战，这两种手术产生了复杂的椭圆管腔形状以及管腔内的解剖结构[3,42,50]。从 IVUS 获得的 CSA 测量结果已经表明始终大于相关的密度测量及几何测量值，VD-CSA 通常大于 ED-CSA，然而却有良好的总体一致性[50-54]。PTCA 术后行 IVUS 检察观察到重要的差异性，这些差异与 VD 值有更密切的关系；或许因为将安装

了支架的管段再造成了一个更圆的形状并且密封了管壁上的解剖结构，支架置放后极大地减少了这些差异[42,55]。

但是临床研究仅能评估测定结果的可变性，并不能提供切实可靠的信息。可通过验证研究已知尺寸的物体，获得这种信息。CAAS 体内及体外实验验证显示 ED 和 VD 的精确性有所改善，但该结果依然具有局限性，如管腔过大或过小，同时还受到环境噪音（包括动脉分支）、X 射线光谱硬化、射线投影缺少血管正交及注射期间血管充盈不均的影响[37,43]。因此，解释根据单一投影使用 ED 和 VD 得出的 CSA 测量值时，应当谨慎[42]。

CAAS Ⅱ验证研究及 Keane 等[35]和 Hausleiter 等[56]在 20 世纪 90 年代进行的比较验证研究发现，小血管的直径估值过高（通常 <0.7mm），但是大血管的直径估值过高的情况较少。使用第二代 QCA 系统评估小血管的直径时，由于 X 射线系统光斑过大产生了模糊效应，严重影响了评估值的精确性。数字平板及梯度场技术引入后，新的验证研究表明，经验证的第二代系统（CAAS Ⅱ和 QCA-CMS v5）足以精确地分析血管造影图像，MLD 值至少大于 1.0mm，同时该系统受环境噪音的影响较小[40,41]。由于直径在 0.5~0.7mm 范围内的冠状动脉易诱发缺血性病变及管腔内血栓，研究该类型的冠状动脉具有重要的临床意义。

三、分叉病变的 QCA 分析

观察两个正交视图，可评估得出单支血管狭窄，所以分叉狭窄尤其是 SB 开口的可视化程度应达到最佳，这是非常重要也是非常具有挑战性的。一个最佳视图通常可同时观察到血管无重叠、投影缩减及主支血管和 SB 间可能形成的最大角[15]。为了确保再现性、完成三维重建，至少应捕获 2 次投影，两条投影线所成的角大于等于 30°，且投影应符合上述标准。

欧洲分叉病变俱乐部（EBC）将分叉狭窄定义为冠状动脉病变邻近或累及较大分支口部；大分支在人体中有明显的功能价值[57]。目前统一使用分叉狭窄分类是由 Medina 提出[58]。近端主支血管（PMV）、远端主支血管（DMV）及分支的可视狭窄超过 50%；按照相同的顺序，根据有或无显著性狭窄，每一血管段都将分别得到一个二进制值 1 或 0。Medina 等级（1，1，1）、（1，0，1）及（0，1，1）级狭窄称"真性"分叉狭窄，即主支血管及分支均有显著性狭窄。为了简洁起见，Medina 狭窄分类并没有整合单支血管分析中提及的形态特征、分支相关的主支血管斑块的位置及分支狭窄长度，但是制定治疗方案时，需考虑这些因素[57]。更严格的 Medina 分类必须以定量分析得出的 DS 值为依据。虽然单支血管 QCA 系统很先进，但并不适用于分析分叉狭窄。主要的混杂因素就是 PMV、DMV 及 SB 上的 RVD 函数的定义[13,57]。按照血流量守恒定律，每个血管段的大小可根据 Murray 定律 $[(PMV)^3 = (DMV)^3 + (SB)^3]$ 得出，也可使用简化的 Finet 标度律进行描述[59]，其中 $PMV = 0.678 \times (DMV + SB)$。使用单支血管 QCA 中的插值算法得出的结果显示，血管变细过程平缓，而并未呈现分叉处常有的阶梯样下降（急剧减小）现象；在一定程度上高估了内插的 RVD 及 SB 开口处的 DS 值，高估程度取决于阶梯样上升至 PMV 的程度[15]。

为了弥补这些缺点，目前已开发出专用的二维分叉 QCA 算法，并已用于 CAAS[14]和 X 射线血管造影图像分析系统[15]。根据与所分析的分叉距离最远的 PMV、DMV 和 SB 上的自定义分隔符点，通常是毗邻分叉之间，绘制出两个软件包中的轨迹线；然后根据 ED 技术和最小成本算法，得出血管轮廓线。X 射线血管造影图像分析系统包括两种分叉模型，一种是 T 形分叉，另一种是 Y 形分叉。以下标准的依据是 DMV 和 SB 之间的成角及直径比。所有血管段的外部轮廓都将视为一个整体，且并未内插穿过 SB。使用传统的直血管分析法进行动脉直径计算，但 T 形分叉 SB 应使用 Medis 开口分析法。T 形分叉模型存在于 RVD 函数逐渐变小的主支血管中及 SB 中，其对应部分由一条开口有近端耀斑的直线表示。Y 形分叉的核心与 PWV 相连，得出一条带有远端耀斑的 RVD 函数直线；两个远端血管段应分开显示[15]（图 4-7）。

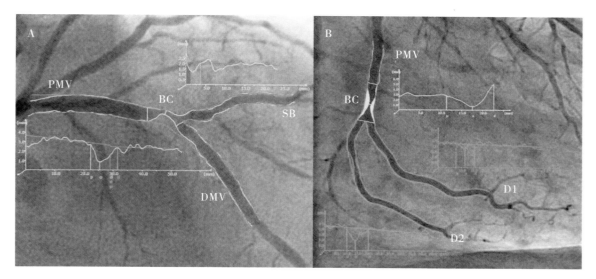

图 4-7　X 射线血管造影图像分析系统中的分叉病变分析

A：T 形分析。应分别对主支血管［包括近端主支血管（PMV）、分叉核心（BC）及远端主支血管（DMV）］和分支（SB）进行分析。主支血管的参考血管直径（RVD）函数逐渐减小（直径图中的红线），而 SB 中的 RVD 函数，则由一条开口有近端耀斑的直线表示（Medis 开口分析）。**B**：Y 形分析。分叉核心与 PWV 相连，得出一条带有远端耀斑的 RVD 函数直线；D1 和 D2 两个远端血管段应分开显示（图片由 G Koning 友情提供，Medis 医学成像系统）

在 CAAS 分叉 QCA 软件中，分形几何将分叉视为一个单独的对象，并标示出了其左、右、中轮廓线，但没有做出进一步的假设。分叉点在其中扮演着非常重要的角色，是各血管段中心线的汇合点，也是分叉区域内最大内切圆的中心，左、右、中轮廓线的交点。多边形汇合区（POC）可能是内切圆和血管段中心线交点的切线构成的最小区域，其功能与单个血管段不同。POC 的直径可使用"最小自由"法得出；在 POC 内假定一个常曲率，即可根据插值算法得出 RVD 函数[14]。为了简洁起见，Serruys 等人提出使用外推法分别计算阻塞区域外各血管段的 RVD 函数；将各血管段的 RVD 连成一条直线，并将直线与分叉点连接起来[44]（图 4-8）。

以上算法需将分叉分解计算，所以计算结果（直径及面积的最小值、最大值及平均值、RVD、直径及面积狭窄百分比、阻塞及血管段长度）超过了血管段的数量。图 4-8 示，这种划分方法将帮助人们更加深入地了解治疗失败及再狭窄的机制，使 MLD 定位更精确，从而得出更可靠的 LLL 测量结果。除了直径测量，另一个对治疗策略及结果有重大影响的 QCA 分析信息就是主支血管及分支间的测角[60]。相关文献未有统一分叉角（BA）的定义。根据 PMV、DMV 和 SB 分别所成的近端 BA 及远端 BA，EBC 给出了分叉角的定义[57]（图 4-9）。

鉴于分叉角度计算是用电子卡尺在 QAngio XA 软件中完成的，于是 CAAS 开发出了一种专用算法，即使在高度扭曲的血管中也适用，在 POC 边界随血管段直径进行调整。沿血管段中心线的绘制向量，始于 POC 边界，方向是从远端到近端（PMV）或从近端到远端（DMV 和 SB）。向量尺寸能对分叉角计算造成影响，它是近端或远端 POC 边界同等管腔直径大小的一半，该结论是基于这样的假设：血管弯曲度小于血管半径。近中角和远中角位于各自的向量之间（图 4-9）显而易见，任一公司采纳的清晰度各不相同，尚未经过黄金标准验证，该标准是 EBC 长期以来所倡导的[15,57,61]。为此，开发出一系列有机玻璃模（6 个），其中，每一块都模拟的是带有 3 个连续分叉狭窄（带有可变解剖）的血管（图 4-8）。

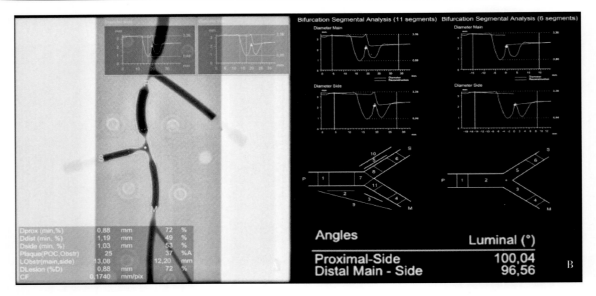

图 4-8　CAAS 5 标准报告

A：分析结构及 11-段模型直径相关参数的直径图及数值结果中，斑块用黄色标出。B：上排：自动参考阻塞分析。11-段（左）和 6-段（右）模型中的主支血管及分支的直径图。中排：模型图表。下排：分叉角度值

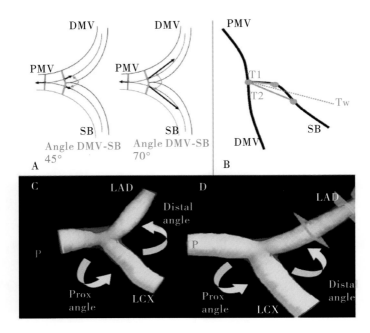

图 4-9　分叉角度运算

A：根据 EBC 对分叉角度的定义，CAAS 中的分叉角度就是血管尺寸经校准后形成的方向向量的成角；近端主支血管（PMV）和边支（SB）所成的近端 BA；远端主支血管（DMV）和 SB 所成的远端 BA。针对长度各异的向量，其角值要分开计算。B：CardiOp-B 三维 QCA 算法使用的是方向权向量。权向量（Tw）为两个向量之和，其中每一向量沿着血管中心线将交叉点与远端点相连，长度分别为 5mm（T1）和 10mm（T2）。C/D：治疗前（C）后（D），在三维再生左侧远端主支分叉病变系统中进行 BA 计算。位于左冠状动脉前降支（LAD）和左冠状动脉回旋支（LCX）之间的远端分叉角在治疗后变小（CardiOp-B）。EBC：欧洲分叉病变俱乐部

　　鉴于建立在文献之上的规范，模型的设计由计算机辅助程序完成，模型的制造由精密加工技术完成[62]。确认生成高度可再生结果的心血管造影术分析系统软件最新版，对 MLD、RVD 和 DS 测量有着很高的精确度，如果考虑有着更大的准确 MLD（0.70mm）血管段[44]，针对 Medis 软件的类似确认正在进行中。

　　通过再检验与侵入性函数测试对分叉冠状动脉造影定量分析软件算法进行另外确认。直到最近，SB 孔内冠状动脉造影定量分析衍生 DS 值被视为与血流储备分数（FFR）测量值不一致，无论是在支架放置之前还是之后[12,63]将单血管冠状动脉造影定量分析算法应用到分叉狭窄的结果。Sarno 等研究[64]显示，当应用分叉冠状动脉造影定量分析时，分叉病变患者血管造影片和血流储备分数阻塞在主干血管和侧分支都适用，在统计学上证明了 DS 和 FFR 值在主干血管和侧分支的负相关性；传统冠状动脉造影定量分析只在主血管中造成显著但程度较低的相关性。尽管有这些创新软件算法，在冠状动脉造影定量分析中需要提出两种特殊情况；没有明显的健康迹象，广泛病变的分叉区域和小左主干动脉开口狭窄；两种问题不常在单一病例中同时出现。在 Murray 和 Finet 相似律的基础上，如果其他两个血管段可确定任何分叉血管段尺寸，任何分叉血管段的尺寸都可确定。这并不适用于广泛病变分叉的区域；但是以 DMV 和 SB 准确度较低的 RVD 值为基础的 PMV 参考值的外推法可避免对 PMV 真实尺寸过于低估。

　　对于短左主干内的开口狭窄，都可对轮廓检测和尺寸进行质疑。手工轮廓纠正应合理，特别是与血管造影导管有重叠情况。对于 RVD 测定，可以选择阻塞物边界外部同时在左主干内的自定义参考值，或者选择源自远端分叉参考值的倒推计算值（图 4-10）。

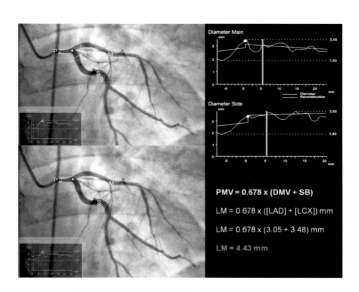

图 4-10　弥漫狭窄左主干阻塞参照分析
上图：斑块为黄色加亮部分，反映出自动参考阻塞分析的结果；左主干预计狭窄程度在血管造影图和直径图上均被低估，为弥补左主干内"正常"参考值点的缺乏；下图：左主干阻塞的真实尺寸是在已被示踪的斑块负荷顶端加入红色区域后的近似值

四、3D-QCA

介入心脏病学的连续发展[65,66]明确表示，需要对经皮介入进行最佳诊断和细致计划。但是，用二维冠状动脉造影定量分析进行准确的狭窄评估却受到血管重叠、投影缩减和弯曲度的限制[16]。RVD 内准确度、狭窄长度和 BA 测定值及不准确的预测可得出错误的尺寸和支架布置；可将其理解为不完全的狭窄程度，需要更多的支架，或者也可理解为支架长度过长、SB 封闭和再狭窄率增加[20,67-69]。

过去十年中开发出了三维冠状动脉造影定量分析软件算法，将单平面或双平面系统生成的两个或多个单平面图像整合[18-20,69]。其中大多数并不生成血管内腔真实形态的容积重建，它在计算上要求很高，不能在线生成，但以三维中心线数据重建为基础的三维模型中，血管直径与三维结构可随后由计算机算法得出。这些三维模型算法的准确度主要依赖于电子平板上没有几何变形以及血管造影系统中 DICOM 集管中可用的几何信息。冠状三维重建算法仅仅建立在三维系统信息的基础上，所谓极线几何重建技术在这些情况下仅提供准确重建，其中血管大致垂直于 X 射线束。本技术的局限在于：错误假设视图上的预计冠状动脉在空间上相同。在实践中，甚至在双平面台架中，系统变形（主要由重力引起）生成的平面之间几乎总有等深点支管。另外，因为（较强）呼吸运动和心脏收缩运动，两个投影之间无法达到空间一致性。为纠正等深点支管，我们通常要确定 1~3 对参考点，在所选投影中代表相应的解剖标志，如分叉点。为纠正极线的不协调，采用了专用三维几何算法；最终，装有 ECG 且时间也校正过的画面融入了三维重建中[23,69]。尽管适用算法间存在细微差异，冠状狭窄三维重建的操作员标准程序包括四个步骤：

1. 选择目标血管段（可能为分叉）二维投影，角度≥30°，带有最小投影缩减和重叠。

2. 必要时以导管为参照校准其中的一个[67]。但是在大多数算法中，全自动校准是公认的也是唯一的选择。

3. 在其中一个投影中，通过本地轮廓探测算法来追踪目标血管；第二个二维图像投影注明了目标区域，以帮助用户在第二投影中选择正确的血管段。

4. 生成的三维模型在血管直径、长度和弯曲度上都形成了图像和数据。时间要求下降（对于三维再建来说<60s）使得结果在实际中立即变得可行。

投影缩减和重叠的量化使得我们可以选择最佳视图投影[69-70]。尽管台架和患者位置有限制[16]，使用三维模型技术测定血管长度、直径和 BA 的准确性已在若干研究中提出来[17-21]。Bruining 等[71]，在收到生物可吸收支架的患者中进行量化多峰性成像分析，证明用 IVUS 测量长度和直径的三维冠状动脉造影定量分析以及使用多探测器进行计算的 X 线断层摄影术之间优异的相关性；二维冠状动脉造影定量分析显示，支架长度更小，直径与区域也有可能更小。Tsuchida 等[72]和 Ramcharitar 等[20]最近经过验证在商业上可行的针对单平面直径和区域测量的三维冠状动脉造影定量分析系统、CardiOp-B 和心血管造影术分析系统 5；其中 CardiOp-B 低估真实值，而心血管造影术分析系统 5 更加精准。这两个系统都吸收了专用三维分叉冠状动脉造影定量分析算法，使得 EBC 阐释后可进行 BA 值的复杂运算（图 4-9）。

在心血管三维冠状动脉成像分析系统中[23]，当依靠基于血管尺寸经过调整的向量的算法时，在没有重叠的空间内计算 BA 值，因此理论上要比二维冠状动脉造影定量分析更精确。另一方面，在各自血管段的方向权重向量间算出 CardiOp-B 内角值。权向量（Tw）为两个向量之和，其中每一向量沿着血管中心线将交叉点与远端点相连，长度分别为 5mm（T1）和 10mm（T2）。该算法运用于最近的顺序排列试验中，首次说明了左主干介入前后的三维弯曲度对临床随访一年的影响[73]。

当进行量化狭窄时，CardiOp-B 提供直径导出和横截面数据以及狭窄长度；可操作狭窄标记，以重新布置主血管或从 PMV 进入 SB 的目标区域。在 CASS-5 中，考虑到从二维投影中获取的轮廓信息可能包含血管重叠，构建中心分叉区三维模型。这就是三维定义中的 POC 是"花生"形状而非球形的原因[23]。假设血管在两个不同二维投影的管腔直径基础上拥有椭圆形横截面，在这种条件下计算 CSA 值；这种椭圆形横截面是主要测量的参数。在环形假定的基础上计算同等管腔直径、最小管腔直径和最大管腔直径曲线。POC 入口处和内部的参考血管线是在二维转变三维的基础上建立（图 4-11）。

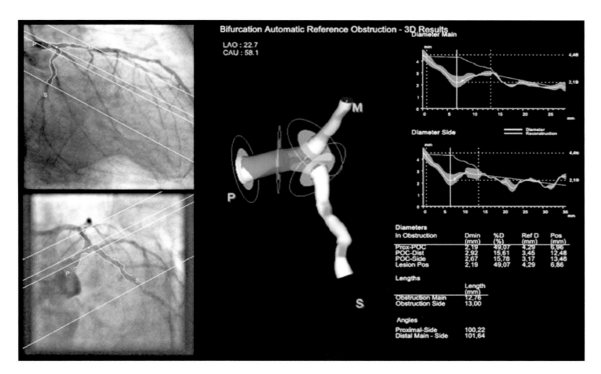

图 4-11 左主干分叉的三维重建（CASS-5）

左排：分叉病变二维图像。中排：重建分叉的三维模型展示于最佳视角上，CAU：58.1°，LAO：22.7°。阻塞部位重建后的血管内腔标为蓝色；阻塞边界外的狭窄区域标为红色。右排：直径导出参数和分叉角值的直径图和数值，曲线周围灰色区域标明了三维模型椭圆形横截面最大和最小直径

五、旋转血管造影

首先主观选定一定数量的二维图像，再从这些图像推测出三维中心线，最后通过分析最佳视图找到可能的台架位置。这种反复实验法会提高造影剂用量以及辐射照射量。新开发的台架使成像摄影机可快速等中心自动旋转[25,26]。带有预定义头部或尾部定向的长轨迹（轨迹高达 180°）标准化图像可在几秒钟内完成。另外，双动作冠状血管造影术可在若干轴心而非单个轴内旋转，因此单个稍稍更长（7.2 节）造影剂注射中有着多重视角[24]。如果操作员在比较固定视图时拥有冠状树方面的更多信息，则可分析旋转图像；当然，如有必要，也可采集更多的图像作进一步分析。标准和旋转血管造影术的拍摄准确度、冠状动脉狭窄评估和冠状动脉造影定量分析结果最近由 Garcia 等人[27]在 100 位冠状动脉病变患者中进行了盲检。定性与定量（MLD、MLA、狭窄长度、DS）狭窄评估在各形式间具有可比性，但是旋转血管造影术相比体积、图像获得时间和辐射曝光来说减少了。最后运动补偿技术与旋转血管造影相结合可对冠状动脉树进行实时全自动三维重建[74]。

（王 新 张 铭 曾玉杰）

参　考　文　献

[1] Serruys PW, Wijns W, van den Brand M, et al. Is transluminal coronary angioplasty mandatory after successful thrombolysis? Quantitative coronary angiographic study. Br Heart J, 1983, 50：257 - 265.

[2] Reiber JH, Kooijman CJ, Slager CJ, et al. Coronary artery dimensions from cineangiograms methodology and validation of a computer-assisted analysis procedure. IEEE Trans Med Imaging, 1984, 3：131 - 141.

[3] Serruys PW, Reiber JH, Wijns W, et al. Assessment of percutaneous transluminal coronary angioplasty by quantitative coronary angiography：diameter versus densitometric area measurements. J Am Cardiol, 1984, 54：482 - 488.

[4] Reiber JH, Serruys PW, Kooijman CJ, et al. Assessment of short-, medium-, and long-term variations in arterial dimensions from computer-assisted quantitation of coronary cineangiograms. Circulation, 1985, 71：280 - 288.

[5] Haase J, van der Linden MM, Di Mario C, et al. Can the same edge-detection algorithm be applied to on-line and off-line analysis systems? Validation of a new cinefilm-based geometric coronary measurement software. J Am Heart, 1993, 126：312 - 321.

[6] Gronenschild E, Janssen J, Tijdens F, et al. A second generation system for off-line and on-line quantitative coronary angiography. Cathet Cardiovasc Diagn, 1994, 33：61 - 75.

[7] Rensing BJ, Hermans WR, Deckers JW, et al. Lumen narrowing after percutaneous transluminal coronary balloon angioplasty follows a near gaussian distribution：a quantitative angiographic study in 1, 445 successfully dilated lesions. J Am Coll Cardiol, 1992, 19：939 - 945.

[8] Serruys PW, Kay IP, Disco C, et al. Periprocedural quantitative coronary angiography after Palmaz-Schatz stent implantation predicts the restenosis rate at six months：results of a meta-analysis of the BElgian NEtherlands Stent study (BENESTENT) I, BENESTENT Ⅱ Pilot, BENESTENT Ⅱ and MUSIC trials. Multicenter Ultrasound Stent In Coronaries. J Am Coll Cardiol, 1999, 34：1067 - 1074.

[9] Mauri L, Orav EJ, Kuntz RE. Late loss in lumen diameter and binary restenosis for drug-eluting stent comparison. Circulation, 2005, 111：3435 - 3442.

[10] Pocock SJ, Lansky AJ, Mehran R, et al. Angiographic surrogate end points in drugeluting stent trials：a systematic evaluation based on individual patient data from 11 randomized, controlled trials. J Am Coll Cardiol, 2008, 51：23 - 32.

[11] de Feyter PJ, Serruys PW, Davies MJ, et al. Quantitative coronary angiography to measure progression and regression of coronary atherosclerosis. Value, limitations, and implications for clinical trials. Circulation, 1991, 84：412 - 423.

[12] Koo BK, Kang HJ, Youn TJ, et al. Physiologic assessment of jailed side branch lesions using fractional flow reserve. J Am Coll Cardiol, 2005, 46：633 - 637.

[13] Goktekin O, Kaplan S, Dimopoulos K, et al. A new quantitative analysis system for the evaluation of coronary bifurcation lesions：comparison with current conventional methods. Catheter Cardiovasc Interv, 2007, 69：172 - 180.

[14] Ramcharitar S, Onuma Y, Aben JP, et al. A novel dedicated quantitative coronary analysis methodology for bifurcation lesions. EuroIntervention, 2008, 3：553 - 557.

[15] Lansky A, Tuinenburg J, Costa M, et al. European Bifurcation Angiographic Sub-Committee. Quantitative angiographic methods for bifurcation lesions：a consensus statement from the European Bifurcation Group. Catheter Cardiovasc Interv, 2009, 73：258 - 266.

[16] Green NE, Chen SY, Hansgen AR, et al. Angiographic views used for percutaneous coronary interventions：a three-dimensional analysis of physician-determined vs. computer-generated views. Catheter Cardiovasc Interv, 2005, 64：451 - 459.

[17] Wellnhofer E, Wahle A, Mugaragu I, et al. Validation of an accurate method for three-dimensional reconstruction and quantitative assessment of volumes, lengths and diameters of coronary vascular branches and segments from biplane angiographic projections. Int J Card Imaging, 1999, 15：339 - 353.

[18] Messenger JC, Chen SY, Carroll JD, et al. 3D coronary reconstruction from routine singleplane coronary angiograms：

clinical validation and quantitative analysis of the right coronary artery in 100 patients. Int J Card Imaging, 2000, 16：413 – 427.

［19］ Dvir D, Marom H, Guetta V, et al. Three-dimensional coronary reconstruction from routine single-plane coronary angiograms: in vivo quantitative validation. Int J Cardiovasc Intervent, 2005, 7：141 – 145.

［20］ Ramcharitar S, Daeman J, Patterson M, et al. First direct in vivo comparison of two commercially available three-dimensional quantitative coronary angiography systems. Catheter Cardiovasc Interv, 2008, 71：44 – 50.

［21］ Schuurbiers JC, Lopez NG, Ligthart J, et al. In vivo validation of CAAS QCA-3D coronary reconstruction using fusion of angiography and intravascular ultrasound (ANGUS). Catheter Cardiovasc Interv, 2009, 73：620 – 626.

［22］ Schlundt C, Kreft JG, Fuchs F, et al. Three-dimensional on-line reconstruction of coronary bifurcated lesions to optimize side-branch stenting. Catheter Cardiovasc Interv, 2006, 68：249 – 253.

［23］ Onuma Y, Girasis C, Sarno G. et al. A novel dedicated 3-dimensional quantitative coronary analysis methodology for bifurcation lesions. Cathet Cardiovasc Interv, 2010 (submitted).

［24］ Garcia JA, Chen SY, Messenger JC, et al. Initial clinical experience of selective coronary angiography using one prolonged injection and a 180 degrees rotational trajectory. Catheter Cardiovasc Interv, 2007, 70：190 – 196.

［25］ Maddux JT, Wink O, Messenger JC, et al. Randomized study of the safety and clinical utility of rotational angiography versus standard angiography in the diagnosis of coronary artery disease. Catheter Cardiovasc Interv, 2004, 62：167 – 174.

［26］ Akhtar M, Vakharia KT, Mishell J, et al. Randomized study of the safety and clinical utility of rotational vs. standard coronary angiography using a flat-panel detector. Catheter Cardiovasc Interv, 2005, 66：43 – 49.

［27］ Garcia JA, Agostoni P, Green NE, et al. Rotational vs. standard coronary angiography: an image content analysis. Catheter Cardiovasc Interv, 2009, 73：753 – 761.

［28］ Herrington DM, Siebes M, Sokol DK, et al. Variability in measures of coronary lumen dimensions using quantitative coronary angiography. J Am Coll Cardiol, 1993, 22：1068 – 1074.

［29］ Ellis SG, Vandormael MG, Cowley MJ, et al. Coronary morphologic and clinical determinants of procedural outcome with angioplasty for multivessel coronary disease. Implications for patient selection. Multivessel Angioplasty Prognosis Study Group. Circulation, 1990, 82：1193 – 1202.

［30］ Di Mario C, Sutaria N. Coronary angiography in the angioplasty era: projections with a meaning. Heart, 2005, 91：968 – 976.

［31］ Seiler C, Di Mario C. Invasive Imaging and Haemodynamics. In: Camm A. J, Luescher T. F, Serruys P. W, eds. The ESC Textbook of Cardiovascular Medicine: Blackwell Publishing, 2006, 159 – 187.

［32］ Reiber JH, van Eldik-Helleman P, Visser-Akkerman N, et al. Variabilities in measurement of coronary arterial dimensions resulting from variations in cineframe selection. Cathet Cardiovasc Diagn, 1988, 14：221 – 228.

［33］ Fischell TA, Maheshwari A, Mirza RA, et al. Impact of frame selection on quantitative coronary angiographic analysis after coronary stenting. Catheter Cardiovasc Interv, 2005, 64：460 – 467.

［34］ Haase J, Di Mario C, Slager CJ, et al. In vivo validation of on-line and off-line geometric coronary measurements using insertion of stenosis phantoms in porcine coronary arteries. Cathet Cardiovasc Diagn, 1992, 27：16 – 27.

［35］ Keane D, Haase J, Slager CJ, et al. Comparative validation of quantitative coronary angiography systems. Results and implications from a multicenter study using a standardized approach. Circulation, 1995, 91：2174 – 2183.

［36］ Reiber JH, Kooijman CJ, den Boer A, et al. Assessment of dimensions and image quality of coronary contrast catheters from cineangiograms. Cathet Cardiovasc Diagn, 1985, 11：521 – 531.

［37］ Di Mario C, Haase J, den Boer A, et al. Edge detection versus densitometry in the quantitative assessment of stenosis phantoms: an in vivo comparison in porcine coronary arteries. J Am Heart, 1992, 124：1181 – 1189.

［38］ Fortin DF, Spero LA, Cusma JT, et al. Pitfalls in the determination of absolute dimensions using angiographic catheters as calibration devices in quantitative angiography. J Am Cardiol, 1991, 68：1176 – 1182.

［39］ Ellis SG, Pinto IM, McGillem MJ, et al. Accuracy and reproducibility of quantitative coronary arteriography using 6 and 8 French catheters with cine angiographic acquisition. Cathet Cardiovasc Diagn, 1991, 22：52 – 55.

[40] van Herck PL, Gavit L, Gorissen P, et al. Quantitative coronary arteriography on digital flat-panel system. Catheter Cardiovasc Interv, 2004, 63：192 - 200.

[41] Tuinenburg JC, Koning G, Seppenwoolde Y, et al. Is there an effect of flat-panel-based imaging systems on quantitative coronary and vascular angiography? Catheter Cardiovasc Interv, 2006, 68：561 - 566.

[42] Escaned J, Foley DP, Haase J, et al. Quantitative angiography during coronary angioplasty with a single angiographic view：a comparison of automated edge detection and videodensitometric techniques. J Am Heart, 1993, 126：1326 - 1333.

[43] Haase J, Escaned J, van Swijndregt EM, et al. Experimental validation of geometric and densitometric coronary measurements on the new generation Cardiovascular Angiography Analysis System (CAAS Ⅱ). Cathet Cardiovasc Diagn, 1993, 30：104 - 114.

[44] Girasis C, Schuurbiers JC, Onuma Y, et al. Two-Dimensional Quantitative Coronary Angiographic Models for Bifurcation Segmental Analysis：In Vitro Validation of CAAS Against Precision Manufactured Plexiglas Phantoms. Cathet Cardiovasc Interv, 2010 Jul 2 [Epub ahead of print].

[45] Haase J, Nugteren SK, Montauban van Swijndregt E, et al. Digital geometric measurements in comparison to cinefilm analysis of coronary artery dimensions. Cathet Cardiovasc Diagn, 1993, 28：283 - 290.

[46] Sabate M, Costa MA, Kozuma K, et al. Methodological and clinical implications of the relocation of the minimal luminal diameter after intracoronary radiation therapy. Dose Finding Study Group. J Am Coll Cardiol, 2000, 36：1536 - 1541.

[47] Escolar E, Mintz GS, Popma J, et al. Meta-analysis of angiographic versus intravascular ultrasound parameters of drug-eluting stent efficacy (from TAXUS Ⅳ, Ⅴ, and Ⅵ). J Am Cardiol, 2007, 100：621 - 626.

[48] Semeraro O, Agostoni P, Verheye S, et al. Reduction of Restenosis in Saphenous Vein Grafts with Cypher Stent Trial Investigators. Re-examining minimal luminal diameter relocation and quantitative coronary angiography - intravascular ultrasound correlations in stented saphenous vein grafts：methodological insights from the randomised RRISC trial. EuroIntervention, 2009, 4：633 - 640.

[49] Doriot PA, Guggenheim N, Dorsaz PA, et al. Morphometric versus densitometric assessment of coronary vasomotor tone-an overview. Eur Heart J, 1989, 10 Suppl F：49 - 53.

[50] Ozaki Y, Violaris AG, Kobayashi T, et al. Comparison of coronary luminal quantification obtained from intracoronary ultrasound and both geometric and videodensitometric quantitative angiography before and after balloon angioplasty and directional atherectomy. Circulation, 1997, 96：491 - 499.

[51] von Birgelen C, Umans VA, Di Mario C, et al. Mechanism of high-speed rotational atherectomy and adjunctive balloon angioplasty revisited by quantitative coronary angiography：edge detection versus videodensitometry. J Am Heart, 1995, 130：405 - 412.

[52] von Birgelen C, Kutryk MJ, Gil R, et al. Quantification of the minimal luminal cross-sectional area after coronary stenting by two-and three-dimensional intravascular ultrasound versus edge detection and videodensitometry. J Am Cardiol, 1996, 78：520 - 525.

[53] Peters RJ, Kok WE, Pasterkamp G, et al. Videodensitometric quantitative angiography after coronary balloon angioplasty, compared to edge-detection quantitative angiography and intracoronary ultrasound imaging. Eur Heart J, 2000, 21：654 - 661.

[54] Tsuchida K, Serruys PW, Bruining N, et al. Two-year serial coronary angiographic and intravascular ultrasound analysis of in-stent angiographic late lumen loss and ultrasonic neointimal volume from the TAXUS Ⅱ trial. J Am Cardiol, 2007, 99：607 - 615.

[55] Strauss BH, Juilliere Y, Rensing BJ, et al. Edge detection versus densitometry for assessing coronary stenting quantitatively. J Am Cardiol, 1991, 67：484 - 490.

[56] Hausleiter J, Jost S, Nolte CW, et al. Comparative in vitro validation of eight first-and second-generation quantitative coronary angiography systems. Coron Artery Dis, 1997, 8：83 - 90.

[57] Louvard Y, Thomas M, Dzavik V, et al. Classification of coronary artery bifurcation lesions and treatments：time for a

consensus! Catheter Cardiovasc Interv, 2008, 71 : 175 – 183.

[58] Medina A, Suarez de Lezo J, Pan M. A new classification of coronary bifurcation lesions. Rev Esp Cardiol, 2006, 59 : 183.

[59] Finet G, Gilard M, Perrenot B, et al. Fractal geometry of arterial coronary bifurcations: a quantitative coronary angiography and intravascular ultrasound analysis. EuroIntervention, 2008, 3 : 490 – 498.

[60] Dzavik V, Kharbanda R, Ivanov J, et al. Predictors of long-term outcome after crush stenting of coronary bifurcation lesions: importance of the bifurcation angle. J Am Heart, 2006, 152 : 762 – 769.

[61] Legrand V, Thomas M, Zelizko M, et al. Percutaneous coronary intervention of bifurcation lesions: state-of-the-art. Insights from the second meeting of the European Bifurcation Club. EuroIntervention, 2007, 3 : 44 – 49.

[62] Girasis C, Schuurbiers JC, Onuma Y, et al. Advanced Literature Based Design of Bifurcation Phantoms for Validation of Bifurcation Quantitative Coronary Angiographic Analysis Algorithms. Cathet Cardiovasc Interv, 2010 (submitted).

[63] Koo BK, Park KW, Kang HJ, et al. Physiological evaluation of the provisional side-branch intervention strategy for bifurcation lesions using fractional flow reserve. Eur Heart J, 2008, 29 : 726 – 732.

[64] Sarno G, Garg S, Onuma Y, et al. Bifurcation lesions: Novel anatomical evaluation by Quantitative Coronary Angiogram versus functional assessment by Fractional Flow Reserve. Cathet Cardiovasc Interv, 2010, submitted.

[65] Serruys PW, Morice MC, Kappetein AP, et al. SYNTAX Investigator. Percutaneous coronary intervention versus coronary-artery bypass grafting for severe coronary artery disease. N Engl J Med, 2009, 360 : 961 – 972.

[66] Serruys PW, Ormiston JA, Onuma Y, et al. A bioabsorbable everolimus-eluting coronary stent system (ABSORB): 2-year outcomes and results from multiple imaging methods. Lancet, 2009, 373 : 897 – 910.

[67] Gollapudi RR, Valencia R, Lee SS, et al. Utility of three-dimensional reconstruction of coronary angiography to guide percutaneous coronary intervention. Catheter Cardiovasc Interv, 2007, 69 : 479 – 482.

[68] Sadamatsu K, Sagara S, Yamawaki T, et al. Three-dimensional coronary imaging for the ostium of the left anterior descending artery. Int J Cardiovasc Imaging, 2009, 25 : 223 – 228.

[69] Tu S, Koning G, Jukema W, et al. Assessment of obstruction length and optimal viewing angle from biplane X-ray angiograms. Int J Cardiovasc Imaging, 2010, 26 : 5 – 17.

[70] Garcia JA, Movassaghi B, Casserly IP, et al. Determination of optimal viewing regions for X-ray coronary angiography based on a quantitative analysis of 3D reconstructed models. Int J Cardiovasc Imaging, 2009, 25 : 455 – 462.

[71] Bruining N, Tanimoto S, Otsuka M, et al. Quantitative multi-modality imaging analysis of a bioabsorbable poly-L-lactic acid stent design in the acute phase: a comparison between 2-and 3D-QCA, QCU and QMSCT-CA. EuroIntervention, 2008, 4 : 285 – 291.

[72] Tsuchida K, van der Giessen WJ, Patterson M, et al. In vivo validation of a novel threedimensional quantitative coronary angiography system (CardiOp-B): comparison with a conventional two-dimensional system (CAAS Ⅱ) and with special reference to optical coherence tomography. EuroIntervention, 2007, 3 : 100 – 108.

[73] Girasis C, Serruys PW, Onuma Y, et al. 3-Dimensional Bifurcation Angle Analysis in Patients With Left Main Disease A Substudy of the SYNTAX Trial (SYNergy Between Percutaneous Coronary Intervention With TAXus and Cardiac Surgery). JACC Cardiovasc Interv, 2010, 3 : 41 – 48.

[74] Movassaghi B, Schaefer D, Grass M, et al. 3D reconstruction of coronary stents in vivo based on motion compensated X-ray angiograms. Med Image Comput Comput Assist Interv, 2006, 9 : 177 – 184.

第三节　冠状动脉狭窄评价：血管内超声

血管内超声（intravascular ultrasound，IVUS）是最早开始应用的血管内成像技术，它克服了传统造影只是将管腔显影（即管腔造影）这一局限性。IVUS 可以获取各种类型冠心病患者的血管壁结构和粥样斑块的影像信息，为我们深入了解冠心病做出了巨大贡献。我们对于粥样斑块形成过程中血管重塑的认识主要是基于 IVUS 的研究证据，而动脉粥样斑块的进展/逆转研究同样也离不开 IVUS 的帮助。此外，IVUS 还使我们认识到支架置入的隐患并协助改进支架置入技术，从而大大降低了围手术期并发症发生率，有时 IVUS 还可以简化经皮冠状动脉介入治疗的过程而不影响其效果。如今很多临床试验中的介入治疗都是在 IVUS 的指导下进行的。IVUS 从开始应用至今的 20 年间，发生了很大变化：射频分析法可以利用超声对斑块成分进行特征性分析，多种影像技术有望对易损斑块进行评价。在复杂冠状动脉病变的介入治疗中，IVUS 更是不可或缺的工具，例如，之前内容所提及的 IVUS 在慢性闭塞病变中的应用。本节会对这些内容以及目前 IVUS 在临床和科研工作中的应用情况进行回顾。

动脉粥样硬化是冠心病的主要病因，目前在全球死因中排名前列，预计 2030 年将会成为全球第一死因[1]。冠状动脉粥样病变形成过程中的关键步骤是低密度脂蛋白的聚集和氧化。氧化的低密度脂蛋白可以募集白细胞并激活它们，同时也会参与细胞死亡，最终形成了复杂的粥样斑块[2]。这些斑块有着很大的坏死核心、很薄的炎性纤维帽（大量堆积的巨噬细胞）和极少量的平滑肌细胞，如薄帽纤维粥样斑块。在粥样斑块形成的初期，血管壁可以通过重塑来避免斑块对管腔产生影响，此时血管造影并不能发现病变。相比之下，灰阶的 IVUS 完全可以评价病变的狭窄程度和分布范围。这种血管内成像技术对于提高我们对于冠状动脉疾病病理生理方面的认识、促进治疗心血管疾病的药物和器械的发展等方面发挥了重要作用[3-6]。随后我们会对血管内成像技术及其在临床和科研方面的应用进行详细阐述。

一、血管内成像的原理

冠状动脉造影是对充盈了对比剂的管腔轮廓进行的二维成像。因造影并不能使血管壁显影，故并不适用对动脉粥样硬化程度进行评价。造影对病变的评价是基于狭窄段和相邻的"看似正常"血管段的比较，而病理学和 IVUS 研究已经证实动脉粥样硬化是弥漫的，因此，血管造影不能为我们提供准确的信息[7,8]（图 4-12）。由于动脉造影通常会低估病变的严重程度和管腔直径，并且在判断上存在明显的观察者间差异和观察者内差异，其结果并不可靠。尽管定量冠状动脉造影可以降低视觉误差，但是并不能发现动脉通过扩张来弥补斑块对管腔的影响这一现象，因此用定量冠状动脉造影评价动脉粥样斑块负荷同样不可靠[8]。三维动脉造影，如 Dyna CT 相比传统动脉造影可以更准确地评价软组织，但是仍不能显示血管壁和斑块负荷。血管内成像技术能够克服动脉造影的这些局限性，IVUS 可以评价动脉瘤样扩张病变、开口病变、分叉病变、左主干病变、迂曲或钙化病变、偏心病变、管腔内充盈缺损、血栓、夹层和冠状动脉介入术后的管腔直径。

IVUS 是一种有创断层成像技术。具体方法是在心导管检查过程中，经导丝将 IVUS 导管送至靶病变部位的远端（图 4-13），继而回撤导管，我们就可以从 IVUS 机器的显示屏上看到一系列的血管断面图像。

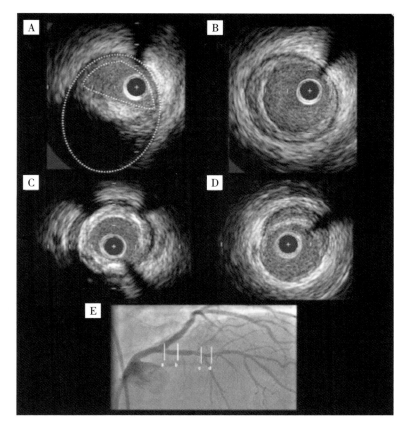

图 4-12 冠状动脉造影和 IVUS 的比较

图中显示了 IVUS（A 到 D）和动脉造影（E）表现的差异。这是一名稳定型心绞痛患者，造影发现右冠状动脉严重狭窄已经置入支架（未显示）。造影还显示前降支中段轻度狭窄，因此进行了灰阶 IVUS 检查。A 显示了前降支开口巨大的偏心斑块而造影只是提示轻度狭窄。此外，B 显示了向心软斑块，C 显示了混合性斑块，D 显示了偏心软斑块

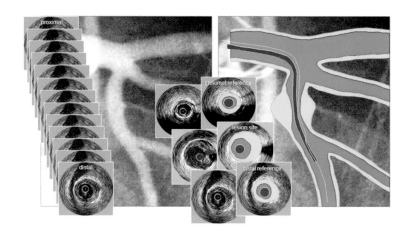

图 4-13 IVUS 的检查原理

通过回撤 IVUS 导管，使之经过病变或目标血管段即可产生一系列横断面图像。右侧的图像所示为病变部位及其邻近近端和远端的参考血管段。左边多个图像为容积分析方法

二、血管内超声

(一) 基本原理　IVUS 的成像原理是将反射的超声波转换为电信号，再输送至外部处理系统放大、过滤、扫描并转换。离开换能器后平行超声波很快发生散射，当遇到不同物质的交界处（如血液和动脉内膜之间的界面）时，超声波会发生反射和透射，这取决于不同组织成分机械阻抗的差异，例如，钙化组织几乎将全部超声波反向散射，因此显示为高回声伴特征性声影。最终，灰阶 IVUS 将捕获的超声波信号进行成像。

超声波成像质量取决于空间分辨率和对比分辨率。常用的 20～40MHz IVUS，其轴向分辨率约为 100μm，而横向分辨率可达到 200～250μm。对比分辨率由反射信号的灰阶决定，通常在一个动态范围内，表现为不同程度的白色 – 灰色 – 黑色。

(二) 导管设计　IVUS 导管兼具传感功能和重建图像功能，直径从 2.6～3.2F 不等，可以顺利通过最常用的 6F 指引导管。

超声导管的核心部件是安装于导管顶端的压电晶体换能器，根据换能器的构成不同，IVUS 导管主要分为两种：机械旋转型和电子相控阵型。机械型探头中的压电换能器以 1 800r/min 的速度旋转，产生的超声频率在 30～40MHz 之间，而电子相控阵系统的探头产生的超声频率为 20MHz。超声频率越高，图像分辨率就越高，但是若超声频率超过 40MHz 则超声的组织穿透性将明显下降[9,10]。电子相控阵系统的 IVUS 探头有多达 64 个换能器，呈环形排列，可以连续采集横截面影像[10]。一般来说，机械型导管的成像质量更高，而电子相控阵导管更容易操作，此外，电子相控阵导管还可以将血液显示为彩色，有助于分辨管腔和管壁的分界。

近些年，研发人员将自动滚屏光谱分析功能整合在传统的 IVUS 系统中，通过对反散射回的数据进行分析后用不同颜色来区分不同组织，如坏死核心为红色、高密度钙化为白色、纤维组织为深绿色、纤维脂肪组织为浅绿色（图 4-14）。Nair 等[11]进行的尸解研究显示这种方法对坏死核心的敏感度和特异度分别为 92% 和 97%。在 20MHz 的电子相控阵 IVUS 的平台上开发而成的虚拟组织学 IVUS（virtual histology IVUS，VH-IVUS）是第一项将这种技术商业化的成果。该系统已经被用于临床研究来监测动脉粥样硬化进展。最近机械型 IVUS 导管也将整合这一技术。

目前还有另一种评价冠状动脉斑块组织成分的方法，即激应图成像。这项技术是以组织受到压力会发生变形为原理，组织的变形率和机械性能直接相关。将斑块不同成分的张力值用颜色标注在 IVUS 图像上不仅能够判断斑块的组织成分，还有利于寻找易损斑块。根据 Schaar 等[12]进行的离体冠状动脉实验结果，激应图成像对易损斑块的敏感性和特异性分别为 88% 和 89%。

图 4-14 中 A 为获取来自血管壁的超声信号。依据射频信号（C）的波幅（B）生成灰阶 IVUS 影像。在灰阶图像中，动脉粥样斑块分为四类：软斑块、纤维斑块、钙化斑块和混合斑块。D 显示的是灰阶影像的横截面。蓝线以外是真正的斑块。在波幅相似的情况下，可以根据组织间信号频率和强度的差异对斑块成分进行分析，常用的技术包括虚拟组织学（E）、激应图成像（F）、整合背向散射血管内超声（G）和 iMAP（H）。虚拟组织学可以区分坏死核心、纤维组织、纤维 – 脂肪组织和钙化组织；激应图成像根据鹿特丹分级（rotterdam classification，ROC）将斑块变形能力分为四级，从而判断斑块成分；整合背向散射血管内超声可以区分脂质、纤维和钙化；iMAP 可以区分纤维、脂质、坏死和钙化。

(三) 检查技术　目前 IVUS 已经成为大多数导管室必备的设备（图 4-5）。IVUS 检查前要求患者充分抗凝，活化凝血时间 > 250s。冠状动脉内注射硝酸甘油（100～200μg）缓解痉挛，快速交换 IVUS 导管通过标准的直径 0.014 英寸的指引导丝送入指引导管。机械型 IVUS 导管进入指引导管前必须用肝素盐水排净换能器内的气泡。在 X 线透视下将 IVUS 导管送至观察部位远端 10mm 处，保持导管伸直，尽量减少不均匀旋转伪像的发生。

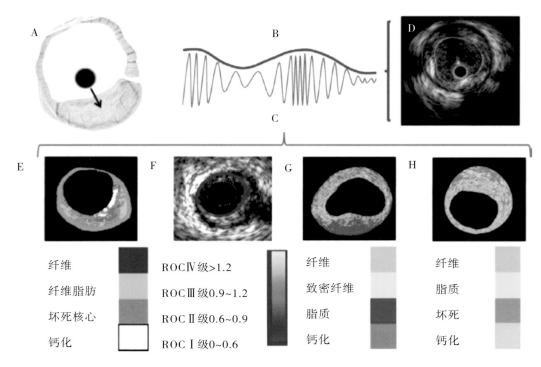

图 4-14　各种 IVUS 技术评价斑块成分

动力回撤装置可以保证导管以稳定的速度回撤（通常为 0.5mm/s），这样可以充分地对冠状动脉进行扫描并可以计算病变长度。除非发生冠状动脉缺血，否则 IVUS 导管应回撤至主动脉 - 冠状动脉交界处，同时指引导管应轻度回撤以便导管可以对冠状动脉开口进行扫描。

（四）安全性　大量研究结果证实，IVUS 检查不会明显增加不良事件的发生率。一般情况下 IVUS 相关的并发症发生率很低。一项研究显示，IVUS 导致的一过性冠状动脉痉挛发生率为 2.9%，急性血管闭塞、夹层和（或）栓塞的发生率为 0.4%。其中不稳定型心绞痛和急性心肌梗死患者发生并发症发生率相对较高，介入治疗比单纯诊断性 IVUS 检查的并发症发生率要高[13]。另一项研究统计 IVUS 并发症发生率为 1.1%，但并不会引发临床不良事件[14]。Gorge 等[15]对 51 个中心的 7085 项 IVUS 研究进行荟萃分析显示，冠状动脉痉挛发生率为 3%，严重并发症（夹层、血栓形成、室颤和冠状动脉反复痉挛）仅有 10 例（0.14%），只有 1 例引发严重不良事件。

有研究报道了心脏移植术后患者进行 IVUS 检查的长期安全性[16]。这些患者进行 IVUS 检查和不进行 IVUS 检查后发生冠状动脉狭窄的发生率分别为 19.5%（107/548）和 16.2%（21/130）（P = 0.4）。另一项研究[17]对 525 名使用或未使用 IVUS 检查的患者术后 18 ~ 24 个月进行了定量冠状动脉造影分析，IVUS 组和非 IVUS 组出现新发病变的概率分别为 3.6% 和 3.9%，两组原有病变进展的发生率分别为 11.6% 和 9.8%，均没有统计学差异。

IVUS 检查并发症发生率低，不会引起原有病变进展，因此，我们可以认为这种检查技术是安全的。

不能判断斑块成分和检查过程中的伪影是灰阶 IVUS 的局限性。软斑块（无回声区）通常提示斑块中液体含量较高[18,19]，但也有可能是平滑肌细胞[20]；纤维斑块通常为中等回声，但有时密度较高的纤维斑块和钙化病变极为相似[21]；声影是钙化病变的特征表现，但是坏死组织有时也可以形成声

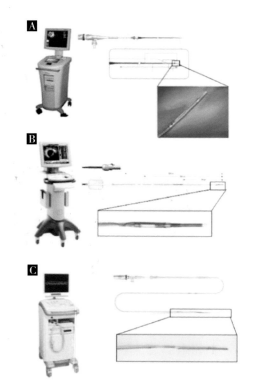

图 4-15   血管内超声仪器

A 是 Boston Scientific 公司 IVUS 操作台、iLab® 超声影像系统和 iCross™ 冠状动脉超声导管。B 是 Volcano 公司 IVUS 操作台、s5™ 超声影像系统和 Eagle Eye™ 冠状动脉超声导管。C 是 Terumo 公司 IVUS 操作台、Visiwave 超声影像系统和 ViewIT 冠状动脉超声导管

影[20]。此外不同文献中灰阶 IVUS 评价斑块性质时的观察者误差从 47% ~ 88% 不等，差别很大[22,23,24]。

不同类型的 IVUS 导管会产生不同类型的伪影。不均匀旋转伪像和机械型 IVUS 导管有关，换能器与冠状动脉或指引导管发生摩擦、IVUS 导管和驱动器连接不紧等原因都会导致典型的洋葱皮图像。此外，冠状动脉迂曲、严重钙化、指引导管偏小、指引导管第二弯曲部角度过大、指引导管未伸直或止血阀门过紧都会造成明显的不均匀旋转伪像。而环形伪影的发生和电子相控阵 IVUS 导管有关，换能器的振荡会在图像中心产生环形伪影[21]。旁瓣伪影是超声波遇到钙化和支架后发生的强烈反射而形成的。旁瓣伪影可以遮挡真正的管腔边缘或是被误认为是组织脱垂或夹层。

IVUS 导管偏心或非垂直位置可以造成图像变形，横截面会呈椭圆形，容易高估管腔面积[21]。

IVUS 导管的回测速度也会对评估血管段长度产生影响[25]。相对于无鞘 IVUS 导管（电子相控阵系统）来说，有鞘 IVUS 导管（机械系统）的回撤速度更稳定，因此测量长度更为准确[25]。

评价 IVUS 影像时应考虑到所有这些因素，以免发生误读，从而导致错误的临床决定。

（五）联合血管内成像技术   近红外光谱成像技术也可以判断斑块特征[26]。近红外光谱导管直径 3.2F，可以使用传统的直径 0.014 英寸指引导丝，顶端是旋转的频率为 240Hz 的近红外光源，回撤装置的速度为 0.5mm/s。尸解研究已经证实这种导管对脂质核心体的预测价值较高（曲线下面积

为 0.80，95% 可信区间 0.76 ~ 0.85)[27]。

　　Apollo 导管是一种新型联合导管，它将近红外光谱导管整合在 40MHz 的 IVUS 导管上。Apollo 导管直径 3.2F，图像采集速度 16 帧/秒，回撤速度 0.5mm/s。SPECTACL（SPECtroscopic assessment of coronary lipid）试验是一项平行设计、最初应用于人体的多中心研究，用以验证 Apollo 导管探查脂质核心体的可行性。试验共入选 106 名患者，结果证实近红外光谱超声系统的准确性和尸检结果相似，并且非常安全[28]。

三、动脉粥样硬化的 IVUS 特征

　　（一）正常的冠状动脉组织结构　　充分了解动脉壁和动脉粥样斑块的结构对于正确解读 IVUS 影像至关重要。冠状动脉壁分为三层（图 4-16），最内侧的内膜直接接触血液，是由单层内皮细胞和基底膜构成。随着动脉老化，内膜中会出现平滑肌细胞。这些细胞会产生细胞外基质分子从而导致内膜增厚。这一过程并非脂质堆积和动脉粥样硬化形成的必要过程。第二层是中膜，是由同心状排列的多层平滑肌细胞组成。血管壁最外侧是外膜，是由成纤维细胞、肥大细胞、胶原纤维血管滋养管和神经末梢组成。内膜和中膜之间隔着内弹性膜，而中膜和外膜之间隔着外弹性膜。

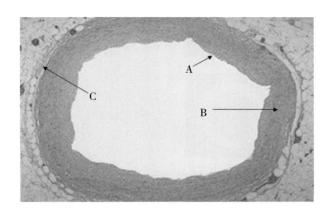

图 4-16　正常冠状动脉组织结构
A：内膜；B：中膜；C：外膜

　　IVUS 能够对正常的冠状动脉管壁结构进行评价。流动的血液特征性地表现为闪烁的、连续变化的低回声区或无回声区，即血液斑点，这有助于将管腔和管壁区分开。然而血液斑点的清晰度依赖于血液流速，当血流减慢时斑点的密度随之增加，这样就不易将其和血管壁区分开了。此时通过指引导管向冠状动脉内注射对比剂或生理盐水，有可能使边界显现出来。年轻人的内膜厚度平均为 0.15 ± 0.07mm，因此肉眼很难观察到薄薄的内膜。中膜反射超声波的能力比内膜差，但是 IVUS 图像中的中膜显得很厚，是由于信号在中膜明显衰减并且内弹性膜的反射能力弱。正常的冠状动脉壁看似只有一层，但是当内膜增厚时就容易观察到三层[29]。能否观察到三层结构不仅取决于年龄，也和血管壁的组织特征有关。外膜的超声信号最强，判断斑块成分时可以把外膜当做参照物。超声波穿透外膜后可以显示出冠状动脉周围结构，包括静脉和心包。根据组织学和 IVUS 标准，冠状动脉内膜厚度≥0.5mm 具有临床意义[21]。

　　（二）动脉粥样斑块　　动脉粥样斑块的形成是一系列错综复杂事件的结果，并非按照一定的时间顺序发展，过程包括细胞外脂质堆积、内皮功能障碍、白细胞聚集、细胞内脂质堆积（泡沫细胞）、平滑肌细胞迁移和增生、细胞外基质扩张、新生血管形成、组织坏死和矿化作用。某一时刻的动脉

粥样斑块的特征取决于各种病理成分所占的比例[2]。内膜增厚的病理表现为富含蛋白多糖和脂质池，但是不会观察到坏死。坏死核心的早期病变为纤维粥样斑块，是导致缺血症状病变的前身。薄帽纤维粥样斑块的病理特征为包含了大量胆固醇裂隙的巨大坏死核心和富含炎性细胞、巨噬细胞、T 淋巴细胞和少量平滑肌细胞的薄纤维帽。在病理研究中纤维帽厚度的临界值为 65μm，小于这个数值可以定义为易损斑块[30]，但是在人体内的标准并没有统一界定。图 4-17 列出了 VH-IVUS 的斑块分类[31]。

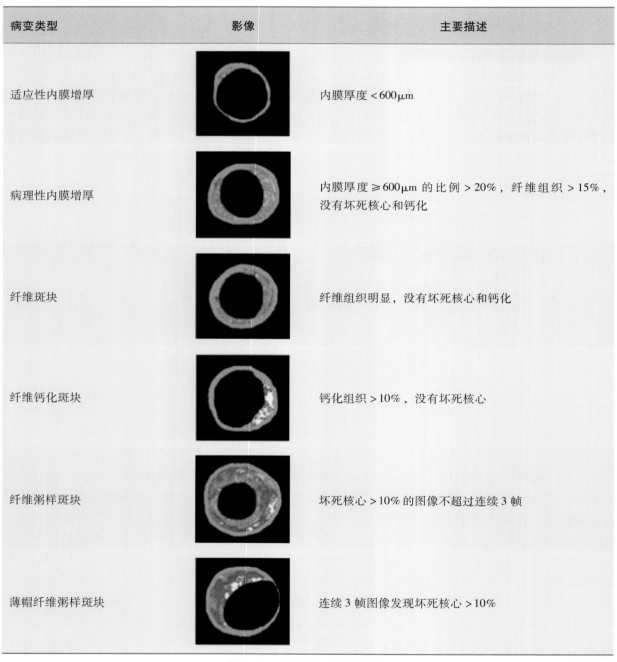

病变类型	影像	主要描述
适应性内膜增厚		内膜厚度 <600μm
病理性内膜增厚		内膜厚度 ≥600μm 的比例 >20%，纤维组织 >15%，没有坏死核心和钙化
纤维斑块		纤维组织明显，没有坏死核心和钙化
纤维钙化斑块		钙化组织 >10%，没有坏死核心
纤维粥样斑块		坏死核心 >10% 的图像不超过连续 3 帧
薄帽纤维粥样斑块		连续 3 帧图像发现坏死核心 >10%

图 4-17　VH-IVUS 的斑块分类

（三）钙化病变 钙化病变的深度和范围不仅是选择介入器械、评估血管发生夹层和穿孔风险的重要依据[32]，还会对动脉粥样斑块进展/逆转研究的设计和实施产生影响。由于中重度钙化斑块的体积不会再发生变化[33]，当评估药物对动脉粥样硬化的效果时应谨慎选择要观察的血管段。

钙化病变的表现为高回声区伴声影。因此，IVUS 只能探查到钙化的边界，并不能确定钙化的厚度。IVUS 能够判断钙化在横截面上的范围和纵向长度。钙化可以位于血管壁深层或斑块表面。IVUS 对钙化病变的敏感性明显高于血管造影[34]，VH-IVUS 判断钙化病变的准确率高达 96.7%[35]。

（四）动脉重塑 人类冠状动脉的血管重构最初由 Glagov 等在时间研究中发现，外弹性膜面积和粥样硬化斑块面积呈正相关。在狭窄程度小于 40% 的病变，斑块的堆积首先会引起动脉管径增大，因而管腔的大小能相对保持稳定（图 4-18）。在更严重的狭窄中，动脉重构则不那么明显，管腔随斑块堆积而狭窄。根据这一现象推测可能存在一种代偿机制来保持管腔内径不变。

动脉重塑是血管尺寸连续变化的过程，用外弹性膜的横截面积作为判断标准。"正性重塑"是指外弹性膜向外扩张。"负性重塑"是指外弹性膜向内缩小（血管萎缩）[21]。重塑的程度可以用斑块位置外弹性膜横截面积/参考段"无病变"处外弹性膜横截面积来表示。比值 >1.0 为正性重塑；而比值 <1.0 为负性重塑。由于看似正常的参考血管段可能发生重塑，当判断血管重塑时应进行连续观察[21]。

血管造影在观察斑块负荷和狭窄程度方面的局限性主要是和血管重塑有关。观察血管重塑对于经皮冠状动脉介入治疗是非常重要的。病理研究已经证实了血管正性重塑和斑块易损性之间的关系。发生正性重塑的血管，其炎性标志物浓度高、脂质核心大、平滑肌细胞少、中膜薄[36-38]。一些 IVUS 研究发现，正性重塑的血管通常为罪犯血管[39]，并且与斑块破裂有关[40,41]。急性冠状动脉综合征患者的冠状动脉发生正性重塑的概率高于稳定型心绞痛患者[42,43]。不稳定型心绞痛患者冠状动脉发生正性重塑是严重心脏不良事件的独立危险因素[44]。发生正性重塑处的斑块含有血栓的可能性大，较易发生破裂[45]。重塑类型与斑块成分有关，软斑块易发生正性重塑，而纤维钙化斑块易发生负性重塑[46]。擅长识别组织特征的 IVUS 射频数据分析得到了和病理研究相似的结果，正性重塑与坏死核心及其尺寸有关，而负性重塑与纤维组织有关[47]。

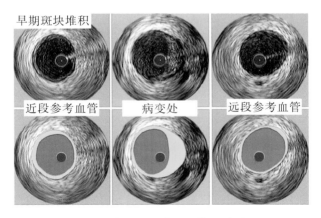

图 4-18 扩张性重构和早期斑块堆积

早期斑块堆积伴有血管扩张性重构。图 4-18 显示的是存在扩张性重构的轻度狭窄，病变处位置的管腔大小维持不变。

（五）斑块破裂 急性冠状动脉综合征通常是冠状动脉粥样斑块的首要临床表现，判断斑块是否处于高危状态对于制定治疗策略、降低死亡率非常重要。临床证实的斑块破裂中有大约 60% 源于薄帽纤维粥样斑块[48,49]。病理研究显示，破裂的斑块主要位于左前降支和左回旋支的近段，而在右冠状动脉中的位置则较为分散[50]。这些好发部位由于血管迂曲或分叉，其切应力较低，有利于脂质和单核细胞迁移至血管壁从而形成高危的易破裂的斑块[51]。

IVUS 定义的薄帽纤维粥样斑块指在至少 3 帧图像上发现：①斑块负荷 ≥ 40%；②坏死核心 ≥ 10%[52]。参照这个定义，Garcia 等[52]对急性冠状动脉综合征患者三根冠状动脉均进行 VH-IVUS 检查，平均在两根动脉上都能发现薄帽纤维粥样斑块，并且大多发生正性重塑。Hong 等[53]用 VH-IVUS 观察薄帽纤维粥样斑块的发生率和分布，其中急性冠状动脉综合征组 105 名患者，稳定型心绞痛组 105 名患者。结果在冠状动脉近段 40mm 之内发现 83 个薄帽纤维粥样斑块，急性冠状动脉综合征组和稳定型心绞痛组薄帽纤维粥样斑块的数量分别为 2.5 ± 1.5 和 1.7 ± 1.1（$P < 0.001$）。急性冠状动脉综合征是薄帽纤维粥样斑块唯一的独立预测因素（$P = 0.011$）。

PROSPECT（providing regional observations to study predictors of events in the coronary tree）研究评价了用 VH-IVUS 判断斑块类型对预测冠状动脉不良事件的潜在价值。这是一项国际性、多中心、自然发展的研究。入选急性冠状动脉综合征患者并对罪犯血管进行介入治疗，随用 VH-IVUS 观察三根主要冠状动脉。在最小管腔面积 ≤ 4mm² 的血管内斑块负荷 ≥ 70% 的薄帽纤维粥样斑块，3 年内引发不良事件的概率为 17.2%。有趣的是，急性血栓性心脏不良事件的发生率没有预期的高，随访 3 年只有 1% 患者发生了心肌梗死，没有非罪犯血管相关性死亡，研究表明非罪犯血管的斑块更容易引起缺血症状而不是急性血栓性闭塞。斑块破裂发生在斑块负荷最重的位置，因血管发生正性重塑，故造影并不能发现血管严重狭窄[40,41,54]。

发生破裂斑块特点：炎症激活（单核细胞/巨噬细胞浸润）、薄纤维帽（< 65μm）、巨大的脂质坏死核心、内皮剥脱导致表面血小板聚集和斑块内出血[55]。其余可以引发急性冠状动脉综合征的斑块包括含有钙结节的斑块（约 10%）或没有上述病理特征的斑块（约 20%），后者可能是由于斑块表面发生了侵袭，特别见于女性和糖尿病患者[56]。此外，大多数斑块破裂并不引起临床症状，而血管阻塞是愈合斑块反复破裂最终导致的[57]。

破裂斑块的表现存在差异。破裂溃疡通常表现为从内膜边缘开始形成的无回声区或空洞，而自发或医源性夹层表现为纵向上的内膜和中膜纵向撕裂，二者截然不同。约 60% 病例能够发现纤维帽破裂，并且斑块肩部破裂比中心破裂更为常见[40,58,59]。由于分辨率不足，灰阶 IVUS 并不能清楚分辨薄纤维帽，但可以显示出破裂斑块的其他特征，如斑块体积大、偏心、混有低回声物质、表面不规则，这些都和血管的正性重塑有关[40,41,60,61]。破裂斑块表现为斑块表面钙质成分少，但是内部有大量微小钙质沉积[62]。IVUS 还可以显示出血液经破裂形成的缝隙进入斑块内部而呈现烟雾状。

一些 IVUS 研究报道了斑块破裂的发生率和位置。Rioufol 等[63]对 24 名急性冠状动脉综合征患者的 72 根冠状动脉进行研究，平均每名患者存在两个破裂斑块，12.5% 的患者三根主要冠状动脉都有破裂斑块。有意思的是，只有 37.5% 的破裂斑块位于罪犯血管，79% 的患者在非罪犯血管发现了破裂斑块。在另一项相似的研究中[64]，45 名急性心肌梗死患者中的 21 名患者（47%）在罪犯血管发现了破裂斑块，11 名患者（24%）在非罪犯血管上发现了额外的破裂斑块。Hong 等[65]根据临床表现评价了斑块破裂的发生率，研究入选了 235 名患者（122 名急性心肌梗死患者和 113 名稳定型心绞痛患者），结果在 66% 的急性心肌梗死患者和 27% 的稳定型心绞痛患者的梗死相关病变或靶病变发生了斑块破裂，在 17% 的急性心肌梗死患者和 5% 的稳定型心绞痛患者的非梗死相关病变或非靶病变发生了斑块破裂，20% 的急性心肌梗死患者和 6% 的稳定型心绞痛患者中发生了多处斑块破裂。Hong 等[66]还评价了 392 名患者（231 名急性冠状动脉综合征患者和 161 名稳定型心绞痛患者）中斑块破裂的位置，结果显示斑块破裂主要发生在左前降支近段（占左前降支破裂斑块的 83%）、右冠状动脉近段和远段（分别占右冠状动脉破裂斑块的 48% 和 32%）和左回旋支全程。另一项研究得到了相似的结果，104 名患者的左前降支总共有 160 个破裂斑块，大多数位于左前降支近段 30mm

之内[67]。

一项为研究左主干破裂斑块特点的研究入选了 17 名患者（2 名急性心肌梗死，13 名不稳定型心绞痛，1 名稳定型心绞痛）。破裂斑块位于左主干远段涉及/不涉及分叉，通常不造成管腔狭窄，造影表现比较复杂。当破裂斑块涉及左前降支－左回旋支分叉，病变通常位于分叉对面的血管壁上[68]。此处的病变往往会有更大的坏死核心[69]。

目前有关自体冠状动脉的斑块破裂研究比较充分，但是对于大隐静脉桥血管破裂斑块的研究还很少。一项研究对 791 根大隐静脉桥血管进行了 IVUS 检查，在 76 根大隐静脉桥血管（来自 73 名患者）上发现 95 个破裂斑块（发生率 9.7%）。这些破裂斑块的造影表现比较复杂，并且和正性重塑相关[70,71]。在另一项涉及 254 名患者的 300 个破裂斑块的研究中，Maehara 等[40] 验证了破裂斑块与造影的复杂表现强烈相关：81% 可见溃疡、40% 可见内膜片、7% 可见血栓、7% 可见动脉瘤。

IVUS 还可以评价破裂斑块的自然发展。IVUS 研究显示在发生第一次急性冠状动脉综合征并经药物治疗缓解的患者中发现破裂斑块的比例高达 50%[72]。一项研究显示，经过他汀类药物治疗，29%的破裂斑块完全愈合，而未治疗患者的斑块破裂愈合不完全[73]。

一项研究入选了 40 名患者，旨为观察有破裂斑块患者的特点[74]，其中 13 名为稳定型心绞痛患者、12 名为不稳定型心绞痛患者、15 名为急性心肌梗死患者，结果在 26 名患者中发现了破裂斑块，急性心肌梗死患者和不稳定型心绞痛患者的发生率相对较高。有破裂斑块的患者体重指数较大、吸烟比例更高、钙化更弥漫、坏死核心更明显。另一项研究显示，破裂斑块更易出现在左前降支近段，Burke 等[75] 观察了 79 个破裂斑块，发现 74% 位于左前降支近段。Hong 等[53] 的研究结果相似，在 105 名急性冠状动脉综合征患者和 107 名稳定型心绞痛患者中，共发现了 76 个破裂斑块（急性冠状动脉综合征组 55 个，稳定型心绞痛组 21 个）。急性冠状动脉综合征是破裂斑块的唯一独立预测因素（$P = 0.013$）。

（六）血栓　血栓是急性冠状动脉综合征的病理特征。血栓在 IVUS 中通常表现为管腔内分层的无回声团块[21]。新鲜或急性血栓和管腔内的回声密度相当，而陈旧或机化血栓表现为灰色。然而，目前使用的 IVUS 导管都不能十分准确地观察到血栓。

四、临床应用：诊断价值

（一）判断动脉粥样硬化的程度和范围　目前 IVUS 是判断动脉粥样硬化程度和范围的最重要方法，而动脉造影和其他无创检查方法均不能做到这点。操作方法、测量标准和报告内容详见 IVUS 的专家共识[21]。管腔的面积狭窄程度用病变处横截面积/正常参考段横截面积表示，与动脉造影中对直径狭窄程度的计算方法相似。

要在病变两端 10mm 内分别选择远端和近端参考血管段，并且要避开大的边支血管和有可能是狭窄后扩张的血管。

最小管腔面积是靶病变横截面积的最小值。大多数血管横截面是椭圆形而不是标准的圆形，因此，应分别测量最大管腔直径和最小管腔直径。测量参考段血管直径对于指导随后的介入治疗非常必要。测量病变长度要根据自动回撤装置的速度和病变两端所标注的时间来计算。

（二）内膜增厚　IVUS 并不能清楚区分内膜和中膜。因此，IVUS 对无支架血管段内膜增厚的定义是指内膜和中膜的总厚度增加。根据组织学和 IVUS 研究，当内膜厚度 ≥0.5mm 时可以考虑为内膜增厚[21]。

（三）评价动脉粥样斑块负荷　在 IVUS 横截面上对斑块负荷进行量化时不包括外弹性膜。因此，斑块面积是指斑块＋中膜的面积。在每帧图像上都可以测量斑块面积，而计算斑块总体积时还要参考回撤速度。斑块负荷可以用斑块体积占外弹性膜轮廓内体积的百分比表示，即斑块体积百分比。

（四）评价临界病变　二维的动脉造影并不能充分评价三维的动脉结构。要寻找一个使血管完全伸直、没有短缩和重叠的角度观察靶病变并不是件容易的事。如前所述，动脉粥样硬化是弥漫的、大多数是偏心的，因此，用动脉造影来判断病变严重程度很困难，在不同体位观察病变得到的狭窄程度往往有很大差别。所谓的"临界病变"其实很常见，AHA/ACC/SCAI 指南将临界病变定义为造影显示狭窄程度 30%~70% 的病变[76]。这是一组差异很大的病变，有些会导致血流受限，而有些则不会。血管内成像技术特别是 IVUS 用于"动脉造影很难判断是否会影响血流的狭窄"是 Ⅱa（C 类）的推荐[77]。

最小管腔面积和冠状动脉血流储备直接相关（$r=0.831$，$P<0.001$），被认为是可以取代动脉造影评价病变形态的指标[78]。一项研究共入选 73 名患者，最小管腔面积 ≥4.0mm² 的病变诊断冠状动脉血流储备 >2.0 的准确率为 89%。IVUS 和无创的单电子发射计算机断层成像也有相关性[79]，最小管腔面积 4mm² 预测单电子发射计算机断层成像阳性或阴性的敏感性和特异性分别为 88% 和 90%，因此，最小管腔面积 4mm² 可以作为临界值。值得注意的是，这一临界值并不适用于小血管[80]或太粗的血管段，如左主干或静脉桥血管。

【五】左主干病变 用最小管腔面积判断左主干病变狭窄程度并没有得到一致认可。一项研究对 121 名患者的左主干临界病变进行 IVUS 评价，随访 3 年，最小管腔面积 <7.5mm² 即刻进行介入治疗组和最小管腔面积 >7.5mm² 未进行介入治疗组的严重心脏不良事件（死亡、非致死心肌梗死和靶血管重建）发生率没有显著差异（21% vs 12%），而最小管腔面积 <7.5mm² 未进行介入治疗的患者随访 3 年的严重心脏不良事件发生率高达 50%[81]。在另一项和压力导丝对照的研究中，最小管腔直径 2.8mm 和最小管腔面积 5.9 mm² 对于判断左主干血流是否受限的敏感性和特异性最高（最小管腔直径分别为 93% 和 98%，最小管腔面积分别为 93% 和 95%）[82]。

【六】开口和分叉病变 用二维的动脉造影来观察结构复杂的分叉病变的三维结构非常困难，而血管内成像技术对于评价分叉部位粥样斑块的严重程度和分布情况则非常重要，IVUS 还可以观察开口处病变。IVUS 并不支持"斑块位移是指对主支血管进行介入治疗时边支血管受到影响狭窄程度加重"这一概念，因为尸检研究发现主支血管的斑块通常位于边支血管的对面[69,83]。联合应用 VH-IVUS 和光学相干断层成像的在体研究评价了分叉病变处高危斑块（如富含坏死核心的斑块）的发生率和分布情况。研究共入选 30 名患者，包括 103 个分叉病变，共发现了 27 个纤维粥样斑块（26.2%）和 18 个薄帽纤维粥样斑块（17.4%）。有坏死核心的斑块位于分叉近段和远段的百分比分别为 16.8% 和 13.5%（$P=0.01$），而纤维帽厚度在分叉近段和远段分别为 130 ± 150μm 和 151 ± 68μm（$P=0.05$）。薄帽纤维粥样斑块中 44.1% 位于分叉近端、41.2% 位于分叉处、14.7% 位于分叉远端，而边支血管开口处发现薄帽纤维粥样斑块和坏死核心的概率高于边支血管远端[84]。

【七】移植心脏 大多数的临床不良事件发生在心脏移植术 1 年以后。第一年累积心脏不良事件发生率为 0.9%，之后每五年增长 1.9%。第一年的心脏事件中有 3.8% 是心源性死亡，而 7 年后死亡率升至 18%。移植 1 年后 36%（20/55）的患者死于冠心病[85]。因心脏神经被切除，故患者通常为无症状死亡。对心脏移植术后患者进行筛查尽早发现冠心病是非常必要的。冠状动脉造影可以预测心脏不良事件（$P<0.05$）和心源性死亡（$P<0.05$）。然而，一项病理研究报道了 10 个在进行了冠状动脉造影后 2 周内死亡或再次心脏移植的病例，其中 1/4 存在临界病变。解剖发现引起血管完全闭塞的主要原因是新鲜的和正在机化的血栓。作者认为，动脉造影可低估心脏移植术后患者的冠状动脉病变。目前很多心脏移植中心开始把 IVUS 检查结果作为移植术后患者生存率的参考依据，但是各个中心并没有统一的 IVUS 检查频率。为了评价 IVUS 的预测价值，一项研究入选了 143 名心脏移植后 1~12 个月的患者，计算内膜厚度的变化（内膜厚度变化 ≥0.5mm 被视为斑块快速进展）。随访 1 年，37% 的患者中发生了斑块快速进展，47% 的患者有新发病变。随访 5.9 年，斑块快速进展的患者死亡率明显高于其他患者（26% vs 11%，$P=0.03$），死亡和心肌梗死联合终点的发生率也明显高于后者（51% vs 16%，$P<0.0001$）[86]。

IVUS 还会用来评价心脏移植新药的疗效。Eisen 等[87] 随机入选了 634 名患者，分为依维莫司 1.5mg/d 治疗组 209 名患者、依维莫司 3.0mg/d 治疗组 211 名患者、1.0～3.0mg/（kg·d）硫唑嘌呤组 214 名患者，所有患者同时使用环孢菌素、皮质激素和他汀类药物。主要有效性终点为死亡、移植失败或再次移植、失随访、尸解证实的 3A 级急性排斥反应、血流减慢导致的排斥反应的联合终点。随访 1 年，IVUS 显示依维莫司治疗的两组患者内膜厚度的增加程度明显小于硫唑嘌呤组。

五、临床应用：指导介入治疗

使用血管内成像技术指导经皮冠状动脉介入治疗的状况在世界各地差异较大，日本的比例 > 60%，而欧洲和美国的比例 < 20%。造成如此差异的原因是多方面的，可能和医疗保险报销制度、临床操作经验和熟练程度、缺少足够的循证医学证据有关。

（一）介入治疗前的影像　　血管内成像技术是明确血管直径、病变严重程度、病变特征、病变范围、病变分布并且指导介入治疗的唯一方法。尽管 IVUS 导管探头已经很细，但仍然可能和狭窄严重的病变发生摩擦而影响成像质量，这是血管内成像技术的主要局限性。IVUS 提供的病变组织成分、离心率和长度等信息可以使多达 20% 病例的治疗策略发生改变[88]。如前所述，病变的影像学表现、深度和位置分布都是影响选择治疗器械的重要因素[89]。

（二）指导不置入支架的介入治疗　　如今经皮冠状动脉介入治疗处于支架时代，但是球囊扩张的作用仍然非常重要，此外，还有一些手术需要进行斑块切除术。因此，很必要了解这些技术的原理、掌握其正确使用方法[90]。为了达到管腔获得最大化和血管夹层穿孔风险最小化这一目的，血管内成像技术在无支架介入治疗中的作用显得更为重要。尽管目前主要是参照远端血管直径选择球囊的方法会有些保守，但我们还是要根据血管的实际情况选择器械。在具有划时代意义的 CLOUT 研究中，介入医师先根据造影结果选择球囊进行扩张，再根据 IVUS 结果选择球囊。尽管从造影影像上已经获得了很好的效果，但是 IVUS 发现仍有 73% 的病变需要选择更大直径的球囊再次扩张[91]。其他研究同样证实了这一结论[70,71,72]。

根据 IVUS 结果调整扩张策略，包括改变球囊直径、长度、类型和扩张压力。IVUS 还可以发现斑块破裂或夹层，有助于决定是否需要进一步介入治疗。血管夹层分为五种类型：①内膜夹层；②中膜夹层；③外膜夹层；④壁间血肿（表现为血液堆积在中膜，将内弹性膜挤向管腔，将外弹性膜挤向血管外）；⑤支架内夹层[21]。

血管夹层严重程度的量化根据：①深度；②横截面上的范围；③长度；④残余管腔面积；⑤夹层面积[9]。

血管夹层的其他表现包括假腔、活动的漂浮物、夹层边缘发现钙化和夹层接近支架边缘。

研究已经证实，IVUS 可以预测球囊扩张术后的再狭窄。血管内成像的主要贡献之一就是使我们认识到负性重塑是导致球囊扩张术后远期再狭窄的最重要原因。这一观点最开始出现在外周血管[92]，随后在冠状动脉中也得到了相同的结论[93]，这些研究显示，>70% 的管腔丢失是外弹性膜回缩导致，而新生内膜造成的影响仅为 23%。尽管目前已经不会单纯使用斑块切除术，但是该技术仍然能够起到使斑块改变形状、利于通过支架等作用。斑块切除术联合 IVUS 是更为积极的策略，可以明显去除斑块获得更大的管腔[94]。SOLD 注册研究[95] 建议置入支架之前在 IVUS 指导下进行定向冠状动脉斑块切除术，但是 AMIGO 随机试验结果显示定向冠状动脉斑块切除术后置入支架和单纯置入支架相比并不能降低再狭窄发生率。定向冠状动脉斑块切除术已经退出美国市场，但是旋转斑块切除术的确可以使支架更容易通过严重钙化病变。IVUS 能够明确钙化病变的位置和范围，并有助于决定是否使用旋转斑块切除术。钙化可能会影响 IVUS 导管的输送和成像质量，故也影响了 IVUS 的推广。

（三）指导置入支架的介入治疗　　如今支架置入术已经成为标准的介入治疗方案，而 IVUS 在置入支架的过程中发挥着非常重要的作用。IVUS 可以从横截面上观察支架贴壁情况、膨胀情况、残余狭窄和是否有夹层，而通常血管造影不能准确发现这些现象。在早先的研究中，Colombo 等人报道了造影指导支架置入术后残余狭窄率平均为 51%，并且支架贴壁不良的发生率很高[96]。用球囊高压后扩张（18~20 大气压）或更换更大的球囊后扩张可以使残余狭窄率降至 34%，亚急性血栓发生率降至 0.3%，且不需要术后抗凝治疗[96]。然而，再狭窄发生率高达 20%~40% 仍然是金属裸支架的主要问题。在过去的数十年中，介入医师依据血管造影评价管腔获得和晚期丢失，始终信奉着"越大越好"这一原则，其实最佳的策略是在 IVUS 指导下使支架达到最佳膨胀贴壁状态，使得管腔获得最大化，血管并发症风险最小化[97]。具有划时代意义的 MUSIC 注册研究[5]确定了 IVUS 指导下支架最佳释放的三个标准：①支架完全覆盖病变；②支架膨胀均匀（最小直径/最大直径≥0.7）；③支架内最小管腔面积/近远端参考血管段横截面积的平均值≥90%，或者支架内最小管腔面积/远端参考血管段横截面积≥100%。满足标准的金属裸支架术后再狭窄发生率仅为 8%。但是此标准在临床实践中很难实现。在 OSIT（optimal stent Implantation trial）试验中，用 18 大气压进行支架后扩张，只有 60% 的支架达到了 MUSIC 标准。在 AVID（angiography versus intravascular ultrasound directed stent placement）试验中，支架内最小管腔面积/远端参考血管段横截面积标准放宽至≥90%，但仍然有 225 名患者（占全体患者比例超过 70%）没有达标[98]。根据 MUSIC 标准修改的标准包括：①支架内最小管腔面积/近远端参考血管段横截面积的平均值≥80%，或者支架内最小管腔面积/远端参考血管段横截面积≥90%；②支架内最小管腔面积≥9mm²；③支架内最小管腔面积/参考段外弹性膜横截面积≥0.55。然而，这些标准在临床实践中仍然很难达到。

一些前瞻性临床研究已经证实，IVUS 指导支架置入能够改善临床结果，但是有些结果存在冲突。

CRUISE 研究来自于研究抗栓方法的 STARS（stent anticoagulation regimen study）研究的亚组分析，共入选 538 名患者，比较了造影指导和 IVUS 指导支架置入的效果，结果显示 9 个月后 IVUS 指导组靶血管血运重建率明显低于造影指导组[99]。在 OPTICUS 研究中，两组的再狭窄发生率和靶血管血运重建率相似[100]。TULIP 研究提示，常规用 IVUS 指导支架置入只是对高危再狭窄患者有效[101]。一项大型回顾性研究入选了 884 名置入药物洗脱支架的患者[6]，结果 IVUS 指导置入药物洗脱支架可以降低支架血栓和靶血管血运重建率。这也就可以解释了 MAIN-COMPARE IVUS 注册研究中 IVUS 指导置入左主干支架可以降低术后 3 年死亡率的原因。已知的可以导致再狭窄的原因（膨胀不良、内膜增生、未完全覆盖病变）对于我们选择支架直径和长度或释放压力都会产生指导意义（表 4-1）。

目前临床上应用的药物洗脱支架主要包括西罗莫司洗脱支架、紫杉醇洗脱支架、佐他莫司洗脱支架和依维莫司洗脱支架。因药物洗脱支架在显著降低再狭窄发生率的同时带来了晚期支架血栓的困扰，故如今介入医师开始关注药物洗脱支架的安全性多于有效性。

IVUS 研究可以对置入的药物洗脱支架进行形态学分析。最初的 IVUS 研究[102,103]只是关注药物洗脱支架能够抑制内膜增殖的程度，同时这些研究也发现了支架晚期贴壁不良和支架内血栓的关系。虽然目前并没有大型随机临床研究支持 IVUS 指导药物洗脱支架置入术，但是过去几年中 IVUS 指导药物洗脱支架置入术的数量却有明显增加。最近，一项大型单中心回顾性研究显示 IVUS 可以改善药物洗脱支架置入术的结果[6]。

桥血管发生病变对介入医师和外科医师都是一个挑战，此时血管内成像技术对于支架的选择有着非常重要的指导意义。IVUS 还可以监测药物洗脱支架治疗大隐静脉桥血管病变的疗效。SECURE 研究入选了 76 名大隐静脉桥血管病变患者（94 个病变）并置入西罗莫司洗脱支架，其中 14 名患者在术后 8 个月进行了 IVUS 随访。内膜增殖程度为 11.8%±16.5%，一半患者的内膜增殖程度<1%[104]。在另一项随机试验（RRISC）中，75 名大隐静脉桥血管病变患者（96 个病变）置入了西

罗莫司洗脱支架或金属裸支架，并且在术后 6 个月进行 IVUS 随访，结果显示西罗莫司洗脱支架组的内膜增殖体积明显小于金属裸支架组（1.3mm³ vs 24.5mm³，$P < 0.001$），西罗莫司洗脱支架组中支架重叠处的内膜增殖明显大于非重叠处[105]。

表 4-1　支架最佳释放的组织学和 IVUS 标准

组织学标准

- 定性评价支架贴壁良好
- 定量评价支架贴壁良好
  - ✓ 或者支架内最小管腔面积达到远端参考段横截面积平均值的 60%
  - ✓ 或者支架内最小管腔面积≥远端参考段横截面积
- 紧邻支架的血管段面积狭窄率≤60%
- 支架膨胀匀称

MUSIC 标准

- 支架完全覆盖病变
- 支架膨胀均匀（最小直径/最大直径≥0.7）
- 支架内最小管腔面积/近远端参考血管段横截面积的平均值≥90% 或者支架内最小管腔面积/远端参考血管段横截面积≥100%；修改后的标准为支架内最小管腔面积/近远端参考血管段横截面积的平均值≥80%、支架内最小管腔面积/远端参考血管段横截面积≥90%、支架内最小管腔面积≥9mm²

AVID 标准

- 支架内最小管腔面积/远端参考血管段横截面积标准放宽至≥90%
- 支架贴壁良好
- 没有明显夹层

PRAVIO 标准

- 支架内最小管腔面积/球囊最佳面积 >70%

球囊直径（mm）	球囊最佳面积（mm²）	70% 最佳球囊面积（mm²）
2.5	4.91	3.43
3.0	7.07	4.95
3.5	9.62	6.73
4.0	12.57	8.80
4.5	15.90	11.13

（四）评价介入治疗并发症

1. 血栓　血管内成像技术对于诊断和预防血栓都有非常重要的意义。IVUS 很容易发现支架膨胀不良、贴壁不良、夹层与增加支架血栓有关的现象[106]。药物洗脱支架血栓患者的支架内最小管腔面积（4.3±1.6mm² vs 6.2±1.9mm²，$P < 0.01$）和支架膨胀程度（0.65±0.18 vs 0.85±0.14，$P < 0.01$）均明显小于未发生血栓的患者[107]。研究还发现，支架边缘残余狭窄最小管腔面积 <4mm² 和斑块负荷 >70% 都与支架血栓相关。血管内成像技术还可以发现支架内血栓的形成原理。Cook S 等报道了极晚期血栓与嗜酸性粒细胞浸润和血管重构有关[108]。炎症级别和支架贴壁不良的程度相关。

2. 再狭窄　与球囊扩张或斑块切除术后发生再狭窄不同，IVUS 研究发现支架内再狭窄本质上是内膜增殖导致。支架内再狭窄的预测因素包括参考血管细、斑块负荷重、支架内最小管腔面积小。虽然药物洗脱支架可以显著降低再狭窄发生率，但是使管腔获得最大化是预防再狭窄的重要方法。

西罗莫司洗脱支架术后最小管腔面积达到 5mm²、金属裸支架术后最小管腔面积达到 6.5mm² 和术后 8 个月最小管腔面积能够保持 >4.0mm² 相关[109]。其他研究显示西罗莫司洗脱支架术后支架内最小管腔面积 <5.5mm²、支架长度 >40mm 会导再狭窄发生率升高[110]。

大约 25% 支架内再狭窄和置入过程有关，血管内成像技术可以指导支架置入术[111]。有 IVUS 研究结果显示，当前使用的长支架发生断裂是造成支架内再狭窄的原因之一[112]。血管内成像技术发现金属裸支架和药物洗脱支架内膜增殖的特点不同，药物洗脱支架内膜增殖可以表现为无回声区，好似一个黑洞[113]。此外，金属裸支架再狭窄多为弥漫性，而药物洗脱支架再狭窄常为局灶性。内膜增殖体积百分比是描述再狭窄的常用参数之一[114]。这个参数和支架长度有关，因而可以比较不同类型支架（金属裸支架 vs 药物洗脱支架）和不同药物洗脱支架（如西罗莫司洗脱支架 vs 紫杉醇洗脱支架）的内膜增殖程度。然而内膜增殖体积百分比低估了局灶再狭窄的严重程度。一项对 TAXUS Ⅳ、Ⅴ 和 Ⅵ 试验荟萃分析显示，紫杉醇洗脱支架近一半的长度范围内没有内膜增殖（TAXUS 组 48.8% ± 36.0% vs 对照组 13.4% ±22.1%，$P<0.0001$）[115]。另一项研究显示紫杉醇洗脱支架和西罗莫司洗脱支架有内膜增殖的支架长度分别占支架总长度的 46.1% 和 5.4%（$P<0.001$）[116]。紫杉醇洗脱支架和佐他莫司洗脱支架比较也有相似结果[117]。药物洗脱支架的这种局灶性再狭窄可能与支架表面药物浓度有关[118]。

VH-IVUS 不适用于评价支架内再狭窄的原因有证据不足、容易把支架架丝认作高密度钙化周围伴有坏死核心、支架架丝对组织反散射的声波有潜在影响[119]。VH-IVUS 可以对生物可吸收支架术后斑块类型和组织成分的变化进行评价。

六、研究应用

血管内成像技术在帮助我们了解人类动脉粥样硬化性疾病和评价新药疗效方法方面发挥着重要的作用。

（一）评价药物对动脉粥样硬化的作用 早期的研究用 IVUS 观察到血脂水平对粥样斑块体积会产生影响。斑块性质的改变较斑块体积更能预测血栓事件的风险，但是直到近些年才出现能准确评价斑块性质的影像技术。灰阶 IVUS 在评价动脉粥样斑块自然进展方面的局限性包括：①有创性检查；②只能研究冠状动脉其中一段；③不能明确斑块成分；④缺少斑块变化会导致临床事件的直接证据。他汀类药物降低低密度脂蛋白-C 的有效性不容置疑，然而 IVUS 研究并不能一致证明他汀类药物会使斑块体积发生变化。对这种偏差的解释包括药性、剂量和治疗时间。早期的 GAIN 研究[120]显示阿托伐他汀尽管可以降低 12 个月时的低密度脂蛋白-C（86mg/dl vs 140mg/dl），但并没有减少斑块总体积。相比之下，REVERSAL 研究[3]显示阿托伐他汀能比普伐他汀进一步降低低密度脂蛋白-C（110mg/dl vs 79mg/dl），但是普伐他汀组斑块总体积增加 2.7%，而阿托伐他汀组斑块总体积减少 0.4%。尽管有人对 IVUS 的准确性和临床意义提出异议，但是二者之间的确显示出了统计学差异。PROVE-IT 研究显示低密度脂蛋白-C 和 C-反应蛋白水平越低，临床事件越少，斑块进展越慢[121]。

ASTEROID（a study to evaluate the effect of rosuvastatin on intravascular ultrasound-derived coronary atheroma burden）是第一项观察到斑块逆转的研究[4]。阿托伐他汀 40mg/d 维持 24 个月，低密度脂蛋白-C 降至 60.8mg/dl，高密度脂蛋白-C 升高 14.7%，此外，斑块体积百分比降低 0.79%、斑块总体积降低 6.8%，虽然变化轻微，但已然具有了统计学意义。

IVUS 研究已经证实了经高密度脂蛋白治疗患者的斑块体积会发生变化。注射包含载脂蛋白 A-I 和磷脂的人造高密度脂蛋白-C 微粒 5 周可以减少斑块体积百分比 1.06%（基线值 3.17%，$P=0.02$），而安慰剂组斑块体积百分比增加了 0.14%（基线值 3.09%，$P=0.97$）。在 ERASE 研究中[122]，60 名患者接受 4 周安慰剂（盐水）治疗、111 名患者接受 40mg/kg 的高密度脂蛋白治疗、12 名患者接受 80mg/kg 的高密度脂蛋白治疗，后来因为治疗组发生肝功能异常而终止试验。治疗组斑块体积百分比减少了 3.4%（和基线值相比 $P < 0.001$），而安慰剂组减少了 1.6%（$P = 0.48$），这种药物前景尚不明朗。

胆固醇酯转化蛋白缺乏患者的高密度脂蛋白-C 会升高。因此研究人员开发了胆固醇酯转化蛋白抑制剂用来升高患者高密度脂蛋白-C。ILLUSTRATE 试验中，24 个月随访时阿托伐他汀组和胆固醇酯转化蛋白抑制剂 + 阿托伐他汀组的斑块体积百分比均有相似程度的轻微升高（0.19% vs 0.12%）[123]。

酰基辅酶 A 胆固醇酰基转移酶可以酯化胆固醇。酰基辅酶 A 胆固醇酰基转移酶 1 抑制剂可以阻止巨噬细胞转化为泡沫细胞并延缓动脉粥样硬化进程，酰基辅酶 A 胆固醇酰基转移酶 2 抑制剂有望降低血脂水平。ACTIVATE 研究中，帕替麦布（100mg/d）组和安慰剂组斑块体积百分比的变化相似（0.69% vs 0.59%，$P = 0.77$）[124]。

IVUS 研究发现，收缩压是斑块进展的独立预测因素[125]。一项研究入选了舒张压 < 100mmHg 的冠心病患者，随机分为安慰剂组或降压治疗（氨氯地平 10mg/d 或依那普利 20mg/d）组，随访 24 个月结果发现，相对于安慰剂组，氨氯地平组斑块总体积和严重心脏不良事件发生率均减少[125]。PERSPECTIVE 研究是 EUROPA 试验的亚组研究，评价了培哚普利对 244 名患者冠状动脉斑块的影响，结果两组间没有明显差别[126]。

噻唑烷二酮类药物可以增加外周组织胰岛素敏感性从而降低血糖。此外，噻唑烷二酮类药物（如罗格列酮和匹格列酮）可以降低血压和炎性标志物水平，改善血脂、内皮功能和颈动脉内膜厚度，因此，噻唑烷二酮类药物有可能会延缓斑块进展。APPROACH 研究和 PERISCOPE 试验[127]对这一问题进行了验证。在 APPROACH 研究中，与格列吡嗪相比，罗格列酮可以明显减少斑块总体积达 5.1mm³（95% 可信区间 – 10.0 至 – 0.3，$P = 0.04$），然而二者的斑块体积百分比变化没有差别（$P = 0.12$）。在 PERISCOPE 试验中，与格列美脲相比，匹格列酮减少斑块总体积的程度没有统计学意义（$P = 0.06$），但二者的斑块体积百分比变化存在显著差异（$P = 0.002$）。

近期一些研究报道了 VH-IVUS 观察到不同他汀类药物治疗使斑块成分发生变化。第一项研究，Nasu 等[128]入选了 80 名稳定型心绞痛患者并接受氟伐他汀治疗 1 年，结果斑块体积发逆转，并且斑块中纤维脂肪成分明显减少（$P < 0.0001$），纤维脂肪成分的减少和低密度脂蛋白-C 降低水平（$r = 0.703$，$P < 0.0001$）、超敏 C-反应蛋白降低水平（$r = 0.357$，$P = 0.006$）强烈相关，而坏死核心变化不明显。第二项研究，Hong 等[129]入选了 100 名稳定型心绞痛和急性冠状动脉综合征患者，随机分为瑞舒伐他汀 10mg/d 组和辛伐他汀 20mg/d 组。随访 1 年，所有患者坏死核心体积明显减小（$P = 0.010$），而纤维脂肪体积明显增加（$P = 0.006$），两组之间没有差别。但是和基线值相比，瑞舒伐他汀组坏死核心体积明显减小（$P = 0.015$），纤维脂肪体积明显增加（$P = 0.015$）；而辛伐他汀组和基线值的差异没有统计学意义。多重逐步逻辑回归分析显示坏死核心体积减小的唯一独立临床预测因素是高密度脂蛋白-C 的基线水平（$P = 0.040$）。

IBIS2 研究入选了 330 名患者，随机分为脂蛋白相关磷脂酶 A2 抑制剂（160mg/d 口服）组或安慰剂组[130]，终点包括坏死核心体积变化（VH-IVUS）和动脉粥样斑块体积（灰阶 IVUS）。两组背景治疗情况相似，随访 12 个月低密度脂蛋白-C 水平没有差异（安慰剂组 88 ±34mg/dl vs 脂蛋白相关磷脂酶 A2 抑制剂组 84 ±31mg/dl，$P = 0.37$），然而安慰剂组坏死核心体积增长迅速而试验组坏死核心几乎停止增长，两组存在明显差异（$P = 0.012$）。这些斑块成分发生变化的同时，斑块体积没有明显变化。

（二）评价介入器械对血管的影响 IVUS 指标已经广泛用于支架试验的终点，主要是通过测量内膜增殖程度来评价介入治疗器械的有效性。在药物洗脱支架早期临床试验中，IVUS 是必不可少的测量工具，包括计算内膜增殖程度、发现再狭窄新的分型方法、辅助优化支架释放。

最近，血管内成像技术开始评价生物可吸收依维莫司洗脱支架的可行性和安全性。这是一项前瞻性、开放标签的研究，入选 30 名适合单个生物可吸收依维莫司洗脱支架治疗的冠状动脉原位病变患者。VH-IVUS 容易把支架架丝认作高密度钙化周围伴有坏死核心。随访 6 个月 VH-IVUS 已经观察不到"钙化"和"坏死核心"，提示生物可吸收依维莫司洗脱支架的架丝已经降解[119]。

七、IVUS 未来发展方向

未来有望在单根导管上整合多种成像技术以求更加全面地评估冠状动脉。联合应用 VH-IVUS 和光学相干断层成像似乎可以更准确地发现薄帽纤维粥样斑块[83,131]。另一种潜在的组合是近红外光谱分析和光学相干断层成像，两种系统都以光源为基础，有助于整合在一根导管上。近红外光谱分析可以精确标记坏死核心，而光学相干断层成像可以提供坏死核心和管腔的形态学关系。

IVUS 指导介入治疗可以提高手术成功率。当治疗慢性闭塞性病变时，手术难点在于如何将导丝从病变近端送进病变，并使导丝始终保持在空间有限的血管内而不造成穿孔。前探 IVUS 为其提供了可能，它可以使血管、斑块形态、真/假腔显影（图 4-19）。预览导管目前正处于临床前期的评估阶段。

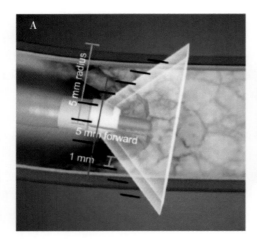
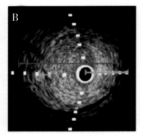

图 4-19　前探 IVUS（FL-IVUS；Volcano 公司）

A 为前探 IVUS 导管顶端，配备了 45MHz 换能器和观察角度为 45°的前探小孔。IVUS 导管中心可以通过 0.014 英寸指引导丝。因此可以在前探 IVUS 的引导下保持指引导丝始终位于血管真腔内；B 为前探 IVUS 显示的图像，可以实时引导指引导丝的方向

八、总结

近十年，我们对冠心病尤其是急性冠状动脉综合征的病理生理机制的认识有了长足的进步。我们不但通过血管造影及其他在体诊断手段对显著狭窄病变的机械性和血流动力学变化有了更深刻的认识，而且了解了动脉粥样斑块破裂前的细胞、分子和遗传生物学变化。

随着知识的累积，无创和有创检查检测冠状动脉粥样硬化的影像学方法也受到了很大的影响。一方面，精确评估患者的严重狭窄病变，以判断是否需要再血管化和选择再血管化方法；另一方面，认识易损斑块及定量分析斑块负荷也逐渐成为评估心血管危险的工具。

（吴　铮　王韶屏　杨　娅）

参 考 文 献

［1］ World Health Statistics 2008. World Health Organization. http：//www. who. int/whosis/whostat/EN_ WHS08_ Full. pdf. Last access July 18，2010.

［2］ Virmani R，Kolodgie FD，Burke AP，et al. Lessons from sudden coronary death：a comprehensive morphological classification scheme for atherosclerotic lesions. Arterioscler Thromb Vasc Biol，2000，20：1262 – 1275.

［3］ Nissen SE，Tuzcu EM，Schoenhagen P，et al. Effect of intensive compared with moderate lipidlowering therapy on progression of coronary atherosclerosis：A randomized controlled trial. JAMA，2004，291：1071 – 1080.

［4］ Nissen SE，Nicholls SJ，Sipahi I，et al. Effect of very high-intensity statin therapy on regression of coronary atherosclerosis：The asteroid trial. JAMA，2006，295：1556 – 1565.

［5］ De Jaegere P，Mudra H，Figulla H，et al. Intravascular ultrasound-guided optimized stent deployment. Immediate and 6 months clinical and angiographic results from the multicenter ultrasound stenting in coronaries study（music study）. Eur Heart J，1998，19：1214 – 1223.

［6］ Roy P，Steinberg DH，Sushinsky SJ，et al. The potential clinical utility of intravascular ultrasound guidance in patients undergoing percutaneous coronary intervention with drug-eluting stents. Eur Heart J，2008，29：1851 – 1857.

［7］ Roberts WC，Jones AA. Quantitation of coronary arterial narrowing at necropsy in sudden coronary death：Analysis of 31 patients and comparison with 25 control subjects. J Am Cardiol，1979，44：39 – 45.

［8］ Escaned J，Baptista J，Di Mario C，et al. Significance of automated stenosis detection during quantitative angiography. Insights gained from intracoronary ultrasound imaging. Circulation，1996，94：966 – 972.

［9］ Lockwood GR，Ryan LK，Hunt JW，et al. Measurement of the ultrasonic properties of vascular tissues and blood from 35-65 mHz. Ultrasound Med Biol，1991，17：653 – 666.

［10］ Bridal SL，Fornes P，Bruneval P，et al. Parametric（integrated backscatter and attenuation）images constructed using backscattered radio frequency signals（25 ~ 56 MHz）from human aortae in vitro. Ultrasound Med Biol，1997，23：215 – 229.

［11］ Nair A，Margolis MP，Kuban BD，et al. Automated coronary plaque characterisation with intravascular ultrasound backscatter：Ex vivo validation. EuroIntervention，2007，3：113 – 120.

［12］ Schaar JA，De Korte CL，Mastik F，et al. Characterizing vulnerable plaque features with intravascular elastography. Circulation，2003，108：2636 – 2641.

［13］ Hausmann D，Erbel R，Alibelli-Chemarin MJ，et al. The safety of intracoronary ultrasound. A multicenter survey of 2207 examinations. Circulation，1995，91：623 – 630.

［14］ Batkoff BW，Linker DT. Safety of intracoronary ultrasound：Data from a multicenter european registry. Cathet Cardiovasc Diagn，1996，38：238 – 241.

［15］ Gorge G，Peters R，Pinto F，et al. Intravascular ultrasound：Safety and indications for use in 7085 consecutive patients studied in 32 centers in europe and israel. J Am Coll Cardiol，1996，27：155A（abstract）.

［16］ Ramasubbu K，Schoenhagen P，Balghith MA，et al. Repeated intravascular ultrasound imaging in cardiac transplant recipients does not accelerate transplant coronary artery disease. J Am Coll Cardiol，2003，41：1739 – 1743.

［17］ Guedes A，Keller PF，L'Allier PL，et al. Long-term safety of intravascular ultrasound in nontransplant，nonintervened，atherosclerotic coronary arteries. J Am Coll Cardiol，2005，45：559 – 564.

［18］ Honda O，Sugiyama S，Kugiyama K，et al. Echolucent carotid plaques predict future coronary events in patients with coronary artery disease. J Am Coll Cardiol，2004，43：1177 – 1184.

［19］ Gronholdt ML，Nordestgaard BG，Schroeder TV，et al. Ultrasonic echolucent carotid plaques predict future strokes. Circulation，2001，104：68 – 73.

［20］ Bruining N，Verheye S，Knaapen M，et al. Three-dimensional and quantitative analysis of atherosclerotic plaque composition by automated differential echogenicity. Catheter Cardiovasc Interv，2007，70：968 – 978.

［21］ Mintz GS，Nissen SE，Anderson WD，et al. American college of cardiology clinical expert consensus document on standards for acquisition, measurement and reporting of Intravascular ultrasound studies (IVUS). A report of the american college of cardiology task force on clinical expert consensus documents. J Am Coll Cardiol, 2001, 37：1478 – 1492.

[22] Palmer ND, Northridge D, Lessells A, et al. In vitro analysis of coronary atheromatous lesions by intravascular ultrasound, reproducibility and histological correlation of lesion morphology. Eur Heart J, 1999, 20：1701 – 1706.

[23] Hiro T, Leung CY, Russo RJ, et al. Variability in tissue characterization of atherosclerotic plaque by intravascular ultrasound: A comparison of four intravascular ultrasound systems. J Am Card Imaging, 1996, 10：209 – 218.

[24] Hodgson JM, Reddy KG, Suneja R, et al. Intracoronary ultrasound imaging: Correlation of plaque morphology with angiography, clinical syndrome and procedural results in patients undergoing coronary angioplasty. J Am Coll Cardiol, 1993, 21：35 – 44.

[25] Tanaka K, Carlier SG, Mintz GS, et al. The accuracy of length measurements using different intravascular ultrasound motorized transducer pullback systems. Int J Cardiovasc Imaging, 2007, 23：733 – 738.

[26] Gardner CM, Tan H, Hull EL, et al. Detection of lipid core coronary plaques in autopsy specimens with a novel catheter based near-infrared spectroscopy system. Am Coll Cardiol Img, 2008, 1：638 – 648.

[27] Gardner CM, Tan H, Hull EL, et al. Detection of lipid core coronary plaques in autopsy specimens with a novel catheter-based near-infrared spectroscopy system. JACC Cardiovasc Imaging, 2008, 1：638 – 648.

[28] Waxman S, Dixon SR, L'Allier P, et al. In vivo validation of a catheter-based near-infrared spectroscopy system for detection of lipid core coronary plaques: Initial results of the spectacl study. JACC Cardiovasc Imaging, 2009, 2：858 – 868.

[29] Davies MJ. Anatomic features in victims of sudden coronary death. Coronary artery pathology. Circulation, 1992, 85：I19 – 24.

[30] Burke AP, Farb A, Malcom GT, et al. Coronary risk factors and plaque morphology in men with coronary disease who died suddenly. N Engl J Med, 1997, 336：1276 – 1282.

[31] García HM, Lerman A, Vince DG, et al. Tissue characterisation using intravascular radiofrequency data analysis: Recommendations for acquisition, analysis, interpretation and reporting. Eurointervention, 2009, 5：177.

[32] Silber S, Albertsson P, Aviles FF, et al. Guidelines for percutaneous coronary interventions. The task force for percutaneous coronary interventions of the european society of cardiology. Eur Heart J, 2005, 26：804 – 847.

[33] Bruining N, de Winter S, Roelandt JR, et al. Coronary calcium significantly affects quantitative analysis of coronary ultrasound: Importance for atherosclerosis progression/regression studies. Coron Artery Dis, 2009, 20：409 – 414.

[34] Mintz GS, Popma JJ, Pichard AD, et al. Patterns of calcification in coronary artery disease. A statistical analysis of intravascular ultrasound and coronary angiography in 1155 lesions. Circulation, 1995, 91：1959 – 1965.

[35] Nair AMP, Kuban BD, Vince DG. Automated coronary plaque characterization with intravascular ultrasound backscatter: Ex vivo validation. Eurointervention, 2007, 3：113 – 130.

[36] Pasterkamp G, Schoneveld AH, van der Wal AC, et al. Relation of arterial geometry to luminal narrowing and histologic markers for plaque vulnerability: The remodeling paradox. J Am Coll Cardiol, 1998, 32：655 – 662.

[37] Varnava AM, Mills PG, Davies MJ. Relationship between coronary artery remodeling and plaque vulnerability. Circulation, 2002, 105：939 – 943.

[38] Burke AP, Kolodgie FD, Farb A, et al. Morphological predictors of arterial remodeling in coronary atherosclerosis. Circulation, 2002, 105：297 – 303.

[39] Kotani J, Mintz GS, Castagna MT, et al. Intravascular ultrasound analysis of infarct-related and non-infarct-related arteries in patients who presented with an acute myocardial infarction. Circulation, 2003, 107：2889 – 2893.

[40] Maehara A, Mintz GS, Bui AB, et al. Morphologic and angiographic features of coronary plaque rupture detected by intravascular ultrasound. J Am Coll Cardiol, 2002, 40：904 – 910.

[41] Von Birgelen C, Klinkhart W, Mintz GS, et al. Plaque distribution and vascular remodeling of ruptured and nonruptured coronary plaques in the same vessel: An intravascular ultrasound study in vivo. J Am Coll Cardiol, 2001, 37：1864 – 1870.

［42］ Jeremias A，Spies C，Herity NA，et al. Coronary artery compliance and adaptive vessel remodelling in patients with stable and unstable coronary artery disease. Heart，2000，84：314 – 319.

［43］ Nakamura M，Nishikawa H，Mukai S，et al. Impact of coronary artery remodeling on clinical presentation of coronary artery disease：An intravascular ultrasound study. J Am Coll Cardiol，2001，37：63 – 69.

［44］ Gyongyosi M，Yang P，Hassan A，et al. Intravascular ultrasound predictors of major adverse cardiac events in patients with unstable angina. Clin Cardiol，2000，23：507 – 515.

［45］ Gyongyosi M，Yang P，Hassan A，et al. Arterial remodelling of native human coronary arteries in patients with unstable angina pectoris：A prospective intravascular ultrasound study. Heart，1999，82：68 – 74.

［46］ Tauth J，Pinnow E，Sullebarger JT，et al. Predictors of coronary arterial remodeling patterns in patients with myocardial ischemia. J Am Cardiol，1997，80：1352 – 1355.

［47］ Rodriguez-Granillo GA，Serruys PW，Garcia-Garcia HM，et al. Coronary artery remodelling is related to plaque composition. Heart，2006，92：388 – 391.

［48］ Virmani R，Burke AP，Farb A，et al. Pathology of the vulnerable plaque. J Am Coll Cardiol，2006，47：C13 – 18.

［49］ Schaar JA，Muller JE，Falk E，et al. Terminology for high-risk and vulnerable coronary artery plaques. Report of a meeting on the vulnerable plaque，june 17 and 18，2003，santorini，greece. Eur Heart J，2004，25：1077 – 1082.

［50］ Cheruvu PK，Finn AV，Gardner C，et al. Frequency and distribution of thin-cap fibroatheroma and ruptured plaques in human coronary arteries：A pathologic study. J Am Coll Cardiol，2007，50：940 – 949.

［51］ Cunningham KS，Gotlieb AI. The role of shear stress in the pathogenesis of atherosclerosis. Lab Invest，2005，85：9 – 23.

［52］ Garcia-Garcia HM，Goedhart D，Schuurbiers JC，et al. Virtual histology and remodeling index allow in vivo identification of allegedly high risk coronary plaques in patients with acute coronary syndromes：A three vessel intravascular ultrasound radiofrequency data analysis. Eurointervention，2006，2：338 – 344.

［53］ Hong MK，Mintz GS，Lee CW，et al. A threevessel virtual histology intravascular ultrasound analysis of frequency and distribution of thin-cap fibroatheromas in patients with acute coronary syndrome or stable angina pectoris. J Am Cardiol，2008，101：568 – 572.

［54］ Fujii K，Mintz GS，Carlier SG，et al. Intravascular ultrasound profile analysis of ruptured coronary plaques. J Am Cardiol，2006，98：429 – 435.

［55］ Kolodgie FD，Gold HK，Burke AP，et al. Intraplaque hemorrhage and progression of coronary atheroma. N Engl J Med，2003，349：2316 – 2325.

［56］ Kruk M，Pregowski J，Mintz GS，et al. Intravascular ultrasonic study of gender differences in ruptured coronary plaque morphology and its associated clinical presentation. J Am Cardiol，2007，100：185 – 189.

［57］ Burke AP，Kolodgie FD，Farb A，et al. Healed plaque ruptures and sudden coronary death：Evidence that subclinical rupture has a role in plaque progression. Circulation，2001，103：934 – 940.

［58］ Jensen LO，Mintz GS，Carlier SG，et al. Intravascular ultrasound assessment of fibrous cap remnants after coronary plaque rupture. J Am Heart，2006，152：327 – 332.

［59］ Ge J，Chirillo F，Schwedtmann J，et al. Screening of ruptured plaques in patients with coronary artery disease by intravascular ultrasound. Heart，1999，81：621 – 627.

［60］ von Birgelen C，Klinkhart W，Mintz GS，et al. Size of emptied plaque cavity following spontaneous rupture is related to coronary dimensions，not to the degree of lumen narrowing. A study with intravascular ultrasound in vivo. Heart，2000，84：483 – 488.

［61］ Fujii K，Kobayashi Y，Mintz GS，et al. Ⅱntravascular ultrasound assessment of ulcerated ruptured plaques：A comparison of culprit and nonculprit lesions of patients with acute coronary syndromes and lesions in patients without acute coronary syndromes. Circulation，2003，108：2473 – 2478.

［62］ Fujii K，Carlier SG，Mintz GS，et al. Intravascular ultrasound study of patterns of calcium in ruptured coronary plaques. J Am Cardiol，2005，96：352 – 357.

［63］ Rioufol G，Finet G，Ginon I，et al. Multiple atherosclerotic plaque rupture in acute coronary syndrome：A three-vessel intravascular ultrasound study. Circulation, 2002, 106:804 – 808.

[64] Tanaka A, Shimada K, Sano T, et al. Multiple plaque rupture and c-reactive protein in acute myocardial infarction. J Am Coll Cardiol, 2005, 45:1594 – 1599.

[65] Hong MK, Mintz GS, Lee CW, et al. Comparison of coronary plaque rupture between stable angina and acute myocardial infarction: A three-vessel intravascular ultrasound study in 235 patients. Circulation, 2004, 110: 928 – 933.

[66] Hong MK, Mintz GS, Lee CW, et al. The site of plaque rupture in native coronary arteries: A. three-vessel intravascular ultrasound analysis. J Am Coll Cardiol, 2005, 46:261 – 265.

[67] Pregowski J, Tyczynski P, Mintz GS, et al. Intravascular ultrasound assessment of the spatial distribution of ruptured coronary plaques in the left anterior descending coronary artery. J Am Heart, 2006, 151:898 – 901.

[68] Tyczynski P, Pregowski J, Mintz GS, et al. Intravascular ultrasound assessment of ruptured atherosclerotic plaques in left main coronary arteries. J Am Cardiol, 2005, 96:794 – 798.

[69] Rodriguez-Granillo GA, Garcia-Garcia HM, Wentzel J, et al. Plaque composition and its relationship with acknowledged shear stress patterns in coronary arteries. J Am Coll Cardiol, 2006, 47:884 – 885.

[70] Pregowski J, Tyczynski P, Mintz GS, et al. Incidence and clinical correlates of ruptured plaques in saphenous vein grafts: An intravascular ultrasound study. J Am Coll Cardiol, 2005, 45:1974 – 1979.

[71] Pregowski J, Tyczynski P, Mintz GS, et al. Comparison of ruptured plaques in native coronary arteries and in saphenous vein grafts: An intravascular ultrasound study. J Am Cardiol, 2006, 97:593 – 597.

[72] Rioufol G, Gilard M, Finet G, et al. Evolution of spontaneous atherosclerotic plaque rupture with medical therapy: Long-term follow-up with intravascular ultrasound. Circulation, 2004, 110:2875 – 2880.

[73] Hong MK, Mintz GS, Lee CW, et al. Serial intravascular ultrasound evidence of both plaque stabilization and lesion progression in patients with ruptured coronary plaques: Effects of statin therapy on ruptured coronary plaque. Atherosclerosis, 2007, 191:107 – 114.

[74] Rodriguez-Granillo GA, Garcia-Garcia HM, Valgimigli M, et al. Global characterization of coronary plaque rupture phenotype using three-vessel intravascular ultrasound radiofrequency data analysis. Eur Heart J, 2006.

[75] Burke AP, Joner M, Virmani R. Ivus-vh: A. predictor of plaque morphology? Eur Heart J, 2006, 27:1889 – 1890.

[76] Smith SC, Feldman TE, Hirshfeld JW, et al. Acc/aha/scai 2005 guideline update for percutaneous coronary intervention – summary article: A. report of the american college of cardiology/american heart association task force on practice guidelines (acc/aha/scai writing committee to update the 2001 guidelines for percutaneous coronary intervention). Circulation, 2006, 113:156 – 175.

[77] Smith SC, Feldman TE, Hirshfeld JW, et al. Acc/aha/scai 2005 guideline update for percutaneous coronary intervention a report of the american college of cardiology/american heart association task force on practice guidelines (acc/aha/scai writing committee to update the 2001 guidelines for percutaneous coronary intervention). J Am Coll Cardiol, 2006, 47:e1 – 121.

[78] Abizaid A, Mintz GS, Pichard AD, et al. Clinical, intravascular ultrasound, and quantitative angiographic determinants of the coronary flow reserve before and after percutaneous transluminal coronary angioplasty. J Am Cardiol, 1998, 82:423 – 428.

[79] Nishioka T, Amanullah AM, Luo H, et al. Clinical validation of intravascular ultrasound imaging for assessment of coronary stenosis severity: Comparison with stress myocardial perfusion imaging. J Am Coll Cardiol, 1999, 33:1870 – 1878.

[80] Costa MA, Sabate M, Staico R, et al. Anatomical and physiologic assessments in patients with small coronary artery disease: Final results of the physiologic and anatomical evaluation prior to and after stent implantation in small coronary vessels (phantom) trial. J Am Heart, 2007, 153:296 e291 – 297.

[81] Fassa AA, Wagatsuma K, Higano ST, et al. Intravascular ultrasoundguided treatment for angiographically indeterminate left main coronary artery disease: A long-term follow-up study. J Am Coll Cardiol, 2005, 45:204 – 211.

[82] Jasti V, Ivan E, Yalamanchili V, et al. Correlations between fractional flow reserve and intravascular ultrasound in

patients with an ambiguous left main coronary artery stenosis. Circulation, 2004, 110:2831 - 2836.

[83] Gonzalo N, Garcia-Garcia HM, Regar E, et al. In vivo assessment of high-risk coronary plaques at bifurcations with combined intravascular ultrasound and optical coherence tomography. JACC Cardiovasc Imaging, 2009, 2:473 - 482.

[84] Gonzalo NG, Regar E, Barlis P, et al. In vivo assessment of high-risk coronary plaques at bifurcations with combined intravascular ultrasound virtual histology and Ioptical coherence tomography. JIMG 2009, In press.

[85] Uretsky BF, Kormos RL, Zerbe TR, et al. Cardiac events after heart transplantation: Incidence and predictive value of coronary arteriography. J Heart Lung Transplant, 1992, 11:S45 - 51.

[86] Tuzcu EM, Kapadia SR, Sachar R, et al. Intravascular ultrasound evidence of angiographically silent progression in coronary atherosclerosis predicts long-term morbidity and mortality after cardiac transplantation. J Am Coll Cardiol, 2005, 45:1538 - 1542.

[87] Eisen HJ, Tuzcu EM, Dorent R, et al. Everolimus for the prevention of allograft rejection and vasculopathy in cardiac-transplant recipients. N Engl J Med, 2003, 349:847 - 858.

[88] Mintz GS, Pichard AD, Kovach JA, et al. Impact of preintervention iintravascular ultrasound imaging on transcatheter treatment strategies in coronary artery disease. J Am Cardiol, 1994, 73:423 - 430.

[89] Fitzgerald PJ, Ports TA, Yock PG. Contribution of localized calcium deposits to dissection after angioplasty. An observational study using intravascular ultrasound. Circulation, 1992, 86:64 - 70.

[90] Honye J, Mahon DJ, Jain A, et al. Morphological effects of coronary balloon angioplasty in vivo assessed by iintravascular ultrasound imaging. Circulation, 1992, 85:1012 - 1025.

[91] Stone GW, Hodgson JM, St Goar FG, et al. Improved procedural results of coronary angioplasty with intravascular ultrasound-guided balloon sizing: The clout pilot trial. Clinical outcomes with ultrasound trial (clout) investigators. Circulation, 1997, 95:2044 - 2052.

[92] Pasterkamp G, Borst C, Gussenhoven EJ, et al. Remodeling of de novo atherosclerotic lesions in femoral arteries: Impact on mechanism of balloon angioplasty. J Am Coll Cardiol, 1995, 26:422 - 428.

[93] Kimura T, Kaburagi S, Tamura T, et al. Remodeling of human coronary arteries undergoing coronary angioplasty or atherectomy. Circulation, 1997, 96:475 - 483.

[94] Baptista J, Umans VA, di Mario C, et al. Mechanisms of luminal enlargement and quantification of vessel wall trauma following balloon coronary angioplasty and directional atherectomy. Eur Heart J, 1995, 16:1603 - 1612.

[95] Moussa I, Moses J, Di Mario C, et al. Stenting after optimal lesion debulking (sold) registry. Angiographic and clinical outcome. Circulation, 1998, 98:1604 - 1609.

[96] Colombo A, Hall P, Nakamura S, et al. Intracoronary stenting without anticoagulation accomplished with iintravascular ultrasound guidance. Circulation, 1995, 91:1676 - 1688.

[97] Kuntz RE, Baim DS, Safian RD. Pursuit of large lumen dimensions after coronary intervention (editorial). J Interv Cardiol, 1993, 6:287 - 291.

[98] Russo RJ, Silva PD, Teirstein PS, et al. A randomized controlled trial of angiography versus intravascular ultrasound-directed bare-metal coronary stent placement (the avid trial). Circ Cardiovasc Interv, 2009, 2:113 - 123.

[99] Fitzgerald PJ, Oshima A, Hayase M, et al. Final results of the can routine ultrasound influence stent expansion (cruise) study. Circulation, 2000, 102:523 - 530.

[100] Mudra H, di Mario C, de Jaegere P, et al. Randomized comparison of coronary stent implantation under ultrasound or angiographic guidance to reduce stent restenosis (opticus study). Circulation, 2001, 104:1343 - 1349.

[101] Oemrawsingh PV, Mintz GS, Schalij MJ, et al. Intravascular ultrasound guidance improves angiographic and clinical outcome of stent implantation for long coronary artery stenoses: Final results of a randomized comparison with angiographic guidance (tulip study). Circulation, 2003, 107:62 - 67.

[102] Sousa JE, Costa MA, Abizaid A, et al. Lack of neointimal proliferation after implantation of sirolimus-coated stents in human coronary arteries: A quantitative coronary angiography and three-dimensional intravascular ultrasound study. Circulation, 2001, 103:192 - 195.

[103] Morice MC, Serruys PW, Sousa JE, et al. A randomized comparison of a sirolimus-eluting stent with a standard stent

for coronary revascularization. N Engl J Med, 2002, 346：1773 - 1780.

[104] Costa M, Angiolillo DJ, Teirstein P, et al. Sirolimus-eluting stents for treatment of complex bypass graft disease: Insights from the secure registry. J Invasive Cardiol, 2005, 17：396 - 398.

[105] Agostoni P, Vermeersch P, Semeraro O, et al. Intravascular ultrasound comparison of sirolimus-eluting stent versus bare metal stent implantation in diseased saphenous vein grafts (from the rrisc [reduction of restenosis in saphenous vein grafts with cypher sirolimus-eluting stent] trial). J Am Cardiol, 2007, 100：52 - 58.

[106] Cheneau E, Leborgne L, Mintz GS, et al. Predictors of subacute stent thrombosis: Results of a systematic intravascular ultrasound study. Circulation, 2003, 108：43 - 47.

[107] Fujii K, Carlier SG, Mintz GS, et al. Stent underexpansion and residual reference segment stenosis are related to stent thrombosis after sirolimus-eluting stent implantation: An intravascular ultrasound study. J Am Coll Cardiol, 2005, 45：995 - 998.

[108] Cook S, Ladich E, Nakazawa G, et al. Correlation of intravascular ultrasound findings with histopathological analysis of thrombus aspirates in patients with very late drug-eluting stent thrombosis. Circulation, 2009, 120：391 - 399.

[109] Sonoda S, Morino Y, Ako J, et al. Impact of final stent dimensions on long-term results following sirolimus-eluting stent implantation: Serial intravascular ultrasound analysis from the sirius trial. J Am Coll Cardiol, 2004, 43：1959 - 1963.

[110] Hong MK, Mintz GS, Lee CW, et al. Intravascular ultrasound predictors of angiographic restenosis after sirolimus-eluting stent implantation. Eur Heart J, 2006, 27：1305 - 1310.

[111] Castagna MT, Mintz GS, Leiboff BO, et al. The contribution of "Mechanical" Problems to in-stent restenosis: An intravascular ultrasonographic analysis of 1090 consecutive in-stent restenosis lesions. Am Heart J, 2001, 142：970 - 974.

[112] Shaikh F, Maddikunta R, Djelmami-Hani M, et al. Stent fracture, an incidental finding or a significant marker of clinical in-stent restenosis? Catheter Cardiovasc Interv, 2008, 71：614 - 618.

[113] Costa MA, Sabate M, Angiolillo DJ, et al. Intravascular ultrasound characterization of the "Black hole" Phenomenon after drugeluting stent implantation. J Am Cardiol, 2006, 97：203 - 206.

[114] Mintz GS. Features and parameters of drug-eluting stent deployment discoverable by intravascular ultrasound. J Am Cardiol, 2007, 100：26M - 35M.

[115] Escolar E, Mintz GS, Popma J, et al. Meta-analysis of angiographic versus intravascular ultrasound parameters of drug-eluting stent efficacy (from taxus iv, v, and vi). J Am Cardiol, 2007, 100：621 - 626.

[116] Jensen LO, Maeng M, Thayssen P, et al. Neointimal hyperplasia after sirolimus-eluting and paclitaxel-eluting stent implantation in diabetic patients: The randomized diabetes and drug-eluting stent (diabedes) intravascular ultrasound trial. Eur Heart J, 2008, 29：2733 - 2741.

[117] Miyazawa A, Ako J, Hongo Y, et al. Comparison of vascular response to zotarolimus-eluting stent versus sirolimuseluting stent: Intravascular ultrasound results from endeavor iii. J Am Heart, 2008, 155：108 - 113.

[118] Finn AV, Nakazawa G, Joner M, et al. Vascular responses to drug eluting stents: Importance of delayed healing. Arterioscler Thromb Vasc Biol, 2007, 27：1500 - 1510.

[119] Garcia-Garcia HM, Gonzalo N, Pawar R, et al. Assesment of the absorption process following bioabsorbable everolimus-eluting stent implantation: Temporal changes in strain values and tissue composition using intravascular ultrasound radiofrequency data analysis. A substudy of the absorb clinical trial. Eurointervention, 2009, 443 - 448.

[120] Schartl M, Bocksch W, Koschyk DH, et al. Use of intravascular ultrasound to compare effects of different strategies of lipidlowering therapy on plaque volume and composition in patients with coronary artery disease. Circulation, 2001, 104：387 - 392.

[121] Cannon CP, Braunwald E, McCabe CH, et al. Intensive versus moderate lipid lowering with statins after acute coronary syndromes. N Engl J Med, 2004, 350：1495 - 1504.

[122] Tardif JC, Gregoire J, L'Allier PL, et al. Effects of reconstituted high-density lipoprotein infusions on coronary atherosclerosis: a randomized controlled trial. JAMA, 2007, 297：1675 - 1682.

［123］ Nissen SE，Tardif JC，Nicholls SJ，et al. Effect of torcetrapib on the progression of coronary atherosclerosis. N Engl J Med，2007，356：1304－1316.

［124］ Nissen SE，Tuzcu EM，Brewer HB，et al. Effect of ACAT inhibition on the progression of coronary atherosclerosis. N Engl J Med，2006，354：1253－1263.

［125］ Nissen SE，Tuzcu EM，Libby P，et al. Effect of antihypertensive agents on cardiovascular events in patients with coronary disease and normal blood pressure：the CAMELOT study：a randomized controlled trial. JAMA，2004，292：2217－2225.

［126］ Rodriguez-Granillo GA，Vos J，Bruining N，et al. Long-term effect of perindopril on coronary atherosclerosis progression（from the perindopril's prospective effect on coronary atherosclerosis by angiography and intravascular ultrasound evaluation［PERSPECTIVE］study）. J Am Cardiol，2007，100：159－163.

［127］ Nissen SE，Nicholls SJ，Wolski K，et al. Comparison of pioglitazone vs glimepiride on progression of coronary atherosclerosis in patients with type 2 diabetes：the PERISCOPE randomized controlled trial. JAMA，2008，299：1561－1573.

［128］ Nasu K，Tsuchikane E，Katoh O，et al. Effect of fluvastatin on progression of coronary atherosclerotic plaque evaluated by virtual histology intravascular ultrasound. JACC Cardiovasc Interv，2009，2：689－696.

［129］ Hong MK，Park DW，Lee CW，et al. Effects of statin treatments on coronary plaques assessed by volumetric virtual histology intravascular ultrasound analysis. JACC Cardiovasc Interv，2009，2：679－688.

［130］ Serruys PW，Garcia-Garcia HM，Buszman P，et al. Effects of the direct lipoprotein-associated phospholipase A（2）inhibitor darapladib on human coronary atherosclerotic plaque. Circulation 2008，118：1172－1182.

［131］ Sawada T，Shite J，Garcia-Garcia HM，et al. Feasibility of combined use of intravascular ultrasound radiofrequency data analysis and optical coherence tomography for detecting thin-cap fibroatheroma. Eur Heart J，2008，29：1136－1146.

第四节　冠状动脉狭窄评价：光学相干断层显像（OCT）

光学相干体层摄影术（optical coherence tomography，OCT）是一种以光学为基础的显像模式技术，该技术可应用于在体的冠状动脉内。通过应用反射光替代声波，OCT可提供比常规的血管内超声（intravascular ultrasound，IVUS）技术高10倍的分辨率（10～40μm）。近年来，随着该项技术的飞速发展，使得该技术在临床导管室的应用成为可能，从而开创了冠状动脉内成像技术领域的新时代。OCT可提供导致冠状动脉狭窄的斑块结构和组成成分方面特别有价值的信息，可精确识别急性冠状动脉综合征患者罪犯斑块的特点（如斑块破裂和继发血栓形成等）。另外，该技术可测量纤维帽厚度和检测巨噬细胞，使得OCT成为在检测高危斑块方面最有前途的技术手段之一。

冠状动脉造影术是评价冠状动脉疾病的一项常规检查手段。但是该技术受限于仅能显示血管管腔的二维影像，不能提供血管壁（血管壁是动脉粥样硬化的基质）的相关信息。该技术的缺陷催生出了能直接对动脉粥样斑块成像的、新的冠状动脉内成像技术。IVUS可以对冠状动脉粥样硬化斑块进行更加精确和细致的评价，但是由于其图像分辨率（轴向150～200μm）较低，难以观察到一些细微结构。OCT是一种以光学为基础的显像模式，可应用于在体冠状动脉内[1-4]。通过应用反射光替代声频，OCT的图像分辨率可超过常规IVUS10倍（10～40μm）。有关OCT最早的文献记载出现在1990年代，其最早的临床应用是在眼科领域。在1990年代中期，研究者开始把OCT应用于血管内成像领域，证实该技术可对粥样硬化斑块和支架置入后的血管反应进行观测。OCT开创了冠状动脉内成像领域的新时代，过去数年里在 OCT 技术研发方面取得了巨大的进步，从而使得该技术能应用于临床导管室。在本章节，将探讨 OCT 评价冠状动脉狭窄性病变的应用价值。

一、OCT 的工作原理

OCT 是将光学相干技术与激光扫描共焦技术相结合，利用波长为 1300nm 左右的近红外线光波作为光源，通过分光器将光源发出的光分为样本光束和参照光束，采用距离相同的参照光束与样本光束反射波相遇后产生的光学相干现象，经计算机处理成信号后可得到相应图像，用光波反射时间和光波延迟时间来测量距离，光波强度代表深度，从而获得组织图像（表 4-2）。

表 4-2　FD-OCT 和 IVUS 的成像特征

	FD-OCT	IVUS
轴向分辨率	10 ~ 20μm	100 ~ 150μm
侧面分辨率	25 ~ 30μm	150 ~ 300μm
探头型号	2.7F*	2.9 ~ 3.2μm
快速交换导管	是	是
扫描面积	8 ~ 10mm	10 ~ 15mm
探测深度	1.5 ~ 2mm	4 ~ 8mm
是否需要无血流环境	是	否
是否导致血管阻塞	否	否

FD-OCT：傅里叶时域 OCT；IVUS：血管内超声。* DraFly OCT 导管（LightLab Imaging Inc）

与 IVUS 的反向弥撒成像相反，OCT 是采用低相干近红外线光波，产生高分辨率的血管影像。其应用光波替代声波，从而产生更高分辨率的影像；但是其分辨率的增加是以降低穿透冠状动脉壁的深度为代价的，由于组织内光学衰减，其冠状动脉壁的穿透深度为 1.0 ~ 1.5mm。

光速远快于声速，因此，需要分光仪来测量反向散射的光波。分光仪把光源分为参照光束和样本光束，后者直接进入组织。来自于两个光束的光波在检测器上重新组合成所谓的干涉图。发射光的回波时间延迟可产生立体的影像信息，接收光（反射或散射）的强度被转化为灰度标或色码检查表，从而产生影像。

过去几年里，OCT 技术方面取得了显著的进步，在第一代 OCT 的基础上，2008 年第二代 OCT 系统进入临床试验阶段，并且欧盟认证通过的用于商业化的第二代系统于 2009 年应用于临床。因为第一代和第二代 OCT 系统均在临床上应用，所以在本节讲述这两代 OCT 系统的工作原理。

第一代 OCT 系统采用时域（TD）技术。在时域 OCT 系统中，通过移动反光镜来扫描参照光束的长度。扫描仪上记录到的干涉图与沿着样本光束方向的组织反射率相对应。通过扫描沿着组织的光束（通过旋转的血管内成像形式），从相邻光线中产生影像。在理论和实践方面来确定时域，傅里叶域和扫频光源光学相干体层扫描术的性能[5-6]。

第二代 OCT 的操作系统是采用频域（而不是时域）技术，也被称为傅里叶域（FD）技术。在这种新的技术（也被称为"扫频光源 OCT"，或光学频域成像"OFDI"）。通过合并新的波长扫描激光源产生新的波长，并被干涉图检测到。通过傅里叶变换（在处理装置中通过电子化操作），可从单波长扫描信号构建深度剖面。该技术的发展使得影像采集速度更快，并成为临床应用 OCT 技术的一个转折点[7-9]（图 4-20）。

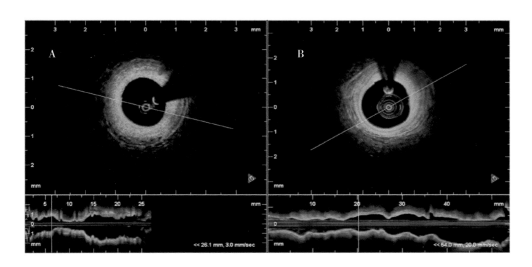

图 4-20 时域（TD）和频域（FD）OCT 成像

A：回撤速度为 3mm/s 的 TD-OCT 成像；B：回撤速度为 20mm/s 的 FD-OCT 成像（改良自参考文献 7 ~ 9）

血液（即红细胞）代表的是可导致多重散射和显著信号衰减的非透明组织，因此，在 OCT 成像过程中，血液必须被排空，有可能导致所研究的动脉供血区域缺血。这是限制第一代 TD-OCT 系统应用于临床的主要原因。

在第一代商用 TD-OCT 系统中，通过应用低压球囊扩张阻塞血管近段和注射透明的冲洗介质（如乳酸盐林格液或 L 右旋糖酐）阻塞血管远段（阻塞技术）来获得无血液环境[10]。在 TD-OCT 系统中，回撤速度的轻微增加（1 ~ 3mm/s），可引入非阻塞技术，该技术通过图像采集期间经指引导管连续注射黏性流体，如等渗 X 线对比剂（或 L 右旋糖酐）来排空血液。该改良的技术可避免血管阻塞，但是也需要延长对比剂注射时间，以便获得足够长的冠状动脉段的影像[11]。第二代 FD-OCT 系统已经应用于临床（LightLab C7-XR；LightLab Imaging Inc.，Westford，MA，USA），该系统可高速回撤（高达 20mm/s），可在经指引导管快速注射冲洗液（通常为 X 线对比剂）排出血液的几秒钟内对长段的冠状动脉进行扫描。

通过改变 OCT 探针的传送平台，影像获取过程进一步被简化。第一代商用 TD-OCT 系统采用一种薄（0.014 ~ 0.019 英寸）的 OCT 成像探针（ImageWire™；

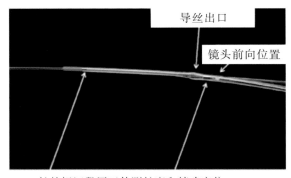

20mm 长的标记段用于估测长度和精确定位

图 4-21 频域（FD）OCT 导管（dragonfly，lightlab imaging inc.）

LightLab Imaging Inc.，Westford，MA，USA）。这种成像导丝没有常规导丝的扭转性能，常常需要通过微导管或双腔导管输送至冠状动脉。在第二代 FD-OCT 系统中，OCT 探针被整合在一个快速交换导管（LightLab® C7 Dragonfly™）中，可通过常规的 0.014 英寸导丝输送至冠状动脉内（图 4-21）。

二、冠状动脉粥样硬化病变的 OCT 评价

通过 OCT 获得高分辨率的影像，使得其有可能对冠状动脉粥样硬化病变进行评价[4,12-16]。内膜增厚被认为是动脉粥样硬化的早期阶段，与血管内皮功能障碍有关。至今为止，因为 IVUS 分辨率较低，不足以准确分辨内膜和中层边界，所以内膜厚度的在体测量仍然受到一定的限制。取而代之的是，内膜中层厚度被作为一种间接的测量方法。由于 OCT 分辨率较高，可直接测量内膜厚度[17]。并可进行连续性测定以探测血管壁随时间而发生的结构性改变。该结构改变与冠状动脉粥样硬化病变以及不同的治疗方案对动脉粥样硬化病变的疗效（逆转或进展）存在一定临床相关性[18,19]。

（一）测定动脉粥样硬化斑块的组成 不同的动脉粥样硬化斑块成分具有不同的光学特性，经 OCT 成像时，会出现各具特征性的表现形式。在 Yabushita 等进行的一项体外实验中，357 例患者的颈动脉段和冠状动脉段接受了 OCT 成像检查，并将斑块样本分为三种类型：纤维斑块、纤维钙化斑块和富含脂质斑块（图 4-22）。纤维斑块被定义为均匀的，高反向散射（如信号较强）区域。纤维钙化斑块表现为信号较弱的区域，具有明确的边界。富含脂质斑块被定义为边界弥漫的低信号区域。组织学对比研究显示，OCT 检查的总体敏感性和特异性，在纤维斑块组织分别为 71%～79% 和 97%～98%，纤维钙化斑块组织分别为 95%～96% 和 97%，富含脂质斑块组织分别为 90%～94% 和 90%～92%[20]。另一项由 Kume 等开展的离体研究比较了 OCT 和 IVUS 对斑块组织学鉴定能力方面的差异，研究证实两种检查手段对纤维化病变和纤维钙化病变均有较强的敏感性和特异性。

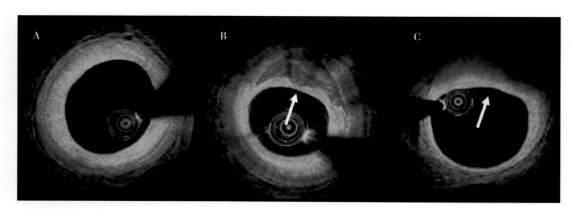

图 4-22　OCT 测定的斑块类型

A：纤维斑块：均一的，亮的反向散射（如富含信号）区域。B：纤维钙化斑块：信号较弱的区域，具有明确的边界。C：富含脂质斑块：边界模糊的弱信号区域（改良自 Yabushita 等）

OCT 检查对于富含脂质斑块的测定，优于 IVUS 检查（OCT 检查的敏感性和特异性分别为 85% 和 94%，而 IVUS 检查的敏感性和特异性分别为 59% 和 97%[21]）。Rieber 等[22] 所进行的类似研究显示，与组织学研究比较，OCT 检查的敏感性和特异性，正常组织为 91%/88%，纤维斑块组织为 64%/88%，富含脂质斑块组织为 77%/94%，钙化斑块组织为 67%/97%。IVUS 检查的敏感性和特异性，正常组织为 55%/79%，纤维斑块组织为 63%/59%，富含脂质斑块组织为 10%/96%，钙化斑块组织为 76%/98%。这些离体检查结果在 Jang 等进行的临床试验中得到证实，提示 OCT 可观察到所有的经 IVUS 证实的纤维斑块、大的钙化和无回音区域。

另外，内膜增生和无回音区域可能是脂质池，其由 OCT 发现的可能性大于 IVUS[23]。在比较 OCT、IVUS 和 IVUS 衍生技术对斑块成分分析的差异方面，OCT 测定富含脂质斑块组织的优越性已

经在其他研究中得到证实[24,25]。

对钙化斑块的测定方面，OCT 优于 IVUS。钙化病变的 IVUS 影像正常情况下会产生伪差（如在饱和度和声影方面），从而限制了深部管腔结构的显影。然而，OCT 可观察到钙化区域的边界，并且可以观察到钙化区域后面的组织。另外，OCT 可识别覆盖在钙化斑块外面的组织，甚至是当 IVUS 认定该区域是浅表钙化斑块时也可对其加以识别。

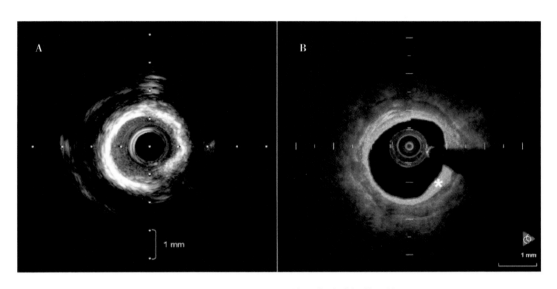

图 4-23　IVUS 和 OCT 评价冠状动脉钙化斑块

图 4-23IVUS（A）和 OCT（B）所显示为同心性 360°钙化斑块，说明 OCT 可识别覆盖钙化区域的纤维帽（＊），而 IVUS 却显示为表浅的钙化组织

一项组内和组间的用于观察斑块特性的观察者协议是采用 TD-OCT 报告的[20,26]。第二代 FD-OCT 系统的研究报告也显示类似的结果[8]。然而，通过 OCT 定量评价斑块成分也存在一定的缺陷。影像判读依赖于观察者的经验和信号穿透组织的深度。离体组织学对比研究显示，即使是有经验的观察者，通过 OCT 影像的视觉观察，也很难区分脂质和钙化组织。难以区分脂质池和钙质沉着与该技术的缺陷（如穿透能力较低或出现伪差）有一定关系，另外，也和斑块成分的异质性有关。目前，为了克服这些缺陷，新的根据不同组织的光学特性定量测量组织特性的方法正在研制中[27-29]。近来，van der Meer 等[27,28]已经在离体试验中证实，应用 OCT 显微镜观察时，光学衰减系数（μt）是区分不同组织类型的一项主要的有意义的参数。Van Soest 等[30,31]已经证实，进行冠状动脉内 OCT 检查时，光学衰减系数（μt）可区分不同的组织类型：坏死的核心和巨噬细胞浸润的组织显示强的衰减（$\mu t \geqslant 10 mm^{-1}$），而钙化和纤维组织显示较低的衰减（$\mu t = 2 \sim 5\ mm^{-1}$）。同样的，三维重建技术不仅包括应用衰减系数显示组织特征，还包括其他一些已应用于第二代 FD-OCT 中的参数[32]。

由于斑块成分与经皮冠状动脉介入治疗后的疗效相关（如严重钙化病变膨胀性较差，或坏死核心斑块易于破裂），对斑块成分的评价有助于在临床实践中指导经皮冠状动脉介入治疗[33]。一些组织血管内超声研究显示，斑块的脂质内容与支架术后无复流有一定相关性[34-36]，该结果已经被 OCT 证实。Tanaka 等[37]对 83 例非 ST 段抬高型急性冠状动脉综合征患者进行了评价。采用 OCT 对罪犯斑块组成进行分析，结果证实，随着斑块的脂质含量的增加，无复流率随之增加。同样的，斑块的脂质含量较高时，最终的 TIMI 血流分级较低。在一项多元分析中显示，脂质弧的大小是无复流的独立预测因素。

（二）斑块破裂的识别　斑块破裂和继发血栓形成是急性冠状动脉综合征最常见的原因。OCT 可精确识别斑块破裂[38,39]（图 4-24）。Kubo 等[40]在急性心肌梗死患者中，比较了三种显像模式（OCT、IVUS 和血管镜）对罪犯病变形态学方面评价的差异。OCT 检测到的斑块破裂发生率为 73%，显著高于血管镜（47%，$P = 0.035$）和 IVUS（40%，$P = 0.009$）。OCT 有助于识别急性冠状动脉综合征的患者罪犯病变，并且可以提供有关导致斑块破裂危险因素的相关信息。新近由 Tanaka 等开展的一项研究对急性冠状动脉综合征患者发作时的活动状态和破裂斑块的形态之间的关系进行了评价，结果显示，静息状态下和运动状态下发作的患者，在破裂的纤维斑块的厚度和破裂的位置方面存在一定的差异[41]。另外，OCT 还适用于鉴别斑块破裂和斑块糜烂（斑块糜烂定义为内皮缺失伴浅表内膜层撕裂，无"穿纤维帽"破裂）[40]。根据以往的组织学和 IVUS 观察结果，OCT 研究也证实，在不稳定型心绞痛患者中，不仅在罪犯病变部位，在冠状动脉的其他部位也可观察到多个斑块破裂[38]（图 4-25）。

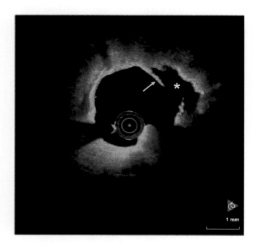

图 4-24　冠状动脉破裂斑块的 OCT 成像
箭头提示为破裂的纤维帽。左侧的腔隙已经形成管腔（＊）（改良自参考文献 38）

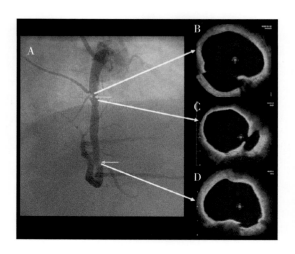

图 4-25　OCT 所显示的多个斑块破裂
A：稳定型心绞痛患者的右冠状动脉造影，可见到两处溃疡病变（黄色箭头）。OCT 回撤时所显示的三种不同的斑块破裂（改良自参考文献 38）

（三）易损动脉粥样硬化斑块的识别　动脉粥样硬化病变发生不稳定性变化和破裂，从而产生急性冠状动脉综合征的倾向性主要取决于斑块的结构、成分和机械性能。猝死人群的尸检研究显示，冠状动脉闭塞的最常见原因是薄纤维帽的纤维粥样斑块（thin-cap fibroatheroma，TCFA）的破裂。这类病变的特征性表现为：大的坏死核心（富含脂质的组织区域，包含有残留的泡沫细胞、淋巴细胞、胆固醇裂隙和微钙化），薄的纤维帽（通常厚度＜65μm），伴巨噬细胞浸润，缺乏平滑肌细胞。5% 的猝死患者的冠状动脉内血栓是钙化性结节所导致，这类病变被定义为包含钙化平面并覆盖有纤维帽的病变。由于结节自身的物理力或外周细胞浸润，释放肌酶类的作用，导致纤维帽破裂，血栓形成[47]（图 4-26）。及时识别破裂风险高的病变（"易损斑块"）有助于预防急性冠状动脉综合征的发生[48,49]。在识别高危斑块的多项技术中，由于 OCT 可提供有关斑块易损性的特征性的多项独特信息（如纤维帽的厚度和巨噬细胞浸润），因此，OCT 成为最有发展前途的技术手段（表 4-3）。

（四）纤维帽的评价　纤维帽的厚度和结构、脂质池的大小、内容一样，是斑块易感性的主要决定因素。目前，OCT 是体内能对纤维帽结构进行评价的唯一成像技术。一些研究已经证实，OCT 所测量的纤维帽厚度与组织学研究有良好的相关性[26,50,51]。另外，所测量的纤维帽厚度具有良好的组

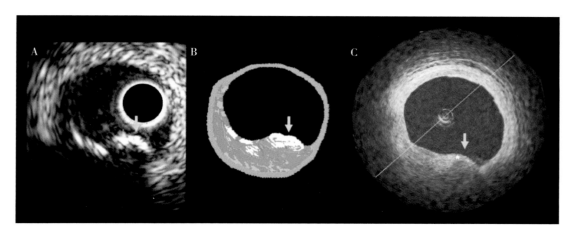

图 4-26　灰度 IVUS、虚拟组织学 IVUS 和 OCT 对钙化结节的成像

　　54 岁男性稳定型心绞痛患者，伴有高血压病和高脂血症。冠状动脉造影显示右冠状动脉中段中度狭窄。对该狭窄病变行灰度 IVUS、虚拟组织学 IVUS 和 OCT 检查。灰度 IVUS 显示高回声结节，伴有阴影突出到管腔（A）。虚拟组织学 IVUS 显示含有高密度钙化影的结节（B）。OCT 显示边界清晰的低信号区域（提示存在钙化），表面被纤维帽所覆盖（改良自参考文献 47）

　　内和组间可重复性[26,52]。OCT 评价纤维帽结构的能力显示，OCT 非常适合应用于测定 TCFA[52]（图 4-27）。Kubo 等的一项在心肌梗死患者中比较 OCT、IVUS 和血管镜检查差异的研究显示，OCT 是评估纤维帽厚度（平均 $49 \pm 21 \mu m$）的唯一成像技术。血管镜检查不适合测量纤维帽结构，有证据显示血管镜检查所测定的斑块颜色和 OCT 测量的纤维帽厚度有一定的相关性。两项研究已经证实，血管镜检查所显示的黄色斑块在接受 OCT 检查时，常常表现为薄的纤维帽[53,54]。在与无创性成像技术比较方面，新近的一项研究比较了双源计算机体层摄影和 OCT 在识别富含脂质的冠状动脉粥样硬化斑块准确性方面的差异。研究报告显示，两种检查方法在衡量脂质核心面积、亨斯菲尔德单位、薄或厚的纤维帽覆盖的富含脂质的斑块之间是否存在钙化等方面存在一定的差异。双源计算机体层摄影

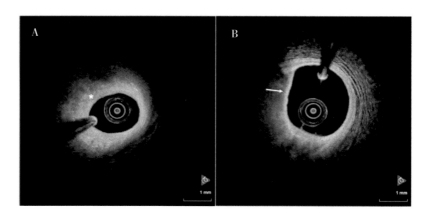

图 4-27　OCT 对高危斑块的检测

　　A：厚纤维帽的纤维粥样斑块：边界模糊的弱信号区域，覆盖有厚的纤维帽（箭头所示）。B：薄纤维帽的纤维粥样斑块：边界模糊的弱信号区域，覆盖有薄的纤维帽（箭头所示）（改良自参考文献 52）

不能直接评价纤维帽的结构，因此，其不能区分具有厚的纤维帽的纤维粥样斑和薄的纤维帽的纤维粥样斑块[55]。

目前正在进行的研究显示，OCT 测定纤维帽厚度变化的能力有助于监测治疗因素对斑块稳定性的影响。一项研究评价了接受心导管检查患者的基础斑块特征，证实他汀类药物治疗有增加纤维帽厚度的趋势。另外，他汀类治疗组斑块破裂的发生率显著降低[56]。Takarada 等[57]对急性心肌梗死患者进行研究，并且比较了接受他汀类治疗和未接受他汀类治疗患者非罪犯血管富含脂质病变纤维帽厚度的变化。急性事件后 9 个月，两组患者纤维帽厚度均显示有所增加，但是他汀类药物治疗组纤维帽厚度增加更为显著。纤维帽的稳定性不仅取决于它的厚度，还取决于其胶原含量和机化程度。一些研究已经证实，不稳定斑块内胶原含量较低，胶原纤维较薄和平滑肌细胞较少。极化敏感 OCT（PSOCT）是一种新的技术，通过测量组织重折率包含有序结构的蛋白（如胶原、平滑肌细胞肌球蛋白）的组织中来增强 OCT 的性能，目前已经证实，PSOCT 可以评价斑块内和纤维粥样斑纤维帽内的胶原含量、胶原纤维厚度、平滑肌细胞密度[58]。这些指标与纤维帽的机械稳定性相关，并有助于识别易于发生斑块破裂的高危病变。

（五）巨噬细胞测定 被巨噬细胞强力浸润可通过破坏纤维帽的结构完整性使细胞退化，表现出与斑块不稳定性相关的一些特点。Tearney 等[59]在一项离体研究中证实，OCT 可发现纤维帽内的巨噬细胞。这些研究者们证实在 OCT 信号变化和 CD68‾阳性细胞之间存在一定的相关性。另外，该研究组还开展了一项在体试验以评价不同临床表现的患者巨噬细胞分布情况的差异。OCT 显示不稳定型心绞痛患者罪犯病变巨噬细胞的密度显著高于稳定型心绞痛患者。破裂斑块内巨噬细胞密度高于非破裂部位[60]。另外，Raffel 等[61]证实 OCT 发现纤维帽中巨噬细胞的密度和白细胞计数存在一定的相关性。研究者证实这两项参数的组合有助于预测 TCFA 的出现（曲线下面积 = 0.97）。将来巨噬细胞密度将有助于评价药物介入治疗对斑块稳定性的影响。这一研究领域尚缺乏相关的资料，迄今为止，巨噬细胞密度的分析需要脱机后处理分析。但是一项入选 48 例患者的小样本量研究显示，他汀治疗组和非他汀治疗组纤维帽内巨噬细胞的密度无显著性差异[56]。

（六）TCFA 的检测

1. **联合 IVUS 和 OCT 检测 TCFA** OCT 可对纤维帽成像并做定量分析的能力，使得 OCT 在体内检测高危斑块方面起着重要的作用。然而，这种高分辨率是以组织穿透能力降低为代价的，因此难以达到对心外膜的大斑块进行全面分析。另外，与组织学检查对照，OCT 检查偶然也会出现脂质池和钙质沉着的误分类[26]。相反，IVUS-VH（IVUS-virtual histology）可观察到全部斑块，但其轴向分辨率较低限制了对纤维帽的精确评价。IVUS-VH 检查是一项通过分析射频数据来区分粥样硬化斑块不同构成成分（纤维性的、纤维脂肪性的、坏死核心和高密度钙化）的技术，有助于研究者对斑块成分进行独立评价。由 OCT 和 IVUS-VH 获得信息具有互补性，两项技术联合应用有助于改善体内TCFA 识别的精确性（图 4-28）。该策略已经在一项研究中得到了证实，该研究入选了 56 例心绞痛患者的 126 个斑块，61 个斑块最初被 IVUS-VH 诊断为 TCFA，其中仅仅 28 个斑块经 OCT 识别为薄的纤维帽，因此为确定的 TCFAs。另外，8 例经 OCT 检查认定为 TCFA 的斑块经 IVUS RFD 分析显示没有坏死核心，主要是由于 OCT 对高密度钙质沉着的误判读所致[62]。

联合应用 OCT 和 IVUS-VH 检查可以识别分叉部位高危斑块（支架术后预后较差的复杂病变类型）。总共 103 例病变经 IVUS-VH 和 OCT 成像，三个区域的斑块（近段、分叉内和远段）根据包括两个显像模式诊断标准的计算方法进行分类。对所有斑块的纤维帽最薄部分行 OCT 检查，以融合的坏死核心部分超过 10% 作为区分纤维粥样斑块和 TCFA 的标准。这些研究结果显示，沿着分叉部位的坏死核心分布和纤维帽厚度存在一定的差异，近段坏死核心成分较多并呈薄的纤维帽。薄纤维帽多位于近段（15/34，44.1%），随后是分叉内部分（14/34，41.2%），少见于远段（5/34，14.7%）。联合评价可能是识别 TCFA 的最好方法，但是由于需要在冠状动脉内送入两个成像装置而

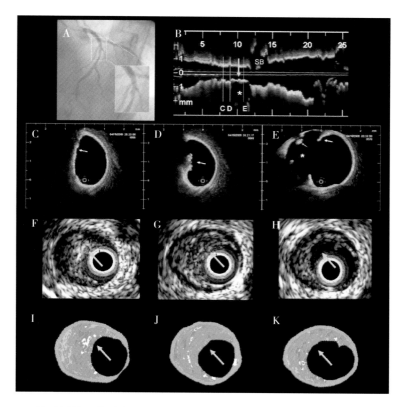

图4-28 三种不同的冠状动脉内成像模式对薄纤维帽的纤维粥样斑块和斑块破裂的观察

　　前壁ST段抬高型心肌梗死接受溶栓治疗后再通的患者，次日接受血管造影检查。A：显示冠状动脉没有明显狭窄，在左前降支中段可见一处溃疡病变，在左前降支行OCT和IVUS检查。B：OCT纵向观显示内膜片（黄色箭头）和空腔（＊）。第二行显示相应的OCT（C、D、E）、IVUS（F、G、H）和IVUS-VH（I、J、K）横断面图像。C：薄纤维帽的纤维粥样斑块（TCFA）：位于破裂处远端覆盖有薄纤维帽的富含脂质斑块（箭头所示）。D：显示存在血栓（信号较强的不规则结构，突出到管腔内，并伴有阴影）（箭头所示）。E：斑块破裂，伴有内膜片（白色箭头）和空腔（＊）。空腔内可见残余的血栓（黄色箭头）。F～K：在TCFA区域，IVUS和IVUS-VH显示混合斑块，伴有坏死核心池与管腔相连（箭头所示）。G：IVUS成像不能把血栓和周围的斑块区分开。J：IVUS-VH下血栓为绿色（纤维）区域（箭头所示）。H～K：在斑块破裂区域，IVUS下可见空腔。IVUS-VH显示某些残余的坏死核心与管腔相连（箭头所示）（改良自参考文献62）

　　限制了它们在临床上的应用。集成系统的出现可通过一根导管获得不同的信息，将有助于在导管室实现联合评价这一策略[64]。

　　2．经OCT评价TCFA的发生率和分布　过去几年里发表的某些有关3个血管的OCT研究对沿着冠状动脉树的TCFA发生率和空间分布进行了评价。Kume等在38例人类尸体上进行了3支血管OCT检查，鉴定出30个TCFA。根据既往的病理学资料，TCFA倾向于在动脉的近段聚集（70%的TCFAs位于近段30mm内），32%的尸体有一个以上的TCFA。上述结果被Fujii等在体内再次证实。这些研究者入选了55例患者（165个冠状动脉），确定了94个TCFA（32个位于罪犯病变，62个位于非罪犯病变）。他们发现在不同的血管内，高危斑块的分布也有不同：左前降支的TCFA多位于动脉近段，呈明显的聚集形式，而左回旋支和右冠状动脉的TCFA多均匀的分布在整个冠状动脉[65]。这项在体研究因采用阻塞血管方法的TD-OCT系统，故有严重的缺陷。该系统限制了对冠状动脉最近段部分的观察。Tanaka 等[66]应用非阻塞血管技术在急性冠状动脉综合征患者的罪犯血管进行了一项类似的在体研究，发现了类似的观察结果。右冠状动脉的 TCFA 呈相对均衡的分布，而左前降支的 TCFA 多位于动脉的近段。

（七）根据临床表现和心血管危险因素经 OCT 评价斑块特征 病理学资料已经显示，稳定型心绞痛和不稳定型心绞痛患者的冠状动脉粥样斑块特征有所不同[47,67]，该结果已经在多个 OCT 研究中得到证实。Jang 等在稳定型心绞痛和不稳定型心绞痛患者中采用 OCT 对罪犯病变特征进行了评价。富含脂质斑块的发生率，在急性心肌梗死、急性冠状动脉综合征和稳定型心绞痛患者中分别为 90%、75% 和 59%（$P = 0.09$）。研究者也证实了存在纤维帽厚度的差异，在不稳定型心绞痛患者中纤维帽厚度较薄。同样，急性心肌梗死患者（72%）和急性冠状动脉综合征患者（50%）TCFA 的发生率高于稳定型心绞痛患者（20%），这些结果与 Kubo 等的研究结果相一致，证实不稳定型心绞痛患者的富含脂质斑块率（71% vs 42% $P = 0.03$）、斑块破裂率（42% vs 3%，$P < 0.001$）、冠状动脉内血栓率（67% vs 3%，$P < 0.001$）和 TCFA 率（46% vs 3%，$P < 0.001$）均高于稳定型心绞痛患者[69]。经 OCT 认定的具有 TCFA 形态学特征的斑块多见于急性冠状动脉综合征患者。一项研究观察了急性心肌梗死患者的罪犯病变，结果显示，TCFA 发生率为 83%，平均纤维帽厚度为 $49 \pm 21 \mu m$。Masutani 等[70]对 20 例稳定型心绞痛和 35 例急性心肌梗死患者进行了 3 支血管 OCT 检查。根据以前的病理学资料，3 支血管 OCT 检查证实急性心肌梗死患者罪犯病变和远隔部位冠状动脉内血栓率、斑块破裂率和 TCFA 率较高。另外，不稳定型心绞痛患者沿着冠状动脉树的多个 TCFA 也较为多见，支持冠状动脉病变呈多个局灶分布这一理论。

有关人口学特征方面，Chia 等[71]对 33 例男性和 9 例女性急性冠状动脉综合征患者进行了分析，结果显示在 OCT 斑块特征方面男女之间没有显著性差异。然而，男性急性心肌梗死患者多个 TCFA 的发生率较高[70]。考虑到心血管危险因素，糖尿病患者较非糖尿病患者发生弥漫性、严重的冠状动脉病变的可能性较大，导致糖尿病患者心血管事件发生率较高[72]，可能与糖尿病患者冠状动脉粥样硬化斑块的特点相关[73,74]。目前尚缺乏这方面的相关研究，仅有一项已经发表的 OCT 研究对接受心导管检查的糖尿病患者的罪犯病变形态进行了评价。该研究显示，糖尿病患者和非糖尿病患者在富含脂质斑块率、TCFA 率、纤维帽厚度或巨噬细胞密度方面没有显著性差异[75]。

（八）经 OCT 评价的斑块特征和血管重塑、炎症标志物的关系 病理学和在体 IVUS 检查已经证实，急性冠状动脉综合征者冠状动脉扩张性重塑的发生率较高[76-78]，显示这一特点和斑块易感性相关。另外，组织病理学和 IVUS-VH 研究已经证实，脂质斑块大小和扩张性主动脉重塑存在一定的相关性[79,80]。Kume 等[81]在人类离体冠状动脉中，对血管重塑和 OCT 测定的斑块成分之间的相关性进行了评价。研究者发现，扩张性血管重塑患者富含脂质斑块的发生率（94%）高于缩窄性血管重塑患者（88%）。另外，扩张性血管重塑患者的纤维脂肪斑块面积较大。在 IVUS、OCT 成像的在体研究中也显示类似的结果。扩张性血管重塑与富含脂质斑块率较高、TCFA 率较高和纤维帽巨噬细胞密度较高有关[82]。

来自大规模人群研究的证据显示，循环中很多炎症生物标志物均可预测心血管事件。某些 OCT 研究试图确定炎症标志物和高危斑块之间的相关性。Li 等[83]的研究显示，罪犯病变部位的纤维帽厚度和炎症标志物水平（hs-CRP、TNF-α 和 IL-18）之间呈负相关。在 TCFA 测定方面具有较好的曲线下面积的生物标志物为 hs-CRP。其他 OCT 研究也证实，在急性冠状动脉综合征患者的罪犯血管中，TCFA 和 hs-CRP 之间存在相关性。Masutani 等[70]报告，hs-CRP 水平是冠状动脉出现多个 TCFA 的独立预测因素。另外一项正在研究中的生物标志物是脂联素，一种循环中主要由脂肪细胞分泌的激素。脂联素水平较低与心血管事件风险性较高、冠状动脉狭窄病变的复杂性和动脉粥样硬化斑块的坏死核心大小有一定的相关性。Sawada 等[84]对 50 例稳定型冠心病患者进行了评价，显示脂联素水平较低与 TCFA 的出现之间有一定的相关性。另外，在多个血管 TCFA 患者中脂联素水平也较低。

三、OCT 对狭窄严重程度的评价

在 IVUS 研究中，最小管腔面积≤4mm^2 与心肌缺血相关，被认为是冠状动脉再血管化的适应证标准，但是有证据显示 IVUS 和 OCT 测量结果之间存在差异。对未置入支架患者的冠状动脉进行了研究，结果显示 IVUS 测量的管腔要大于 OCT 测量的管腔。另外，OCT 操作技术（如采用或不采用近端球囊阻塞技术）也会影响对管腔大小的测定[85]。在其他比较 IVUS 和 OCT 的研究中也证实了该研究结果[10]。测量数据的差异可能与 OCT 能更好显示管腔–内膜界面且没有伪差有关[86]，该结果显示目前需要进一步的有效性研究以确定特异性甄别阈，以便 OCT 更好地评价狭窄的严重程度。

四、冠状动脉临界病变的 OCT 评价

冠状动脉斑块破裂和血栓形成是急性冠状动脉综合征的病理学基础，而发生斑块破裂通常在冠状动脉造影狭窄程度为 40%~70% 的临界病变，因常规冠状动脉造影无法清晰辨认不同的斑块和存在的血栓等复杂病变[17]。研究显示，对具有临界病变的患者行药物保守治疗，长期随访后发现其冠状动脉事件高发，而临床表现和定量冠状动脉造影不能有效识别哪些患者在将来有可能面临更高风险。通过 OCT 可判断病变是否为易损斑块，为决定干预策略提供重要的参考依据，同时其对心绞痛患者进行危险分层和预后判断也有帮助。而将生理功能评价和多普勒检测相结合为基础的压力导丝技术，可测定冠状动脉血流储备分数（fractional flow reserve，FFR）；对于明确 FFR <0.8 者需行经皮冠状动脉介入治疗。如果将来 OCT 与多普勒技术可以结合，使其既能获得解剖学影像又能测量血流生理参数，可能对于临界病变处理具有更好的临床指导作用，将极大拓展 OCT 在介入心脏病学中的应用[18]。

五、冠状动脉内血栓的 OCT 评价

冠状动脉内血栓形成在急性冠状动脉综合征发病机制中起关键作用[42]。血管造影和 IVUS 可以提示存在血栓形成可能，但是不能确定血栓形成诊断。相反，OCT 可准确识别冠状动脉内血栓，是目前诊断血栓形成的最好技术手段[43-45]（图4-29）。在急性心肌梗死患者中，OCT 和血管镜检查可

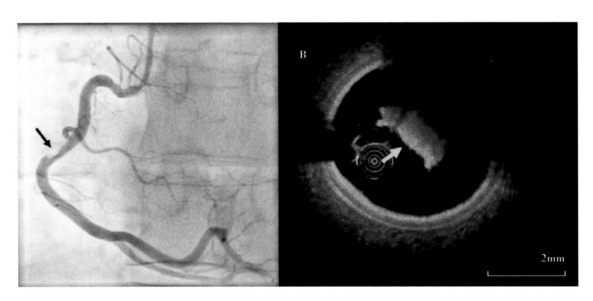

图4-29　冠状动脉内血栓的 OCT 成像

A：ST 段抬高型心肌梗死患者的右冠状动脉造影。在右冠状动脉中段可见血栓（箭头所示）。B：OCT 确认存在红色血栓（伴无信号阴影的富含信号结构）（箭头所示）（改良自参考文献 43~45）

在所有病例中发现冠状动脉内血栓病变，但是 IVUS 仅能发现 33% 的血栓病变[40]。另外，Kume 等证实 OCT 还可以根据信号强度衰减区分白色血栓和红色血栓。红色血栓在 OCT 观察下呈富含信号的结构伴周围无信号的阴影[43]。白色血栓呈富含信号的结构，无信号衰减，因而周围无阴影。在 OCT 观察下，白色纤维蛋白呈无阴影的富含信号的结构[46]。

六、OCT 诊断心肌桥等血管病变

冠状动脉心肌桥在不典型胸痛患者中占有一定比例，Qian 等[21] 报道，在 5525 例冠状动脉造影中有 16% 存在心肌桥，一般临床检查多无阳性发现，冠状动脉造影常难以确定病变性质，而 OCT 能清晰显示心肌桥的活体结构及形态特征，且操作安全，对于测定心肌桥长度、面积和狭窄百分率更精确。Cao 等[22] 在 125 例冠状动脉造影患者中发现 12 处心肌桥，均位于左前降支中远段。进一步行 OCT 检测，发现心肌桥段血管壁较薄，收缩期血管全层收缩不规则，近段冠状动脉内膜均有不同程度增生，所有心肌桥段和远段冠状动脉内均未发现明显粥样硬化斑块，推测其机制可能是心肌桥近段血管壁受异常血流冲击所致。

七、OCT 指导治疗方案的选择

OCT 与 IVUS 一样，不但能对管腔内径进行精确测量以指导支架置入，且可通过精确测量斑块纤维帽厚度及其他组织结构信息，如细微血管壁夹层、血栓或斑块糜烂，指导不同治疗方案的选择等。Barlis 等[23] 采用 OCT 在 23 例稳定型心绞痛患者中检测到 6 例存在 7 处斑块薄纤维帽病变，行早期干预，随访 1 年，未发生相关冠状动脉事件。2008 年，Chia 等[24] 和 Takarada 等[25] 的研究均提示，冠状动脉正性重构是冠状动脉斑块不稳定的特征改变。采用 OCT 观察，发现他汀类药物治疗后，具有易损斑块特征的粥样硬化病变减少，而纤维帽厚度增加，且 TCFA 病变采用他汀类药物治疗后增加程度更明显，提供了易损斑块药物干预的理论依据。

八、评价支架置入术后即刻效果

通过测量支架置入后的管腔面积和支架的贴壁情况，可发现血管夹层、组织脱垂和支架贴壁不良等。研究者观察不同药物洗脱支架置入后即刻贴壁情况，发现即使应用适合尺寸的球囊高压扩张，在复杂病变处支架贴壁不良仍较常见（发生率 9.1%），而支架结构较厚和闭环设计是发生贴壁不良的危险因素。Bouma 等[26] 对 39 例经皮冠状动脉介入治疗患者的 42 个支架进行 OCT 检查，术中无一例并发症，结果提示用 OCT 比 IVUS 观察到了更多的夹层、脱垂和支架贴壁不良情况。OCT 确定支架内组织脱垂 29 例，IVUS 确定 12 例；OCT 发现支架贴壁不良 7 例，IVUS 发现有 3 例，因为 OCT 比 IVUS 有更高的分辨率和更少的边缘伪像。医师可根据检查结果及时采取球囊后扩张等措施，改善经皮冠状动脉介入治疗手术效果。

九、评价支架术后随访时的内膜覆盖和晚期支架贴壁不良

近年来，应用药物洗脱支架在减少再狭窄方面取得了可喜的进步，但置入药物洗脱支架后，由于支架表面内膜覆盖不全或晚期支架贴壁不良引起晚期血栓的报道逐渐增多，而对于观察这两个指标，OCT 比 IVUS 具有更大的优势。使用 OCT 可随访支架术后的内膜增生和支架小梁覆盖情况。Jang 等[27] 在其 OCT 研究中，发现药物支架置入后 9 个月，急性冠状动脉综合征组内皮覆盖程度明显低于稳定型心绞痛组（新生内膜增生程度标准为 4 个等级：0 级：无内膜覆盖；1 级：内膜厚度 <100μm；2 级：内膜厚度在 100~200μm；3 级：内膜厚度 >200μm）。

近期一项采用 OCT 评价药物洗脱支架置入后再内皮化和新生内膜覆盖的临床研究，提示在 6 个月和 12 个月时，大部分支架支撑杆都有新内膜覆盖，但仅有很少部分支撑杆完全被覆盖，内膜平均

厚度仅为 52.5 μm。由于 IVUS 分辨率低，很难对早期内膜增生情况进行测量。

利用 OCT 观察药物洗脱支架术后晚期支架贴壁不良也是当前关注的热点，SIRIUS 研究和 TAXUS Ⅱ研究已发现，药物洗脱支架晚期支架贴壁不良的概率分别为 16.3% 和 10.9%，支架贴壁不良定义为支架支撑杆与血管壁距离大于 0.20 mm[28]。在药物洗脱支架时代，若 OCT 检测到支架小梁均被一层光滑的内膜完全覆盖，且没有晚期支架贴壁不良，可考虑停用价格较高的氯吡格雷口服；如未完全被覆盖，则应采取更长时间的双联抗血小板治疗。因此，支架置入术后，用 OCT 评价支架治疗效果是其他检查手段无法替代的。

十、总结

OCT 为在体评价冠状动脉粥样硬化病变提供了新的思路。OCT 可提供非常有价值的有关冠状动脉粥样硬化斑块的结构和成分方面的信息，可精确识别急性冠状动脉综合征患者罪犯斑块的特点（如斑块破裂和继发血栓）。另外，其可测量纤维帽和识别巨噬细胞的功能使得 OCT 成为在检测高危斑块方面最有前途的技术手段之一。

目前使用的第一代时域 OCT 技术还存在某些不足，限制了其在临床的应用：

1. 该技术属于有创性检查，不易被患者接受。

2. 其对组织的穿透力较弱，应用时会受血液中红细胞的干扰，明显影响成像质量。

3. OCT 导管由光导纤维组成，易折断，操作需格外小心。

4. 检查中需暂时阻断血流是其最重要的缺陷，导致一部分患者出现心绞痛和短暂心电图心肌缺血性改变，增加了操作的风险性。因此，对于左主干病变、开口病变和心功能较差的患者不宜行 OCT 检查。

第二代频域 OCT（FD-OCT）采用激光作为光源，能以更高的帧频率成像，仅 2.5 s 就可扫描成像 50 mm 长的血管，只要用少量生理盐水或对比剂冲洗就可实现对整根冠状动脉血管的成像[30]。2008 年，Lightlab 公司发布了新一代裂隙灯适配光学相干断层成像（SL-OCT）技术，能够获得更清晰的图像，同时解决了上一代 OCT 不能在充满红细胞的血管中成像的问题，也开创了 OCT 血管 3D 成像时代。OCT 系统作为"体内的组织学显微镜"，可清晰显示各种冠状动脉硬化斑块的特征，发现内膜撕裂和组织脱垂，评价支架贴壁不良、支架内再狭窄及观察血栓形成等，已成为评价不稳定斑块、评估支架治疗效果的理想手段。在药物洗脱支架时代，采用 OCT 观察支架置入后内皮化状态，辅助判断抗血小板药物的服用时间也有较好的应用前景。在不久的将来，OCT 的使用将更为广泛，并将成为心脏介入医师的得力助手，更好地致力于人类健康。

（王　健　柳景华　吴小凡）

参 考 文 献

[1] Tearney GJ, Brezinski ME, Boppart SA, et al. Images in cardiovascular medicine. Catheter-based optical imaging of a human coronary artery. Circulation, 1996, 94：3013.

[2] Tearney GJ, Jang IK, Kang DH, et al. Porcine coronary imaging in vivo by optical coherence tomography. Acta Cardiol, 2000, 55：233 - 237.

[3] Grube E, Gerckens U, Buellesfeld L, et al. Images in cardiovascular medicine. Intracoronary imaging with optical coherence tomography：a new high-resolution technology providing striking visualization in the coronary artery. Circulation, 2002, 106：2409 - 2410.

[4] Gonzalo N, Serruys PW, Regar E. Optical coherence tomography：clinical applications and the evaluation of DES. Minerva Cardioangiol, 2008, 56：511 - 525.

[5] Liu B, Brezinski ME. Theoretical and practical considerations on detection performance of time domain, Fourier domain,

and swept source optical coherence tomography. J Biomed Opt, 2007, 12：044007.

[6] Low AF, Tearney GJ, Bouma BE, et al. Technology Insight：optical coherence tomography – current status and future development. Nat Clin Pract Cardiovasc Med, 2006, 3：154 – 172.

[7] Takarada S, Imanishi T, Liu Y, et al. Advantage of next-generation frequency-domain optical coherence tomography compared with conventional time-domain system in the assessment of coronary lesion. Catheter Cardiovasc Interv, 2008, 75：202 – 206.

[8] Gonzalo N TG, Serruys PW, van Soest G, et al. Second generation optical coherence tomography in clinical practice. High speed data acquisition shows excellent reproducibility in patients undergoing percutaneous coronary interventions. Rev Esp Cardiol, 2010, In press.

[9] Yun SH, Tearney GJ, Vakoc BJ, et al. Comprehensive volumetric optical microscopy in vivo. Nat Med, 2006, 12：1429 – 1433.

[10] Yamaguchi T, Terashima M, Akasaka T, et al. Safety and feasibility of an intravascular optical coherence tomography image wire system in the clinical setting. Am J Cardiol, 2008, 101：562 – 567.

[11] Barlis P, Gonzalo N, Di Mario C, et al. A multicentre evaluation of the safety of intracoronary optical coherence tomography. EuroIntervention, 2009, 5：90 – 95.

[12] Prati F, Regar E, Mintz GS, et al. Expert review document on methodology, terminology, and clinical applications of optical coherence tomography：physical principles, methodology of image acquisition, and clinical application for assessment of coronary arteries and atherosclerosis. Eur Heart J, 2009, 31：401 – 415.

[13] Regar E, van Leeuwen AMGJ, Serruys PW, et al. Optical coherence tomography in cardiovascular research. London：Informa Healthcare, 2007.

[14] Regar E, Schaar JA, Mont E, et al. Optical coherence tomography. Cardiovasc Radiat Med, 2003, 4：198 – 204.

[15] Gonzalo N, Serruys PW, Piazza N, et al. Optical coherence tomography (OCT) in secondary revascularisation：stent and graft assessment. EuroIntervention, 2009, 5 Suppl D：D93 – D100.

[16] Gonzalo N, Serruys PW, Okamura T, et al. Optical coherence tomography patterns of stent restenosis. J Am Heart, 2009, 158：284 – 293.

[17] Kume T, Akasaka T, Kawamoto T, et al. Assessment of coronary intima – media thickness by optical coherence tomography：comparison with intravascular ultrasound. Circ J, 2005, 69：903 – 907.

[18] Zimarino M, Prati F, Stabile E, et al. Optical coherence tomography accurately identifies intermediate atherosclerotic lesions – an in vivo evaluation in the rabbit carotid artery. Atherosclerosis, 2007, 193：94 – 101.

[19] Kolodgie FD, Burke AP, Nakazawa G, et al. Is pathologic intimal thickening the key to understanding early plaque progression in human atherosclerotic disease? Arterioscler Thromb Vasc Biol, 2007, 27：986 – 989.

[20] Yabushita H, Bouma BE, Houser SL, et al. Characterization of human atherosclerosis by optical coherence tomography. Circulation, 2002, 106：1640 – 1645.

[21] Kume T, Akasaka T, Kawamoto T, et al. Assessment of coronary arterial plaque by optical coherence tomography. Am J Cardiol, 2006, 97：1172 – 1175.

[22] Rieber J, Meissner O, Babaryka G, et al. Diagnostic accuracy of optical coherence tomography and intravascular ultrasound for the detection and characterization of atherosclerotic plaque composition in ex-vivo coronary specimens：a comparison with histology. Coron Artery Dis, 2006, 17：425 – 430.

[23] Jang IK, Bouma BE, Kang DH, et al. Visualization of coronary atherosclerotic plaques in patients using optical coherence tomography：comparison with intravascular ultrasound. J Am Coll Cardiol, 2002, 39：604 – 609.

[24] Kawasaki M, Bouma BE, Bressner J, et al. Diagnostic accuracy of optical coherence tomography and integrated backscatter intravascular ultrasound images for tissue characterization of human coronary plaques. J Am Coll Cardiol, 2006, 48：81 – 88.

[25] Low AF KY, Yiong-Huak C, Tearney GJ, et al. In vivo characterisation of coronary plaques with conventional grey-scale intravascular ultrasound：correlation with optical coherence tomography. EuroIntervention, 2006, 4：626 – 632.

[26] Manfrini O, Mont E, Leone O, et al. Sources of error and interpretation of plaque morphology by optical coherence

tomography. Am J Cardiol, 2006, 98:156 – 159.

[27] van der Meer FJ, Faber DJ, Perree J, et al. Quantitative optical coherence tomography of arterial wall components. Lasers Med Sci, 2005, 20:45 – 51.

[28] van der Meer FJ, Faber DJ, Baraznji Sassoon DM, et al. Localized measurement of optical attenuation coefficients of atherosclerotic plaque constituents by quantitative optical coherence tomography. IEEE Trans Med Imaging, 2005, 24:1369 – 1376.

[29] Xu C, Schmitt JM, Carlier SG, et al. Characterization of atherosclerosis plaques by measuring both backscattering and attenuation coefficients in optical coherence tomography. J Biomed Opt, 2008, 13:034003.

[30] van Soest G, Goderie TP, Gonzalo N, et al. Imaging atherosclerotic plaque composition with intracoronary optical coherence tomography. Neth Heart J, 2009, 17:448 – 450.

[31] van Soest GGT, Regar E, Koljenoviæ S, et al. Atherosclerotic tissue characterization in vivo by intracoronary optical coherence tomography attenuation imaging. Journal of Biomedical Optics, 2010.

[32] Tearney GJ, Waxman S, Shishkov M, et al. Three-dimensional coronary artery microscopy by intracoronary optical frequency domain imaging. JACC Cardiovasc Imaging, 2008, 1:752 – 761.

[33] Gonzalo N, Serruys PW, Okamura T, et al. Optical coherence tomography assessment of the acute effects of stent implantation on the vessel wall: a systematic quantitative approach. Heart, 2009, 95:1913 – 1919.

[34] Bae JH, Kwon TG, Hyun DW, et al. Predictors of slow flow during primary percutaneous coronary intervention: an intravascular ultrasound-virtual histology study. Heart, 2008, 94:1559 – 1564.

[35] Hong YJ, Jeong MH, Choi YH, et al. Predictors of no-reflow after percutaneous coronary intervention for culprit lesion with plaque rupture in infarct-related artery in patients with acute myocardial infarction. J Cardiol, 2009, 54:36 – 44.

[36] Ohshima K, Ikeda S, Watanabe K, et al. Relationship between plaque composition and no-reflow phenomenon following primary angioplasty in patients with ST-segment elevation myocardial infarction-Analysis with virtual histology intravascular ultrasound. J Cardiol, 2009, 54:205 – 213.

[37] Tanaka A, Imanishi T, Kitabata H, et al. Lipid-rich plaque and myocardial perfusion after successful stenting in patients with non-STsegment elevation acute coronary syndrome: an optical coherence tomography study. Eur Heart J, 2009, 30:1348 – 1355.

[38] Tanimoto T, Imanishi T, Tanaka A, et al. Various types of plaque disruption in culprit coronary artery visualized by optical coherence tomography in a patient with unstable angina. Circ J, 2009, 73:187 – 189.

[39] Barlis P, Serruys PW, Devries A, et al. Optical coherence tomography assessment of vulnerable plaque rupture: Predilection for the plaque 'shoulder'. Eur Heart J, 2008, 16:2023.

[40] Kubo T, Imanishi T, Takarada S, et al. Assessment of culprit lesion morphology in acute myocardial infarction: ability of optical coherence tomography compared with intravascular ultrasound and coronary angioscopy. J Am Coll Cardiol, 2007, 50:933 – 939.

[41] Tanaka A, Imanishi T, Kitabata H, et al. Morphology of exertion-triggered plaque rupture in patients with acute coronary syndrome: an optical coherence tomography study. Circulation, 2008, 118:2368 – 2373.

[42] Rentrop KP. Thrombi in acute coronary syndromes: revisited and revised. Circulation, 2000, 101:1619 – 1626.

[43] Kume T, Akasaka T, Kawamoto T, et al. Assessment of coronary arterial thrombus by optical coherence tomography. Am J Cardiol, 2006, 97:1713 – 1717.

[44] Meng L, Lv B, Zhang S, et al. In vivo optical coherence tomography of experimental thrombosis in a rabbit carotid model. Heart, 2008, 94:777 – 780.

[45] Okamura TSP, Regar E. Three dimensional visualization of intracoronary thrombus during stent implantation using the second generation, Fourier Domain optical coherence tomography. Eur Heart J, 2010, 31:625.

[46] Kume T, Okura H, Kawamoto T, et al. Images in cardiovascular medicine. Fibrin clot visualized by optical coherence tomography. Circulation, 2008, 118:426 – 427.

[47] Virmani R, Burke AP, Farb A, et al. Pathology of the vulnerable plaque. J Am Coll Cardiol, 2006, 47:C13 – 18.

[48] Ramcharitar S, Gonzalo N, van Geuns RJ, et al. First case of stenting of a vulnerable plaque in the SECRITT I trial-

the dawn of a new era? Nat Rev Cardiol, 2009, 6：374 – 378.

[49] Garcia-Garcia HM, Gonzalo N, Granada JF, et al. Diagnosis and treatment of coronary vulnerable plaques. Expert Rev Cardiovasc Ther, 2008, 6：209 – 222.

[50] Kume T, Akasaka T, Kawamoto T, et al. Measurement of the thickness of the fibrous cap by optical coherence tomography. Am Heart J, 2006, 152：755 e1 – 4.

[51] Cilingiroglu M, Oh JH, Sugunan B, et al. Detection of vulnerable plaque in a murine model of atherosclerosis with optical coherence tomography. Catheter Cardiovasc Interv, 2006, 67：915 – 923.

[52] Barlis P. Serruys PW, Gonzalo N, et al. Assessment of Culprit and Remote Coronary Narrowings Using Optical Coherence Tomography with Long-Term Outcomes. Am J Cardiol, 2008.

[53] Kubo T IT, Takarada S, Kuroi A, et al. Implication of Plaque Color Classification for Assessing Plaque Vulnerability. J Am Coll Cardiol, 2008, 1：74 – 80.

[54] Takano M, Jang IK, Inami S, et al. In vivo comparison of optical coherence tomography and angioscopy for the evaluation of coronary plaque characteristics. J Am Coll Cardiol, 2008, 101：471 – 476.

[55] Soeda T, Uemura S, Morikawa Y, et al. Diagnostic accuracy of dual-source computed tomography in the characterization of coronary atherosclerotic plaques：Comparison with intravascular optical coherence tomography. Int J Cardiol, 2009.

[56] Chia S, Raffel OC, Takano M, et al. Association of statin therapy with reduced coronary plaque rupture：an optical coherence tomography study. Coron Artery Dis, 2008, 19：237 – 242.

[57] Takarada S, Imanishi T, Kubo T, et al. Effect of statin therapy on coronary fibrous-cap thickness in patients with acute coronary syndrome：Assessment by optical coherence tomography study. Atherosclerosis, 2008.

[58] Nadkarni SK, Pierce MC, Park BH, et al. Measurement of collagen and smooth muscle cell content in atherosclerotic plaques using polarization-sensitive optical coherence tomography. J Am Coll Cardiol, 2007, 49：1474 – 1481.

[59] Tearney GJ, Yabushita H, Houser SL, et al. Quantification of macrophage content in atherosclerotic plaques by optical coherence tomography. Circulation, 2003, 107：113 – 119.

[60] MacNeill BD, Jang IK, Bouma BE, et al. Focal and multi-focal plaque macrophage distributions in patients with acute and stable presentations of coronary artery disease. J Am Coll Cardiol, 2004, 44：972 – 979.

[61] Raffel OC, Tearney GJ, Gauthier DD, et al. Relationship between a systemic inflammatory marker, plaque inflammation, and plaque characteristics determined by intravascular optical coherence tomography. Arterioscler Thromb Vasc Biol, 2007, 27：1820 – 1827.

[62] Sawada T, Shite J, Garcia-Garcia HM, et al. Feasibility of combined use of intravascular ultrasound radiofrequency data analysis and optical coherence tomography for detecting thin-cap fibroatheroma. Eur Heart J, 2008, 29：1136 – 1146.

[63] Gonzalo N, Garcia-Garcia HM, Regar E, et al. In vivo assessment of high-risk coronary plaques at bifurcations with combined intravascular ultrasound and optical coherence tomography. JACC Cardiovasc Imaging, 2009, 2：473 – 482.

[64] Garg SSP, van der Ent M, Schultz C, et al. First use in patients of a combined near infra-red spectroscopy and intra-vascular ultrasound catheter to identify composition and structure of coronary plaque. EuroIntervention, 2010, 5：755 – 756.

[65] Fujii K, Kawasaki D, Masutani M, et al. OCT assessment of thincap fibroatheroma distribution in native coronary arteries. JACC Cardiovasc Imaging, 2008, 3：168 – 175.

[66] Tanaka A, Imanishi T, Kitabata H, et al. Distribution and frequency of thin-capped fibroatheromas and ruptured plaques in the entire culprit coronary artery in patients with acute coronary syndrome as determined by optical coherence tomography. Am J Cardiol, 2008, 102：975 – 979.

[67] Burke AP, Virmani R. Pathophysiology of acute myocardial infarction. Med Clin North Am, 2007, 91：553 – 572.

[68] Jang IK, Tearney GJ, MacNeill B, et al. In vivo characterization of coronary atherosclerotic plaque by use of optical coherence tomography. Circulation, 2005, 111：1551 – 1555.

[69] Kubo T, Imanishi T, Kitabata H, et al. Comparison of vascular response after sirolimus-eluting stent implantation

between patients with unstable and stable angina pectoris：a serial optical coherence tomography study. JACC Cardiovasc Imaging, 2008, 1：475 - 484.

［70］Fujii K, Masutani M, Okumura T, et al. Frequency and predictor of coronary thin-cap fibroatheroma in patients with acute myocardial infarction and stable angina pectoris a 3-vessel optical coherence tomography study. J Am Coll Cardiol, 2008, 52：787 - 788.

［71］Chia S, Christopher Raffel O, Takano M, et al. In-vivo comparison of coronary plaque characteristics using optical coherence tomography in women vs. men with acute coronary syndrome. Coron Artery Dis, 2007, 18：423 - 427.

［72］Sabate M, Jimenez-Quevedo P, Angiolillo DJ, et al. Randomized comparison of sirolimus-eluting stent versus standard stent for percutaneous coronary revascularization in diabetic patients：the diabetes and sirolimus-eluting stent（DIABETES）trial. Circulation, 2005, 112：2175 - 2183.

［73］Morgan KP, Kapur A, Beatt KJ. Anatomy of coronary disease in diabetic patients：an explanation for poorer outcomes after percutaneous coronary intervention and potential target for intervention. Heart, 2004, 90：732 - 738.

［74］Virmani R, Burke AP, Kolodgie F. Morphological characteristics of coronary atherosclerosis in diabetes mellitus. Can J Cardiol, 2006, 22（Suppl B）：81B - 84B.

［75］Chia S, Raffel OC, Takano M, et al. Comparison of coronary plaque characteristics between diabetic and non-diabetic subjects：An in vivo optical coherence tomography study. Diabetes Res Clin Pract, 2008.

［76］Nakamura M, Nishikawa H, Mukai S, et al. Impact of coronary artery remodeling on clinical presentation of coronary artery disease：an intravascular ultrasound study. J Am Coll Cardiol, 2001, 37：63 - 69.

［77］Schoenhagen P, Ziada KM, Kapadia SR, et al. Extent and direction of arterial remodeling in stable versus unstable coronary syndromes：an intravascular ultrasound study. Circulation, 2000, 101：598 - 603.

［78］Kaji S, Akasaka T, Hozumi T, et al. Compensatory enlargement of the coronary artery in acute myocardial infarction. Am J Cardiol, 2000, 85：1139 - 1141.

［79］Burke AP, Kolodgie FD, Farb A, et al. Morphological predictors of arterial remodeling in coronary atherosclerosis. Circulation, 2002, 105：297 - 303.

［80］Fujii K, Carlier SG, Mintz GS, et al. Association of plaque characterization by intravascular ultrasound virtual histology and arterial remodeling. Am J Cardiol, 2005, 96：1476 - 1483.

［81］Kume T, Okura H, Kawamoto T, et al. Relationship between coronary remodeling and plaque characterization in patients without clinical evidence of coronary artery disease. Atherosclerosis, 2008, 197：799 - 805.

［82］Raffel OC, Merchant FM, Tearney GJ, et al. In vivo association between positive coronary artery remodelling and coronary plaque characteristics assessed by intravascular optical coherence tomography. Eur Heart J, 2008, 29：1721 - 1728.

［83］Li QX, Fu QQ, Shi SW, et al. Relationship between plasma inflammatory markers and plaque fibrous cap thickness determined by intravascular optical coherence tomography. Heart, 96：196 - 201.

［84］Sawada T, Shite J, Shinke T, et al. Low plasma adiponectin levels are associated with presence of thincap fibroatheroma in men with stable coronary artery disease. Int J Cardiol, 2009.

［85］Gonzalo N, Serruys PW, Garcia-Garcia HM, et al. Quantitative ex vivo and in vivo comparison of lumen dimensions measured by optical coherence tomography and intravascular ultrasound in human coronary arteries. Rev Esp Cardiol, 2009, 62：615 - 624.

［86］Patwari P, Weissman NJ, Boppart SA, et al. Assessment of coronary plaque with optical coherence tomography and high-frequency ultrasound. J Am Cardiol, 2000, 85：641 - 644.

第五节 冠状动脉狭窄评价：血管镜

冠状动脉血管镜可以直接观察到冠状动脉内腔表面。当应用球囊阻塞血管近端造成冠脉血流受阻时，可获得高质量、动态的彩色影像。因血管镜获得是大致的定量分析信息，故尚难以精确评价病变的严重程度。但是动脉粥样硬化斑块的特征（闭塞的、突出的或线性）易于被识别。动脉粥样硬化斑块根据染色特征分为黄色、白色或混合斑块。斑块颜色与病理学基质有良好的相关性。冠状动脉血管镜可特异地观察到冠状动脉内血栓（红色或白色）和管腔内夹层。近来，该技术已经用于连续评价支架术后新生内膜的覆盖范围和是否存在支架血栓。

冠状动脉血管镜是一种内镜技术，可直接观察到冠脉内腔表面和动脉粥样硬化斑块表面形态，还可以观察到血栓、新生内膜和支架壁，因此，可在介入治疗前和介入治疗后提供有关靶冠状动脉病变的特异性信息[1-3]，可弥补冠状动脉造影所形成的缺陷[1,2,4]。冠状动脉血管镜是一种成熟的诊断手段，作为评价冠状动脉病变的病理生理过程一种新的方法，已经被临床研究者广泛应用[5-7]。但是，目前由于商业和经济上的限制，该技术未广泛应用于临床只在某些国家（如日本）得到广泛的应用。近来，某些研究者已经应用该技术来精确评价药物洗脱支架置入部位血管新生内膜覆盖情况和局部血栓形成情况。

与其他冠脉内成像技术相反，通过冠状动脉血管镜对冠状动脉血管壁的三维成像，可产生实时的、全动感的彩色冠状动脉管腔和血管壁的影像。该技术的特殊之处在于，该成像结果有助于治疗决策的制定。实时、高分辨率的影像可揭示微小斑块破裂、溃疡、内膜片或夹层片段导致的管腔变化，这类变化通常不易被冠脉造影所发现。血管镜对颜色的分辨力，使其易于区分血栓和斑块。

冠状动脉血管镜已经被应用于阐明不同临床表现的冠心病患者的病理学基质，这些基质包括动脉粥样硬化斑块、冠脉内血栓和内膜片。事实上，冠状动脉血管镜已经被认为是能准确诊断冠脉内血栓的一项重要技术。在临床实践中，冠脉造影仍然是冠脉成像方面应用最为广泛的一项技术，但是冠脉造影在确定闭塞血管或复杂冠脉病变的基质方面和评价冠脉介入治疗的疗效方面尚有一定的缺陷，冠状动脉血管镜可弥补上述冠脉造影的不足。另外，冠状动脉血管镜所提供的成像信息不仅能弥补冠脉造影成像信息的不足，而且可以弥补其他冠脉内成像模式（如 IVUS 和 OCT）信息的不足。

一、血管镜的结构[1]

1. 观测成像系统 包括物镜、光导纤维和目镜 3 个部分。物镜用于图像的摄取，同时具有放大作用，对血管镜图像质量起决定性作用。光导纤维用于光的传输，是由许多光纤（3000～30000 根）组成的光纤束。目镜用于图像观察，操作者可以直接用肉眼去观察光导纤维系统传出的图像，也可以通过电视转换等设备将图像投影到电视屏幕上，并在诊察过程中自动录像和摄影。

2. 照明系统 照明系统的光源为石英 - 卤素或氙冷光源，通过血管镜外层的光纤或专有的光源通道传至血管镜顶端。

3. 通道系统 血管镜导管内的运送系统通路，是灌洗、注入药物治疗和投送血管腔内治疗器械的通路。

4. 扩张球囊系统 位于血管镜的顶端，用以暂时阻断不透光的血流以获得清晰图像。

5. 方向控制系统 两根很细的强力纤维索伸展固定于末端血管镜鞘的内表面，通过调控另一端的操作柄就可使血管镜头转向。

二、血管镜的操作方法

尽管目前有几种可供使用的冠状动脉血管镜导管，但是研究在目前被广泛应用的 Baxter 血管镜方面积累了一定的使用经验。这种 4.5F 血管镜（直径 1.5mm，长度 125cm）能够经常规的 8F 指引导管输送至冠脉内，输送是经 0.014 英寸导丝采用两个单轨技术完成。血管镜是一种组合设计形式，包括连接有可扩张阻塞口的导管鞘、灌注阀门、光学成像束（望远镜突出于导管鞘约 5cm）。光导纤维束包括 3000 像素的聚集束，外周围绕 10 组光学纤维，物镜位于顶端（图 4-30）。

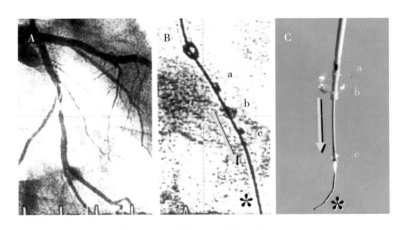

图 4-30　冠脉血管镜检查的特点

A：冠状动脉造影（右前斜位）显示左回旋支中段严重狭窄；B：冠状动脉
血管镜在 X 线透视下的显影；C：冠状动脉血管镜导管。a：近端标记；b：阻
塞球囊；c：远端标记（＊表示导丝）

使用前，应对球囊充气并对灌注系统和导管鞘进行检查以检测血管镜的功能。调整清晰度致最佳状态，光亮度和白平衡可自动校正以获得最佳颜色视觉。进入冠脉并确定观察区域后，阻塞球囊逐渐膨胀至直径 5mm，并应用混合溶液（50% 盐水和 50% 对比剂）以阻断冠脉血流。接着，输入加温的林格液（30～45ml/min）以清除测定区域的血液。然后，在连续 X 线透视指引下送入纤维光束，根据血管造影的标志物，送不透 X 线的纤维光束头端至指定位置。最佳的血管镜冠状动脉成像需要清除观测区域的血液，并用盐水溶液给予替换。在血管镜检查中，手动调整照明度至最佳的颜色视觉效果并避免形成白色模糊影像。为了获得管腔内结构的完整成像，需要进行多次血管镜检查，多次阻塞血管。

通过高分辨率监测仪可实时观察到血管内影像，同时可把影像存贮在一个 0.5 英寸的 VHS 磁带录像机内以便回放和分析。该信息也可以数字化存档。尽管实时图像可生动且高分辨率地显示冠脉管腔，静态图片由于分辨率会显著降低，但是在没有观看动态图像情况下会无法正确理解静态图片。

三、血管镜检查的适应证

视觉评估血管直径≥2.5mm 和病变位于冠状动脉相对较直部分的患者适合行血管镜检查。非常近端的血管狭窄（离开口＜20mm）、严重钙化病变或多度迂曲病变则不适合行血管镜检查。总之，血管镜成像仅限于近段和中段冠状动脉部分，应该避免介入治疗前应用血管镜通过病变。因此血管镜检查仅能看到病变的近端部分，会遗漏某些病变的特征性表现。另外，需要注意血管镜操作时间延迟可导致短暂性心肌缺血，表现为心绞痛和心电图改变，阻塞解除后可很快恢复[1,2,4,14-18]。因此，临床操作医师必须具有血管镜操作经验和精确的操作技术。在少数病例，可发生冠状动脉痉挛和短暂性房室传导阻滞，特别是行右冠状动脉检查需要冠脉内注射硝酸甘油或完全回撤成像导管时。目前，临床上可应用的血管镜均较为坚硬且操控性较差，在冠脉内插入器械后偶然会导致血管壁损伤和血管造影改变[19,20]。

四、血管镜检查结果分类

处理复杂的血管镜检查结果的定量分类系统会由于观察者之间低的彼此认同率而受到影响[21]。但是当采用相对简化的诊断标准时，则可获得良好的可重复性[22,23]。血栓通常定义为红色管腔内结构，虽然经血流冲洗，仍然持续存在，位于管壁上（黏附到血管壁）或突出到管腔内（包括阻塞性血栓）。断裂组织（摆动或静止状态）悬挂在血管腔内被分类为冠脉夹层。内膜片显示为小的、薄的、模糊的、高速运动的白色组织片。白色富含血小板血栓通常呈为棉花样改变，有助于与冠脉夹层和内膜片区分开来。动脉粥样硬化斑块被分类为扁平状的或突出到管腔内。根据主要的染色特征来评价斑块颜色。因此，斑块被分为黄色、白色或混合色。相对均匀的黄色斑块可考虑是黄色脂肪瘤斑块。

五、血管镜检查结果的可重复性

尽管血管镜是一种定量分析技术，但是目前该技术主要的关注点仍然是检查结果的客观性和可重复性。分类标准，如 Ermenonville 分类法，其将特征性观察指标（如管腔直径、狭窄形状、表面颜色、粥样硬化斑块、夹层、血栓）分为 3 ~ 5 类型，该分类法可由于观察者之间低的认同率（Kappa 值较低）而受到影响[21]。观察指标，如红色血栓和冠脉内夹层被证实具有良好的观察者组内认同率和可接受的组间认同率。然而，应用单一的诊断标准评价冠状动脉血管镜影像时的评价结果具有极好的可重复性[22,23]。为确定观察者之间血管镜检查结果的认同率，研究开展了一项随机入选 100 例不同冠状动脉部位，并由研究中心两位经验丰富的医师判读血管镜检查结果的亚组研究，本研究中，仅选择短序列的高质量血管镜影像并主要对特异性和相对简单的观察结果进行分析。不需要获知患者的临床或操作资料，通过盲法对录像结果进行分析。分析内容包括正常血管壁、红色血栓、黄色斑块、内膜片和边支血管。应用简单的观察者和 Kappa 值之间共同的认同标准（该标准刚好高于预期标准）对血管镜检查分类结果进行分析。如果 Kappa 值介于 0.6 ~ 0.8 之间，则该标准强度被认为良好，如果 Kappa 值 > 0.8，则该标准强度被认为极好。

表 4-4　冠脉血管镜检查结果的组间认同率

	正常血管壁	血栓	黄色斑块	内膜片	边支血管	突出的结构*
认同率（%）	95	95	92	94	98	77
Kappa 值	0.88	0.89	0.81	0.82	0.91	0.66

*突出的结构仅限血栓和黄色斑块

多数血管镜特征性指标（包括正常血管表面、红色血栓和黄色斑块）具有良好的可重复性。突出的结构比血管壁结构具有更好的认同率（表 4-4）。因此，采用相对简单的血管镜分类标准时，观察者之间的可重复性会比较好[23]。

六、各种血管造影表现的血管镜检查结果

(一) 血管造影正常的冠状动脉 尽管冠状动脉造影被认为是诊断冠心病的金标准，但是它仅能显示冠状动脉管腔的侧面影像，与组织病理学研究比较，冠状动脉造影有可能会低估动脉粥样硬化病变的范围和严重性[24,25]。研究显示，IVUS 常常会在造影正常的冠状动脉部位发现动脉粥样硬化斑块[26,27]。但是这种情况下血管镜的价值尚没有得到深入的研究。在 Annex 等[28] 的研究结果显示，7 例（13%）患者血管造影显示靶病变近端存在不规则显影，而血管镜检查也显示病变近端存在动脉粥样硬化斑块。其余的 45 例（87%）患者血管造影显示靶病变近端正常。在其中的 30 例（67%）患者中，血管镜检查显示存在近端病变，包括 19 例为黄色斑块，5 例为附壁血栓，4 例为混合斑块，2 例为小的内膜片（图 4-31）。血管镜所发现的病变是孤立的，和造影显示的病变部位完全分离，并且斑块相对较小且扁平。因此，血管镜检查可能敏感性较高，足以发现血管造影正常的冠状动脉部位存在的动脉粥样硬化病变，且可以证实以前 IVUS 检查所提示的血管造影病变部位以外存在的动脉粥样硬化病变[29]。由 IVUS 和血管镜检查所获得的互补性信息有助于深入了解血管造影正常的冠状动脉是否存在动脉粥样硬化病变，以及该动脉粥样硬化病变的病理生理过程和临床意义。

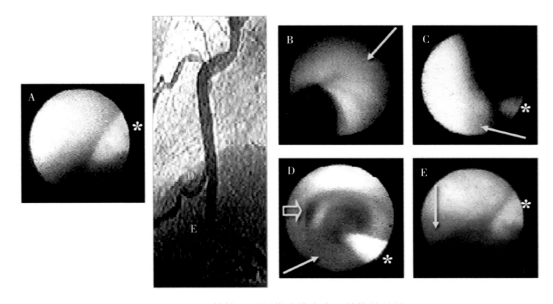

图 4-31 血管镜显示冠状动脉内表面结构的差异

A：冠状动脉血管镜显示正常的冠状动脉壁。右冠状动脉造影。B ~ E：在冠状动脉造影正常的部位冠状动脉血管镜显示黄色斑块（黄色箭头）。开口箭头：边支开口 （∗：代表导丝伪影）（改良自参考文献 29）

(二) 复杂病变 急性冠状动脉综合征患者常常会表现为急性血管闭塞或管腔内充盈缺损病变，二者均高度提示斑块破裂和继发血栓形成[30,31,32,33,34,35]。大量的临床经验显示，冠状动脉造影有助于确定斑块破裂的某些特征性表现[31,32,35,36]。另外，稳定型心绞痛到不稳定型心绞痛的进展和冠状动脉病变进展之间的相关性已经被报告发生在偏心性冠状动脉病变患者中[36,37]。组织病理学研究已经显示，薄纤维帽的富含脂质斑块易于破裂和形成血栓[30]。由于冠状动脉造影在确定血管造影复杂病变的病理学基质方面的缺陷，研究了血管镜检查在这方面的作用[38]。入选 47 例血管造影显示复杂病变 ［包括冠状动脉闭塞（$n = 23$）、血栓或溃疡病变（$n = 8$）、严重的偏心性病变（Ambrose types Ⅰ ~ Ⅱ）（$n = 16$）］ 的患者。具有这些血管造影特征的病变可能与急性冠状动脉综合征发生或病变的

进展和临床状况恶化有关[30-37]。研究显示，多数患者为不稳定型心绞痛（85%），某些患者由于急性心肌梗死接受溶栓治疗。在所有患者中，血管镜检查易于识别发病基质。血管镜检查发现 34 例（72%）患者存在红色血栓，45 例（96%）患者存在动脉粥样硬化斑块。24 例患者的动脉粥样硬化斑块主要为黄色斑块，12 例为混合斑块，9 例为白色斑块。血管镜检查显示闭塞血管（91%）或管腔内充盈缺损或溃疡病变（87%）的血栓发生率高于偏心性病变（37%），导致多数血管造影复杂病变含有血栓。所以，在复杂病变血管造影中，血管镜检查较冠状动脉造影检查更易识别冠状动脉内血栓（图 4-32）。特别有意义的是，血管镜检查证实，血管造影类似的病变之间，其发病基质也不尽相同。血管镜检查有助于筛选适合接受特殊的冠状动脉介入治疗方法的患者，或最有可能从辅助治疗，如溶栓或血小板糖蛋白（Gp）Ⅱb/Ⅲa 抑制剂获益的患者。

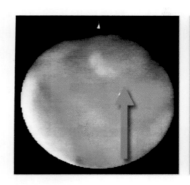 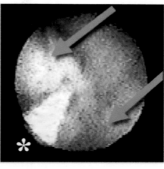 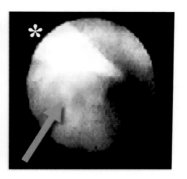

图 4-32　冠状动脉血管镜显示破裂的黄色斑块伴突出的/阻塞性红色血栓（红色箭头）

＊：表示导丝伪影（改良自参考文献 30~37）

（三）完全闭塞病变　冠状动脉造影识别闭塞性血管病变的病理基质的能力有限，血管镜检查在这方面有着无可替代的价值[25,39]。这部分患者冠状动脉介入治疗的结果与再狭窄率较高有关，而再狭窄率较高与介入治疗即刻效果不佳、未识别的冠状动脉夹层和血栓有关[40,41]。最初的研究证实，血管镜检查在识别闭塞血管冠状动脉介入治疗是否出现血管破裂方面有重要的价值。在多数病例中，冠状动脉夹层是血管闭塞的原因，20% 的患者冠状动脉内血栓是血管闭塞的原因。因此，血管镜可用于为这部分有并发症的患者选择合理的治疗方案[42]。

对 21 例因自体血管闭塞接受冠状动脉介入治疗的患者进行了血管镜检查的价值分析[43]，其中 10 例（48%）患者为不稳定型心绞痛，9 例（42%）患者为梗死后心绞痛，2 例（10%）患者为无症状型心肌缺血。在所有患者中，预扩张前行血管镜检查，显示 90% 的患者冠状动脉内有红色血栓，10% 的患者冠状动脉内有突出的黄色斑块。血管造影检查显示，33% 患者冠状动脉内有血栓（$P<0.01$）。成功预扩张后，89% 患者有残存的血栓和斑块，72% 患者有残存的冠状动脉夹层。冠状动脉造影检查显示，55% 存在夹层，10% 有残存的血栓（$P<0.001$）。成功预扩张后，血管造影显示多数患者存在无症状型附壁血栓，故此类患者冠状动脉再狭窄的风险较高[43]。研究显示，在评价闭塞性血管病变方面，血管镜检查是一项安全且至关重要的检查手段。另外，闭塞性血管病变最常见的病理学基质是闭塞性黄色斑块伴随有闭塞性红色血栓或附壁红色血栓。

七、冠状动脉血管镜和冠状动脉综合征

（一）稳定型心绞痛和不稳定型心绞痛　冠状动脉斑块破裂和继发血栓形成是急性冠状动脉综合征的主要病因[30,34]。富含脂质黄色脂肪瘤斑块易于破裂和形成血栓[30]。斑块的动脉粥样核心富含细胞外脂质，主要为胆固醇和胆固醇酯。该动脉粥样核心具有明确的黄色染色并包含斑块内几乎全部

的致血栓成分[44]。在急性冠状动脉综合征患者中，特别是不稳定型心绞痛患者，血管镜检查可发现不能被冠状动脉造影发现的破裂斑块和继发血栓。与不稳定型心绞痛患者的血管镜检查结果相反，稳定型心绞痛患者血管镜检查显示斑块表面平滑，无冠状动脉内血栓[22]。最令心脏科医生感兴趣的是，血管镜检查可以预测急性冠状动脉综合征患者的罪犯斑块（所谓"易损"斑块）。先前的临床和病理学研究已经证实，易损斑块具有一定的功能和形态特征，如活动性炎症伴有单核细胞、巨噬细胞或 T 淋巴细胞渗入，伴有巨大脂质核心的薄的纤维帽（≤65μm）[被称为薄纤维帽的纤维粥样斑块（TCFA）]，内皮剥脱伴表面血小板聚集，斑块破裂，严重冠状动脉动脉狭窄 >90%，表面钙化性结节，亮的黄色斑块，斑块内出血，内皮功能障碍或正性重构[45]。根据组织病理学研究结果，急性冠状动脉综合征患者中，TCFA 可出现在 60%~70% 的罪犯病变中。正如以前所描述的，根据血管镜成像结果，依据表面颜色，冠状动脉斑块可定性分为黄色斑块或白色斑块（图4-33）。另外，某些研究者根据黄色的定量强度把斑块分为白色（0 级）、淡黄色（1 级）、黄色（2 级）或暗黄色（3级）。黄色的强度与纤维帽的厚度呈负相关，浓黄色斑块与 TCFA、正性重构和血栓形成有关[46,47]。在急性冠状动脉综合征患者的罪犯病变处常可见到浓黄色斑块破裂，继发血栓形成[15,47,48]。根据前瞻性研究，与没有黄色斑块的患者相比，具有亮黄色或浓黄色斑块的患者急性冠状动脉综合征的发生率较高[49,50]。因此，血管镜检查发现浓黄色或亮黄色斑块可能是易损斑块，具有这类斑块的患者将来发生心血管事件的风险性较高。血管镜检查显示其他临床因素在急性冠状动脉综合征发病过程中也起着重要的作用。Silva 等[51]证实合并糖尿病的不稳定型心绞痛患者较不合并糖尿病的不稳定型心绞痛患者有较高的斑块溃疡发生率和冠状动脉内血栓发生率。

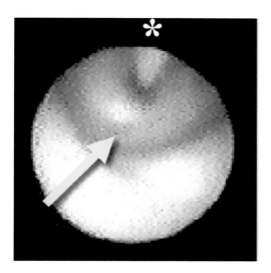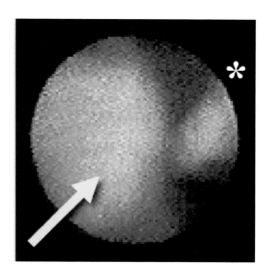

图 4-33　冠状动脉血管镜显示突出的黄色斑块（黄色箭头）

*：代表导丝伪影

　　Takano 等的一项研究显示[47]，易损斑块的机械和结构特征与血管镜检查结果有关。血管镜检查用于观察斑块的特征性改变，而 IVUS 检查（同时给予冠状动脉内压力监测）用于评价冠状动脉的膨胀性。黄色斑块常常表现为正性重构和相对高的膨胀性。相反，白色斑块与血管矛盾性收缩有关且相对比较僵硬。这些研究者认为黄色斑块可能在机械和结构方面比较薄弱，应被视作易损斑块。目前已经开展了对斑块特性的定量评价研究。Ishibashi 等[52]发现采用"定量比色法"在血管镜下显示的黄色强度较高的冠状动脉斑块区域，与急性冠状动脉综合征患者的斑块破裂、血栓形成和心血管事件风险增加有关。该研究结果进一步证实了黄色斑块染色和高危冠状动脉病变的相关性[52]。多项研究已经证实血管镜检查在识别冠状动脉内血栓方面具有较高的敏感性，这类研究显示在血栓的早期阶段，主要是白色血小板性血栓[53]。这是一项入选不稳定型心绞痛患者并在最后一次心绞痛发作后立即开始进行试验的病例研究[1,15]。有趣的是，血管镜检查所检测到的血栓颜色可有助于预测血管造影结果。Abela 等[54]证实，冠状动脉造影识别白色血栓的敏感性要低于红色血栓。最后，血管镜检查可有助于识别可能从 GpⅡb/Ⅲa 受体抑制剂、抗栓治疗甚或溶栓治疗获益的急性冠状动脉综合征患者。Bailey 等[55]报告血管镜检查在评价局部应用 GpⅡb/Ⅲa 受体抑制剂的疗效方面有一定的价值。血管镜检查证实 12 个患者中有 11 个患者血栓已经溶解。相应的，这 11 个患者的临床和造影结果良好。

（二）心肌梗死　病理学研究显示，斑块破裂和继发局部血栓形成是急性心肌梗死的主要事件，可导致冠状动脉血流量减少和心肌损害[56]。尽管冠状动脉造影是一种有效的诊断显像模式，但是其仅能显示管腔的侧面影像，不能揭示急性心肌梗死的发病机制。因此，血管镜检查可直接观察到血管内表面，从而为识别这类患者冠状动脉斑块的病理学特征提供了一种更精确的诊断方法[2,8,49,57]。血管镜检查显示，具有亮黄色冠状动脉斑块的患者急性心肌梗死的发生率要高于白色冠状动脉斑块的患者。另外，血管镜检查证实在急性心肌梗死患者的罪犯病变处，血栓来源于破裂的斑块[49]。Inami 等[58]和 Ohtani 等[50]进一步证实，在急性心肌梗死患者中，血管镜下多发性黄色斑块、弥漫性动脉粥样硬化病变和未来心血管事件之间有一定相关性。在急性心肌梗死患者，血管镜检查常常可见到闭塞性红色血栓。而在不稳定型心绞痛患者中，血管镜检查可见病变部位为富含血小板的白色血栓[1,2,14,15,16,17]，这有助于解释为什么急性心肌梗死患者溶栓效果较好，而不稳定型心绞痛患者却不能从溶栓治疗获益。然而，急性心肌梗死后再发心肌缺血的基质尚不能确定。开展了一项血管镜研究以确定急性心肌梗死后患者（$n = 20$）再发心肌缺血的基质，并和不稳定型心绞痛患者（$n = 19$）进行对比研究。结果显示，两组患者的斑块特征类似，多数为黄色或混合斑块，患者在梗死相关动脉仍然有红色突出的或闭塞性血栓[38,59]。因此，研究结果显示残存的红色血栓是心肌梗死后再发心肌缺血的主要原因，而不稳定型心绞痛患者红色闭塞性血栓较为少见[59,60]。

在 Morio 等[61]的研究中显示，在急性心肌梗死患者的罪犯病变部位常可见到血栓（64%）。Mizuno 等[9]报道，在急性心肌梗死患者中常可见到红色血栓而未见到白色血栓。同样的，Morio 等[61]报告了这些患者的不同颜色的血栓。他们发现在血管完全闭塞的患者中，红色血栓较混合血栓或白色血栓更为常见，然而，在血管不完全闭塞的患者中，白色血栓较红色血栓或混合血栓更为常见。血栓颜色的差异可能反映了血栓成分的差异或冠状动脉血流方面的差异[15]。红色血栓多发生在血流淤滞状态，白色血栓多发生在血流未完全阻塞状态。另外，与混合性或白色血栓组比较，红色血栓组近端边支到血栓的距离较长[62]。并且与混合或红色血栓组相比，白色血栓组胸痛的发作时间较长。这些事实显示在血栓形成过程中，血流状态起着重要的作用。病理学研究显示白色血栓为富含血小板的血栓，红色血栓为混杂有红细胞和血小板的富含纤维蛋白的血栓。

Ueda 等[63]证实急性心肌梗死患者经溶栓获得成功再灌注后，仍常可见到红色血栓覆盖在黄色斑块上，直到急性心肌梗死后 1 个月。除了上述发现，Van Belle 等[62]也发现溶栓治疗后，血栓会逐渐缩小，提示梗死相关病变的治愈至少需要 1 个月时间，在此时间段内常可见到不稳定黄色斑块和红色血栓[59]。在 Ueda 等[64]的研究中，对 85 例急性心肌梗死患者进行连续性的（1、6 和 18 个月）血管镜检查以评价梗死相关斑块的治愈过程。和预期结果类似，血栓和黄色斑块呈逐渐减少的趋势，而糖尿病和高脂血症患者的治愈过程更慢。Asakura 等[65]研究了新近心肌梗死患者黄色斑块的发生率，发现三个主要的冠状动脉均受累并有多个稳定的黄色斑块（可导致血管闭塞），显示急性心肌梗死可能是易损斑块的进展过程，最终会导致斑块破裂。

八、临床意义

根据 Uchida 等[49]的研究结果，随访过程中斑块特征可预测急性冠状动脉综合征的发生。血管镜检查显示急性冠状动脉事件常常发生在有亮黄色斑块的患者中。然而，因颜色受照明程度和距离血管镜远近程度的影响，故必须审慎解读血管镜检查结果。血管镜检测到血栓有助于抗血小板或抗栓治疗的合理选择。另外，存在含血栓斑块的患者冠状动脉介入治疗后长期疗效较差，这类患者再狭窄的风险性也较高[66]。在 Feld 等[67] 的研究中显示，血栓是冠状动脉介入治疗后发生不良结果的独立预测因素。同样，White 等[68] 报告血管镜下发现血栓的患者不良临床结果发生率比无血栓患者增加 3 倍。

一些研究显示多种血管镜检查变量与主要住院期并发症（如死亡，非致命性心肌梗死或急诊再次血运重建）增加有关[67-70]。血栓、黄色斑块、或内膜破裂是住院期心脏不良事件增加的预测因素。值得注意的是，冠状动脉造影明显低估了血栓的发生率（20% 比 60%），因此，冠状动脉造影对主要住院期并发症的预测价值较小。

九、冠状动脉介入术的血管镜所见

尽管血管镜检查可提供有关冠状动脉内表面形态和冠状动脉内结构的三维影像信息，但是血管镜不能精确评价冠状动脉病变的严重程度。在评价病变严重程度方面的不足是该技术的主要缺陷。但是血管镜检查适用于鉴别斑块的形态和颜色、血栓的类型、是否存在内膜片或夹层。因此，血管镜检查有助于选择合理的治疗方案（如抗血小板或抗栓治疗）和评价不同的冠状动脉介入方案的疗效。支架置入后行血管镜检查显示，球囊扩张导致的夹层可成功地被置入的支架覆盖，支架置入后常可见斑块突出到支架壁内[71]。支架可能起着固定血栓的作用。系列的血管镜研究显示血管内皮细胞过度增生可覆盖支架表面[72]。

（一）常规球囊血管成形术　在急性冠状动脉综合征患者中显示，冠状动脉造影可低估球囊血管成形术时的内膜片、血栓或夹层的发生率。Uchida 等[73] 发现，稳定型心绞痛患者球囊血管成形术后的系列血管镜研究证实，术后即刻内膜片的发生率较高，术后 1 个月未发现有内膜片。球囊血管成形术后，由于血管内皮细胞过度增生，斑块的颜色由黄色转变为白色，提示斑块愈合和趋于稳定。在 Mizuno 等[74] 的一项血管镜研究中显示，球囊血管成形术后常可见到内膜片和血栓（图 4-34）。他们的研究也显示，常规冠状动脉血管成形术后，血管镜下发现巨大的内膜片与急性冠状动脉闭塞相关。其他的研究者[42,70]证实，血管成形术后血管闭塞的主要原因是存在内膜片，而血栓是少数病例血管成形术后血管闭塞的原因。Cribier 等[75] 的血管镜研究证实，与常规球囊扩张相比，延迟性球囊扩张可使管腔更大，内膜片发生率降低。最后，某些研究显示血栓、黄色斑块、或内膜断裂与主要住院期并发症（死亡，非致命性心肌梗死或急诊再血管化）发生率增加有关[67-70]。

（二）裸金属支架　由于醒目的金属外形，支架置入后应用血管镜检查比较容易识别支架壁（图

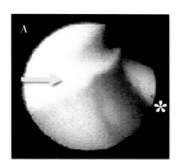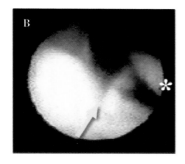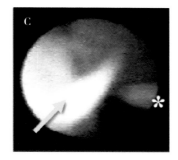

图 4-34　冠状动脉血管镜显示的冠状动脉夹层影响

箭头为管腔内夹层片；＊：表示导丝伪影（改良自参考文献 74）

4-35）。很多血管镜研究报告对裸金属支架（BMS）置入后新生内膜形成过程进行了描述。BMS 置入后即刻和约 2 周后，所有支架均未被内膜覆盖[7,48,72]。1 个月后常见部分支架被新生内膜所覆盖[48]。2～6 个月新生内膜增生覆盖支架壁使多数支架无法被血管镜发现[5,6,7,48,72,76,77,78]。在急性冠状动脉综合征患者中，术后 1 个月有 92% 的患者可见残存的支架内血栓，术后 6 个月 13% 的患者可见残存的支架内血栓[48]。术后 6 个月多数 BMS 内的血栓消失，支架几乎被完全覆盖[5,6,7,48,72,76,77,79]。随着白色新生内膜的生长，罪犯斑块（通过支架壁观察）的黄色亮度会逐渐降低[7,48,80]。新生内膜过度增生导致的支架内再狭窄限制了临床疗效，然而适度的新生内膜增生可覆盖支架和下面的易损斑块，可能会消除易损斑块并在短期稳定斑块方面起着关键的作用。

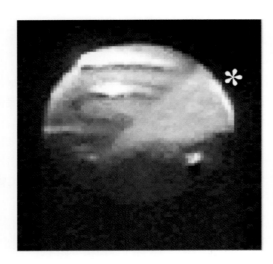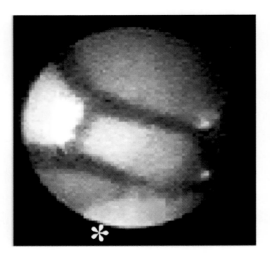

图 4-35　支架置入后的冠状动脉血管镜成像

支架释放后即刻所显示的支架壁；＊：表示导丝伪影（改良自参考文献 7）

（三）药物洗脱支架　尽管药物洗脱支架（DES）的极晚期血栓问题尚未得到解决，但是与 BMS相比，DES 显著降低了支架内再狭窄率和靶血管重建率。某些研究已经证实，与 BMS 相比，由于DES 中的药物对新生内膜增生的抑制作用，置入 DES 患者的新生内膜覆盖支架的过程会被延迟，其延迟现象可能会持续至 2 年[7,80,81]。另外，DES 的新生内膜组织可能具有不成熟的和异常的内皮功能。基于以上认识，某些研究者建议应长期给予双联抗血小板治疗以预防极晚期支架血栓[82,83]。Takano 等[7]证实支架置入后 6 个月，与 BMS 相比，由于新生内膜增生延迟和血栓消失延迟，西罗莫司洗脱支架（SES）仍然未被新生内膜完全覆盖。

Oyabu 等的研究结果[6]显示，与 BMS 相比，SES 也未被新生内膜完全覆盖并伴随有血栓，特别是支架下为黄色斑块时上述现象会更为严重。Yamamoto 等[78]的一项研究对 37 例稳定型心绞痛患者的 SES 和病变特征之间的相关性进行了深入研究。支架置入术前、置入术后即刻、术后 6 个月分别行血管镜检查，以检测黄色斑块、血栓、复杂斑块、壁内出血和 6 个月内膜增生的程度，结果显示21 位患者被归类为未覆盖组（通过薄的新生内膜可见到支架壁），16 位患者为覆盖组（看不见支架壁）。未覆盖组黄色斑块（先前存在）发生率明显较高（$P = 0.007$），故认为先前存在的黄色斑块可能与 SES 内膜覆盖不良有关。

Higo 等[84]通过血管镜检查对置入 DES 后新生内膜形成和新生内膜血栓形成的可能性进行了研究，发现术后 10 个月，SES 促进了支架置入部位动脉粥样硬化性黄色新生内膜的形成。与白色新生内膜相比，黄色新生内膜上更易见到血栓。当看不见支架壁时则看不见血栓。因为致血栓斑块上面新生内膜形成受到抑制，所以置入 DES 的病变部位血栓形成的可能性会持续存在。需要应用血管镜检查进行进一步的深入研究以阐明 DES 的急性期、晚期和极晚期支架血栓，DES 相关的过敏反应，支架贴壁不良、动脉瘤形成和支架内再狭窄的机制。

十、血管镜应用所存在的问题和应用研究展望

首先，血管镜的检查结果还不是定量的，不能对所查出病变的大小程度、位置及颜色等作出定量化的测定，而且被检物距血管镜越近就越被放大，被检结果的真实性有被距离掩盖的倾向，观察物表面颜色也随光照强度及角度不同而有所差异，这就容易导致主观化的（往往是过分夸大）解释和评估结论。如果新开发的血管镜能借助电子计算机的功能，解决量化检测病变大小、颜色深浅等问题，将会极大地提高血管镜的实用价值[18]。

其次，为了达到清晰的观察视野，现在使用快速灌注透明液体来阻排血液，这就缩短了操作时间且防止患者循环系统超负荷。虽然新近出现使用二氧化碳气体阻排血液，但仍未达到理想的效果，尤其应用在血流压力高、流量大、侧支丰富的大血管上，还需要新理念、新技术来解决。

最后，血管镜均为进口设备，比较昂贵且容易损坏，医疗成本骤增，进一步限制了其在我国的应用和普及。

随着设备的完善和经验的积累，血管镜所涉及的心血管领域会不断扩展。血管镜已成功地应用于临床诊断和治疗，还可应用于心血管内科的临床教学和基础研究，它促进了许多心血管内科器具的开发和生产，如各种血栓切割器及抓取器等。随着新材料、新技术的不断涌现，相信在不久的将来会研制出临床更实用、操作更简便、价格更便宜、应用范围更宽广的血管镜。

（王　健　柳景华　吴小凡）

参 考 文 献

[1] Sherman CT, Litvack F, Grundfest W, et al. Coronary angioscopy in patients with unstable angina pectoris. N Engl J Med, 1986, 315：913 - 919.

[2] Ramee SR, White CJ, Collins TJ, et al. Percutaneous angioscopy during coronary angioplasty using a steerable microangioscope. J Am CollCardiol, 1991, 17：100 - 105.

[3] Honda Y, Fitzgerald PJ. Frontiers in intravascular imaging technologies. Circulation, 2008, 117：2024 - 2037.

[4] Alfonso F, Goicolea J, Hernandez R, et al. Coronary angioscopy：initial experience during coronary interventions.

[5] Kotani J, Awata M, Nanto S, et al. Incomplete neointimal coverage of sirolimuseluting stents：angioscopic findings. J Am CollCardiol, 2006, 47：2108 - 2111.

[6] Oyabu J, Ueda Y, Ogasawara N, et al. Angioscopic evaluation of neointima coverage：sirolimus drug-eluting stent versus bare metal stent. Am Heart J, 2006, 152：1168 - 1174.

[7] Takano M, Ohba T, Inami S, et al. Angioscopic differences in neointimal coverage and in persistence of thrombus between sirolimus-eluting stents and bare metal stents after a 6-month implantation. Eur Heart J, 2006, 27：2189 - 2195.

[8] Mizuno K, Arai T, Satomura K, et al. New percutaneous transluminal coronary angioscope. J Am CollCardiol, 1989, 13：363 - 368.

[9] Mizuno K, Miyamoto A, Satomura K, et al. Angioscopic coronary macromorphology in patients with acute coronary disorders. Lancet, 1991, 337：809 - 812.

[10] Uchida Y. Percutaneous coronary angioscopy by means of a fiberscope with a steerable guidewire. Am Heart J, 1989, 117：1153 - 1155.

[11] Mizuno K, Yanagida T, Shibuya T, et al. The effectiveness of coronary angioscopy in detecting intraluminal pathologic changes. JpnCirc J, 1992, 56：586 - 591.

［12］Thieme T, Wernecke KD, Meyer R, et al. Angioscopic evaluation of atherosclerotic plaques：validation by histomorphologic analysis and association with stable and unstable coronary syndromes. J Am CollCardiol, 1996, 28：1 - 6.

［13］Tabata H, Mizuno K, Arakawa K, et al. Angioscopic identification of coronary thrombus in patients with postinfarction angina. J Am CollCardiol, 1995, 25：1282 - 1285.

［14］Uchida Y, Tomaru T, Nakamura F, et al. Percutaneous coronary angioscopy in patients with ischemic heart disease. Am Heart J, 1987, 114：1216 - 1222.

［15］Mizuno K, Satomura K, Miyamoto A, et al. Angioscopic evaluation of coronary-artery thrombi in acute coronary syndromes. N Engl J Med, 1992, 326：287 - 291.

［16］Lee G, Garcia JM, Corso PJ, et al. Correlation of coronary angioscopic to angiographic findings in coronary artery disease. Am J Cardiol, 1986, 58：238 - 241.

［17］Siegel RJ, Ariani M, Fishbein MC, et al. Histopathologic validation of angioscopy and intravascular ultrasound. Circulation, 1991, 84：109 - 117.

［18］Spears JR, Spokojny AM, Marais HJ. Coronary angioscopy during cardiac catheterization. J Am CollCardiol, 1985, 6：93 - 97.

［19］Alfonso F, Hernandez R, Goicolea J, et al. Angiographic deterioration of the previously dilated coronary segment induced by angioscopic examination. Am J Cardiol, 1994, 74：604 - 606.

［20］Lee G, Beerline D, Lee MH, et al. Hazards of angioscopic examination：documentation of damage to the arterial intima. Am Heart J, 1988, 116：1530 - 1536.

［21］denHeijer P, Foley DP, HillegeHL, etal. TheErmenonville classification of observations at coronary angioscopy - evaluation of intra-and inter-observer agreement. European Working Group on Coronary Angioscopy. Eur Heart J, 1994, 15：815 - 822.

［22］de Feyter PJ, Ozaki Y, Baptista J, et al. Ischemia-related lesion characteristics in patients with stable or unstable angina. A. study with intracoronary angioscopy and ultrasound. Circulation, 1995, 92：1408 - 1413.

［23］Alfonso FSJ, Goicolea J, Hernandez R, et al. Reproducibility in the interpretation of coronary angioscopic findings. Circulation, 1995, 92：I - 600.

［24］Grondin CM, Dyrda I, Pasternac A, et al. Discrepancies between cineangiographic and postmortem findings in patients with coronary artery disease and recent myocardial revascularization. Circulation, 1974, 49：703 - 708.

［25］Arnett EN, Isner JM, Redwood DR, et al. Coronary artery narrowing in coronary heart disease：comparison of cineangiographic and necropsy findings. Ann Intern Med, 1979, 91：350 - 356.

［26］Nissen SE, Gurley JC, Grines CL, et al. Intravascular ultrasound assessment of lumen size and wall morphology in normal subjects and patients with coronary artery disease. Circulation, 1991, 84：1087 - 1099.

［27］Alfonso F, Macaya C, Goicolea J, et al. Angiographic changes（Dotter effect）produced by intravascular ultrasound imaging before coronary angioplasty. Am Heart J, 1994, 128：244 - 251.

［28］Annex BH LT, Hacala M, O'Neill W. Detection of atherosclerotic lesions in angiographically normal coronary arteries by percutaneous coronary angioscopy. J Am CollCardiol, 1993, 88：I - 589.

［29］Alfonso F, Goicolea J, Hernandez R, et al. Findings of coronary angioscopy in angiographically normal coronary segments of patients with coronary artery disease. Am Heart J, 1995, 130：987 - 993.

［30］Falk E, Shah PK, Fuster V. Coronary plaque disruption. Circulation, 1995, 92：657 - 671.

［31］Chen C, Li L, Chen LL, et al. Incremental doses of dobutamineinduce a biphasic response in dysfunctional left ventricular regions subtending coronary stenoses. Circulation, 1995, 92：756 - 766.

［32］Capone G, Wolf NM, Meyer B, et al. Frequency of intracoronary filling defects by angiography in angina pectoris at rest. Am J Cardiol, 1985, 56：403 - 406.

［33］Vetrovec GW, Cowley MJ, Overton H, et al. Intracoronary thrombus in syndromes of unstable myocardial ischemia. Am Heart J, 1981, 102：1202 - 1208.

［34］Davies MJ, Thomas A. Thrombosis and acute coronary-artery lesions in sudden cardiac ischemic death. N. Engl J

Med，1984，310：1137－1140.

［35］Fuster V，Frye RL，Connolly DC，et al. Arteriographic patterns early in the onset of the coronary syndromes. Br Heart J，1975，37：1250－1255.

［36］Ambrose JA，Winters SL，Arora RR，et al. Angiographic evolution of coronary artery morphology in unstable angina. J Am CollCardiol，1986，7：472－478.

［37］Ambrose JA，Winters SL，Arora RR，et al. Coronary angiographic morphology in myocardial infarction：a link between the pathogenesis of unstable angina and myocardial infarction. J Am CollCardiol，1985，6：1233－1238.

［38］Alfonso F，Fernandez-Ortiz A，Goicolea J，et al. Angioscopic evaluation of angiographically complex coronary lesions. Am Heart J，1997，134：703－711.

［39］Dietz WA，Tobis JM，Isner JM. Failure of angiography to accurately depict the extent of coronary artery narrowing in three fatal cases of percutaneous transluminal coronary angioplasty. J Am Coll Cardiol，1992，19：1261－1270.

［40］Ivanhoe RJ，Weintraub WS，Douglas JS Jr，et al. Percutaneous transluminal coronary angioplasty of chronic total occlusions. Primary success，restenosis，and long-term clinical follow-up. Circulation，1992，85：106－115.

［41］Bell MR，Berger PB，Bresnahan JF，et al. Initial and long-term outcome of 354 patients after coronary balloon angioplasty of total coronary artery occlusions. Circulation，1992，85：1003－1011.

［42］White CJ，Ramee SR，Collins TJ，et al. Coronary angioscopy of abrupt occlusion after angioplasty. J Am CollCardiol，1995，25：1681－1684.

［43］Alfonso F，Goicolea J，Hernandez R，et al. Angioscopic findings during coronary angioplasty of coronary occlusions. J Am CollCardiol，1995，26：135－141.

［44］Fernandez-Ortiz A，Badimon JJ，Falk E，et al. Characterization of the relative thrombogenicity of atherosclerotic plaque components：implications for consequences of plaque rupture. J Am CollCardiol，1994，23：1562－1569.

［45］Naghavi M，Libby P，Falk E，et al. From vulnerable plaque to vulnerable patient：a call for new definitions and risk assessment strategies：Part I. Circulation，2003，108：1664－1672.

［46］Ueda Y，Ohtani T，Shimizu M，etal. Assessment of plaque vulnerability by angioscopic classification of plaque color. Am Heart J，2004，148：333－435.

［47］Takano M，Mizuno K，Okamatsu K，et al. Mechanical and structural characteristics of vulnerable plaques：analysis by coronary angioscopy and intravascular ultrasound. J Am CollCardiol，2001，38：99－104.

［48］Sakai S，Mizuno K，Yokoyama S，et al. Morphologic changes in infarct-related plaque after coronary stent placement：a serial angioscopy study. J Am CollCardiol，2003，42：1558－1565.

［49］Uchida Y，Nakamura F，Tomaru T，et al. Prediction of acute coronary syndromes by percutaneous coronary angioscopy in patients with stable angina. Am Heart J，1995，130：195－203.

［50］Ohtani T，Ueda Y，Mizote I，et al. Number of yellow plaques detected in a coronary artery is associated with future risk of acute coronary syndrome：detection of vulnerable patients by angioscopy. J Am CollCardiol，2006，47：2194－2200.

［51］Silva JA，Escobar A，Collins TJ，et al. Unstable angina. A comparison of angioscopic findings between diabetic and nondiabetic patients. Circulation，1995，92：1731－1736.

［52］Ishibashi F，Mizuno K，Kawamura A，et al. High yellow color intensity by angioscopy with quantitative colorimetry to identify high-risk features in culprit lesions of patients with acute coronary syndromes. Am J Cardiol，2007，100：1207－1211.

［53］Chesebro JH，Webster MW，Zoldhelyi P，et al. Antithrombotic therapy and progression of coronary artery disease. Antiplatelet versus antithrombins. Circulation，1992，86：Ⅲ100－110.

［54］Abela GS，Eisenberg JD，Mittleman MA，et al. Detecting and differentiating white from red coronary thrombus by angiography in angina pectoris and in acute myocardial infarction. Am J Cardiol，1999，83：94－97.

［55］Bailey SR，O'Leary E，Chilton R. Angioscopic evaluation of sitespecific administration of ReoPro. Cathet Cardiovasc Diagn，1997，42：181－184.

［56］Fuster V，Badimon L，Badimon JJ，et al. The pathogenesis of coronary artery disease and the acute coronary syndromes（2）. N Engl J Med，1992，326：310－318.

［57］ Nakamura F, Kvasnicka J, Uchida Y, et al. Percutaneous angioscopic evaluation of luminal changes induced by excimer laser angioplasty. Am Heart J, 1992, 124：1467 – 1472.

［58］ Inami S, Ishibashi F, Waxman S, et al. Multiple yellow plaques assessed by angioscopy with quantitative colorimetry in patients with myocardial infarction. Circ J, 2008, 72：399 – 403.

［59］ Alfonso F. Natural history of infarct-related lesions. Circulation, 1998, 98：1825.

［60］ Alfonso F, Segovia J, Goicolea J, et al. Angioscopic characteristics of coronary narrowing in patients with recurrent myocardial ischemia after myocardial infarction. Am J Cardiol, 1997, 79：1394 – 1396.

［61］ Morio H, Fujimori Y, TerasawaK, et al. Angioscopic evaluation of thrombi in the culprit coronary lesions in patients with acute myocardial infarction. DiagnTherEndosc, 2000, 7：1 – 5.

［62］ Van Belle E, Lablanche JM, Bauters C, et al. Coronary angioscopic findings in the infarct-related vessel within 1 month of acute myocardial infarction：natural history and the effect of thrombolysis. Circulation, 1998, 97：26 – 33.

［63］ Ueda Y, Asakura M, Hirayama A, et al. Intracoronary morphology of culprit lesions after reperfusion in acute myocardial infarction：serial angioscopic observations. J Am CollCardiol, 1996, 27：606 – 610.

［64］ Ueda Y, Asakura M, Yamaguchi O, et al. The healing process of infarct-related plaques. Insights from 18 months of serial angioscopic follow-up. J Am CollCardiol, 2001, 38：1916 – 1922.

［65］ Asakura M, Ueda Y, Yamaguchi O, et al. Extensive development of vulnerable plaques as a pancoronary process in patients with myocardial infarction：an angioscopic study. J Am CollCardiol, 2001, 37：1284 – 1288.

［66］ Bauters C, Lablanche JM, McFadden EP, et al. Relation of coronary angioscopic findings at coronary angioplasty to angiographic restenosis. Circulation, 1995, 92：2473 – 2479.

［67］ Feld S, Ganim M, Carell ES, et al. Comparison of angioscopy, intravascular ultrasound imaging and quantitative coronary angiography in predicting clinical outcome after coronary intervention in high risk patients. J Am CollCardiol, 1996, 28：97 – 105.

［68］ White CJ, Ramee SR, Collins TJ, et al. Coronary thrombi increase PTCA risk. Angioscopy as a clinical tool. Circulation, 1996, 93：253 – 258.

［69］ Itoh A, Miyazaki S, Nonogi H, et al. Angioscopic prediction of successful dilatation and of restenosis in percutaneous transluminal coronary angioplasty. Significance of yellow plaque. Circulation, 1995, 91：1389 – 1396.

［70］ Waxman S, Sassower MA, Mittleman MA, et al. Angioscopic predictors of early adverse outcome after coronary angioplasty in patients with unstable angina and non-Q-wave myocardial infarction. Circulation, 1996, 93：2106 – 2113.

［71］ Teirstein PS, Schatz RA, Wong SC, et al. Coronary stenting with angioscopic guidance. Am J Cardiol, 1995, 75：344 – 347.

［72］ Ueda Y, Nanto S, Komamura K, et al. Neointimal coverage of stents in human coronary arteries observed by angioscopy. J Am CollCardiol, 1994, 23：341 – 346.

［73］ Uchida Y. Coronary luminal changes associated with coronary interventions. In：Uchida Y., ed. Coronary Angioscopy. New York：Futura Publishing Company 2001. 131 – 164.

［74］ Mizuno K, Sakai S, Yokoyama S, et al. Percutaneous transluminalangioscopy during coronary intervention. DiagnTherEndosc, 2000, 7：15 – 20.

［75］ Cribier A, Jolly N, Eltchaninoff H, et al. Angioscopic evaluation of prolonged vs. standard balloon inflations during coronary angioplasty. A randomized study. Eur Heart J, 1995, 16：930 – 936.

［76］ Asakura M, Ueda Y, Nanto S, et al. Remodeling of in-stent neointima, which became thinner and transparent over 3 years：serial angiographic and angioscopic follow-up. Circulation, 1998, 97：2003 – 2006.

［77］ Ichikawa M, Mishima M. Neointimal regression-induced incomplete coverage of a bare-metal stent in the left main trunk：serial angiographic and angioscopic evidence obtained by 5-year follow-up. Catheter CardiovascInterv, 2009, 73：787 – 790.

［78］ Yamamoto M, Okamatsu K, Inami S, et al. Relationship between neointimal coverage of sirolimus-eluting stents and lesion characteristics：a study with serial coronary angioscopy. Am Heart J, 2009, 158：99 – 104.

［79］ Yokoyama S, Takano M, Yamamoto M, et al. Extended follow-up by serial angioscopic observation for bare-metal stents in native coronary arteries: from healing response to atherosclerotic transformation of neointima. CircCardiovascInterv, 2009, 2: 205 – 212.

［80］ Awata M, Kotani J, Uematsu M, et al. Serial angioscopic evidence of incomplete neointimal coverage after sirolimus-eluting stent implantation: comparison with bare-metal stents. Circulation, 2007, 116: 910 – 916.

［81］ Takano M, Yamamoto M, Xie Y, et al. Serial long-term evaluation of neointimal stent coverage and thrombus after sirolimus-eluting stent implantation by use of coronary angioscopy. Heart, 2007, 93: 1533 – 1536.

［82］ Murakami D, Takano M, Yamamoto M, et al. Novel neointimal formation over sirolimus-eluting stents identified by coronary angioscopy and optical coherence tomography. J Cardiol, 2009, 53: 311 – 313.

［83］ Takano M, Jang IK, Inami S, et al. In vivo comparison of optical coherence tomography and angioscopy for the evaluation of coronary plaque characteristics. Am J Cardiol, 2008, 101: 471 – 476.

［84］ Higo T, Ueda Y, Oyabu J, et al. Atherosclerotic and thrombogenicneointima formed over sirolimus drug-eluting stent: an angioscopic study. JACC CardiovascImaging, 2009, 2: 616 – 624.

第六节　冠状动脉狭窄评价：近红外光谱（NIRS）

> 　　冠状动脉内近红外光谱（near infrared spectroscopy，NIRS）分析是检测斑块脂质核心成分的新方法。本节主要介绍该方法的工作原理、研发进展、方法学的建立和早期临床应用。NIRS检测斑块特征的主要优点在于它能直接鉴定斑块的化学成分，这是光谱分析的主要应用范围。NIRS虽然不能显示斑块结构，但与血管内超声（intravascular ultrasound，IVUS）相结合研发而成的新设备，可以同时检测斑块的结构和化学成分。采用NIRS检测斑块脂质核心有助于支架植入的安全性，减少冠状动脉事件的发生。

　　近几十年来，已有很好的设备可以进行冠状动脉斑块空间和结构的检测，并随着分辨率和采样速度的改进，有望获得更多的相关信息。而化学成分作为斑块的另一个重要参数，直到最近才逐步开始作为一个可靠的检测项目出现。斑块成分是冠状动脉病理检查的一个重要参数。如图4-36所示，造影显示的管腔大小和IVUS显示的血管壁直径，并不能区分所选的三个组织切片之间的病理学差异，而这三张切片其实代表了动脉粥样硬化不同阶段的典型特征。

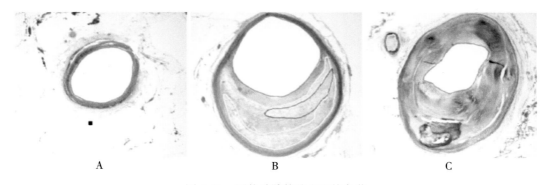

A　　　　　　　　　　B　　　　　　　　　　C

图 4-36　冠状动脉管腔和斑块负荷

左前降支近段组织切片（Movat 染色）显示中度管腔狭窄（红线表示管腔），切片 A 未见有斑块，切片 B 可见巨大脂核和脂池斑块（蓝线和黄线表示），切片 C 则主要由纤维/钙化斑块构成

破裂斑块的组织病理学特征已有较多的研究[1,2]，其特点为薄纤维帽斑块（thin capped fibroatheroma，TCFA），具有一定的结构、成分和功能特征。但是如何测量一个病人冠状动脉内斑块的上述特征却是一个巨大的挑战。图 4-37 显示的是部分能在体内测量的 TCFA 特征及目前的相关检查手段。尽管血管造影广泛应用于管腔（而非血管壁）的影像学检测，但它对斑块的上述特征分析价值有限。而且大部分心肌梗死并不发生在血管有显著狭窄的部位。脂质核（也被称为坏死核）的出现是 TCFA 的重要特征之一。脂核斑块虽然与冠状动脉事件密切相关，却不能被传统的诊断方法检测出来[3]。NIRS 导管系统正是由于能准确检测这类斑块而被成功研发。美国 FDA 已批准该系统应用于检测冠状动脉脂核斑块（lipid-core containing plaque，LCP）和血管壁脂核负荷指数（lipid-core burden index，LCBI）[4,5,6,7,8]。血管内成像技术，如 IVUS，比血管造影技术可提供更多的关于血管壁的信息。但 IVUS 主要用于测量斑块结构和支架贴壁情况。IVUS 对于斑块成分的检测主要根据声波通过不同密度介质的速度差异来判断[9,10,11,12]，故 IVUS 对钙化斑块的判断非常准确（钙化可产生很强的 IVUS 信号），而对胶原和脂质物质判断能力有限。

	冠脉造影	血管镜	OCT	IVUS	NIRS	NIRS-IVUS
钙化			○	●		●
血栓		●	●	○	○	○
纤维帽厚度		○	●	○	○	○
新生血管，斑块内出血						
炎症，巨噬细胞				○		
内皮细胞功能不良						
脂核		○	○	○	●	●

需要无血流的视野

图 4-37　血管内评估斑块构成和病理特征的各种方法学比较
●表示直接、有效、和（或）确认的；○表示间接，从信号衰减中提示，有争议和（或）不确定的

NIRS 不能显示斑块的结构，却能直接测量斑块的脂核，故有助于鉴别斑块的易损性。而对于斑块易损性的另一个指标——纤维帽厚度，NIRS 虽不能直接测量，但能提供间接的判断。因为纤维帽越薄，光子穿透越深，对于一定量的脂核能获得更强的脂核信号。

一、近红外光谱的漫反射

（一）工作原理　光波是由原子内部中运动的电子产生的。因为每种物质原子内部电子的运动情况都不同，所以他们发射的光波也不同。光谱分析是根据物质的光谱来鉴别物质及确定其化学组成和相对含量的方法。图 4-38 表示光谱性质和量子跃迁类型的关系。漫反射是光辐射入射到物质表面上时发生能量转移的一种形式，是光能量透过物质表层与其微观结构发生相互作用后出射，又进入其他微粒发生相互作用的现象。微观结构依据其化学键的不同运动模式，与不同频率的光振动有选择性地发生偶合吸收，没有发生偶合吸收的光能量则被原子核通过多次反射后折出该物质表层，漫反射出来的光信号与入射原始光信号之间的比值即反映了物质对不同频率光的选择吸收特性，即形成了测量物质的吸收光谱，反映了丰富的物质微观结构信息。在 NIRS 漫反射中，近红外光与特定物质相互作用，依据散射和吸收比例的不同，由检测仪测量反射光的量。散射主要由光传播途径中细

胞和细胞外结构成分（大于光波长）引起，吸收则主要由相应分子化学键吸收光能后产生。被吸收的光主要转换成分子振动能，表现为化学键内的原子振动。

　　不同物质在不同波长光中的散射和吸收比例不同，由此可根据特定的光谱信号来鉴定物质（图4-39和图4-40）。量子理论认为，只有特定波长光能被某一个化学键吸收，被吸收的光波长因不同键而不同。NIRS光波长800~2500nm（图4-38），主要与C-H、O-H和N-H键的谐振有关。近红外中的"近"，指的是其在电磁波谱中位于可见光的附近（中红外和远红外光波区分别为2.5~30μm和30~1000μm）。

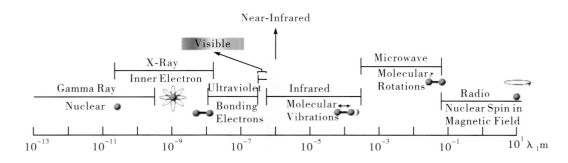

图4-38　电磁波谱

显示不同物质运动相对应的光波长。近红外区邻近可见光区为800~2500nm

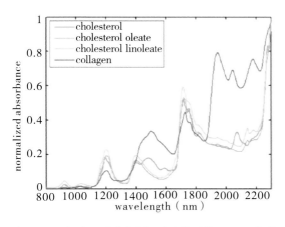

图4-39　胶原和不同形式胆固醇分子的NIR吸收谱

　　在多成分样品中，所测光谱由各成分的光谱共同构成。在散射样品中（生物组织常是这一样品），组织的散射特性也会改变光谱的形状（图4-40）。

　　与理想的量子振动相比，在近红外区常发生光谱的偏离，即所谓的禁戒跃迁，这使得其特征光波带与中红外区相比更宽，并缺少特异性；然而，近红外光的水吸收少，在体内成像中更具优势。因此，中红外光虽然比近红外光能产生更具有特征性的波谱，但它不能穿透组织或血至足够的深度进行生物结构的化学分析。另外，与中红外光相比，近红外光能与传统的光纤材料结合，通过导管在冠状动脉内进行光的发射和采集。

　　多种物质成分样品在散射介质中所得到的NIRS波谱很难直接进行解释，通常需要多变量的分析

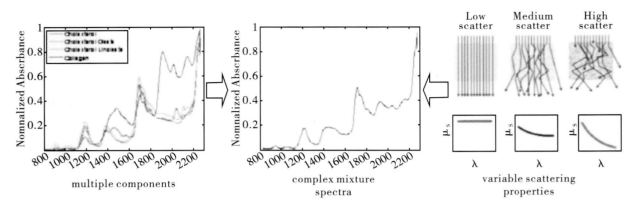

图 4-40　多种物质成分及散射特性形成可测量的 NIR 谱

方法以获取信息。冠状动脉内 NIRS 检测中，上述信息的获取即是通过一个特殊的算法，该算法校正了所有所测样品的化学和物理的特性。标准品的参考值通过独立于 NIRS 检测法分析获得。如该标准品为组织，则可采用组织切片染色的方法。将标准品的参考值和 NIRS 信号进行关联、定标并构建出数学模型，用于未知样品的测量。上述方法将数学和统计学技术应用与化学资料的分析相结合，是"化学计量法"的一种[13]。

　　NIRS 测量直接、快速、准确，并很少需要样品的预处理，已被广泛应用于各个领域，包括农业、食品、石油、天文、药剂和医学[14,15]。在农业领域，NIRS 通常用于分析谷物蛋白、淀粉、纤维素、水分和油的数量和质量。在制药厂，NIRS 用于分析药物配方中的活性成分、纯度、水分和质粒大小等参数。在临床医学中，NIRS 通常用于测量氧化、去氧化、血红蛋白含量，从而判断组织中的氧饱和度[16]。

　　NIRS 也非常适合分析冠状动脉血管壁组织中 LCP 含量，其理由有：①能穿透血液；②能穿透组织数毫米；③能快速扫描取样，克服心脏运动带来的检测误差；④能获得大量的空间测量参数，用于血管影像重建；⑤能对脂核进行直接的化学测量，如图 4-39，在 NIR 波谱区，胆固醇有明显的波谱特征，非常容易和其他组织成分（如胶原）相区别。

　　（二）冠状动脉内 NIRS 系统的研发　　应用于人冠状动脉的 NIRS 系统，其研发经历了超过 15 年的科学和技术的发展。最初测量 LCP 的 NIRS 系统是采用测量实验室标本的商用 NIRS 系统。多个研究组测量了主动脉标本。Lodder 和 Cassis[17,18] 使用 NIRS 鉴定了高胆固醇血症兔子沉积于主动脉壁的低密度脂蛋白胆固醇。Jaross 等分别使用 NIRS 和高压液相法分别测量了人主动脉样本中胆固醇的含量，并发现两种方法的测量值高度相关[19]。随后，该研究小组又使用 NIRS 测定了人主动脉总胆固醇和胶原的含量，并发现胶原浓度和斑块纤维帽厚度相关，总胆固醇和胶原的浓度比与脂质沉积和纤维帽厚度的比值相关[20]。Moreno 等也研究了人主动脉的动脉粥样硬化，根据其算法测得脂质池含量的敏感性和特异性分别为 90% 和 93%，纤维帽的敏感性和特异性分别为 77% 和 93%，炎症浸润的敏感性和特异性分别为 84% 和 91%[21]。Moreno 和他的合作者之后还在体测量了兔子动脉粥样硬化病变情况，表明 NIRS 可穿透血液，在体测量脂核斑块[22]。

　　NIRS 还被证明可用于评估人颈动脉的动脉粥样硬化。Dempsey 等以颈动脉剥脱术后的动脉为样本，以蛋白电泳为参考方法，发明了 NIRS 测量颈动脉脂蛋白含量的计算方法[23]。类似的，Wang 等也报道了直接测量颈动脉脂蛋白比率和 NIRS 光谱分析结果的相关性，并认为这一比率可用于鉴定严重的动脉粥样硬化病变[24]。

　　Benchtop 研究纳入了冠状动脉组织进行动脉粥样硬化斑块的检测。Moreno 和他的合作者测量了

45 根人冠状动脉 167 个切片的 NIRS 波谱[25]。光谱分析结果和切片染色测量的脂质面积相关。采用 50% 的样品进行测量、定标和建模，并用独立的方法进行验证，结果显示，该计算方法检测脂质面积误差为 0.6mm²。检测冠状动脉脂核斑块的敏感性和特异性分别为 83% 和 94%。

多个研究小组在最初的研究中都一致表明，NIRS 可作为测量组织中动脉粥样硬化斑块成分的有效手段。下一步则是研发 NIRS 的导管系统，用于在体评估冠状动脉病变。该系统要求 NIRS 能通过流动的血液，快速进行大量的纵向和径向测量，用于冠状动脉成像。Marshik 等的研究表明，NIRS 系统能通过 3mm 血液，准确测量未固定的人主动脉脂核斑块，其敏感性为 88%，特异性为 79%。该系统能进一步根据纤维帽厚度进行斑块稳定性分类[26]。一个能在 6ms 内完成扫描采样的 NIRS 系统用于克服心脏运动产生的光谱信号噪音[27]。该系统测量了灌注的人冠状动脉解剖标本，并与组织学染色相比较，证明了该系统可很好的检测 TCFA 和破裂的斑块。

3. 2 Fr 的 NIRS 雏形导管在人 – 猪冠状动脉异种移植模型中进行了验证。在该实验中，人的冠状动脉解剖标本被移植到活体猪跳动的心脏表面，用以模拟在体的心脏运动。移植的冠状动脉连接于猪的主动脉和右心房，用以模拟冠状动脉内的血液流动。NIRS 导管置于人冠状动脉之内，正确地检测到了具有特异性 NIRS 光谱特征的指定目标，该目标贴附于移除了血管外膜脂肪的冠状动脉表面[28,29]。

具有自动回撤和旋转功能的导管系统被研发出来，可以快速自动扫描血管横切面和纵切面。该系统在家族型高胆固醇血症猪和高胆固醇喂养兔的冠状动脉中进行了早期评估。

（三）计算和验证 一个类似的导管系统被研发出来，采用人冠状动脉解剖标本，研究检测 LCP 的计算方法[30]。NIRS 资料和组织学资料一同被收集和计算，建立识别 LCP 的特异性 NIRS 波谱形态。冠状动脉标本来自于一般的病人，4% 的患者标本有 LCP[5]。动脉标本置于组织固定液，并与血液循环系统相连接，维持一定的生理压力、温度和流量（图 4-41）。60mm 的冠状动脉段进行约 5000 次测量。被检测的冠状动脉管腔面积为 1 ~ 2mm²，扫描深度约至组织内 1mm。冠状动脉标本扫描完成后，横切成 2mm 厚的标本块，进行病理切片，H&E 和 Movat 染色（图 4-42）等分析。以被广泛接受的标准[1]，评估记录组织学指标的质量和数量。将 NIRS 波谱特征与组织学资料相对应，得到检测 LCP 的计算方法，并进行验证。总共有 33 个心脏和 86 个冠状动脉段被用于计算方法的建立，51 个心脏和 126 个冠状动脉段被用于计算方法的验证。计算方法的建立和验证均为双盲，验证为前瞻性的实验结果。

按照美国 FDA 标准，LCP 被定义为含有至少 0.2mm 厚和横切面的圆周跨度至少 60° 的纤维粥样斑块。实验研究的其他指标还包括纤维帽厚度（平均 < 450μm）、LCBI 标准与出现任一纤维粥样斑块的准确性、动脉段水平的检测一致性以及化学图谱的一致性（在所有被检测冠状动脉内，导管进行重复多次的后撤检测）。光谱测量计算 LCP 的出现设计为后验概率，并依据 LCP 出现的概率值显示为彩色图谱（红色至黄色），即化学图谱（图 4-42）。根据化学图谱，设计了一个纵向标度，用于直接比较 2mm 厚的组织切片检测到的 LCP 出现的概率。该标度被称为"区段化学图谱"，2mm 为一区段，由 90% 的像素值计算而来，转换成四种颜色，用于直视下解释比较非连续的组织切片结果。根据组织学结果，黄色代表 LCP，褐色表示小或薄帽纤维粥样斑块，橙色表示血管内膜黄色瘤样变或病理性增厚，红色代表所有其他类型的变化。这种显示方法让我们非常容易判断和解读不同阈值水平的检测结果。如图 4-43 为例，在区段图谱中，如果以黄色作为 LCP 的检测标准，那么 NIRS 检测结果中有 3 个阳性、1 个假阴性、5 个假阳性和 18 个阴性结果。

2mm 区段化学图谱的作用在于以组织学结果为标准（2mm 的切片中有或无 LCP），通过受试者工作特征（ROC）曲线分析 NIRS 诊断 LCP 的准确性[31]。通过 51 个心脏，将近 2000 个样品，进行前瞻性的验证 LCP 检测计算方法，结果显示，对于平均管腔直径在 3.0mm 以下的冠状动脉，ROC 曲线下面积（AUC）为 0.80（95% 可信区间：0.76 ~ 0.85）[5]。

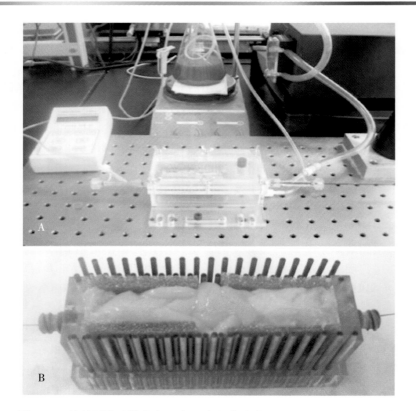

图 4-41　体外冠状动脉段在一定温度和脉冲式血流控制下进行 NIRS 检测的计算和验证（A）。冠状动脉段端和连接头相连，由心包外组织包绕。为了随后的组织切片准确标定位置，容器中有垂直和 12 点钟标记（B）

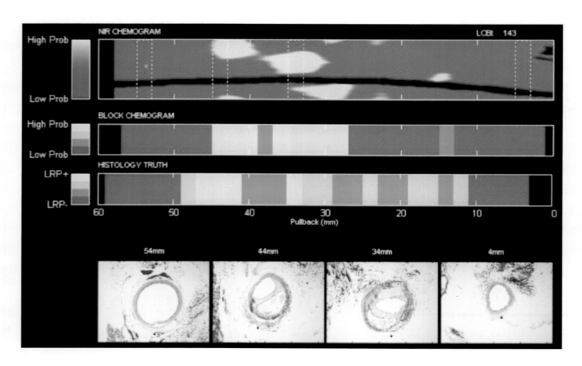

图 4-42　化学图谱、区段化学图谱、组织学结果和 Movat 组织切片染色样例

(四) 临床验证研究　2002 年，在美国马萨诸塞州柏林顿莱希临床中心，6 个稳定型心绞痛患者在接受经皮冠状动脉介入治疗时，第一次使用 NIRS 雏形导管进行了冠状动脉内扫描。研究验证了两个问题，首先是检测的安全性，其次是表明动脉内的扫描光谱和体外单纯血液中的结果是有差异的。同时也观察到了由于心脏搏动导致的光谱信号伪差。2006 年该中心采用了具有自动回撤和旋转功能的导管系统以及更快的扫描激光，在 10 个患者中进行了可行性研究。该系统扫描检测是安全的，并消除了心脏运动带来的光谱信号伪差。在解剖研究中研发了 LCP 检测的计算方法，并以生理血压、脉冲血流和温度模拟体内环境进行验证。但是体外实验终究不能完全模拟体内复杂的环境条件（如血管的弯曲、呼吸运动和心脏搏动）。因此，SPECTACL 研究[32]旨在阐明病人体内记录的光谱信号（病人的组织无法获得）是否和冠状动脉解剖标本中记录到光谱信号（组织标本可通过组织学验证）等同[33]。图 4-43 说明了研究的该方法。采用多个不同距离和计算模型，前瞻性的研究两种光谱资料的相似性，结果表明两种光谱检测相似性为 0.83（95% 可信区间，0.70 ~ 0.93），达到了研究的主要终点[32]。

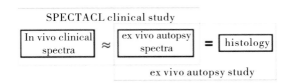

图 4-43　SPECTACL 临床和体外解剖研究的方法学，验证在体标本（标本无法进行组织学验证）的光谱资料和体外解剖标本（可进行组织学的标本染色鉴定）光谱结果对等性

二、临床应用

基于上述临床前研究结果，2008 年 4 月，FDA 批准 NIRS 应用于临床检测 LCP 和评估冠状动脉 LCBI[34,35]。至 2010 年 2 月，共有 20 家医院，约 700 个病人接受了该项检查。

NIRS 的初步使用提示该系统具有多种用途，当然这些用途需要在今后的研究中进一步确认。这些应用大概可分为三类：

1. 促进支架操作的安全性。

2. 预防经皮冠状动脉介入治疗术后患者再次发生冠状动脉狭窄事件（经皮冠状动脉介入治疗术后 3 年有 20% 冠状动脉事件，一半发生于支架植入处，一半发生于新的位置[64,36]）。

3. 冠心病一级预防中，作为多步骤检查策略中的一个方法。

多个中心正在就第 1 类和第 2 类 NIRS 的临床应用展开研究。而支架安全性和二级预防研究的成功，也必将促进一级预防的开展。当然，作为一级预防的检查方法，NIRS 可能需要生物标志物和无创检查的共同发展研究。

一个拟纳入 1000 例患者的注册研究由 InfraReDx 公司（美国马萨诸塞州柏林顿）发起，主要研究 NIRS 发现和随后 2 年内的相关事件的关系。截止至 2010 年 2 月，研究已纳入 200 例患者[37]。

(一) NIRS 的应用增加了支架的安全性　多家早期冠状动脉内使用 NIRS 的医院都观察到，在需要球囊扩张的狭窄部位常有大角度的 LCP。在 LCP 部位进行球囊扩张容易发生无复流或慢血流，并有心肌酶的升高[38,39,40]，这与 IVUS-VH 检查发现一致。后者研究发现，对 VH 预测的大的坏死核进行扩张更加容易引起肌钙蛋白的升高[41]。

　　图4-44 显示的是一个患者冠状动脉造影和 NIRS 化学图谱结果。NIRS 显示在 RCA 近段中度狭窄处无 LCP，狭窄的罪犯斑块有大角度 LCP，以及远段无狭窄处小的 LCP。在中段大角度 LCP 处进行球囊血管成形中发生无复流、严重的心动过缓和低血压（图4-45）。经过 CPR，药物支持治疗和支架术后，病人的心律、血压和造影结果得以改善。但是患者仍然发生了围术期心肌梗死（MI），需要在 ICU 监护治疗 1 天。图4-46 显示的是一个相似的病例，在长的大角度 LCP 狭窄部位进行经皮冠状动脉介入治疗导致无复流的发生，肌钙蛋白升高至 0.7ng/ml。

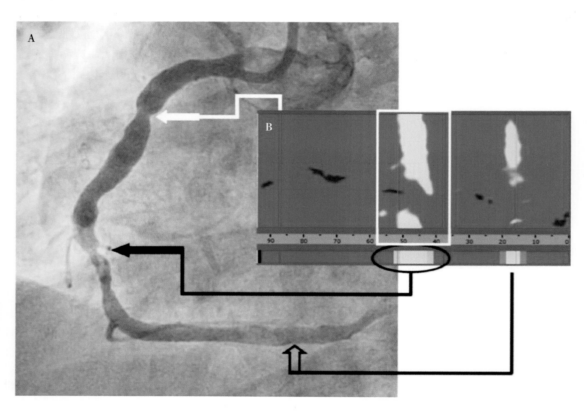

图4-44   血管造影（A）和化学图谱（B）

图中显示近段中度狭窄处无 LCP（白色实箭头），在狭窄的罪犯斑块处有一个巨大的大角度 LCP（黑色实箭头），以及远段无狭窄处的小 LCP（空心箭头）（病例来自于 Dr. Simon Dixon，Beaumont Hospital，Royal OAK，MI，USA）

　　在 COLOR 注册研究中，28 例稳定 CAD 患者监测围术期 MI，其中有 4 例发生了 MI（图4-47）。在这个小样本的回顾分析中，能引起围术期 MI 的 LCP 被认为具有三个特点：

　　1. 在 2mm 垂直化学光谱切片中，黄色角度≥300°。

　　2. 在区段化学图谱中，黄色区段纵向长度≥4mm。

　　3. 位于扫描动脉的近段或中段。

　　表4-5 显示按照这一分类方法，预测围术期 MI 的敏感性为 100%，特异性 96%。根据这一回顾性分析结果，一个前瞻性的研究正在进行中，用于验证这一 LCP 和围术期 MI 关系的假说。另外，即将开展的一个随机临床试验，入选 NIRS 预测的球囊扩张后有可能导致围术期 MI 的病例，验证血栓保护装置（EPD）的作用。

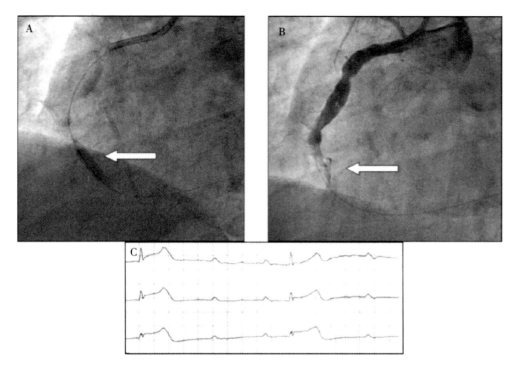

图 4-45　图 4-44 中的患者进行球囊扩张时（A）和球囊扩张后（B）的血管造影图

　　图中显示患者发生无复流现象，严重的心动过缓，一过性的房室传导阻滞和 ST 段改变（C），以及严重的低血压（病例来自于 Dr. Simon Dixon，Beaumont Hospital，Royal OAK，MI，USA）

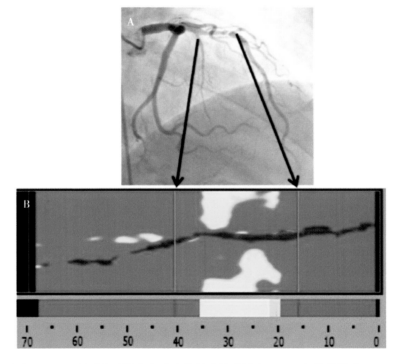

图 4-46　经皮冠状动脉介入治疗前的血管造影和（A）和化学图谱（B）

　　图中显示在狭窄处有长的大角度 LCP。该部位经皮冠状动脉介入治疗后，患者肌钙蛋白升高至 0.7ng/ml（病例来自于 Dr. Emmanouil S. Brilakis，VA North Texas Health Care Systems，TX，USA）

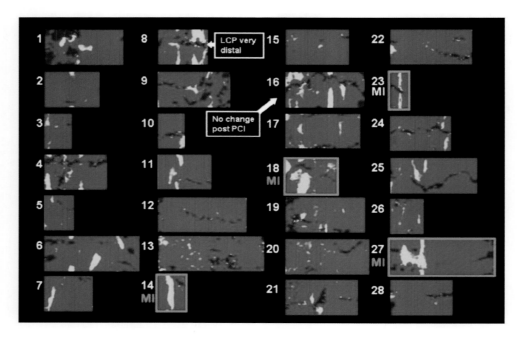

图 4-47　28 例稳定型心绞痛患者的化学图谱

围术期 MI 患者的图谱由绿线框标记

表 4-5　COLOR 注册研究中（参考图 4-47），LipiScan™预测围术期 MI 的分类标准和研究结果

	True MI risk by LipiScan™	False MI risk by LipiScan™
True MI（≥3×ULN）	4	0
False MI（<3×ULN）	1	23

　　对比球囊扩张前后，LCP 在扫描光谱中的消失，有力的证明了远端栓塞是导致围术期 MI 原因的假说。在很多病例中，富脂质狭窄病变处远端的滤网能在球囊扩张后捕捞到黄色物质。

　　NIRS 的另一个作用是有助于选择支架的长度[42]。根据造影结果判断狭窄长度，进行支架定位常会出现问题[43]。通常认为，支架应当根据血管近端和远端正常参考血管直径，覆盖冠状动脉狭窄病变。然而 IVUS 成像中经常能发现，具有斑块负荷和正性重构的血管，其血管参考直径也是正常的[44]。另外，尸检报告发现，支架端覆盖在 LCP 处容易引起支架内血栓[45]。NIRS 因为能对 LCP 进行精确定位，所以能根据血管床的条件，选择更长或更短的支架，有效避免上述情况的发生。依据 NIRS 结果选择支架长度对临床预后的影响有待于长期的进一步研究。

　　LCP 亦是植入金属裸支架（BMS）或药物洗脱支架（DES）的一个决定因素。Joner 等报道，DES 支架梁透入坏死核和晚期支架血栓相关[46]。Oyabu 等通过血管镜发现，DES 置入黄色斑块（推测是 LCP）比置入非黄色斑块（推测不是 LCP）发生血栓的概率更高[47]。Farb 等发现，支架梁渗入 LCP 会增加急性炎症的发生[48]。脂质也可能影响 DES 药物的分布和吸收，支架和血管壁的贴靠，以及 BMS 和 DES 之间内皮化的差异[49]。

　　NIRS 也具有指导治疗非血流限制性狭窄病变，即中度冠状动脉狭窄的潜在用途。目前，这类病变被认为无需置入支架。有时 FFR 被认为是判定该病变是否需要置入支架的金标准[50]。但是初步的证据表明，斑块越容易破裂（图4-47），病变越容易快速进展（图4-48），LCP的存在使得支架置入的预后变得更加复杂[46-49]，因此，LCP本身带来的风险可能比支架置入的风险来得更大。如果是这样，我们能做一个在中度狭窄但是存在LCP的病变中置入支架的随机临床试验来验证我们的假说。COLOR，作为一个长期的NIRS注册研究，其中有一个研究终点是非狭窄脂核病变的预后。

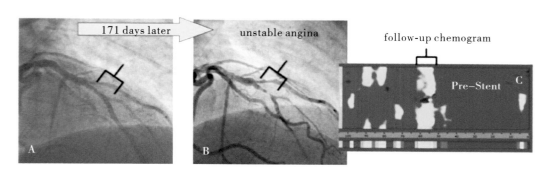

图 4-48 狭窄病变快速进展一例

A：59岁男性患者进行右冠状动脉经皮冠状动脉治疗时，造影显示左前降支无明显病变。B：171天后，患者出现不稳定型心绞痛，造影显示左前降支接近完全闭塞。C：支架前的化学光谱显示大角度的长LCP病变，该病变很有可能在基线状态下就存在（病例来于 Dr. James Goldstein and Dr. Simon Dixon，William Beaumont Hospital，Royal Oak，MI，USA）

（二）其他临床应用 NIRS的临床应用还包括在严重的梗阻性或非梗阻性LCP（LCBI很高）患者中的强化调脂治疗。常规检查的血脂异常和CAD之间的相关性并不强。事实上，结合多个其他传统危险因素，急性冠状动脉事件高发的患者往往是低或中危的[51]。但如果血管内光谱分析发现有血管壁的脂质沉积，而不是依据单纯的血浆脂质检查结果，相信我们会给予这些患者更强的降脂治疗。目前我们有很多强化降低LDL（如大剂量/强效他汀、吸附法）和升高HDL（ω-3脂肪酸、烟酸、贝特类药物、HDL直接输注法和CETP抑制剂）的方法。大量LCP的存在可能需要更强的，或是不同类型的抗栓治疗。由此可能带来随机临床研究中治疗策略和健康教育的改变。

另一个NIRS可能带来的影响是对经皮冠状动脉介入治疗或CABG治疗选择的判断[52]。例如，一个三支病变的患者，所有的三支血管都是无LCP的纤维斑块，该患者可能更适合经皮冠状动脉介入治疗；相反的，如果LCP是主要罪犯病变，并可能带来支架贴壁不良、斑块脱垂或晚期支架内血栓，所有的三支血管均有弥漫性的脂质沉积，不论管腔狭窄与否，CABG可能是更好的选择。

（三）药物研发 NIRS检测可以作为斑块的转归/稳定的替代终点，因此被用于抗动脉粥样硬化的药物研发中。药物的有效性需要和冠状动脉事件和死亡密切联系在一起，但我们希望实验中药物效应能发挥的更快，实验的参与者能更少。IVUS和颈动脉内膜-中膜厚度（cIMT）作为药效评估的指标就具有上述特点，但他们测量的是血管壁厚度，而不是成分。因此，当研究药物对事件率的效应时，仍然需要大型临床实验的长期观察来显示治疗组和对照组之间的差异[53,54]。

IVUS更适用于测量斑块的大小，而不是成分。因此，直接评估斑块的脂质成分可能比IVUS能更好的鉴定药物的有效性。当然，斑块结构和成分互补性的共同测量对治疗效果的评估是最佳的。在应用IVUS测量动脉粥样硬化斑块体积百分比变化时，可以有目的的选择脂核斑块进行测量，这样可以显著增加这一敏感的量化测量方法的敏感性。

对于一个比较基线和随访值的临床研究，检测方法的可重复性非常重要，这样才能把治疗引起的变化和其他原因导致的变异区别开来。评估一个治疗方法的试验，其规模很大程度上决定于治疗效应的大小和终点测量的可重复性。目前，大多数新治疗方法的研究都是在他汀的强效治疗背景下开展的，因此，额外的获益可能很小。NIRS已被证实具有非常出色的测量可重复性[55]，其潜在的检测误差可能来源于导管位置不同、不同的NIRS导管和导线。

（四）治疗试验 正在荷兰鹿特丹胸科中心进行的IBIS-3（integrated biomarker and imaging study）试验通过NIRS检测观察，瑞舒伐他汀强化降脂治疗对未干预（经皮冠状动脉介入治疗）的冠状动脉斑块成分的影响。入选350例患者，比较基线和随访一年后的化学光谱，用以评估治疗对LCP的影响。也有一些其他的研究正在进行，并纳入新的研究终点，如血管局部LCBI的变化，IVUS定量检测经NIRS证实存在LCP的斑块变化：

- 注册血管段LCBI的变化百分比（ΔpLCBI）。记录基线和随访的化学光谱，进而计算被注册的相应血管段LCBI变化百分比。
- LCP阳性处动脉粥样硬化斑块体积百分比的变化（ΔPAV-NIR）。在NIR证实存在LCP的冠脉血管段，根据文献[56]计算ΔPAV（图4-49B）。
- LCP阳性处标准化的总动脉粥样硬化斑块体积变化（ΔnTAV-NIR）。在NIR证实存在LCP的冠状动脉血管段，根据文献[56]计算ΔnTAV（图4-49B）。
- 最严重的10mm血管段LCBI变化百分比。
- 最严重的10mmΔLCBI（基线→随访）。基线状态下，计算每个可能的10mm病变血管段LCBI值，对比随访时相应的LCBI，计算LCBI变化百分比（图4-49A）。
- 最严重的10mmΔLCBI（随访←基线）。随访时，计算每个可能的10mm病变血管段LCBI值，对比基线时相应的LCBI，计算LCBI变化百分比（图4-49A）。

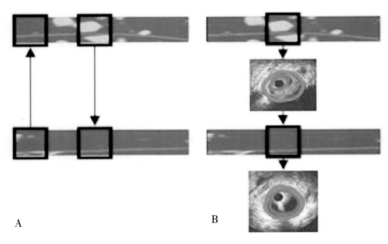

A B

图4-49 ΔLCBI 代表性图片

最严重的10mm血管段ΔLCBI（基线→随访和随访←基线）（A）和基线状态LCP阳性处，IVUS参数的变化（B）

（五）临床前应用 心血管药物研发的一个重要步骤是从动物研究过渡到临床研究。动物实验的两个常用动物是兔子和猪，它们的血管和人冠状动脉直径相仿，故我们可以用相同的NIRS导管进行动物实验。高脂喂养和（或）球囊损伤的兔主动脉，以及糖尿病性高脂血症（DM/HC）猪冠状动脉中的研究已经取得了很多结果（图4-50）。

三、NIRS和其他冠状动脉内成像技术的关系

（一）血管内超声 NIRS可以准确、快速的检测LCP，但不能测量管腔和斑块的大小，不能评

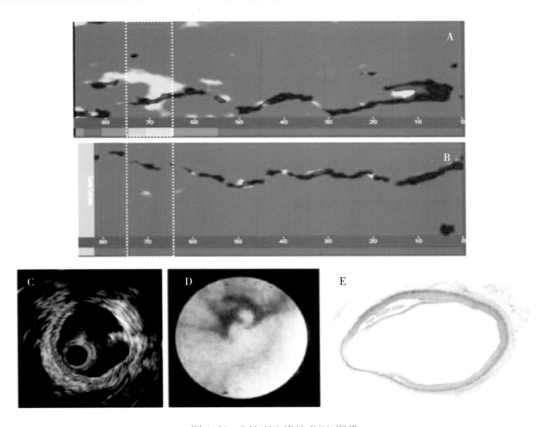

图 4-50　DM/HC 猪的 RCA 图像

　　70mm 处，3 个月时的化学光谱（A）显示相当大的 LCP，6 个月时该血管段 LCP 已消失（B）随访 6 个月，猪被处死，随后进行 IVUS（C），血管镜（D）和组织学（E）检查，显示 LCP 的侵袭和破裂（资料来源于 Dr. Robert Wilensky，Hospital of the University of Pennsylvania，Philadelphia，PA，USA）

估支架膨胀是否良好。相反，血管内超声（IVUS）可以很好的鉴定血管壁的结构特征，量化管腔直径，评估支架膨胀情况。因为 IVUS 的灰度常能勾勒管腔和血管外弹性膜（EEM），因此，可以计算出管腔横截面面积和斑块负荷[56]。斑块负荷还能和斑块长度一起计算出斑块体积。但是正如图 4-36 的 B 和 C 所示，仅仅测量斑块负荷而不考虑斑块成分是远远不够的。

　　根据钙化结构导致的声阻增高及声影，IVUS 容易鉴定血管钙化，但对其他斑块成分，如脂质，其鉴定能力有限[57]，主要是因为声音通过特定介质和介质中化学成分时的速度相关性并不强，只是通过成像中的低回声信号来推测脂质的存在。而事实上，血栓和纤维斑块也可产生低回声信号，从而导致假阳性。

　　钙化可以通过降低局部信号模拟 LCP，或者当声影很强时，IVUS 甚至不能探测到钙化区后方的信号反射[58]。支架梁也可通过局部声影模拟 LCP 的信号特征。通过对超声信号频率更为复杂的分析，可以得出比灰阶 IVUS 更加详实的斑块特征信息。IVUS-VH，背向散射积分（IB），血管弹性图和内膜硬度图都是通过射频信号来推测斑块构成[59]。这些方法都是间接的，根据声音信号的差异来反映斑块的化学成分。另外，目前对斑块分类的定义主要依据灰阶 IVUS 的参数（如斑块负荷阈值上的连续帧数[60]），也使射频分析技术的应用受到限制。

　　坏死核的 IVUS 测量与组织学验证结果的一致性仍存在一定争议[61,62]。另外，IVUS 测量时需要手工画出多个断层面的管腔和 EEM 界限。这一手工步骤也一定程度上限制了 IVUS 的临床应用。尽管 IVUS 对斑块的检测技术存在上述很多不足，多个研究仍提示其和临床事件的密切相关性，以及对斑块风险预测所提供有意义的价值[63,64]。

（二）血管镜　血管镜和 NIRS 的原理相似，不同的是前者使用可见光，后者使用近红外光。血管镜可依靠人视觉系统广泛的色彩差异，而不是良好的分辨率。而 NIRS 不同于可见光的优势在于它能穿透血流，而不需要像血管镜那样，需要反复堵塞血管和冲洗。NIRS 具一定的组织穿透力，能和组织中的相关分子相互作用，提供更多的生化信息。

血管镜使用特殊的光纤冠状动脉导管，观察血管壁表面颜色和特征。在无血流视野，血管镜观察到的"亮黄色"斑块即被认为是脂核斑块，与冠状动脉事件风险的增加相关[65,66]。目前，血管镜还没有在临床中广泛开展，其原因可能包括设备商业供应少，需要堵塞血管和盐水冲洗[67]，设备的尺寸，导管的输送性和可操作性。

（三）光学相干体层摄影术/光学频域成像　光学相干体层摄影术（OCT）是采用光干涉技术，对光学散射介质，如生物组织进行扫描，获得三维高分辨率图像。OCT 导管系统已被研发并应用于包括冠状动脉在内的血管床中[68]。由于近红外光具有很好的组织穿透性，冠状动脉内 OCT 经常采用近红外光来成像，有时容易和 NIRS 混淆在一起。与分析波长依赖性的吸收或发射的方法不同，OCT 通过测量反射光的时间延迟，更像是一种类似 IVUS 成像的光学技术[69]。

在现有的成像设备中，OCT 能达到的空间分辨率最高，约为 $10\mu m$（IVUS 分辨率为 $100\mu m$），因此是测量脂核纤维帽厚度的最佳方法[70]。OCT 也能很好的鉴定冠状动脉内血栓、支架膨胀以及支架梁对组织的覆盖。早期的 OCT 系统需要冠状动脉堵塞和生理盐水冲洗，以清除视野中的血液。新一代的 OCT 技术，即光学频域成像（OFDI）提高了影像获取速度，可以在单次生理盐水冲洗中进行完整的血管成像，而不再需要堵塞冠状动脉血管[71]。

OCT 也有报道用于检测 LCP[72,73]。与 IVUS 的方法学类似，OCT 检测 LCP 也有赖于信号的局部消失，因此，也会因为钙化的出现和组织穿透深度的问题影响其检测的准确性。有限的组织穿透深度不利于 EEM 边界的成像，影响斑块负荷的计算。OCT 检测 LCP 也需要专业人士对多个断层切面的观察，比较耗时。在这一点上也不如 NIRS，它可在导管回撤后迅速自动完成 LCP 的图谱。

有研究报道显示，OCT 能观察到急性 MI 相关的斑块和稳定型心绞痛相关的斑块之间的差异[74]。Sawada 等发现某一患者的一个薄帽 LCP 发生破裂并导致不稳定型心绞痛[75]。目前仍缺乏大规模人群中，OCT 对冠状动脉事件的预测研究。

（四）拉曼光谱　拉曼光谱是一项与漫反射 NIRS 密切相关的分析技术。在拉曼光谱里，样本经过入射光照射后发生光子散射，根据激发光和释放光子波长特征性的变化来鉴定样本。拉曼波长位移所对应的分子振动模式与红外光谱所观察到的振动模式二者相互重叠而互为补充。由于拉曼光谱其高度特异性的光谱模式，使其对于有机化合物的正向验证方面具有与红外相似的能力。拉曼位移可以利用一系列不同波长的激发光观察到，而激发光光源的选择则可基于实际测量的需要，如组织穿透深度、可用的激光能量、光学物质以及检测器等。

拉曼光谱分析的主要困难在于信号微弱，存在荧光背景等。良好的拉曼散射截面积是 $10^{-29}cm^2$。在有机和生物化合物的分析中，如此低的拉曼信号必需要和强度高出其数倍的背景荧光区分开来。另外，用来传送信号的光纤材料本身也可能产生拉曼或者荧光信号，低波长的激光常被应用到生物监测中[76]。尽管存在这些挑战，冠状动脉内拉曼光谱导管系统已被成功的建立起来并取得初步的结果[77,78,79]。目前探测器是否需要与血管壁接触还不清楚，这可能会阻碍其进一步应用于患者[80]。

（五）多种方式成像-NIRS 和 IVUS 联合导管　新一代冠状动脉内 NIRS-IVUS 联合导管已经由荷兰鹿特丹胸科中心的生物医学工程集团和美国马萨诸塞州柏林顿的 InfraReDx 公司联合研发成功[81]。该导管系统在鹿特丹胸科中心已经使用了 10 例患者，可同时获得有关斑块结构和成分的信息。NIRS 和 IVUS 两种技术的互补性，使得该联合技术具有很好的应用前景。

四、总结

● 斑块成分是冠状动脉疾病状态的重要特征，之前的成像技术并不能准确、快捷的获取这一信息。

● 有/无脂核是关系到支架安全性和斑块破裂危险的重要参数之一。

● 作为测量生物基质中脂质成分的方法，NIRS 具有非常可靠的理论基础。

● 冠状动脉内 NIRS 已被成功研发和严格验证，可以作为支架术中检测脂核斑块的准确方法。

● 早期的临床应用显示，NIRS 有助于确定球囊扩张后血栓栓塞性梗死的危险、支架长度、支架手术的选择和药物治疗的强度。

● NIRS 能预测慢血流或无复流相关的围术期 MI，这有助于我们采取直接支架术或使用血管扩张剂等预防措施。有关这些措施和远端保护装置的随机试验尚未开展。

● 对斑块成分和结构的检测，NIRS 和 IVUS 具有优势互补性，NIRS-IVUS 联合导管已经被构建成功。

● 关于 NIRS 指导下的治疗策略促进支架手术预后，以及 NIRS 检测结果和新发冠状动脉事件的相关性的长期临床研究有待进一步开展。

（王韶屏　王东琦）

参 考 文 献

[1] Virmani R，Kolodgie FD，Burke AP，et al. Lessons from sudden coronary death：a comprehensive morphological classification scheme for atherosclerotic lesions. Arterioscler Thromb Vasc Biol，2000，20：1262 – 1275.

[2] Virmani R，Burke AP，Farb A，and Kolodgie FD，Pathology of the vulnerable plaque. J Am Coll Cardiol，2006，47：C13 – 18.

[3] Naghavi M，Libby P，Falk E，et al. From vulnerable plaque to vulnerable patient：a call for new definitions and risk assessment strategies：Part I. Circulation，2003，108：1664 – 1672.

[4] Caplan JD，Waxman S，Nesto RW，et al. Near-infrared spectroscopy for the detection of vulnerable coronary artery plaques. J Am Coll Cardiol，2006，47：C92 – 96.

[5] Gardner CM，Tan H，Hull EL，et al. Detection of lipid core coronary plaques in autopsy specimens with a novel catheter-based near-infrared spectroscopy system. JACC Cardiovasc Imaging，2008，1：638 – 648.

[6] Moreno PR，Lodder RA，Purushothaman KR，et al. Detection of lipid pool，thin fibrous cap，and inflammatory cells in human aortic atherosclerotic plaques by near-infrared spectroscopy. Circulation，2002，105：923 – 927.

[7] http：//www. fda. gov/NewsEvents/Newsroom/PressAnnouncements/200 8/ucm116888. htm.

[8] http：//www. fda. gov/ForConsumers/ConsumerUpdates/ucm048709. htm.

[9] Nair A，Kuban BD，Tuzcu EM，et al. Coronary plaque classification with intravascular ultrasound radiofrequency data analysis. Circulation，2002，106：2200 – 2206.

[10] Nasu K，Tsuchikane E，Katoh O，et al. Accuracy of in vivo coronary plaque morphology assessment：a validation study of in vivo virtual histology compared with in vitro histopathology. J Am Coll Cardiol，2006，47：2405 – 2412.

[11] Schaar JA，de Korte CL，Mastik F，et al. Intravascular palpography f or high-risk vulnerable plaque assessment. Herz，2003，28：488 – 495.

[12] Baldewsing RA，Schaar JA，Mastik F，et al. Local elasticity imaging of vulnerable atherosclerotic coronary plaques. Adv Cardiol，2007，44：35 – 61.

[13] Mark H，Workman J. Chemometrics in Spectroscopy，Academic Press，2007.

[14] Williams P，Norris K. Near-Infrared Technology in the Agriculture and Food Industries，edn 2. St. Paul，M. N.：American Association of Cereal Chemists Inc.，2001.

[15] Ciurczak EW，Drennen JK. Pharmaceutical and Medical Applications of Near-Infrared Spectroscopy New York：Marcel Dekker，2002.

[16] Mendelson Y. Pulse oximetry：theory and applications for noninvasive monitoring. Clin Chem 1992，38：1601 – 1607.

[17] Lodder RA, Cassis L, Ciurczak EW. Arterial Analysis with a Novel Near-IR Fiber-Optic Probe. Spectroscopy, 1990, 5:12 - 17.

[18] Cassis LA and Lodder RA. Near-IR imaging of atheromas in living arterial tissue. Anal Chem, 1993, 65: 1247 - 1256.

[19] Jaross W, Neumeister V, Lattke P, et al. Determination of cholesterol in atherosclerotic plaques using near infrared diffuse reflection spectroscopy. Atherosclerosis, 1999, 147:327 - 337.

[20] Neumeister V, Scheibe M, Lattke P, et al. Determination of the cholesterol-collagen ratio of arterial atherosclerotic plaques using near infrared spectroscopy as a possible measure of plaque stability. Atherosclerosis, 2002, 165:251 - 257.

[21] Moreno PR, Lodder RA, Purushothaman KR, et al. Detection of lipid pool, thin fibrous cap, and inflammatory cells in human aortic atherosclerotic plaques by near-infrared spectroscopy. Circulation, 2002, 105:923 - 927.

[22] Moreno PR, Ryan SE, Hopkins D. Identification of lipid-rich aortic atherosclerotic plaques in living rabbits with a near infrared spectroscopy catheter. J Am Coll Cardiol, 2001, 37:3A.

[23] Dempsey RJ, Davis DG, Buice RG, et al. Biological and Medical Applications of Near-Infrared Spectrometry. Applied Spectroscopy, 1996, 50:18A - 34A.

[24] Wang J, Geng YJ, Guo B, et al. Near-infrared spectroscopic characterization of human advanced atherosclerotic plaques. J Am Coll Cardiol, 2002, 39:1305 - 1313. [25] Moreno PR, Ryan SE, Hopkins D, et al. Identification of lipid-rich plaques in human coronary artery autopsy specimens by near-infrared spectroscopy. J Am Coll Cardiol, 2001, 37:356A.

[26] Marshik B, Tan H, Tang J, et al. Discrimination of lipid-rich plaques in human aorta specimens with NIR spectroscopy through whole blood. Am J Cardiol, 2002, 129H.

[27] Marshik B, Tan H, Tang J, et al. Detection of thin-capped fibroatheromas in human aorta tissue with near infrared spectroscopy through blood. J Am Coll Cardiol, 2003, 41:42.

[28] Waxman S, Tang J, Marshik BJ, et al. In vivo detection of a coronary artificial target with a near infrared spectroscopy catheter. Am J Cardiol, 2004, 94:141E.

[29] Waxman S, Khabbaz K, Connolly R, et al. Intravascular imaging of atherosclerotic human coronaries in a porcine model: a feasibility study. Int J Cardiovasc Imaging, 2008, 24:37 - 44.

[30] Gardner CM, Lisauskas J, Hull EL, et al. A catheter-based near-infrared scanning spectroscopy system for imaging lipid-rich plaques in human coronary arteries in vivo. [Internet]. In: Next-Generation Spectroscopic Technologies. Boston, MA, USA: SPIE, 2007. p. 67650G - 8. [cited 2009 Feb 3] Available from: http://link. aip. org/link/? PSI/6765/67650G/1.

[31] Brown CD, Davis HT. Receiver operating characteristic curves and related decision measures: a tutorial, Chemometrics and Intelligent Laboratory Systems, 2006, 80:24 - 38.

[32] Waxman S, Dixon SR, L'Allier P, et al. In vivo validation of a catheter-based near-infrared spectroscopy system for detection of lipid core coronary plaques: initial results of the SPECTACL study. JACC Cardiovasc Imaging, 2009, 2: 858 - 868.

[33] http://www. clinicaltrials. gov/ct2/show/NCT00330928.

[34] http://www. fda. gov/bbs/topics/news/2008/new01827. html.

[35] Maini B. Clinical coronary chemograms and lipid core containing coronary plaques. JACC Cardiovasc Imaging, 2008, 1: 689 - 690.

[36] Ross R. Atherosclerosis - an inflammatory disease. N Engl J Med, 1999, 340:115 - 126.

[37] http://www. clinicaltrials. gov/ct2/show/NCT00831116.

[38] Maini B, Brilakis ES, Kim M, et al. Association of Large Lid-core Plaque Detected by Near Infrared Spectroscopy with Post Percutaneous Coronary Intervention Myocardial Infarction. submitted to ACC, 2010.

[39] Goldstein JA, Grines C, Fischell T, et al. Coronary embolization following balloon dilation of lipid-core plaques. JACC Cardiovasc Imaging, 2009, 2:1420 - 1424.

[40] Schultz CJ, Serruys PW, van der Ent M, et al. First-in-man clinical use of combined near-infrared spectroscopy and

intravascular ultrasound: a potential key to predict distal embolization and no-reflow? J Am Coll Cardiol, 2010, 56：314.

[41] Kawaguchi R, Oshima S, Jingu M, et al. Usefulness of virtual histology intravascular ultrasound to predict distal embolization for ST-segment elevation myocardial infarction. J Am Coll Cardiol, 2007, 50：1641 - 1646.

[42] Dixon S: Detecting vulnerable plaque. Cath Lab Digest, 2009, 17：10.

[43] Liu X, Tsujita K, Maehara A, et al. Intravascular ultrasound assessment of the incidence and predictors of edge dissections after drug-eluting stent implantation. JACC Cardiovasc Interv, 2009, 2：997 - 1004.

[44] Nissen SE. Application of intravascular ultrasound to characterize coronary artery disease and assess the progression or regression of atherosclerosis. Am J Cardiol, 2002, 89：24B - 31B.

[45] Farb A, Burke AP, Kolodgie FD, et al. Pathological mechanisms of fatal late coronary stent thrombosis in humans. Circulation, 2003, 108：1701 - 1706.

[46] Joner M, Finn AV, Farb A, et al. Pathology of drug-eluting stents in humans: delayed healing and late thrombotic risk. J Am Coll Cardiol, 2006, 48：193 - 202.

[47] Oyabu J, Ueda Y, Ogasawara N, et al. Angioscopic evaluation of neointima coverage: sirolimus drug-eluting stent versus bare metal stent. Am Heart J, 2006, 152（6）：1168 - 1174.

[48] Farb A, Sangiorgi G, Carter AJ, et al. Pathology of acute and chronic coronary stenting in humans. Circulation, 1999, 99：44 - 52.

[49] Finn AV, Nakazawa G, Joner M, et al. Vascular responses to drug eluting stents: importance of delayed healing. Arterioscler Thromb Vasc Biol, 2007, 27：1500 - 1510.

[50] Fearon WF, Takagi A, Jeremias A, et al. Use of fractional myocardial flow reserve to assess the functional significance of intermediate coronary stenoses. Am J Cardiol, 2000, 86：1013 - 1014, A10.

[51] Naghavi M. Preventive Cardiology: the SHAPE of the future A Synopsis from the Screening for Heart Attack Prevention and Education（SHAPE）Task Force report. Herz, 2007, 32：356 - 361.

[52] Eagle KA, Guyton RA, Davidoff R, et al. ACC/AHA 2004 guideline update for coronary artery bypass graft surgery: a report of the American College of Cardiology/American Heart Association Task Force on Practice Guidelines（Committee to Update the 1999 Guidelines for Coronary Artery Bypass Graft Surgery）. Circulation, 2004, 110：e340 - 437.

[53] Nissen S. E, Nicholls SJ, Sipahi I, et al. Effect of very high-intensity statin therapy on regression of coronary atherosclerosis: the ASTEROID trial. JAMA, 2006, 295：1556 - 1565.

[54] Bots ML MKP, Dogan S, Plantiga Y, et al. Intensive lipid lowering may reduce progression of carotid atherosclerosis within 12 months of treatment: the METEOR study. J Inter Med, 2009, 9999.

[55] Carcia BA, Wood F, Cipher D, et al. Catheterization and Cardiovascular Interventions. Published Online：23 Feb, 2010.

[56] Nissen SE, Nicholls SJ, Sipahi I, et al. ASTEROID Investigators Effect of Very High-Intensity Statin Therapy on Regression of Coronary Atherosclerosis The ASTEROID Trial. JAMA, 295, 1555.

[57] MacNeill BD, Lowe HC, Takano M, et al. Intravascular modalities for detection of vulnerable plaque: current status. Arterioscler Thromb Vasc Biol, 2003, 23：1333 - 1342.

[58] Gonzalo N, Garcia-Garcia HM, Ligthart J, et al. Coronary plaque composition as assessed by greyscale intravascular ultrasound and radiofrequency spectral data analysis. Int J Cardiovasc Imaging, 2008, 24（8）：811 - 818.

[59] Kips JG, Segers P, Van Bortel LM. Identifying the vulnerable plaque: a review of invasive and non-invasive imaging modalities. Artery Res, 2008, 2：21 - 34.

[60] Kim SW, Mintz GS, Lim SH, et al. Ruptured thin-cappedFibroatheromas in Acute ST Elevation Myocardial Infarction: A virtual Histology Intravascular Ultrasound Analysis. Circulation, 2009, 120：S985 - S986.

[61] Sathyanarayana S, Carlier S, Li W, et al. Characterisation of atherosclerotic plaque by spectral similarity of radiofrequency intravascular ultrasound signals. EuroIntervention, 2009, 5：133 - 139.

[62] Nair A, Kuban B. D, Tuzcu EM, et al. Coronary plaque classification with intravascular ultrasound radiofrequency data analysis. Circulation, 2002, 106：2200 - 2206.

［63］ Kawaguchi R, Oshima S, Jingu M, et al. Usefulness of virtual histology intravascular ultrasound to predict distal embolization for ST-segment elevation myocardial infarction. J Am Coll Cardiol, 2007, 50：1641 – 1646.

［64］ Stone GW. PROSPECT-A Nathral History Study of Atherosclerosis Using Multimodality Intracoronary Imaging to Prospectively Identify Vulnerable Plaque. TCT, 2009.

［65］ Uchida Y, Nakamura F, Tomaru T, et al. Prediction of acute coronary syndromes by percutaneous coronary angioscopy in patients with stable angina. Am Heart J, 1995, 130：195 – 203.

［66］ Ohtani T, Ueda Y, Mizote I, et al. Number of yellow plaques detected in a coronary artery is associated with future risk of acute coronary syndrome：detection of vulnerable patients by angioscopy. J Am Coll Cardiol, 2006, 47：2194 – 2200.

［67］ Ishibashi F, Aziz K, Abela GS, et al. Update on coronary angioscopy：review of a 20-year experience and potential application for detection of vulnerable plaque. J Interv Cardiol, 2006, 19：17 – 25.

［68］ Brezinski ME, Tearney GJ, Bouma BE, et al. Optical coherence tomography for optical biopsy. Properties and demonstration of vascular pathology. Circulation, 1996, 93：1206 – 1213.

［69］ Jang IK, Bouma BE, Kang DH, et al. Visualization of Coronary Atherosclerotic Plaques in Patients Using Optical Coherence Tomography：Comparison With Intravascular Ultrasound. JACC, 39, 2002.

［70］ Bezerra HG, Costa MA, Guagliumi G, et al. Intracoronary optical coherence tomography：a comprehensive review clinical and research applications. JACC Cardiovasc Interv, 2009, 2：1035 – 1046.

［71］ Yun SH, Tearney GJ, Vakoc BJ, et al. Comprehensive volumetric optical microscopy in vivo. Nat Med, 2007, 12：1429 – 1433.

［72］ Yabushita H, Bouma BE, Houser SL, et al, Characterization of human atherosclerosis by optical coherence tomography. Circulation, 2002, 106：1640 – 1645.

［73］ Tearney GJ, Yabushita H, Houser SL, et al. Quantification of macrophage content in atherosclerotic plaques by optical coherence tomography. Circulation, 2003, 107（1）：113 – 119.

［74］ Kubo T, Imanishi T, Kashiwagi M, et al. Multiple coronary lesion instability in patients with acute myocardial infarction as determined by optical coherence tomography. Am J Cardiol, 2010, 105：318 – 322.

［75］ Sawada T, Shite J, Garcia-Garcia HM, et al. Feasibility of combined use of intravascular ultrasound radiofrequency data analysis and optical coherence tomography for detecting thin-cap fibroatheroma. Eur Heart J, 2008, 29：1136 – 1146.

［76］ Ingle JD, Crouch SR. Spectrochemical Analysis, Prentice Hall,（March 21, 1988）.

［77］ Buschman HP, Marple ET, Wach ML, et al. In vivo determination of the molecular composition of artery wall by intravascular Raman spectroscopy. Anal Chem, 2000, 72：3771 – 3775.

［78］ van de Poll SW, Romer TJ, Puppels GJ, et al. Imaging of atherosclerosis. Raman spectroscopy of atherosclerosis. J Cardiovasc Risk, 2002, 9：255 – 261.

［79］ Schaar JA, Mastik F, Regar E, e al. Current diagnostic modalities for erable plaque detection. Curr Pharm Des, 2007, 13：995 – 1001.

［80］ Cau AH, Motz JT, Gardecki JA, et al. Fingerprint and high-wavenumber Raman spectroscopy in a human-swine coronary xenograft in vivo. J Biomed Opt, 2008, 13：040501.

［81］ Regar E, Garg S, van der Ent M, et al. The first in human clinical use of a combined near infrared spectroscopy and intravascular ultrasound catheter to identify and characterize intracoronary plaque（Savoir Study）. J Am Coll Cardiol, 2010, 55：A162. E1522.

第七节　冠状动脉狭窄评价：多排螺旋CT

近年来，随着CT技术的快速进步，冠状动脉CT血管成像技术已经可以清晰显示冠状动脉的解剖结构，包括管腔狭窄和粥样斑块，并常规用于筛查冠状动脉狭窄，或者作为功能检查的替代方法。冠状动脉CT血管成像技术的阴性预测值很高。如果CT血管造影未发现冠状动脉狭窄，则可以除外冠心病。现代影像技术将冠状动脉CT血管成像和核医学的检查方法结合起来，不仅可评价冠状动脉的解剖学特点，还可评价其功能学意义。冠状动脉CT血管成像还可以评价常规冠状动脉造影所不能提供的额外信息。

冠状动脉 CT 血管成像（CT angiography，CTA）是无创性的冠状动脉检查技术，历经 10 余年的积累和发展，可以提供可靠的冠状动脉图像。虽然侵入性的冠状动脉造影在很多方面较冠状动脉 CTA 具有优势，但后者可以提供很多补充信息，有助于明确冠状动脉及其邻近的解剖结构。

一、冠状动脉 CTA

早期的冠状动脉 CTA 成像未能解决时间分辨率、空间分辨率和扫描时间等方面的技术障碍。由于受运动伪影的影响，作冠状动脉 CTA 检查时约有 1/3 以上的患者的成像不理想。减慢心率可以减少运动伪影，例如，做 16 排 CTA 检查时合并使用 β 受体阻滞剂，可使诊断的准确性大幅提高，所以若患者的心率在 65 次/分以上，可以常规使用 β 阻滞剂。此外，大约 30 秒的屏气时间常常患者难以配合。随后出现 64 排 CT 技术克服上述技术障碍，使冠状动脉 CTA 成像趋于成熟（图 4-51、图 4-52，表 4-6）[1]。如今的冠状动脉 CTA 设备中，扫描器的旋转时间在 350ms 以内，时间分辨率为 175ms。如果采用多扇区重建法还可以将不同心动周期的信息叠加起来，有效地提高了时间分辨率。双源 CT 扫描仪采用相互垂直排列的两套球管和探测器，可以将时间分辨率提高 1 倍。第二代双源 CT 机架旋转速度可以达到 280ms 时，时间分

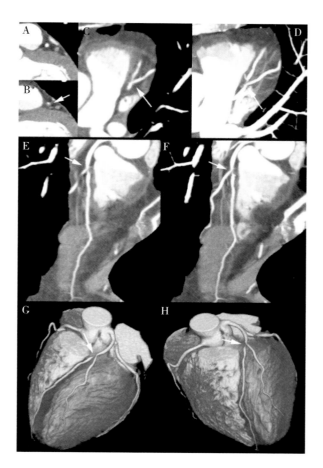

图 4-51　CTA 和三维图像重建

CTA 不同重建技术显示前降支狭窄病变（箭头），双斜位多平面重组显示冠脉短轴（A，B）和长轴（C）图像，最大密度投影（D），曲面重组（E）和最大密度投影（F）显示前降支的全程，三维容积再现图像（G，H）（改自参考文献 1）

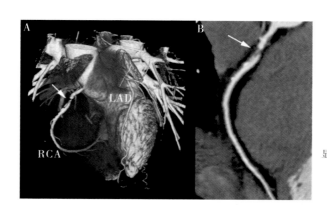

图 4-52　冠状动脉 CTA

CTA 显示右冠状动脉阻塞病变，容积再现和曲面重组图像显示右冠状动脉（RCA）重度狭窄（改自参考文献 1）

辨率可以达到75ms。双源CT由于增加了时间分辨率，减少了运动伪影，在基本不用干预心率的情况下即可提高图像质量[2]。因为多数扫描器的覆盖范围有限，需要数个心动周期来采集图像信息。如果患者有心律失常，由于心动周期不规律，可产生图像错层和运动伪影。如果采用更宽的探测器，可以进一步缩短扫描时间。320排CT可以覆盖整个心脏，使扫描时间缩短，在成像过程中不需要移动检查床，对于慢心率患者，可以实现单次心跳采集，诊断准确性较高[3]。

表4-6 64排CTA与冠状动脉造影的对比

	N	CAD	敏感性	特异性	PPV	NPV
Miller, et al[17]	291	56%	85%	90%	91%	83%
Budoff, et al[18]	230	24%	95%	83%	64%	99%
Meijboon, et al[19]	360	68%	99%	64%	86%	97%

N：人群样本；CAD：冠状动脉狭窄程度>50%；PPV：阳性预测值；NPV：阴性预测值（改自参考文献1）

　　冠状动脉CTA在技术成熟过程中，从未停止过对放射线剂量的探讨，通过对硬件和软件的改进，有效减少了放射线剂量。虽然传统的回顾性心电门控螺旋扫描在整个心动周期中曝光，但用于图像重建的多为舒张中期图像。ECG门控的管电流调制可将放射线限制在心动周期的感兴趣区。前瞻性心电触发序列扫描可将心脏CT的放射线剂量减至5mSv以下，如果用于体形瘦小的患者，可以进一步通过降低球管电压（100kV）来进一步减少辐射剂量[4]。与64排CT相比，宽探测器单次心跳采集可以降低放射线剂量，第二代双源CT大螺距扫描可将放射线剂量减至1mSv以下[5]。

二、临床应用

　　（一）冠状动脉CTA的诊断意义　　虽然冠状动脉CTA和侵入性冠状动脉造影之间有良好的相关性，但二者的结果仍常有较大差异，并且该两种解剖显像的方法仅与血管功能检查的结果部分相关[6]（图4-53）。比较CTA和各种非侵入性负荷试验的结果可发现，CTA结果不正常的患者不一定有心肌缺血，而有心肌缺血的患者其冠状动脉CTA几乎均有冠状动脉狭窄[7]。荟萃分析示，64排CT诊断>50%冠状动脉狭窄，敏感性在98%左右，特异性在90%左右，阴性预测值为95%～100%，阳性预测值为44%～93%[8]。阳性预测值不高提示CTA对冠状动脉狭窄的评价偏重，这在钙化病变尤为明显，与晕状伪影（blooming artifact）、主观因素、斑块存在和外向重构有关，这些因素可导致假阳性率增加。CTA的诊断价值在钙化较轻病变和内径较大的近段病变较高。虽然CTA的阳性预测值不高，但其不容易错过有意义的病变，诊断正常血管或管壁不规则的准确性比严重狭窄病变的特异性要高，因此，CTA在冠状动脉疾病风险较低的人群，用作冠心病筛查特别有意义。当负荷试验对患者并无特殊意义（如静息心电图不正常，或者不能进行运动试验），或者负荷试验不能提供诊断信息（运动量未达标），或者负荷试验的结论并不明确，可以考虑作冠状动脉CTA检查。有人认为，负荷试验并不完美，特别是运动心电图检查的敏感性仅为50%～70%，所以应将CTA作为可疑冠心病患者的初始筛查方法[9]。

　　CTA还可用于在非冠状动脉心脏手术前、非缺血性心力衰竭以及低危胸痛患者排除冠心病。在因突发胸痛、心电图及血心肌标志物阴性的患者中，仅有少数患者确诊为冠心病。如果CTA未发现该类患者的冠状动脉有粥样斑块，其患急性冠状动脉综合征的概率极低，CTA检查可用于快速排除冠状动脉疾病[10]。CTA的价值还在于可以除外主动脉夹层和肺栓塞等临床疾病。

　　CTA仅应在图像质量可靠的情况下进行。降低图像质量的因素有心律失常、心率过快、钙化病变、冠状动脉支架、肥胖以及患者难以配合检查的完成。当冠状动脉钙化积分大于400时，几乎所有的 CTA 检查结果均可诊断为冠心病（包括真阳性和假阳性）[11]（图 4-54）。由于 CTA 和侵入性冠状动脉造影的相关性有限以及和冠状动脉解剖狭窄预测功能狭窄的有限价值，临床不宜重复应用 CTA 监测冠状动脉斑块病变进展。

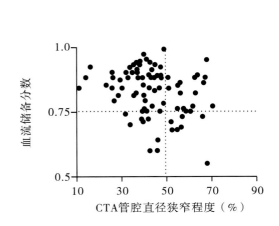

图 4-53　CTA 与血流储备分数的相关性（改自参考文献 6）

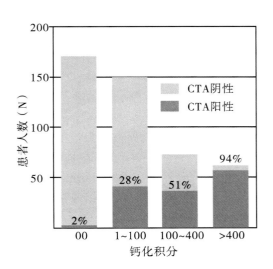

图 4-54　钙化积分与 CTA 的相关性
CTA 阳性指管腔狭窄 >50%（改自参考文献 11）

（二）冠状动脉 CTA 在冠状动脉支架术后患者的意义　X 线在金属中的衰减较软组织更多，因此，在传统 CTA 图像上，冠状动脉支架呈高密度影。由于衰减较多，容易产生伪影，造成支架段血管管腔的评价困难。晕状伪影是指因为部分容积效应（与 CT 的空间分辨率有关）或重建过程中卷积滤波的影响，支架内径在 CTA 图像上显著扩大[12]。支架本身的因素（材料、设计、大小）、扫描设备、重建算法以及心脏运动的影响可使支架内径在 CTA 图像的偏差达到 1/2[13]。所有金属支架材料中，不锈钢支架是产生伪影的最少的金属，而钴、钽及金的伪影较多；CTA 评价非金属支架（生物可降解支架）有较高的准确性。CTA 用于评价内径较大的支架，诊断价值较高。与冠状动脉造影作比较（图 4-55），荟萃分析示 64 排 CT 诊断支架内再狭窄的阴性率、敏感性和特异性为 11%、82% 和 91%[14]。

（三）冠状动脉 CTA 评价移植桥血管　静脉桥血管的内径较大，并且在心脏收缩时静脉桥血管的内径仅有轻微改变，因此，在 CTA 图像上静脉桥血管往往成像清晰（表 4-7，图 4-56）；与静脉桥血管相比，动脉桥血管内径较小，需要的金属夹较多，所以其 CTA 图像不如静脉桥血管。CTA 评价移植桥血管对硬件的要求不高，并不需要很尖端的设备和技术[15]。但是当需要评价在桥血管远端血管吻合附近的狭窄病变时，由于桥血管本身运动增强，需要采用较先进的 CTA 设备和技术[16]。移植桥血管并不是评价冠状动脉旁路移植术后患者心肌血运的难点，难点在于患者自身冠状动脉血管的分支成像和如何解释所发现的狭窄病变。由于需要外科血运重建的患者常有较弥漫和复杂的粥样硬化病，特别是有时患者心肌常有侧支循环的产生，并且有长时间亚临床桥血管血栓形成，其 CTA 评价该类患者的冠状动脉常不如勿须行外科血运重建术的患者[16]。如果冠状动脉旁路移植术后患者需要开胸作非心脏手术，CTA 还可以提供重要的解剖信息。

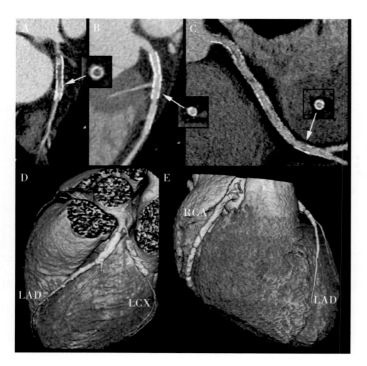

图 4-55　1 例三支病变患者冠状动脉支架术后的 CTA
A：CTA 示回旋支（LCX）支架闭塞；B：前降支（LAD）支架通
畅；C：右冠状动脉（RCA）有不同程度狭窄；D、E：三维重建图像
（改自参考文献 14）

表 4-7　CTA 评价冠状动脉病变的价值

	N	完全闭塞病变			狭窄 50%～99%		
		Excl	Sens	Spec	Excl	Sens	Spec
Pache et al[44]	31	6%	98%	89%			
Malagutti et al[45]	52	0%	96%	100%	0%	100%	94%
Ropers et al[46]	50	0%	100%	100%	0%	100%	94%
Meyer et al[47]	138				2%	97%	97%
Onuma et al[48]	53				1%～10%	100%	91%～98%

以管腔狭窄 >50% 为标准，64 排 CTA 对支架内再狭窄以冠状动脉段为基础的诊断准确性。N：患者样本；Excl：阴性率；Sens：敏感性；Spec：特异性（改自参考文献 15、16）

　　（四）CTA 对冠状动脉介入治疗的意义　　CTA 在短时间内还不能取代侵入性冠状动脉造影指导冠状动脉介入治疗，但其在一些情况下有特殊的补充价值。CTA 的空间分辨率和时间分辨率不如侵入性冠状动脉造影，但其可评价冠状动脉的三维分布和冠状动脉管壁，可以立体展示冠状动脉的分

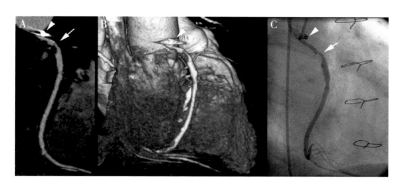

图 4-56 冠状动脉 CTA 示静脉桥血管病变、乳内动脉桥血管闭塞

CTA（A，B）和冠状动脉造影（C）均证实有至右冠状动脉静脉桥血管的
严重狭窄，同时发现至前降支的乳内动脉桥血管闭塞（改自参考文献 15）

支病变、冠状动脉畸形和阻塞的桥血管病变（图 4-57）。根据 CTA 的三维图像，可以精确测得血管分支间的夹角，有利于在术前评价冠状动脉分叉病变（图 4-58）。对于慢性闭塞病变，CTA 可以提供诸如血管闭塞段的长度、闭塞血管钙化程度等信息，在术前分析预测经皮血运重建成功的可能性（图 4-59）[17]。CTA 还可以作为血运重建的路标用于磁导航经皮血运重建术[18]。

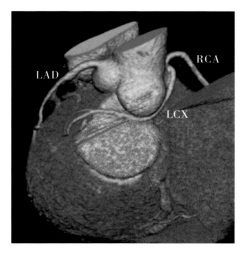

图 4-57 冠状动脉畸形

左冠状动脉回旋支起源于右冠状动脉窦。
LAD：前降支；LCX：回旋支；RCA：右冠状
动脉（改自参考文献 17）

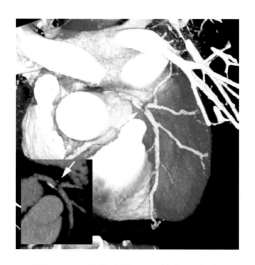

图 4-58 冠状动脉 CTA 的分叉病变

左冠状动脉主干分叉狭窄（图中箭头处）
（改自参考文献 17）

（五）冠状动脉的功能评价 CTA 可以评估冠状动脉管腔狭窄病变，根据管腔的狭窄程度可以在多数情况下诊断或排除具有血流动力学意义的冠状动脉狭窄，但对于临界病变，并不能准确判断病变是否具有血流动力学意义。对于临界病变，完成 CTA 检查后可作非侵入性的负荷试验，如心肌灌注显像（SPECT，PET，MRI）或平板运动心电图检查，旨在评价是否存在心肌缺血。近年，采用 CTA/核医学融合成像技术可以在一次检查中评价冠状动脉阻塞程度与心肌缺血的相关性，有助于判

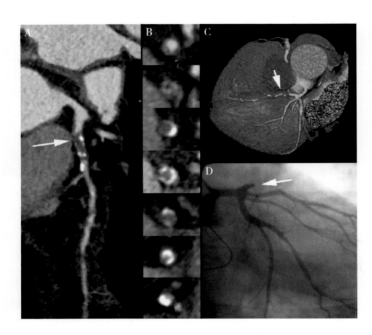

图 4-59　冠状动脉 CTA 中的完全闭塞病变

CTA（A、B、C）示前降支慢性闭塞；D：冠状动脉造影不能反映
闭塞段的长度，CTA 可以反映出闭塞段的长度，同时可以反映闭塞段
的钙化和非钙化成分以及分支血管（改自参考文献 17）

断罪犯病变。另外，CT 检查也可以进行负荷心肌灌注成像。例如，由于探测器的增宽和低剂量技术的应用，可以采用心脏 CT 进行腺苷负荷心肌灌注成像。静脉注射腺苷诱发心肌充血后，在心肌显影最强时扫描即可进行缺血心肌成像，或者在对比剂通过心肌时作动态扫描获得动态灌注成像[19]。负荷 CT 心肌灌注成像的诊断价值还需要与已成熟的技术作对比研究后才能推荐在临床应用。

（六）梗死区心肌成像　　CT 检查还可用于检查冠状动脉疾病对心肌造成的永久损伤。例如，心肌严重缺血和梗死均可出现腺苷负荷试验中的灌注缺损（图 4-60），后者在 CT 图像上表现为心肌壁变薄、扩张和（或）伴有脂肪浸润[20,21]。梗死区心肌还可以呈对比剂增强现象，其机制是梗死区心肌在对比剂注射 10 分钟后坏死和纤维化的心肌灌注延迟和冲洗延迟。虽然梗死区心肌 CT 延迟增强的程度不如 MRI，但在不适合作 MRI 检查的情况下，如起搏器术后和幽居恐怖症患者，CT 具有独特的应用价值[23]。CT 还可用于评价左心室的功能，评价舒张末期和收缩末期左心室的容量、每搏量、射血分数以及局部室壁运动，例如，在心动周期中连续扫描后，根据重建的心动周期的序列成像即可以得到上述数据。

（七）冠状动脉斑块成像　　冠状动脉 CT 最早用于评价冠状动脉的钙化斑块。X 线穿透钙化病变时有明显的衰减，不需要静脉注射对比剂即得以清晰显示。导致冠状动脉管壁钙化的病因几乎无一例外的是动脉粥样硬化，但是冠状动脉钙化不一定伴有血管管腔狭窄。无冠状动脉钙化可降低患者罹患冠状动脉严重狭窄的可能性，但不能排除有动脉粥样硬化斑块；冠状动脉钙化程度较重的患者，特别是在有症状的患者，其罹患冠状动脉狭窄的可能性增加[22]。冠状动脉钙化程度不仅与冠状动脉粥样硬化程度病变的严重程度相关，而且与不良心血管事件的风险相关。基于以上认识，对钙化病变的扫描适用于无症状患者的风险分层，特别是有传统危险因素的中危患者[23]。

冠状动脉 CTA 可以观察到血管壁的情况，区分钙化斑块与非钙化斑块，而侵入性冠状动脉造影

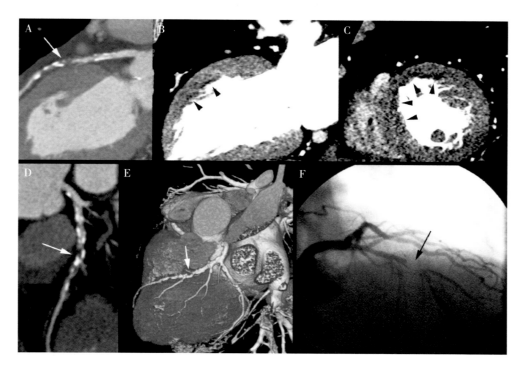

图 4-60 冠状动脉 CTA

CTA（A、D、E）和冠状动脉造影（F）示前降支严重狭窄；B、C：CTA 图像上心内膜下心肌的对比剂增强减弱（改自参考文献 20）

在这方面存在不足（图 4-61，图 4-62）。例如，有研究以冠状动脉 CTA 观察了冠状动脉管壁粥样硬化斑块的进展情况，发现粥样硬化斑块的平均年进展率为 22%（95% 可信区间为 15% ~ 30%）[24]。急性冠状动脉综合征患者作 CTA 检查，其冠状动脉粥样斑块呈低密度斑块，另外还可表现为斑块较

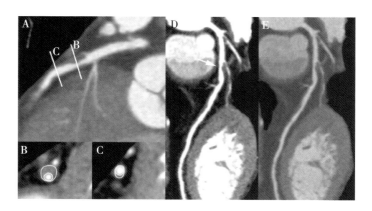

图 4-61 冠状动脉 CTA

A：前降支多节段可见非钙化性斑块，在前降支近段显示明显向外的血管重构（横断面 B 和 C）。为了更好地显示非钙化斑块，需要调节合适的窗宽和窗位（D、E）（改自参考文献 24）

大、外向重构（图 4-62）和点状钙化等不稳定斑块的特性。初步资料显示，冠状动脉 CTA 筛查出的低密度斑块和外向重构可以预测不良心血管事件的风险[25]。粥样斑块由于所含脂质成分的不同，其 X 线衰减值有所不同，但据此对不同成分的斑块进行鉴别还存在困难，扫描后所测得的数据受到空间分辨率、运动、邻近冠状动脉管壁对比剂强度等因素的影响。

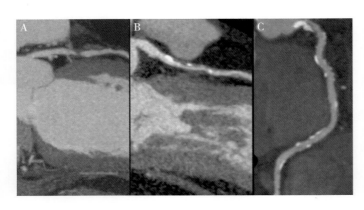

图 4-62　CTA 示冠状动脉斑块

A：前降支非钙化、严重狭窄；B：前降支复合病变；C：右冠状
动脉钙化斑块（改自参考文献 24）

三、总结

- 64 排及以上的螺旋 CT 能够可靠地用于冠状动脉成像。
- 患者的配合和适当的控制心率可以提高冠状动脉 CTA 成像的分辨率。
- 心律失常、肥胖、冠状动脉钙化和血运重建病史可以影响冠状动脉 CTA 的成像质量。
- 在低至中危患者，CTA 可以有效地排除梗阻性的冠状动脉疾病，特别适用于不能完成功能检查或功能检查意义不明确的患者。
- 对于中度狭窄病变，CTA 通常不足以评价病变的血流动力意义和是否需要作血运重建，还需要进一步作应激试验，或者可进一步作 CT 心肌灌注成像或 SPECT/PET-CTA 融合成像。
- 虽然侵入性血管造影的意义不容置疑，CTA 可以提供常规血管造影以外的信息，如三维解剖结构、开口和分叉病变、冠状动脉的慢性阻塞性疾病、桥血管疾病以及斑块成像。
- CT 对于鉴别钙化和非钙化病变、评价外向血管重构有重要价值。

（郑　斌　吕　飙）

参 考 文 献

[1] Stein PD, Yaekoub AY, Matta F, et al. 64-slice CT for diagnosis of coronary artery disease：a systematic review. J Am Med, 2008, 121：715 – 725.

[2] Leber AW, Johnson T, Becker A, et al. Diagnostic accuracy of dual-source multi-slice CT-coronary angiography in patients with an intermediate pretest likelihood for coronary artery disease. Eur Heart J, 2007, 28：2354 – 2360.

[3] De Graaf FR, Schuijf JD, van Velzen JE, et al. Diagnostic accuracy of 320-row multidetector computed tomography coronary angiography in the non-invasive evaluation of significant coronary artery disease. Eur Heart J, 2010, 31：1908 – 1915.

[4] Dewey M, Zimmermann E, Deissenrieder F, et al. Noninvasive coronary angiography by 320-row computed tomography with lower radiation exposure and maintained diagnostic accuracy：comparison of results with cardiac catheterization in a

head-to-head pilot investigation. Circulation, 2009, 120：867 – 875.

［5］ Li M, Sun G. Low-dose scan protocols in dual-source CT coronary angiography. Radiology, 2012, 263：937 – 938.

［6］ Meijboom WB, Van Mieghem CA, van Pelt N, et al. Comprehensive assessment of coronary artery stenoses： computed tomography coronary angiography versus conventional coronary angiography and correlation with fractional flow reserve in patients with stable angina. J Am Coll Cardiol, 2008, 52：636 – 643.

［7］ Hacker M, Jakobs T, Matthiesen F, et al. Comparison of spiral multidetector CT angiography and myocardial perfusion imaging in the noninvasive detection of functionally relevant coronary artery lesions： first clinical experiences. J Nucl Med, 2005, 46：1294 – 1300.

［8］ Mowatt G. , Cook JA, Hillis GS, et al. 64-Slice computed tomography angiography in the diagnosis and assessment of coronary artery disease： systematic review and meta-analysis. Heart, 2008, 94：1386 – 1393.

［9］ Nieman K, Galema T, Weustink A, et al. Computed tomography versus exercise electrocardiography in patients with stable chest complaints： real-world experiences from a fast-track chest pain clinic. Heart, 2009, 95：1669 – 1675.

［10］ Hoffmann U, Bamberg F, Chae CU, et al. Coronary computed tomography angiography for early triage of patients with acute chest pain： the ROMICAT trial. J Am Coll Cardiol, 2009, 53：1642 – 1650.

［11］ Nieman K, Galema TW, Neefjes LA, et al. Comparison of the value of coronary calcium detection to computed tomographic angiography and exercise testing in patients with chest pain. Am J Cardiol, 2009, 104：1499 – 1504.

［12］ Nieman K, Cademartiri F, Raaijmakers R, et al. Noninvasive angiographic evaluation of coronary stents with multislice spiral computed tomography. Herz, 2003, 28：136 – 142.

［13］ Maintz D, Seifarth H, Raupach R, et al. 64-slice multidetector coronary CT angiography： in vitro evaluation of 68 different stents. Eur Radiol, 2006, 16：818 – 826.

［14］ Vanhoenacker PK, Decramer I, Bladt O, et al. Van Hul E, Wijns W, Dwamena BA. Multidetector computed tomography angiography for assessment of in-stent restenosis： meta-analysis of diagnostic performance. BMC Med Imaging, 2008, 8：14.

［15］ Nieman K, Pattynama PM, Rensing BJ, et al. Evaluation of patients after coronary artery bypass surgery： CT angiographic assessment of grafts and coronary arteries. Radiology, 2003, 229：749 – 756.

［16］ de Graaf FR, van Velzen JE, Witkowska AJ, et al. Diagnostic performance of 320-slice multidetector computed tomography coronary angiography in patients after coronary artery bypass grafting. Eur Radiol, 2011, 21：2285 – 2296.

［17］ García-García HM, van Mieghem CA, Gonzalo N, et al. Computed tomography in total coronary occlusions（CTTO registry）： radiation exposure and predictors of successful percutaneous intervention. EuroIntervention, 2009, 4：607 – 616.

［18］ Ramcharitar S, Pugliese F, Schultz C, et al. Integration of multislice computed tomography with magnetic navigation facilitates percutaneous coronary interventions without additional contrast agents. J Am Coll Cardiol, 2009, 53：741 – 746.

［19］ Blankstein R, Shturman LD, Rogers IS, et al. Adenosine-induced stress myocardial perfusion imaging using dual-source cardiac computed tomography. J Am Coll Cardiol, 2009, 54：1072 – 1084.

［20］ Nieman K, Cury RC, Ferencik M, et al. Differentiation of recent and chronic myocardial infarction by cardiac computed tomography. Am J Cardiol, 2006, 98：303 – 308.

［21］ Gerber BL, Belge B, Legros GJ, et al. Characterization of acute and chronic myocardial infarcts by multidetector computed tomography： comparison with contrast-enhanced magnetic resonance Circulation, 2006, 113：823 – 833.

［22］ Nieman K, Galema TW, Neefjes LA, et al. Comparison of the value of coronary calcium detection to computed tomographic angiography and exercise testing in patients with chest pain. Am J Cardiol, 2009, 104：1499 – 1504.

［23］ Arad Y, Goodman KJ, Roth M, et al. Coronary calcification, coronary disease risk factors, C-reactive protein, and atherosclerotic cardiovascular disease events： the St. Francis Heart Study. J Am Coll Cardiol, 2005, 46：158 – 165.

［24］ Schmid M, Achenbach S, Ropers D, et al. Assessment of changes in non-calcified atherosclerotic plaque volume in the left main and left anterior descending coronary arteries over time by 64-slice computed tomography. Am J Cardiol, 2008, 101：579 – 584.

［25］ Motoyama S, Sarai M, Harigaya H, et al. Computed tomographic angiography characteristics of atherosclerotic plaques subsequently resulting in acute coronary syndrome. J Am Coll Cardiol, 2009, 54：49 – 57.

第五章　冠状动脉粥样斑块的评价

第一节　血管内激应图成像

激应图成像是通过局部组织受到血管内压力会发生变形的原理来评价其组织特性的。冠状动脉和股动脉病变的离体研究发现纤维组织和脂肪组织的张力相差非常明显，研究还证实了激应图成像对易损斑块的预测价值。在管腔管壁交界处出现高张力区域对判断易损斑块的敏感性和特异性分别为 88% 和 89%。随着三维激应图成像的发展，人们可以测量整个冠状动脉内的张力。心肌梗死或不稳定型心绞痛患者血管内的高张力点比稳定型心绞痛患者要多。此外，IBIS 研究显示，高张力点密度超过 0.9% 的急性冠状动脉综合征患者经过标准化治疗后其密度可以明显下降。IBIS 2 研究显示有易损斑块的患者经过脂蛋白相关磷脂酶 A2 抑制剂治疗 12 个月后张力值会明显下降，而经过标准化治疗患者的张力值同样会有轻度降低，但是没有统计学意义。因此，血管内激应图成像是唯一可以评价斑块成分和易损性的技术方法。

要寻找易损斑块，不仅要确定斑块的组织成分，还要测量出斑块对于血压波动产生的反应[1]。来自血液的压力都会集中在纤维帽上[2]，如果纤维帽不能承受周围的压力，斑块就会发生破裂。随着斑块进展，纤维帽承受的压力会随之增长：①纤维帽变薄；②脂质池变大；③纤维帽和脂质池的硬度差增加。此外，纤维帽的承受能力还受到炎症反应的影响，纤维帽内巨噬细胞越多，其承受力越差，因此，纤维帽的承受能力似乎比厚度更为重要[3]。熟悉冠状动脉内压力和张力的关系非常重要[4]，横截面张应力和张力的比值就是组织的硬度。血管内激应图成像通过测量血管内组织张力判断血管壁的组织结构和斑块的特征[5]，此外，钙化和非钙化斑块也很容易区分。然而激应图成像对脂肪成分的敏感性较低[6,7]。血管内超声射频数据分析确定组织成分的准确性高于激应图成像[7,8]。激应图成像测量组织局部的张力，而张力和斑块组织成分直接相关：柔软的脂肪组织的张力比坚硬的纤维组织要高。斑块中纤维成分和脂肪成分的机械特性不同[9,10,11]，因此，激应图成像可以很容易将二者区分开。值得期待的是，激应图成像可以发现血管内的高张区域，有利于判断不稳定斑块[2,12]。

一、血管内弹力图成像和激应图成像

Céspedes 等[13]和 Ophir 等[14]根据组织受到压力发生变形的原理发明了弹力图成像技术。组织的变形率和机械性能直接相关。检查时给予组织一定压力，随后收集组织变形前后产生的张力，并计算张力差[15]。将其应用在血管内成像时，压力自然是来自动脉内血液的压力。图 5-1 显示了血管内弹力图成像的原理。血管内弹力图是根据血管内压力获得的。第二张图中的压力比第一张图降低 3mmHg，根据这两张图像收集的射频信号的改变计算出张力值。自管腔边缘开始逐层显示每层组织的张力值，扫描层厚约 225μm。组织张力值是由从远到近各层张力值计算出的，同时也可以用二维

彩色法标记组织的不同张力值。我们可以在 IVUS 图像的基础上描绘弹力图。斑块偏心区域的张力值会升高。相比弹力图扫描全部斑块，激应图成像则是对斑块表面 450μm 进行扫描，这样更有利于获取斑块表面的组织特征信息，从而发现可能会发生破裂的斑块。激应图成像也可以用不同颜色标记在 IVUS 图像上。

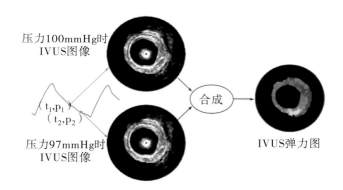

图 5-1　血管内弹力图成像原理

分别获取低压力（P_2）和高压力（P_1）下的 IVUS 图像。通过高频射频
数据测量组织张力值，然后用不同颜色标记在 IVUS 图像上。在这个例子中，
弹力图 6 点方位发现偏心软斑块，而灰阶 IVUS 并没有发现

二、临床应用

（一）判断斑块特性　最早的弹力图成像研究是由 Korte 等在离体的人类冠状动脉（$n=4$）和股动脉（$n=9$）上进行的[16]。为了模拟人体内环境，实验温度设定为室温，血管内压力设定为 80 ~ 100mmHg。冠状动脉使用 20MHz 超声导管，而股动脉使用 30MHz 超声导管，将弹力图显示在 IVUS 图像上。先通过病理学方法确定斑块性质（纤维、纤维脂肪或脂肪），再和得到弹力图进行比较。

实验结果显示，纤维组织、纤维脂肪组织和脂肪组织的张力平均值分别为 0.27% ± 0.16%、0.45% ± 0.20% 和 0.60% ± 0.13%，其中纤维组织和脂肪组织的差异最明显（$P=0.0002$），并且这种差异和动脉类型无关（无论股动脉或冠状动脉）。虽然在离体实验中证实了这三种斑块之间的张力值都有统计学差异，但是在临床实践中三种斑块成分混在一起，因此，测出的张力值可能就不会有显著的差异。利用张力数据和有限单元法，我们可以重建杨氏模量。杨氏模量是一个物理学物质参数，可用来描述物质抵抗受压变形的能力。灰阶 IVUS 中的回声强度并不能判断斑块类型（$P=0.992$）。将纤维组织、纤维脂肪组织和脂肪组织的张力值转换为杨氏模量后分别为 493kPa、296kPa 和 222kPa。尽管这些数据比 Lee 等人测量的要高[17]，但是纤维组织和脂肪组织的杨氏模量比值相似。因为纤维组织和脂肪组织的张力差异很大，并且高张力区域通常表示局部巨噬细胞浓度升高，因此，这些结果可以体现出弹力图判断易损斑块的潜在价值。

（二）寻找易损斑块　尽管斑块易损性和斑块成分有关，但是能够发现脂质或纤维成分不代表能够发现易损斑块。因此，Schaar 等[18]评价了激应图成像对易损斑块的预测能力。

研究人员使用 20MHz 的 IVUS 导管在 80 ~ 100mmHg 压力下对离体冠状动脉（$n=24$）进行激应图成像，标记出了胶原/脂肪、平滑肌细胞和巨噬细胞。易损斑块的组织学定义为巨大的脂质沉积（>40%）和巨噬细胞中重度浸润的薄纤维帽。激应图成像上易损斑块表现为高张力区域周围被低张力包围。

　　图 5-2 是易损斑块的典型表现。图中 12 点方位是高张力区，它们被低张力包围，这些区域是偏心斑块的肩部。组织学可见薄纤维帽包裹的巨大的脂质池（没有胶原和平滑肌细胞），纤维帽胶原含量少，而脂质池和纤维帽被大量巨噬细胞浸润。图 5-3 显示的是患者血管内一个易损斑块的激应图成像，可见偏心斑块肩部张力值升高。当然这不会有组织学结果。

　　研究人员对 24 根病变的离体冠状动脉中的 54 个横截面进行了研究。病理首先确定了 26 个易损斑块和 28 个非易损斑块。激应图成像发现了 26 个易损斑块中的 23 个，并判断出了 28 个非易损斑块中 25 个，其敏感性和特异性分别为 88% 和 89%，线性回归分析显示纤维帽张力与巨噬细胞数量呈高度正相关（$P < 0.006$），与平滑肌细胞数量呈高度负相关（$P < 0.0001$）。激应图成像中易损斑块的纤维帽比非易损斑块要薄（$P < 0.0001$）[18]。

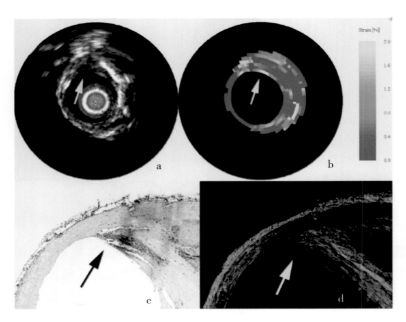

图 5-2　易损斑块的 IVUS 图像（a）和弹力图（b）

IVUS 图像中 12 点方位可见偏心斑块。弹力图显示斑块肩部为高张力区（黄色）被低张力（蓝色）包围。病理可见巨噬细胞重度浸润的巨大脂质池（c）被缺少胶原的薄纤维帽（d）包围

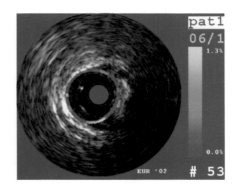

图 5-3　患者血管内易损斑块的激应图成像

斑块肩部可见高张力（黄色）偏心斑块

三、三维激应图成像

之前的研究中弹力图可以显示血管横截面的二维图像，然而动脉内张力的三维分布情况对于确定高张力点的位置、数量和分布非常重要。特别是灰阶 IVUS 并不能提供斑块易损性和斑块特性的相关性[6,7]，因此，基于 IVUS 产生的横截面图像也就不容易发现易损斑块。此外，动态监测患者血管时要在几个月后找到血管内同一个观察点相当困难。故出现了可以获取血管三维张力值的技术[19]。

在激应图成像中，导管的非平面运动常常会导致无法收集信号，从而影响了成像质量[20,21]。因此，换能器要尽量保持纵向稳定，只允许向光束方向移动，特别是不太可能在连续回撤导管的过程中获得张力图。然而，如果导管回撤速度非常慢，张力在相邻两帧图像内完成测量，那么导管回撤对成像质量的影响就会被最小化。此外，即使导管位置固定，也会在舒张期向血管远端移动，故在舒张期回撤导管就会减少非平面运动的发生。因为激应图成像是在心脏舒张期获取数据，所以在患者血管内通过回撤导管得到三维数据是可行的。尽管导管在连续回撤过程中还是会产生非平面运动，但是在同一舒张期内获得的图像相似度很高，足可以描绘出单张激应图，随后把单张激应图组合成为复合激应图[22]。单张图像的质量决定了复合图像的质量，在过去的数年中，研究人员付出很大努力以保证每张激应图的质量[23,24,25]，使复合激应图的成像质量有了明显提高。

四、临床研究

最早是 Schaar 等[26] 用 IVUS 导管在整根冠状动脉内连续回撤后获得了三维激应图成像。入选患者（$n=55$）根据临床表现分为稳定型心绞痛组、不稳定型心绞痛组和急性心肌梗死组。每名患者检查一根冠状动脉（心绞痛患者检查罪犯血管，而心梗患者检查非罪犯血管），评价其高张力斑块。

稳定型心绞痛组每根血管的高张力斑块数量（0.6 ± 0.6 个）明显少于不稳定型心绞痛组（1.6 ± 0.7 个，$P < 0.0019$）或急性心肌梗死组（2.0 ± 0.7 个，$P < 0.0001$）。C-反应蛋白水平和高张力斑块的数量呈正相关（$r = 0.65$，$P < 0.0001$）[26]。

将激应图成像作为研究终点的主要有两个试验，即 IBIS（Integrated Biomarker and Imaging Study）试验和 IBIS 2 试验。

IBIS 是一项前瞻性、观察性、单中心研究[27]。共入选 67 名冠心病介入患者，包括稳定型心绞痛、不稳定型心绞痛、非 ST 段抬高心肌梗死和 ST 段抬高心肌梗死。每名患者在基线情况下和 6 个月后分别进行了传统影像学检查（定量冠状动脉造影和 IVUS）和新型影像学检查（IVUS 激应图成像）。每种影像学检查均在同一常见血管段内进行。IBIS 研究结果显示病情越不稳定的患者体内高张力点就越多，经过标准化治疗的急性冠状动脉综合征患者高张力点密度会下降 0.9%。

IBIS 研究结果鼓舞着研究人员将激应图成像作为 IBIS2 研究的联合主要终点[28]。这是一项多中心研究，入选了 330 名造影证实的冠心病患者，比较了经过脂蛋白相关磷脂酶 A2 抑制剂治疗 12 个月后对高张力点密度的变化。

在治疗开始前，两组中每 10mm 范围内高张力点数量相当（安慰剂组和脂蛋白相关磷脂酶 A2 抑制剂组分别为 0.44 ± 0.64 个和 0.43 ± 0.63 个）。随访 12 个月后和基线值相比脂蛋白相关磷脂酶 A2 抑制剂组密度降低了 17%，而安慰剂组降低 < 1%，但是这种降低没有统计学意义。进一步分析显示，只有在基线情况下表现为高张力的血管（如斑块变形性异常）在经过脂蛋白相关磷脂酶 A2 抑制剂治疗后其高张力点密度才会发生显著降低（27%，$P = 0.009$）。

五、总结

离体和在体研究都证实了脂肪斑块的张力高于纤维斑块。此外，高张力区域提示存在易损斑块的敏感性和特异性都很高。高张力点密度和临床表现、炎性标志物呈正相关。离体实验中激应图表现为高张力区域被低张力包围对预测易损斑块的敏感性和特异性都很高。血管内激应图成像可以评价血管和斑块的局部张力，因此，可以用来寻找易损斑块。IBIS 和 IBIS2 研究提示激应图成像非常适合验证新药的疗效，有作为影像学标志物的潜能。

（吴　铮　王韶屏　王贵松）

参 考 文 献

［1］ Schaar JA, Muller JE, Falk E, et al. Terminology for high-risk and vulnerable coronary artery plaques. Report of a meeting on the vulnerable plaque, June 17 and 18, 2003, Santorini, Greece. Eur Heart J, 2004, 25：1077 – 1182.

［2］ Richardson PD, Davies MJ, Born GVR. Influence of plaque configuration and stress distribution on fissuring of coronary atherosclerotic plaques, Lancet, 1989, 21：941 – 944.

［3］ Lendon CL, Davies MJ, Born GV, et al. Atherosclerotic plaque caps are locally weakened when macrophage density is increased, Atherosclerosis, 1991, 87：87 – 90.

［4］ Céspedes EI, de Korte CL, van der Steen AFW. Intraluminal ultrasonic palpation：assessment of local and cross-sectional tissue stiffness, Ultrasound Med Biol, 2000, 26：385 – 396.

［5］ Mintz GS, Nissen SE, Anderson WD, et al. ACC clinical expert consensus document on standards for acquisition, measurement and reporting of intravascular ultrasound studies (IVUS), A report of the American College of Cardiology Task Force on Clinical Expert Consensus Documents, J Am Coll Cardiol, 2001, 37：1478 – 1492.

［6］ Prati F, Arbustini E, Labellarte A, et al. Correlation between high frequency intravascular ultrasound and histomorphology in human coronary arteries, Heart, 2001, 85：567 – 570.

［7］ Komiyama N, Berry G, Kolz ML, et al. Tissue characterization of atherosclerotic plaques by intravascular ultrasound radiofrequency signal analysis：an in vitro study of human coronary arteries, Am Heart J, 2000, 140：565 – 574.

［8］ Hiro T, Fujii T, Yasumoto K, et al. Detection of fibrous cap in atherosclerotic plaque by intravascular ultrasound by use of color mapping of angle-dependent echo-intensity variation, Circulation, 2001, 103：1206 – 1211.

［9］ Loree HM, Tobias BJ, Gibson LJ, et al. Mechanical properties of model atherosclerotic lesion lipid pools, Arterioscler Thromb Vasc, 1994, 14：230 – 234.

［10］ Loree HM, Grodzinsky AJ, Park SY, et al. Static circumferential tangential modulus of human atherosclerotic tissue, J Biomech, 1994, 27：195 – 204.

［11］ Lee RT, Richardson G, Loree HM, et al. Prediction of mechanical properties of human atherosclerotic tissue by high-frequency intravascular ultrasound imaging, Arterioscler Thromb Vasc, 1992, 12：1 – 5.

［12］ Cheng GC, Loree HM, Kamm RD, et al. Distribution of circumferential stress in ruptured and stable atherosclerotic lesions. A structural analysis with histopathological correlation, Circulation, 1993, 87：1179 – 1187.

［13］ Céspedes EI, Ophir J, Ponnekanti H, et al. Elastography：elasticity imaging using ultrasound with application to muscle and breast in vivo, Ultrason Imaging, 1993, 17：73 – 88.

［14］ Ophir J, Céspedes EI, Ponnekanti H, et al. Elastography：a method for imaging the elasticity in biological tissues, Ultrason Imag, 1991, 13：111 – 134.

［15］ Céspedes EI, Huang Y, Ophir J, et al. Methods for estimation of subsample time delays of digitized echo signals, Ultrason Imag, 1995, 17：142 – 171.

［16］ de Korte CL, Pasterkamp G, van der Steen AF, et al. Charactericterization of plaque components using intravascular ultrasound elastography in human femoral and coronary arteries in vitro, Circulation, 2000, 102：617 – 623.

［17］ Lee RT, Richardson G, Loree HM, et al. Prediction of mechanical properties of human atherosclerotic tissue by high-frequency intravascular ultrasound imaging, Arterioscler Thromb Vasc, 1992, 12：1 – 5.

［18］ Schaar JA, de Korte CL, Mastik F, et al. Characterizing vulnerable plaque features with intravascular elastography, Circulation, 2003, 108：2636.

［19］ Schaar JA, de Korte CL, Mastik F, et al. Three-dimensional palpography of human coronary arteries. Ex vivo validation and in-patient evaluation, Herz, 2005, 30：125 – 133.

[20] Konofagou E, Ophir J. A new elastographic method for estimation and imaging of lateral displacements, lateral strains, corrected axial strains, and Poisson's ratios in tissues, Ultrasound Med Biol, 1998, 24: 1183 - 1199.

[21] Kallel F, Ophir J. Three dimensional tissue motion and its effect on image noise in elastography, IEEE Trans Ultrason Ferroelectr Freq Control, 1997, 44: 1286 - 1296.

[22] Doyley MM, Mastik F, de Korte CL, et al. Advancing intravascular ultrasonic palpation toward clinical applications. Ultrasound Med Biol, 2001, 27: 1471 - 1480.

[23] Leung KY, Baldewsing RAF, Mastik F, et al. Motion compensation for intravascular ultrasound palpography. Trans Ultrason Ferroelectr Freq Control, 2006, 53: 1269 - 1280.

[24] Danilouchkine MG, Mastik F, van der Steen AF. A study of coronary artery rotational motion with dense scale-space optical flow in intravascular ultrasound. Phys Med Biol, 2009, 54: 1397 - 1418.

[25] Danilouchkine MG, Mastik F, van der Steen AF. Reconstructive compounding for IVUS palpography IEEE Trans Ultrason Ferroelectr Freq Control, 2009, 56: 2630 - 2642.

[26] Schaar JA, Regar E, Mastik F, et al. Incidence of high-strain patterns in human coronary arteries: assessment with three-dimensional intravascular palpography and correlation with clinical presentation, Circulation, 2004, 109: 2716 - 2719.

[27] Van Mieghem CA, McFadden EP, de Feyter PJ, et al. Noninvasive detection of subclinical coronary atherosclerosis coupled with assessment of changes in plaque characteristics using novel invasive imaging modalities: the Integrated Biomarker and Imaging Study (IBIS). J Am Coll Cardiol, 2006, 47: 1134 - 1142.

[28] Serruys PW, García-García HM, Buszman P, et al. Integrated Effects of the direct lipoprotein-associated phospholipase A (2) inhibitor darapladib on human coronary atherosclerotic plaque. Circulation, 2008, 118: 1172 - 1182.

第二节　拉曼光谱学检查

拉曼光谱是全世界广泛应用的一项分析技术。近十几年，技术的进步使得制造小断面柔顺的血管内拉曼导管成为可能。拉曼光谱导管系统已被建立并应用于人冠状动脉中，获得了整个管腔的化学浓度等值图。血管壁里的脂质及其亚型，如胆固醇和胆固醇酯，可被鉴定出来，浓度测量平均误差＜3%。拉曼导管系统测量的血管壁化学浓度等值图与组织学结果基本一致，尤其适用于检测薄帽的纤维粥样硬化病变。

研究者们一直在探寻多种血管内诊断技术，用于鉴定可能引起急性临床事件的动脉粥样斑块。相对于斑块的大小或者体积，斑块的成分才是决定一个斑块是否会破裂并引发临床症状的原因[1-8]。斑块的进展和转归似乎和血管壁内脂质的数量和种类有关系。内膜黄瘤或者"脂质条纹"是富含脂肪的巨噬细胞，而病理性内膜增厚（PIT）则是平滑肌细胞被细胞外脂滴和脂质池所包围的病理表现。纤维粥样斑块（FA）是更为严重的斑块，有一层纤维组织包围的坏死区域，坏死核是由无数的胆固醇裂隙、细胞碎片以及无细胞外基质部分构成。覆盖在坏死核外的纤维层厚度将 FA 和薄帽的纤维粥样斑块（TCFA）区别开来，TCFA 通常被认为是"易损斑块"[6-8]。与一般的斑块相比，易损斑块中，未酯化（自由）胆固醇占酯化胆固醇的相对数量更高[6-10]。

如同在其他领域中对未知物质的检测一样，光谱分析可以提供有关动脉壁成分更为详尽的信息。从 19 世纪 80 年代开始，研究者们开始研究一种利用激光诱发的荧光（LIF）光谱作为血管内诊断技术，但是没有取得很大成功，其原因在于 LIF 光谱对内源性组织没有特异性[11-13]。荧光通常测量的是分子周围的电子云跃迁，因此，利用其他形式的光谱来测量分子本身的运动引起了研究者们更大的兴趣。分子振动主要决定于特定分子内的原子排列，故任何分子都有其独特的光谱[14]。

两项用于测量分子内部结构的光谱技术——近红外吸收光谱和近红外拉曼光谱尤为引人注目[15,16]。与拉曼光谱相比，吸收光谱拥有更强的信号，并且在建立经皮的导管系统方面存在较少的工程难题。然而吸收光谱能够提供的信息却是相对有限的。吸收光谱可以检测通常生化分类的脂质[17]，而拉曼光谱学检查却可以检测脂质类型及其亚型，如甘油三酯、胆固醇以及其他化合物[18-20]。拉曼光谱检测和量化动脉壁中脂质类别的能力有助于鉴定斑块的类别，甚至可能提高对患者的治疗水平[21-24]。

本章概述以拉曼光谱技术为基础发展起来的血管内导管系统，介绍拉曼效应，并对读者们感兴趣的相关话题进行简要的解释。在过去的十年里，研究者们认识到单个光纤导管可以收集高波数（HW）拉曼光谱，这使得血管内拉曼技术得以快速发展，并制造出小断面柔顺的拉曼导管。本章将讨论 HW 拉曼光谱和这项技术如何发展成为导管检查系统。然后，本章还总结了通过拉曼光谱，计算化学浓度以及结果如何被证实的过程。同时，本章也展示了人冠状动脉分支内详细的化学浓度等值图，并将其与组织学结果加以对比。动脉壁上非酯化胆固醇（FC）和胆固醇酯（CE）的浓度随着动脉粥样硬化的类型和程度的不同而变化，表明拉曼光谱可以提供精确的原位组织病理学信息。

一、拉曼效应

收集拉曼光谱的方法相对比较容易。单波长的光直接照射到样品上，与样品的相互作用使得部分入射光的波长发生改变。发生散射的光被收集到分光仪上，分光仪根据波长将收集到的光分开，就像棱镜将太阳光散布成彩虹的颜色。不同波长的光被投射到一个可以记录光强度的检测器上。这些反映不同波长（或者颜色）光功能的光强度就是光谱。为了便于理解下文所提及的理论，我们首先简单讨论一些光与物质相互作用的物理过程。

入射光与一个分子相互作用，散射而来的光谱中通常包括一个"弹性"成分，该成分的散射光波长等于入射光的波长，另外一小部分则发生了波长的改变。这种波长发生变化的光就是人们所熟知的荧光，其入射光波长在与其相互作用分子的电子吸收带内下降。分子里的电子吸收入射光能量后处于激发态，激发态的电子立即跃迁至下一个能级，重新发射出波长更长的散射光。这种光谱通常没有什么特异性，并可覆盖从可见到红外光谱区域的数百纳米的范围[14]。

拉曼散射是另一种发生波长位移的光效应，在 1928 年由 C. V. Raman 教授检测到拉曼散射光[25-28]。对拉曼散射而言，入射光的波长不需要在散射分子内部的电子吸收带内，因此，任何入射光都能发拉曼散射。入射光和散射光波长的变化，通常用一个波长的倒数或者波数来表示（cm^{-1}），它与散射分子的振动能级跃迁相关。在拉曼散射的过程中，分子从一个振动能级跃迁至另一能级。根据能量和动量守恒原理，散射光能量（与波长的倒数有关）与入射光能量的差异与分子能量的变化数量相同，但方向相反[29,30]。

为了便于阐述，我们假设一个化合物，该化合物只有一个振动能级。如果这个化合物被 850nm 的入射光照射，散射光的光谱可能包括一个位于 11 765cm^{-1}（850nm）处的强弹性散射，和一个在 10 165cm^{-1}（984nm）处的拉曼散射。入射光和散射光光波的差值（1600cm^{-1}）与该化合物分子振动态能量的变化相一致。任一化合物的拉曼光谱通常有很多特征峰，而它们的位置和强度就能被用作该化合物分子的指纹图谱。

拉曼光谱包含了散射物质的大量信息，因此，这项光谱技术能够应用于很多方面也不足为奇。例如，拉曼光谱可以提供一个特定分子的结构信息并用于研究分子构象[29,30]。化学反应过程可以通过光纤在敌对的或者不可靠近的区域，进行远程动态监控，并用于环境、医学或者工业生产中微量元素的检测[31-34]。拉曼光谱是一项可以用于检查人类组织中生物成分、化学浓度的强有力工具[35-37]。成千上万应用拉曼光谱进行化学和生物过程分析的研究成果已经被公开发表。

二、高波数拉曼光谱

20 世纪 90 年代起，拉曼光谱就作为一种快速无损伤的技术应用于在体测量人动脉组织的化学成分和血管斑块的特征[38-42]。胆固醇的拉曼光谱如图 5-4 所示，它可以被分为指纹区和高波数区。由于指纹区范围大，结构丰富，大部分的拉曼研究集中在指纹区。然而在临床应用中，因需要使用光学纤维导管，而导管硅纤维自身会产生大的背景信号，故不利于在指纹区的分析研究。之前在体使用的指纹导管也因为管径过大，而无法在心血管检测中常规使用[19,43,44]。

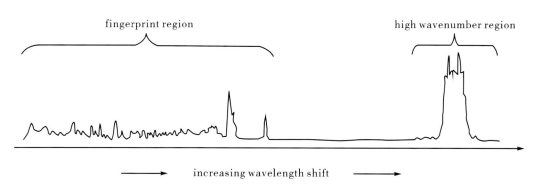

图 5-4　胆固醇的拉曼光谱

包括指纹区和高波拉曼位移区。如果激发光也包括在光谱中，光谱将向左边大大延伸并将出现较之本图放大数倍的图谱

Pupple 和他的同事们认识到光学纤维产生的背景信号在高波数的拉曼区域显著地减少（2400~3800cm⁻¹）。选择合适的光纤便可以通过没有附加滤光器或者光镜的单一光纤，远程地收集拉曼特征光谱[45-47]。研究者们进一步研究并证实，人冠状动脉壁成分的不同可导致 HW 拉曼光谱的显著变化[48]。

多种化合物的高波数拉曼光谱如图 5-5 所示，蛋白质的光谱峰值在 2950cm⁻¹ 并且快速地向更短波数方向转换。脂质，如胆固醇、甘油三酯和胆固醇酯的峰值在较低波数 2850cm⁻¹ 附近，强度下降时向高波数转换。在 2900~3020cm⁻¹ 的特征峰可用于鉴定不同分子亚型，如不同的胆固醇酯。

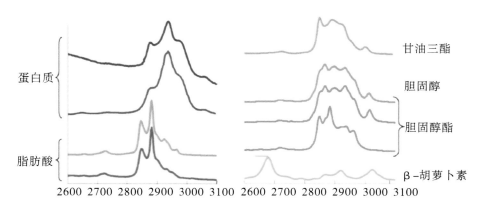

图 5-5　代表性物质的高波数拉曼光谱

蛋白质的光谱峰值在 2950cm⁻¹ 并且快速地向更短波数方向转换，脂质的峰值在较低波数 2850cm⁻¹ 附近，强度下降时向高波数转换（资料由荷兰鹿特丹 Erasmus 大学的 Gerwin Purple 教授提供）

冠状动脉的拉曼光谱（图 5-6）由构成动脉本身的各成分的光谱组成。图 5-6 光谱来自于无动脉粥样硬化病变的样本。底下的箭头所指的光谱来自纤维粥样斑块样本。正如在后面部分将要讨论的，这些光谱为动脉壁内的化学成分提供了准确的估算[20]。定性地说，非动脉粥样硬化样本与图 5-4 所示的蛋白质光谱相似，拉曼光谱通过浓度计算证实了这一点。纤维动脉粥样斑块在 $2850cm^{-1}$ 处光强度显著上升，表明脂质浓度的增加，这也通过拉曼光谱的浓度计算得到了证实。

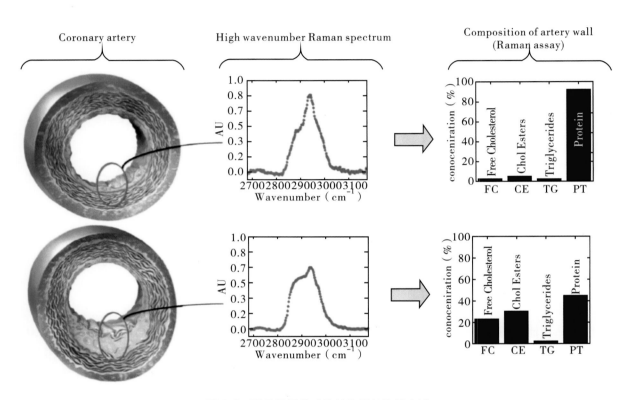

图 5-6 测量的冠状动脉的特征性拉曼光谱

此光谱来自于无动脉粥样硬化病变的样本。底下的箭头所指的光谱来自纤维粥样斑块样本。这些光谱可被处理并计算出动脉壁内各化学成分的相对浓度，如右边的柱状图所示

三、拉曼光谱计算动脉化学成分

为了验证 HW 拉曼光谱可以用来准确计算人冠状动脉内化学成分的浓度，有学者收集了均质化的冠状动脉光谱并形成模型光谱，通过模型光谱计算的化学成分浓度，与标准化学测量技术检测的浓度校正。与完整的动脉壁不同，对于使用单根光纤的测量，较之标准化化学测量而言，均质化动脉所需的样本量小很多，只有不到 $1mm^3$[18,49,50]。

冠状动脉组织切片通过解冻的动脉组织，并去除动脉外膜层来制备，分离目标组织，包括正常到严重病变的动脉段，置于液氮并匀浆。匀浆前，将相同心脏来源并表现为动脉粥样硬化的不同时期的组织切片有选择的混合在一起，获得不同脂质含量的组织样本。在数百个不同位置的样品中进行光谱检测，然后每个样本被送到外部实验室进行一系列的化学测量来检测每个样品的生物化学成分的相对浓度。

HW 光谱的模型是通过 14 个特征性的匀浆组织样本的检测光谱和化学测量值进行校正而获得的。校正的光谱可分解成四个主要成分分析（PCA），四个主要因素被保留下来。该模型预测能力的初始

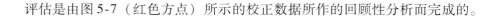

评估是由图5-7（红色方点）所示的校正数据所作的回顾性分析而完成的。

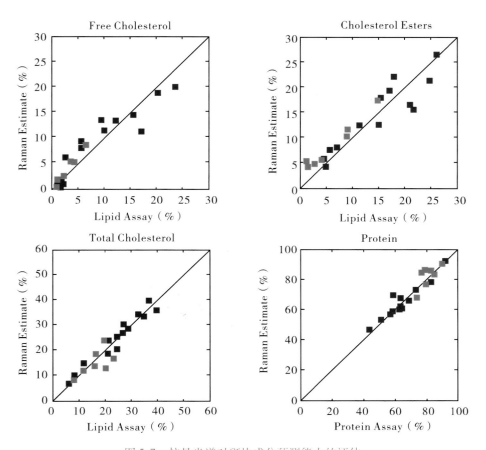

图5-7 拉曼光谱对斑块成分预测能力的评估

在回顾性（红色）和前瞻性（蓝色）数据组中比较化学测量结果（横坐标）和拉曼光谱计算的成分浓度（纵坐标）。对角线是1∶1的相关线，详见正文

有学者建立了一组验证数据，用来验证 HW 拉曼光谱模型的预测能力。被收集的光谱经过模型处理来计算化学成分的浓度。回归分析结果如图5-7所示（蓝色方点）。FC 和 CE 相加形成总胆固醇（TC＝FC＋CE），其预测的准确度也进行了验证。浓度计算的平均误差和95％的可信区间均列入表5-1，表明 HW 拉曼光谱能被用于定量分析冠状动脉组织中胆固醇和蛋白质的相对含量并且误差较小。

这项利用拉曼光谱进行分析的技术可用于定量分析动脉壁上特定脂类的含量。随着目前模型的扩展，其他在动脉壁上表达的化合物（如特定的蛋白质、磷脂、葡萄氨基聚糖类和DNA），也可能被定量分析。未来也许能够定量分析大分子（如脂蛋白），验证更多的脂类（如特定的磷脂类和胆固醇酯）。上文描述的模型和标准化学分析验证过程也将适用于更多的成分测量。

表5-1 拉曼光谱对斑块成分预测能力的评估

成　分	平均误差（％）
非酯化胆固醇	－ 0.7 ± 1.0
胆固醇酯	－ 2.0 ± 0.9
总胆固醇	－ 3.3 ± 1.2
蛋白	－ 1.3 ± 3.0

拉曼光谱浓度计算的平均误差和95％的可信区间

四、拉曼光谱学检查设备

有研究者设计了一套血管内拉曼系统，通过一次性的导管，在冠状动脉多个部位传递激发光并收集散射光。激光与光纤相偶联并被导管引导到动脉内的目标位置。光纤输出末端，如图 5-8 所示，呈角度的将发射光直接照射到血管壁上，产生的散射光被相同的光纤收集并穿过导管进入光谱仪。这种设备经济易行，导管内不需要昂贵的光学元件和敏感性调整。为检测圆环状血管壁各方向的组织样品，导管内置分布成环状的多个探测器，如图 5-9 所示，每个探测器将收集的光分别传至光谱仪，由光谱仪分别测量和处理。

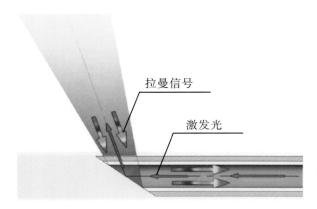

图 5-8　用以收集拉曼散射光的单一探测器示意图

激光与光纤相偶联并被导管引导到动脉内的目标位置。光纤输出末端，呈角度的将发射光直接照射到血管壁上，产生的散射光被相同的光纤收集并穿过导管进入光谱仪。整个光纤被固定在聚合物制成的管上用以保护光纤和血管壁

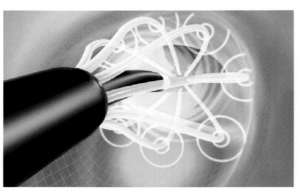

图 5-9　拉曼导管末端展开示意图

8 个探测器均匀的分布在血管圆周面上用以检测整个管腔

快速交换导管原型的直径是 3.6F，可置入 6F 的指引导管，光纤展开后可测量血管直径 < 4.5mm。其他设计更小巧的，展开原理不同的导管正在研制中。每个在导管内的光纤探测器照射到血管壁上的光波长为 671nm，功率 < 25mW。收集并被引导至光谱仪的散射光在 825 ~ 850nm 波长范围内进行分析（2800 ~ 3100cm^{-1}）。定量光谱的获取时间可以短到 200ms。

导管能通过手动或者自动回撤，沿着一定长度的血管来收集连续的光谱。利用导管末端上不透射线的标记，可以来反映导管在冠状动脉血管内的相对位置。如果以恒速（如 0.5 mm/s）来后撤导管，那么血管内导管探测器顶端的位置可以通过后撤时间，以及导管末端的标记荧光成像来推断。

为了评估拉曼导管的安全性，约克猪的冠状动脉血管被分别置入多种血管内成像系统（拉曼、IVUS 和 OCT）的操作导管，并设立正常对照组。采用伊文思蓝染色排斥实验和电镜扫描，观察血管内皮细胞的急性和慢性（第 7 天）损伤[51]，结果表明，三种成像系统造成相同的急性内皮细胞损伤，但慢性损伤都很有限。大多数的急性损伤可以在 1 周之内修复而恢复到正常对照水平。在另一个安全性研究中，采用酶联组织化学染色的方法，通过细胞存活率来评价激光暴露位置的组织损伤情况。研究表明，在一定强度和波长的激光辐射下，细胞的存活率不受影响，甚至组织在被拉曼导管系统中能量 > 100 倍水平的激光照射下，细胞的存活率也没有影响。

五、样品深度及范围

从完整的、非均质化斑块中收集到的拉曼光谱，比均质化样品光谱的分析处理更加复杂。血管腔表面检测到的光谱强度和形状取决于化合物的散射截面积、血管壁散射中心的分布和组织深度、光谱系统光激发和收集的几何学特性以及被检测组织的光吸收和散射的性质。之前的实验表明，检测信号强度随着被检测样品到管腔表面的距离的增加，呈指数级下降，$1/e$ 的穿透深度约在 $500\mu m$[49]。

通过计算机模拟 HW 拉曼导管系统也证实，被检测样品呈泪滴状，检测深度 $500\mu m$，宽度 $<500\mu m$[52]。这一检测深度对评估 TCFA 非常理想，且利于将 TCFA 与覆盖有较厚纤维层的动脉粥样斑块区分开来。当动脉粥样斑块接近管腔表面时，拉曼导管系统能记录到胆固醇水平显著升高。

六、化学浓度的等值线图

HW 拉曼导管后撤时可以对血管径向完整取样，从而获得整个血管腔各化学物的浓度和位置信息。而将这些信息呈现出来的简便方法便是如图 5-10 所示的等值线图。图 5-9 中用拉曼导管系统检查了人冠状动脉段，收集到的光谱经过处理计算了动脉内多种化合物的浓度。化合物浓度的二维等值线图便是在导管后撤过程中，获取纵向和径向检测样本，并加以计算后建立的。当总胆固醇的量 $>5\%$ 时，计算 FC/CE 浓度的比率，并得到相应的等值线图。图标的横坐标显示沿着样本的纵向长度，纵坐标显示的是在 8 个不同纤维探测器所记录的信息。颜色编码用来突出特定图谱中化学成分浓度的等值点。

在图 5-10 的图谱中，2.5cm 处的病灶中心，FC 含量大大升高，提示存在含有胆固醇结晶的坏死

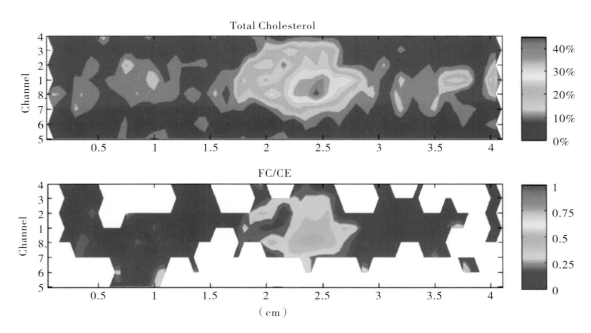

图 5-10　基于拉曼光谱血管内导管系统测定的人冠状动脉内化学成分浓度图

上面的等值图显示整个动脉段的总胆固醇浓度，下面的图谱显示当总胆固醇量 >5% 时（否则显示为灰色），非酯化的胆固醇/胆固醇酯的比率（FC/CE）。图标的横坐标显示样本的长度，纵坐标显示的是在 8 个不同纤维探测器所记录的信息。2.5cm 处的病灶中心，FC 含量大大升高，提示存在含有胆固醇结晶的坏死中心。颜色编码用来强调特定图谱中化学成分浓度的等值点

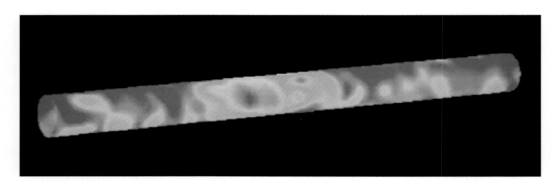

图 5-11　人冠状动脉段胆固醇浓度的三维等值线图

拉曼导管后撤过程中，获取纵向和径向检测样本，并加以计算后得到胆固醇浓度

中心。二维等值图信息也可以通过三维形式表示，如图 5-11 所示，动脉结构被假设成圆柱形的。拉曼测量与能提供管腔结构特征的 IVUS 或 OCT 技术相结合，有望使得这些化学等值图能够勾勒出更准确的动脉形状。

七、组织学比较

病理学家正在研究化学成分浓度等值图与组织学的相关分析。在指定的动脉段经过拉曼导管系统检测后，样本被固定在甲醛溶液中，脱钙（如果有必要的话），进行组织切片。拉曼测量开始的动脉段处，以 5μm 厚度开始切片，固定并用苏木精和伊红染色。动脉段的剩余部分以 250μm 继续切片并染色。

对弥漫性病变的动脉血管段进行拉曼光谱测量，其结果见图 5-12。动脉段多个区域的总胆固醇

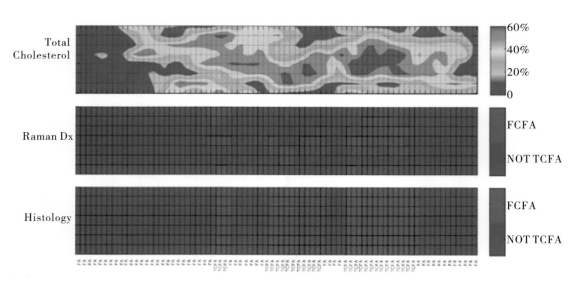

图 5-12　弥漫性病变的动脉血管段进行拉曼光谱测量

胆固醇浓度（上图示）等值图。横坐标表示病理学诊断，包括纤维粥样斑块（FA）和薄帽纤维粥样斑块（TCFA）。总胆固醇浓度 >60% 的区域显示为红色（中间图示）。这个阈值算法的结果用于 TCFA 的诊断

浓度都明显增高。这个动脉段相对应的组织学结果也如图 5-11 所示，病理学诊断在横坐标中显示。这个动脉段初步被诊断为纤维粥样斑块（FA），但是很多部分包含薄帽纤维粥样斑块（TCFA）。总胆固醇浓度>60％的区域显示为红色。在某个径向测定中，如果有两个胆固醇显著增高的区域，则该血管段纵向位置被拉曼系统诊断为 TCFA。

在一个回顾性研究中，纳入 230 多个动脉段，拉曼光谱识别 TCFA 灵敏度、特异性、阳性预测值和阴性预测值均>90％（结果未发表）。该结果十分鼓舞人心，但仍需要一个更大规模的前瞻性研究验证。当其他化学成分被加入诊断算法中时，有望获得更多的改进。

八、总结

- 拉曼光谱是一项全世界广泛应用的分析技术。
- 所有的分子都有其特定的拉曼光谱，可以用它鉴定特异性的物质。
- 十几年前，技术的进步使得利用拉曼高波数区域的柔顺的血管内导管制备成为可能。
- 冠状动脉组织内的很多化合物和物质已被拉曼光谱验证。
- 动脉壁内的多种脂类和脂类亚型（如胆固醇和胆固醇酯）能通过拉曼光谱进行鉴定和浓度测量，误差很低。
- 拉曼光谱导管系统提供了人冠状动脉整个管腔的化学等值图。
- 拉曼光谱计算得到的化学浓度等值图与组织学结果非常一致。
- 拉曼光谱学检查在检测薄帽纤维粥样斑块方面的优势尤为明显。

（王韶屏　王贵松）

参　考　文　献

［1］ Small DM, George Lyman Duff memorial lecture. Progression and regression of atherosclerotic lesions. Insights from lipid physical biochemistry. Arteriosclerosis, 1988, 8：103 – 129.

［2］ Steinberg D, Witztum JL, Lipoproteins and atherogenesis. Current Concepts. JAMA, 1990, 264：3047 – 3052.

［3］ Stary HC. Composition and classification of human atherosclerotic lesions. Virchows Arch A Pathol Anat Histopathol, 1992, 421：277 – 290.

［4］ Loree HM, Tobias BJ, Gibson LJ, et al. Mechanical properties of model atherosclerotic lesion lipid pools. Arterioscler Thromb, 1994, 14：230 – 240.

［5］ Libby P, Molecular bases of the acute coronary syndromes. Circulation, 1995, 91：2844 – 2850.

［6］ Virmani R, Burke A, Farb A, et al. Pathology of the Vulnerable Plague. In：Waksman R, Serruys PW, eds, Handbook of the Vulnerable Plague. Martin Dunitz：New York, 2004, 33 – 48.

［7］ Virmani R, Burke AP, Willerson JT, et al. The Pathology of Vulnerable Plague. In：Virmani R, Narula J, Leon MB, Willerson JT, eds, The Vulnerable Atherosclerotic Plague. Blackwell Futura：Malden, Massachusetts, 2007, 21 – 36.

［8］ Virmani R, Burke AP, Farb A, et al. Plague rupture. In：Virmani R, Narula J, Leon MB, Willerson JT, eds, The Vulnerable Atherosclerotic Plague. Blackwell Futura：Malden, Massachusetts, 2007, 36 – 59.

［9］ Felton CV, Crook D, Davies MJ, et al. Relation of plaque lipid composition and morphology to the stability of human aortic plaques. Arterioscler Thromb Vasc Biol, 1997, 17：1337 – 1345.

［10］ Abela GS, Aziz K. Cholesterol crystals cause mechanical damage to biological membranes：a proposed mechanism of plaque rupture and erosion leading to arterial thrombosis. Clin Cardiol, 2005, 28：413 – 420.

［11］ Verbunt RJ, Fitzmaurice MA, Kramer JR, et al. Characterization of ultraviolet laser-induced autofluorescence of ceroid deposits and other structures in atherosclerotic plaques as a potential diagnostic for laser angiosurgery. Am Heart J, 1992, 123：208 – 216.

［12］ Richards-Kortum R, Rava RP, Fitzmaurice M, et al. 476 nm excited laser-induced fluorescence spectroscopy of human coronary arteries: applications in cardiology. Am Heart J, 1991, 122:1141 – 1150.

[13] Richards-Kortum R, Rava RP, Fitzmaurice M, et al. A one-layer model of laser-induced fluorescence for diagnosis of disease in human tissue: applications to atherosclerosis. IEEE Trans Biomed Eng, 1989, 36:1222 – 1232.

[14] Hammes GG. Spectroscopy for the Biological Sciences. Wiley: New Jersey, 2005.

[15] Caplan JD, Waxman S, Nesto RW, et al. Near-infrared spectroscopy for the detection of vulnerable coronary artery plaques. J Am Coll Cardiol, 2006, 47:C92 – 96.

[16] Brennan JF, 3rd, Nazemi J, Motz J, et al. The Predict Optical Catheter System: Intravascular Raman Spectroscopy. EuroIntervention, 2008, 3:635 – 638.

[17] Gardner CM, Tan H, Hull EL, et al. Detection of lipid core coronary plaques in autopsy specimens with a novel catheter-based near-infrared spectroscopy system. JACC Cardiovasc Imaging, 2008, 1:638 – 648.

[18] Brennan JF, 3rd, Romer TJ, Lees RS, et al. Determination of human coronary artery composition by Raman spectroscopy. Circulation, 1997, 96:99 – 105.

[19] Buschman HP, Marple ET, Wach ML, et al. In vivo determination of the molecular composition of artery wall by intravascular Raman spectroscopy. Anal Chem, 2000, 72:3771 – 3775.

[20] Nazemi JH, Brennan JF. Lipid concentrations in human coronary artery determined with high wavenumber Raman shifted light. J Biomed Opt, 2009, 14:034009.

[21] Romer TJ, Brennan JF, 3rd, Fitzmaurice M, et al. Histopathology of human coronary atherosclerosis by quantifying its chemical composition with Raman spectroscopy. Circulation, 1998, 97:878 – 885.

[22] Buschman HP, Motz JT, Deinum G, et al. Diagnosis of human coronary atherosclerosis by morphology-based Raman spectroscopy. Cardiovasc Pathol, 2001, 10:59 – 68.

[23] Buschman HP, Deinum G, Motz JT, et al. Raman microspectroscopy of human coronary atherosclerosis: biochemical assessment of cellular and extracellular morphologic structures in situ. Cardiovasc Pathol, 2001, 10:69 – 82.

[24] Deinum G, Rodriguez D, Romer TJ, et al. Histological classification of Raman spectra of human coronary artery atherosclersosis using pricinpal component analysis. Applied Spectroscopy, 1999, 53:938 – 942.

[25] Raman CV, A new radiation. Indian J. Phys, 1928, 2:387 – 397.

[26] Raman CV, Krishnan KS. A new type of secondary radiation. Nature, 1928, 121:501 – 502.

[27] Raman CV. A change of wave-length in light scattering. Nature, 1928, 121:618.

[28] Raman CV. The molecular scattering of light. Nobel Lecture. Stock-holm: Imprimerie Royale, PA. Norstedt, 1930.

[29] Herzberg G. Infrared and Raman Spectra of Polyatomic Molecules. Van Nostrand Rein hold: New York, NY, 1945.

[30] Colthup NB, Daly LH, Wiberley SE. Introduction to infrared and Raman Spectroscopy. Third Edtion. Academic Press: San Diego, CA, 1990.

[31] Carey PR. Biochemical applications of Raman and resonance Raman spectroscopy. Academic Press: New York, 1982.

[32] Tu AT. Raman spectroscopy in biology. John Wiley and Sons, New York, 1982.

[33] Sasic S. Pharmaceutical Application of Raman Spectroscopy. Wiley-Interscience: Hoboken, NJ, 2007.

[34] Lewis IR, Edwards HG M. Handbook of Raman Spectroscopy. Marcel Dekker, Inc.: New York, NY, 2001.

[35] Ellis DI, Goodacre R. Metabolic fingerprinting in disease diagnosis: biomedical applications of infrared and Raman spectroscopy. Analyst, 2006, 131:875 – 885.

[36] Griffiths J. Raman spectroscopy for medical diagnosis. Anal Chem, 2007, 79:3975 – 3978.

[37] Gremlich H, Yan B. Infrared and Raman Spectroscopy of Biological Materials. Marcel Dekker, Inc.: New York, NY, 2001.

[38] Manoharan R, Baraga JJ, Rava RP, et al. Biochemical analysis and mapping of atherosclerotic human artery using FT-IR microspectroscopy. Atherosclerosis, 1993, 103:181 – 193.

[39] Manoharan R, Baraga JJ, Feld MS, et al. Quantitative histochemical analysis of human artery using Raman spectroscopy. J Photochem Photobiol B, 1992, 16:211 – 233.

[40] Baraga JJ, Feld MS, Rava RP. Rapid near-infrared Raman spectroscopy of human tissue with a spectrograph and a CCD detector. Appl Spetrosc, 1992, 46:187 – 190.

[41] Baraga JJ, Feld MS, Rava RP. In situ optical histochemistry of human artery using near infrared Fourier transform Raman spectroscopy. Proc Natl Acad Sci U S A, 1992, 89: 3473 – 3477.

[42] Brennan JF, Wang Y, Dasari RR et al. Near-infrared Raman spectromer systems for human tissue studies. Applied Spec, 1997, 51: 201 – 208.

[43] Utzinger U, Richards-Kortum RR. Fiber optic probes for biomedical optical spectroscopy. J Biomed Opt, 2003, 8: 121 – 147.

[44] Motz JT, Hunter M, Galindo LH, et al. Optical fiber probe for biomedical Raman spectroscopy. Appl Opt, 2004, 43: 542 – 554.

[45] Koljenovic S, Bakker Schut TC, Wolthuis R, et al. Tissue characterization using high wave number Raman spectroscopy. J Biomed Opt, 2005, 10: 031116.

[46] Koljenovic S, Schut TC, Wolthuis R, et al. Raman spectroscopic characterization of porcine brain tissue using a single fiber-optic probe. Anal Chem, 2007, 79: 557 – 564.

[47] Santos LF, Wolthuis R, Koljenovic S, et al. Fiber-optic probes for in vivo Raman spectroscopy in the high-wavenumber region. Anal Chem, 2005, 77: 6747 – 6752.

[48] Van de Poll S WE. Raman Spectroscopy of Atherosclersis, Ph. D. Thesis. University of Leiden: The Nethelands, 2003.

[49] Romer TJ, Brennan JF. 3rd, Schut TC, et al. Raman spectroscopy for quantifying cholesterol in intact coronary artery wall. Atherosclerosis, 1998, 141: 117 – 124.

[50] Brennan JF. Near Infrare Raman Spectroscopy for human artery Histochemsitry and Histopathology, Ph. D. Thesis. Massachusettes Institute of Technology: Cambridge, MA, 1995.

[51] Van Beusekom HMM, Krabbendam SC, Van Der Giessen WJ. Endovascular imaging causes significant but temporary endothelial injury. Congress of European Society of Cardiology, 2008, Munich, DE, Poster Session 7: Invasive Coronary Imaging, #4838.

[52] Chau AH. Development of an Intracoronary Raman spectroscopy system, Ph. D. Thesis. Massachusetts Institute Technology, Cambridge, MA, June 2009.

第三节　冠状动脉热像图

使用冠状动脉热成像方法可以评价粥样斑块的易损性，其理论基础是斑块的炎性反应。易损斑块的形态学特征为：脂核较大（≥40%斑块容积）、纤维帽薄、正性重塑、炎症细胞浸润以及新生血管增加。临床试验发现，使用冠状动脉热成像方法通过评价罪犯血管与非罪犯血管粥样斑块的局部炎性反应，可以识别出心血管事件高风险的易损斑块。虽然冠状动脉热成像技术的某些缺陷限制了其在临床中的应用，但是随着技术的不断完善，冠状动脉热成像技术有望用于临床指导冠心病的局部和（或）全身治疗。

尽管对粥样斑块及其血管并发症的研究逐年深入，但发达国家的冠心病病死率仍高居死亡病因的首位[1]。有关动脉粥样斑块的研究中，出现了诸多的新型成像技术，其中冠状动脉热成像技术基于斑块的炎性反应，有望用于临床，评价粥样斑块的易损性，减少不良心血管事件[2,3]。

易损斑块的病理特征包括脂核较大（≥40%斑块体积）、纤维帽薄弱、新生血管增加、炎性细胞浸润[4]。PROSPECT 研究（providing regional observations to study predictors of events in the coronary tree, PROSPECT）证实具有较大斑块负荷、巨大脂核以及纤维帽薄弱的粥样斑块与随访中出现的心血管事件相关，但未包括易损斑块其他病理学特征的影响，还应包括诸如炎性反应等其他病理学特征，因为炎性反应可能仅在某些病理条件下与粥样斑块的易损性相关[5]。研究提示，炎性反应时粥样斑块局部巨噬细胞和淋巴细胞的浸润以及基质蛋白酶的沉积可促使胶原降解，致使斑块破裂，有可能在粥样斑块发展的第一阶段及其后临床事件的发生发展中起重要作用[6-9]。

发热是炎性反应的重要表现，局部产热已被认为是炎性反应的重要特征，其特征可用于检测多种机体器官的炎性反应和疾病状态。粥样斑块的炎性反应中，炎症细胞浸润所导致的高代谢状态、新生血管形成增加以及无效产热等均可导致温度升高[10-12]。动物和人体研究已证实易损斑块的产热增加（表5-2、表5-3、表5-4）。基于此，冠状动脉热成像技术可以记录粥样斑块的局部温度变化，可被用于检测易损斑块的局部炎性反应程度、炎症活动。例如，因为炎性反应可导致局部产热增加，而粥样斑块的温度上升则提示示局部炎性症反应加强。

表5-2　人体外热成像研究

作　者	发表年份	研究发现
Casscells 等	1996	使用针式高敏热敏电阻检测到体内粥样硬化斑块部位具有温度异质性。温度升高程度与炎性细胞密度呈正相关，与浸润炎性细胞至纤维帽的距离成反比
Madjid 等	2002	使用热电偶装置测量心房壁，发现肺炎衣原体感染与温度异质性无关；使用吲哚美辛与粥样斑块共培养，发现在随后的5小时中，粥样斑块的温度进行性下降，提示粥样斑块的产热是一种炎性反应
Naghavi 等	2002	粥样斑块的温度异质性与pH有关，酸性环境中斑块易损性增加
Toutouzas 等	2003	在温度异质性增高的斑块中可发现血清基质金属蛋白酶-1，-3，-9表达增加

表5-3　动物模型热成像研究

作　者	发表年份	研究发现
Verheye 等	2002	兔体内粥样斑块研究示温度异质性与斑块组成有关。低胆固醇饮食可调整粥样斑块细胞组成，影响温度异质性
Naghavi 等	2003	在动脉粥样硬化兔模型可以观察到主动脉壁存在显著的温度异质性；在犬股动脉粥样硬化模型上可观察到粥样斑块温度增加而正常部位无明显变化
Verheye 等	2004	在兔主动脉和猪冠状动脉进行的实验证实冠状动脉热成像检测方法安全可行
Krams 等	2005	温度异质性较高的粥样斑块含有较多的巨噬细胞，并且基质金属蛋白酶的活性较高，同时平滑肌细胞较少

表5-4　人体内的热成像研究

作　者	发表年份	研究发现	热成像导管
Stefanadis 等	1999	冠心病临床特征与粥样硬化斑块及正常血管壁温差成正比	Epiphany 导管：单腔，基于热敏电阻测量
Stefanadis 等	2000	C-反应蛋白及血清淀粉样蛋白A与斑块的温度异质性成正比	Epiphany 导管：单腔，基于热敏电阻测量

续　表

作者	发表年份	研究发现	热成像导管
Stefanadis 等	2001	在冠状动脉介入治疗的患者，粥样斑块局部温度升高提示预后不良	Epiphany 导管：单腔，基于热敏电阻测量
Stefanadis 等	2002	他汀类药物可改善粥样斑块的热效应	Epiphany 导管：单腔，基于热敏电阻测量
Webster 等	2002	在粥样硬化斑块可以发现温度异质性，该现象与 C-反应蛋白变化无关	置有高敏感热敏电阻的压力导丝
Stefanadis 等	2003	因为冠状动脉血流的"冷却作用"，粥样硬化斑块的温度异质性程度常被低估	Epiphany 导管：单腔，基于热敏电阻测量
Stefanadis 等	2003	使用球囊热成像导管有助于准确记录体内粥样硬化斑块温度；当球囊充气阻断血流时，可检测到温度异质性增加	球囊热成像导管：在阻断冠状动脉血流后测量粥样斑块的温度；热敏电阻置于导管远端
Schmermund 等	2003	采用篮状导管证实存在粥样斑块温度异质性	Volcano 导管；具有 5 个镍壁的自膨式篮状导管。每个镍壁及中心导线上均置有热电偶
Stefanadis 等	2004	在冠心病患者，冠状静脉窦温度增加可以预测预后	热成像导管：近端装有转向臂及头端装有热电偶的 7F 导管。操纵近侧的转向臂可以弯曲导管前端（0°~180°）
Toutouzas 等	2004	在急性心肌梗死后的较长时间内仍可观察到粥样斑块温度增加，提示斑块破裂后炎性反应仍在持续。使用他汀类药物治疗可以降低心肌梗死后的斑块温度	Epiphany 导管：单腔，基于热敏电阻测量
Dudek 等	2005	热成像可以识别高危斑块损伤，但不能划分危险程度	Volcano 导管
Toutouzas 等	2005	全身炎症反应相关冠状窦温度变化与冠心病无关	Volcano 导管
Toutouzas 等	2005	合并糖尿病的冠心病患者其斑块的温度异质性高于非糖尿病患者。使用他汀类药物可降低斑块温度	Epiphany 导管：单腔，基于热敏电阻测量
Toutouzas 等	2006	观察到非罪犯病变的产热现象。并发现急性冠脉综合征斑块的温度异质性大于稳定型心绞痛患者	Epiphany 导管：单腔，基于热敏电阻测量
Rzeszutko 等	2006	冠状动脉热成像安全可靠的，但只能识别高危斑块损伤，不能划分斑块危险度	Volcano 导管
Worthley 等	2006	压力导丝不能用于检测急性冠脉综合征患者斑块的温度变化	压力导丝高敏热探针
Wainstein 等	2007	热成像可检测到血管内超声以及组织学方法评估的易损斑块	ThermoCoil 导丝
Toutouzas 等	2007	非罪犯斑块的局部炎症反应激活与全身炎症反应相关；他汀类药物有利于减少非罪犯斑块的产热	Epiphany 导管：单腔，基于热敏电阻测量

续　表

作者	发表年份	研究发现	热成像导管
Toutouzas 等	2007	罪犯斑块破裂和正性动脉重塑可使斑块温度异质性增加	Epiphany 导管：单腔，基于热敏电阻测量
Takumi 等	2007	使用热成像方法可以精确定位急性心肌梗死和冠状动脉完全闭塞患者的罪犯斑块	置有高敏热敏电阻的压力导丝
Cuisset 等	2009	斑块的温度与冠状动脉远端压力相关	置有高敏热敏电阻的压力导丝

一、人体外热成像研究

　　Casscells 等[13]在 1996 年通过对人颈动脉内膜粥样斑块的观察斑块温度变化是局部炎性反应的重要标志（表 5-2）。使用针式热敏电阻对 50 例颈动脉粥样斑块内膜表面进行测量，发现不同位点存在温度异质性（图 5-13）。使用体内红外摄像机可以记录温度异质性。温度值与斑块内细胞密度呈正相关，与细胞深度呈负相关（图 5-14）。这些结果进一步在定向旋切术后标本的临床前期研究中获得证实，例如，血浆基质金属蛋白酶-1，-3，-9 的浓度与温度异质性。该研究示在粥样斑块标本温度较高的患者可检测到较高血清基质金属蛋白酶浓度，但不能判断血清基质金属蛋白酶浓度升高的程度与其局部组织的酶活性是否相关[14]。为了探讨感染因素对斑块产热的影响，有研究使用抗肺炎衣原体的单克隆抗体对颈动脉标本进行检测，结果未能证实肺炎衣原体感染与斑块温度异质性的相关性[15]。虽然人类颈动脉粥样斑块管腔面的颜色不同，但与其底层温度无直接关联。将吲哚美辛与粥样斑块共同培养，随后发现粥样斑块的温度呈进行性下降，提示粥样斑块产热是一种炎性反应。研究还显示，富含脂质易损斑块的局部环境偏酸性。人动脉内膜切除后的粥样斑块标本和兔粥样硬化模型颈动脉粥样斑块标本中易损斑块的 pH 值较低，且斑块局部 pH 值与局部温度呈负相关；富含脂质区域的 pH 值较低而局部温度较高，而钙化区 pH 值较高而局部温度较低，局部温度与 pH 呈负相关。

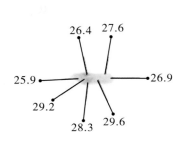

图 5-13　热成像评估颈动脉动脉粥样斑块标本

　　使用针式热敏电阻测量颈动脉粥样斑块的内膜，发现在不同位点间存在温度异质性（图中数值单位为℃）（改自参考文献 15）

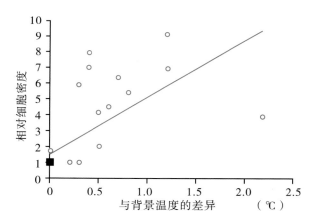

图 5-14　斑块表面温度与细胞密度的相关性

　　在室温下（20℃），测量颈动脉内膜剥脱术后的粥样斑块的表面温度，发现温度值与斑块内细胞密度呈正相关。相对细胞密度定义为感兴趣区域与背景区域间细胞密度之比（改自参考文献 15）

二、动物热成像研究

动物热成像研究多使用腔内血管热成像技术（表5-3）。

Naghavi等设计了一种接触式热成像篮状导管，可以在不阻断血流的情况下同时测量血管壁多位点的温度[17,18]。该基于热电偶的篮状导管由四周小而富有弹性的内置式热电偶导线及中央同步监测血流温度的温度敏感器导线组成。此装置温度分辨率为0.02℃，采样率为每秒20个温度值读数，并装有7个传感器。应用该装置，已在近交系犬胆固醇饲养后的股动脉粥样硬化模型证实粥样斑块的温度异质性，可以在粥样硬化斑块表面观察到温度异质性，而在正常血管则无温度异质性。在兔粥样硬化模型使用该装置，并以正常遗传背景的兔作为对照，同样可以观察到粥样斑块的温度异质性。使用该热成像篮状导管具有良好的可重复性和安全性。

Verheye等设计了一种含4个热电偶的over-the-wire热成像导管，并将该导管用于兔粥样硬化型，发现高胆固醇饲养的动物模型中粥样斑块具有较高的温度异质性（高达1℃），并且可以在相应部位观察到高密度的巨噬细胞浸润，低密度巨噬细胞浸润位点的温度异质性程度较低。随后温度异质性程度较高的动物以低脂饮食继续喂养，发现之前观察到温度异质性程度减低，斑块的组织学检查也发现巨噬细胞浸润程度明显减轻[19]。另有研究显示，体内斑块的温度异质性与局部斑块炎性反应增强有关。同样在高脂饮食后的兔动脉粥样硬化模型，以热成像导管观察主动脉的粥样硬化病变，发现体内斑块温度增高部位具有高密度的巨噬细胞浸润，少量平滑肌细胞及较高的基质金属蛋白酶-9活性[20]。

三、人体内冠状动脉热成像研究

（一）血管内热成像装置　近年已设计出许多不同种类的冠状动脉热成像导管用于研究粥样斑块的理化特征（表5-4）。

首先介绍一种广泛的应用于临床研究的具有内外两层结构的基于热敏电阻传感器的冠状动脉热成像导管（Epiphany；Medispes S. W.，Zug，Switzerland）（图5-15）[21-28]。Epiphany导管的远端由两层装置组成：外层为置有热敏电阻的热成像导管，长约20cm的内层为单轨系统装置，可装入0.014″指引导丝。这种聚酰胺热敏电阻具有多种技术优点：①可精确测量0.05℃温度变化；②可持续测量300ms；③空间分辨率为0.5mm；④可测量的温度范围为33~43℃。此导管具有三种型号：3F、3.5F或4F，可依据血管直径进行选择。

另一种为ThermoCoil系统（Imetrx，Mountain View，CA，USA）的冠状动脉热成像导管，由0.014″指引导丝、回拉操纵杆和数据采集系统组成[29]。温度传感器被置于导丝头部，可以精确检测到0.08℃的温度变化。为了使导丝头部更好地贴合血管壁，其尖端10mm具有成角弯曲。检测到的信号不仅被转换成温度读数，而且可以实时以数值及图片格式

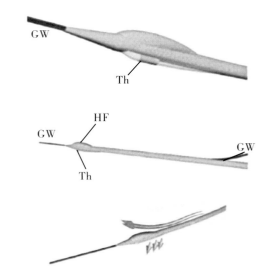

图5-15　Epiphany冠状动脉热成像导管示意图（Epiphany，Medispes）

上图及中图为导管远端部分。部分热敏电阻被嵌入在聚酰胺轴内。下图：由于水翼的存在，血流（弯曲的箭头）可驱使热敏电阻紧贴血管壁（小箭头）。Th：热敏电阻；HF：水翼；GW：指引导丝（改自参考文献21~28）

表示。

　　还有一种称为自膨式篮状导管的热成像导管（Volcano Therapeutics Inc.，Rancho Cordova，CA，USA）。该导管为3.5F，具有5个置有热电偶的镍钛合金臂，测量的灵敏度为0.05℃，还具有两个不透射线的标记以及可以监测核心血流温度的中央热电偶（图5-16）[30,31]。临床上也会使用装有高敏热电阻的压力导丝进行研究，如 Radi 导丝（0.014″，温度灵敏度为0.1℃，Medical Systems，Uppsala，Sweden）[32,33]。

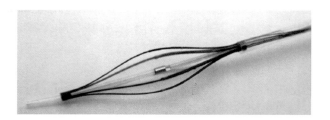

图 5-16　打开后的篮状 Volcano 热成像导管

篮状 Volcano 热成像导管（Volcano Therapeutics Inc.，Orange County，CA，USA），其篮臂由镍钛合金制成。中央为不透射线的标记，每个篮臂上均置有热电偶。当自膨式篮状导管打开后，保护鞘缩回至导管远端（改自参考文献32、33）

　　（二）临床研究　Stefanadis 等在1999年进行了第一个血管内热成像的临床研究，结果示动脉粥样硬化斑块与周围正常组织温差在正常对照组、稳定型心绞痛、不稳定型心绞痛和急性心肌梗死患者逐渐升高[25]。此研究共入选90例，其中冠状动脉造影正常者45例，稳定型心绞痛患者15例，不稳定型心绞痛患者15例，急性心肌梗死患者15例。研究在正常对照患者的动脉血管壁各检测点间未发现有明显的温度差异，而在冠心病患者则发现，动脉粥样硬化斑块的温度多高于正常血管壁。这一斑块温度高于正常血管壁的现象在稳定型心绞痛、不稳定型心绞痛和急性心肌梗死患者的出现频率分为20%、40%和67%，并且与狭窄程度无关。另有研究显示，心肌梗死后较长时间内粥样斑块的温度持续增加，提示炎性反应过程在急性心肌梗死后持续存在[26]。Schmermund 等使用非阻塞性热成像导管（Volcano Therapeutics，Rancho Cordova，CA，USA）对19例患者（稳定型心绞痛11例，不稳定型心绞痛8例）进行研究，通过比较动脉壁与中央血流热电偶温度计算出局部温差，证实存在温度异质性，检测到的温差范围为0.14～0.36℃。这一局部温度异质性可见于50%的不稳定型心绞痛患者和27%的稳定型心绞痛患者。检测结果在两组患者有较大重叠，但仍具有统计学显著差异[30]。

　　Wainstein 等使用另一种热成像导管（ThermoCoil Guidewire；Imetrx，Mountain View，CA，USA）进行研究。他们对13例需行经皮冠脉介入治疗术的患者进行冠状动脉内热成像、血管内超声和冠状动脉造影检查，并且对2例患者定向旋切术后的粥样斑块标本进行组织学检查，发现有4例患者冠状动脉内温度升高0.1～0.3℃；粥样斑块的易损性与粥样斑块的温度升高相关[29]。

　　Worthley 等使用装有高敏热敏电阻的0.014″压力导丝（Radi PressureWire XT，Radi Medical Systems，Uppsala，Sweden）对20例经皮冠状动脉介入治疗的急性冠脉综合征患者进行检查。冠状动脉造影示所有入选患者的冠状动脉罪犯血管病变狭窄程度均＞70%。研究结果示，罪犯病变狭窄处的平均温差为0.02±0.01℃，小于热敏电阻的分辨率，且与温差基线（0.00±0.01℃）无统计学差异。Cuisset 等使用相同的研究方法对18例急性心肌梗死患者进行冠状动脉内压力和温度变化测量，结果示当温度传感器通过狭窄处时，无一例外地检测到狭窄部位温度升高（平均0.059±0.028℃），并且温度升高程度与通过狭窄时测得压力降低成正相关（$R=0.72$）[32]。这两项研究提示基于热敏电阻的传感器方法可能并不适用于评估体内冠脉温度异质性，因为急性冠脉综合征患者的测量数据可能受到压力和血流影响。Radi 导丝的热敏电阻不能持续贴在动脉壁上，并非为测量冠脉斑块温度而设计，只能用于测量管内血流温度，因此，采用 Radi 导丝测量温度异质性的实验存在局限性[33]。

　　血管内热成像数据可能反映了粥样斑块的病理生理过程。Takumi 等[34] 使用压力/温度指引导丝（Pressure Wire RADI 5；Radi Medical Systems，Uppsala，Sweden）对 45 例急性前壁心肌梗死的患者进行冠状动脉内温度测量，发现检测到的最高温度出现在冠状动脉闭塞段的远端（图 5-17），最高温度位点正是血管内超声检测到破裂的罪犯斑块所在部位。因此，冠状动脉造影评估罪犯斑块的作用有限，热成像方法可以在急性心肌梗死患者准确定位罪犯斑块。

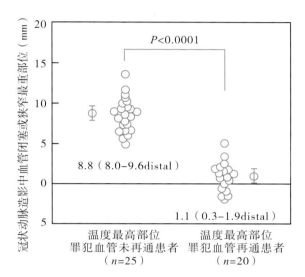

图 5-17　最高温度位点与血管造影中闭塞或最狭窄部位间的距离
急性心肌梗死患者中罪犯再通或未再通患者最高温度位点距闭塞或狭窄最重
部位的距离并不一致。在未再通患者，病变部位与最高温度位点的距离较远（改
自参考文献 34）

　　（三）热成像与粥样斑块形态特征的相关性　血管内超声研究示急性冠脉综合征患者罪犯病变具有典型形态学改变，如正性动脉壁重塑和破裂斑块数量增加。已有研究对急性冠脉综合征或稳定型心绞痛患者的罪犯病变进行形态学与功能特征相关性的研究。一项包括 81 例冠心病患者（48 例急性冠脉综合征和 33 例稳定型心绞痛）的研究示粥样斑块与正常血管壁之间的温差与冠状动脉重塑指数（即狭窄部位与狭窄近端的外弹性膜面积之比）呈明显正相关（图 5-18）；急性冠脉综合征患者比稳定型心绞痛患者粥样斑块的重塑指数和斑块温度更高；正性血管重塑比负性血管重塑患者斑块的温度异质性程度更高；有负性血管重塑的急性冠脉综合征患者与稳定型心绞痛患者的温度异质性并无明显差别；血管内超声检测示破裂斑块的温度异质性大于未破裂斑块[28]。目前还没有更好的方法来识别易损或高危斑块，但该研究提示将形态学与功能检查相结合的方法可以提供必要的诊断信息。

　　最近也有研究使用冠状动脉热成像方法和光学相关断层扫描评估急性冠脉综合征的罪犯病变[35-37]。研究发现，温度高的粥样斑块其纤维帽厚度较温度无明显增加的粥样斑块变薄，但血管内血栓形成与斑块温度无关。

　　（四）糖尿病对温度异质性的影响　糖尿病患者的炎性反应更加显著，并且其粥样斑块具有更多的炎性细胞浸润。有研究观察冠心病患者合并糖尿病时对斑块局部温度的影响。该研究共入选 45 例

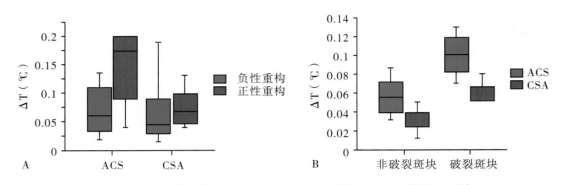

图 5-18   急性冠状动脉综合征患者温差（ΔT）增加，破裂斑块的 ΔT 增加

A 图：示正性重构与急性冠脉综合征（ACS）和慢性稳定型心绞痛（CSA）ΔT 增加有关；B 图：示通过临床症状分层后，发现非破裂与破裂斑块的 ΔT 存在显著差别（改自参考文献 28）

合并糖尿病和 63 例非糖尿病需行冠状动脉介入治疗的冠心病患者，进行冠状动脉热成像检查结果示，合并糖尿病的冠心病患者其粥样斑块具有更高的温度异质性，并且合并糖尿病的冠心病患者粥样斑块的局部炎性反应程度高于未合并糖尿病患者[21,27,38]。这一结果与之前所观察到的结果一致，糖尿病患者冠状动脉粥样斑块具有更严重的局部炎性反应，提示糖尿病通过激活局部炎症反应加重斑块的易损性。糖尿病患者粥样斑块的局部炎症反应增强，这一现象可能会解释为什么严格控制受试者血糖水平也不能降低心血管事件的发生。因此，严格控制血糖并积极稳定粥样斑块的局部炎性反应，才可能减少高危人群的严重心血管不良事件。

【（五）临床预后】   热成像技术近些年来也被用来评估冠心病患者的预后。有研究使用冠状动脉热成像对行经皮冠脉介入治疗的患者进行危险分层。该研究对 86 例（34.5% 为稳定型心绞痛，34.5% 为不稳定型心绞痛，30% 为急性心肌梗死）在罪犯病变处置入金属裸支架的患者行热成像研究，发现粥样斑块与正常血管壁间的温度异质性与无事件生存期相关，结果示温度异质性的程度在稳定型心绞痛、不稳定型心绞痛以及急性心肌梗死患者中逐渐增高；经过中位数为 17.9±7.2 个月的随访发现，温度异质性较高的患者具有较多不良心脏事件，温度异质性为不良心脏事件强有力的预测因子[24]。目前还未能就局部炎症激活对药物洗脱支架再狭窄、非罪犯病变的进展有的结论，需要就此进行前瞻性的研究。

【（六）他汀类药物的影响】   冠状动脉热成像可用于评价饮食及药物对动脉粥样斑块温度异质性的影响。他汀类药物是唯一被证实具有抗动脉粥样斑块炎症反应的药物，因此，越来越多的研究将他汀类药物稳定斑块和预防斑块破裂的作用列为研究重点。他汀类药物具有公认的抗炎作用，可以减少巨噬细胞浸润、增加胶原含量及粥样斑块纤维帽的厚度（与光学相关断层扫描评估一致），可以稳定粥样斑块[39]。他汀类药物稳定"热斑块"作用的研究也在进行中。相关研究对 72 例患者（37 例使用他汀类药物超过 4 周，而 35 例从未使用过他汀类药物）进行罪犯病变温度异质性的检测，发现使用他汀类药物患者粥样斑块的温度异质性低于未使用的患者；他汀类药物对斑块温度的影响与入院时血清胆固醇水平及患者表现的临床症状无关；此外，服用他汀类药物有益于延缓糖尿病患者粥样斑块的进展[23]。与未使用他汀类药物的糖尿病患者相比，温度异质性在使用他汀类药物的糖尿病患者更低，提示他汀类药物对糖尿病和冠心病患者具有有益的作用[21,38]。对 71 例（40 例服用他汀类药物，而 31 例未服用他汀类药物）行冠脉介入治疗的患者进行他汀类药物对非罪犯病变温度异质性影响的研究发现，温度异质性在接受他汀类药物治疗的急性冠脉综合征和稳定型心绞痛患者均有所降低，提示积极使用他汀类药物对冠心病患者有稳定易损斑块的重要作用[40]。冠状动脉热成像是唯一有效检测他汀类药物对体内局部炎症疗效的方法。

（七）全身炎症与冠状动脉斑块温度　近些年提出的炎症的概念不仅仅局限于罪犯斑块局部，而是涉及整个冠状动脉系统，尤其是发生急性冠状动脉事件的患者。近年研究显示斑块的易损性不是随机"血管事件"，而是由于广泛的冠状动脉炎症导致的"全冠状动脉"事件。一项入选 20 例患者（6 例不稳定型心绞痛和 14 例稳定型心绞痛）的研究中，研究者采用 0.1℃作为截断温度值，在 10 例患者未发现有温度异质性，而在 4 例检测到单一热点，3 例有两处热点，3 例有 3 处热点[41]。对 40 例急性冠脉综合征患者使用多传感器热成像篮状导管（Volcano Therapeutics，Rancho Cordova，CA，USA）进行非罪犯病变温度异质性的检测（定义血流温度与任意检测热电偶之间最大温度差异为温差）发现，虽然非罪犯病变温差增加，但始终低于罪犯病变温差增加的幅度；并且在热图谱中，温差增加的幅度与血流温度呈负相关[31]。但另一项对 42 例患者（23 例稳定型心绞痛和 19 例急性冠脉综合征）进行温度异质性测量的研究显示，非罪犯病变临界狭窄病变与罪犯病变温度异质性并无差异；且与稳定型心绞痛患者相比，急性冠脉综合征患者的非罪犯病变和罪犯病变温度异质性均增加，这一实验结果也支持全冠状动脉炎症激活这一理论[42]。另有入选 71 例于罪犯病变作冠脉介入治疗的急性冠脉综合征或稳定型心绞痛患者的研究也显示，非罪犯病变临界狭窄处温度异质性增加；并且急性冠脉综合征患者非罪犯病变的温度异质性高于稳定型心绞痛患者[40]。这些研究结果对冠状动脉粥样斑块存在普遍的不稳定性这一假说提供了新的支持论点，虽然急性冠状动脉综合征以单一病变临床症状为首发，但其与弥漫性温度异质性有关。

一些研究已证实，全身炎性反应与升高的血浆标志物有关，如 C-反应蛋白与局部斑块温度有关。为了探讨全身炎症反应标志物与潜在斑块易损性的相关性，有人对 60 例冠心病患者（20 例稳定型心绞痛、20 例不稳定型心绞痛和 20 例急性心肌梗死）及 20 例未患冠心病的性别和年龄相匹配的对照患者进行研究，发现 C-反应蛋白和血清淀粉样蛋白 A 与检测到的温差具有统计学差异（分别为 $r = 0.796$，$P = 0.01$；$r = 0.848$，$P = 0.01$）[43]。另一项研究也示，使用 C-反应蛋白升高水平来评估的全身炎症激活程度与非罪犯血管临界病变的局部炎症反应呈正相关[40]。显著增高的 C-反应蛋白平均水平见于温度异质性较高的患者（14.0mg/L vs 6.2mg/L）[29]。而其他一些研究者，如 Webster 等，却未发现如此的相关性，他们观察到的大多数患者 C-反应蛋白无显著升高，可能与大量使用他汀类及抗炎药物有关[41]。

根据以上研究，为评估弥漫性冠脉炎症是否会增加冠状动脉和冠状静脉窦之间的温差，研究对出现临床症状的冠心病患者进行右心房与冠状窦之间温差测量。使用带有转向臂的热成像导管测量，此转向臂穿过导管内腔被连接到其顶端。此导管在其头端中央有一个热敏电阻探头，检测精确度为 0.05℃及时间常数为 300ms。冠状静脉窦与右心房之间的温差在急性冠脉综合征和稳定型心绞痛患者高于血管造影未见显著病变的冠心病患者。虽然急性冠脉综合征患者检测到的温度异质性高于稳定型心绞痛患者，但却无统计学差异。而 C-反应蛋白与温度异质性具有统计学相关性（$R = 0.35$，$P < 0.01$）[44]。全身炎症反应与冠状静脉窦血流温度相关提示炎症过程可能是心肌产热增加的潜在发病机制。与未患冠心病患者相比，血管造影有严重狭窄的患者冠状静脉窦血温高于右心房血温，且与病变位置无关。这些结论进一步证实冠心病患者冠状动脉内存在广泛的炎性反应。

（八）血流的"冷却作用"　虽然炎性反应可致动脉粥样斑块产热增加，但体内外实验测得的产热增加的幅度存在较大差异[13,45]。该差异可能系冠状动脉血流的"冷却作用"所致。完全阻塞血流时所测量到的温度异质性会增加 60%～70%[46]。也有研究显示，与阻断血流时测得的斑块表面温度相比，在生理血流通过状态下温度异质性仅降低 8%～13%[45]。体外偏心产热局限性病灶模型示，使用基于指引导丝的系统（themocoil system）可以检测到表面温度变化，所测得的温度与热源温度呈统计学线性正相关，与增加的血流呈统计学负相关，表明血流及热源特性可以明显影响数据的测量和对热成像数据的意义[47]。使用含热源冠状动脉段的数学模拟模型进行研究，结果发现血流、纤维帽厚度、热源几何学特性及最大流速均显著影响所测得的温度。尤其是当热源体积增加并且血流起冷却作用对管壁进行降温时，所测得的管壁内最大温差则会降低[48,49,50]。此外，当纤维帽厚度增加时，最大温差值降低且受血流的影响增大。

体外"热"斑块模型示，在传感器距离管壁<0.5mm及血流速度达到60ml/min时，RadiWire传感器可以检测到管壁0.58℃温度变化。当血流速值>60ml/min时，通过"热点"斑块的压力导丝也不会显示出任何明显的温度增加。测得温度变化与血流影响呈负相关[32]。根据以上结果，为了评估冠状动脉血流的潜在影响，一些研究者在完全阻断冠状动脉血流通过情况下测量了温度的变化，发现在稳定型心绞痛和急性冠脉综合征患者所测得斑块表面温度均增加，提示冠状动脉血流对温度异质性的"冷却作用"导致研究者低估了斑块局部产热作用[51]。Rzeszutko等使用含6个热电偶（5个测量血管壁温度及1个测量中心血流温度）的热成像导管（精确度达0.05℃）对40例急性冠脉综合征患者进行检测。首先测量血温与最大管壁温度之间的温度阶梯，发现40%的患者温度阶梯（ΔT）大于0.10℃；而在血流完全阻塞情况下测量，发现罪犯病变与邻近非罪犯病变之间的ΔT具有统计学差异；当血流重新开放时，ΔT不再具有统计学差异。该研究进一步证实血流"冷却作用"的重要性，因此，在使用热成像技术时需要阻断血流。为了减少这些不足，尤其是当热敏电阻通过临界病变的情况下，又出现了一些新型导管，例如，带有热敏电阻的气球热成像导管。该导管的热敏电阻安装在气球的另一端，以便接触斑块；使用此导管测量稳定的斑块病变，所测得温度值可增加59%；又如，Belardi等使用装有多功能热敏电阻的篮状导管测量动脉粥样硬化斑块的温度，该装置需要完全阻断冠状动脉的血流[52]。所有这些装置都需要进行临床实验来证实其安全性以及临床价值。

（九）应用的局限性 冠状动脉热成像是对动脉粥样硬化斑块功能性评价安全可行的方法，但是由于某些局限性该技术的应用受到限制。尽管一些检测导管现已上市，因为体内与体外温度测量研究结果存在较大差异，同时可能因冠状动脉血流的"冷却作用"低估斑块产热效应，以及传感器不能很好地贴合动脉血管壁，致使体内温度测量的准确性受到影响，所以使用温度截断值来甄别斑块是否处于"炎症"状态显然是不可行的，冠状动脉热成像的临床应用也受到限制。此外，热成像装置不能对冠状动脉血管进行扫描检测，仅能获得某一点的测量数据，故不能应用于检测临界病变早期的局部炎性反应。冠状动脉热成像检测斑块的另一局限在于不能提供斑块内组成部分的信息。如果不与高分辨率成像方法相结合，单独使用热成像进行结构测量的应用价值有限。从理论上推测，如果热成像与可显示结构特征的成像方法，如与血管内超声或光学相干断层扫描联合使用，能可很好地从解剖学和生理学的角度预测斑块的易损性。

四、展望

冠状动脉热成像的某些局限性限制了其在临床的应用。将来的发展方向应主要集中在如何进行冠状动脉树的温度精确扫描。现有的热敏电阻不能满足这一技术需求，因此，寻求其他的替代途径就成为当今研究的主要课题。另一发展方向应为如何更好地从解剖学及功能特征方面综合描述动脉粥样斑块，如何在单一装置中同时安装冠状动脉热成像和成像装置（如血管内超声或光学相干断层扫描）。非侵入性评估冠状动脉及周围动脉（如颈动脉）"热"斑块的装置是用于对不良心血管事件进行一级预防最理想的检测方法。微波辐射计具有广阔的应用前景，该方法通过微波频率来评估组织温度，正处于临床研究阶段。

五、总结

- 易损斑块的病理学特征包括巨大脂核、薄纤维帽、新生血管形成增加及炎性细胞浸润。其中，炎症作用在冠状动脉粥样硬化的疾病进展与并发症发生中发挥重要作用。
- 一些人类及实验动物体外研究已证实易损斑块局部炎症激活导致斑块大量产热。

- 冠状动脉热成像是基于导管的检测技术，因其具有局部炎症激活识别能力可实验动脉粥样硬化斑块功能成像。
- 由于冠状动脉热成像在临床应用中的局限性，不能通过定义温度截断值来甄别"发炎"的斑块。
- 未来的研究方向应不仅包括检测炎性粥样斑块，还应包括确定炎症在斑块易损性中发挥的作用。

（信满坤　郑　斌　柳景华）

参 考 文 献

［1］ Rosamond W, Flegal K, Furie K, et al. Heart disease and stroke statistics-2008 update: a report from the American Heart Association Statistics Committee and Stroke Statistics Subcommittee. Circulation, 2008, 117: e25 – 146.

［2］ Honda Y, Fitzgerald PJ. Frontiers in intravascular imaging technologies. Circulation, 2008, 117: 2024 – 2037.

［3］ Tan KT, Lip GY. Imaging of the unstable plaque. Int J Cardiol, 2008, 127: 157 – 165.

［4］ Naghavi M, Libby P, Falk E, et al. From vulnerable plaque to vulnerable patient: a call for new definitions and risk assessment strategies: Part I. Circulation, 2003, 108: 1664 – 1672.

［5］ Stone GW. First presentation of the Baseline Features & Plaque Characteristics from the PROSPECT Trial, presented at TCT 2009.

［6］ Ross R. Atherosclerosis – an inflammatory disease. N Engl J Med, 1999, 340: 115 – 126.

［7］ Libby P, Ridker PM, Hansson GK. Inflammation in atherosclerosis: from pathophysiology to practice. J Am Coll Cardiol, 2009, 54: 2129 – 2138.

［8］ Libby P, Ridker PM, Maseri A. Inflammation and atherosclerosis. Circulation, 2002, 105: 1135 – 1143.

［9］ Schoenhagen P. Plaque temperature, arterial remodeling, and inflammation: understanding "hot-spots" in the coronary arteries. J Am Coll Cardiol, 2007, 49: 2272 – 2273.

［10］ Heinle H. Metabolite concentration gradients in the arterial wall of experimental atherosclerosis. Exp Mol Pathol, 1987, 46: 312 – 320.

［11］ Tenaglia AN, Peters KG, Sketch MH, et al. Neovascularization in atherectomy specimens from patients with unstable angina: implications for pathogenesis of unstable angina. Am Heart J, 1998, 135: 10 – 14.

［12］ Lilledahl MB, Larsen EL, Svaasand LO. An analytic and numerical study of intravascular thermography of vulnerable plaque. Phys Med Biol, 2007, 52: 961 – 979.

［13］ Casscells W, Hathorn B, David M, et al. Thermal detection of cellular infiltrates in living atherosclerotic plaques: possible implications for plaque rupture and thrombosis. Lancet, 1996, 347: 1447 – 1451.

［14］ Toutouzas K, Spanos V, Ribichini F. A correlation of coronary plaque temperature with inflammatory markers obtained from atherectomy specimens in humans. J Am Cardiol, 2003, 92: 476.

［15］ Madjid M, Naghavi M, Malik BA, et al. Thermal detection of vulnerable plaque. Am J Cardiol, 2002, 90: 36L – 39L.

［16］ Naghavi M, John R, Naguib S, et al. pH Heterogeneity of human and rabbit atherosclerotic plaques: a new insight into detection of vulnerable plaque. Atherosclerosis, 2002, 164: 27 – 35.

［17］ Naghavi M, Madjid M, Gul K, et al. Thermography basket catheter: in vivo measurement of the temperature of atherosclerotic plaques for detection of vulnerable plaques. Catheter Cardiovasc Interv, 2003, 59: 52 – 59.

［18］ Zarrabi A, Gul K, Willerson JT, et al. Intravascular thermography: a novel approach for detection of vulnerable plaque. Curr Opin Cardiol, 2002, 17: 656 – 662.

［19］ Verheye S, De Meyer GR, Van Langenhove G., et al. In vivo temperature heterogeneity of atherosclerotic plaques is determined by plaque composition. Circulation, 2002, 105: 1596 – 1601.

［20］ Krams R, Verheye S, van Damme LC, et al. In vivo temperature heterogeneity is associated with plaque regions of increased MMP-9 activity. Eur Heart J, 2005, 26：2200 – 2205.

[21] Toutouzas K., Markou V., Drakopoulou M., et al. Increased heat generation from atherosclerotic plaques in patients with type 2 diabetes：an increased local inflammatory activation. Diabetes Care, 2005, 28：1656 – 1661.

[22] Toutouzas K, Drakopoulou M, Stefanadi E, et al. Intracoronary thermography：does it help us in clinical decision making? J Interv Cardiol, 2005, 18：485 – 489.

[23] Stefanadis C, Toutouzas K, Vavuranakis M, et al. Statin treatment is associated with reduced thermal heterogeneity in human atherosclerotic plaques. Eur Heart J, 2002, 23：1664 – 1669.

[24] Stefanadis C, Toutouzas K, Tsiamis E, et al. Increased local temperature in human coronary atherosclerotic plaques：an independent predictor of clinical outcome in patients undergoing a percutaneous coronary intervention. J Am Coll Cardiol, 2001, 37：1277 – 1283.

[25] Stefanadis C, Diamantopoulos L, Vlachopoulos C, et al. Thermal heterogeneity within human atherosclerotic coronary arteries detected in vivo：A new method of detection by application of a special thermography catheter. Circulation, 1999, 99：1965 – 1971.

[26] Toutouzas K, Vaina S, Tsiamis E, et al. Detection of increased temperature of the culprit lesion after recent myocardial infarction：the favorable effect of statins. Am Heart J, 2004, 148：783 – 788.

[27] Toutouzas K, Tsiamis E, Drakopoulou M, et al. Impact of type 2 diabetes mellitus on diffuse inflammatory activation of de novo atheromatous lesions：implications for systemic inflammation. Diabetes Metab, 2009, 35：299 – 304.

[28] Toutouzas K, Synetos A, Stefanadi E, et al. Correlation between morphologic characteristics and local temperature differences in culprit lesions of patients with symptomatic coronary artery disease. J Am Coll Cardiol, 2007, 49：2264 – 2271.

[29] Wainstein M, Costa M, Ribeiro J, et al. Vulnerable plaque detection by temperature heterogeneity measured with a guidewire system：clinical, intravascular ultrasound and histopathologic correlates. J Invasive Cardiol, 2007, 19：49 – 54.

[30] Schmermund A, Rodermann J, Erbel R. Intracoronary thermography. Herz, 2003, 28：505 – 512.

[31] Dudek D, Rzeszutko L, Legutko J, et al. High-risk coronary artery plaques diagnosed by intracoronary thermography. Kardiol Pol, 2005, 62：383 – 389.

[32] Cuisset T, Beauloye C, Melikian N, et al. In vitro and in vivo studies on thermistor-based intracoronary temperature measurements：effect of pressure and flow. Catheter Cardiovasc Interv, 2009, 73：224 – 230.

[33] Worthley S, Farouque MO, Worthley M, et al. The RADI PressureWire high-sensitivity thermistor and culprit lesion temperature in patients with acute coronary syndromes. J Invasive Cardiol, 2006, 18：528 – 531.

[34] Takumi T, Lee S, Hamasaki S, et al. Limitation of angiography to identify the culprit plaque in acute myocardial infarction with coronary total occlusion utility of coronary plaque temperature measurement to identify the culprit plaque. J Am Coll Cardiol, 2007, 50：2197 – 2203.

[35] Toutouzas K, Riga M, Vaina S, et al. In Acute Coronary Syndromes Thin Fibrous Cap and Ruptured Plaques Are Associated With Increased Local Inflammatory Activation：A Combination of Intravascular Optical Coherence Tomography and Intracoronary Thermography Study. J Am Coll Cardiol, 2008, 51：1033.

[36] Toutouzas K, Riga M, Synetos A, et al. Optical Coherence Tomography Analysis of Culprit Lesions of Patients with Acute Myocardial Infarction in Combination With Intracoronary Thermography, Excessive Macrophage Infiltration of Thin Fibrous Caps are Associated With Increased Local Temperature. J Am Coll Cardiol, 2009, 53：2523.

[37] Riga M, Toutouzas K, Tsiamis E, et al. Increased local inflammatory activation is associated with thin fibrous caps in culprit lesions of patients with acute myocardial infarction. New insights by optical coherence tomography. Eur Heart J, 2008, 29：P4825.

[38] Toutouzas K, Markou V, Drakopoulou M, et al. Patients with type two diabetes mellitus：increased local inflammatory activation in culprit atheromatous plaques. Hellenic J Cardiol, 2005, 46：283 – 288.

[39] Libby P. Aikawa M Mechanisms of plaque stabilization with statins. Am J Cardiol, 2003, 91：4B – 8B.

[40] Toutouzas K, Drakopoulou M, Markou V, et al. Correlation of systemic inflammation with local inflammatory activity in

non-culprit lesions：beneficial effect of statins. Int J Cardiol, 2007, 119：368 - 373.

[41] Webster M, Stewart J, Ruygrok P. Intracoronary thermography with a multiple thermocouple catheter：initial human experience. Am J Cardiol, 2002, 90 (suppl)：24H.

[42] Toutouzas K, Drakopoulou M, Mitropoulos J, et al. Elevated plaque temperature in non-culprit de novo atheromatous lesions of patients with acute coronary syndromes. J Am Coll Cardiol, 2006, 47：301 - 306.

[43] Stefanadis C, Diamantopoulos L, Dernellis J, et al. Heat production of atherosclerotic plaques and inflammation assessed by the acute phase proteins in acute coronary syndromes. J Mol Cell Cardiol, 2000, 32：43 - 52.

[44] Toutouzas K, Drakopoulou M, Markou V, et al. Increased coronary sinus blood temperature：correlation with systemic inflammation. Eur J Clin Invest, 2006.

[45] Verheye S, De Meyer GR, Krams R, et al. Intravascular thermography：Immediate functional and morphological vascular findings. Eur Heart J, 2004, 25：158 - 165.

[46] Stefanadis C, Toutouzas K, Tsiamis E, et al. Thermal heterogeneity in stable human coronary atherosclerotic plaques is underestimated in vivo：the "cooling effect" of blood flow. J Am Coll Cardiol, 2003, 41：403 - 408.

[47] Courtney BK, Nakamura M, Tsugita R, et al. Validation of a thermographic guidewire for endoluminal mapping of atherosclerotic disease：an in vitro study. Catheter Cardiovasc Interv, 2004, 62：221 - 229.

[48] Ten Have AG, Gijsen FJ, Wentzel JJ, et al. Temperature distribution in atherosclerotic coronary arteries：influence of plaque geometry and flow (a numerical study). Phys Med Biol, 2004, 49：4447 - 4462.

[49] Ten Have AG, Gijsen FJ, Wentzel JJ, et al. A numerical study on the influence of vulnerable plaque composition on intravascular thermography measurements. Phys Med Biol, 2006, 51：5875 - 5887.

[50] Ten Have AG, Draaijers EB, Gijsen FJ, et al. Influence of catheter design on lumen wall temperature distribution in intracoronary thermography. J Biomech, 2007, 40：281 - 288.

[51] Stefanadis C, Toutouzas K, Vavuranakis M, et al. New balloon-thermography catheter for in vivo temperature measurements in human coronary atherosclerotic plaques：a novel approach for thermography? Catheter Cardiovasc Interv, 2003, 58：344 - 350.

[52] Belardi JA, Albertal M, Cura FA, et al. Intravascular thermographic assessment in human coronary atherosclerotic plaques by a novel flowoccluding sensing catheter：a safety and feasibility study. J Invasive Cardiol, 2005, 17：663 - 666.

第四节　冠状动脉磁共振成像

冠状动脉磁共振成像（magnetic resonance imaging, MRI）是一种有广泛应用前景的新技术，可用来研究冠状动脉管腔狭窄、斑块负荷、血管舒缩功能以及无创评价亚临床动脉粥样硬化。通过 3D 技术，MRI 冠状动脉成像可检测到管腔狭窄，具有一定的灵敏度和较高特异性。MRI 还可以评价动脉粥样硬化斑块的易损性：非对比剂多对比 MRI 评价斑块负荷及识别胆固醇斑核；MRI 和特异性对比剂评价分子及细胞靶目标；非特异性钆对比剂间接标记检测斑块新生血管形成。近些年还出现了血管内 MRI，采用线圈和微型导管使动脉粥样硬化斑块成像。受心脏搏动的影响，MRI 用于冠状动脉成像还需要进一步改善。冠状动脉的无创成像技术，可作为评价动脉粥样硬化亚临床阶段的方法。对动脉粥样硬化的早期评价有利于改善患者的临床预后。

准确评估冠状动脉狭窄及动脉粥样硬化斑块特征是现代无创性血管成像技术所面临的重要挑战。动脉粥样硬化斑块破裂为大多数心血管事件死亡主要原因。斑块的易损性与斑块组成成分有关，而非狭窄的严重程度。磁共振成像技术作为非侵入性成像技术可以用于评价大、中动脉粥样硬化斑块的组成成分，评价斑块的易损性。

应用 MRI 可就心脏整体、局部的解剖和功能、心肌活性以及心肌灌注作理想的成像，可以分析冠状动脉解剖走行、管腔大小、血流量、心肌代谢、分子特征和冠状动脉斑块成分。存在偏心（正性）管壁重塑时，动脉粥样硬化的斑块负荷会因发光绘图技术被低估。冠心病患者冠状动脉血栓形成的风险主要与斑块的组成相关，而非管腔的狭窄程度，对动脉粥样硬化的评价不应仅限于管腔的狭窄程度。MRI 成像的空间分辨率较高、软组织间的对比较好、信号/噪声比较高，故适用于进行斑块组成的分析。

一、非侵入性冠状动脉成像

多种成像方法均可用于检测冠状动脉粥样斑块的形态。血管造影、血管内超声、光学相干断层扫描、直接血管镜、近红外光谱仪和热成像技术均可用于对粥样斑块进行解剖学和细胞学评价，但这些方法并不是非侵入性的成像方法，使应用受到限制。除 MRI 成像方法以外，还有电子束 CT （electron beam computed tomography，EBCT）、多层计算机体层扫描 （multidetector computed tomography，MDCT）、正电子发射断层扫描 （positron emission tomography，PET）、单光子发射计算机体层扫描 （single photon emission computed tomography，SPECT） 可用于评价动脉粥样斑块的特征。

动脉粥样硬化的病理过程是一个动态发展的过程，通常需要对粥样斑块进行动态随访才能准确评价粥样斑块的意义并指导抗动脉粥样硬化治疗的疗效，而存在辐射暴露的非侵入性技术（如 EBCT、MDCT、PET、SPECT）不适用于动态随访，因此，MRI 可作为评价粥样斑块的主要方法。MDCT 和 EBCT 测量冠状动脉管壁的钙化程度，采用钙化积分进行评价。近些年研究认为，冠状动脉钙化（即使轻度钙化）的预后意义大于传统的心血管危险因素[1]。尽管冠状动脉钙化程度与冠状动脉管腔狭窄呈统计学正相关，但这并不能反映急性冠脉综合征的风险。MDCT 血管造影是一种非侵入性检测冠状动脉病变部位、衰减、钙化以及重塑的成像技术，在某种程度上可以替代易损性斑块的成像方法。PET 和 SPECT 成像以有放射性标志的分子物质来就某一代谢过程成像。PET 作为灵敏度很高的成像技术，可以检测到体内 pmol/L ~ nmol/L 水平的炎性反应过程，但空间分辨率有限，需要参考 MDCT 或 MRI 提供的解剖成像来精确定位病变。

冠状动脉磁共振血管成像 （coronary magnetic resonance angiography，MRA） 是一种有广泛应用前景的新型成像技术，不仅可以检查冠状动脉管腔狭窄、斑块负荷以及血管的舒缩功能，还可以对亚临床动脉粥样硬化进行功能评价。Terashima 等[2]对无症状人群进行队列研究结果示，以 MRA 观察到的硝酸甘油诱导的冠状动脉舒张作用受损与 MDCT 评价的冠状动脉粥样硬化相关。在磁共振检查中，应用腺苷后使用相位对比 MRI 序列测定冠状动脉流量可以评估冠状动脉血流储备[3]（图 5-19）。例如，冠状动脉介入治疗之后再发胸痛的患者，冠状动脉血流储备降低与再狭窄相关，这与其他非侵入性影像学检查结果相似[3,4]。

（一）MRI 成像检查冠状动脉粥样斑块的基本原理 为清晰显示冠状动脉的血管壁，则需要有自旋回波图像技术来减少心外膜脂肪信号的干扰。全心技术和高强度磁场（多为 3T）对于成像最有价值，后者的信号/噪声比更高[5]。与 1.5T 磁场相比，3T 磁场在不增加扫描时间情况下，允许更高的空间分辨率和（或）更大的覆盖范围。钆剂在 3T 磁场中灵敏度增高，可相应减少对比剂用量。与此同时，高强度磁场也伴随一些问题，例如，由于敏感性增强，出现在脂肪与邻近含水组织间的化学位移伪影增加。

对比增强的高强度磁场磁共振成像可以对流量模型的狭窄程度进行准确评价[6]。在 3T 磁场下，也可以自由呼吸和屏气二维黑血自旋回波序列成像对冠状动脉血管壁成像。Tanaka 等[7]尝试以最大强度融合的全心冠状动脉 MR 血管成像技术观察冠状动脉血管壁，证实成像中冠状动脉壁为心外膜脂肪与冠状动脉管腔之间低信号带状区域。

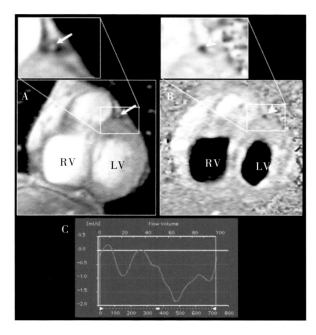

图 5-19　冠状动脉壁自旋回波成像

冠状动脉左前降支血流 MRI 研究。左图（A）示冠状动脉局部解剖放
大（箭状）。右图（B）示放大后冠状动脉血流经过（箭头）。图 C 示冠脉
流量的定量分布特征。LV：左心室；RV：右心室（改自参考文献 3）

　　（二）冠状动脉磁共振血管成像的局限性　冠状动脉位于心外膜，走行迂曲，而且随心脏搏动运动，影响 MRA 及冠状动脉粥样斑块的成像。采用 MRA 评价冠状动脉有较大难度。尽管如此，使用高分辨率 MRI 检测冠状动脉血管壁可以分辨斑块的组成成分。以 MRI 检查冠状动脉病变需要满足的条件：高信号噪声比、高对比度噪声比、良好的信号穿透深度、靶血管信号均匀等。左冠状动脉主干的管腔直径最大，约为 4.5mm；前降支远端约 2mm。常规冠脉造影可以分辨距离 ≤0.3mm 的相邻结构。为评价在冠状动脉粥样硬化病变，MRI 的空间分辨率应 <1.0mm（理想情况下可 ≈0.5mm），并满足各向同性，图像体素（像素层厚）<1.0mm。增加磁场强度可以获得更高的空间分辨率，但 Wittlinger 等[8]观察到即使是 4T 磁场也不能准确评价直径 <0.4mm 的血管。低分辨率黑血成像会高估血管壁面积，低估血管腔面积。一般来讲，冠状动脉成像是通过规定板坯通过每个动脉流经线路获得。"板坯"方法在过去几年中渐被"全心"方法取代，通过应用 3D 方法与计算机体层扫描媲美[9]。

　　非冠状动脉心脏 MRI 检查时，为最大程度减少运动伪影，只采集舒张期图像。但即使在舒张期，冠状动脉运动也会产生伪影。在舒张中期的很短时间内，即等容舒张期，冠状动脉才会出现 <1mm 的运动。Wang 等[10]研究显示此时间间隔在左、右冠状动脉仅为 66ms（平均左侧为 161ms 及右侧为 120ms），因此，在每个心动周期中仅有 <150~200ms 的数据采集时间，并且不同患者冠状动脉运动存在的差异[11]。另外，还应减少呼吸运动的影响，可采用屏气和导航回波方法减少伪影。屏气时虽然膈肌无过度移动，但也并非完全静止。呼气末屏气比吸气末屏气可以更好地减少膈肌运动。导航回波方法可以在不干扰冠状动脉成像前提下，实时监控呼吸过程，追踪膈肌运动。

　　（三）磁共振血管造影　冠状动脉磁共振血管成像（magnetic resonance angiography，MRA）主要依靠亮血方法进行。由于冠状动脉紧贴心外膜并被脂肪包绕，当行 MRA 检查时，抑制周围脂肪的高信号对于冠状动脉成像质量非常重要。大多数的 MRI 序列均有频率选择性脂肪抑制脉冲功能，其他 MRI 的方法，如 T2 准备或磁化转移预脉冲驱动，均可增强血液相对于心肌的信号强度。

（四）MRA 不同序列　普遍采用的方法是亮血方法，如扰相梯度回波、平面回波成像以及稳态自由进动梯度回波序列等；有时也采用黑血自旋回波方法。有些研究是解决序列技术问题的研究；有些则针对钆对比增强磁共振成像进行研究，增加靶目标（冠状动脉血流）与背景之间的对比。这些研究在二维和三维序列均付诸实施。二维的分段 k-空间梯度回波成像（图 5-20）是最广泛使用的冠状动脉 MRA 序列，常用于评估异常冠状动脉。该方法空间分辨率较低，一次屏气进行一次数据采集。

为了使走行迂曲的冠状动脉显像，最常采用 3D 技术，尤其是使用若干 2 ~ 3cm 厚板的分段梯度回波序列。Sakuma 等[12]研究发现，全心冠状动脉 MRA 评价冠状动脉狭窄与导管术间良好的相关性。该技术敏感性不高，但特异性较高，可用于非侵入性检查冠状动脉的近中段。

三维分段 k-空间的方法：扰相梯度回波、平面回波成像和交错螺旋采集。虽然常用屏气的方法，但最常用的是导航回波模式和可进行预期头动校正的自由呼吸方法。无论是 T2 准备或磁化转移脉冲和快速读出 MR，均将脂肪饱和整合于基于导航的序列中。稳态自由进动成像：此序列依赖于 T2/T1 血液和其他组织之间的差异（图 5-21）。改进数据采集效率使其能在约 10min 内进行全心检测，使用

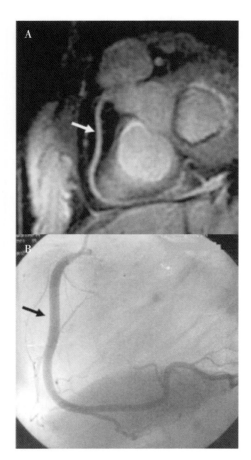

图 5-20　右冠状动脉 MRI 与常规冠状动脉造影

A：二维分段 k-空间梯度回波成像示右冠状动脉（箭头）无狭窄；B：同一个病人右冠状动脉造影（箭头）示无狭窄

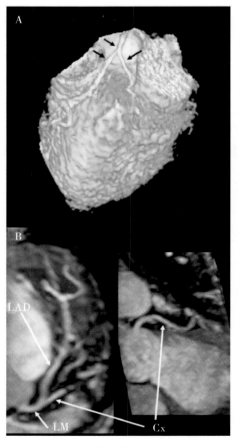

图 5-21　冠状动脉血管稳态自由进动成像

采用三维稳态自由进动技术示左冠状动脉近中段。A：三维重建冠状动脉左主干、左前降支及回旋支（箭头示）；B：三维数据后处理获得的最大强度投影；LM：左主干；LAD：左前降支；CX：回旋支

T2 准备、频率选择性脂肪抑制、可进行运动校正的呼吸门控等方法。血液为高信号，不需要使用静脉对比剂。而对比剂（如钆螯合物）为另一种提高 MRA 图像质量的方法。给予 T1 缩短对比剂后，再使用反转恢复脉冲准备进行处理。目前常用的钆螯合物仅可在血管内停留很短的时间，之后迅速外渗进入组织间隙。利用钆螯合物的这一特性进行延迟增强图像处理，通过参考多层计算机体层扫描和侵入性血管造影数据可识别冠状动脉壁动脉粥样硬化区域[13]。另一方面，由于非钆造影剂在血管内滞留时间较长，近年来已被用于进行高质量血管造影成像[14]。一些临床前期研究已证实，使用这些"血管内"造影剂可产生更高信号噪声比和较高诊断准确率的图像[15]。

二、MRI 诊断动脉粥样硬化

（一）冠状动脉　　MRI 能准确地判断大动脉（如主动脉、颈动脉或股动脉）的粥样硬化斑块负荷。使用高分辨率质子密度加权 MRI 序列和 T1 或 T2 自旋回波图像可以对大血管动脉粥样硬化斑块的组成成分进行检测。根据其信号强度，与其他组织肌信号强度进行对比，可以区分出纤维化斑块、细胞胞外胆固醇核心、钙沉积及斑块内出血[16,17,18]（图 5-22）。虽然图像因冠状动脉在心动周期中有较大幅度的运动，以及图像质量的负面影响可使解剖分辨率减低，但采用 MRI 仍可观察到冠状动脉的血管壁（图 5-23）。将 MRI 用于人体内冠状动脉成像主要受限制于有限的空间分辨率和心脏及呼吸门控。不同于主动脉及颈动脉，由于冠状动脉成像受管腔直径较小、走行迂曲、持续运动等因素，在体实现冠状动脉成像并识别斑块成分尤为困难。目前尚不能将主动脉和颈动脉的研究结果用于冠状动脉疾病。

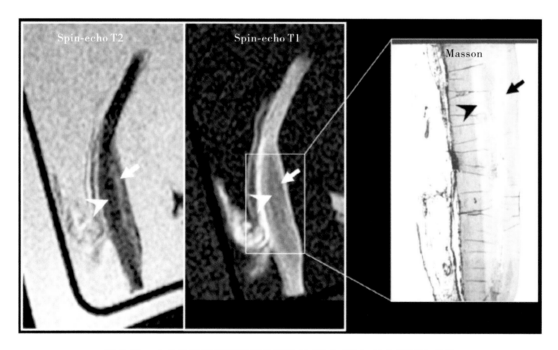

图 5-22　人主动脉动脉粥样硬化斑块的 T1 和 T2 加权自旋回波成像

左图和中图为人主动脉粥样硬化斑块的 MRI 成像。箭状物示纤维帽（T1 和 T2 亮区）；箭头示胆固醇核（T1 亮区及 T2 暗区）。右图为经 Masson 染色的标本。Spin-echo：自旋回波成像（改自参考文献 16）

黑血高分辨率 MRI 为最常用于描述人体内冠状动脉血管壁的成像（图 5-24）[19]。已有研究在人类成功以自由呼吸技术计算冠状动脉血管壁的厚度和面积[20]。入选 12 例经侵入性血管造影证实的有

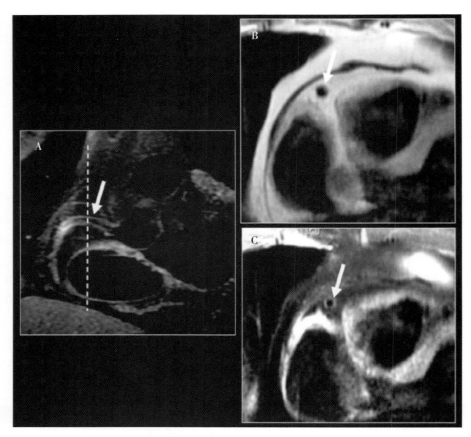

图 5-23　冠状动脉壁自旋回波成像

A：纵向视图，心包脂肪抑制 T1 自旋回波成像的右冠状动脉壁（箭头）；B：轴向视图，无脂肪抑制的
右冠状动脉；C：与图（B）视角相同，但有脂肪抑制。箭头示冠状动脉血管壁

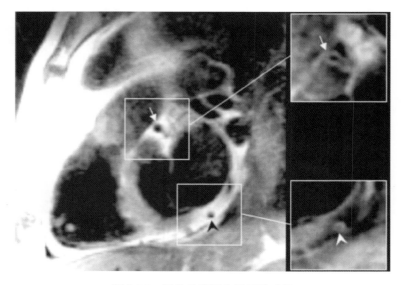

图 5-24　冠状动脉壁自旋回波成像

左图中脂肪未被抑制，不能区分冠状动脉左主干（箭状）及回旋支（箭头）的血管腔和血管壁。
右图心包脂肪抑制，则可以观察到冠状动脉的血管壁。左主干远段（箭状）管壁增厚，未形成显著狭
窄；回旋支（箭头）管壁增厚并形成严重的向心性狭窄（已经冠状动脉造影证实）（改自参考文献 19）

或无冠状动脉粥样硬化的患者，采用将亮血 MRA 和高分辨率 3D 黑血冠状动脉壁成像序列相结合的 MRI 方法进行成像，结果发现，无明显动脉粥样硬化患者的其右冠状动脉出现外向重塑[21]。曾有临床试验以冠状动脉血管壁成像的方法对 136 例患 1 型糖尿病但不伴有心血管疾病或症状的患者进行随访研究后发现合并有肾病的患者中约有 10% 出现了冠状动脉狭窄，而不伴有肾病的患者未出现冠状动脉狭窄；冠状动脉斑块负荷（主要表现为右冠状动脉血管壁的平均厚度）在合并有糖尿病肾病患者显著增加[22]。Macedo 等[23] 对 MESA 人群中的亚组患者使用黑血非对比 MRI 进行冠状动脉成像研究发现，具有两个或两个以上心血管疾病危险因素的患者其冠状动脉血管壁的厚度增加，而有冠状动脉血管壁厚度增加的患者在计算机体层扫描评估中钙化积为零，提示 MRI 可用于评价出现血管壁钙化之前的冠状动脉粥样硬化的早期阶段；另外还发现，冠状动脉血管壁 MRI 可用于亚临床动脉粥样硬化人群正性动脉重构的评价[24]。

钆造影剂已用于冠状动脉的成像研究。与 MRI 存活心肌研究相似，反转恢复序列也被用来进行冠状动脉粥样硬化斑块的成像。Maintz 等[25] 尝试在经冠状动脉造影和多层螺旋 CT 证实的冠心病患者的冠状动脉血管中区分不同类型的粥样斑块（钙化、非钙化和混合型），结果表明粥样斑块对对比剂的吸收程度与内皮功能障碍、新生血管形成、炎症作用和（或）纤维化有关。另有研究提示，对比增强 MRI 能够识别与动脉粥样硬化严重程度密切相关的延迟增强（图 5-25），使用 T1 加权三维

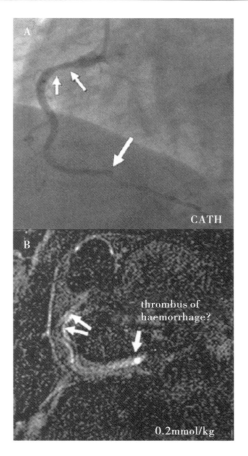

图 5-25　冠状动脉钆增强成像

图 A 示右冠状动脉血管造影，造影右冠状动脉近端重度狭窄，左室后于后降支发出后闭塞。图 B 示延迟增强 MRI 局部对比剂吸收示右冠状动脉近端段狭窄，血管远端高信号部位提示可疑血栓形成。CATH：经导管冠状动脉造影；thrombus or haemorrhage：血栓或出血（改自参考文献 17）

梯度回波反转恢复序列可以鉴别钙化和非钙化斑块[13]。最近的一项研究使用对比增强 MRI 对急性心肌梗死后患者进行冠状动脉成像，采用序列 MRI 成像可对心肌梗死后 3 个月患者进行超强化回归分析。瞬态冠状动脉组织信号的变化可代表在梗死后的水肿或炎症[26]。

也可采用非对比 T1 加权序列的方法对冠状动脉斑块进行成像。与 CT 和血管内超声检查相比，这种方法检测到的高信号斑块（冠状动脉斑块强度与心肌信号强度之比 >1.0）与冠状动脉血管壁正性重塑有关[27]。但需注意，与血管内超声检查相比，MRI 的结果常于血管壁的真实面积与厚度，这可能是 MRI 空间分辨率较低而引起的部分容积效应所致；也可能是由于外膜厚度不在血管内超声检查的测量范围内以及因呼吸运动和心脏搏动干扰形成。

（二）多对比 MRI　　又称非对比剂方法，采用不同的加权序列进行测量，可以获得不同对比度的图像。多对比 MRI 基于连续 T1、T2 和质子密度加权序列原理成像，在不注射任何对比剂的情况下，高分辨率黑血 MRI 可依据不同组织的弛豫特性及质子密度来检测和区分斑块成分[28,29,30]。弥散加权（diffusion weighted，DW）成像已用于动脉粥样硬化领域研究，尤其是血栓检测方面。最多采用的技术是快速自旋回波，它可以提高动脉壁和管腔之间对比度，更好地描述动脉粥样硬化斑块特性[31]。

筹备双反转射频脉冲采用设定流动血液为空信号技术及脂肪抑制技术，具体见相关章节。这些黑血多对比成像技术通过比较相邻胸锁乳突肌信号强度与感兴趣结构（如动脉粥样硬化斑块）的信号强度成像。使用多对比 MRI 测定不同组织弛豫特性的差异对脂质核心、纤维帽、钙化结节和斑块内出血进行鉴别[32]。脂质核心在 T1 和 PD 加权呈高信号，在 T2 呈低信号；纤维帽在 T1、T2 和 PD 加权均呈高信号（图 5-22），而钙化结节在三种加权序列呈现低信号[33]。一些临床试验开展颈动脉斑块总体积的研究，主要采用这三种加权成像序列对颈动脉斑块进行测定[34]。多对比 MRI 对于检测颈动脉粥样硬化标本内脂质核心和斑块内出血的敏感性和特异性达 85% 以上[35]。最近一些研究尝试使用同样的多对比 MRI 方法对体内冠状动脉的斑块特征进行评价，但由于信号噪音比低和部分容积效应，该方法还需要进一步完善[36]。

（三）新生血管形成　斑块新生血管形成与炎症反应密切相关。使用钆螯合物的动态对比增强MRI 可以识别新生血管。对兔动脉粥样硬化斑块和人颈动脉粥样硬化斑块的初步研究示，对比增强MRI 评价的新生血管通透性与免疫组化学巨噬细胞的密度具有良好相关性[37,38]。增强钆摄取与病理性新生血管形成、炎症及组织坏死相关[39]。

三、分子成像（高风险斑块的检测）

使用 MRI 检测动脉粥样硬化斑块内炎症常需要注入对比剂。对比剂有两种类型：顺磁性和超顺磁性，它们在结构与信号强度效应方面不同。顺磁性对比剂由镧系金属组成，主要是钆，可以加强附近水质子的纵向磁化（T1）从而产生正信号。除斑块组成外，参与动脉粥样硬化不同过程的一些分子物质，如整合素、基质金属蛋白酶和纤维蛋白也与斑块破裂的风险和预后有关。这些分子物质可通过抗体特异地偶合到载体上，再与钆结合以利于检测。MRI 检查有赖于相对高的有效载荷，多使用钆螯合物或三氧化二铁氧化物。钆螯合物结合在载体表面，因为钆需要与周围水分子相互作用以产生对比效果。三氧化二铁氧化物颗粒（直径为 10nm~5μm）常被包含在聚合物壳中。

易损斑块的纤维帽常较薄或已被侵袭破损，覆盖巨大的脂质核心，同时有大量的炎性细胞浸润[40]。分子 MRI 已应用几种方法来检测中、大动脉的具体靶目标。这些靶目标包括超小型超顺磁性氧化铁颗粒或 CD204⁻ 特异性抗体携带钆胶束的炎性细胞（巨噬细胞）；通过膜联蛋白-V 交联氧化铁-Cy 的凋亡细胞；含有基质金属蛋白酶抑制肽的 P947 蛋白酶；含有对 VCAM1 高亲和力肽的 VINP-28 血管细胞黏附分子；通过 gadofluorine 结合到胞外基质成分的细胞外基质；HDL 样纳米微粒的脂蛋白；通过顺磁性纳米微粒或血管新生关键调节物靶 α-β 整合素调节的新生血管；含与纤维蛋白高亲和性肽的 EP-2104R 血栓和组织因子。值得特别注意的，Gadofluorine 对比剂选择性地增强动脉粥样硬化斑块却不增强正常主动脉壁[41]，同时也可检测到血管重塑[42]。Gadofluorine 对胞外基质蛋白具有亲和性，其与白蛋白结合后进入斑块[43]。使用 Gadofluorine 增强 MRI 依据注射对比剂后不同时间点采集的非侵入性定量数据测定动脉粥样硬化斑块组成成分。此功能可扩大成像窗口评估斑块的稳定性，让研究者有机会追踪斑块组成成分，识别不稳定斑块[44]。

四、血管内 MRI（侵入性检测）

冠状动脉的直径较小且解剖位置较深，限制了非侵入性 MRI 对其进行正确评价，因此出现了侵入性的 MRI 检测方法[45]。血管内 MR 线圈以及近些年出现的其内置有磁铁、发送器和接收器的小型导管，已开始应用。凭借 MR 检测器线圈与动脉壁的贴近可提高图像质量，评估动脉粥样硬化斑块的组成成分。为了防止血流搏动使线圈移动，线圈需要与动脉直径紧密匹配。血管内 MRI 已成功应用于体外和体内的髂内动脉斑块研究中[45,46]。由于血管内超声检查评价钙化病变时会出现超声波声影，MRI 在识别斑块成分方面优于血管内超声检查[45]。血管内 MRI 可采用钆选择性增强动脉粥样硬化斑块的纤维成分，有关研究尚在进行中[46]。虽然血管内 MRI 评价富含脂质的冠状动脉易损斑块极具应用价值，但由于可能会导致诸如斑块破裂等严重并发症，尚不适用于临床检查。

五、展望

动脉粥样硬化疾病是全球第一位的死亡原因。越来越多证据表明，动脉粥样硬化是一种全身性的疾病，且任何动脉床的血管，甚至在亚临床状态下，均可提示另一动脉区域随后的临床或亚临床疾病的存在。如果在动脉粥样硬化性疾病出现临床症状后再对其治疗，将增加医疗费用，因此在早期（在亚临床阶段）识别并遏制动脉粥样硬化的发展尤为重要。持续的临床前疾病管理可显著减少因治疗临床疾病给社会带来的经济负担。

在无症状人群识别亚临床动脉粥样硬化须通过非侵入性成像技术实现。非侵入性成像技术除前文所述外，还包括颈动脉、腹主动脉和股动脉超声、多排螺旋 CT 冠状动脉钙化评分等。全身/冠状动脉 MRI 或 MDCT、PET，可以对全身的动脉粥样硬化进行评估。

采用成像技术早期评价动脉粥样硬化是否可以减少血栓事件还需要有前瞻性的研究证实。就此已有正在进行的临床研究，即 HRP（high risk plaque，HRP）研究，旨在于识别和验证在无症状但具有高风险动脉粥样硬化患者新型成像的意义[47]。研究入选 >6000 例（男性≥55 岁，女性≥60 岁）无症状患者，对其进行不同方法的非侵入性成像和实验室检查。随后对这些被测试人群进行≥3 年的随访，拟比较有或无临床事件患者不同时期的成像特征，判断非侵入性成像评价粥样斑块和预测临床事件的意义。其中，MRI 是随访动脉粥样硬化斑块的重要手段。西班牙国家心血管研究中心（National Center for Cardiovascular Research，CNIC）也在进行此方面的研究，采用非侵入性的方法对无症状患者进行评价，识别和动态评价动脉粥样硬化过程中亚临床阶段的变化。该研究拟入选 >5000 例的患者，后者年龄小于 HRP 研究中的患者。这些研究是高精尖端成像技术在临床研究中运用的示例，赋予非侵入性（冠状动脉）成像作为一种工具可检测和修改无症状动脉粥样硬化发展过程。

六、总结

- 磁共振成像是一种独特的非侵入性技术，不仅能够识别动脉管腔狭窄，还可以区分动脉粥样硬化斑块中不同的组成部分。①斑块内新生血管形成是易损斑块的一个重要特征。MRI 可通过钆螯合物作对比增强识别动脉粥样硬化斑块中新血管；②高场磁体的出现和新型 MRI 成像技术给斑块成像开拓了新前景；③分子 MRI 可识别不同分子靶目标参与动脉粥样硬化过程，可提供关于急性冠脉综合征的预后信息。
- 使用小型线圈和微型导管的血管内 MRI 可作血管内动脉粥样硬化斑块成像。
- MRI 可用于评价中、大血管的动脉粥样硬化，但用于评估冠状动脉粥样硬化还有待提高。

（信满坤　郑　斌　柳景华）

参 考 文 献

［1］ Budoff MJ，McClelland RL，Nasir K，et al. Cardiovascular events with absent or minimal coronary calcification：the Multi-Ethnic Study of Atherosclerosis（MESA）. Am Heart J，2009，158：554 – 561.

［2］ Terashima M，Nguyen PK，Rubin GD，et al. Impaired coronary vasodilation by magnetic resonance angiography is associated with advanced coronary artery calcification. J Am Coll Cardiol，2008，1：167 – 173.

［3］ Clarke GD，Eckels R，Chaney C，et al. Measurement of absolute epicardial coronary artery flow and flow reserve with breathhold cine phase-contrast magnetic resonance imaging. Circulation，1995，91：2627 – 2634.

［4］ Hundley WG，Hillis LD，Hamilton CA，et al. Assessment of coronary arterial restenosis with phase-contrast magnetic resonance imaging measurements of coronary flow reserve. Circulation，2000，101：2375 – 2381.

［5］ Yang Q，Li K，Liu X，et al. Contrast-enhanced whole-heart coronary magnetic resonance angiography at 3.0-T：a comparative study with X-ray angiography in a single center. J Am Coll Cardiol, 2009, 54：69 – 76.

［6］ Liu X, Bi X, Huang J, et al. Contrast-enhanced whole-heart coronary magnetic resonance angiography at 3.0 T：comparison with steady-state free precession technique at 1.5 T. Invest Radiol, 2008, 43：663 – 668.

［7］ Tanaka S, Mori M, Kitazaki K, et al. Visualization of coronary arterial wall based on maximum intensity fusion of whole-heart MR angiograms and water suppression SPIR 3D T（1）TFE images. Magn Reson Med Sci, 2009, 8：55 – 63.

［8］ Wittlinger T, Martinovic I, Moritz A, et al. Evaluation of the spatial resolution with 1.5 ~ 4 tesla in a stenosis model. Asian Cardiovasc Thorac Ann, 2006, 14：387 – 393.

［9］ Weber OM, Pujadas S, Martin AJ, et al. Free-breathing, three-dimensional coronary artery magnetic resonance angiography：comparison of sequences. J Magn Reson Imaging, 2004, 20：395 – 402.

［10］ Wang Y, Vidan E, Bergman GW. Cardiac motion of coronary arteries：variability in the rest period and implications for coronary MR angiography. Radiology, 1999, 213：751 – 758.

［11］ Malayeri AA, Macedo R, Li D, et al. Coronary vessel wall evaluation by magnetic resonance imaging in the multi-ethnic study of atherosclerosis：determinants of image quality. J Comput Assist Tomogr, 2009, 33：1 – 7.

［12］ Sakuma H, Ichikawa Y, Chino S, et al. Detection of coronary artery stenosis with whole-heart coronary magnetic resonance angiography. J Am Coll Cardiol, 2006, 48：1946 – 1950.

［13］ Yeon SB, Sabir A, Clouse M, et al. Delayed-enhancement cardiovascular magnetic resonance coronary artery wall imaging：comparison with multislice computed tomography and quantitative coronary angiography. J Am Coll Cardiol, 2007, 50：441 – 447.

［14］ Paetsch I, Jahnke C, Barkhausen J, et al. Detection of coronary stenoses with contrast enhanced, three-dimensional free breathing coronary MR angiography using the gadolinium-based intravascular contrast agent gadocoletic acid（B-22956）. J Cardiovasc Magn Reson, 2006, 8：509 – 516.

［15］ Herborn CU, Schmidt M, Bruder O, et al. MR coronary angiography with SHL 643：a initial experience in patients with coronary artery disease. Radiology, 2004, 233：567 – 573.

［16］ Leiner T, Gerretsen S, Botnar R, et al. Magnetic resonance imaging of atherosclerosis. Eur Radiol, 2005, 15：1087 – 1099.

［17］ Cai JM, Hatsukami TS, Ferguson MS, et al. Classification of human carotid atherosclerotic lesions with in vivo multicontrast magnetic resonance imaging. Circulation, 2002, 106：1368 – 1373.

［18］ Cai J, Hatsukami TS, Ferguson MS, et al. In vivo quantitative measurement of intact fibrous cap and lipid-rich necrotic core size in atherosclerotic carotid plaque：comparison of high-resolution, contrast-enhanced magnetic resonance imaging and histology. Circulation, 2005, 112：3437 – 3444.

［19］ Fayad ZA, Fuster V, Fallon JT, et al. Noninvasive in vivo human coronary artery lumen and wall imaging using black-blood magnetic resonance imaging. Circulation, 2000, 102：506 – 510.

［20］ Botnar RM, Stuber M, Kissinger KV, et al. Noninvasive coronary vessel wall and plaque imaging with magnetic resonance imaging. Circulation, 2000, 102：2582 – 2587.

［21］ Kim WY, Stuber M, Bornert P, et al. Three-dimensional black-blood cardiac magnetic resonance coronary vessel wall imaging detects positive arterial remodeling in patients with nonsignificant coronary artery disease. Circulation, 2002, 106：296 – 299.

［22］ Kim WY, Astrup AS, Stuber M, et al. Subclinical coronary and aortic atherosclerosis detected by magnetic resonance imaging in type 1 diabetes with and without diabetic nephropathy. Circulation, 2007, 115：228 – 235.

［23］ Macedo R, Chen S, Lai S, et al. MRI detects increased coronary wall thickness in asymptomatic individuals：the multi-ethnic study of atherosclerosis（MESA）. J Magn Reson Imaging, 2008, 28：1108 – 1115.

［24］ Miao C, Chen S, Macedo R, et al. Positive remodelling of the coronary arteries detected by magnetic resonance imaging in an asymptomatic population：MESA（Multi-Ethnic Study of Atherosclerosis）. J Am Coll Cardiol, 2009, 53：1708 – 1715.

［25］ Maintz D, Ozgun M, Hoffmeier A, et al. Selective coronary artery plaque visualization and differentiation by contrast-enhanced inversion prepared MRI. European Heart Journal, 2006, 27：1732 – 1736.

［26］ Ibrahim T, Makowski MR, Jankauskas A, et al. Serial contrast-enhanced cardiac magnetic resonance imaging demonstrates regression of hyperenhancement within the coronary artery wall in patients after acute myocardial infarction. J Am Coll Cardiol, 2009, 2：580－588.

［27］ Kawasaki T, Koga S, Koga N, et al. Characterization of hyperintense plaque with noncontrast T（1）-weighted cardiac magnetic resonance coronary plaque imaging：comparison with multislice computed tomography and intravascular ultrasound. J Am Coll Cardiol, 2009, 2：720－728.

［28］ Choudhury RP, Fuster V, Fayad ZA Molecular. cellular and functional imaging of atherothrombosis. Nature reviews, 2004, 3：913－925.

［29］ Yuan C, Kerwin WS. MRI of atherosclerosis. J Magn Reson Imaging, 2004, 19：710－719.

［30］ Itskovich VV, Samber DD, Mani V, et al. Quantification of human atherosclerotic plaques using spatially enhanced cluster analysis of multicontrast-weighted magnetic resonance images. Magn Reson Med, 2004, 52：515－523.

［31］ Shinnar M, Fallon JT, Wehrli S, et al. The diagnostic accuracy of ex vivo MRI for human atherosclerotic plaque characterization. Ateroscler Thromb Vasc Biol, 1999, 19：2756－2761.

［32］ Yuan C, Kerwin WS, Yarnykh VL, et al. MRI of atherosclerosis in clinical trials. NMR in biomedicine, 2006, 19：636－654.

［33］ Momiyama Y, Fayad ZA. Aortic plaque imaging and monitoring atherosclerotic plaque interventions. Top Magn Reson Imaging, 2007, 18：349－355.

［34］ Corti R, Fuster V, Badimon JJ, et al. New understanding of atherosclerosis（clinically and experimentally）with evolving MRI technology in vivo. Ann N Y Acad Sci, 2001, 947：181－195.

［35］ Yuan C, Mitsumori LM, Ferguson MS, et al. In vivo accuracy of multispectral magnetic resonance imaging for identifying lipid-rich necrotic cores and intraplaque hemorrhage in advanced human carotid plaques. Circulation, 2001, 104：2051－2056.

［36］ Sun B, Giddens DP, Long R, et al. Characterization of coronary atherosclerotic plaque using multicontrast MRI acquired under simulated in vivo conditions. J Magn Reson Imaging, 2006, 24：833－841.

［37］ Calcagno C, Cornily JC, Hyafil F, et al. Detection of neovessels in atherosclerotic plaques of rabbits using dynamic contrast enhanced MRI and 18F-FDG PET. Arteriosclerosis thrombosis and vascular biology, 2008, 28：1311－1317.

［38］ Kerwin W, Hooker A, Spilker M, et al. Quantitative magnetic resonance imaging analysis of neovasculature volume in carotid atherosclerotic plaque. Circulation, 2003, 107：851－856.

［39］ Phinikaridou A, Ruberg FL, Hallock KJ, et al. In vivo detection of vulnerable atherosclerotic plaque by MRI in a rabbit model. Circ Cardiovasc Imaging, 3：323－332.

［40］ Sanz J. Fayad ZA Imaging of atherosclerotic cardiovascular disease. Nature, 2008, 451：953－957.

［41］ Barkhausen J, Ebert W, Heyer C, et al. Detection of atherosclerotic plaque with Gadofluorine-enhanced magnetic resonance imaging. Circulation, 2003, 108：605－609.

［42］ Zheng J, Abendschein DR, Okamoto RJ, et al. MRI-based biomechanical imaging：initial study on early plaque progression and vessel remodelling. Magnetic resonance imaging, 2009, 27：1309－1318.

［43］ Meding J, Urich M, Licha K, et al. Magnetic resonance imaging of atherosclerosis by targeting extracellular matrix deposition with Gadofluorine M. Contrast media & molecular imaging, 2007, 2：120－129.

［44］ Ronald JA, Chen Y, Belisle AJ, et al. Comparison of gadofluorine-M and Gd-DTPA for noninvasive staging of atherosclerotic plaque stability using MRI. Circ Cardiovasc Imaging, 2009, 2：226－234.

［45］ Larose E, Yeghiazarians Y, Libby P, et al. Characterization of human atherosclerotic plaques by intravascular magnetic resonance imaging. Circulation, 2005, 112：2324－2331.

［46］ Larose E, Kinlay S, Selwyn AP, et al. Improved characterization of atherosclerotic plaques by gadolinium contrast during intravascular magnetic resonance imaging of human arteries. Atherosclerosis, 2008, 196：919－925.

［47］ Muntendam P, McCall C, Sanz J, et al. The BioImage Study：Novel approaches to risk assessment in the primary prevention of atherosclerotic cardiovascular disease－study design and objectives. Am Heart J, 2010, 160：49－57.

第六章　冠状动脉狭窄功能学评价

第一节　冠状动脉压力导丝相关技术

冠状动脉造影评价冠状动脉狭窄程度具有局限性，故冠状动脉内生理学技术的出现对评价冠状动脉狭窄对血流动力学的影响具有重要意义，而且越来越多证据支持根据这些参数来决定治疗方案的安全性和有效性。冠状动脉血流储备分数（fractional flow reserve，FFR）通过测量冠状动脉内压力反映血管狭窄对心肌血流量的影响，随着压力导丝的常规应用以及 FFR 设备简化，FFR 对冠状动脉内生理学的普及起到至关重要的作用。另外，根据热稀释原理，带有热敏电阻的压力导丝使得 FFR 测量与冠状动脉血流储备（coronary flow reserve，CFR）互为补充。本章讨论 FFR 与热稀释衍生的 CFR 理论，以及其在不同解剖和临床情况下的应用。

目前，分析冠状动脉造影时最常见的问题是某一固定狭窄是否具有血流动力学意义和导致心肌缺血[1-3]。理想的生理学测量需要具备以下特征：①准确；②不受血流动力学影响；③易操作；④安全；⑤易解释。FFR 通过测量压力计算冠状动脉血流储备，实现了这些理想特征[4]。

因此，FFR 具有良好的前景，推动了心血管介入医师和非介入医师对冠状动脉内生理学的理解，随机临床试验也证实了上述结论。COURAGE 试验结果显示，经皮冠状动脉介入治疗（PCI）只减少有明确缺血患者的死亡和严重心血管事件。DEFFER 试验应用压力导丝评价狭窄的生理学意义，证明可安全地根据 FFR 结果制定治疗策略。FAME 试验结果显示在多支血管病变患者，根据 FFR 测量结果进行个体化血管重建临床效果较好，并可节约费用[5]。SYNTAX 试验随机分为紫杉醇洗脱支架 PCI 组与 CABG 组，二组死亡率和心肌梗死发生率相似，预期大多数多支病变患者可接受 PCI 治疗[6]。FFR 指导冠状动脉介入治疗前景良好，可选择功能上显著狭窄的血管作为靶血管，指导 PCI 与冠状动脉旁路移植（CABG）等血管重建治疗[3]。

新一代压力导丝带有热敏电阻，可同步测定冠状动脉内温度，根据热稀释原理测量冠状动脉血流储备（CFR）。同时测定 FFR 和 CFR，有助于分析复杂冠状动脉循环以及与狭窄病变的关系。

一、冠状动脉内压力测定的历史和现状

若冠状动脉造影显示高度狭窄，同时有典型心绞痛症状和明确心肌缺血的证据，毫无疑问需考虑 PCI 或 CABG 治疗。然而，临床中这种情况并不常见，有些症状不典型，但冠状动脉造影显示多处临界病变，供血区域互相重叠，无创性检查往往不能明确诊断，且冠状动脉血管床弥漫性动脉粥样硬化导致心肌缺血时定位困难[1-3,7-13]。

冠状动脉造影的局限性与经皮血管重建技术的发展也存在矛盾，尽管指南推荐了一系列建议，但是还要根据术者目测结果决定临界病变是否需 PCI 治疗，仅仅根据血管造影的结果制定治疗策略，反映了对术者的依赖程度[14]。研究显示，术者常显著低估或高估血管造影的狭窄程度，且同一观察者先后以及不同观察者之间报告的结果也有较大差异。血管造影分析软件（quantitative digital coronary analysis，QCA）可定量分析血管狭窄程度，且具有良好的重复性和可靠性，但仍不能描述狭窄对血流动力学影响的严重程度[15,16]。

OTW 球囊在 PCI 进入临床后不久，就开始用于测量冠状动脉内压力，通过测量跨病变压力阶差评价冠状动脉狭窄的严重程度和球囊扩张的效果[16,17]。最初应用 9F 导管测量主动脉压力，内径 0.072 英寸，用球囊导管中导引导丝的中心腔测量狭窄远端压力。当时认为 PTCA 后跨病变残余压力阶差≤15mmHg 即为手术成功。然而，一些变量可显著影响压力阶差的分析，球囊导管直径 3.5F，由于管腔横截面积较大，限制了压力的正常传导。球囊导管不适宜小动脉或高度狭窄病变，因其低估主动脉压力。充满液体的球囊导管的频率反应性很低，应用小直径冠状动脉内导管后仍存在这些问题[18]，因此，跨病变压力阶差测定不能作为冠状动脉病变诊断技术。

20 世纪 90 年代早期适用于 PCI 的压力导丝问世，该导丝带有敏感性很高的微小传感器，可准确测量跨病变压力。由于外径小（0.014 英寸），导丝几乎不干扰血管内血流动力学微环境。FFR 根据压力评价冠状动脉血流。

二、冠状动脉压力与流量的相互关系

理解 FFR 和冠状动脉血流储备（CFR），最重要的是了解冠状动脉循环压力/流速特点，以及冠状动脉生理学的关键因素。

（一）静息状态冠状动脉压力和流量之间呈非线性关系 舒张中期和舒张末期对心外膜血管压迫最小最稳定（冠状动脉血流传导无变化），应在这个时期比较冠状动脉循环和传统的体循环。静息时压力和流量呈非线性关系，冠状动脉自身调节是冠状小动脉平滑肌细胞对压力变化的反应，是内在肌张力所致，因此，压力变化较大时通过调节血管阻力确保冠状动脉血流量维持稳定[2,19,20]。冠状动脉压力和流量关系随心肌代谢需求而变化，当心肌耗氧量增加或心肌组织中的氧分压降低时，冠状动脉舒张，血流量增加[21,22]。

（二）冠状动脉最大充血状态（最大心肌代谢状态或应用扩血管药物）时冠状动脉血压和流量呈线性相关 完全扩张阻力血管可明确冠状动脉灌注压与血流量之间的固定关系，斜率受系统阻力影响，斜率越低，系统阻力越大[23,24]。根据最大充血状态时压力－流量关系，可评价不同灌注压时冠状动脉最大血流量[25]。

（三）CFR 定义为从静息到最大充血状态下血流量的增加程度 CFR 是反映冠状动脉循环功能的一项指标，通过检测血流速度来反映血流量，临床已广泛使用[2,25,26]。图 6-1 是反映压力－流量原理的示意图。正常情况下 CFR 在室壁不同部位是不同的，心内膜下 CFR 较低，因为该部位代谢需求较高，所以基础动脉血管扩张程度较高。

（四）有效灌注压时心外膜动脉狭窄导致血流量降低 狭窄导致两种类型阻力，一种与摩擦相关，另一种与湍流和狭窄远端血流相关。跨病变压力阶差与 f 和 s 系数以及流量 Q 呈非线性相关，$\Delta P = fQ + sQ^2$。血流特征（黏度和密度）和狭窄的几何特征（管腔面积的降低、病变长度、流入和流出角度）影响摩擦和湍流的阻力系数[19,23,26]。湍流导致的压力下降占跨病变压力阶差的 75% 以上，根据狭窄特征（即残余管腔直径、病变向心性、离心性和病变长度）、周围血管壁的顺应性以及其他因素（即血压、流变学特点），狭窄后冠状动脉血流和压力不同[27]。这一点具有重要的临床意义，二个狭窄程度相似的病变，狭窄远端的压力差异较大，因此，可导致心肌灌注不同。

（五）冠状动脉自身调节可代偿狭窄导致的低灌注，维持冠状动脉血液循环的连续性 生理状态下冠状动脉的自身调节可调节微循环阻力，代偿狭窄继发的冠状动脉内压力降低。随着狭窄程度的加重，动脉扩张程度也随之增加，通过自身调节功能维持足够的心肌灌注，即狭窄血管中冠状动脉自身调节可致冠状动脉血流储备降低。心内膜由于代谢需求高，血管的基础扩张程度最大，该部位的冠状动脉血流储备降低最明显。

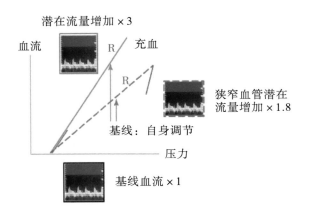

图 6-1   冠状动脉循环功能冠状动脉内压力与流量的关系

此图体现了冠脉储备的基本概念，基线状况下压力和流量之间不呈线性关系，体现为较宽的压力平台，流量恒定，小动脉阻力调整导致的现象。然而在心肌耗氧量或血管扩张剂导致的最大充血状况下，压力和流量之间呈线性关系（实线），斜率代表冠状动脉阻力（R）。阻力正常（小 R）时认为是生理状态，既定压力下冠状动脉血流量增加 3 倍可以认为是充血状态（箭头）。心外膜动脉狭窄或微循环功能异常导致阻力增加（大 R），体现为压力/流量斜率降低，同样压力下流量升高不足（仅为基线流量的 1.5 倍）。冠脉内超声导丝可以测得冠脉内血流速度，与上述原理一致，称为冠状动脉流速储备（CFVR）

（六）狭窄导致的血流动力学效应——压力 - 血流斜率降低。   研究发现，冠状动脉狭窄时冠状动脉血流从基础水平到最大充血状态时增加的幅度（冠状动脉血流储备）降低。图 6-1 显示血管在狭窄和无狭窄时相应的斜率，通过测定基础水平和最大充血状态下的差值进行准确定量。若邻近部位血管冠状动脉储备正常，最大程度充血可增加心肌灌注的异质性，该现象是不同诊断技术的基础。因此，静脉给予血管扩张剂（腺苷、罂粟碱、双嘧达莫）可扩大局部心肌和跨心肌不同部位心肌灌注的异质性。

（七）微循环功能障碍可表现为压力 - 流量斜率减低   正确理解冠状动脉储备，有助于了解特异性评价微循环阻力技术的发展[3,28,29]。很多导致冠状动脉微循环重构的临床因素也参与了心外膜血管狭窄，如糖尿病、高血压、吸烟、高胆固醇血症、移植心脏血管[30-32]。急性心肌缺血[33]或微循环血栓栓塞（血小板或血栓聚集、旋磨脱落的碎屑）[34]时，肾上腺素可引起微循环阻力增加（如体力活动或精神应激[35]）。微循环功能障碍降低跨病变压力阶差，与冠状动脉血流相关，该现象可致测量结果解读错误[36]。因此，FFR 可客观评价心外膜血管病变的严重程度，且不依赖于微循环状态。

三、FFR

FFR 是充血状态下病变血管血流量与无病变血管预期血流量之间的比值。前面介绍了 FFR 理论基础[4,37-39]。

充血状态下 FFR 与冠状动脉内压力呈线性相关，是测量冠状动脉内血流量的决定因素。图 6-2 说明跨病变近端和远端压力比值与跨病变冠状动脉流量比值一致，以此作为依据，FFR 计算过程中需要获得 2 个压力值，分别为最大充血状态下主动脉压力（Pa：通过导引导管记录）和病变远端压力（Pd：通过压力导丝测定）。Pd/Pa 比值与 FFR 相对应，FFR = 0.53 说明病变血管灌注心肌仅为无病变时血流量的 53%，即心肌灌注降低 47%。FFR 最大值是 1.0，代表心外膜血管完全正常。任何

FFR < 1.0 的情况均说明存在冠状动脉内压力递减,心外膜血管存在一定程度病变。目前认为,FFR ≤0.75 是心肌缺血的临界值。若冠状动脉病变 FFR = 0.75,则心肌灌注为无病变时血流量的 75%,即心肌灌注降低 25%。Pijls 首次提出心肌灌注与相应冠状动脉血流量不同,因充血状态下 Pd/Pa 为心肌血流储备(FFRmyo),不仅代表冠状动脉血流递减,还包括侧支循环血流以及其他来源对这部分心肌的血流灌注(如病变远端桥血管血流)。

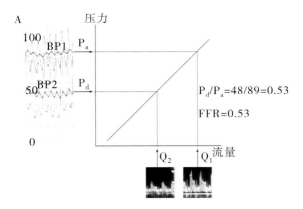

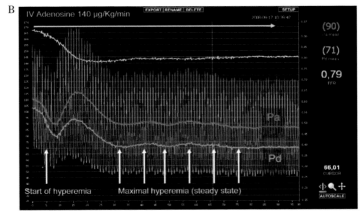

图 6-2 压力衍生的 FFR

　　最大充血状态下压力和流量近乎呈线性关系,根据测定的压力评价心外膜动脉狭窄导致心肌血流量。图 A 显示 2 个冠状动脉内压力 Pa 和 Pd,以及对应的流量参数 Q1 和 Q2。根据线性相关压力比值与流量比值相等。在 FFR 测定中,Pa 是主动脉压力,Pd 在狭窄病变远端记录,狭窄病变的血流动力学效应是跨病变压力下降。FFR = 0.53 代表心肌血流量占完全去除该病变后预期血流量的 53%。图 B 显示 LAD 狭窄病变 FFR 测定中主动脉和冠状动脉内压力,静脉滴注腺苷诱导充血开始的时候,出现了一段压力平台,黄线代表适时 Pd/Pa 比值,随着腺苷持续输注 Pd/Pa 显著下降,这个过程反映了冠状动脉从自身调整到最大充血状态线性压力流量关系,只有最大充血状态下测定的 Pd/Pa 才是 FFR

　　应在最大程度血管扩张/充血时测量压力,此时微血管阻力最小。流量为病变远端最大血流量与假定正常血管最大血流量比值。正常最大心肌血流量(QN)为最大血管扩张过程中(平均主动脉压 [Pa] - 中心静脉压 [Pv])与心肌阻力 [R] 比值。

$$Q_N = \frac{Pa - Pv}{R}$$

冠状动脉存在病变时最大心肌血流量为［病变远端平均压力（Pd）－中心静脉压（Pv）］与心肌阻力比值。

$$Q = \frac{Pd - Pv}{R}$$

根据心肌血管最大扩张时阻力接近于 0，FFRmyo 定义为：

$$FFRmyo = \frac{Pd - Pv}{Pa - Pv} = \frac{Pd}{Pa}$$

中心静脉压与动脉压相比极低，故大多数情况下可忽略（除患者右心压力负荷过大），FFRmyo 可简化为 Pd/Pa。

总之，球囊扩张时完全阻断冠状动脉血流，测定病变远端压力（Pw）可反映冠状动脉血流（FFRcor）和侧支循环血流（FFRcoll）。

$$FFRcor = \frac{Pd - Pw}{Pa - Pw}$$

$$FFR\ coll = FFRmyo - FFRcor$$

FFR 主要是简化了冠状动脉血流动力学参数。FFRmyo 可简化为 FFR。动物实验提示心率、血压和心肌收缩力均可影响 FFR，但在临床中尚未得到验证[39]。

舒张期 FFR 是 FFR 的改良，即在心脏舒张期测定压力比值[40]。舒张期 FFR 与传统 FFR 相比，除了能更敏感地发现可诱导的心肌缺血，还可避免收缩压对平均动脉压的影响，如右冠状动脉与左冠状动脉血流模式不同导致的差异[41]，以及心肌桥在收缩期对心外膜动脉的挤压作用[42]。

四、应用冠状动脉内热稀释法测定 FFR 和心肌阻力

FFR 是评价狭窄病变血流动力学的特异性技术。与冠状动脉内超声不同，正常冠状动脉内应用压力导丝，不提供冠状动脉微循环信息，只显示冠状动脉最大压力传导（FFR = 1）[3]。新一代压力导丝联合应用 FFR 和同步热稀释技术，只应用 1 根导丝和 1 个分析界面，通过冠状动脉内注射盐水测量血液温度变化计算 CFR[43-45]。应用同一根压力导丝测定 FFR 和评估 CFR 是可行的，这使进一步了解冠状动脉循环更多信息成为可能，可区分冠状动脉主干血管血流量和微循环心肌血流量。

其原理是冠状动脉内弹丸注射 3ml 室温盐水后检测和分析冠状动脉内温度变化[45]（图 6-3）。压力导丝的近端热传感器记录开始注射盐水的时间，远端热传感器捕捉病变远端温度变化。计算机界面计算指示剂反向传导时间（Tmn），首先在基线水平记录 Tmn，之后在最大充血情况下重复记录 Tmn。每个阶段都要测量 3 个独立 Tmn 来确定数据的变异性，取其平均值用于计算 CFR。假设注射盐水不影响冠状动脉血流量，可通过静息状态下平均传导时间（Tmn rest）与最大充血状态下平均传导时间（Tmn hyperaemic）值来计算 CFR。应用多普勒测定 CFR 已经确认了该方法的可靠性[46,47]。与任何其他方法测定 CFR 一样，热稀释法测定 CFR 主要受基线血流动力学影响，诊断和治疗操作过程中随时变化[3,28,29]，重复性差于 FFR。部分患者合并导致微血管功能障碍的临床情况，因此，测定这部分人群的 CFR 非常重要[30]。

Fearon 等[46]根据热稀释传导时间和冠状动脉内压力测定微循环阻力指数（IMR），即远端冠状动脉内压力与充血状态下平均传导时间的比值。IMR 自身变异性低，基线情况下重复性优于 CFR，且不依赖于血流动力学变化[47,48]。Aarnaudse 等[49]也证实 IMR 测定独立于心外膜血管狭窄的严重程度，当 IMR 测定值为 22、23 和 24 时，狭窄直径分别为 10%、50%、75%。

五、FFR 和 CFR 及其临床决策的安全性

无创性方法也可评价心肌缺血。与无创方法相比，检测 FFR 可评价狭窄对血流动力学影响。表 6-1 显示了大部分相关研究，还包括多普勒测定 FFR 的相关研究，作为热稀释法测定 CFR 的参照[38,40,50-57]。虽最初推荐 FFR 的临界点是 0.75，ESC 经皮冠状动脉介入治疗指南认为 FFR 0.75～0.8 为临界范围[58]。多数研究支持 FFR 和 CFR 在制定临床决策中的安全性[59-81]，表 6-2 列举了大部分相关研究，包括那些在特异性亚组人群中进行的研究，如多支病变[5,69-73]、左主干病变[75-81]、糖尿病患者[74]。目前，还没有基于热稀释法测定 CFR 的相关研究，现有的临床资料采用多普勒测定 CFR。

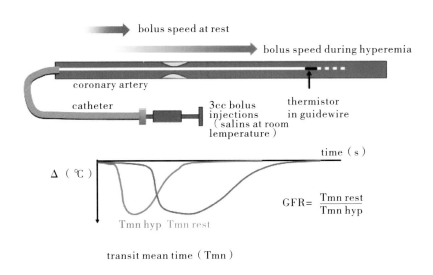

图 6-3　热稀释法测定冠状动脉血流储备

热稀释法评估冠状动脉血流储备的原则。冠状动脉内导引导丝近端和远端安装的热敏装置可以检测到血液温度的改变。冠状动脉内注射 3ml 室温盐水随着时间变化导致血液温度下降，显示为热稀释曲线（下图）。蓝线代表基础状态，红线代表最大充血状态。由于充血状态下血流速率较快（沿着冠状动脉的箭头），充血传递时间（Tmn hyp）与基础传递时间（Tmn rest）相比较快，比值可以等同于静息和充血时血流的比值，用于评估冠状动脉血流

六、压力导丝和热敏感导丝的现状

传统 FFR 系统包括 0.014 英寸导引导丝，导丝尖端为传感器，还包括核心导丝和与传感器相连的绝缘信号传递电缆。压力传感器包括压电换能技术，晶体压电换能器根据表面电荷变化所继发的电阻改变记录冠状动脉内压力变化。控制元件记录电阻水平，并转化为相应信号。控制元件是便携设备，与压力导丝相连。专用软件工具收集的数据具有可视、分析、存储功能。

（一）FFR 测量系统 PressureWire™ Certus（St. Jude Medical, St. Paul, MN, USA）　该压力导丝见图 6-4，可测量 FFR 和 CFR。压力感受器距离导丝末端 3cm，位于亲水性聚合物层与导丝不透光末端连接点。除了压力传感器，压力导丝还装有 2 个热敏装置，位于压力感受器附近，可以检测到 <0.05℃ 的温度变化。导丝远端 3cm 具有柔顺性，在通过导丝引器前可塑形。

（二）压力导丝 PrimeWire®（Volcano Corp., Rancho Cordova, CA, USA）　该压力导丝见图 6-4，主要特征是可控性导引导丝，距末端 3cm 处有一微型压力传感器及连接系统。导引导丝与可

操作的扭矩控制器相连，导丝导引器可与 SmartMap®，s5 Family，and ComboMap® Instruments 兼容。这套系统可用于冠状动脉和外周动脉检测。

与上述导丝相连的显示器界面具有很多相似性，首先由便携式电脑显示压力信号，根据压力传感器测得的压力波形，同步显示时相性波形和平均压。术者选择某一时段计算平均压力，显示器可适时以数字和图形显示 FFR，并存储于硬盘，自动选择最小 FFR。

表 6-1　流量储备分数和冠状动脉血流储备确认试验

作者	n	参数	对照检验	OCV	Sn	Sp
Miller 等	33	CFR	SPECT	2.0	82	100
Joye 等	30	CFR	SPECT	2.0	94	95
Deychak 等	17	CFR	SPECT	1.8	94	94
Heller 等	55	CFR	SPECT	1.7	81	87
Danzi 等	30	CFR	SE	2.0	91	84
Verbene 等	37	CFR	SPECT	1.9	67	86
Ave 等	46	CFR	SPECT	2.0	88	95
Chamuleau 等	127	CFR	SPECT	1.7	50	90
Pijls 等	45	FFR	ETT + SPECT + SE	0.75	88	100
Ave 等	46	FFR	SPECT	0.75	83	100
Erhard 等	47	FFR	SPECT	0.75	83	77
Erhard 等	47	FFR	SPECT	0.75	87	77
Chamuleau 等	127	FFR	SPECT	0.74	65	85
Ave 等	46	D – FFR	SPECT	0.76	96	100

OCV：适合的节点值；Sn：敏感性；SP：特异性；CFR：冠状动脉血流储备（冠状动脉内多普勒测定结果）；FFR：血流储备分数；D-FFR：舒张期血流储备分数；SPECT：单电子发射计算机断层现象；SE：负荷超声心动图；ETT：运动负荷试验

表 6-2　根据 FFR 和 CFR 制定临床决策安全性研究

作者	n	方法	研究设计	亚组
Kern 等	88	CFR	SC/NR	
Ferrari 等	70	CFR	SC/NR	
Bech 等	100	FFR	SC/NR	
DEFER 等	350	FFR	MC/R	
Wongraparut 等	137	FFR	SC/NR	
Chamuleau 等	107	FFR	SC/NR	
Ozdemir 等	51	FFR	SC/NR	
Wijpkema 等	61	FFR/CFR	SC/NR	

续　表

作者	n	方法	研究设计	亚组
Rieber 等	56	FFR	SC/NR	
Legalery 等	407	FFR	SC/NR	
Verna 等	112	FFR	SC/NC	多支血管病变（63%）
Jimenez – Navarro	38	FFR	SC/NC	多支血管病变
Berger 等	102	FFR	SC/NC	多支血管病变
Chamuleau 等	191	FFR/CFR	MC/NR	多支血管病变
FAME 等	1005	FFR	MC/R	多支血管病变
Lindstaedt 等	97	FFR	SC/NR	多支血管病变
Dominguez-Franco 等	42	FFR	SC/NR	糖尿病患者
Bech 等	54	FFR	SC/NR	左主干病变
Jimenez-Navarro 等	27	FFR	SC/NR	左主干病变
Lindstaedt 等	51	FFR	SC/NR	左主干病变
Legutko 等	38	FFR	SC/NR	左主干病变
Suemaru 等	15	FFR	SC/NR	左主干病变
Courtis 等	142	FFR	SC/NR	左主干病变
Hamilos 等	213	FFR	SC/NR	左主干病变

CFR：冠状动脉血流储备（冠状动脉内多普勒测定结果）；SC：单中心研究；MC：多中心研究；NR：非随机研究；R：随机研究

七、药物诱导最大冠状动脉充血

诱导最大冠状动脉充血对测定 FFR 具有重要意义，因在最大充血状况时和最小冠状动脉阻力时测量所有参数便于计算 FFR。此时，需药物进行诱导，主要药物为腺苷和三磷酸腺苷[82-85]，也可使用罂粟碱和多巴酚丁胺。

（一）腺苷和三磷酸腺苷　腺苷为内源性核苷，磷酸化后转化为 ATP。ATP 是 DNA 组成部分和很多代谢过程中重要的辅酶，由细胞快速摄取（主要是内皮细胞和红细胞），半衰期仅 10s。

冠状动脉操作过程中给予腺苷（经静脉注射或冠状动脉内注射）的浓度相对较低，不良事件发生率低。腺苷引起的心脏不良反应主要通过 A_1、A_3 和 A_{2A} 受体介导，A_{2A} 受体激活后心脏微血管舒张，对心外膜血管影响小。

临床常静脉输入腺苷以诱导最大充血[82]，通过中心静脉导管或大静脉输入。微量泵静脉输入腺苷或 ATP 优于冠状动脉内注射，可诱导完全稳定的真实充血状态，可在弥漫性动脉粥样硬化血管内操作并回撤压力导丝（图 6-2B）。标准外周静脉输入腺苷速度是 140 μg/（kg·min），可适当增加至 180 μg/（kg·min），或追加负荷剂量以达到最大充血效果。

冠状动脉内注射腺苷时适宜的起始推荐剂量：右冠状动脉 15~20μg，左冠状动脉 20~40μg。腺苷的个体差异性较大，但越来越多的证据显示为了达到稳定最大刺激效应可逐渐增加剂量。尤其在

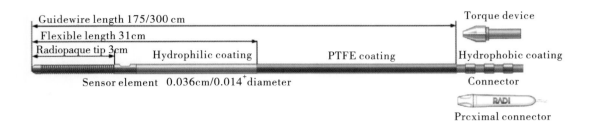

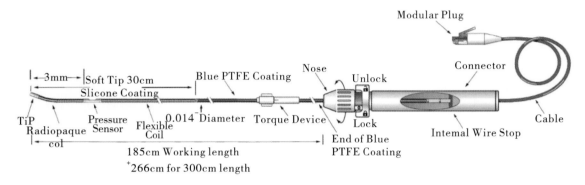

图 6-4　压力导丝示意图

两种最新一代压力导丝：PressureWire™ Certus （St. Jude Medical, Inc） 和 PrimeWire® Pressure Guidewire （Volcano Corporation）

FFR 为临界范围 （0.75 ~ 0.8） 的患者，需更大剂量腺苷确保达到最大充血。Casella[83,84] 等已证实冠状动脉内腺苷剂量可增加至 150μg，且安全性良好，与标准剂量相比不良反应发生率无显著增加。静脉注射腺苷的不良反应包括一过性低血压、心绞痛样症状 （包括胸闷） 及与过度通气相关的症状。通过 A_{2B} 受体，腺苷还可引起支气管痉挛，因此慢性气道疾病和肺病不宜使用腺苷。腺苷使用的常见禁忌证为 Ⅱ 度或 Ⅲ 度房室传导阻滞。右冠状动脉使用腺苷可延长房室结不应期。持续时间较长的腺苷不良反应较罕见，可用咖啡因或茶碱拮抗。理论上 ATP 半衰期较长，但缺乏可靠临床证据。临床已对使用腺苷和 ATP 测定 FFR 进行了广泛验证[50,51]。

（二）罂粟碱　罂粟碱只用于冠状动脉内注射，与冠状动脉内注射腺苷相比其半衰期较长。罂粟碱作用于迷走神经引起所有平滑肌舒张 （如支气管或肠道平滑肌），从而增加冠状动脉血流速度。由于其潜在的不良反应，如尖端扭转型室速、室性心动过速，虽罕见但严重，目前已很少使用。

（三）多巴酚丁胺　多巴酚丁胺可增强收缩力和增加心肌耗氧量，通过增加心肌代谢诱导微循环扩张，消耗冠状动脉储备。多巴酚丁胺静脉输入可扩张全部冠状动脉血管，与静脉应用腺苷的效果相似[85]。多巴酚丁胺不能改变心外膜血管直径或狭窄斑块的体积，在评价 FFR 中，多巴酚丁胺的作用与静脉应用腺苷相似[85]。多巴酚丁胺负荷试验时应用压力导丝测定 FFR 是评价心肌桥的重要方法之一[42]。支气管痉挛患者可用多巴酚丁胺代替腺苷。

八、FFR 测量中的陷阱

理解 FFR 基本原理可避免操作过程中和结果解读时发生错误。表 6-3 汇总了 FFR 操作中常见错误原因及避免这些错误的相关建议。

表6-3　估计血流储备分数中误差原因

错误原因	建议	识别和解决方法
充血不充分	静脉注射腺苷后主动脉压力变化特征不明显（图6-2B）	检查腺苷浓度以及是否有充血药物的丢失（输液线漏液、导引导丝导引器漏液）。如果冠状动脉内注射腺苷，检查导引导管是否到位以及腺苷的剂量
导引导管嵌顿	左主干开口狭窄或者充血过程中血流量增加	FFR 测量过程中不应该有导引导管嵌顿
导引导管有侧孔	低估 Pa	FFR 测量过程中不用带侧孔的导引导管
研究过程中压力漂移	操作过程时间较长时容易发生，或者 PCI 术前或术后测量 FFR 时	充血过程中回撤 PGW，使感受器回到导引导管内。重新计算 FFR，根据估计的压力漂移进行校正。如果在左冠状动脉 Pd 观察到收缩和舒张压力阶差保留有切迹需要怀疑这种情况
串联病变	某一狭窄远端有另外的狭窄会选择性影响这一病变 FFR 的测量	如果所有病变 FFR 测量结果都有显著意义，可以考虑对血管造影狭窄最严重的病变 PCI 治疗，之后再重新对其他病变测量 FFR
显著血管迂曲	PGW 拉直血管可能造成近端血管假性狭窄，干扰血流和 FFR 测量	经常在有 PGW 的迂曲血管注射对比剂，以除外假性狭窄
一过性微血管功能障碍	短暂影响 FFR 评价结果，微血管功能恢复后不能反映狭窄对血流动力学的影响	需要考虑导致微循环功能减低的伴随临床情况，如旋切、急性冠脉综合征

九、血流储备分数评价

大多数临床情况均可应用压力导丝测定 FFR。

（一）临界病变　临界病变（血管造影显示管腔狭窄 40%～70%）是最常见的 FFR 或 CFR 检查适应证。虽然其他冠状动脉影像学技术也可准确评价管腔容积，但不能提供准确的生理学信息（图6-5，图6-6）。

常用 FFR 界点值为 0.75，CFR 为 2.0[38,40,50-57]，低于上述界点值时可出现一过性或持续心肌低灌注，应行 PCI 治疗[3]。FFR0.76～0.79 是临界值，决定治疗方案时需考虑其他因素，包括形态学、解剖病变标准（即靶病变、病变结构、其他串联病变）、患者特点（即糖尿病、典型心绞痛、不典型心绞痛）以及无创性检查结果（缺血部位和程度）。FFR≥0.80 可排除缺血病变，置入支架既不能改善患者症状，也不能改善预后，延期 PCI 是安全的。DEFER 研究发现，手术操作时间较长与不良事件相关。DEFER 研究[62] 入选 325 例患者，根据 FFR 测量结果随机分为 3 组：对照组包括 144 例 FFR <0.75 患者，按计划行 PCI；FFR≥0.75 患者随机进入延迟治疗组 ［（n =71）只接受药物治疗］ 和 PCI 治疗组 ［（n =90）接受支架置入与药物治疗］。最近发表了 5 年随访结果，随访率 98%，延迟治疗组与 PCI 治疗组相比无事件生存率相似（分别为 80% vs 73%，P =0.52），但高于对照组（63%，P =0.03）[10]。DEFER 研究另一结果显示，FFR >0.75 的患者，与狭窄相关的心脏死亡或心肌梗死风险 <1%/年，在置入支架后未降低。

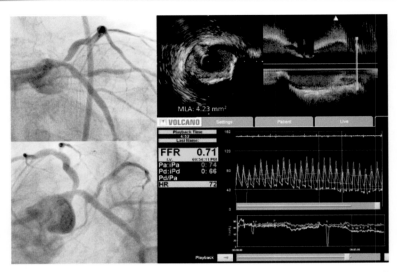

图 6-5　评价开口临界病变狭窄程度

　　图中显示前降支开口临界病变，血管造影见到病变位于开口，狭窄几何形状复杂。冠状动脉内超声确认了狭窄的存在，有一弧形钙化，最小管腔面积 4.23mm^2，临界病变。静脉滴注三磷酸腺苷诱导最大充血状下测量 FFR 为 0.71，显示严重狭窄。控制台屏幕（Volcano 系统）显示平均压力值、压力波形和心电图。患者成功接受经皮冠状动脉介入治疗

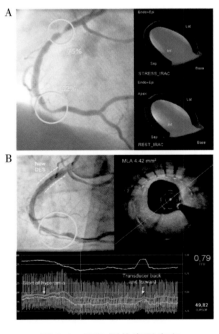

图 6-6　FFR 评价串联病变

　　一例前壁心肌梗死患者，由于心绞痛且核素证明存在可逆性心肌缺血，在右冠状动脉近段和远段各置入药物涂层支架 1 枚，2 枚支架都发生了再狭窄。虽然有证据说明存在缺血，问题是是否需要对 2 个再狭窄都进行干预。图 B：QCA（直径狭窄 75%）和最佳相干断层扫描（OCT：最小管腔面积 3.25mm^2）判断狭窄程度，最严重狭窄再次置入 1 枚新的药物涂层支架。之后用 FFR 评价远端病变（QCA：直径狭窄 65%，OCT：最小管腔面积 4.42mm^2），FFR = 0.79。虽然近段支架已经用新支架进行了再次治疗，最大充血状态下应用压力传感器经再狭窄节段进行测量，确认血流动力学效应来自远端再狭窄

（二）多支血管病变介入治疗 多支血管病变是指1个以上主要心外膜血管严重狭窄，患者的预后取决于急性缺血或潜在缺血的区域和程度。随着药物洗脱支架的广泛应用，再狭窄发生率降低，为多支血管病变的介入治疗提供了基础。因此，全球置入支架总量迅速增加，但就减少支架数量、降低介入治疗围术期并发症和医疗费用而言，应使每一介入病例更合理。因此，应只对限制血液灌注的狭窄病变进行介入治疗[90]。无创性心肌灌注检查（即 MIBI SPECT）常不能准确评价多支血管病变患者的低灌注区域[12]。假阴性结果的机制是缺血区域相互影响，一个缺血区域可掩盖另一缺血区域[28]。随着 FFR 成为评价孤立狭窄病变血流动力学的有效参数，继之在评价多支病变时也应用了该参数。

研究显示，根据 FFR 测量结果制定多支血管疾病患者治疗策略是安全的[5,69-73][11,71-75]。FAME 试验入选多支血管病变患者，使用药物洗脱支架行 PCI，也证实了上述结果[5]。与根据血管造影治疗患者相比，FFR 指导（缺血阈值 0.8）PCI 显著降低1年复合终点，包括死亡、非致死性心肌梗死和再次血管重建。随访2年的结果显示 FFR 指导 PCI 具有更大的优势，死亡或心肌梗死复合终点下降34%，心肌梗死下降37%。表6-2列举了上述亚组人群的其他研究。

（三）左主干病变 左主干病变和前降支近段病变缺血事件发生率较高，预后较差[86]。未治疗左主干病变临床并发症与血管重建治疗术中或术后并发症均较高，因此，准确了解病变形态学和血流动力学特点对制定治疗决策至关重要。除了左主干病变重度狭窄，血管造影不能鉴别需治疗的病变和亚临床狭窄（图6-7）。尤其是左主干轻度和中度狭窄病变合并左冠状动脉其他病变或负荷试验未明确时，应该测量冠状动脉压力计算 FFR。

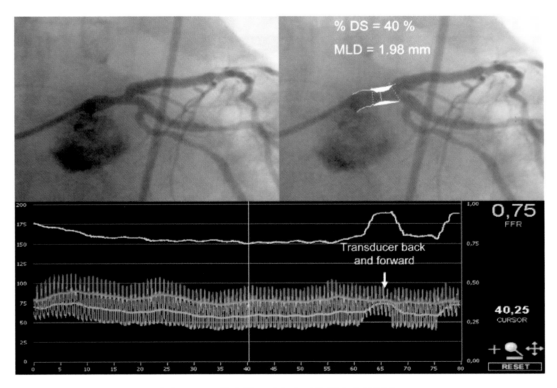

图 6-7 血管造影显示左主干临界病变的评价

左主干直径狭窄 40%，静脉内给予腺苷测量左主干 FFR。回撤传感器跨过病变后压力阶差消失

　　有几项研究支持应用 FFR 制定治疗策略以及其价值和安全性，是否需在左主干临界病变行冠状动脉血管重建或保守治疗[75-81]（表 6-2）。FFR ≤ 0.75 或 0.80 时可考虑 CABG。已证实对 FFR > 0.80 患者延迟血管重建预后良好，长期随访时主要不良心血管事件发生率与血管重建患者相似。

　　测量左主干或前降支开口病变 FFR 时，应对标准操作进行相应更改。因导引导管可潜在影响狭窄的左主干血流，应在进入左主干前进行导引导管与压力校正，应谨慎记录充血过程中的压力波形。当评价左主干病变时需静脉输入腺苷，因充血时可允许导引导管完全脱离左主干开口（图 6-7）。左主干病变合并前降支和回旋支开口狭窄时，还应分别测量 2 支血管远端压力。

　　（四）串联病变和弥漫性冠状动脉狭窄　　同一支血管多处狭窄是冠状动脉血管造影评价病变的另一挑战，除了每处狭窄的血流动力学效应，不同病变血流动力学效应由于血流紊乱也相互影响，尤其是 2 个病变距离 ≤ 6 个血管直径[87]。存在 2 个相邻的临界病变时，远端狭窄导致的冠状动脉血流减少会进一步引起 Pd 升高，致 Pd/Pa 比值产生误差。

　　通过充血状态下回撤压力导丝获得冠状动脉"生理路线图"，可消除上述因素的影响[87]。为绘制压力曲线，将压力导丝置于血管远端，药物诱导稳定的充血状态，透视下逐渐回撤压力导丝，监测血流量分布，通过最大压力阶差判断狭窄（图 6-8）。PCI 术后可完全改变病变远端血流动力学，掩盖近端病变。另外，还可应用压力路线图研究冠状动脉弥漫性狭窄，沿着该支血管准确测绘压力。与正常血管相比，弥漫性动脉粥样硬化动脉随血管腔径而变化，压力进行性降低[88]。

　　临床通常不分别评价串联病变各自的狭窄程度，因这需记录冠状动脉楔压来计算[89]。当不同病变综合效应致 FFR < 0.80 时，治疗血管造影或者冠状动脉内影像学评估的最严重病变，此后再评价残余病变的 FFR，确定最佳治疗方案。

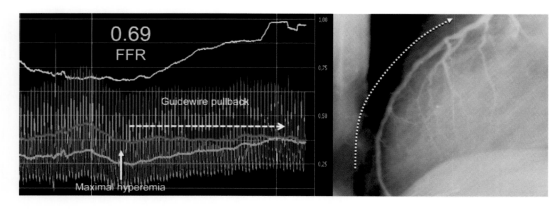

图 6-8　弥漫狭窄动脉粥样硬化血管的压力路线图

前降支弥漫性狭窄描记的压力曲线。经静脉滴注腺苷达到最大充血稳定状态，置传感器于前降支远端，在持续静脉滴注腺苷的同时缓慢回撤导丝，Pd 和 Pa 曲线逐渐改变，没有局限狭窄导致的突然变化，提示心外膜血管传导功能下降（FFR = 0.69），是观察血管节段范围内多发性不规则导致能量丢失的累积造成，而不是单一血管狭窄的效应

　　（五）心肌梗死后狭窄程度的评价　　心肌梗死后 FFR 研究显示，狭窄血管 FFR 取决于所供应的心肌区域[90-92]，FFR 可鉴别在心肌梗死后 SPECT 影像学阴性患者中假阴性患者[90]。Leesar 等[91] 研究显示，在 UA/NSTEMI 患者中，FFR 与 SPECT 负荷显像相比显著降低住院时间和住院费用，且与操作时间、放射曝光时间或临床事件无相关性，但上述 FFR 资料有限。

　　Fearon 等[93] 研究了急性 ST 段抬高型心肌梗死（STEMI）患者直接 PCI 后微循环阻力（IMR）指数的预测价值。IMR 与肌酸磷酸激酶（CK）峰值显著相关（$R = 0.61$，$P = 0.0005$），但与其他微血管功能参数无相关性。研究发现，IMR > 32U 的患者与那些 IMR < 32U 的患者相比 CK 峰值显著增高（分别是 3128 ± 1634ng/ml，1201 ± 911ng/ml，$P = 0.002$），还发现 IMR > 32U 的患者与 IMR < 32 U 的患者相比，3 个月超声心动图室壁运动评分（WMS）较差（分别是 28 ± 7，20 ± 4，$P = 0.001$）。多因素分析显示，IMR 是 CK 峰值和 3 个月 WMS 最强预测因素。根据 WMS 改变百分比，IMR 是唯一对左室功能恢复具有显著意义的预测因素（$R = 0.50$，$P < 0.01$）。

（六）评价 CABG 术后静脉移植血管或者动脉移植血管狭窄程度　冠状动脉血管狭窄程度较轻是移植血管早期闭塞的危险因素。Botman 等报道 450 例冠状动脉狭窄程度较轻患者 CABG 术后20% ~ 25% 发生闭塞[94]，因此就移植血管的开通率而言，FFR 衍生参数对多支血管病变患者 CABG 是否获益具有预测价值，将来可常规应用 FFR 评价移植血管狭窄和吻合口狭窄[95,96]。

心肌桥及其对血流动力学的影响与冠状动脉血管外压迫有关。应用压力导丝评价心肌桥具有一定困难。心肌桥存在时收缩期压力阶差（Pd > Pa）干扰传统 FFR 测量，舒张期冠状动脉传导功能下降，指南不推荐用 FFR 评价心肌桥[42,97]。为避免上述问题，采用舒张期 FFR 代替传统 FFR[44]。另外，因运动或正性肌力药物负荷下可充分显示影响血流动力学的心肌桥，故应在负荷试验过程中测定 FFR[42,98]。

（七）评价 PCI 结果　压力导丝与 PCI 导丝的兼容性有利于评价 PCI 结果[97,99-105]。FFR 可评价即刻介入术后血流，是术后死亡、心肌梗死或再次血管重建独立预测因素[99]。介入术后血流与术前 FFR 测量结果以及置入支架直径相关[97]。另外，随访中 MACE 发生的预测因素包括基础 FFR、支架直径、支架长度和最小腔径。

大样本国际注册研究证实，置入金属裸支架后，FFR 是 6 个月随访时终点事件的独立预测因素[99,105]。FFR > 0.95 患者的终点事件发生率为 4.9%，FFR < 0.80 患者则为 29.5%。研究发现，应用 IVUS 和 FFR 指导置入金属裸支架，显示所有没有达到 IVUS 标准患者的 FFR < 0.96。Klauss 等也证实支架置入术后 FFR 对心脏事件具有预测价值[101]。一项前瞻性研究连续入选 119 例患者，应用压力导丝作为导引导丝，根据 FFR 结果置入支架，至少随访 6 个月。无事件患者 FFR 显著高于发生事件的患者（分别是 0.95，0.88，$P = 0.001$）。多因素回归分析显示，FFR 与左室射血分数是随访终点的独立预测因素。

FFR 和冠状动脉内影像技术（如 IVUS 和 OCT）可相互补充，但 PCI 术中应用压力导丝的亚组患者可将压力导丝送至病变血管，在术后即刻评价 PCI 结果。近五年，研究的热点是支架置入引起的边支血管受累是否适用于 FFR 评价[102-105]（图 6-9）。

（八）侧支循环评价　已应用压力导丝来评价侧支循环对冠状动脉血流的支持，冠状动脉楔压与侧支提供的血流量相关，一般能使冠状动脉楔压正常化，达到主动脉压水平，以获得侧支循环血流指数（CFI）[106]。若需更准确测量，建议用中心静脉压（Pv）校正，根据公式（Pw − Pv）/（Pa − Pv），Pijls 等称之为为最大侧支血流量。

十、联合应用压力测量和热稀释技术评价冠状动脉狭窄程度

联合测定 FFR 和 CFR 能更全面评价冠状动脉狭窄，明确微循环对冠状动脉的潜在干扰。微循环功能减弱对评价冠状动脉狭窄尤其重要[29,30]。

图 6-10 分析同一病变测量的 FFR 和 CFR 及其潜在的临床情况。当 FFR 和 CFR 结果一致时，即 FFR < 0.80/CFR < 2.0 或者 FFR > 0.80/CFR > 2.0，可明确是否需行血管重建，前者需考虑，后者不考虑。无任何原因可导致微循环功能一过性减低，因此 CFR 异常（< 2.0）而 FFR 正常（> 0.80）时可考虑微循环功能障碍（图 6-11），术者应意识到 PCI 不可能解决患者微循环功能慢性减低。FFR 异常（< 0.80）而 CFR 正常（> 2.0）较少见，但更复杂（图 6-12）。FFR 是反映心外膜血管压力传导的指标，尽管 CFR 似乎维持正常，但也可能存在血流受限，因此，PCI 似乎是恢复正常血流的有效方法。

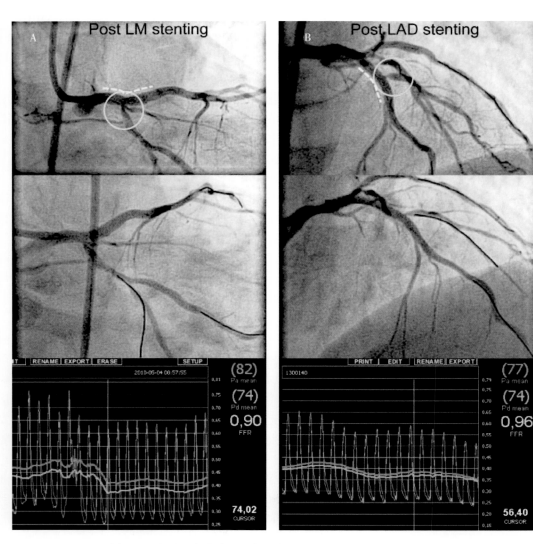

图 6-9 应用压力导引导丝在经皮冠状动脉血管重建的术中评价

PCI 术中边支受累的血流储备分数。图 A：左主干病变置入支架后（虚线）回旋支开口受累时血管造影显示明显狭窄（60% 直径狭窄），测定 FFR 0.9，不进行进一步干预。图 B：前降支中段对角支分叉部位病变，支架置入（虚线）后血管造影显示对角支开口受累狭窄，TIMI 血流 3 级。送压力导丝经过支架段，测量 FFR 结果为 0.96，不需要对对角支采取额外措施。患者住院过程良好，随访 3 个月无心绞痛发作

	正常 CFR	异常 CFR
正常 FFR	冠状动脉正常 不需要血管重建	主要是微循环功能异常 不建议血管重建
异常 FFR	严重狭窄 血管重建可以获益	严重狭窄 建议血管重建

图 6-10 联合应用血流储备分数和冠状动脉血流储备决定血管重建

评价狭窄病变联合测量 FFR 和 CFR 后的四种潜在的临床情况

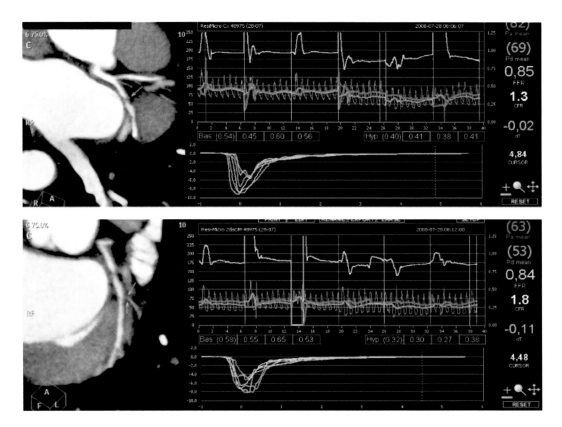

图 6-11 糖尿病患者联合应用 FFR 和 CFR 评价冠状动脉狭窄

血管造影显示糖尿病患者回旋支（上图）和钝缘支（下图）狭窄为临界病变，应用 RADI 显示器（st jude medical）显示静息（bas）和充血（hyp）过程中 3 次注射盐水分别测量平均和个体传导时间，下面是热稀释曲线，上面是相应的压力波形和 FFR，FFR 是屏幕右侧黄色数字，CFR 白色。这两个狭窄 FFR 都 >0.8，相反 CFR 都不正常（分别是 1.3、1.8），提示糖尿病可能合并微血管功能异常。与图 6-10 描述一致，未对任何血管采取血管重建治疗，建议严格控制血糖和二级预防

十一、FFR 的经济学价值

一些研究评价了 FFR 在决定冠状动脉血管重建策略中的价效比[63,91,107]。Fearon 等[107]对既往未行功能检查的患者采用两种方法评价临界病变是否行 PCI 治疗：①延迟 PCI，行心肌核素负荷试验；②对所有病变置入支架，不进行功能检查。根据 2002 经济学资料，FFR 与延迟无创性负荷试验相比，每例患者节省 1795 美元，与支架策略相比，每例患者节省 3830 美元。这 3 种策略的质量调整预期寿命（QALY）相似，但对于心肌核素负荷试验患者 QALY 费用较高（ >800 000 美元 /QALY）。

FAME 试验证实，FFR 指导治疗组与非 FFR 指导治疗组相比费用显著降低（分别为 12291 美元、14357 美元，相差 2066 美元，$P < 0.05$）[108]。采用 FFR 指导策略操作费用降低 675 美元，FFR 指导策略可降低 99.8% 患者的费用。

ACS 患者采用 FFR 指导策略也可降低费用。Leesar 等随机入选 70 例不稳定型心绞痛或急性非 ST 段抬高型心肌梗死患者，血管造影发现单支血管临界病变，第 2 天行心肌核素检查（SPECT），

或在造影同时行 FFR 指导的血管重建[91,96]。与 SPECT 相比，FFR 指导策略缩短住院时间（分别是 11±2h，49±5h，$P<0.001$），降低住院费用（分别是 1329±44 美元，2113±120 美元，$P<0.05$），操作时间、放射曝光时间以及随访中事件发生率（包括猝死、心肌梗死或血管重建）无显著性差异。

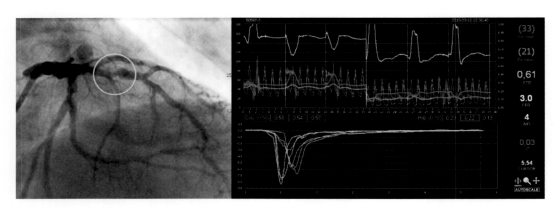

图 6-12　联合应用 FFR 和 CFR 评价 LAD 狭窄

一例糖尿病患者有稳定型心绞痛症状，血管造影显示 LAD 狭窄，RADI 显示器显示数据同图 6-11，结果显示 FFR 异常（0.61），CFR 正常（3.0），这种组合很罕见。FFR 异常说明冠状动脉血流传导下降，故进行了血管重建

十二、总结

- 随着近年压力导丝技术的发展，可对冠心病患者简单快速安全进行 FFR 测量。
- 已证实 FFR 安全可靠，在不同临床和解剖亚组患者中据 FFR 结果制定临床决策安全有效。
- 综合分析 CFR 和 FFR 能更详细了解合并微血管功能障碍的患者狭窄对血流动力学的影响，但尚未证实 CFR 和 FFR 联合应用的临床获益。
- 从卫生经济学角度，FFR 具有良好的价效比，可改善医疗质量和降低医疗费用。

（李世英　王长华）

———————————————— 参 考 文 献 ————————————————

[1] White CW, Wright CB, Doty DB, et al. Does visual interpretation of the coronary arteriogram predict physiologic importance of a coronary stenosis? N Engl J Med, 1984, 310:819 - 824.

[2] Klocke FJ. Measurements of coronary blood flow and degree of stenosis: current clinical implications and continuing uncertainties. J Am Coll Cardiol, 1983, 1:131 - 141.

[3] Kern MJ, Samady H. Current concepts of integrated coronary physiology in the catheterization laboratory. J Am Coll Cardiol, 2010, 55:173 - 185.

[4] Pijls NHJ, van Gelder B, van der Voort P, et al. Fractional flow reserve. A useful index to evaluate the influence of an epicardial coronary stenosis on myocardial blood flow. Circulation, 1995, 92:3183 - 3193.

[5] Tonino PA, De Bruyne B, Pijls NH, et al. FAME Study Investigators. Fractional flow reserve versus angiography for guiding percutaneous coronary intervention. N Engl J Med, 2009, 360:213 - 224.

[6] Serruys PW, Morice MC, Kappetein AP, et al. SYNTAX Investigators. Percutaneous coronary intervention versus coronary-artery bypass grafting for severe coronary artery disease. N Engl J Med, 2009, 360:961 - 972.

［7］ Wilson RF. Looks aren't everything. Circulation, 2001, 103：2873 – 2875.

［8］ Beller GA, Ragosta M. Decision making in multivessel coronary disease：the need for physiological lesion assessment. JACC Cardiovasc Interv, 2010, 3：315 – 317.

［9］ Boden WE, O'Rourke RA, Teo KK, et al. COURAGE Trial Research Group. Optimal medical therapy with or without PCI for stable coronary disease. N Engl J Med, 2007, 356：1503 – 1516.

［10］ Pijls NH, van Schaardenburgh P, Manoharan G, et al. Percutaneous coronary intervention of functionally nonsignificant stenosis：5-year follow-up of the DEFER Study. J Am Coll Cardiol, 2007, 49：2105 – 2111.

［11］ Brosh D, Higano ST, Lennon RJ, et al. Effect of lesion length on fractional flow reserve in intermediate coronary lesions. Am Heart J, 2005, 150：338 – 343.

［12］ Melikian N, De Bondt P, Tonino P, et al. Fractional flow reserve and myocardial perfusion imaging in patients with angiographic multivessel coronary artery disease. JACC Cardiovasc Interv, 2010, 3：307 – 314.

［13］ Tobis J, Azarbal B, Slavin L. Assessment of intermediate severity coronary lesions in the catheterization laboratory. J Am Coll Cardiol, 2007, 49：839 – 848.

［14］ Patil CV, Beyar R. Intermediate coronary artery stenosis：evidencebased decisions in interventions to avoid the oculostenotic reflex. Int J Cardiovasc Intervent, 2000, 3：195 – 206.

［15］ Meijboom WB, van Mieghem CA, van Pelt N, et al. Comprehensive assessment of coronary artery stenoses：computed tomography coronary angiography versus conventional coronary angiography and correlation with fractional flow reserve in patients with stable angina. J Am Coll Cardiol, 2008, 52：636 – 643.

［16］ Aueron H, Gruentzig A. Percutaneous transluminal coronary angioplasty：Indication and current status. Prim Cardiol, 1984, 10：97 – 107.

［17］ Anderson H, Roubin G, Leimburger P, et al. Measurements of transtenotic pressure gradient during percutaneous transluminal coronary angioplasty. Circulation, 1986, 73：1223 – 1230.

［18］ De Bruyne B, Sys S, Heyndrickx G. Percutaneous transluminal coronary angioplasty catheters versus fluid-filled pressure monitoring guidewires for coronary pressure measurements and correlations with quantitative coronary angiography. J Am Cardiol, 1993, 72：1101 – 1106.

［19］ Gould KL. Pressure-flow characteristics of coronary stenoses in unsedated dogs at rest and during coronary vasodilation. Circ Res, 1978, 43：242 – 243.

［20］ Gould K. Coronary artery stenosis and reversing atherosclerosis. Londres：Arnold Publishers, 1999, 3 – 29.

［21］ Opie LH. The Heart：physiology, from cell to circulation. Philadelphia：Lippincot-Raven, 1998, 267 – 294.

［22］ Marcus ML. Metabolic regulation of coronary blood flow. En：Marcus ML, editor. The coronary circulation in health and disease. New York：McGraw-Hill, 1983, 65 – 92.

［23］ Hoffman J, Spaan JAE. Pressure-flow relations in coronary circulation. Physiol Rev, 1990, 70：331 – 390.

［24］ Mancini GBJ, McGillem MJ, DeBoe SF, et al. The diastolic hyperemic flow vs. pressure relation：a new index of coronary stenosis severity and flow reserve. Circulation, 1989, 80：941 – 950.

［25］ Gould KL, Lipscomb K, Hamilton GW. Physiological basis for assessing critical coronary stenosis：instantaneous flow response and regional redistribution during coronary hyperemia as measures of coronary flow reserve. Am J Cardiol, 1974, 33：87 – 94.

［26］ Kirkeeide RL, Gould KL, Parsel L. Assessment of coronary stenosis by myocardial perfusion imaging during pharmacologic coronary vasodilatation. Ⅶ. Validation of coronary flow reserve as a single integrated functional measure of stenosis severity reflecting all its geometric dimensions. J Am Coll Cardiol, 1986, 7：103 – 113.

［27］ Brown BG, Bolson EL, Dodge HT. Dynamic mechanisms in human coronary stenosis. Circulation, 1984, 70：917 – 922.

［28］ Candell-Riera J, Martín-Comín J, Escaned J, et al. Physiologic evaluation of coronary circulation. Role of invasive and non invasive techniques. Rev Esp Cardiol, 2002, 55：271 – 291.

［29］ L'Abatte A, Sambuceti G, Haunsø S, et al. Methods for evaluating coronary microvasculature in humans. Eur Heart J, 1999, 200：1300 – 1313.

[30] Camici PG, Crea F. Coronary microvascular dysfunction. N Engl J Med, 2007, 356：830 – 840.

[31] Escaned J, Flores A, García-Pavía P, et al. Assessment of microcirculatory remodeling with intracoronary flow velocity and pressure measurements：validation with endomyocardial sampling in cardiac allografts. Circulation, 2009, 120：1561 – 1568.

[32] Escaned J, Colmenárez H, Ferrer MC, et al. Diastolic dysfunction in diabetic patients assessed with Doppler echocardiography：relationship with coronary atherosclerotic burden and microcirculatory impairment. Rev Esp Cardiol, 2009, 62：1395 – 1403.

[33] Marzilli M, Sambuceti G, Fedele S, et al. Coronary microcirculatory vasoconstriction during ischemia in patients with unstable angina. J Am Coll Cardiol, 2000, 35：327 – 334.

[34] Eeckhout E, Kern MJ The coronary non-reflow phenomenon：a review of mechanisms and therapies. Eur Heart J, 2001, 22：729 – 739.

[35] Baumgart D, Haude M, Görge G, et al. Augmented alpha-adrenergic constriction of atherosclerotic human coronary arteries. Circulation, 1999, 99：2090 – 2097.

[36] Meuwissen M, Chamuleau SAJ, Siebes M, et al. Role of variability in microvascular resistance on fractional flow reserve and coronary blood flow velocity reserve in intermediate coronary lesions. Circulation, 2001, 103：184 – 187.

[37] Pijls NH, van Son JA, Kirkeeide RL, et al. Experimental basis of determining maximum coronary, myocardial, and collateral blood flow by pressure measurements for assessing functional stenosis severity before and after percutaneous transluminal coronary angioplasty. Circulation, 1993, 87：1354 – 1367.

[38] Pijls NH, de Bruyne B, Peels K, et al. Measurement of fractional flow reserve to assess the functional severity of coronary-artery stenoses. N Engl J Med, 1996, 334：1703 – 1708.

[39] De Bruyne B, Bartunek J, Sys SU, et al. Simultaneous coronary pressure and flow velocity measurements in humans：feasibility, reproducibility, and hemodynamic dependence of coronary flow velocity reserve, hyperemic flow versus pressure slope index, and fractional flow reserve [published comment appears in Circulation 1997, 96：2094 – 2095]. Circulation, 1996, 94：1842 – 1849.

[40] Abe M, Tomiyama H, Yoshida H, et al. Diastolic fractional flow reserve to assess the functional severity of moderate coronary stenoses. Comparison with fractional flow reserve and coronary flow velocity reserve. Circulation, 2000, 102：2365 – 2370.

[41] Escaned J, Flores A, Cortés J, et al. Influence of flow characteristics of the right and left coronary arteries on fractional flow reserve measurements. Circulation, 2000, 102 (Suppl Ⅱ)：639.

[42] Escaned J, Cortés J, Flores A, et al. Importance of diastolic fractional flow reserve and dobutamine challenge in physiologic assessment of myocardial bridging. J Am Coll Cardiol, 2003, 42：226 – 233.

[43] De Bruyne B, Pijls NH, Smith L, et al. Coronary thermodilution to assess flow reserve：experimental validation. Circulation, 2001, 104：2003 – 2006.

[44] Pijls NH, de Bruyne B, Smith L, et al. Coronary thermodilution to assess flow reserve：validation in humans. Circulation, 2002, 105：2482 – 2486.

[45] Barbato E, Aarnoudse W, Aengevaeren WR, et al. Validation of coronary flow reserve measurements by thermodilution in clinical practice. Eur Heart J, 2004, 25：219 – 223.

[46] Fearon WF, Balsam LB, Farouque HM, et al. Novel index for invasively assessing the coronary microcirculation. Circulation, 2003, 107：3129 – 3132.

[47] Aarnoudse W, van den Berg P, van de Vosse F, et al. Myocardial resistance assessed by guidewire-based pressure-temperature measurement：in vitro validation. Catheter Cardiovasc Interv, 2004, 62：56 – 63.

[48] Ng MK, Yeung AC, Fearon WF, et al. Invasive assessment of the coronary microcirculation：superior reproducibility and less hemodynamic dependence of index of microcirculatory resistance compared with coronary flow reserve. Circulation, 2006, 113：2054 – 2061.

[49] Aarnoudse W, Fearon WF, Manoharan G, et al. Epicardial stenosis severity does not affect minimal microcirculatory resistance. Circulation, 2004, 110：2137 – 2142.

［50］ Miller DD, Donouhue TJ, Younis LT, et al. Correlation of pharmacological 99mTcsestamibi myocardial perfusion imaging with poststenotic coronary flow reserve in patients with angiographically intermediate artery stenoses. Circulation, 1994, 89：2150－2160.

［51］ Joye ID, Schulman DS, Lasorda D, et al. Intracoronary Doppler guidewire versus stress single photon emission computed tomographic thallium-201 imaging in assessment of intermediate coronary stenoses. J Am Coll Cardiol, 1994, 24：940－947.

［52］ Deychak YA, Segal J, Reiner JS, et al. Doppler guidewire flowvelocity indexes measured distal coronary stenoses associated with reversible thallium perfusion defects. Am Heart J, 1995, 129：219－227.

［53］ Heller LI, Cates C, Popma J, et al. Intracoronary Doppler assessment of moderate coronary artery disease：comparison with 201Tl imaging and coronary angiography. FACTS Study Group. Circulation, 1997, 96：484－490.

［54］ Danzi GB, Pirelli S, Mauri L, et al. Which variable of stenosis severity best describes the significance of an isolated left anterior descending coronary artery lesion? Correlation between quantitative angiography, intracoronary Doppler measurements and high dose dipyridamole echocardiography. J Am Coll Cardiol, 1998, 31：526－533.

［55］ Verberne HJ, Piek JJ, van Liebergen RAM, et al. Functional assessment of coronary artery stenosis by Doppler derived absolute and relative coronary blood flow velocity reserve in comparison with ^{99m}Tc MIBI SPECT. Heart, 1999, 82：509－514.

［56］ Chamuleau SAJ, Meuwissen M, van Eck-Smit BLF, et al. Fractional flow reserve, absolute and relative coronary blood flow velocity reserve in relation to the results of technatium－99m sestamibi single-photon emission computed tomography in patients with two-vessel coronary artery disease. J Am Coll Cardiol, 2001, 37：1316－1322.

［57］ Erhard I, Rieber J, Jung P, et al. The validation of fractional flow reserve in patients with coronary multivessel disease：a comparison with SPECT and contrast-enhanced dobutamine stress echocardiography. Z Kardiol, 2005, 94：321－327.

［58］ Silber S, Albertsson P, Avilés FF, et al. Task Force for Percutaneous Coronary Interventions of the European Society of Cardiology. Guidelines for percutaneous coronary interventions. Eur Heart J, 2005, 26：804－847.

［59］ Kern MJ, Donohue TJ, Aguirre FV, et al. Clinical outcome of deferring angioplasty in patients with normal translesional pressure-flow velocity measurements. J Am Coll Cardiol, 1995, 25：178－187.

［60］ Ferrari M, Schnell B, Werner GS, et al. Safety of deferring angioplasty in patients with normal coronary flow velocity reserve. J Am Coll Cardiol, 1999；33：82－87.

［61］ Bech GJW, de Bruyne B, Bonnier HJRM, et al. Long-term follow-up after deferral of percutaneous transluminal coronary angioplasty of intermediate stenosis on the basis of coronary pressure measurement. J Am Coll Cardiol, 1998, 31：841－847.

［62］ Bech GJ, De Bruyne B, Pijls NH, et al. Fractional flow reserve to determine the appropriateness of angioplasty in moderate coronary stenosis：a randomized trial. Circulation, 2001, 103：2928－2934.

［63］ Wongpraparut N, Yalamanchili V, Pasnoori V, et al. Thirty-month outcome after fractional flow reserve-guided versus conventional multivessel percutaneous coronary intervention. Am J Cardiol, 2005, 96：877－884.

［64］ Chamuleau SA, Meuwissen M, Koch KT, et al. Usefulness of fractional flow reserve for risk stratification of patients with multivessel coronary artery disease and an intermediate stenosis. Am J Cardiol, 2002, 89：377－380.

［65］ Ozdemir M, Timurkaynak T, Cemri M, et al. Medium-term follow-up of intermediate coronary stenoses left unrevascularized based on myocardial fractional flow reserve findings. Acta Cardiol, 2002, 57：335－340.

［66］ Wijpkema JS, van der Vleuten PA, Jessurun GA, et al. Long-term safety of intracoronary haemodynamic assessment for deferral of angioplasty in intermediate coronary stenoses：a 5-year follow-up. Acta Cardiol, 2005, 60：207－211.

［67］ Rieber J, Jung P, Koenig A, et al. Five-year follow-up in patients after therapy stratification based on intracoronary pressure measurement. Am Heart J, 2007, 153：403－409.

［68］ Legalery P, Schiele F, Seronde MF, et al. One-year outcome of patients submitted to routine fractional flow reserve assessment to determine the need for angioplasty. Eur Heart J, 2005, 26：2623－2629.

［69］ Verna E, Lattanzio M, Ghiringhelli S, et al. Performing versus deferring coronary angioplasty based on functional evaluation of vessel stenosis by pressure measurements: a clinical outcome study. J Cardiovasc Med (Hagerstown), 2006, 7:169 – 175.

[70] Jiménez-Navarro MF, Alonso-Briales J, Hernández-García JM, et al. Usefulness of fractional flow reserve in multivessel coronary artery disease with intermediate lesions. J Interv Cardiol, 2006, 19:148 – 152.

[71] Berger A, Botman KJ, MacCarthy PA, et al. Long-term clinical outcome after fractional flow reserve-guided percutaneous coronary intervention in patients with multivessel disease. J Am Coll Cardiol, 2005, 46:438 – 442.

[72] Chamuleau SA, Meuwissen M, Koch KT, et al. Usefulness of fractional flow reserve for risk stratification of patients with multivessel coronary artery disease and an intermediate stenosis. Am J Cardiol, 2002, 89:377 – 380.

[73] Lindstaedt M, Fritz MK, Yazar A, et al. Optimizing revascularization strategies in patients with multivessel coronary disease: impact of intracoronary pressure measurements. J Thorac Cardiovasc Surg, 2005, 129:897 – 903.

[74] Domínguez-Franco AJ, Jiménez-Navarro MF, Muñoz-García AJ, et al. [Longterm prognosis in diabetic patients in whom revascularization is deferred following fractional flow reserve assessment] Rev Esp Cardiol, 2008, 61:352 – 359.

[75] Bech GJ, Droste H, Pijls NH, et al. Value of fractional flow reserve in making decisions about bypass surgery for equivocal left main coronary artery disease. Heart, 2001, 86:547 – 552.

[76] Jiménez-Navarro M, Hernández-García JM, Alonso-Briales JH, et al. Should we treat patients with moderately severe stenosis of the left main coronary artery and negative FFR results? J Invasive Cardiol, 2004, 16:398 – 400.

[77] Lindstaedt M, Yazar A, Germing A, et al. Clinical outcome in patients with intermediate or equivocal left main coronary artery disease after deferral of surgical revascularization on the basis of fractional flow reserve measurements. Am Heart J, 2006, 152:156. e1 – 9.

[78] Legutko J, Dudek D, Rzeszutko L, et al. Fractional flow reserve assessment to determine the indications for myocardial revascularisation in patients with borderline stenosis of the left main coronary artery. Kardiol Pol, 2005, 63:499 – 506.

[79] Suemaru S, Iwasaki K, Yamamoto K, et al. Coronary pressure measurement to determine treatment strategy for equivocal left main coronary artery lesions. Heart Vessels, 2005, 20:271 – 277.

[80] Courtis J, Rodés-Cabau J, Larose E, et al. Usefulness of coronary fractional flow reserve measurements in guiding clinical decisions in intermediate or equivocal left main coronary stenoses. Am J Cardiol, 2009, 103:943 – 949.

[81] Hamilos M, Muller O, Cuisset T, et al. Long-term clinical outcome after fractional flow reserve-guided treatment in patients with angiographically equivocal left main coronary artery stenosis. Circulation, 2009, 120:1505 – 1512.

[82] de Bruyne B, Pijls NH, Barbato E, et al. Intracoronary and intravenous adenosine 5′-triphosphate, adenosine, papaverine, and contrast medium to assess fractional flow reserve in humans. Circulation, 2003, 107:1877 – 1883.

[83] Casella G, Leibig M, Schiele TM, et al. Are high doses of intracoronary adenosine an alternative to standard intravenous adenosine for the assessment of fractional flow reserve? Am Heart J, 2004, 148:590 – 595.

[84] Murtagh B, Higano S, Lennon R, et al. Role of incremental doses of intracoronary adenosine for fractional flow reserve assessment. Am Heart J, 2003, 146:99 – 105.

[85] Bartunek J, Wijns W, Heyndrickx GR, et al. Effects of dobutamine on coronary stenosis physiology and morphology: comparison with intracoronary adenosine. Circulation, 1999, 100:243 – 249.

[86] Califf RM, Armstrong PW, Carver JR, et al. 27th Bethesda Conference: matching the intensity of risk factor management with the hazard for coronary disease events. Task Force 5. Stratification of patients into high, medium and low risk subgroups for purposes of risk factor management. J Am Coll Cardiol, 1996, 27:1007 – 1019.

[87] Brown BG, Bolson EL Dodge HT. Dynamic mechanisms in human coronary stenosis. Circulation, 1984, 70:917 – 922.

[88] de Bruyne B, Hersbach F, Pijls NH, et al. Abnormal epicardial coronary resistance in patients with diffuse atherosclerosis but "Normal" coronary angiography. Circulation, 2001, 104:2401 – 2406.

[89] de Bruyne B, Pijls NH, Heyndrickx GR, et al. Pressure-derived fractional flow reserve to assess serial epicardial stenoses: theoretical basis and animal validation. Circulation, 2000, 101:1840 – 1847.

[90] de Bruyne B, Pijls NH, Bartunek J, et al. Fractional flow reserve in patients with prior myocardial infarction. Circulation, 2001, 104:157 – 162.

［91］ Leesar MA, Abdul-Baki T, Akkus NI, et al. Use of fractional flow reserve versus stress perfusion scintigraphy after unstable angina. Effect on duration of hospitalization, cost, procedural characteristics, and clinical outcome. J Am Coll Cardiol, 2003, 41：1115 – 1121.

［92］ McClish JC, Ragosta M, Powers ER, et al. Recent myocardial infarction does not limit the utility of fractional flow reserve for the physiologic assessment of lesion severity. Am J Cardiol, 2004, 93：1102 – 1106.

［93］ Fearon WF, Shah M, Ng M, et al. Predictive value of the index of microcirculatory resistance in patients with ST-segment elevation myocardial infarction. J Am Coll Cardiol, 2008, 51：560 – 565.

［94］ Botman CJ, Schonberger J, Koolen S, et al. Does stenosis severity of native vessels influence bypass graft patency? A prospective fractional flow reserve-guided study. Ann Thorac Surg, 2007, 83：2093 – 2097.

［95］ Aqel R, Zoghbi GJ, Hage F, et al. Hemodynamic evaluation of coronary artery bypass graft lesions using fractional flow reserve. Catheter Cardiovasc Interv, 2008, 72：479 – 485.

［96］ Kern MJ. Is the coronary physiology of bypass grafts different from that of the native coronary artery? Comment on the "Hemodynamic evaluation of coronary artery bypass graft lesions using fractional flow reserve". Catheter Cardiovasc Interv, 2008, 72：486 – 487.

［97］ Samady H, McDaniel M, Veledar E, et al. Baseline fractional flow reserve and stent diameter predict optimal post-stent fractional flow reserve and major adverse cardiac events after bare-metal stent deployment. JACC Cardiovasc Interv, 2009, 2：357 – 363.

［98］ Hakeem A, Cilingiroglu M, Leesar M. Hemodynamic and intravascular ultrasound assessment of myocardial bridging: fractional flow reserve paradox with dobutamine versus adenosine. Cath Cardiovasc Interv, 2010, 75：229 – 236.

［99］ Pijls NH, Klauss V, Siebert U, et al. Fractional Flow Reserve (FFR) Post-Stent Registry Investigators. Coronary pressure measurement after stenting predicts adverse events at follow-up: a multicenter registry. Circulation, 2002, 105：2950 – 2954.

［100］ Rieber J, Schiele TM, Erdin P, et al. Fractional flow reserve predicts major adverse cardiac events after coronary stent implantation. Z Kardiol, 2002, 9 (Suppl 3)：132 – 136.

［101］ Klauss V, Erdin P, Rieber J, et al. Fractional flow reserve for the prediction of cardiac events after coronary stent implantation: results of a multivariate analysis. Heart, 2005, 91：203 – 206.

［102］ Koo BK, Waseda K, Kang HJ, et al. Anatomic and functional evaluation of bifurcation lesions undergoing percutaneous coronary intervention. Circ Cardiovasc Interv, 2010, 3：113 – 119.

［103］ Koo BK, Park KW, Kang H., et al. Physiological evaluation of the provisional side-branch intervention strategy for bifurcation lesions using fractional flow reserve. Eur Heart J, 2008, 29：726 – 232.

［104］ Bellenger NG, Swallow R, Wald DS, et al. Haemodynamic significance of ostial side branch nipping following percutaneous intervention at bifurcations: a pressure wire pilot study. Heart, 2007, 93：249 – 250.

［105］ Koo BK, Kang HJ, Youn TJ, et al. Physiologic assessment of jailed side branch lesions using fractional flow reserve. J Am Coll Cardiol, 2005, 46：633 – 637.

［106］ van Liebergen R, Piek JJ, Koch KT, et al. Quantification of collateral flow in humans a comparison of angiographic, electrocardiographic and hemodynamic variables. J Am Coll Cardiol, 1999, 33：670 – 677.

［107］ Fearon WF, Yeung AC, Lee DP, et al. Costeffectiveness of measuring fractional flow reserve to guide coronary interventions. Am Heart J, 2003, 145：882 – 887.

［108］ Fearon WF, Bornschein B, Gothe R, et al. Abstract 1063: Economic Evaluation of the Fractional Flow Reserve vs. Angiography for Multivessel Evaluation (FAME) Study. Circulation, 2009, 120：S437.

第二节　冠状动脉内多普勒相关技术

> 冠状动脉血流与血压和血管阻力相关，依赖于心肌耗氧量和心脏机械收缩，是评价冠状动脉生理学的重要指标。多普勒可测量冠状动脉内血流速度，数十年来一直用于评价冠状动脉狭窄的生理学意义，最近用于评价冠状动脉微循环功能。本章首先讨论测量技术，之后将简要叙述血流动力学模型和生理学基础。本章涉及多普勒评价冠状动脉生理的临床情况、进展、具体病例和各病理分型。

心内科医师通常根据冠状动脉造影目测结果决定是否需行经皮冠状动脉介入治疗（PCI），而不是以缺血为依据[1-3]。冠心病临床治疗决策需要理解冠状动脉阻塞病变的生理学意义，还需了解定量冠状动脉造影或冠状动脉内影像学几何特征的详细信息。冠心病症状与冠状动脉病变血流限制关系复杂，冠状动脉狭窄的血流动力学评价提供了生理学相关信息，即是否显著影响心肌灌注[4-6]。

四十年前已经开发出多普勒技术，经冠状动脉内导管评价冠状动脉血流[7,8]。Benchimol 等在1971 年首次测量了男性患者的时相性冠状动脉血流速度。Benchimol 研发了 6F 或 7F 涤纶编制导引导管，可经切开的肱动脉到达左和（或）右冠状动脉开口[9]。连续多普勒通过固定在导管远端的 2 个半盘状晶体进行测定，虽该设备比现有标准粗糙，但可在清醒患者适时连续记录冠状动脉流速信号，该项技术在男性患者冠状动脉循环研究中的确切价值还需进一步积累经验，但至少可为某些患者提供了有价值的信息，历史证明这项探索研究的方向正确。

此后，不断完善了导管设计和外置设备，多普勒系统采用单晶体设计，使导管末端最小化[10,11]。随着导引导管系统的建立以及经皮腔内冠状动脉血管成形术（PTCA）的进展，多普勒导管实现了选择性定位。1985 Wilson 等[12]首次在男性患者将 3F 多普勒导管进行选择性定位。1986 年 Sibley 等[13]首次应用第一代可控性多普勒导管和另外的导引导丝，评价冠状动脉血管扩张剂的作用。早期超声导管仅能测量狭窄近端冠状动脉血流速度。Iowa 大学 Marcus 小组率先测量了狭窄远端冠状动脉血流速度和血流储备[14]，他们的研究在心脏外科手术中采用心外膜抽吸探头，首次报道男性冠状动脉狭窄解剖和功能不一致。1990 年 Doucette 等研发出第一个直径 0.018″多普勒导引导丝，标志着导管室研究冠状动脉生理学功能时代的来临[15]。

20 世纪 70 年代和 80 年代的动物研究扩展了冠状动脉生理学知识，并进一步了解心外膜血管狭窄对冠状动脉血流和血流储备的影响[16-26]。

一、冠状动脉内流速测定技术的基础和临床实践

（一）物理学原理　200 多年前澳大利亚科学家 Christian Andreas Doppler（1803—1853 年）描述了心脏和血管多普勒检查的基本原理[27,28]。多普勒超声用于测定血流方向和血流速度，脉冲多普勒测定血流多普勒见图 6-13。0.014 英寸导引导丝头端是一单压电晶体，可发送和接收 12MHz 或 15MHz 超声信号，在很短时间内发送以 12~100MHz 频率重复的超声信号，发送的脉冲在血液中传导，遇到流动的血细胞以相同容积反射。根据图 6-13 的多普勒公式，血细胞回声以较低频率返回，导丝接收这部分多普勒频移[29]。导管末端与血流方向呈固定角度，连续发放脉冲，声波在血液中速度是 1500m/s，多普勒频移与同容积血流流速成比例。如果角度小，那么 $\cos\theta \approx 1$，流速单位以 cm/s 表示。如果角度为 20°，误差仅 6%。血管内超声束几乎不可能与血流主要方向完全一致。

　　因为任何瞬间多普勒取样容积都包含大量分散红细胞，大量红细胞运动方向和速度均不一致，所以多普勒频移信号是一系列频谱。接收的多普勒信号一般通过快速傅里叶变换（FFT）进行分析，频率是100Hz，每10秒更新1次功率谱密度。此后，仪器显示灰阶频谱描述多普勒信号频率（转化为速率）、信号相对密度（代表某一速率范围内运动细胞的数量）以及其随时间的变化（图6-14）。通过对回收频谱音频信号分析，术者可适时观察到信号强度变化。

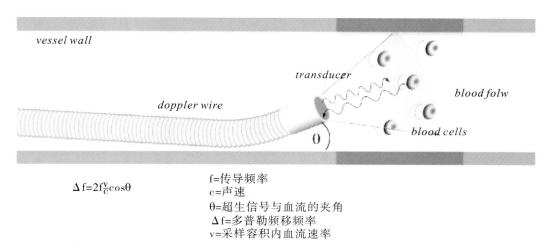

$$\Delta f = 2f\frac{v}{c}\cos\theta$$

f=传导频率
c=声速
θ=超生信号与血流的夹角
Δf=多普勒频移频率
v=采样容积内血流速率

图6-13　多普勒超声测量血管内血流速度原理

　　运动红细胞反射这些声波，之后传感器接收这些声波。仪器控制台接收这些信息，并把它转换成速度参数，单位是cm/s。超声声束信号转换为光谱灰度，体现在监视仪上

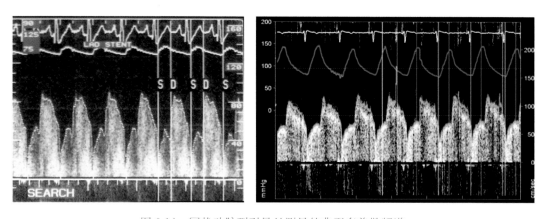

图6-14　冠状动脉到引导丝测量的典型多普勒频谱

　　左图是FloMap®（Cardiometrics，已退市）模拟显示视频打印，右图从LCD（ComboMap®，Volcano）显示器上抓拍的图片，视觉清晰度较差。这两张图片都有同步心电信号、主动脉压力和带有流速峰值平台和心动周期标记线多普勒频谱

　　（二）多普勒导引导丝　经典0.014英寸冠状动脉多普勒导引导丝（FloWire®，Volcano Corp.，San Diego，CA，USA）末端携带12MHz压电晶体，可产生前向宽角声束，取样容积相对较大，大约位于头端5mm范围（图6-15）。

　　通过探查最大频率波形抽取速率信号，代表取样容积内的最大速率。适时最大峰值流速（IPV）对导管位置变化导致流速的微小变化以及流速剖面形状不敏感[30]。IPV波形可存储，此后可再次阅读分析。仪表控制台还可在线计算平均峰值流速（APV），可设定仪器采样时测定的平均IPV，也可

以是与前 1 个或 2 个心动周期 IPV 的均值。前面已经描述了仪器基础理论和导引导丝流速测定可靠性[15]。

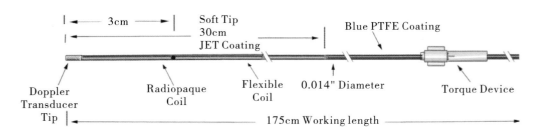

图 6-15　多普勒流速导引导丝示意图

最近，导丝工艺方面的进展是双传感器导引导丝（ComboWire®，Volcano Corp.，San Diego，CA，USA），导丝末端有多普勒晶体，紧靠末端有一压力传感器，远端压力传感器与多普勒传感器之间距离为 0，距末端 1.5cm 处有另一压力传感器，因此，允许同步获得连续动脉压力和流速信号（图 6-16）。但另一方面由于额外信号传导导线，导丝末端会稍硬，影响导丝操控。这种结构的优点是可在相同的位置获得压力和流速信号，最大限度减少因血管渐细或者弥漫性病变导致的差异。根据压力和流速信号分析能更全面了解冠状动脉生理学，优于单独应用压力或者单独应用流速信号进行分析。

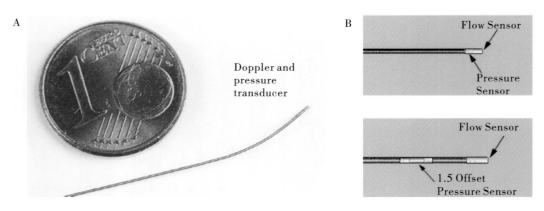

图 6-16　双感受器导引导丝

A：带有多普勒转换器和压力感受器的导引导丝，头端 3cm 是不透放射线的顺应性缠绕线圈。B：多普勒感受器与 2 个压力感受器相距分别是 0cm 和 1.5cm

（三）测量技术　前文已描述了应用冠状动脉内流速测量评价狭窄的操作[4,31]，在导管操作过程中首先经导引导管推送带有传感器的导引导丝进入冠状动脉，直到导丝末端到达远端，距狭窄病变 >5 ~ 10 倍血管直径。冠状动脉内注射 0.1mg 硝酸甘油，使血流介导血管扩张功能最小化，避免测量中血管直径的不必要变化。记录的流速波形代表导管末端血流流速峰值，若在测量过程中动脉直径恒定可反映血流量。

确认信号质量最佳部位之后，在静息流量下开始同步记录流速、主动脉压力、心率和心电图。内皮依赖血管扩张剂扩张冠状动脉阻力血管，诱导最大血流量之后重复记录流速。虽曾应用多种不同药物扩张冠状动脉阻力血管，但目前应用最广泛的仍为腺苷。冠状动脉内注射 20 ~ 40μg 腺苷导致一过性最大充血，持续 5～10s，允许进行流量评估，在 30s 内逐渐降低，重复性好[4,32]。罂粟碱也是一种强血管扩张剂，冠状动脉内注射（10～15mg）30～60s 扩张效应达到峰值，维持 60～90s。罂粟碱不良反应较大，包括短暂 QT 延长，还可发生室性心动过速[33]。为达到持续最大充血状态，可持续静脉滴注腺苷［140μg/（kg·min）］或 ATP［160μg/（kg/min）］，可在 2min 内维持稳定血流量。静脉输注副作用是血压降低 10%～15%，大剂量时偶有房室传导阻滞。获得的流速信号质量取决于导丝末端在血流中所处的位置，有 10%～15% 患者多普勒信号较差。术者需要调整导丝，直到发现一个稳定的位置，取样容积内包含横截面内的最大流速（图 6-17），并获得最佳信号。原则上最佳速率测定取决于以下因素：①直血管；②层流；③速度曲线呈抛物线形；④取样容积位于血管中央。冠状动脉中测定流速存在的问题：①心脏收缩运动时血管也运动；②弯曲、迂曲和不规则血管血流速率不对称；③毗邻分叉；④吻合口和狭窄远端血流呈湍流，这些情况下可影响流速信号质量（图 6-17B）。

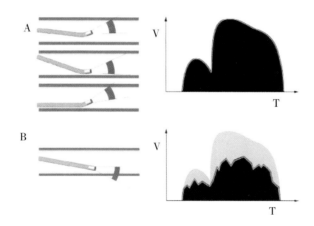

图 6-17　取样容积内多普勒频谱代表冠状动脉血流速率
A：取样容积在血流中间位置时信号质量良好；B：如果取样容积不在血流中间
位置，记录的信号质量差，而且在收缩期由于血管壁的干扰常常可以听到重击声

另外，多普勒导丝本身也会影响流速曲线。最近有研究证明导丝位于血流的中间位置会构成不利干扰，因为导丝本身会导致导丝头端流速曲线中心稍降低[34]。但在距离 5cm 位置流速曲线恢复成抛物线形[35]。进一步研究发现导丝头端略微倾斜，偏离中心部位，降低最大流速，偏差平均为 5%，这种情况更符合弯曲冠状动脉血管的实际情况。在血管内翻转导丝使感受器朝向血流反方向可以改善流速信号质量，在一定时间内获得稳定的信号。但是还不清楚这种方法怎样影响血流，以及测得流速的准确性。另外双感受器导丝 2 个压力感受器相距 1.5cm，位于最大弯曲部位，切应力会导致测量的压力参数漂移。

应用多普勒导丝进行冠状动脉内测量的并发症很罕见，可能涉及冠状动脉痉挛（2%）或者一过性心动过缓（1.7%）[36]。应小心避免因导丝插入导致的夹层或与其他冠状动脉内介入导丝的缠绕[37,38]。导丝断裂较少见，见于支架内再狭窄病变再次血管成形过程中，一旦发生可能需要手术干预[39,40]。

二、狭窄对血流动力学的影响

流速与血流相关，血流与压力和血管阻力相关。正常冠状动脉血流量（Q）依赖于冠状动脉灌注压（驱动力）和冠状动脉血管床阻力（Rcor），可以认为是对欧姆定律的更改：

$$Q = \frac{Pa - Pb}{Rcor} = \frac{Pa}{Rcor}$$

冠状动脉灌注压是平均主动脉压（Pa）与接近右房压的基线压力（Pb）之差。正常情况下右房压很低，一般认为灌注压约等于平均主动脉压。

心外膜冠状动脉主支血管主要起输送血液作用，无阻塞病变的情况下仅占总阻力的5%，大部分阻力来自于直径＜300μm的心肌内小动脉[41]。血流阻力用哈根和泊肃叶定律表达：

$$R = \frac{\Delta P}{Q} = \frac{128 \mu L}{\pi D^4}$$

μ代表血液流速，L是血管长度，D是血管直径。对于直血管，压力梯度与流量之间呈线性相关。由于4次方的影响，即便微血管直径的微小变化也可导致冠状动脉阻力显著改变。

狭窄病变也是构成冠状动脉阻力的因素（图7-18），狭窄病变构成的阻力与微血管阻力共同决定了病变血管的血流量。

$$Q = \frac{Pa}{Rs + Rcor}$$

狭窄病变远端阻力与流量之间关系可表示为：

$$R_s = \frac{\Delta P}{Q} = \frac{Pa - Pb}{Q}$$

跨病变存在压力阶差（ΔP），降低远端微血管床灌注压（Pd）。虽然血管阻力连续分布在冠状动脉血管床（如图6-18所示简化多参数模型）需要注意的是，冠状动脉阻力在平行血管节段也有差异，心肌不同层面血管阻力不同[42-44]。

$$Q = \frac{Pa - \Delta P}{Rcor} = \frac{Pb}{Rcor}$$

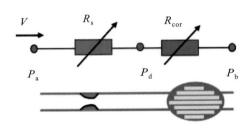

图 6-18　冠状动脉循环的多参数模型
狭窄形成额外的一个阻力（Rs），与冠状动脉阻力共同存在（Rcor）。v：流速；Pa：主动脉压力；Pd：远端压力；Pb：冠状动脉基础压力

（一）狭窄血管的血流动力学　为了解释记录的信号，重要的是理解狭窄对冠状动脉血流量的影响。冠状动脉狭窄对血流限制与其形态有关，图解说明见图6-19。几何学特征包括正常血管直径（Dn）、最小狭窄直径（Ds）以及至血流分散前病变长度。

血流动力学公式体现动脉狭窄处压力下降（ΔP）和流速（v）之间的相互关系，已经在体外和体内进行了充分的验证[23,24,45]。狭窄部位压力下降总和是黏性摩擦力与血流分散导致的压力丢失，如以下公式：

$$\Delta P = fv + sv^2$$

根据泊肃叶定律，狭窄部位入口和狭窄最重处的黏性损失与血流量呈线性相关。病变远端出口血流分散也与压力下降相关，来自狭窄最重部位的血流加速，与管腔面积下降程度相关。狭窄部位血液高动力状态是以狭窄部位压力下降为代价的，与流速的平方相关（伯努利定律）。在病变远端压力只能部分恢复，归因于血流分散和惯性损失，血流经过狭窄部位后高速喷射形成湍流。

损失系数 f 和 s 与狭窄血管几何形状和血液流体力学特征相关，对于简单狭窄直径恒定的血管，可表述如下：

$$f = \frac{32\mu}{Dn}\left(\frac{Dn}{Ds}\right)^4\left[0.45 + 0.86\frac{Ls}{Dn}\right]$$

$$s = \frac{\rho}{2}\left(\frac{D_n^2}{D_s^2} - 1\right)^2\left[1.21 + 0.08\frac{Ls}{Dn}\right]$$

M 是血液黏度，ρ 是血液密度，在这些公式中沿着狭窄病变流速剖面不断变化，估测病变长度也需考虑上述因素。一般沿着狭窄不同部位横截面积会有变化，黏性损失见上述公式，严格意义上需根据狭窄病变入口和狭窄最重处直径进行计算[46]。

在体内情况下动脉狭窄对血流影响呈

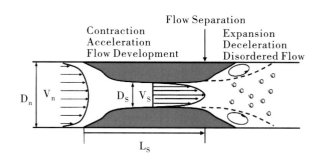

图 6-19　狭窄严重程度的几何特点

Dn：正常直径；Ds：狭窄直径；Ls：狭窄长度；vn：正常流速；vs：狭窄段流速；在狭窄节段由于管腔面积缩小，压力转化为动力，流速加快。在狭窄远端出口由于血流分离形成湍流使压力下降。总压力阶差等于沿着狭窄病变因黏性损失和惯性损失的总和

4 倍关系[19,47]，通过计算狭窄部位管腔面积与正常血管节段管腔面积比例，与血流量呈 4 倍关系。公式变量中还有阻塞血管的最小直径（Ds），$1/Ds^4$ 意味着流量不变情况下狭窄部位最小直径的轻微改变对压力阶差有显著影响，因此，血管造影显示的狭窄百分比对压力丢失的预测较差。冠状动脉血流量计算方法相同，同样也适用于舒张期同步流速和压力阶差的计算[45,48,49]。狭窄阻力取决于流量和狭窄远端压力降低的程度。

图 6-20 描述理论上冠状动脉狭窄与 $\Delta P - v$ 的关系，图示阐述了在经皮冠状动脉介入治疗（PCI）过程中扩张狭窄最严重部位对狭窄血流动力学的影响。存在严重阻塞时实线显示扩张远端血管会导致流速增加，随着流速增加压力会大幅度下降。曲线上静息压力阶差和峰值流速取决于基础微血管阻力和下游阻力血管扩张程度。狭窄对血流动力学的影响可通过血流量来判断，随着 PCI 后狭窄部位血管直径扩张，$\Delta P - v$ 关系平缓（点 – 虚线），狭窄阻力下降导致充血状态下血流速率增加和压力

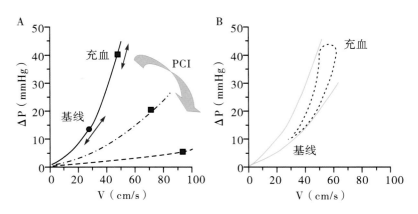

图 6-20　狭窄导致压力下降与流速的关系

A：陡峭曲线代表严重病变（实线），在 PCI 术中随着反复球囊扩张血管直径逐渐恢复，血流动力学显示病变逐渐成为轻微病变；B：存在影响血流量狭窄时流量增加和减少呈现不同曲线模式，在充血过程中血管内压力改变伴随有容量改变，这个环是由充血时发生的一系列压力 – 流速曲线组成

阶差显著降低。

　　在血流增加或降低的过程中平均 ΔP－v 关系体现了机械狭窄其他信息，如图 6-20b 所示。部分顺应性狭窄包含偏心性病变，管壁弧度正常，能对管腔内压力变化进行被动反应[50-52]。若流量导致管腔内压力变化可影响狭窄程度，曲线形态随流量变化而变化[53]，因此，开环曲线可验证，影响血流动力学的狭窄与向心性斑块导致的狭窄相比更易破裂[54-56]。

　　临床常见同一支血管有多处串联狭窄病变，但很难通过冠状动脉内测量评价，因不同病变之间距离的重要调节作用，血流动力学较复杂。只有当相邻 2 个病变间距离大于正常参考血管直径 6 倍长度时，不同病变导致的压力丢失才能相加。距离较小时存在流体力学的相互作用，整体压力下降小于不同病变压力丢失的总和[57]。经典的方法是在冠状动脉内注射腺苷后同步测量压力和流速。图 6-21 中患者 50 岁血管狭窄62%，PCI 术前和术后在靶血管和参考血管（Ref）记录信号。图 6-21 显示在整个充血过程中每个心动周期对应的 ΔP－v 曲线，以均值点样连线表示。虽 PCI 后参考血管和靶血管充血状态下血流流速不同，各自的 ΔP－v 证明治疗血管血流动力学与参考血管很类似。

　　多数内科医师不熟悉这些概念，若冠心病患者血管显著狭窄，心肌灌注显著降低，这些现象都来自流体力学的基本原则。

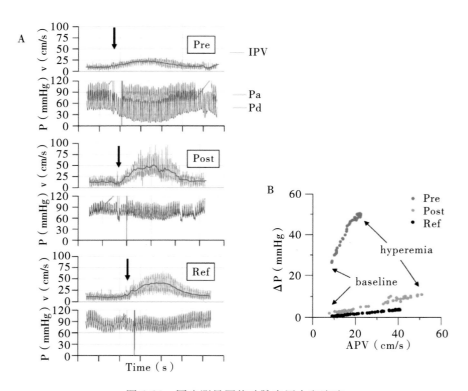

图 6-21　同步测量冠状动脉内压力和流速

　　A：腺苷刺激下 Pa（主动脉压力）、Pd（冠状动脉远端压力）、同步 IPV 和平均多普勒流速；从上到下分别为 PCI 术前，狭窄 62%；同一血管 PCI 术后和参考血管；X 轴上的刻度标志代表 10s 间隔；B：对应的平均压力阶差－流速曲线，从静息到充血状态说明 PCI 对狭窄血流动力学的影响

【二】 狭窄对远端压力和流速波形的影响 心外膜血管狭窄可显著改变搏动时的压力和流速，阻塞程度较低时血流量可以恢复正常。图 6-22 是个同步记录前降支波形的病例，50 岁患者进行 PCI 治疗，靶血管直径狭窄 62%，回旋支作为参考血管。左图是静息状态下记录的信号，右图是弹丸注射腺苷最大充血状态下记录的信号。正常情况下冠状动脉压与主动脉压力很接近，冠状动脉血流速率在舒张期显示阶段模式（图 6-22 下面的条图）。狭窄对血流波形的影响类似于低通量滤波器，对降低舒张期血流下降更明显，使收缩期 - 舒张期血流差异更显著。但冠状动脉远端压力波形在舒张期降低幅度更大，因此，搏动性更大（图 6-22 上面的条图）。充血过程中上述效应更显著，压力波形更类似于左室压力波形。远端压力在主动脉压力升高之前即开始上升，反映了等容收缩期心脏收缩对微血管的显著影响。支架置入之后波形类似于参考血管，只残留微小的压力阶差（图 6-22，中间的条图）。

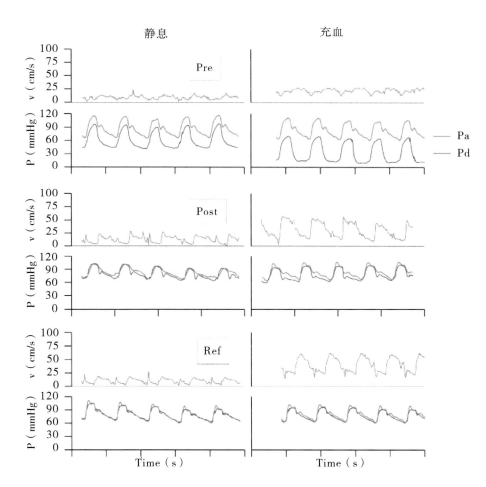

图 6-22 支架置入前后在参考血管和靶血管记录的冠状动脉流速和压力

左图是静息状态下的记录，右图是给予腺苷诱导最大充血状态下的记录。X 轴上的刻度线指示间隔 1s

冠状动脉狭窄时压力和流速的这些变化体现了冠状动脉血流与心脏收缩之间的机械相互作用，以及流量依赖性血流动力学的影响。

三、多普勒流速衍生的临床指标

(一) 冠状动脉压力 - 血流相互关系　　正常情况下，冠状动脉微血管阻力相应与代谢需求相匹配，因心肌对血氧的摄取量接近于最大，因此，心肌耗氧量增加时只能通过增加冠状动脉血流来满足。冠状动脉血流调控的详细机制尚需要研究，细节问题在其他章节描述[41,58,59]。

冠状动脉压力 - 血流关系见图 6-23，解释了冠状动脉血管储备的概念。冠状动脉自身调节是心脏内在功能，在灌注压 50 ~ 130mmHg 范围内维持静息状态下血流量相对恒定。只有保留血管平滑肌张力的血管才有自身调节能力，冠状动脉阻力（Rcor）可平衡血压的波动（图 6-23）。图 6-23 中陡峭斜线代表最大血管扩张时压力 - 血流关系。最大充血状态在无对照的情况下血流量增加大于 3 倍，如实线箭头所示[60,61]。该图明确描述了血管扩张储备依赖于当时的灌注压。

存在心外膜血管狭窄时，根据公式跨病变压力下降，冠状动脉灌注压降低。静息状态下冠状动脉微血管扩张以代偿狭窄阻力，管腔面积狭窄程度小于 85% 时静息冠状动脉血流量可维持正常[17,62]。但随着血流在狭窄部位的加速，压力丢失呈非线性增加（虚线），灌注压迅速下降。随着狭窄程度增加，流量储备将进一步降低。很多外在因素影响静息和最大充血状态下的冠状动脉压力 - 血流关系（图 6-24），Hoffman 和 Span 曾经对此进行过综述[63]。静息时冠状动脉血流量决定于影响心肌耗氧量的因素，包括心率、收缩力和左心室负荷[64]。一定的灌注压力下影响最大血流量的因素主要是冠状动脉阻力血管的总横截面积，阻力血管较少或较小时最大血流量低于正常[65]。血管阻力增加时（糖尿病、心肌肥厚），最大血管扩张过程中压力血流关系的斜率比正常更平缓[66]，血流储备降低。心肌耗氧量增加时由于心率和心脏收缩力增加，自身调节水平增强。最大血管扩张时压力 - 血流曲线向右侧平移，即左心室舒张末压增加[67]。多种因素可同时作用，使血流储备降低机制更为复杂，左心室心肌肥厚或心动过速可增加静息血流量，降低最大血管扩张程度。高血压虽然增加静息血流，但因灌注压增高血流储备是正常的[68]。

上述研究证实冠状动脉血流、跨病变压力阶差、灌注压、微血管阻力和所有功能学参数都来自冠状动脉内记录的压力和（或）流速信号，取决于测量时血流动力学状态和病理生理状态。

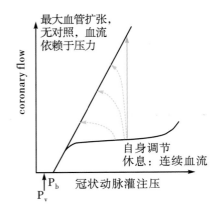

图 6-23　冠状动脉循环压力 - 血流关系
基础流量特点是有一个自身调节平台，最大流量依赖于灌注压。没有病变时最大血管扩张使流量增加，压力几乎没有丢失（绿箭头）

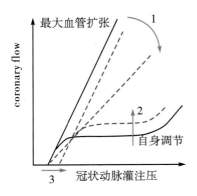

图 6-24　导致冠状动脉血流储备降低的因素
1：最大血管扩张时压力 - 流量直线斜率降低；2：静息血流增加；3：0 点压力增高。这些因素的可能组合都会导致流量储备显著下降

（二）冠状动脉血流流速储备　冠状动脉血流储备（CFR）定义为最大充血状态下平均血流与静息状态下平均血流的比值[17,19]。临床中应用冠状动脉内多普勒测定血流速率，而不是绝对血流，因此广泛采用的临床参数是冠状动脉流速储备（CFVR），等于最大充血过程中时间 – 平均峰值流速（APVhyp）与静息状态下时间 – 平均峰值流速（APVrest）之间的比值。

$$CFVR = \frac{APVhyp}{APVrest}$$

测量流速代替血流量优点较多，流速对心肌灌注量的依赖性小。虽每个分叉部位边支血管分流降低了血流量，但沿着正常主支血管流速相当恒定[69,70]。在病变血管，曾有研究建议将静息时病变近端和远端流速比值作为狭窄严重程度的预测因素，但成功率有限[71-73]。

健康男性 CFVR 高达 4.5 ± 0.7[61]，冠心病高危患者无病变参考血管正常值是 $2.4 \sim 3.9$，平均 2.7 ± 0.6[60,74]，缺血阈值 < 2.0[4,31]。

冠状动脉血流储备取决于测定当时血流动力学和生理状态，影响静息状态和最大血管扩张状态下冠状动脉压力 – 流量关系曲线。在各种因素中影响基础流速的因素（工作负荷、心率、性别）和年龄是影响 CFVR 的主要决定因素[43,75-77]。为了降低上述因素的变异，建议对 CFVR 进行校正，平均基础 APV 是 15cm/s，平均年龄 55 岁[78]。

在室壁不同部位 CFR 也不一致，静息和充血状态下心肌血流量存在区域异质性[43,79-81]。另外，心内膜下病变远端血流降低比心外膜下更复杂[16]。存在限制流量的狭窄病变时，室壁血流灌注再分布，心内膜下由于张力较大，更容易出现缺血[63,80]。尤其在舒张期灌注时间缩短的情况下，心内膜 CFR 尤其容易受损[42,82]。

（三）冠状动脉血流在冠心病诊断中的作用　单独压力测定对于评价心外膜血管正常患者微血管功能无效，须测定压力阶差。因此，冠状动脉血流储备对于胸痛但冠状动脉造影正常患者的诊断至关重要[60,83,84]。心肌病或各种冠心病危险因素状态下（如吸烟、高脂血症、糖尿病、高血压）小血管功能可能存在功能异常，不合并冠心病时 CFR 反映微血管功能[85]。其次，若心外膜血管疾病和微血管疾病并存不利于心外膜血管狭窄程度和微血管功能测定。冠状动脉循环的双室模型（图 6-18）提示微血管疾病合并心外膜血管狭窄，尤其是临界病变。冠状动脉近段有阻塞病变时，狭窄阻力和冠脉阻力都可影响最大冠状动脉血流量和远端血压，测量压力和流速时很难区分这些因素对血流降低的相对作用[48]。微血管变异对压力和流速相关参数造成不同影响[86]。微血管病变增加微血管阻力，限制最大血流量，导致固定狭窄远端压力增高（图 6-25）。较低压力阶差可低估狭窄程度（水平虚线，图 6-25）。最大血流量降低被误认为狭窄导致了血流受限（垂直虚线，图 6-25）。同时评价流速和压力为区分这些提供了必要资料，能分别评价二种阻力因素各自对 FFR 的贡献，将在下一节详细描述。

（四）相对冠状动脉流速储备和最大血流分数　通过分析不同血管节段的 CFVR，可以减少微循环对 CFVR 的影响。1998 年 Baumgart 等[93]引入了相对冠状动脉流速储备（rCFVR）这个概念，他们在同一患者讨论靶血管 CFVR 与另一正常血管 CFVR 的相关性，如果 rCFVR ≈ 1，那么靶血管和参考血管 CFVR 相同，但不能证明 2 支血管都是正常的，另一方面在广泛微血管功能障碍患者二者可能都是异常的。rCFVR 缺点是需 1 支正常参考血管，这使该技术不能用于 3 支血管病变。rCFVR 正常值是 > 0.8，诊断界值是 < 0.65[4,87-89]。

狭窄部位血流加速时血流量受限，狭窄致血管床最大血流量相对降低。1977 年 Yong 等[27]建议用以下指标作为评价狭窄生理学影响的参数，狭窄时最大血流（QS）与没有狭窄时最大血流（QN）之间的比值，公式如下：

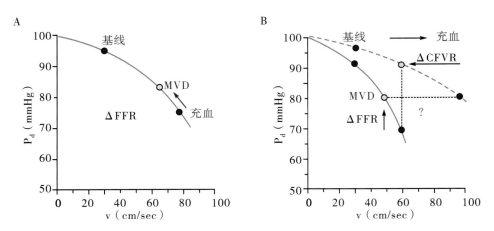

图 6-25　某一固定狭窄评价 CFVR 和 FFR 过程中微血管功能降低对最大血流量变异的影响

A：微血管疾病会减少最大血流量，增高病变远端压力，对 CFVR 和 FFR 影响是相反的；B：测定远端压力和流速时存在

$$\frac{Q_S}{Q_N} = 1 - \frac{\Delta P}{Pa} = \frac{Pd}{Pa}$$

Gould 等[90]在狗冠脉循环应用上述公式，发现正常最大血流分数与 CFR 相比较少受急性主动脉压和心率改变的影响。Pijls 等随后扩展该公式，确定了血流储备分数（FFR），后者通过测量病变近端和远端压力比值计算最大流量比值。该最大血流比值避免了基础血流对 CFVR 的影响。但最大血流也受微血管水平功能变化影响，如心动过速限制血管扩张，糖尿病、高血压或肥厚性心肌病合并弥漫性阻力小血管结构或功能异常（图 6-24）。上述公式的主要假设是无论灌注压大小，最小冠状动脉阻力（最大充血时 Rcor）维持恒定。然而横截面积和血管阻力呈压力依赖性变化，近端无病变时阻力血管水平的充血压力显著高于狭窄病变时。

（五）根据多普勒测量评估的流量储备（CFR）　内皮功能和心外膜血管张力维持完整（冠状动脉内未给予硝酸甘油）时，因在测量过程中流量介导血管扩张可诱导血管直径的改变，故通过流速可准确计算流量储备。这种理想情况下，流量（Q，ml/min）可决定 CFR，包括充血过程中冠状动脉血流对心外膜血管扩张作用。介入方法测定冠状动脉血流量需同时评价平均血流速率和横截管腔面积，根据平均峰值流速（APV）计算平均横截面流速（vmean，cm/s），公式如下：

$$vmean = 0.5\ APV$$

流量和平均流速与血管横截面积（A，cm^2）相关，公式如下：

$$Q = vmeanA$$

根据基础水平和最大血流状态下血管造影测定的血管直径计算横截面积。

这些变量的提出根据一系列假设：①流速曲线呈抛物线样，将平均流速峰值的 1/2 作为平均横截面流速；②血管横截面呈圆形，冠状动脉造影根据血管直径评估血管横截面积；③造影时注射对比剂不影响血管直径；④在超声多普勒取样容积部位测量血管直径，体外测定狗绝对血流量结果与这种方法在体测定冠状动脉相比一致性良好[15]，但对患者这些假设基本不成立，除了血管造影定量测量误差，另外搏动冠状动脉流速曲线一般不呈抛物线样，尤其是心率较快时。正常冠状动脉流速曲线从准抛物线到基线之间变动，前者公式中多因素为 0.5，误差较小，第二种情况下多因素可增加至 1.0，需用平均峰值流速。轻微或弥漫病变冠状动脉的流速曲线可能较低钝[91]。

已经有几种方法校正非抛物线形流速曲线，包括根据 Womersley 参数校正[92,93]。Womersley 参数是搏动状态下的一种测量方法，可用于患者冠状动脉功能测量，校正的 CFR 高于公式计算所得 CFR，但平均误差小于 5%[102]。

多普勒频谱的仪表控制台（FloMap，Cardiometrics）应用更新软件[94,95]，涉及不同范围信号，其中最大的信号覆盖整个血管横截面。平均流速来自多普勒取样时间，根据远端范围，经过散射和衰减校正计算血管面积。血流介导血管扩张时，根据公式计算的 CFR 以及传统 CFVR 与正电子放射断层造影术相比显著低估心肌灌注储备。相反，根据多普勒压力衍生的 CFR 评估流量能够准确地预测实际心肌灌注储备。在没有血流诱导血管直径改变的患者，不同方法测量结果无差异[95]。该研究应用的仪器已不再生产，故不能应用该方法进行临床研究。

目前，临床实践中不便于应用上述校正方法，应据抛物线形流速曲线评估血流量。另外，为了解释绝对冠状动脉血流量，须了解靶血管对应心肌灌注量。

（六）时相流速模式　持续进展的冠状动脉狭窄显著减少舒张期血流量，因此，降低静息时舒张期 – 收缩期流速比值（DSVR）。随着狭窄程度加重，DSVR 可以从 2.0 降至 1.0，严重患者可能更低[96,97]。虽 DSVR < 1.8 与病变影响血流动力学的严重程度相关，但诊断准确性有限，目前已不再应用该指标。

已用多普勒流速波形特征评估血管损伤和心肌梗死直接支架术后功能恢复情况，尤其是舒张期血流量递减可反映微血管容量顺应性[63][68]。可将快速血流减速作为心肌梗死后毛细血管损伤的标志，早期舒张减速时间（DDT）可预测心肌梗死后存活心肌局部恢复，阈值是 DDT < 600ms（敏感性 0.86，特异性 0.89）[98,99]。其他研究人员成功应用 DDT 鉴别 PCI 后残余狭窄和无复流患者的微血管损伤[100,101]，DDT 也是急性心肌梗死罪犯血管血管重建后长期不良心脏事件的准确预测因素[102]。

四、联合测定多普勒流速和压力得到的功能指标

如上所述，体外动物实验和人体研究已证实跨固定狭窄压力阶差与血流加速呈曲线相关。静息和最大充血状态下远端压力和流量是狭窄阻力和微血管阻力功能的体现，因狭窄远端压力和流量取决于当时血流动力学条件下阻力血管功能和心室收缩导致的机械压迫，故评估这两个独立变量中的任何一个都不能有效预测病变严重程度。只有联合测定狭窄病变远端压力和流速才能完整描述冠状动脉循环，分别评估心外膜血管和微血管功能异常[5,31,103,104]，另外，还能提供其他信息，尤其是和冠状动脉狭窄血流动力学相关信息。目前只有应用双感受器导引导丝（ComboWire®，Volcano Corp.）才能同时测量时相性压力和流速（图 6-26）。测量过程中可获得所有血流动力学参数，仪表控制台（ComboMap®，Volcano Corp.）配合相关软件可记录这些信息，并可提取心电图。这些资料还可通过外部数据采集系统进行同步分析。

（一）充血状态下狭窄的流速指标和微血管阻力

1. 狭窄阻力指数（HRS）　阻力与压力均受血流影响，同步测量主动脉压力和狭窄病变远端的压力和流速可明确心外膜血管和微血管各自对总体血流的降低作用。应用流速代替血流量，Siebes 工作组定义了充血狭窄阻力指数［HRS，mmHg/（cm·s）］[47,106]，公式如下：

$$HSR = \frac{\Delta P}{v}$$

ΔP 是充血状态下平均压力阶差，v 代表充血状态下平均流速峰值。HRS 为狭窄导致的血流降低

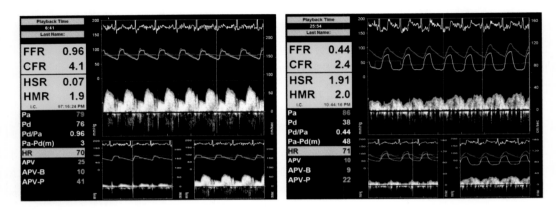

图 6-26　Volcano Combo 仪表控制台屏幕截图，显示相关的压力和流速信号

左图显示参考血管临床血流动力学指数，右图显示 67% 狭窄血管远端的各项参数。FFR：流量储备分数；CFR：冠状动脉血流速率；HSR：充血状态下狭窄阻力；HMR：充血状态下微血管阻力。早期几个研究联合应用压力导丝和流量导丝，同步测量搏动性血流动力学信号，这会高估功能狭窄的严重程度，尤其对于临界病变[105]

提供了更特异评价，不受基线情况影响，正常值接近于 0，缺血阈值 > 0.8mmHg/（cm·s）[106]。FFR 基于压力，CFVR 基于流速，当应用 FFR 和 CFVR 评价临界病变结果不一致时，可用 HRS 进行评价，准确性高[86,106]。

2. 充血微血管阻力指数（HMR）　HRS 对最大充血状态下的变化不敏感，虽狭窄阻力取决于血流量，血流量改变时压力降低和流速同步升高或者降低。充血状态下微血管阻力指数 [HMR，mmHg/（cm·s）] 定义为：

$$HMR = \frac{Pd}{v}$$

Pd 代表充血状态下平均远端压力。该定义未考虑侧支循环对心肌血流量的潜在贡献，只准确评价了最大血管扩张导致冠状动脉微循环阻力最低条件下的压力变化。冠状动脉狭窄远端灌注压降低与 HMR 增加相关[47,107]。相反，Verhoeff 等[108]证明支架置入后病变远端压力恢复正常，狭窄阻力降低同时 HMR 降低。PCI 后 HMR 降低占总阻力降低的 34%，是 PCI 术后总体血流动力学改善的重要成分[47]。

HMR 值可反映微血管功能，还未确立不同功能状态下的临界值。有冠心病危险因素患者和既往无心肌梗死病史患者临界病变（直径减少 50%~65%）血管的 HMR 值是 2.0~2.7mmHg/（cm·s），PCI 后 HMR < 1.4mmHg/（cm·s），参考血管 HMR≈1.7mmHg/（cm·s）。

研究发现，急性心肌梗死患者 HMR 显著增高，Bax 等发现急性心肌梗死患者梗死相关血管 PCI 术后 HMR 值是 3.2mmHg/（cm·s），6 个月后恢复至正常值 1.8mmHg/（cm·s）。Yoon 等[109]评价急性心肌梗死患者 PCI 后 HMR，HMR < 3.56mmHg/（cm·s）可预测随访中局部室壁运动改变和左室功能改变（曲线下面积 0.748，敏感性 86%，特异性 58%）。Kitabata 等[110]发现，PCI 后 HMR 3.25mmHg/（cm·s）可预测急性心肌梗死患者透壁梗死程度（曲线下面积 0.885，敏感性 75%，特异性 89%）。HMR 与酶学评估和心脏磁共振评估的梗死面积显著相关，因此，HMR 是急性心肌梗死患者早期危险分层的有效因素。

仪表控制台（ComboMap®，Volcano Corp.）可自动测算和显示 HSR 和 HMR，还可显示 CFVR 和 FFR（图 6-26）。

3. 舒张期（或者平均）压力阶差－流速曲线（ΔP－v 曲线）　　反映了狭窄对血流动力学的作用，可用虚线描记狭窄导致的压力降低，反映血管扩张剂诱导充血反应过程中流速。目前还不能在导管室适时测定，而需要将存储数据进行行术后分析。有两种方法计算 ΔP－v 关系，第一种方法根据舒张中期瞬时峰值流速和相应的压力阶差[49,64,104,111]，分析同步资料时，首先需校正主动脉和远端之间的时间延迟以及远端压力和流速之间的时间延迟，另外还须校正存在的任何压力漂移。第二种方法[47]应用从静息到最大充血状态下每个心动周期的均值，使完全充血反应形象化（低限是基础状态下血流，上限是充血状态下血流），微循环状态决定 ΔP－v 关系。

Marques 等[49,111]在基础水平、中等量血流和最大充血状态下选取 3 个心动周期，同步测量的舒张中期瞬时压力和流速，联合应用这些数据绘制曲线，应用二次方程 $\Delta P = kv + Sv^2$，损失系数 k 和 S 代表由于黏滞摩擦和血流分散导致的压力丢失。为了简单比较这些曲线，定义了指数 dpv50，中等流速 50cm/s 时的压力阶差，根据 k 系数和 S 系数计算而得，来定量分析血流动力学狭窄严重程度[111]。缺血阈值是 2.4mmHg（流速是 50cm/s 时），准确性 95%。这种方法与 FFR 或 CVFR 相比主要优点是测定的参数不依赖于最大充血状态，因此，无论是否存在微循环异常都可评估狭窄的血流动力学严重程度。目前最大的不足是需对存储数据进行复杂的后处理。

第二种方法中 Siebes 等在整个充血反应过程中采用每次心脏收缩期平均压力阶差和流速，需除外注射腺苷过程中的心动周期。对于一个固定狭窄，压力阶差与流速之间关系呈二次方曲线。介入操作中测得的一系列曲线，全面反映了 PCI 过程中狭窄病变的改善和病变远端血流动力学的改善（图 6-27）。应注意的是，曲率反映了狭窄降低血管直径导致的 Bernoulli 损失，PCI 后直线代表无狭窄血管残余黏性损失。上述信息有助于 PCI 术中制定治疗决策，若获得的直线提示后扩张不可能再进一步改善血流动力学结果，甚至可能导致血管夹层，则可避免不必要的球囊扩张。

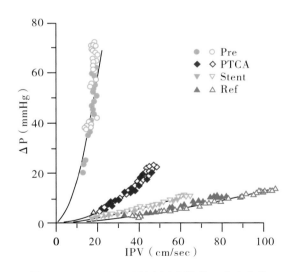

图 6-27　PCI 治疗过程中压力降低－流速曲线
空心标志代表同样条件下 PCI 后重复测量结果，治疗后血管的
血流动力学行为接近于参考血管

若某一狭窄处 ΔP－v 曲线呈现特殊关系，提示狭窄容积固定（图 6-20）。正常情况下影响血流动力学狭窄血管壁呈一定弧度，管腔内压力可导致被动容积改变，形成开环曲线，血流增加或减少的过程中呈现不同的 ΔP－v 关系（图 6-28）。约 1/3 狭窄病变影响血流动力学，血管重建治疗后这种现象消失[47]。早期识别影响血流动力学的狭窄有助于易损斑块的危险分层[112]，根据狭窄严重程度

的功能学指标不能达到这个目的，后者来自静息和（或）最大充血状态下血流动力学信号。

（二）舒张期流速与主动脉压力的相互关系 为了最大程度降低血流动力学限制对冠状动脉血流储备的干扰，Mancini 等[113-116]开发出舒张中期-末期同步测定充血血流/主动脉压瞬时斜率（IHDVPS），来评价狭窄的严重程度。DiMario 等首次将该方法应用在患者狭窄病变的评价中，分析冠状动脉内血流流速和主动脉压力，研究显示该指数可重复性强，对于判断狭窄严重程度较敏感，不依赖于血流动力学波动。小样本人群研究发现临界值<0.8mmHg/（cm·s），代表血管直径狭窄≥30%。

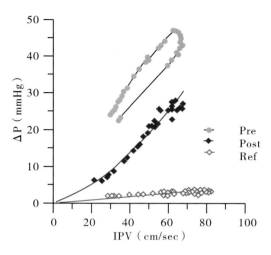

图 6-28　介入治疗过程中狭窄病变压力降低-流速曲线。开环体现了狭窄病变动力学本质，PCI 后恢复成独特关系

最近 Escaned 等应用 IHDVPS 评价心脏移植患者微血管重构，血管造影不能显示心外膜血管是否存在病变，通过心内膜心肌活检形态学分析评价微血管病理。研究发现，IHDVPS 与结构微血管异常相关，表现为毛细血管密度降低和小动脉闭塞，但 HMR 只能反映毛细血管稀疏。无论是 IHDVPS 降低还是冠状动脉阻力指数增高均能预测随访中的心血管事件。该研究小组还发现 IHDVPS、HMR 与糖尿病患者左室舒张功能减低相关，但 CFVR 与左室舒张功能无相关性[117]。这些研究提示测量这些指标（包括压力和流速信息）不受基线变异影响，尤其有利于评价微循环功能。

1996 年 Kondo 等介绍了舒张期流速-压力斜率（VP 斜率比值）这个概念，可作为评价冠状动脉流速/压力传导储备的一项指标。动物实验研究发现，VP 斜率比值不依赖于主动脉压力和心率变化，并对狭窄程度敏感（图 6-29）。几年后 Krams 等[118]在肥厚型心肌病但心外膜血管正常患者应用

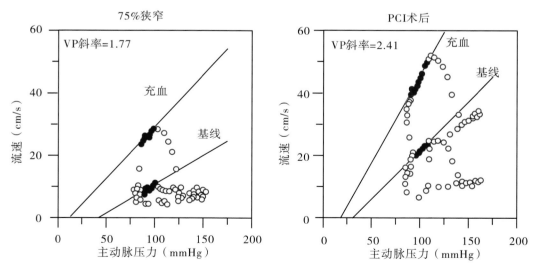

图 6-29　严重狭窄病变 PCI 术前和术后测得的舒张期流速-压力曲线

最大充血状态下连续几个心动周期舒张中期的直线部分计算同步充血舒张期流速-压力斜率（IHDPS）。直线在 0 点压力的截点反映了微循环情况，Kondo 等重新绘制了这些数据，假设充血/基线斜率的比值（流速/压力比值）作为血流动力学参数，不依赖于狭窄严重程度的生理学测量

VP 斜率比值，推论这个斜率比值（定义为舒张期冠状动脉储备）有利于明确受心肌病结构异常累及的微血管部位。要在舒张期收集资料，收缩期心肌压迫可导致测量结果变化。该指标需在舒张期测定，认为与收缩期心肌压迫无关。

"斜率相关"参数临床实践中存在以下限制：①分析复杂，没有自动化分析方法；②舒张中晚期进行参数测定，心率较快舒张期太短以致于不能得到可靠的回归线；③VP 斜率比值还依赖于基线时的变异性；④应用冠状动脉内压力而不是主动脉压力测定 IHDVPS，因血管造影时正常的血管并不能除外弥漫性动脉粥样硬化疾病[119]。另外，应用双感受器导引导丝同时测定冠状动脉内压力和流速已不再困难。

结合充血状态下舒张期流速－压力斜率指数，多个研究者还将得到的线性相关曲线外推至流速为 0 时，根据 X 轴截点评估微血管异常（图6-29）。由于截点不代表冠状动脉循环实际 0 血流压力（Pzf），应谨慎解释该结果。研究证实正常心脏搏动过程中截点可体现微血管功能，可作为急性心肌梗死患者再灌注心肌损害的指标[110,120－122]。在多数患者中，压力截点与 CFVR 相比能更好评价微血管损害，不仅反映梗死区域，而且也反映非梗死区域微血管功能[121]。这些发现与冠状动脉－心脏相互作用一致，Westerhof 等对此进行了总结[44]。血管内和血管外因素都可影响微血管，前者包括血管树内在特征，后者通过心脏机械收缩影响心肌收缩、左心室室壁张力和舒张期灌注时间。

五、适应证和临床实践总结

不同病理生理情况下，采用多普勒参数评价狭窄，这方面内容最近在其他综述进行过描述。表 6-1 总结了关于多普勒参数检查的适应证和缺血阈值，与无创缺血负荷试验的比较，或与左室（微循环）机械或结构参数的关系。诊断阈值：当 CVFR ＜2.0 时，考虑严重狭窄，血流动力学受限。总准确性81%，单支血管准确性最高达到75%～96%，多支血管75%～83%。RCFVR 缺血阈值＜0.65，总准确性75%。对于临界病变 HSR ＞0.8mmHg/（cm·s），准确性87%，阳性预测值较好（73%），优于 FFR（51%）或 CFVR（49%），这些指标结果可能不一致。

PCI 术后预测值：DEBATE 试验发现血管成形术后 CFVR ＞2.5 和残余狭窄＜35% 与 6 个月随访不良事件发生相关[123]。DEBATE Ⅱ试验显示 PCI 术后 CFVR 较低是 3 个月和 1 年随访不良血管事件的独立预测因素[124]。基础 APV 较高患者血管成形术后更倾向于发生反复缺血[125]。择期 PCI：当 CFVR ＞2.5 时考虑择期 PCI 是安全的，多支血管病变患者根据 CFVR ≥2 择期 PCI，主要不良心血管事件（MACE）较低（4%～9%/年）[126]。介入后 RCFVR ＞0.88 是 MACE 最强的单因素预测因素，发生率6.8%[127]。随着 CFVR 降低或 HSR 增高，1 年随访过程中 MACE 发生率逐渐增加。

急性心肌梗死：CFVR 是急性心肌梗死患者血管成形术后左室机械功能恢复的预测因素[128]。同样 HMR 为评价微循环状态和透壁心肌梗死程度提供有价值的预测信息。根据同步测定的压力和流速绘制曲线，X 轴血流为 0 截点的压力作为一项指标，与 DDT 一样都与急性心肌梗死状态下心肌功能恢复密切相关。

结构性微血管异常：近期研究发现，在心脏移植患者 IHDVPS 与微血管重构的结构特征密切相关。冠状动脉舒张期储备有利于明确肥厚性心肌病患者局部差异。冠状动脉无狭窄时，冠状动脉压力与主动脉压力差别较小，因此，不包含冠状动脉循环特异性信息。多数心脏病患者均存在冠状动脉微血管功能异常，已成功应用 CFVR 或者联合应用压力（IHDVPS）评价各种病理生理情况下（如心肌肥厚、主动脉狭窄或者结构异常）微循环完整性，但未涉及较大冠状血管。

六、冠状动脉功能生理学研究展望

了解人类冠状动脉生理非常重要，基础研究和临床研究领域在不断发展。目前宣布根据压力指标而不是应用冠状动脉血流（流速）来评价冠状血管生理还为时尚早[6][6]。虽应用较简单，只有压力的参数不能提供血流方面的信息，因此，不能提供评价冠状动脉微循环状态的信息。另外，评价基础条件下冠状动脉功能也需血流信息，例如，自身调节降低似乎是 PCI 术后事件复发的预测因素。最后全面了解冠状血管生理机制研究须详细了解压力和血流流速信息，包括基础状况和（或）生理过程或药物诱导时。

冠状动脉基本生理现象是血流搏动的独特性，取决于心脏与冠状动脉的相互作用。最近冠状血管压力和流速波形特征衍生了另一参数：波形幅度[129-132]。因血管外心肌收缩力作用于壁间血管，产生冠状血管背景波形，波形幅度可能是研究人类冠状血管微循环功能有前景的方法[133]。同时记录前向与逆向波形信息为心脏-冠状血管相互作用提供了独特信息。

其他多普勒参数非常规领域包括左室辅助泵、再灌注损伤程度[134]、PCI 诱导微栓塞的药物治疗[135,136]、细胞治疗促进心肌梗死后侧支生长的评价[137]。冠脉内多普勒参数测定将仍是介入心脏病学有价值的方法，可优化患者的个体化治疗。

七、总结

- 冠状动脉血流：血流和压力是相互依赖的变量，为冠状动脉生理提供了补充信息。
- 所有功能参数依赖于测量当时的血流动力学和（病理）生理状态。
- 狭窄血流动力学影响冠状血管微循环。无阻塞性冠状血管狭窄时，冠状动脉压力包含的信息较少，但通过测定多普勒参数可反映微血管功能。
- 心外膜血管疾病与微血管功能异常会使评价变得更复杂，可通过多普勒或压力参数判断狭窄对功能影响的严重程度。
- 只有同时测定压力和流速才能分别评价心外膜血管狭窄和微血管阻力。
- 从联合压力和多普勒流速测定得出的参数是有前景的工具，评价微血管功能和结构异常，并可预测再灌注后心肌的恢复。
- 正确解释冠状血管功能，评价需完全理解冠状血管生理和狭窄的血流动力学。
- 不常用的多普勒衍生参数也适合研究心脏-冠状血管相互作用，例如，波形幅度。分析探讨冠状血管波形的搏动信息，尤其有助于评价心室功能异常、心肌病或瓣膜病对冠状血管的影响。

（李世英　王长华　刘　健）

参 考 文 献

[1] Topol EJ, Nissen SE. Our preoccupation with coronary luminology：The dissociation between clinical and angiographic findings in ischaemic heart disease. Circulation, 1995, 92：2333 – 2342.

[2] Lin GA, Dudley RA, Redberg RF. Cardiologists' use of percutaneous coronary interventions for stable coronary artery disease. Arch Intern Med, 2007, 167：1604 – 1609.

[3] Uchida T, Popma J, Stone GW, et al. The clinical impact of routine angiographic follow-up in randomized trials of drug-eluting stents：A critical assessment of "occulo-stenotic" Reintervention in patients with intermediate lesions. J Am Coll Cardiol Intv, 2010, 3：403 – 411.

[4] Kern MJ, Lerman A, Bech JW, et al. Physiological assessment of coronary artery disease in the cardiac catheterization laboratory：A Scientific Statement from the American Heart Association Committee on Diagnostic and Interventional Cardiac Catheterization, Council on Clinical Cardiology. Circulation, 2006, 114, 1321 – 1341.

[5] Meuwissen M, Siebes M, Spaan JAE, et al. Rationale of combined intracoronary pressure and flow velocity measurements. Z Kardiol, 2002, 91 Suppl 3：108 – 112.

[6] Kern MJ, Samady H. Current concepts of integrated coronary physiology in the catheterization laboratory. J Am Coll Cardiol, 2010, 55：173 – 185.

[7] Hartley CJ. Review of intracoronary Doppler catheters. Int J Card Imaging, 1989, 4：159 – 168.

[8] Wright C, Doty D, Eastham C, et al. A method for assessing the physiologic significance of coronary obstructions in man at cardiac surgery. Circulation, 1980, 62:111 – 115.

[9] Benchimol A, Stegall HF, Gartlan JL. New method to measure phasic coronary blood velocity in man. Am Heart J, 1971, 81:93 – 101.

[10] Hartley CJ, Cole JS. A single-crystal ultrasonic catheter-tip velocity probe. Med Instrum, 1974, 8:241 – 243.

[11] Cole JS, Hartley CJ. The pulsed Doppler coronary artery catheter: Preliminary report of a new technique for measuring rapid changes in coronary artery flow velocity in man. Circulation, 1977, 56:18 – 25.

[12] Wilson RF, Laughlin DE, Ackell PH, et al. Transluminal, subselective measurement of coronary artery blood flow velocity and vasodilator reserve in man. Circulation, 1985, 72:82 – 92.

[13] Sibley DH, Millar HD, Hartley CJ, et al. Subselective measurement of coronary blood flow velocity using a steerable Doppler catheter. J Am Coll Cardiol, 1986, 8:1332 – 1340.

[14] Marcus M, Wright C, Doty D, et al. Measurements of coronary velocity and reactive hyperemia in the coronary circulation of humans. Circ Res, 1981, 49:877 – 891.

[15] Doucette JW, Corl PD, Payne HM, et al. Validation of a Doppler guidewire for intravascular measurement of coronary artery flow velocity. Circulation, 1992, 85:1899 – 1911.

[16] Bache RJ, Schwartz JS. Effect of perfusion pressure distal to coronary stenosis on transmural myocardial blood flow. Circulation, 1982, 65:928 – 932.

[17] Gould KL, Lipscomb K, Hamilton GW. Physiologic basis for assessing critical coronary stenosis. Am J Cardiol, 1974, 33:87 – 94.

[18] Gould KL, Kelley KO. Physiological significance of coronary flow velocity and changing stenosis geometry during coronary vasodilation in awake dogs. Circ Res, 1982, 50:695 – 704.

[19] Gould KL. Quantification of coronary artery stenosis in vivo. Circ Res, 1985, 57:341 – 353.

[20] Gould KL. Percent coronary stenosis: Battered gold standard, pernicious relic or clinical practicality? J Am Coll Cardiol, 1988, 11:886 – 888.

[21] Gottwik MG, Siebes M, Kirkeeide RL, et al. Hemodynamics of coronary stenosis. Z Kardiol, 1984, 73 Suppl 2: 47 – 53.

[22] Young DF, Cholvin NR, Kirkeeide RL, et al. Hemodynamics of arterial stenoses at elevated flow rates. Circ Res, 1977, 41:99 – 107.

[23] Young DF. Fluid mechanics of arterial stenoses. J Biomech Eng, 1979, 101:157 – 175.

[24] Mates RE, Gupta RL, Bell AC, et al. Fluid dynamics of coronary artery stenosis. Circ Res, 1978, 42:152 – 62.

[25] Hoffman JIE. Maximal coronary flow and the concept of coronary vascular reserve. Circulation, 1984, 70:153 – 159.

[26] Kirkeeide RL, Gould KL, Parsel L. Assessment of coronary stenoses by myocardial perfusion imaging during pharmacologic coronary vasodilation. VII. Validation of coronary flow reserve as a single integrated functional measure of stenosis severity reflecting all its geometric dimensions. J Am Coll Cardiol, 1986, 7:103 – 113.

[27] Doppler C. A. Über das farbige Licht der Doppelsterne und einiger anderer Gestirne des Himmels (on the colored light of the double stars and certain other stars of the heavens). Abh Königl Böhm Ges Wiss, 1842, 2:465 – 482.

[28] Coman IM. Christian Andreas Doppler-the man and his legacy. Eur J Echocardiogr, 2005, 6:7 – 10.

[29] Nelson TR, Pretorius DH. The Doppler signal: Where does it come from and what does it mean? Am J Roentgenol, 1988, 151:439 – 447.

[30] Moraes R, Evans DH. Effects of nonuniform insonation by cathetertipped Doppler transducers on velocity estimation. Ultrasound Med Biol, 1995, 21:779 – 791.

[31] Meuwissen M, Siebes M, Chamuleau SAJ, et al. Role of fractional and coronary flow reserve in clinical decision making in intermediate coronary lesions. Interventional Cardiology, 2009, 1:237 – 255.

[32] de Bruyne B, Pijls NHJ, Barbato E, et al. Intracoronary and intravenous adenosine 5'-triphosphate, adenosine, papaverine, and contrast medium to assess fractional flow reserve in humans. Circulation, 2003, 107:1877 – 1883.

[33] Wilson RF. Assessment of the human coronary circulation using a Doppler catheter. Am J Cardiol, 1991, 67:

44D – 56D.

[34] Hillewaert W, Courtens K, McLaughlin M, et al. Numerical assessment of the impact of a flow wire on its velocity measurements. Ultrasound Med Biol, 2006, 32 : 1025 – 1036.

[35] Torii R, Wood NB, Hughes AD, et al. A computational study on the influence of catheter-delivered intravascular probes on blood flow in a coronary artery model. J Biomech, 2007, 40 : 2501 – 2509.

[36] Qian J, Ge J, Baumgart D, et al. Safety of intracoronary Doppler flow measurement. Am Heart J, 2000, 140 : 502 – 510.

[37] Doshi S, Fai Shiu M Coronary pseudo-lesions induced in the left anterior descending and right coronary artery by the angioplasty guidewire. Int J Cardiol, 1999, 68 : 337 – 342.

[38] Escaned J, Flores A, García P, et al. Guidewire-induced coronary pseudostenosis as a source of error during physiological guidance of stent deployment. Catheter Cardiovasc Interv, 2000, 51 : 91 – 94.

[39] Karabulut A, Daglar E, çakmak M. Entrapment of hydrophilic coated coronary guidewire tips: Which form of management is best? Cardiology Journal, 2010, 17 : 104 – 108.

[40] Goksin I, Baltalarli A, Semiz E, et al. Catheter entrapment during balloon angioplasty in patient with in-stent restenosis: An unusual complication and its surgical management. Journal of Cardiac Surgery, 2007, 22 : 160 – 162.

[41] Jones CJ, Kuo L, Davis MJ, et al. Regulation of coronary blood flow: Coordination of heterogeneous control mechanisms in vascular microdomains. Cardiovasc Res, 1995, 29 : 585 – 596.

[42] Fokkema DS, VanTeeffelen JWGE, Dekker S, et al. Diastolic time fraction as a determinant of subendocardial perfusion. Am J Physiol Heart Circ Physiol, 2005, 288 : H2450 – H2456.

[43] Chareonthaitawee P, Kaufmann PA, Rimoldi O, et al. Heterogeneity of resting and hyperemic myocardial blood flow in healthy humans. Cardiovasc Res, 2001, 50 : 151 – 161.

[44] Westerhof N, Boer C, Lamberts RR, et al. Cross-talk between cardiac muscle and coronary vasculature. Physiol Rev, 2006, 86 : 1263 – 1308.

[45] Gould KL. Pressure-flow characteristics of coronary stenoses in unsedated dogs at rest and during coronary vasodilation. Circ Res, 1978, 43 : 242 – 253.

[46] Kirkeeide RL. Coronary obstructions, morphology and physiologic significance. In: Reiber JHC, Serruys PW, eds. Quantitative coronary arteriography. Dordrecht: Kluwer Academic Publishers, 1991, 229 – 244.

[47] Siebes M, Verhoeff B-J, Meuwissen M, et al. Single-wire pressure and flow velocity measurement to quantify coronary stenosis hemodynamics and effects of percutaneous interventions. Circulation, 2004, 109 : 756 – 762.

[48] Di Mario C, Gil R, de Feyter PJ, et al. Utilization of translesional hemodynamics: Comparison of pressure and flow methods in stenosis assessment in patients with coronary artery disease. Cathet Cardiovasc Diagn, 1996, 38 : 189 – 201.

[49] Marques KMJ, Spruijt HJ, Boer C, et al. The diastolic flow-pressure gradient relation in coronary stenoses in humans. J Am Coll Cardiol, 2002, 39 : 1630 – 1636.

[50] Saner HE, Gobel FL, Salomonowitz E, et al. The disease-free wall in coronary atherosclerosis: Its relation to degree of obstruction. J Am Coll Cardiol, 1985, 6 : 1096 – 1099.

[51] Schwartz JS, Carlyle PF, Cohn JN. Effect of coronary arterial pressure on coronary stenosis resistance. Circulation, 1980, 61 : 70 – 76.

[52] Brown BG, Bolson EL, Dodge HT. Dynamic mechanisms in human coronary stenosis. Circulation, 1984, 70 : 917 – 922.

[53] Siebes M, Campbell CS, D'Argenio DZ. Fluid dynamics of a partially collapsible stenosis in a flow model of the coronary circulation. J Biomech Eng, 1996, 118 : 489 – 497.

[54] Aoki T, Ku DN. Collapse of diseased arteries with eccentric crosssection. J Biomech, 1993, 26 : 133 – 142.

[55] Richardson PD, Davies MJ, Born GVR. Influence of plaque configuration and stress distribution on fissuring of coronary atherosclerotic plaques. Lancet, 1989, 2 : 941 – 944.

[56] Lee R, Schoen F, Loree H, et al. Circumferential stress and matrix metalloproteinase 1 in human coronary atherosclerosis. Implications for plaque rupture. Arterioscler Thromb Vasc Biol, 1996, 16 : 1070 – 1073.

［57］ Seeley BD, Young DF. Effect of geometry on pressure losses across models of arterial stenoses. J Biomech, 1976, 9：439 - 448.

［58］ Komaru T, Kanatsuka H, Shirato K. Coronary microcirculation: Physiology and pharmacology. Pharmacol Ther, 2000, 86：217 - 261.

［59］ Tiefenbacher CP, Chilian WM. Heterogeneity of coronary vasomotion. Basic Res Cardiol, 1998, 93：446 - 454.

［60］ Webb CM, Collins P, Di Mario C. Normal coronary physiology assessed by intracoronary Doppler ultrasound. Herz, 2005, 30：8 - 16.

［61］ Windecker S, Allemann Y, Billinger M, et al. Effect of endurance training on coronary artery size and function in healthy men: An invasive followup study. Am J Physiol Heart Circ Physiol, 2002, 282：H2216 - H2223.

［62］ Uren NG, Melin JA, De Bruyne B, et al. Relation between myocardial blood flow and the severity of coronary-artery stenosis. N Engl J Med, 1994, 330：1782 - 1788.

［63］ Hoffman JIE, Spaan JAE. Pressure-flow relations in coronary circulation. Physiol Rev, 1990, 70：331 - 390.

［64］ Di Mario C, Gil R, Sunamura M, et al. New concepts for interpretation of intracoronary velocity and pressure tracings. Br Heart J, 1995, 74：485 - 492.

［65］ Nitenberg A, Antony I. Coronary vascular reserve in humans: A critical review of methods of evaluation and of interpretation of the results. Eur Heart J, 1995, 16：7 - 121.

［66］ Duncker DJ, Bache RJ. Effect of chronotropic and inotropic stimulation on the coronary pressure-flow relation in left ventricular hypertropy. Basic Res Cardiol, 1997, 92：271 - 286.

［67］ Jeremy RW, Hughes CF, Fletcher PJ. Effects of left ventricular diastolic pressure on the pressure-flow relation of the coronary circulation during physiological vasodilation. Cardiovasc Res, 1986, 20：922 - 930.

［68］ Rossen JD, Winniford MD. Effect of increases in heart rate and arterial pressure on coronary flow reserve in humans. J Am Coll Cardiol, 1993, 21：343 - 348.

［69］ Ofili EO, Labovitz AJ, Kern MJ. Coronary flow velocity dynamics in normal and diseased arteries. Am J Cardiol, 1993, 71：3D - 9D.

［70］ Ofili EO, Kern MJ, St Vrain JA, et al. Differential characterization of blood flow, velocity, and vascular resistance between proximal and distal normal epicardial human coronary arteries: Analysis by intracoronary Doppler spectral flow velocity. Am Heart J, 1995, 130：37 - 46.

［71］ Donohue TJ, Kern MJ, Aguirre FV, et al. Assessing the hemodynamic significance of coronary artery stenoses: Analysis of translesional pressure-flow velocity relations in patients. J Am Coll Cardiol, 1993, 22：449 - 458.

［72］ Ofili EO, Kern MJ, Labovitz AJ, et al. Analysis of coronary blood flow velocity dynamics in angiographically normal and stenosed arteries before and after endolumen enlargement by angioplasty. J Am Coll Cardiol, 1993, 21：308 - 316.

［73］ Bach RG, Donohue TJ, Kern MJ. Intracoronary Doppler flow velocity measurements for the evaluation and treatment of coronary artery disease. Curr Opin Cardiol, 1995, 10：434 - 442.

［74］ Kern MJ, Bach RG, Mechem CJ, et al. Variations in normal coronary vasodilatory reserve stratified by artery, gender, heart transplantation and coronary artery disease. J Am Coll Cardiol, 1996, 28：1154 - 1160.

［75］ Uren NG, Camici PG, Melin JA, et al. Effect of aging on myocardial perfusion reserve. J Nucl Med, 1995, 36：2032 - 2036.

［76］ Marcus ML, Doty DB, Hiratzka LF, et al. Decreased coronary reserve: A mechanism for angina pectoris in patients with aortic stenosis and normal coronary arteries. N Engl J Med, 1982, 307：1362 - 1366.

［77］ Rajappan K, Rimoldi OE, Dutka DP, et al. Mechanisms of coronary microcirculatory dysfunction in patients with aortic stenosis and angiographically normal coronary arteries. Circulation, 2002, 105：470 - 476.

［78］ Wieneke H, Haude M, Ge J, et al. Corrected coronary flow velocity reserve: A new concept for assessing coronary perfusion. J Am Coll Cardiol, 2000, 35：1713 - 1720.

［79］ Austin RE, Aldea GS, Coggins DL, et al. Profound spatial heterogeneity of coronary reserve. Discordance between patterns of resting and maximal myocardial blood flow. Circ Res, 1990, 67：319 - 331.

［80］ Hoffman JI. Heterogeneity of myocardial blood flow. Basic Res Cardiol, 1995, 90：103 - 111.

[81] Karamitsos TD, Leccisotti L, Arnold JR, et al. Relationship between regional myocardial oxygenation and perfusion in patients with coronary artery disease: Insights from cardiovascular magnetic resonance and positron emission tomography. Circ Cardiovasc Imaging, 2010, 3:32 – 40.

[82] Rajappan K, Rimoldi OE, Camici PG, et al. Functional changes in coronary microcirculation after valve replacement in patients with aortic stenosis. Circulation, 2003, 107:3170 – 3175.

[83] Wilson RF. Assessment of the human coronary circulation using a Doppler catheter. Am J Cardiol, 1991, 67: 44D – 56D.

[84] Reis SE, Holubkov R, Lee JS, et al. Coronary flow velocity response to adenosine characterizes coronary microvascular function in women with chest pain and no obstructive coronary disease: Results from the pilot phase of the Women's Ischaemia Syndrome Evaluation (WISE) study. J Am Coll Cardiol, 1999, 33:1469 – 1475.

[85] Camici PG, Crea F. Coronary microvascular dysfunction. N Engl J Med, 2007, 356:830 – 840.

[86] Meuwissen M, Chamuleau SAJ, Siebes M, et al. Role of variability in microvascular resistance on fractional flow reserve and coronary blood flow velocity reserve in intermediate coronary lesions. Circulation, 2001, 103:184 – 187.

[87] Baumgart D, Haude M, Goerge G, et al. Improved assessment of coronary stenosis severity using the relative flow velocity reserve. Circulation, 1998, 98:40 – 46.

[88] Kern MJ. Coronary physiology revisited: Practical insights from the cardiac catheterization laboratory. Circulation, 2000, 101:1344 – 1351.

[89] Chamuleau SAJ, Meuwissen M, van Eck-Smit BLF, et al. Fractional flow reserve, absolute and relative coronary blood flow velocity reserve in relation to the results of technetium – 99m sestamibi single-photon emission computed tomography in patients with two-vessel coronary artery disease. J Am Coll Cardiol, 2001, 37:1316 – 1322.

[90] Gould KL, Kirkeeide RL, Buchi M. Coronary flow reserve as a physiologic measure of stenosis severity. J Am Coll Cardiol, 1990, 15:459 – 474.

[91] Back LH, Radbill JR, Cho YI. Measurement and prediction of flow through a replica segment of a mildly atherosclerotic coronary artery of man. J Biomech, 1986, 19:1 – 17.

[92] Ponzini R., Vergara C., Redaelli A., Veneziani A. Reliable CFD-based estimation of flow rate in haemodynamics measures. Ultrasound Med Biol, 2006, 32:1545 – 1555.

[93] Vergara C, Ponzini R, Veneziani A, et al. Womersley number-based estimation of flow rate with Doppler ultrasound: Sensitivity analysis and first clinical application. Comput Methods Programs Biomed, 2010, 98:151 – 160.

[94] Jenni R, Matthews F, Aschkenasy SV, et al. A novel in vivo procedure for volumetric flow measurements. Ultrasound Med Biol, 2004, 30:633 – 663.

[95] Kaufmann PA, Namdar M, Matthew F, et al. Novel Doppler assessment of intracoronary volumetric flow reserve: Validation against pet in patients with or without flow-dependent vasodilation. J Nucl Med, 2005, 46:1272 – 1277.

[96] Segal J, Kern MJ, Scott NA, et al. Alterations of phasic coronary artery flow velocity in humans during percutaneous coronary angioplasty. J Am Coll Cardiol, 1992, 20:276 – 286.

[97] Kern MJ. Curriculum in interventional cardiology: Coronary pressure and flow measurements in the cardiac catheterization laboratory. Catheter Cardiovasc Interv, 2001, 54:378 – 400.

[98] Kawamoto T, Yoshida K, Akasaka T, et al. Can coronary blood flow velocity pattern after primary percutaneous transluminal coronary angiography predict recovery of regional left ventricular function in patients with acute myocardial infarction? Circulation, 1999, 100:339 – 345.

[99] Yamamuro A, Akasaka T, Tamita K, et al. Coronary flow velocity pattern immediately after percutaneous coronary intervention as a predictor of complications and in-hospital survival after acute myocardial infarction. Circulation, 2002, 106:3051 – 3056.

[100] Iwakura K, Ito H, Nishikawa N, et al. Early temporal changes in coronary flow velocity patterns in patients with acute myocardial infarction demonstrating the "No-reflow" Phenomenon. Am J Cardiol, 1999, 84:415 – 419.

[101] Akasaka T, Yoshida K, Kawamoto T, et al. Relation of phasic coronary flow velocity characteristics with TIMI perfusion grade and myocardial recovery after primary percutaneous transluminal coronary angioplasty and rescue

stenting. Circulation, 2000, 101：2361 – 2367.

[102] Furber AP, Prunier F, Nguyen HCP, et al. Coronary blood flow assessment after successful angioplasty for acute myocardial infarction predicts the risk of long-term cardiac events. Circulation, 2004, 110：3527 – 3533.

[103] Meuwissen M, Siebes M, Chamuleau SA, et al. Intracoronary pressure and flow velocity for hemodynamic evaluation of coronary stenoses. Expert Rev Cardiovasc Ther, 2003, 1：471 – 479.

[104] Serruys PW, di Mario C, Meneveau N, et al. Intracoronary pressure and flow velocity with sensor-tip guidewires：A new methodologic approach for assessment of coronary hemodynamics before and after coronary interventions. Am J Cardiol, 1993, 71：41D – 53D.

[105] Verberne HJ, Meuwissen M, Chamuleau SAJ, et al. Effect of simultaneous intracoronary guidewires on the predictive accuracy of functional parameters of coronary lesion severity. Am J Physiol Heart Circ Physiol, 2007, 292：H2349 – H2355.

[106] Meuwissen M, Siebes M, Chamuleau SAJ, et al. Hyperemicstenosis resistance index for evaluation of functional coronary lesion severity. Circulation, 2002, 106：441 – 446.

[107] Chamuleau SA, Siebes M, Meuwissen M, et al. Association between coronary lesion severity and distal microvascular resistance in patients with coronary artery disease. Am J Physiol Heart Circ Physiol, 2003, 285：H2194 – H2200.

[108] Verhoeff BJ, Siebes M, Meuwissen M, et al. Influence of percutaneous coronary intervention on coronary microvascular resistance index. Circulation, 2005, 111：76 – 82.

[109] Yoon MH, Tahk SJ, Yang HM, et al. Comparison of accuracy in the prediction of left ventricular wall motion changes between invasively assessed microvascular integrity indexes and fluorine-18 fluorodeoxyglucose positron emission tomography in patients with ST-elevation myocardial infarction. Am J Cardiol, 2008, 102：129 – 134.

[110] Kitabata H, Imanishi T, Kubo T, et al. Coronary microvascular resistance index immediately after primary percutaneous coronary intervention as a predictor of the transmural extent of infarction in patients with ST-segment elevation anterior acute myocardial infarction. J Am Coll Cardiol Img, 2009, 2：263 – 272.

[111] Marques KMJ, van Eenige MJ, Spruijt HJ, et al. The diastolic flow velocity-pressure gradient relation and dpv50 to assess the hemodynamic significance of coronary stenoses. Am J Physiol Heart Circ Physiol, 2006, 291：H2630 – H2635.

[112] Gensini GF, Dilaghi B. The unstable plaque. Eur Heart J Suppl, 2002, 4B22 – B27.

[113] Mancini GB, McGillem MJ, DeBoe SF, et al. The diastolic hyperemic flow versus pressure relation. A new index of coronary stenosis severity and flow reserve. Circulation, 1989, 80：941 – 950.

[114] Mancini GB, Cleary RM, DeBoe SF, et al. Instantaneous hyperemic flow-versus-pressure slope index. Microsphere validation of an alternative to measures of coronary reserve. Circulation, 1991, 84：862 – 870.

[115] Cleary RM, Ayon D, Moore NB, et al. Tachycardia, contractility and volume loading alter conventional indexes of coronary flow reserve, but not the instantaneous hyperemic flow versus pressure slope index. J Am Coll Cardiol, 1992, 20：1261 – 1269.

[116] Cleary RM, Moore NB, DeBoe SF, et al. Sensitivity and reproducibility of the instantaneous hyperemic flow versus pressure slope index compared to coronary flow reserve for the assessment of stenosis severity. Am Heart J, 1993, 126：57 – 65.

[117] Escaned J, Colmenarez H, Ferrer MC, et al. Diastolic dysfunction in diabetic patients assessed with Doppler echocardiography：Relationship with coronary atherosclerotic burden and microcirculatory impairment. Rev Esp Cardiol, 2009, 62：1395 – 1403.

[118] Krams R, Ten Cate FJ, Carlier SG, et al. Diastolic coronary vascular reserve：A new index to detect changes in the coronary microcirculation in hypertrophic cardiomyopathy. J Am Coll Cardiol, 2004, 43：670 – 677.

[119] Ganz P, Hsue PY. Assessment of structural disease in the coronary microvasculature. Circulation, 2009, 120：1555 – 1557.

[120] Tanaka N, Takazawa K, Takeda K, et al. Coronary flow-pressure relationship distal to epicardial stenosis. Circ J, 2003, 67：525 – 529.

［121］ van Herck PL，Carlier SG，Claeys MJ，et al. Coronary microvascular dysfunction after myocardial infarction：Increased coronary zero flow pressure both in the infarcted and in the remote myocardium is mainly related to left ventricular filling pressure. Heart，2007，93：1231 – 1237.

［122］ Shimada K，Sakanoue Y，Kobayashi Y，et al. Assessment of myocardial viability using coronary zero flow pressure after successful angioplasty in patients with acute anterior myocardial infarction. Heart，2003，89：71 – 76.

［123］ Serruys PW，di Mario C，Piek J，et al. Prognostic value of intracoronary flow velocity and diameter stenosis in assessing the short-and long-term outcomes of coronary balloon angioplasty：The DEBATE study（Doppler endpoints balloon angioplasty trial Europe）. Circulation，1997，96：3369 – 3377.

［124］ Serruys PW，de Bruyne B，Carlier S，et al. Randomized comparison of primary stenting and provisional balloon angioplasty guided by flow velocity measurement. Doppler endpoints balloon angioplasty trial Europe（DEBATE）Ⅱ study group. Circulation，2000，102：2930 – 2937.

［125］ Piek JJ，Boersma E，Voskuil M，et al. The immediate and long-term effect of optimal balloon angioplasty on the absolute coronary blood flow velocity reserve. A subanalysis of the DEBATE study. Doppler endpoints balloon angioplasty trial Europe. Eur Heart J，2001，22：1725 – 1732.

［126］ Chamuleau SA，Tio RA，de Cock CC，et al. Prognostic value of coronary blood flow velocity and myocardial perfusion in intermediate coronary narrowings and multivessel disease. J Am Coll Cardiol，2002，39：852 – 858.

［127］ Haude M，Baumgart D，Verna E，et al. Intracoronary Doppler-and quantitative coronary angiographyderived predictors of major adverse cardiac events after stent implantation. Circulation，2001，103：1212 – 1217.

［128］ Claessen BEPM，Bax M，Delewi R，et al. The Doppler flow wire in acute myocardial infarction. Heart，2010，96：631 – 635.

［129］ Sun YH，Anderson TJ，Parker KH，et al. Wave-intensity analysis：A new approach to coronary hemodynamics. J Appl Physiol，2000，89：1636 – 1644.

［130］ Parker K. An introduction to wave intensity analysis. Med Biol Eng Comput，2009，47：175 – 188.

［131］ Bleasdale RA，Parker KH，Jones CJH. Chasing the wave. Unfashionable but important new concepts in arterial wave travel. Am J Physiol Heart Circ Physiol，2003，284：H1879 – 1885.

［132］ Siebes M，Kolyva C，Verhoeff BJ，et al. Potential and limitations of wave intensity analysis in coronary arteries. Med Biol Eng Comput，2009，47：233 – 239.

［133］ Davies JE，Whinnett ZI，Francis DP，et al. Evidence of a dominant backward-propagating "suction" Wave responsible for diastolic coronary filling in humans，attenuated in left ventricular hypertrophy. Circulation，2006，113：1768 – 1778.

［134］ Hirsch A，Nijveldt R，Haeck JDE，et al. Relation between the assessment of microvascular injury by cardiovascular magnetic resonance and coronary Doppler flow velocity measurements in patients with acute anterior wall myocardial infarction. J Am Coll Cardiol，2008，51：2230 – 2238.

［135］ Sezer M，Oflaz H，Goren T，et al. Intracoronary streptokinase after primary percutaneous coronary intervention. N Engl J Med，2007，356：1823 – 1834.

［136］ Piek JJ. Beyond epicardial reperfusion. N Engl J Med，2007，356：1880 – 1882.

［137］ Erbs S，Linke A，Schachinger V，et al. Restoration of microvascular function in the infarct-related artery by intracoronary transplantation of bone marrow progenitor cells in patients with acute myocardial infarction：The Doppler Substudy of the Reinfusion of Enriched Progenitor Cells and Infarct Remodeling in Acute Myocardial Infarction（REPAIR-AMI）trial. Circulation，2007，116：366 – 374.

第七章　心肌缺血的检测与评价

第一节　核心脏病学技术

治疗冠状动脉狭窄病变时，评价其血流动力学意义对于临床治疗决策至关重要。核医学心肌灌注心肌显像（myocardial perfusion imaging，MPI）是一种无创性评价心肌缺血的检查方法。对于怀疑有心肌缺血的患者，MPI 的价值（效益/费用）较运动试验更高。对于有心电图异常的患者，如左束支传导阻滞、预激综合征、左心室肥厚、药物对心电图有显著影响的患者，MPI 的价值更高。MPI 有多种检查方法，其中应特别关注 SPECT/PET 和 CTA 成像融合技术。融合成像技术可将冠状动脉的解剖学特点和功能意义结合起来，更有利于治疗决策。

核心脏病学（nuclear cardiology）是心脏病学和核医学的交叉分支学科，已逐步向心血管分子影像学方向发展，尝试从分子生物学与活体化学水平展示疾病状态。核心脏病学中有关冠状动脉疾病的内容早已不限于协助诊断，更重要的是可以为患者提供风险分层、预后判断、治疗方法及疗效评估的依据。

一、核心脏病学相关技术

（一）门控心血池显像　门控心血池显像是静脉注射血池显像，用患者的心电信号触发 γ 照相机自动、连续、等时地采集心血池信息，获得心动周期内心血池系列影像，据此计算心室容积曲线、分析局部室壁运动，评价冠状动脉和心室的功能，计算出各种心功能参数。

（二）心肌灌注显像（myocardial perfusion scintigram，MPS）　^{201}Tl-氯化亚铊（^{201}Tl）和 ^{99m}Tc-甲氧基异丁基异腈（^{99m}Tc-MIBI）能被心肌细胞摄取后，从而使心肌显像。心肌每个部位聚集放射性的多少与该部位冠状动脉灌注血流量呈正相关，所以称之为心肌灌注显像。心肌梗死和心肌缺血在 MPS 图像上表现为放射性缺损或减低。因为冠状动脉的储备能力和侧支循环的建立，心肌缺血在静息状态下往往被掩盖，所以经常需要作 MPS 负荷试验才能发现有心肌灌注缺损。通过心肌灌注显像可诊断局部心肌缺血的部位、程度和范围，间接反映冠状动脉的损伤，并能提示心肌细胞的活性。常用的 MPS 设备为单光子发射计算机体层显像（single photon emission computed tomography，SPECT）[1]。

（三）心肌代谢体层显像　静脉注射正电子发射体标记的代谢底物后，如 ^{18}F-脱氧葡萄糖（^{18}F-fluorodeoxyglucose，^{18}F-FDG），用正电子发射计算机体层显像（positron emission tomography，PET）可以获得心肌正电子发射体分布体层影像。静脉注射 ^{18}F-FDG 后，缺血心肌表现为 ^{18}F-FDG 聚集量有所增高，与正常心肌聚集量减低形成对比，成为"热区"。该方法有利于鉴别严重的心肌缺血和心肌梗死，并可判断是否有存活心肌。

（四）SPECT/PET 和 CTA 成像融合技术　介入治疗评价冠状动脉病变时，既需要评价解剖变化，也需要评价功能变化。冠状动脉 CTA 和冠状动脉造影仅可以提供管腔的解剖信息，并不能反映血流动力学的变化，所以仅依据冠状动脉狭窄程度不能准确评价血管病变对功能的影响。研究显示，冠状动脉狭窄程度 > 50％时，PET 检查所评价的血流储备分数降低，但数据的个体差异较大，不能依据冠状动脉狭窄程度评价狭窄病变的血流动力学意义[2]。更有资料表明，在外科手术中对冠状动脉进行多普勒血流动力学监测，冠状动脉解剖狭窄与血流储备并不相关[3]。冠状动脉介入治疗不仅需要对冠状动脉狭窄病变进行描述，更需要对狭窄病变的血流动力学意义作出评价，从而使患者能够因介入治疗获益。

近年出现的 SPECT/PET 和 CTA 融合成像技术能够同时对解剖狭窄和功能意义进行无创评价（图7-1）。融合成像技术并不等同于将 SPECT/PET 图像和冠状动脉 CTA 图像简单地进行对比参照分析，而是凭借专用的融合成像设备和（或）软件融合技术才能实现。例如，PET/CT 将 PET 和 CT 安装在同一个机架内，尽管两种先进的影像技术分别在各自的计算机系统进行数据采集和图像重建，但受检者一次完成 PET 和 CT 检查，实现同机图像融合。图像融合是通过软件将 PET 和 CT 分别产生的两种图像进行配准融合，同时作出解剖诊断和功能诊断，实现功能图像和解剖图像信息的互补[4]。基于融合技术开发的

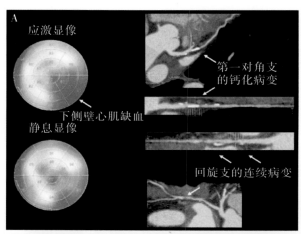
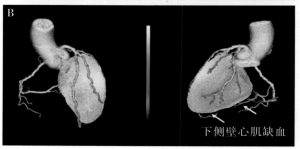

图 7-1　解剖图像和功能图像的杂交成像技术示例

A：SPECT 极坐标靶心图示负荷试验时下壁和侧壁心肌缺血。冠状动脉 CTA 示第一对角支的钙化病变和回旋支的长段狭窄。B：杂交成像技术将心肌灌注图像与冠状动脉解剖成像融合在一起，表明缺血的心肌由左冠状动脉的回旋支支配，因此，回旋支的狭窄是罪犯病变

软件还可以将非同一台设备所获得的核医学图像和冠状动脉 CTA 信息进行融合，将 SPECT 所获得的心肌灌注图像叠加在冠状动脉 CTA 图像上，这样也可以对患者的冠状动脉解剖病变及功能影响互补评估[5]。

二、核心脏病学在评价心肌缺血方面的价值

（一）评估稳定型心绞痛患者　MPS 不仅可以用于诊断冠心病，还可以用来评价稳定型心绞痛患者未来冠状动脉事件（心肌梗死或冠状动脉性死亡）的风险。与临床因素、负荷心电图或冠状动脉造影相比，MPS 预测未来冠状动脉事件的可靠性更强。即使临床已完成包括冠状动脉造影在内的评估，进行心肌灌注显像仍有意义，可以获得更多的有关预后的信息。

在已知或怀疑冠心病的患者，MPS 结果正常提示未来 1 年内发生冠状动脉事件的概率 <1％。无论其是否罹患冠心病，该人群可免于进行侵入性或更多的检查。预测冠心病患者未来心脏事件风险最重要的因素是 MPS 可逆性灌注缺损的范围和厚度。有关 MPS 负荷试验中出现的固定性灌注缺损的意义尚不清楚。评价这些患者时，左心室射血分数是评价预后最重要的因素。无论是否有心肌梗死，如果患者有较大范围的心肌缺血，其冠状动脉事件的风险和猝死的风险较高；MPS 无可逆性但有固

定灌注缺损的患者，如果其心功能不全的程度较重，其预后较差[6]。

COURAGE 试验在有核医学资料患者发现，相比于药物治疗 PCI 可以更有效地减少心肌缺血[7]。目前普遍接受的观点是 >50% 的狭窄有血流动力学意义，但有关功能相关的冠状动脉狭窄的形态学定义仍有争论。冠状动脉造影和 CT 血管成像反映的信息并不完全。冠状动脉 CTA 结合 MPS 用于指导临床，将解剖图像和病理生理结合起来，将 CTA 成像的信息与血流动力学信息结合起来，有助于识别临界病变和判断不明确灌注缺损的意义，进行术前无创评价 PCI 治疗的获益，减少不必要的 PCI 治疗。有关的多中心临床试验支持以 SPECT/PET 和 CTA 成像融合技术指导临床，这不仅可提供诊断信息，还可识别具有血流动力学意义的罪犯病变，有助于对患者进行准确的风险分层[8]。相关经验还需要更多的临床研究予以证实。目前亟须明确的是，专用的融合扫描设备是否比采用融合软件分析不同扫描设备所获得信息更有优势。

（二）评估心肌梗死患者　　评估心肌梗死患者预后的因素包括左心室射血分数、梗死范围和存活心肌。核医学方法可以准确地评价这些因素，对于判断预后具有重要意义。心肌梗死发病后 2 ~ 5d 的患者即可安全地作 MPS 检查，进行风险评估。

急性心肌梗死存活患者进行风险评估的意义在于明确冠状动脉血运重建治疗的必要性。INSPIRE 试验提供了这方面的证据[9]。INSPIRE 试验的目的是评价腺苷负荷试验 MPS 能否预测急性心肌梗死患者复合终点事件的风险。该研究根据心肌灌注缺损的范围将急性心肌梗死患者分为低危（心肌灌注缺损范围 <20%）、中危（心肌灌注缺损范围 >20%，缺血范围 <10%）和高危（心肌灌注缺损范围 >20%，缺血范围 ≥10%）。随访的心脏事件包括心脏性死亡、再梗死、急性冠状动脉综合征住院和心力衰竭。随访 1 年发现，由核医学评价的低危、中危和高危患者其心脏事件发生率分别为 5.4%、14.0%、18.6%，死亡和再梗死的发生率分别为 1.8%、9.6% 和 11.2%。校正了 TIMI 风险评分和左心室射血分数后，心肌灌注缺损范围仍是重要的预测因素（图 7-2）。心肌灌注缺损范围预测死亡和再梗死，优于 TIMI 风险评分或左心室射血分数。在真实世界中，相当数量的患者在就诊时已错过再灌注治疗时机。对这些患者而言，准确的风险评估并以此作为进一步治疗根据尤为重要。

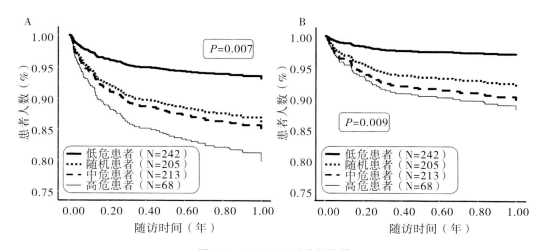

图 7-2　INSPIRE 试验的结果

INSPIRE 试验中危险分层患者随访 1 年时死亡率（A）和心源性死亡/再梗死率（B）[9]

有关核医学检查是否可以作为介入治疗的依据目前还未有定论。在 INSPIRE 试验中，进一步将左心室射血分数 >35% 的高危患者分成强化药物治疗组和血运重建组，随访 1 年的结果表明，就总的心脏事件和心源性死亡/再梗死来讲，两种治疗策略的疗效并无显著差异。这一结果也可能与该研究的检验效能不足有关，也可能与随访时间不足有关。但是，以核医学检查作为介入治疗的依据至少有其理论上的合理性，例如，SPECT/PET 和 CTA 成像融合技术可以明确解剖病变和功能的相关性，至少可以作为重要的研究内容而深入开展。

（郑　斌　李建美）

参　考　文　献

［1］Dorfman TA, Iskandrian AE. Adenosine single photon emission computed tomography for assessing risk after myocardial infarction: recent developments. Curr Opin Cardiol, 2007, 22：401－407.

［2］Uren NG, Melin JA, De Bruyne B, et al. Relation between myocardial blood flow and the severity of coronary-artery stenosis. N Engl J Med, 1994, 330：1782－1788.

［3］White CW, Wright CB, Doty DB, et al. Does visual interpretation of the coronary arteriogram predict the physiologic importance of a coronary stenosis? N Engl J Med, 1984, 310：819－824.

［4］Namdar M, Hany TF, Koepfli P, et al. Integrated PET/CT for the assessment of coronary artery disease: a feasibility study. J Nucl Med, 2005, 46：930－935.

［5］Gaemperli O, Schepis T, Valenta I, et al. Cardiac image fusion from stand-alone SPECT and CT: clinical experience. J Nucl Med, 2007, 48：696－703.

［6］Herzog BA, Buechel RR, Katz R, et al. Nuclear myocardial perfusion imaging with a cadmium-zinc-telluride detector technique: optimized protocol for scan time reduction. J Nucl Med, 2010, 51：46－51.

［7］Weintraub WS, Spertus JA, Kolm P, et al. Effect of PCI on quality of life in patients with stable coronary disease. N Engl J Med, 2008, 359：677－687.

［8］van Werkhoven JM, Schuijf JD, Gaemperli O, et al. Prognostic value of multislice computed tomography and gated single-photon emission computed tomography in patients with suspected coronary artery disease. J Am Coll Cardiol, 2009, 53：623－632.

［9］Mahmarian JJ, Shaw LJ, Filipchuk NG, et al. A multinational study to establish the value of early adenosine technetium－99m sestamibi myocardial perfusion imaging in identifying a low-risk group for early hospital discharge after acute myocardial infarction. J Am Coll Cardiol, 2006, 48：2448－3457.

第二节　超声心动图负荷试验

超声心动图负荷试验是检测心肌缺血的最佳方法，其机制是基于受损的局部心肌功能在负荷状态下一过性加重。运动、药物或机械活动等均可诱发心肌缺血，多巴酚丁胺试验是检测存活心肌的最佳方法，双嘧达莫负荷试验是评价存活心肌最简单和并发症最少的检测方法。若选择合适的负荷水平，负荷试验在检测有血流动力学意义的严重狭窄病变时敏感性和特异性可达 80%～90%，诊断准确性与心肌核素负荷灌注试验相似，而且费用更低，对环境的影响更小，对患者和医生的辐射损伤更小。除了上述检测固定狭窄的负荷试验外，踏车运动负荷超声心动图试验也可用于评价部分易患冠状动脉痉挛的患者。临床上，运用小剂量多巴酚丁胺或小运动量负荷试验评价存活心肌简单方便。一些新技术，如目前广泛开展应用对比剂心肌灌注超声心动图负荷成像和冠状动脉血流储备分数评价前降支（LAD）病变。在负荷运动试验时，应用实时三维超声和组织多普勒成像检测室壁运动也可提供最佳的诊断和预后价值。

一、超声心动图负荷试验的病理生理学

在 20 世纪 80 年代，二维超声心动图联合药物负荷试验评价心肌缺血。室壁运动一过性运动异常是众所周知的心肌缺血的特异性标志，继之 Tennant、Wiggers、Kerber 和 Theroux 研究证实[1-3]，体力活动、药物或机械活动可诱发心肌缺血，心肌缺血可通过比较基线的室壁运动后，发现节段性室壁运动异常恶化而明确。上述心肌缺血性变化始于心内膜下灌注受损。在代谢变化发生后，出现室壁运动异常，继之 ECG 出现相应变化，最后发作胸痛（图 7-3）。众所周知，评价心肌缺血时室壁运动异常和心肌灌注受损比 ECG 变化更准确，但室壁运动异常在诊断冠心病时特异性更高，这是由于在其他情况时，如左心室肥厚心肌灌注和冠状动脉血流储备也可受损[4,5]。

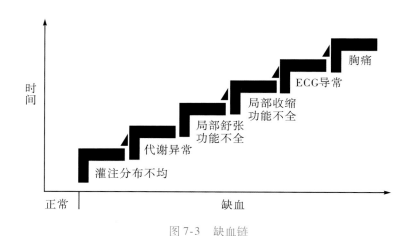

图 7-3　缺血链

同时还应考虑另一问题，即与心肌顿抑和心肌冬眠相关的心肌收缩功能一过性丧失。心肌存活应包括在缺血心肌行血管重建后功能恢复，与无心肌存活的患者相比，有心肌存活的患者长期生存率更高，心力衰竭的发病率更低[6-11]。

二、心肌缺血和心肌存活的标准

超声心动图负荷试验有四种反应模式：

1. 正常反应　室壁节段运动正常节段在负荷试验时运动增强或无变化。

2. 缺血反应　在负荷试验期间室壁节段运动功能恶化，从运动正常转变为运动减低、运动丧失或矛盾运动，至少累及两个相邻节段。运动减低转变为运动丧失或矛盾运动也是缺血反应。若负荷运动试验水平不达标或患者服用 β 受体阻滞剂，则左心室所有节段都可能收缩正常，而无运动增强。超声心动图负荷试验其他阳性辅助诊断标准包括左心室扩张和收缩功能降低。这些辅助诊断标准对于诊断严重冠状动脉疾病的特异性更高。

3. 存活反应　室壁运动功能受损的节段在基线时改善、在试验晚期恶化（冬眠心肌呈现双相反应）或持续改善（顿抑心肌）。

4. 坏死反应　基线时室壁运动功能受损，负荷试验时仍无变化。上述情况包括静息时节段性运动丧失进展为矛盾运动，是负荷试验时心室压力被动升高所致（图 7-4）。这种变化并不少见，但无诊断或预后意义。

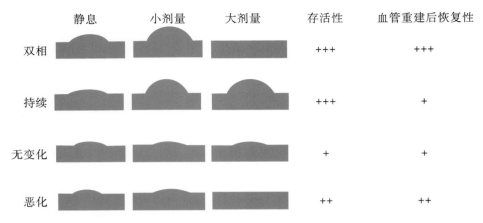

	静息	小剂量	大剂量	存活性	血管重建后恢复性
双相				+++	+++
持续				+++	+
无变化				+	+
恶化				++	++

图 7-4　负荷超声心动图试验的双相反应

三、通用方案

在进行负荷超声心动图试验期间，应监测生命体征，如心率和血压，以确保患者安全。静息时和每一级运动量时均应测量血压。同时，还需监测 ECG，超声心动图显示器至少显示 1 个导联，以便迅速发现心律失常和心肌缺血。超声心动图的电极位置需稍变动，因为某些胸前导联可能干扰超声心动图图像的获取。静息时和检查期间每隔 1min 均应记录 12 导联 ECG。记录静息时和负荷试验期间的超声心动图图像，持续监测节段性室壁运动功能，间断储存必要的数字图像。常用的切面包括胸骨旁长轴和短轴，以及心尖四腔和二腔心（图 7-5）。为了更为准确评价节段性室壁

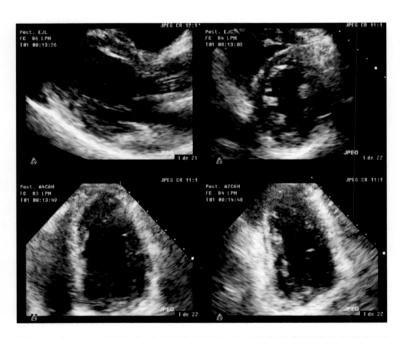

图 7-5　超声心动图负荷试验最常用的切面包括胸骨旁长轴和短轴切面，心尖四腔心和二腔心切面

运动功能，采用同一切面至关重要，左心室通常分为 16 或 17 个节段。分析节段室壁运动时采用四个等级。

在负荷试验恢复期间、静脉输入药物后、运动或起搏时，也需监测超声心动图、ECG 和血压，因为试验晚期也可出现缺血反应[12,13]。

负荷试验终止的有关标准：

1. 诊断性终点　超声心动图显示 2 个或 2 个以上相邻节段的缺血性表现，ECG 阳性表现（至少 2 个相邻导联 ST 段偏移 0.2mV），严重的胸痛，药物负荷试验达到最大剂量，或是运动或起搏负荷试验达到最大负荷。

2. 非诊断性终点　收缩压 > 220mmHg，舒张压 > 120mmHg，血压下降 > 40mmHg 并诱发症状、严重的室上性心律失常（如心房颤动）、复杂的室性心律失常（如室性心动过速或频发）、多形性室性期前收缩和限制性症状。

当进行运动、多巴酚丁胺或起搏负荷试验时，负荷水平应达到亚极量靶心率，即 85% ×（220 − 年龄）。负荷试验应由接受了基础和高级生命支持培训的内科医师完成。

四、特异性方案

（一）运动负荷试验　目前，使用最广泛的是运动负荷试验，其缺点是在运动期间或恢复期胸壁肌肉过度运动，导致超声心动图图像获取困难，诊断准确性降低，操作者之间的偏倚增大。平板运动试验是最常用的运动负荷试验方式，但在运动试验期间通常不可能获取图像。在运动结束后尽快获取室壁运动的图像。推荐在恢复期的第一个 2min 内采集所有图像。若室壁运动一过性恶化迅速消失，则影响负荷试验的敏感性。在恢复期应延长记录影像的时间，以便在分析时选择更佳的切面。

另一种方案是采用卧位或直立位进行踏车试验，但其缺点是运动所达到的心率较低，从而降低了试验的敏感性。该方案要求以恒定的心率逐渐增加负荷，通常是 60 次/分，这就要求患者密切配合和合作，因此，老年患者可能存在困难。采用该方案时可持续记录图像。一些改进的功量计可允许患者身体左偏，从而提高图像质量。

尽管运动负荷试验是最符合生理学的负荷试验方式，但在所有临床患者中，20% 的患者不能完成，还有 20% 的患者仅能完成亚极量试验，所以这些患者需要进行其他试验。

（二）双嘧达莫负荷试验　双嘧达莫通过抑制细胞内腺苷再摄取和降低腺苷脱胺酶代谢而增加内源性腺苷水平，从而刺激腺苷酸受体 A_2。双嘧达莫通过减少心内膜下心肌供血而诱发心肌缺血。双嘧达莫作用的靶细胞是冠状小动脉的平滑肌细胞，可引起所有小动脉扩张，若存在严重的冠状动脉狭窄，则可导致狭窄后动脉压力下降，由于位于阻塞远端的小动脉仍然扩张，从而导致窃血现象，最终心外膜过度灌注而心内膜下血流减少。

标准的给药方案是 4min 内静脉输入双嘧达莫 0.56mg/kg，继之经过 4min 不给药的空白期，这是由于在静脉输入双嘧达莫后的第 2min 或第 3min 时达到其最大效应。若上述试验阴性，需在 2min 内再次静脉输入 0.28mg/kg。若采用在 6min 内静脉输入总量 0.84mg/kg 方案，则可提高试验的敏感性。若仍未达到终点，则再静脉给予阿托品 0.25mg、最大剂量 1mg 以提高试验的敏感性（图 7-6）。双嘧达莫的解毒剂为氨茶碱，当试验结束时无论结果如何，或发生与双嘧达莫相关的不良事件时，须静脉输入氨茶碱。

静脉应用双嘧达莫的绝对禁忌证为严重的传导障碍，这是由于可能在房室结水平发生一过性传导阻滞，或是导致与支气管收缩效应相关的严重支气管 – 肺部疾病。其他的不良反应有头痛和恶心。研究显示，双嘧达莫负荷试验的死亡率约 0.01%，不良反应发生率为 0.1%。

静脉应用双嘧达莫时收缩压常轻度降低（降低 10 ~ 20mmHg），但也可能降低幅度更大。若患者的收缩压＜100mmHg，则为禁忌证。咖啡或茶可影响双嘧达莫的效果，因此，在试验前 12h 内不应饮用。阿托品的禁忌证包括闭角型青光眼和严重的前列腺疾病[14,15]。

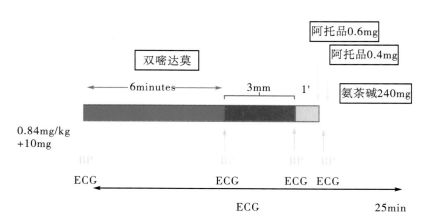

图 7-6　双嘧达莫负荷超声心动图试验标准方案

*替代方案：** 若阴性，4min 内双嘧达莫 0.56mg/kg＋2min 内再次 0.28mg/kg

**5min 内双嘧达莫 0.6mg/kg＋5min 内再次 0.4mg/kg

（三）腺苷负荷试验　腺苷与 A_1、A_3 受体结合可产生显著的血管扩张效应。在冠心病患者，腺苷可扩张正常冠状动脉，而狭窄血管丧失了储备功能，冠脉不能扩张，导致血流由缺血区流向非缺血区，使后者血流量下降，出现缺血，称横向窃血；同时，腺苷使血流量增加，跨狭窄段压力增加，远端血流下降，心内膜血流减少而心外膜血流量增加，称纵向窃血。由于窃血使狭窄血管供血区血流减少，暴露出潜在的心肌缺血是腺苷负荷试验的基本原理。腺苷负荷试验的缺血机制、禁忌证和并发症的治疗与双嘧达莫相同。以最大剂量 0.14mg/（kg·min）静脉输入 6min。与双嘧达莫相比，腺苷负荷试验的不良反应发生率更高（最高可达 80%）。腺苷半衰期短（＜10s），因此，是不稳定性颈动脉疾病患者的最佳选择。

（四）多巴酚丁胺负荷试验　多巴酚丁胺刺激肾上腺素 β_1 和 β_2 受体，具有显著的正性肌力作用，显著增加心率和血压，增加心肌耗氧，当增加到冠状动脉供血不能满足心肌的需求量时，即发生心肌缺血，还可增加狭窄冠状动脉的血流阻力，导致冠状动脉灌注不均，缺血心肌收缩功能恶化，室壁增厚率明显减低，而正常区域的心肌增厚率增加。多巴酚丁胺引起的正常区域心肌收缩功能增加使邻近的缺血区域室壁运动异常易辨认。与双嘧达莫机制相比，多巴酚丁胺对有狭窄的血管无直接影响。多巴酚丁胺作用的靶细胞是心肌细胞。

标准的多巴酚丁胺负荷试验方案为持续静脉输入，每 3min 增加一次剂量，起始剂量为 5μg/（kg·min），继之每级的剂量依次递增为 10μg/（kg·min）、20μg/（kg·min）、30μg/（kg·min）和 40μg/（kg·min）。若达到最大剂量后，心率仍低于亚极量靶心率，应如双嘧达莫负荷试验未达到终点一样，追加应用阿托品，静脉应用的剂量与双嘧达莫负荷试验相同，其结果应使心率超过靶心率（图 7-7）。而一些更为保守的方案，如延长多巴酚丁胺静脉应用的时间和降低最大靶心率，但敏感性也相应降低。另外一些方案更为积极，但安全性存在问题，至今亦未显示任何优点。静脉输入多巴酚丁胺的剂量较高时，由于左心室容量降低，声窗消失。基线时若声窗质量较差，则负荷试验时可能更差，此时应使用超声对比剂。

不良反应包括焦虑、心悸和迷走反应，但在某些情况下负荷试验应提前终止。室上性和室性期前收缩也可发生，但复杂心律失常，如室性心动过速和心室颤动很少发生。在运动试验期间，血压和心率通常增快，通常不能达到非诊断性终点。多巴酚丁胺引起的运动增强可引起左心室流出道动力性梗阻，这种情况偶尔可引起低血压。在静脉输入多巴酚丁胺期间引起低血压的其他原因有严重的心肌缺血和迷走反应。

　　研究显示，多巴酚丁胺试验的死亡率约 0.02% ，不良反应发生率 0.33% 。若需要应用解毒剂，可应用 β 阻滞剂，如阿替洛尔、普萘洛尔或艾司洛尔。多巴酚丁胺负荷试验的禁忌证有严重的高血压病或心律失常、肥厚型梗阻性心肌病[15,16]。

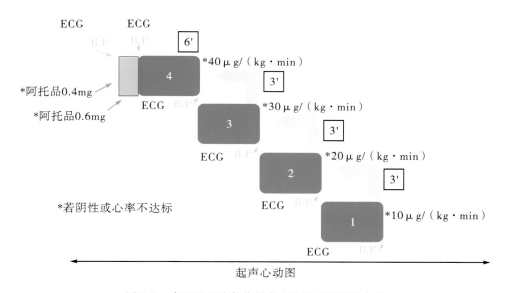

图 7-7　多巴酚丁胺负荷超声心动图试验标准方案

　　（五）起搏负荷试验　若患者已植入永久起搏器，此时可通过程控使患者心率达到亚极量靶心率，这是一种简单和无创性负荷试验方法。进行起搏负荷试验时起始心率 100 次/分，继之每 2min 增加 10 次/分。对于植入永久起搏器的患者，最快心率通常为 150 次/分即可，但对于年轻患者起搏负荷试验存在局限性，因其亚极量靶心率更高。

　　若应用食管电极进行心房临时起搏，其试验结果与多巴酚丁胺负荷试验相似，但部分患者起搏时很难夺获心房。因起搏可影响继发性运动不同步的室壁运动，故评价心肌缺血时须重视心肌厚度[15,16]。

　　（六）麦角新碱负荷试验　怀疑冠状动脉痉挛的患者可应用麦角新碱诱发血管痉挛。冠状动脉痉挛可能是劳力性心绞痛、心肌梗死、晕厥和猝死的病因。若临床表现不能证实冠状动脉痉挛，则唯一可进行的诊断性试验就是血管痉挛激发试验。麦角新碱试验是评价冠状动脉有固定狭窄患者心肌缺血的最常用无创性试验。由于各种血管痉挛激发试验的安全性仍存在问题，使用时应谨慎。大多数研究显示，在冠状动脉造影确诊无严重的冠状动脉狭窄后，进行麦角新碱负荷超声心动图试验诊断血管痉挛是安全的。与介入性激发试验相比，该试验具有的优势：迅速发现室壁运动异常，而且还可提供介入试验期间所不具有的信息，在 ECG 变化和症状发作前即能获取，从而采取措施预防与缺血事件有关的并发症；其次，麦角新碱负荷超声心动图试验不使用造影剂，亦无冠状动脉造影时产生的辐射。对于冠状动脉造影或冠状动脉 CT 造影没有发现严重狭窄、但又怀疑血管痉挛的静息性胸痛患者进行鉴别诊断时应考虑他们之间的相关性。

　　韩国的方案为每 5min 静脉推注麦角新碱 0.05mg，直至出现阳性反应或是总剂量达到 0.35mg。澳大利亚的方案分为三个阶段：第一阶段静脉推注甲基麦角新碱 0.05mg，第二阶段给予 0.10mg，最后阶段给予 0.20mg。负荷试验的阳性标准：患者出现一过性 ST 段抬高或压低 > 0.1mV，或可逆性室壁运动异常。若患者发生阳性反应、达到最大剂量、发生并发症（如收缩压 > 200mmHg、< 90mmHg 或严重的心律失常），应立即终止试验。若发生中毒反应，可静脉应用硝酸甘油或钙离子通道阻滞剂。

麦角新碱试验耐受性良好。一些研究显示，该试验安全性良好，并发症非常少，发生率与多巴酚丁胺或双嘧达莫相似。考虑在严重的冠状动脉狭窄时也可发生冠状动脉痉挛，因此，推荐在排除严重的冠状动脉狭窄或可诱发的心肌缺血后进行该试验[17-25]。

另外一些情况也可应用麦角新碱负荷超声心动图试验。该试验可能有助于发现急性心力衰竭的病因，如患者既不是结构性心脏病、也不是冠心病，而可能是后降支痉挛，进行该试验可发现二尖瓣重度反流。该试验还可用于鉴别诊断应激性心肌病和冠状动脉痉挛，一些研究显示应激性心肌病时该实验为阴性。然而，若冠状动脉造影正常，但发现一过性心尖部矛盾运动，仍应诊断应激性心肌病[26,27]。

五、超声心动图对比剂成像、灌注和冠状动脉血流储备

若临床出现一些少见情况，如患者肥胖、肺部疾病或胸廓畸形，在超声心动图负荷试验时声窗质量差，为了获得可用于诊断且质量更好的图像，需改进成像技术。在过去近二十年中，已经开发了可供临床试验的跨肺对比剂，从而可获取清晰的左心室心内膜边界轮廓，对评价最佳的室壁运动非常关键。由于这些对比剂分子量小（< 6μm），因而可穿过肺毛细血管床。上述对比剂最初的主要目的是评价心肌灌注，但目前对比剂最广泛的适应证是左心室充盈。其他的适应证包括评价左心室几何形态和腔内病变，而且还可改善瓣膜病或先天性心脏病的多普勒成像效果。

左心室充盈可评价心内膜边界，避免在声窗较差时产生误差，有助于正确诊断节段性室壁运动异常和评价左心室整体功能。另一方面，应用对比剂超声心动图成像评价心肌灌注，甚至在心室收缩功能异常前即可发现冠状动脉综合征。缺血区域表现为对比剂充盈缺损。基于上述情况，使用血管扩张剂有助于更好评价心肌灌注，在心肌危险区域对比剂充盈正常提示心脏的微循环保持完整，即使此区域由于心肌顿抑引起节段性室壁运动异常；对比剂充盈缺损提示心肌坏死或微循环功能降低[28,29]。

在超声心动图负荷试验期间进行灌注成像可评价冠状动脉血流储备（图 7-8）。进行上述成像需

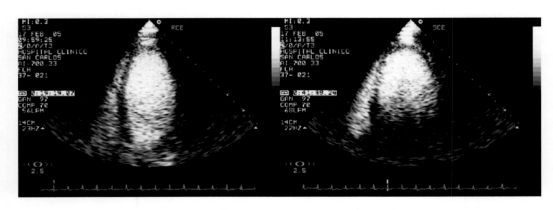

图 7-8　静脉注射超声对比剂后心肌灌注成像

左侧为基线心肌灌注图像。右侧为最大负荷水平后图像（静脉注射双嘧达莫后）。左心室心尖部水平灰度的变化显示在该水平存在诱发的灌注缺损

要特殊的超声探头和特殊的切面，而且负荷试验方式应是应用血管扩张剂的负荷试验。前降支是较易获得影像的血管，其他的冠状动脉血管不易定位。该技术不仅可进行传统分析，还具有预测价值，但由于其特异性低，因而不应作为独立标准。若不能诱发心肌缺血，就不能鉴别微循环和心外膜冠状动脉病变，因此，影响冠状动脉血流储备的评价，但若血流正常则具有较高的阴性预测价值。冠状动脉血流储备降低是进行危险分层、评价缺血严重程度的另一指标；若传统分析阴性和血流亦正常的患者预后良好（图7-9）[30-34]。

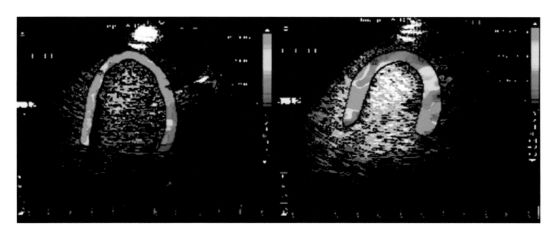

图7-9 参数成像

左侧为基线图像。右侧为最大负荷水平后图像。左心室心尖部水平的颜色变化：紫色为正常灌注区，红色为灌注缺损区。该患者为前降支近段严重狭窄

六、负荷试验方案的选择和诊断准确性

患者选择何种负荷试验方案取决于负荷试验的相对和绝对禁忌证。若患者运动量不能达标，应选择药物负荷试验而不是运动负荷试验。若患者有严重的传导障碍或严重的慢性阻塞性肺疾病，或服用黄嘌呤药物或饮用含咖啡因的饮料，应选择多巴酚丁胺负荷试验。严重的高血压病或严重的心律失常病史患者应选择双嘧达莫试验。抗心绞痛药物对所有负荷试验均有影响，因此，推荐在负荷试验前停用影响试验敏感性的药物。

常规进行诊断性负荷试验时，诊断准确性取决于患者的个体情况、影像质量和医师经验。一些室壁运动正常的患者行负荷试验时心肌灌注异常，然而一些室壁运动异常的患者在负荷试验后迅速恢复，因而不能确诊。超声心动图负荷试验检测心肌缺血的最终目的是能同时评价节段性收缩功能和心肌灌注。组织多普勒超声和应变率成像可提高超声心动图负荷试验的准确性。

研究显示，运动负荷试验、大剂量多巴酚丁胺负荷试验和大剂量双嘧达莫负荷试验的准确性和敏感性相似（表7-1和表7-2）。若患者负荷水平达标，则负荷试验有效，与冠状动脉造影相比，敏感性和特异性可达80%~90%，与心肌核素灌注成像的诊断准确性相似，但心肌核素负荷试验的敏感性更高，而超声心动图负荷试验的特异性也更高。

麦角新碱负荷超声心动图试验诊断冠状动脉痉挛的准确性与接入激发试验相比，敏感性为93%，特异性91%，阳性预测价值96%，阴性预测价值86%。

表 7-1　双嘧达莫和多巴酚丁胺负荷超声心动图试验检测冠状动脉疾病的比较

	双嘧达莫		多巴酚丁胺	
	敏感性（%）	特异性（%）	敏感性（%）	特异性（%）
Loimaala 等[39]	93	75	95	63
Nedelikovic 等[40]	96	92	93	92
Salustri 等[41]	82	89	79	78
Pingitore 等[42]	82	94	84	89
San Roman 等[43]	81	94	78	88

表 7-2　双嘧达莫和运动负荷超声心动图试验检测冠状动脉疾病

	双嘧达莫		运动	
	敏感性（%）	特异性（%）	敏感性（%）	特异性（%）
Loimaala 等[39]	94	93	94	91
Picano 等[44]	100	72	92	76
Deutsch 等[45]	86	73	86	75
Marangelli 等[46]	58	43	95	89
Beleslin 等[47]	91	74	91	88

七、诱发的心肌缺血和预后

在怀疑冠状动脉疾病患者中，若超声心动图负荷试验或核素心肌成像不能诱发心肌缺血，则每年心血管事件风险 <1%，此时不应行冠状动脉造影。因此，基于功能性试验作出的决策与冠状动脉造影相比，结果相似，但费用更低。

超声心动图负荷试验对非心脏手术患者围手术期不良事件的阴性预测价值高；若可诱发心肌缺血，则患者发生围手术期心脏不良事件的风险高达 25%～30%。因此，基于上述情况，多巴酚丁胺负荷超声心动图试验的最常见适应证是评价围手术期心脏风险，也可预测术后不良事件的风险，如心脏猝死和非致死性心肌梗死。

就阳性率而言，中危患者（3%～10%/年）为了诱发心肌缺血，要求药物剂量或负荷更大，停用抗心绞痛治疗，静息时射血分数正常，受影响的心肌范围与前降支不同，迅速恢复，非多支血管病变或严重的缺血性异常（5 个以上节段），冠状动脉血流储备正常。建议上述患者行冠状动脉造影。负荷试验证实的心肌缺血患者行血管重建术后预后更好。

对于极量负荷试验阴性的患者，若射血分数正常、冠状动脉血流储备正常和未进行抗心肌缺血治疗，则患者风险非常低（<0.5%/年）。除上述情况，患者的风险轻度增加（1%～3%/年）[45-53]。

麦角新碱负荷超声心动图试验也有预测价值，因为试验阳性的患者在随访期间不良事件的发生率更高，生存率更低，尽管这些患者仍持续接受治疗。上述情况对于吸烟者或多支血管病变患者尤其显著[25]。

适应证： 评价心肌缺血的首选方法是传统的运动负荷试验。若存在呼吸困难或间歇性跛行不能进行运动负荷试验，次极量负荷试验时不能诊断，负荷试验的阳性结果可疑，左束支传导阻滞，静息时 ECG 异常而难以评价心肌缺血，应进行超声心动图负荷试验。众所周知，超声心动图负荷试验的诊断准确性比运动负荷试验更高，但不能在临床中首选超声心动图负荷试验；若有可能，应通过传统的运动负荷试验选择合适的患者。以下列举了超声心动图负荷试验评价心肌缺血的主要适应证[15,54]：

1. 明确冠状动脉疾病的诊断。
2. 缺血部位。
3. 冠状动脉疾病患者的预后和危险分层。
4. 围手术期风险评价。
5. 评价劳力性呼吸困难的心脏病因（怀疑缺血时）。
6. 血管重建术后评价缺血。

八、新方法

评价心肌缺血取决于室壁运动异常的发现，还有一些新方法也可评价心肌缺血，但仍未证实是否可广泛应用。如上所述，可通过局部灌注和冠状动脉血流储备发现心肌缺血。在不久的将来，组织多普勒成像和三维超声心动图等技术也将可用以评价心肌缺血。

组织多普勒成像可分析心肌收缩期和舒张期速度，通过应力技术还可分析心肌变形能力。心肌缺血可延缓局部心肌舒张启动和速率，因此，从 QRS 波群至局部心肌开始舒张的时间是评价缺血的良好指标之一。舒张延迟可通过组织多普勒和应变率成像计算。从 QRS 波群至局部心肌舒张启动的时间正常为 $350 \sim 400 \mathrm{ms}$，应用大剂量多巴酚丁胺时正常心肌节段的上述时间间期平均减少 $34\% \pm 10\%$，但在缺血节段减少幅度降低（平均 $12\% \pm 18\%$）。局部心肌缺血的另一表现是采用可评价心肌缺血的变形成像时收缩后期缩短。虽然在多巴酚丁胺负荷试验期间应变率成像分析可提供诱发心肌缺血的证据，但迄今为止没有研究显示评价心肌缺血和存活心肌时组织多普勒成像优于传统的室壁运动分析[55,56]。近期，已开展应用实时三维成像评价心肌缺血。在负荷试验的所有阶段，矩阵探头可同步记录所有节段运动，而且获取图像既快又简单。在没有显著延长试验时间的情况下，可比较任一切面的室壁运动。

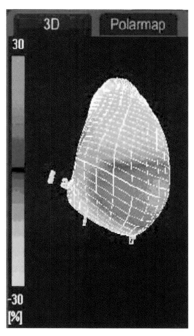

图 7-10　室壁运动追踪三维超声心动图分析系统自动识别心室侧壁瘢痕及变形的心肌几何形状

该技术可缩短图像获取的时间，特别是在运动后或极量运动后获取图像，从而提高试验的敏感性（图 7-10）。

二维超声心动图可用于进行对比剂超声心动图成像和心肌灌注成像。心肌灌注缺损常表现为在心内膜或所有透壁区域无微泡的暗区。对于组织多普勒成像而言，迄今为止没有证据显示在应用二维超声心动图评价心肌缺血时优于传统的成像技术[57]。

九、存活心肌的评价

节段心肌的厚度正常或接近于正常（=6mm）时考虑为存活心肌，若节段心肌变薄和纤维化则考虑为瘢痕组织。然而，通过简单评价左心室室壁厚度难以识别非存活心肌中的存活心肌。

心肌虽功能受损但仍有存活心肌的节段在应用小剂量多巴酚丁胺［<20μg/（kg·min）］或低水平运动时，功能可以改善。应用小剂量双嘧达莫或麦角新碱也可评价存活心肌，但目前评价存活心肌经验最多的超声心动图负荷试验还是多巴酚丁胺方案。上述发现与在缺血事件发生后顿抑心肌和慢性缺血的冬眠心肌在血管重建治疗后功能的自发恢复有关。一些观察研究显示，缺血性左心室功能不全但有大量存活心肌的患者，在血管重建治疗后，与由于无存活心肌而左心室功能不全不可逆转的患者相比，围手术期死亡率降低，左心室局部和整体功能改善，心力衰竭症状减少，生存率改善。

负荷试验表现为双相反应，小剂量多巴酚丁胺可改善心脏功能，大剂量时功能恶化。在静脉输入小剂量多巴酚丁胺期间，冠状动脉血流增加，收缩储备功能可改善功能受损心肌的室壁运动。随着多巴酚丁胺剂量增加，冠状动脉血流不再进一步增加，向心肌供血的冠状动脉狭窄诱发心肌缺血，与小剂量多巴酚丁胺相比，从而导致室壁运动恶化。

多巴酚丁胺负荷试验对血管重建治疗后左心室功能是否改善具有最佳的预测价值，是评价存活心肌时推荐联合应用小剂量和大剂量多巴酚丁胺的原因。与心肌核素成像相比，多巴酚丁胺负荷试验评价存活心肌的敏感性稍低（70%~80%），但特异性较高（80%~90%）。

应力和应变率成像技术可提高存活心肌评价的诊断准确性，由于心肌收缩后缩短是缺血心肌的重要特征，而且应变率可测量上述缩短。若心肌收缩后缩短与收缩期运动减低或运动丧失有关，则提示心肌主动收缩和可能存在存活心肌。若同时存在运动异常，则心肌收缩后缩短为检测严重心肌缺血的非特异性指标，需进一步临床研究[8,58-61]。

十、超声心动图负荷试验与其他成像技术的比较

超声心动图负荷试验在评价心肌缺血时与其他成像技术相比，具有显著的优点：

1. 与心肌核素成像和冠状动脉 CT 造影相比，超声心动图负荷试验无放射性，亦不使用造影剂。心肌核素成像提供的信息与超声心动图负荷试验相似，但患者接受的辐射剂量为 10~27msV，相当于 500~1300 张胸片的辐射剂量。不仅患者面临上述辐射风险，而且医生也同样存在，因此，为了避免对环境造成风险应采取相应的预防措施。

2. 永久起搏器或埋藏式自动除颤仪置入患者亦不受限。

3. 对于心律失常患者，超声心动图负荷试验也是有效的检测方法。

4. 从经济学考虑，超声心动图负荷试验比其他技术费用更低。

5. 在超声心动图负荷试验中，心肌缺血的诊断依据是心肌的功能性效应变化，而心肌核素成像的诊断依据是检测出灌注不均，冠状动脉 CT 成像为冠状动脉狭窄。

心脏磁共振成像是心脏成像的最新技术之一。无辐射是其最大优势，但费用更高，检查时间更长，利用率更低，因此心脏磁共振成像不能作为评价心肌缺血的首选方法。最后，选择合适的心肌缺血评价技术取决于当地的医疗条件和个人经验，但在所有方法中，因超声心动图负荷试验费用更低、利用率高和无辐射，故常规推荐进行超声心动图负荷试验[62-65]。

十一、总结

超声心动图负荷试验是一种无创性检查方法，负荷方案时可诱发局部心肌功能一过性恶化而检测心肌缺血。

　　目前，可供采用的方案：最常用的是平板或踏车运动试验，但仅适合40%的患者。双嘧达莫试验并发症最少和操作最简单。多巴酚丁胺试验的不良反应和并发症发生率更高，但评价存活心肌最好。麦角新碱负荷超声心动图试验可评价冠状动脉痉挛，且耐受性良好，并发症发生率与多巴酚丁胺或双嘧达莫试验相似。

　　在所有的超声心动图负荷试验中，对比剂有助于获取清晰的左心室心内膜边界轮廓，对于最佳的室壁运动评价非常关键，而且对比剂还可用于灌注成像和评价冠状动脉血流储备。迄今为止，还未有证据显示评价心肌缺血的其他新技术、组织多普勒成像和三维超声心动图优于传统的缺血心肌评价技术。

　　运动、双嘧达莫和多巴酚丁胺负荷试验的诊断准确性相似，与评价心肌缺血的心肌核素成像相似。若超声心动图负荷试验在检测心肌缺血时为阴性，则该技术可预测患者的年死亡率低，预后良好，应避免行冠状动脉造影。

　　存活心肌是缺血性左心室功能不全和冬眠心肌的另一特点，此类患者的心功能可以恢复，出现心力衰竭的症状较少，在行血管重建治疗后存活时间更长。对于存活心肌的评价，在超声心动图负荷试验中，目前经验最丰富的试验是多巴酚丁胺负荷试验。

　　超声心动图负荷试验与其他评价心肌缺血的成像模式相比，如CT、心肌核素成像或心脏磁共振有显著优点，无辐射和费用低，且适应性广泛。超声心动图负荷试验是评价心肌缺血的首选方法，取决于当地的医疗水平和医师经验。

（王长华　杨　娅）

参 考 文 献

［1］Tennant R，Wiggers CJ. The effects of coronary occlusion on myocardial contraction. Am J Physiol，1935，112：351－361.

［2］Kerber RE，Abboud FM. Echocardiographic detection of regional myocardial infarction. An experimental study. Circulation，1973，47：997－1005.

［3］Theroux P，Franklin D，Ross J，et al. Regional myocardial function during acute coronary artery occlusion and its modification by pharmacologic agents in the dog. Circ Res，1974，34：896－908.

［4］Palinkas A，Toth E，Amyot R，et al. The value of ECG and echocardiography during stress testing for identifying systemic endothelial dysfunction and epicardial artery stenosis. Eur Heart J，2002，23：1587－1595.

［5］Picano E，Palinkas A，Amyot R. Diagnosis of myocardial ischemia in hypertensive patients. J Hypertens，2001，19：1177－1183.

［6］Williams MJ，Odabashian J，Lauer MS，et al. Prognostic value of dobutamine echocardiography in patients with left ventricular dysfunction. J Am Coll Cardiol，1996，27：132－139.

［7］Meluzin J，Cerny J，Frelich M，et al. Prognostic value of the amount of dysfunctional but viable myocardium in revascularized patients with coronary artery disease and left ventricular dysfunction. J Am Coll Cardiol，1998，32：912－920.

［8］Sicari R，Picano E，Cortigiani L，et al. VIDA（Viability Identification with Dobutamine Administration）Study Group. Prognostic value of myocardial viability recognized by low-dose dobutamine echocardiography in chronic ischemic left ventricular dysfunction. Am J Cardiol，2003，92：1263－1266.

［9］Senior R，Kaul S，Lahiri A. Myocardial viability on echocardiography predicts long-term survival after revascularization in patients with ischemic congestive heart failure. J Am Coll Cardiol，1999，33：1848－1854.

［10］Rizzello V，Poldermans D，Schinkel AF，et al. Long term prognostic value of myocardial viability and ischemia during dobutamine stress echocardiography in patients with ischemic cardiomyopathy undergoing coronary revascularisation. Heart，2006，92：239－244.

［11］ Allman KC, Shaw LJ, Hachamovitch R, et al. Myocardial viability testing and impact of revascularization on prognosis inpatients with coronary artery disease and left ventricular dysfunction: a meta-analysis. J Am Coll Cardiol, 2002, 39: 1151 - 1158.

［12］ Tsoukas A, Ikonomidis I, Cokkinos P, et al. Significance of persistent left ventricular dysfunction during recovery after dobutamine stress echocardiography. J Am Coll Cardiol, 1997, 30: 621 - 626.

［13］ Cerqueira MD, Weissman NJ, Dilsizian V, et al; American Heart Association Writing Group on Myocardial Segmentation and Registration for Cardiac Imaging. Standardized myocardial segmentation and nomenclature for tomographic imaging of the heart: a statement for healthcare professionals from the Cardiac Imaging Committee of the Council on Clinical Cardiology of the American Heart Association. Circulation 2002, 105: 539 - 542.

［14］ Picano E, Marini C, Pirelli S, et al. Safety of intravenous high-dose dipyridamole echocardiography. The Echo-Persantine International Cooperative Study Group. Am J Cardiol, 1992, 70: 252 - 258.

［15］ Sicari R, Nihoyannopoulos P, Evangelista A, et al. Stress echocardiography expert consensus statement. Eur J Echocardiogr, 2008, 9: 415 - 437.

［16］ Oh JK, Seward JB, Tajik A. Stress echocardiography. In: Oh JK, Seward JB, Tajik A, editors. The Echo manual, 2nd ed. Madrid: Marban, 2004, 96 - 99.

［17］ Seknus MA, Marwick TH. Evolution of dobutamine echocardiography protocols and indications: safety and side effects in 3, 011 studies over five years. J Am Coll Cardiol, 1997, 29: 1234 - 1240.

［18］ Song JK, Park SW, Kang DH, et al. Safety and clinical impact of ergonovine stress echocardiography for diagnosis of coronary vasospasm. J Am Coll Cardiol, 2000, 35: 1850 - 1856.

［19］ Moo HK, En HP, Doo KY, et al. Role of vasospasm in acute coronary syndrome. Insights from ergonovine stress echocardiography. Circ J, 2005, 69: 39 - 43.

［20］ Pepine CJ. Ergonovine echocardiography for coronary spasm: facts and wishful thinking. J Am Coll Cardiol, 1996, 27: 1162 - 1163.

［21］ Fazel P, Peterman MA, Schussler JM. Three-year outcomes and cost analysis in patients receiving 64-slice computed tomographic coronary angiography for chest pain. Am J Cardiol, 2009, 104: 498 - 500.

［22］ Chow BJ, Abraham A, Wells G. A, et al. Diagnostic accuracy and impact of computed tomographic coronary angiography on utilization of invasive coronary angiography. Circ Cardiovasc Imaging, 2009, 2: 16 - 23.

［23］ Djordjevic-Dikic A, Varga A, Rodriguez O, et al. Safety of ergotamine-ergic pharmacologic stress echocardiography for vasospasm testing in the echo lab: 14 year experience on 478 tests in 464 patients. Cardiologia, 1999, 44: 901 - 906.

［24］ Pálinkás A, Picano E, Rodriguez O, et al. Safety of ergot stress echocardiography for non-invasive detection of coronary vasospasm. Coron Artery Dis, 2001, 12: 649 - 654.

［25］ Song JK, Park SW, Kang DH, et al. Prognostic implication of ergonovine echocardiography in patients with near normal coronary angiogram or negative stress test for significant fixed stenosis. J Am Soc Echocardiogr, 2002, 15: 1346 - 1352.

［26］ Epureanu V, San Román JA, Vega JL, et al. Edema agudo de pulmón con coronarias normales: identificación del mecanismo con ecocardiografía con ergonovina. Rev Esp Cardiol, 2002, 55: 775 - 777.

［27］ Previtali M, Repetto A, Panigada S, et al. Left ventricular apical ballooning syndrome: prevalence, clinical characteristics and pathogenetic mechanisms in a European population. Int J Cardio, 2009, 134: 91 - 96.

［28］ Pandian NG. Clinical applications of contrast echocardiography. Eur J Echocardiogr, 2004, 5 (Suppl 2): S3 - S10.

［29］ Yong Y, Wu D, Fernandes V, et al. Diagnostic accuracy and cost-effectiveness of contrast echocardiography in the evaluation of cardiac function in technically very difficult patients in the intensive care unit. Am J Cardiol, 2002, 89: 711 - 718.

［30］ Kaul S. Myocardial contrast echocardiography: 15 years of research and development. Circulation, 1997, 96: 3745 - 3760.

［31］ Porter T, Xie F, Silver M, et al. Real-time perfusion imaging with low mechanical index pulse inversion Doppler imaging. J Am Coll Cardiol, 2001, 37: 748 - 753.

［32］ Swinbum JM, Lahid A, Senior R. Intravenous myocardial contrast echocardiography predicts recovery of dysynergic myocardium early after acute myocardial infarction. J Am Coll Cardiol, 2001, 38:19-25.

［33］ Rigo F, Richieri M, Pasanisi E, et al. Usefulness of coronary flow reserve over regional wall motion when added to dual-imaging dipyridamole echocardiography. Am J Cardiol, 2003, 91:269-273.

［34］ Nohtomi Y, Takeuchi M, Nagasawa K, et al. Simultaneous assessment of wall motion and coronary flow velocity in the left anterior descending coronary artery during dipyridamole stress echocardiography. J Am Soc Echo, 2003, 17:457-463.

［35］ Smart SC, Knickelbine T, Stoiber TR, et al. Safety and accuracy of dobutamine-atropine stress echocardiography for the detection of residual stenosis of the infarctrelated artery and multivessel disease during the first week after acute myocardial infarction. Circulation, 1997, 95:1394-1401.

［36］ Hennessy TG, Codd MB, Hennessy MS, et al. Comparison of dobutamine stress echocardiography and treadmill exercise electrocardiography for detection of coronary artery disease. Coron Artery Dis, 1997, 8:689-695.

［37］ Previtali M, Lanzarini L, Fetiveau R, et al. Comparison of dobutamine stress echocardiography, dipyridamole stress echocardiography and exercise stress testing for diagnosis of coronary artery disease. Am J Cardiol, 1993, 72:865-870.

［38］ Minardi G, Di Segni M, Manzara CC, et al. Diagnostic and prognostic value of dipyridamole and dobutamine stress echocardiography in patients with acute myocardial infarction. Am J Cardiol, 1997, 80:847-851.

［39］ Loimaala A, Groundstroem K, Pasanen M, et al. Comparison of bicycle, heavy isometric, dipyridamole-atropine and dobutamine stress echocardiography for diagnosis of myocardial ischaemia. Am J Cardiol, 1999, 84:1396-1400.

［40］ Nedelikovic I, Ostojic M, Beleslin B, et al. Comparison of exercise, dobutamineatropine and dipyridamole-atropine stress echocardiography in detecting coronary artery disease. Cardiovasc Ultrasound, 2006, 4:22.

［41］ Salustri A, Fioretti PM, McNeill AJ, et al. Pharmacological stress echocardiography in the diagnosis of coronary artery disease and myocardial ischaemia: a comparison between dobutamine and dipyridamole. Eur Heart J, 1992, 13:1356-1362.

［42］ Pingitore A, Picano E, Colosso MQ, et al. The atropine factor in pharmacologic stress echocardiography. Echo Persantine (EPIC) and Echo Dobutamine International Cooperative (EDIC) Study Groups. J Am Coll Cardiol, 1996, 27:1164-1170.

［43］ San Roman JA, Vilacosta I, Castillo JA, et al. Dipyridamole and dobutamine-atropine stress echocardiography in the diagnosis of coronary artery disease. Comparison with exercise stress test, analysis of agreement, and impact of antianginal treatment. Chest, 1996, 110:1248-1254.

［44］ Picano E, Lattanzi F, Masini M, et al. Usefulness of a high-dose dipyridamole-echocardiography test for diagnosis of syndrome X. Am J Cardiol, 1987, 60:508-512.

［45］ Deutsch HJ, Schenkel C, Klaer R, et al. Comparison of ergometer and dipyridamole echocardiography in patients with suspected coronary heart disease. Z Kardiol, 1994, 83:446-453.

［46］ Marangelli V, Iliceto S, Piccinni G, et al. Detection of coronary artery disease by digital stress echocardiography: comparison of exercise, transesophageal atrial pacing and dipyridamole echocardiography. J Am Coll Cardiol, 1994, 24:117-124.

［47］ Beleslin BD, Ostojic M, Stepanovic J, et al. Stress echocardiography in the detection of myocardial ischaemia. Head-to-head comparison of exercise, dobutamine, and dipyridamole tests. Circulation, 1994, 90:1168-1176.

［48］ Metz LD, Beattie M, Hom R, et al. The prognostic value of normal exercise myocardial perfusion imaging and exercise echocardiography: a meta-analysis. J Am Coll Cardiol, 2007, 49:227-237.

［49］ Geleijnse ML, Elhendy A, van Domburg RT, et al. Cardiac imaging for risk stratification with dobutamineatropine stress testing in patients with chest pain. Echocardiography, perfusion scintigraphy, or both? Circulation, 1997, 96:137-147.

［50］ Steinberg EH, Madmon L, Patel CP, et al. Long-term prognostic significance of dobutamine echocardiography in patients with suspected coronary artery disease: results of a 5-year follow-up study. J Am Coll Cardiol, 1997, 29:

269 – 273.

[51] Pasquet A, D'Hondt AM, Verhelst R, et al. Comparison of dipyridamole stress echocardiography and perfusion scintigraphy for cardiac risk stratification in vascular surgery patients. Am J Cardiol, 1998, 82：1468 – 1474.

[52] Bigi R, Cortigiani L, Mariani PR, et al. Sustained favorable longterm prognosis of negative stress echocardiography following uncomplicated myocardial infarction. Am J Cardiol, 2002, 90：149 – 152.

[53] Sicari R, Palinkas A, Pasanisi EG, et al. Long-term survival of patients with chest pain syndrome and angiographically normal or near-normal coronary arteries：the additional prognostic value of dipyridamole echocardiography test（DET）. Eur Heart J, 2005, 26：2136 – 2141.

[54] Moreno M, Zamorano JL, García-Fernández MA. Ecocardiografía de estrés. In：García-Fernández MA, Zamorano JL, editors. Procedimientos en ecocardiografía. Madrid：McGraw-Hill, 2003, 315 – 324.

[55] Voigt JU, Exner B, Schmiedehausen K, et al. Strain-rate imaging during dobutamine stress echocardiography provides objective evidence of inducible ischaemia. Circulation, 2003, 107：2120 – 2126.

[56] Ingul CB, Stoylen A, Slordahl SA, et al. Automated analysis of myocardial deformation at dobutamine stress echocardiography：an angiographic validation. J Am Coll Cardiol, 2007, 49：1651 – 1659.

[57] Hung J, Lang R, Flachskampf F, et al. 3D echocardiography：a review of the current status future directions. J Am Soc Echocardiogr, 2007, 20：213 – 233.

[58] Senior R, Kaul S, Lahiri A. Myocardial viability on echocardiography predicts long-term survival after revascularization in patients with ischaemic congestive heart failure. J Am Coll Cardiol, 1999, 33：1848 – 1854.

[59] Allman KC, Shaw LJ, Hachamovitch R, et al. Myocardial viability testing and impact of revascularization on prognosis inpatients with coronary artery disease and left ventricular dysfunction：a meta-analysis. J Am Coll Cardiol, 2002, 39：1151 – 1158.

[60] Rizzello V, Poldermans D, Schinkel AF, et al. Outcome after redo coronary artery bypass grafting in patients with ischaemic cardiomyopathy and viable myocardium. Heart, 2007, 93：221 – 225.

[61] Rizzello V, Poldermans D, Schinkel AF, et al. Long term prognostic value of myocardial viability and ischaemia during dobutamine stress echocardiography in patients with ischaemic cardiomyopathy undergoing coronary revascularisation. Heart, 2006, 92：239 – 244.

[62] Flachskampf FA, Voigt JU, Daniel WG. Cardiac ultrasound. In：Camm AJ, Lüscher TF, Serruys PW, editors. The European Society of Cardiology Textbook of Cardiovascular Medicine, second edition. Oxford：Oxford University Press, 2009, 112 – 114.

[63] Picano E. Economic and biological costs of cardiac imaging. Cardiovasc Ultrasound, 2005, 3：13.

[64] Marwick TH. Cost-effectiveness of stress echocardiography for assessment of coronary artery disease：what we know and what we need to know. Eur J Echocardiogr, 2000, 1：22 – 31.

[65] Paetsch I, Jahnke, Fleck, et al. Current clinical applications of stress wall motion analysis with cardiac magnetic resonance imaging. Eur J Echocardiogr, 2005, 6：317 – 326.

第三节　心脏磁共振成像

> 心脏磁共振（cardiac magnetic resonance, CMR）显像可评价心肌灌注、功能和存活，该技术目前已经成熟，并且广泛应用于临床。CMR 检查有助于了解心血管系统的形态学和功能。CMR 作为评价缺血性心肌疾病的无创性诊断方法，在未来的临床实践中仍将不断发展，如术中 CMR 检查。

　　CMR 已广泛用于评价慢性冠状动脉疾病（coronary artery disease, CAD）[1,2]。在过去近十年中，评价心肌灌注、功能和存活心肌的 CMR 检测方法已非常成熟，并在日常的临床中广泛应用。无创性

CMR 负荷成像已证实可非常准确评价严重的 CAD 和预测心脏事件。目前临床研究的重点是应用无创性负荷成像准确评价冠状动脉病变的血流动力学,这对选择合适的介入治疗措施非常关键[3-5]。而且 CMR 成像无辐射,在疾病的复查时可多次安全应用,故可解决 CAD 患者随访期间常存在的问题。

一、缺血链 (ischemic cascade)

缺血链概念的提出为无创性检测缺血提供了病理生理学基础,缺血性心脏病是一个连续的过程,早期为冠状动脉血流异常,最后进展为有临床表现的心肌缺血、局部或整体心室功能不全、心绞痛,直至心肌梗死 (图 7-11)[6]。CMR 是检测缺血链不同阶段的理想方法,可明确缺血反应的严重程度。缺血反应通常是由于心肌的局部血流减少所致,继之进展为冠状动脉树的阻塞性动脉粥样硬化。如果冠状动脉血流减少导致心肌供氧和需氧失衡,即可引起缺血反应,继之引起代谢变化、灌注异常、室壁运动异常 (收缩和舒张功能不全)、ECG 变化,直至心肌梗死。因此,检测上述缺血变化非常重要。通常灌注异常发生不仅早于收缩反应异常,而且与其他室壁运动异常 (segmental mismatch,"节段运动不匹配")的检测方法相比,还具有不同程度的空间分辨率。节段运动不匹配即心肌灌注和室壁运动异常之间的时空不同步 (spatiotemporal disparity),这是灌注异常的敏感性高于室壁运动功能不全的敏感性原因,而且上述两种异常的发生率显著高于负荷试验时病理性 ECG 的发生率[7]。

目前,CMR 已广泛使用,且效果良好。综合性 CMR 检查包括评价静息和负荷时心肌灌注和室壁运动,继之应用瘢痕成像技术 (即"延迟对比剂增强"成像),上述检查可在 30min 完成,即可检测因冠状动脉狭窄而血流受限引起的缺血反应,从而在单次 CMR 检测中即可明确心肌存活和 (或)心肌组织损伤[8]。

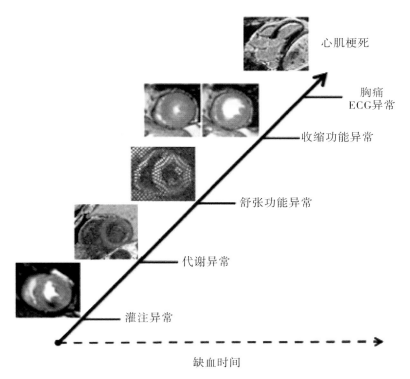

心肌梗死

胸痛
ECG异常

收缩功能异常

舒张功能异常

代谢异常

灌注异常

缺血时间

图 7-11　缺血链描述了心肌缺血反应随时间进展的结果

(改良自参考文献 6)

二、CMR 成像优于心肌核素显像和超声心动图

与其他无创性检查相比，应用负荷 CMR 室壁运动或灌注成像诊断心肌缺血具有许多优势。与核素灌注成像相比（单光子发射断层扫描，SPECT 或正电子发射断层扫描，PET），CMR 无辐射，成像简单，空间分辨率更高（CMR 的额状面空间分辨率为 2.5mm，SPECT 为 8~10mm），而且膈肌或胸部组织信号衰减可影响 SPECT 成像，并可降低心肌核素成像的诊断准确性，但 CMR 灌注成像无典型的衰减伪影影响。超声心动图室壁运动成像时，心内膜边界轮廓是诊断是否准确的主要决定因素，但由于左心室心尖部的近场伪影和下侧壁的可视性差，因而导致诊断准确性降低。CMR 电影扫描利用血池-心肌对比剂的分布水平差异，可持续清晰描记心内膜，而且典型的是早期 CMR 成像系列[9]。因此，对于未应用对比剂的所有患者，可非常好的识别心内膜，而且对于心脏几何形状识别的重复性更好，这也是多巴酚丁胺负荷 CMR 室壁运动试验优于超声心动图负荷试验的原因[10,11]。

基于上述特点，CMR 成像适用性高，综合的 CMR 检查联合其他诊断方法有助于患者获得最佳的诊断信息（图 7-12）。

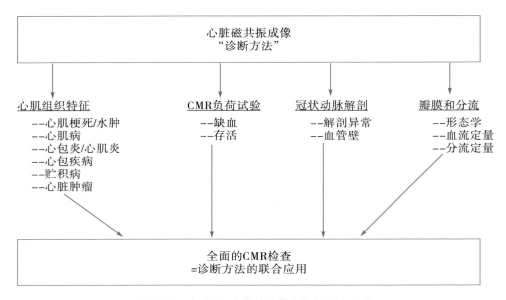

图 7-12　在 CMR 成像时诊断方法的联合应用

三、CMR 负荷试验（灌注和室壁运动成像）

CMR 评价心肌缺血时通常可采用心肌灌注负荷成像或室壁运动负荷成像方法，两种方法在临床已使用十年以上，可有效替代 SPECT 或超声心动图负荷试验。静息以及腺苷或多巴酚丁胺负荷时 CMR 灌注成像是静脉应用含钆对比剂后，通过动态的首过效应成像技术完成。在临床试验中，常通过目测评价 CMR 的灌注情况，灌注良好的心肌可见心肌信号增强，而心肌信号减低区（心肌血流减少）提示心肌灌注受损（图 7-13）。为了与最新心肌节段指南一致，采用每个心动周期显示 3 张短轴切面的影像，以便分析 16 个心肌节段，心尖部除外。当冠状动脉疾病时，心内膜首先受累（血流供应的最后区域），低灌注区域的透壁程度以及灌注不足的心肌节段数目可用于评价心肌缺血的严重程度。静息 CMR 灌注成像仅用于辅助鉴别心内膜伪影（如鉴别暗区边缘伪影和严格的心内膜下灌注受损）以及测定半定量和定量心肌灌注［ml/（kg·min）］[12]。一些研究者应用 CMR 负荷成像技术评价

代谢综合征 X 或肥厚型心肌病的微循环功能不全，有研究显示即使在冠状动脉造影结果正常时，心肌血流也减少[13-15]。而且，已有多中心评价了 CMR 负荷灌注成像的诊断准确性。多中心磁共振成像评价冠状动脉疾病的心肌灌注试验（the multivendor magnetic resonance imaging for myocardial perfusion assessment in coronary artery disease trial，MR-IMPACT）结果证实 CMR 灌注成像与 SPECT 相似或更好[16]。然而，最佳的 CMR 灌注系列尚未完全明确，不同的 CMR 灌注成像技术是造成不同患者结果不同的原因。目前已商用的超速成像技术由于使用了并行成像技术而得以发展，因而提高了空间和（或）时间分辨率，降低了伪影发生率。近期的 CMR 进展体现在：速度更快的动态成像是利用 k-空间和时间（k-space and time，k-t）相关性以减少信息获取时间而实现的。目前，这种 k-t 加速 CMR 灌注成像技术非常具有吸引力，不仅可发现心肌低灌注区域，还可显示其透壁程度，额状面空间分辨率显著提高（典型的为 1.4mm × 1.4mm）[17]。采用以下方法可进一步提高成像质量：应用 3.0 Tesla 磁共振仪，非对比剂灌注技术（如 T2*），血氧水平依赖（blood oxygen level dependent，BOLD）和动脉自旋标记（arterial spin labelling，ASL）心脏成像技术[18,19]。上述技术仍在研究之中，临床很少应用。

　　CMR 负荷室壁运动成像在操作上与超声心动图负荷试验相似，但成像模式不同：多巴酚丁胺剂量逐渐增加，若未达到靶心率（亚极量靶心率）则加用阿托品，静息时获取所有基础切面的图像（如 3 个短轴切面以及 2、3 和 4 腔切面），每一级负荷水平时均重复上述所有切面。多巴酚丁胺负荷 CMR 和超声心动图成像的安全性相似，所有的不良反应仅与静脉输入多巴酚丁胺有关[20]。多巴酚丁

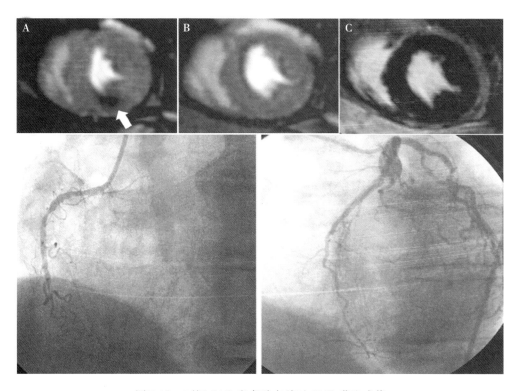

图 7-13　可疑 CAD 患者动态首过 CMR 灌注成像

　　A：静脉输入腺苷时负荷 CMR 灌注图像［140μg/（kg·min），最多持续 6min］。在左室心肌首过信号增强期间，下壁呈现持续性局部低强度信号。B：正常的静息 CMR 灌注图像（无局部低强度信号）。C：在静脉应用含钆对比剂（Gad-DTPA）（0.2mmol/kg）后延迟增强 CMR 成像证实未见心肌瘢痕（正常的心肌为黑色，心肌瘢痕为白色）。负荷 CMR 成像显示诱发的左室下壁严重的局部低灌注区。冠状动脉造影显示右冠状动脉闭塞和左冠状动脉向右冠状动脉发出良好的侧支

胺负荷超声心动图试验常需注意的安全性预防措施也适用于多巴酚丁胺负荷 CMR 成像。更为重要的是，新发现的局部室壁运动异常需在比较静息图像与每一级负荷水平图像后才能确定。CMR 负荷室壁运动成像是一项成熟且使用广泛的技术，检测不同人群 CAD 的诊断准确性较高（如确诊的或怀疑 CAD 患者，经皮或外科血管重建术后患者）[21,22]。若慢性肺部疾病或开胸术后患者听力障碍，则多巴酚丁胺负荷 CMR 室壁运动成像优于超声心动图负荷试验（图 6-14）。目前已证实，部分患者在多巴酚丁胺以最大水平静脉输入时，采用动态、对比剂增强首过灌注成像有助于提高 CMR 负荷成像的敏感性[8]。

CMR 负荷灌注和负荷室壁运动成像的诊断准确性，这两种技术均优于创伤性冠状动脉造影。为了更进一步评价 CMR 负荷试验的临床适用性，对所有应用创伤性冠状动脉造影诊断 CAD 的研究进行了荟萃分析[23]。总之，研究发现上述两种 CMR 负荷成像技术具有良好和相似的特异性（灌注和室壁运动成像分别为 81% 对 86%）和敏感性（91% 对 85%）。

此外，上述荟萃分析[23]也证实对于临床诊断 CAD 中度危险的患者可选择上述任何一种 CMR 负荷试验进行危险分层：若 CMR 负荷试验阴性，则临床轻度 – 中度 CAD 可能性（<60%）的患者在试验后的可能性将降至 <20%。与此相似，对于在负荷试验前临床中度 – 高度怀疑 CAD（>60%）患者，若试验阳性则 CAD 可能性 >80%。因此，该荟萃研究证实临床诊断中度 CAD 可能性的患者其负荷试验结果与冠状动脉造影结果高度一致，负荷试验阳性患者冠状动脉造影结果可见严重血管狭窄。患者进行上述 CMR 负荷试验的策略与 AAC 诊断 CAD 的适应证完全一致：临床表现有中度可能性的有症状患者，以及 ECG 无法解释或无法进行运动负荷的患者[1]，均应采用合适的 CMR 成像进行危险分层。

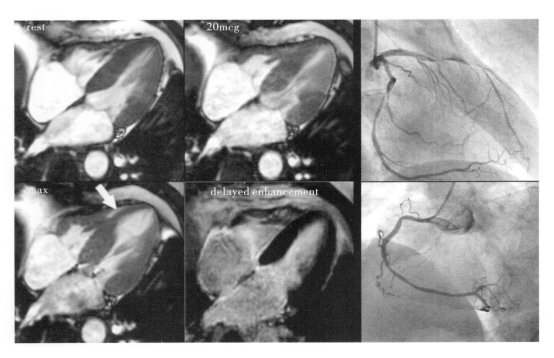

图 7-14　可疑 CAD 患者多巴酚丁胺负荷 CMR 成像
比较在静脉输入多巴酚丁胺不同负荷水平时负荷 CMR 连续扫描（四腔心）成像，继之应用延迟增强 CMR 成像评价心肌瘢痕。静息时整体和局部室壁运动正常。然而，在多巴酚丁胺最大负荷水平输入时，诱发出下间隔段和心尖部缺血性室壁运动异常（白色箭头）。延迟增强成像证实无心肌瘢痕（未见左室心肌增强区域）。冠状动脉造影显示为 LAD 次全闭塞和 LCX 严重狭窄的双支病变

四、CMR 检测缺血和有创性血流储备分数的测定

与定量冠状动脉造影相比，对于中度狭窄的患者，大多数 CMR 负荷灌注成像研究发现其不是评价冠状动脉狭窄功能受损严重程度的良好适应证。早期的研究仅发现冠状动脉造影确诊的冠状动脉严重程度与其导致的血流动力学变化相关[3,24,25]。目前，已证实应用压力导丝进行有创性功能试验测定的血流储备分数（fractional flow reserve，FFR）<0.75 与有客观证据的可逆性心肌缺血密切相关。因此，近期研究证实了 CMR 负荷灌注成像可评价 FFR 检查时有血流动力学意义的冠状动脉病变[26]。CMR 负荷灌注成像检测 FFR 所定义的有功能学意义的严重冠状动脉病变的敏感性和特异性分别为91% 和94%，阳性和阴性的预测价值分别为91% 和94%，提示仅与冠状动脉造影显示的冠状动脉狭窄相比，CMR 负荷灌注成像的诊断价值可能被低估。因此，无创性 CMR 负荷灌注成像检查可替代冠状动脉狭窄时相关的血流动力学检查。

（一）心肌梗死和存活　　CMR 除了评价可能存在的可逆性缺血事件外，延迟增强 CMR 成像也可用于作为评价慢性和急性心肌梗死程度的参考标准。延迟增强 CMR 成像是一种识别和量化至今无法评价的心肌纤维化和水肿的简单无创性检查方法，并具有良好的空间分辨率。在静脉推注含钆对比剂后的首过成像期间，正常心肌的信号强度增强，继之从正常心肌组织快速清除。然而，在梗死心肌，对比剂分布的动力学和容积效应导致异常心肌中高浓度钆聚集，表现为在应用对比剂后晚期（即>10min，所以称之为"延迟增强"CMR 成像）T_1 加权反转恢复系列显著增强。如上所述，由于CMR 成像技术比心肌核素成像技术敏感性更高，操作简单，因而已成为研究心肌梗死的革命性技术[27]。由于 CMR 成像技术的额状面空间分辨率高达 1.5~2mm，因而其非常适合检测心内膜下瘢痕组织。早期研究显示，单光子发射断层扫描（SPECT）和正电子发射断层扫描（PET）检测完全透壁性瘢痕效果良好，而心肌核素成像技术的空间分辨率比上述两种技术低 4~5 倍[27,28]。因而，延迟增强 CMR 增强技术检测急性和慢性心肌梗死、纤维化和炎性浸润时可获取高分辨率图像，从而获得良好的矢状面重建图像[29]。上述发现进一步明确了 CMR 是准确评价心肌损伤程度和范围的重要检查方法。

冬眠心肌定义为继之于慢性冠状动脉血供减少引起的慢性收缩功能下调。应用 CMR 可预测心肌存活，冬眠心肌在血管重建后功能恢复，延迟增强 CMR 成像和小剂量多巴酚丁胺负荷 CMR 室壁运动分析均可发现上述情况。延迟增强 CMR 成像发现的心肌瘢痕透壁程度可预测局部功能恢复的可能性，已证实透壁节段 <25% 时局部收缩功能改善的可能性较高[30]。

小剂量多巴酚丁胺刺激引起的功能性收缩反应可明确测定，因而小剂量多巴酚丁胺负荷 CMR 成像对于识别功能性可恢复心肌更为敏感。应用多巴酚丁胺负荷 CMR 成像技术检测静息时所有室壁运动异常患者的心肌缺血，不仅操作简单，而且还可提供更多诊断信息。小剂量多巴酚丁胺负荷试验预测心肌功能恢复的效果良好，特别是瘢痕透壁程度为 1%~74% 时[31]。以上研究显示，延迟增强CMR 成像技术可准确检测心肌纤维化面积，但并不能直接评价其周围可能存活心肌的功能状态。因此，为了更准确鉴别血管重建后心肌节段功能恢复的可能性，除了延迟增强 CMR 成像外，还应进行小剂量多巴酚丁胺负荷 CMR 成像。因为延迟增强 CMR 成像技术可非常顺利整合 CMR 负荷成像和室壁运动成像，所以大多数中心进行 CMR 负荷成像时常联合使用上述两种成像技术。

（二）微血管阻塞　　在急性梗死心肌的核心区域常发现存在微血管阻塞。坏死的心肌细胞、毛细血管、聚集的血小板和其他细胞碎屑阻塞微血管，而且由于钆的弥散性有限，穿透性非常低，因此，微血管阻塞区域即冠状动脉造影显示的无复流组织区域。应用首过灌注或延迟增强 CMR 成像技术可检测和量化微血管阻塞。CMR 测定的微血管阻塞与更大面积的心肌损伤、更差的左心室功能有关，并可预测左心室室壁瘤形成和显著重构患者的功能恢复情况[32,33]。而且，微血管阻塞患者心血管事件发生率更高（45% vs 9%，$P<0.016$），且不依赖于梗死总面积。

（三）危险心肌面积　　危险心肌面积即在缺血事件发生时低灌注区域面积。目前，测定危险心肌面积的临床标准方法是在血管重建术前，直接静脉注射^{99m}Tc 示踪剂至梗死相关动脉后，应用单光子发射断层扫描（SPECT）进行测定。

T$_2$加权 CMR 成像可用于显示软组织增加的水含量，因而可以无创性测定危险心肌面积。一些研究显示，在急性心肌缺血或灌注损伤后心肌组织增加的水含量在 T2 加权像呈现为高信号，与继之进行的延迟增强相比，可用于显示心肌损伤区域（水肿区域）而非梗死区域（图 7-15）。T$_2$加权 CMR 成像已成功用于检测心肌组织水肿，鉴别急性和慢性心肌梗死与可逆性和不可逆性缺血性损伤[34]。T2 信号增强的心肌区域常为透壁性，面积通常大于延迟增强区域面积，二者之间的差值可能提示为可挽救的心肌[35,36]。而且上述区域在急性事件后数天内仍可检测出，因此，不需要在急诊灌注治疗时直接注射示踪剂至冠状动脉内[37]。CMR 成像技术可替代 SPECT 以评价危险心肌[38]。目前 CMR 成像技术评价危险心肌还不能用于临床，在急性缺血事件后应用 CMR 成像技术进行临床决策和危险分层的价值尚不明确。而且，T$_2$* CMR 成像（如用于识别信号强度丢失的 CMR 成像系列类型与血液或组织的铁离子有关）可用于检测急性心肌梗死时室壁内心肌出血[39]。

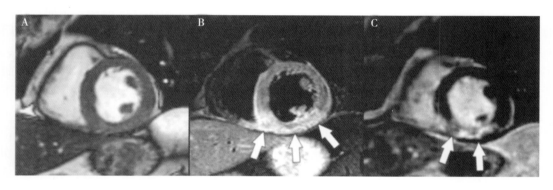

图 7-15　CMR 评价急性冠状动脉综合征患者左心室功能和心肌组织损伤（图 A，B 和 C 均为短轴切面）

A：CMR 电影显示静息时下间隔段/下壁运动减低。上述节段为舒张晚期代偿性室壁增厚。B：T$_2$-加权 CMR 成像。下间隔段/下壁和下侧壁呈现广泛的透壁信号增强区域，提示长期缺血/灌注损伤引起组织损伤水肿。C：延迟增强 CMR 成像（静脉注射含钆对比剂后 >10min）。下间隔段/下壁透壁信号增强，提示为梗死心肌。尤其重要的是，应用延迟增强技术时，T$_2$-加权成像显示的信号增强区域大于心肌组织损伤区域。因此，比较 T$_2$-加权成像与延迟增强 CMR 成像可用于检测"危险心肌面积"（即灌注后心肌水肿区域而非梗死区域）（改良自参考文献 34）

五、CMR 负荷试验在预后评价方面的价值

任何一项无创性负荷试验的重要目的不仅能准确诊断是否患有阻塞性 CAD，而且还应鉴别未来发生心脏事件的高危和低危患者。一项研究入选了单中心的 513 例确诊或怀疑 CAD 患者，随访 2.3 年，采用腺苷负荷 CMR 灌注成像和多巴酚丁胺负荷 CMR 室壁运动成像进行头对头比较[40]。腺苷负荷 CMR 灌注成像或多巴酚丁胺负荷 CMR 室壁运动成像发现的心肌缺血可预测继之发生的心源性死亡或非致死性心肌梗死（HR12.5，CI 3.6～43.0；HR5.42，CI 2.2～13.50；$P < 0.001$）。若负荷 CMR 试验结果正常，则心脏事件发生率低（2 年死亡率为 0.7% vs 16.5%）。继之，一些研究联合应用腺苷和延迟增强 CMR 成像技术，也证实了上述结果（$n = 218$，随访 1 年，无事件生存率99.1%）[41]。与其他负荷成像技术相比，采用负荷灌注成像或室壁运动成像技术的无创性负荷 CMR 试验结果有效期为 2 年，这是由于 2 年后累积心脏事件发生率显著升高（如 2 年累积事件发生率为 0.7%，3 年时增加至 2.3%）[40]。药物负荷试验的"2 年有效期"也见于超声心动图和核素成像，药

物负荷试验的预测能力有限是任何成像技术的共性。

延迟增强 CMR 成像评价室壁运动以检测心肌梗死的敏感性比 SPECT 灌注成像更高。因此，该技术可用于识别既往未发现的心肌梗死，已证实其在临床怀疑冠状动脉疾病但临床没有明显的心肌梗死表现患者的预测价值优于传统的危险预测方法[42]。一项大样本研究（连续入选 1002 例患者，随访 2.6 年）的前期资料显示，腺苷负荷和延迟增强 CMR 成像也具有一定的预测预后价值：灌注缺损患者的心血管死亡率显著升高（11% vs 5.9%），在调整传统的危险因素后，延迟增强 CMR 成像仍具有预测价值[43]。

六、急性冠状动脉综合征的 CMR 成像

目前，CMR 评价急性冠状动脉综合征的价值尚未明确。近几年累积的证据显示，CMR 成像可为胸痛综合征患者提供唯一有价值的信息，有助于在事件发生后对 ACS 的诊断和鉴别诊断以及改善危险分层快速临床决策。

在急诊科，CMR 成像有助于对胸痛综合征患者快速分诊。一项较大样本研究显示，在急诊科，静息 CMR 成像联合局部室壁运动、灌注和延迟增强 CMR 成像，可有效评价急性冠状动脉综合征的可能性（图 7-16）[44]。连续入选了 161 例胸痛持续 30min、ECG 有心肌缺血但无 ST 段抬高型心肌梗死表现的患者，均进行 CMR 成像检查。在 12 小时内进行 CMR 检查，急性冠状动脉综合征的敏感性和特异性分布为 84% 和 85%，而异常 ECG 的敏感性和特异性分布为 80% 和 61%，若采用严格的

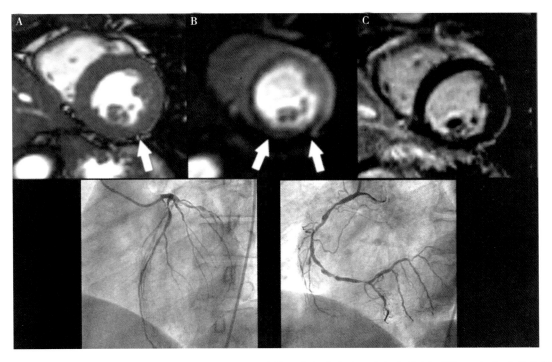

图 7-16 应用延迟增强 CMR 成像技术评价左室功能、静息灌注和心肌组织特征（图 A、B 和 C 均为短轴切面）

该例 35 岁患者在急诊科就诊，反复发作胸痛 4 小时以上，入院时 TnI 水平正常，有重度吸烟史，无其他心血管危险因素。A：CMR 电影成像显示左室下侧壁运动减低。B：静息灌注成像显示前壁、前侧壁、下间隔段、下壁和下侧壁广泛性灌注缺损。C：延迟增强成像显示无心肌组织损伤。即刻冠状动脉造影显示为严重的三支病变，包括前降支近段严重狭窄和回旋支完全闭塞（改良自参考文献 44）

ECG 缺血诊断标准则为 16% 和 95%，TnI 峰值为 40% 和 97%。根据上述结果，研究者认为若在急诊科完成 CMR 成像以评价胸痛，则可准确检测出大部分急性冠状动脉综合征患者，包括心肌酶阴性的不稳定型心绞痛患者，而且其诊断价值大于传统的临床或实验室检查方法。上述 CMR 方案扩展至一个低危和肌钙蛋白阴性的亚组患者，在同一次检查时同时进行腺苷负荷 CMR 成像，可提高检测 >70% 的冠状动脉狭窄的诊断准确性（CMR 预测随访 1 年时 CAD 进展的敏感性和特异性分别为 100% 和 93%）。急诊科行腺苷负荷 CMR 灌注成像结果正常可排除冠心病诊断，且预后良好[45]。急性胸痛且肌钙蛋白升高的患者若冠状动脉造影结果正常，行 CMR 成像可提供其他疾病的诊断信息，最常见的病因为心肌炎和非缺血性心肌病[46]。应用 CMR 成像可发现"心尖部气球样变综合征"（Tako-Tsubo 心肌病）的特征性表现：心尖部至室壁中段收缩模式异常和无延迟增强证实无心肌坏死，继之心肌功能可以恢复。一项单中心研究证实，冠状动脉造影正常但有特征性室壁运动异常的患者行 CMR 可鉴别心尖部心肌梗死和无梗死的心尖部气球样变综合征[47]。

七、CMR 冠状动脉造影

尽管外周磁共振血管造影已广泛开展，但在心脏跳动时，其弯曲表面上小冠状动脉的严重迂曲段应用磁共振冠状动脉成像检查仍有技术性困难。近期所谓的"全心系列"模拟断层扫描血管造影方法已开展，但目前冠状动脉 CMR 仍不能替代有创性冠状动脉造影[48]。然而，冠状动脉 CMR 是检测怀疑先天性冠状动脉解剖异常的首选检查，其能容易准确描绘与主动脉根部和肺血管有关的冠状动脉起源和近段，而年轻患者通常最好不接受有辐射性检查。研究显示，冠状动脉 CMR 检查可用于儿童和年轻患者川崎病的诊断和冠状动脉瘤随访[49]。从技术上看，CMR 成像可了解冠状动脉血管壁的结构和特征。联合应用"黑血预脉冲（black blood pre-pulse）"技术以抑制来自于冠状动脉内血液的腔内信号和脂肪抑制预脉冲技术以消除源于心包周围脂肪组织的信号可仅仅显示冠状动脉血管壁（图 7-17）[50]。而冠状动脉血管壁成像应用于临床尚不成熟，其对心脏病患者的诊断价值和是否可用于评价风险仍不能确定。

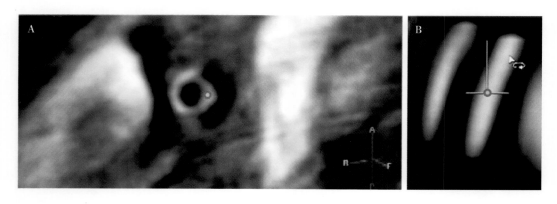

图 7-17 冠状动脉血管壁 CMR 成像

A：右冠状动脉横截面图像。B：右冠状动脉纵轴截面。蓝色标志为图 A 和 B 同一血管的参考点。点状标志区域为右冠状动脉室壁增厚区域（改良自参考文献 50）

八、总结

目前，已明确 CMR 成像可用于评价大多数缺血性事件和心肌梗死，因此在许多心血管疾病的治疗时，CMR 成像技术日益成为重要的临床指导工具。

与电影成像相结合，负荷室壁运动、灌注试验以及延迟增强成像等 CMR 成像模式是无创性全面评价心肌存活和缺血的唯一方法。

CMR 可准确检测急性冠状动脉综合征，也可用于鉴别胸痛综合征患者（如心包心肌炎）。

基于 CMR 可评价心血管疾病患者的预后和该技术的不断改进，预期其在患者的危险分层和治疗中将会发挥更大的作用。

（王长华　范占明）

参 考 文 献

[1] Hendel RC, Patel MR, Kramer CM, et al. ACCF/ACR/SCCT/SCMR/ASNC/NASCI/SCAI/SIR 2006 appropriateness criteria for cardiac computed tomography and cardiac magnetic resonance imaging: a report of the American College of Cardiology Foundation Quality Strategic Directions Committee Appropriateness Criteria Working Group, American College of Radiology, Society of Cardiovascular Computed Tomography, Society for Cardiovascular Magnetic Resonance, American Society of Nuclear Cardiology, North American Society for Cardiac Imaging, Society for Cardiovascular Angiography and Interventions, and Society of Interventional Radiology. J Am Coll Cardiol, 2006, 48:1475-1497.

[2] Pennell DJ, Sechtem UP, Higgins CB, et al. Clinical indications for cardiovascular magnetic resonance (CMR): Consensus Panel report. Eur Heart J, 2004, 25:1940-1965.

[3] Kern MJ, Lerman A, Bech JW, et al. Physiological assessment of coronary artery disease in the cardiac catheterization laboratory: a scientific statement from the American Heart Association Committee on Diagnostic and Interventional Cardiac Catheterization, Council on Clinical Cardiology. Circulation, 2006, 114:1321-1341.

[4] Kern MJ, Samady H. Current concepts of integrated coronary physiology in the catheterization laboratory. J Am Coll Cardiol, 2010, 55:173-185.

[5] Wilson RF. Assessing the severity of coronary-artery stenoses. N Engl J Med, 1996, 334:1735-1737.

[6] Nesto RW, Kowalchuk GJ. The ischemic cascade: temporal sequence of hemodynamic, electrocardiographic and symptomatic expressions of ischemia. Am J Cardiol, 1987, 59:23C-30C.

[7] Leong-Poi H, Rim SJ, Le DE, et al. Perfusion versus function: the ischemic cascade in demand ischemia: implications of single-vessel versus multivessel stenosis. Circulation, 2002, 105:987-992.

[8] Gebker R, Jahnke C, Manka R, et al. Additional value of myocardial perfusion imaging during dobutamine stress magnetic resonance for the assessment of coronary artery disease. Circ Cardiovasc Imaging, 2008, 1:122-130.

[9] Thiele H, Nagel E, Paetsch I, et al. Functional cardiac MR imaging with steady-state free precession (SSFP) significantly improves endocardial border delineation without contrast agents. J Magn Reson Imaging, 2001, 14:362-367.

[10] Hundley WG, Hamilton CA, Thomas MS, et al. Utility of fast cine magnetic resonance imaging and display for the detection of myocardial ischemia in patients not well suited for second harmonic stress echocardiography. Circulation, 1999, 100:1697-1702.

[11] Nagel E, Lehmkuhl HB, Bocksch W, et al. Noninvasive diagnosis of ischemiainduced wall motion abnormalities with the use of high-dose dobutamine stress MRI: comparison with dobutamine stress echocardiography. Circulation, 1999, 99:763-770.

[12] Jerosch-Herold M, Muehling O. Stress perfusion magnetic resonance imaging of the heart. Top Magn Reson Imaging, 2008, 19:33-42.

[13] Panting JR, Gatehouse PD, Yang GZ, et al. Abnormal subendocardial perfusion in cardiac syndrome X detected by cardiovascular magnetic resonance imaging. N Engl J Med, 2002, 346:1948-1953.

[14] Petersen SE, Jerosch-Herold M, Hudsmith LE, et al. Evidence for microvascular dysfunction in hypertrophic cardiomyopathy: new insights from multiparametric magnetic resonance imaging. Circulation, 2007, 115:2418-2425.

[15] Rodrigues de Avila LF, Fernandes JL, Rochitte CE, et al. Perfusion impairment in patients with normal-appearing coronary arteries: identification with contrast-enhanced MR imaging. Radiology, 2006, 238:464-472.

[16] Schwitter J, Wacker CM, van Rossum AC, et al. MR-IMPACT: comparison of perfusion-cardiac magnetic resonance with single-photon emission computed tomography for the detection of coronary artery disease in a multicentre, multivendor, randomized trial. Eur Heart J, 2008, 29:480 – 489.

[17] Plein S, Kozerke S, Suerder D, et al. High spatial resolution myocardial perfusion cardiac magnetic resonance for the detection of coronary artery disease. Eur Heart J, 2008.

[18] Karamitsos TD, Leccisotti L, Arnold JR, et al. Relationship between regional myocardial oxygenation and perfusion in patients with coronary artery disease: insights from cardiovascular magnetic resonance and positron emission tomography. Circ Cardiovasc Imaging, 2010, 3:32 – 40.

[19] McCommis KS, Goldstein TA, Abendschein DR, et al. Quantification of regional myocardial oxygenation by magnetic resonance imaging: validation with positron emission tomography. Circ Cardiovasc Imaging, 2010, 3:41 – 46.

[20] Wahl A, Paetsch I, Gollesch A, et al. Safety and feasibility of highdose dobutamine-atropine stress cardiovascular magnetic resonance for diagnosis of myocardial ischaemia: experience in 1000 consecutive cases. Eur Heart J, 2004, 25:1230 – 1236.

[21] Paetsch I, Jahnke C, Wahl A, et al. Comparison of dobutamine stress magnetic resonance, adenosine stress magnetic resonance, and adenosine stress magnetic resonance perfusion. Circulation, 2004, 110:835 – 842.

[22] Wahl A, Paetsch I, Roethemeyer S, et al. High-dose dobutamine-atropine stress cardiovascular MR imaging after coronary revascularization in patients with wall motion abnormalities at rest. Radiology, 2004, 233:210 – 216.

[23] Nandalur KR, Dwamena BA, Choudhri AF, et al. Diagnostic performance of stress cardiac magnetic resonance imaging in the detection of coronary artery disease: a meta-analysis. J Am Coll Cardiol, 2007, 50:1343 – 1353.

[24] Meijboom WB, Van Mieghem CA, van Pelt N, et al. Comprehensive assessment of coronary artery stenoses: computed tomography coronary angiography versus conventional coronary angiography and correlation with fractional flow reserve in patients with stable angina. J Am Coll Cardiol, 2008, 52:636 – 643.

[25] Gould KL. Does coronary flow trump coronary anatomy? JACC Cardiovasc Imaging, 2009, 2:1009 – 1023.

[26] Watkins S, McGeoch R, Lyne J, et al. Validation of magnetic resonance myocardial perfusion imaging with fractional flow reserve for the detection of significant coronary heart disease. Circulation, 2009, 120:2207 – 2213.

[27] Wagner A, Mahrholdt H, Holly TA, et al. Contrastenhanced MRI and routine single photon emission computed tomography (SPECT) perfusion imaging for detection of subendocardial myocardial infarcts: an imaging study. Lancet, 2003, 361:374 – 379.

[28] Klein C, Nekolla SG, Bengel FM, et al. Assessment of myocardial viability with contrast-enhanced magnetic resonance imaging: comparison with positron emission tomography. Circulation, 2002, 105:162 – 167.

[29] Mahrholdt H, Wagner A, Holly TA, et al. Reproducibility of chronic infarct size measurement by contrast-enhanced magnetic resonance imaging. Circulation, 2002, 106:2322 – 2327.

[30] Kim RJ, Wu E, Rafael A, et al. The use of contrast-enhanced magnetic resonance imaging to identify reversible myocardial dysfunction. N Engl J Med, 2000, 343:1445 – 1453.

[31] Wellnhofer E, Olariu A, Klein C, et al. Magnetic resonance low-dose dobutamine test is superior to SCAR quantification for the prediction of functional recovery. Circulation, 2004, 109:2172 – 2174.

[32] Wu KC, Zerhouni EA, Judd RM, et al. Prognostic significance of microvascular obstruction by magnetic resonance imaging in patients with acute myocardial infarction. Circulation, 1998, 97:765 – 772.

[33] Bodi V, Sanchis J, Nunez J, et al. Prognostic value of a comprehensive cardiac magnetic resonance assessment soon after a first ST-segment elevation myocardial infarction. JACC Cardiovasc Imaging, 2009, 2:835 – 842.

[34] Cury RC, Shash K, Nagurney JT, et al. Cardiac magnetic resonance with T2-weighted imaging improves detection of patients with acute coronary syndrome in the emergency department. Circulation, 2008, 118:837 – 844.

[35] Abdel-Aty H, Cocker M, Meek C, et al. Edema as a very early marker for acute myocardial ischemia: a cardiovascular magnetic resonance study. J Am Coll Cardiol, 2009, 53:1194 – 1201.

[36] Friedrich MG, Abdel-Aty H, Taylor A, et al. The salvaged area at risk in reperfused acute myocardial infarction as visualized by cardiovascular magnetic resonance. J Am Coll Cardiol, 2008, 51:1581 – 1587.

[37] Aletras AH, Tilak GS, Natanzon A, et al. Retrospective determination of the area at risk for reperfused acute myocardial infarction with T2-weighted cardiac magnetic resonance imaging: histopathological and displacement encoding with stimulated echoes (DENSE) functional validations. Circulation, 2006, 113: 1865 – 1870.

[38] Carlsson M, Ubachs JF, Hedstrom E, et al. Myocardium at risk after acute infarction in humans on cardiac magnetic resonance: quantitative assessment during follow-up and validation with single-photon emission computed tomography. JACC Cardiovasc Imaging, 2009, 2: 569 – 576.

[39] O'Regan DP, Ahmed R, Karunanithy N, et al. Reperfusion hemorrhage following acute myocardial infarction: assessment with T2 * mapping and effect on measuring the area at risk. Radiology, 2009, 250: 916 – 922.

[40] Jahnke C, Nagel E, Gebker R, et al. Prognostic value of cardiac magnetic resonance stress tests: adenosine stress perfusion and dobutamine stress wall motion imaging. Circulation, 2007, 115: 1769 – 1776.

[41] Pilz G, Jeske A, Klos M, et al. Prognostic value of normal adenosine-stress cardiac magnetic resonance imaging. Am J Cardiol, 2008, 101: 1408 – 1412.

[42] Kwong RY, Chan AK, Brown KA, et al. Impact of unrecognized myocardial scar detected by cardiac magnetic resonance imaging on event-free survival in patients presenting with signs or symptoms of coronary artery disease. Circulation, 2006, 113: 2733 – 2743.

[43] Bingham S, Hachamovitch R. Abstract 4185: Does Combined Stress, Delayed Enhancement, and Functional Cardiac Magnetic Resonance Imaging Yield Incremental Prognostic Value and Risk Stratification? Circulation, 2008, 118: S838 – b.

[44] Kwong RY, Schussheim AE, Rekhraj S, et al. Detecting acute coronary syndrome in the emergency department with cardiac magnetic resonance imaging. Circulation, 2003, 107: 531 – 537.

[45] Ingkanisorn WP, Kwong RY, Bohme NS, et al. Prognosis of negative adenosine stress magnetic resonance in patients presenting to an emergency department with chest pain. J Am Coll Cardiol, 2006, 47: 1427 – 1432.

[46] Assomull RG, Lyne JC, Keenan N, et al. The role of cardiovascular magnetic resonance in patients presenting with chest pain, raised troponin, and unobstructed coronary arteries. Eur Heart J, 2007, 28: 1242 – 1249.

[47] Eitel I, Behrendt F, Schindler K, et al. Differential diagnosis of suspected apical ballooning syndrome using contrast-enhanced magnetic resonance imaging. Eur Heart J, 2008, 29: 2651 – 2659.

[48] Jahnke C, Paetsch I, Nehrke K, et al. Rapid and complete coronary arterial tree visualization with magnetic resonance imaging: feasibility and diagnostic performance. Eur Heart J, 2005, 26 (21): 2313 – 2319.

[49] Greil G. F, Seeger A, Miller S, et al. Coronary magnetic resonance angiography and vessel wall imaging in children with Kawasaki disease. Pediatr Radiol, 2007, 37: 666 – 673.

[50] Maintz D, Ozgun M, Hoffmeier A, et al. Selective coronary artery plaque visualization and differentiation by contrast-enhanced inversion prepared MRI. Eur Heart J, 2006, 27: 1732 – 1736.

第八章　特殊类型冠状动脉狭窄

第一节　冠状动脉心肌桥

很多有冠状动脉心肌桥（myocardial bridge，MB）的患者平时并不表现出临床症状，因此，将心肌桥称为先天性冠状动脉（冠脉）畸形似乎有些过激，但在某些情况下，心肌桥可能会引起心肌缺血，并导致急性冠脉综合征的发生。目前为止，心肌桥主要依靠有创的冠状动脉造影进行诊断，但随着非侵入性冠脉影像技术的出现，不仅使诊断心肌桥的患者数量增多，而且能够更细致的显示冠脉被心肌覆盖节段的程度和特点。因此，为了更好的从目前诊断技术中受益，有必要对近二十年来在心肌桥生理机制上取得的研究进展进行更全面的回顾，并探讨心肌桥引起固定冠脉粥样硬化狭窄其生理机制研究上的诸多分歧，以便更好的用于制定诊断和治疗方法。有症状的心肌桥患者其长期预后还要进一步的研究证实，因此，需要充分的认识心肌桥与血流动力学之间的关系，以达到正确诊断的目的，并避免不必要的临床干预措施。

自 1737 年冠脉心肌桥第一次由 Reyman 等人[1-5]描述以来，解剖学家、生理学家和心脏病学家就一直对其保持着兴趣。在选择性冠脉造影出现后不久，1960 年 Portmann 和 Iwig 等[6]描述了冠脉造影时心肌桥可造成冠脉血管外压迫，即冠脉"挤奶"现象。这项技术使得心肌桥的研究可以将心肌桥在心脏内部的状况与临床症状相结合。然而直至半个世纪后，有关心肌桥生理机制与临床症状之间联系的争论仍一直在延续，许多学者报告心肌桥可以导致出现一系列相关的临床综合征，但也有学者坚持认为心肌桥是良性的并与患者预后无关。尽管凭借冠脉内成像技术和新的生理学研究技术，心肌桥生理机制的研究取得明显进步，但其发病机制仍尚未明确。故本章将从心肌桥的解剖、诊断、临床相关性和治疗的角度进行讨论。

一、心肌桥的解剖

冠脉通常行走于心外膜下的结缔组织中，如果有部分冠脉血管走行于心肌内，覆盖其上的一束心肌纤维即称为心肌桥[2-4]。在哺乳动物的心脏中，大鼠、豚鼠、仓鼠的冠脉主要走行在心肌内，人类、羊、狗、猫其冠脉主要走行在心外膜和少数心肌内，马、牛、猪的冠脉则完全走行于心外膜[2]。从这个角度看，心肌桥应被视为冠脉解剖结构在正常范围内的变异。在人类心脏中，心肌桥最常见于左前降支。心肌纤维从肺动脉漏斗部延伸，垂直穿过左前降支形成左前降支心肌桥（图 8-1）。而少数左回旋支或右冠状动脉的心肌桥则是由心房肌纤维延伸形成[7]。不同心肌桥的长度和冠脉被心肌覆盖的深度往往差别显著，因此，这也是影响血流动力学的关键因素之一[8-11]。Ferreira 等人[11]通过对 50 例心肌桥患者进行尸检后，将心肌桥分为浅表型和深部型两种类型。该研究发现心肌桥患者中有 10 例为深部型，其冠脉血管外膜与周围心肌组织没有直接接触，而是深插在脂肪、神经和疏松结缔组织之间。因此，这种类型的心肌桥可导致心肌内的冠脉段被严重扭曲，容易引起心肌缺血。Morales 等人[12]的解剖学研究也支持了这一观点，并从大体和微观上显示了血管持续损伤的依据。而多排冠状动脉计算机体层扫描（CT）的出现，使得区分浅表型和深部型心肌桥更加简便。

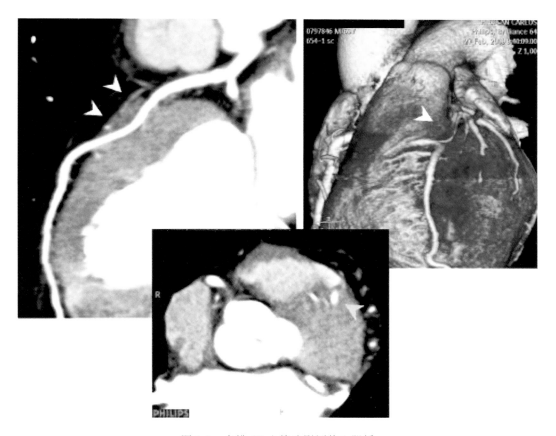

图 8-1　多排 CT 血管造影评价心肌桥

多排 CT 血管造影显示患者左前降支一个孤立的心肌桥。多维曲面重建显示心肌内部分血管（白色箭头）和可量化的埋植深度。心肌内动脉位置也可由轴向重建显示（黄色箭头）。图右的 CT 容积重现显示肺动脉漏斗部心肌肌纤维与左前降支垂直交叉并返回（改良自参考文献 7）

二、心肌桥的生理学机制

心肌桥的生理学机制与动脉固定狭窄的机制有本质的不同，但却一直备受争议。在过去的二十年中，尽管侵入性诊断技术使得研究者能更加深入的理解心肌桥的生理学机制，但绝大多数生理学者仍然对心肌桥机制所知甚少[13-22]。反对心肌桥能导致心肌缺血发生的研究者认为，虽然心肌桥在心脏收缩期对冠脉造成血管外压迫，但并不会影响冠脉舒张期的血流，而舒张期的供血占左心室供应量的85%。但这种观点目前已受到挑战，有研究者对心肌桥患者的冠脉造影进行逐帧分析发现，心肌桥对冠脉产生血管外压迫可以持续至舒张期[14]。其他的一些研究者同时使用血管内超声和压力导丝技术证实，心肌桥可导致冠脉血管腔面积在心脏舒张早期甚至中期都受到缩窄，从而影响到舒张期的冠脉血流[18,19,21]（图 8-2）。这种压迫效应随着心脏搏动频率加快导致心脏舒张期缩短而显著增加。Pichard 等人[13]还观察到左前降支心肌桥的患者，当起搏诱发心动过速时，心大静脉的血流显著减少。血管内超声显示在心肌桥的近端，冠脉受到心肌桥的血管外压迫，可导致冠脉血流逆向回流[15]（图 8-3）。血管内超声所记录到的特征性冠脉舒张早期血流突然加速，是由心动周期中心肌桥导致冠脉血管腔直径急剧缩小造成的[18,19]。因此，心肌桥覆盖的冠脉节段不得不承受周期性的高剪切力（图8-4）。Escaned 等[21]也证实冠脉的心肌桥节段存在有舒张早期和中期压力梯度。其他研究者也证实冠脉心肌桥段瞬时压力梯度波形的形态与血管内超声记录的血流流速相符合[18,19]（图8-3），并且在收缩期心肌桥近段和远段的冠脉内压力均高于主动脉压。而在冠脉的心肌桥段内，其血管内压力和心肌内压力接近，也明显高于主动脉压（图8-2）。在心肌桥远端，血流的挤奶效应超过收缩期微循环的血流阻力，使得冠脉内压力早期急剧增加而高过主动脉压力，导致出现心肌桥冠脉段负向的收缩期压力梯度。此外，心肌桥的血管外压迫效应强度（和持续时间）与心脏收缩力之间的关系也值得注意，当心脏呈现最大收缩时，通常伴有心动过速和舒张期缩短，心肌桥对血流动力学的影响也得到充分体现[21-23]（图8-5、图8-6）。总之，心肌桥的血管外压迫效应可引起冠脉管腔面积的周期性下降，导致心动周期中冠脉承受的剪切力、血流方向和冠脉内压力发生急剧变化，这些变化在体育锻炼、心脏正性肌力增加和心动过速时尤为明显。而且心肌桥的血流动力学影响可以持续到心脏舒张早期和中期，导致发生心肌缺血。

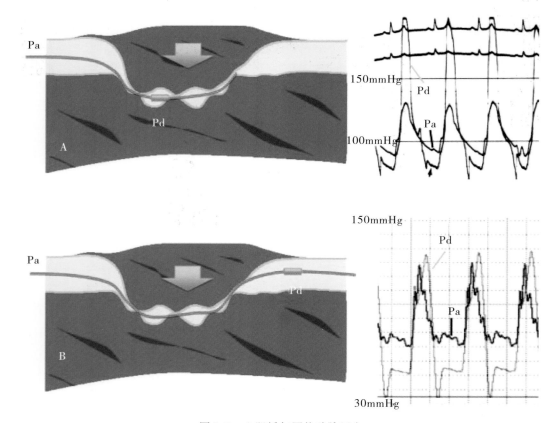

图 8-2　心肌桥与冠状动脉压力

A：当压力传感器位于心肌桥血管内，记录的压力（Pd）几乎与心肌内压力相同，远高于主动脉压（Pa）；B：当压力传感器位于心肌桥血管远端，由于挤奶效应，Pd 的压力仍然高于 Pa，并可见到明显的舒张期压力梯度（改良自参考文献 19）

三、心肌桥与动脉粥样硬化

心肌桥对所覆盖的冠脉节段似乎有抗动脉粥样硬化的保护作用[2-5]，该节段的冠脉内膜厚度比邻近节段更薄，并在血管壁中存在平滑肌细胞表型的转变，导致在动脉粥样硬化中起关键作用的合成型平滑肌细胞生成减少[24,25]。尸检研究也证明冠脉心肌桥段其 eNOS、ET-1 和 ACE 的表达均明显

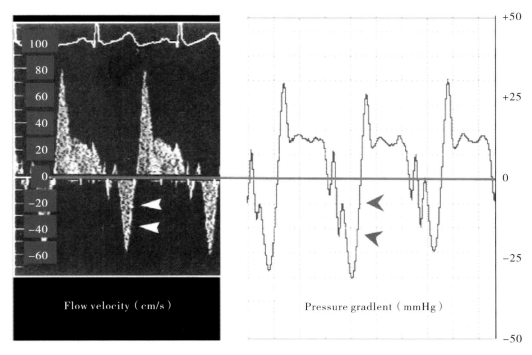

图 8-3　心肌桥血流动力学的影响

　　A：推注硝酸甘油后心肌桥近段血管压力导丝显示，收缩期逆向血流（白色箭头），并可见到典型的舒张期"指尖"现象；B：压力导丝的压力传感器定位于心肌桥远端，在多巴酚丁胺负荷下，多普勒流速显示瞬时压力梯度波形呈现相同的"指尖"形态，表明收缩时负压力梯度产生了挤奶现象（蓝色箭头），说明心肌桥导致微循环的血液产生了收缩期逆行血液流动（改良自参考文献 20）

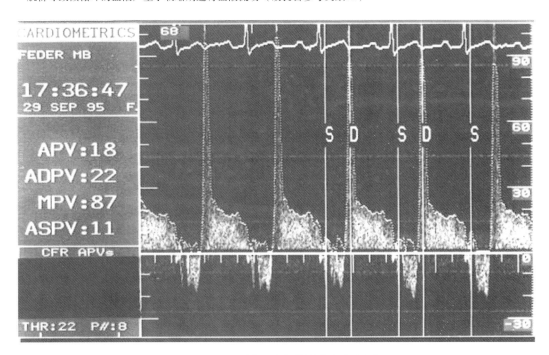

图 8-4　心肌桥冠脉多普勒流速分布图

　　左前降支心肌桥的记录显示，突然的舒张期血流速度加速后是舒张中期平稳及收缩期逆行血液流动。APV：平均峰值流速；ADPV：平均舒张期峰值血流速度；MPV：最大峰值血流速度；ASPV：平均收缩峰值血流速度；S：收缩；D：舒张。所有值的单位均为 cm/s（改良自参考文献 20）

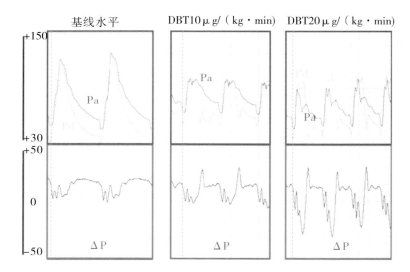

图 8-5   基线水平和多巴酚丁胺（DBT）负荷情况下冠状动脉充血压力测量

瞬时压力梯度图显示主动脉压力（Pa）和心肌桥远端冠状动脉内压力（Pd）（蓝色框），以及二者的压力差（ΔP，红色框）。这些描记记录在基线和在 2 个不同剂量多巴酚丁胺负荷期间。每个记录的时间都有腺苷诱导的冠脉最大充血。发生在多巴酚丁胺负荷期间 Pd 超过 Pa，有助于显示压力梯度舒张早期阳性及收缩期负性特征。基线水平的平均血流储备分数（FFR）为 0.90，舒张压分数（diastolic FFR）为 0.87；多巴酚丁胺负荷下平均 FFR 为 0.80，舒张压分数（diastolic FFR）为 0.72（改良自参考文献 21）

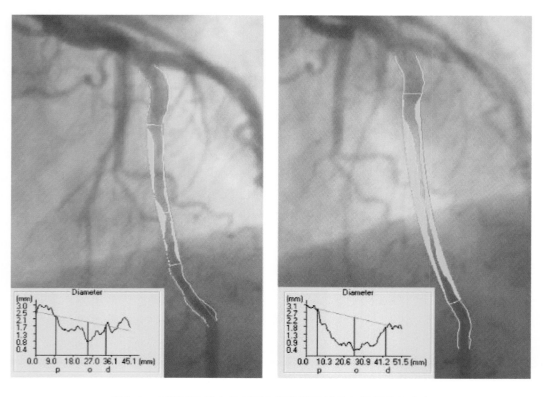

图 8-6   心脏正性肌力状态下血管造影显示的心肌桥形态改变

该图显示多巴酚丁胺负荷下，血管造影的左前降支心肌桥造成的血管压缩长度及直径变化。收缩压使得最小管腔直径从 0.75mm 减少到 0.35mm，压缩段长度从 23.65mm 增加到 36.91mm（改良自参考文献 21）

下降[26,27]。而最近的非侵入性多排冠脉 CT 也证实冠脉心肌桥段较少出现动脉粥样硬化[28]。这种抗动脉粥样硬化的保护作用可能与心肌桥导致冠脉剪切力增加、管腔面积减少有关（图 8-4）。另一方面，乙酰胆碱试验已证明冠脉心肌桥段血管内皮功能障碍，这可以解释心肌桥能引起冠脉痉挛或急性冠脉综合征[29]。但矛盾的是，心肌桥冠脉节段的血管内皮功能障碍并没有出现动脉粥样硬化斑块的发展。近期有研究通过更为详细的尸检表明，心肌桥的某些解剖特征（厚度、长度和位置）可导致左前降支到心肌桥近段的动脉粥样硬化发生率增加，使患者容易发生心肌梗死[30]，这可能与心肌桥造成近段冠状动脉血流振荡和回流有关（图 8-3）。

四、心肌桥与心脏疾病的相关性

目前心肌桥与心脏疾病的关系认识并不一致。一方面，多个文献认为心肌桥与心绞痛、心肌梗死、猝死及其他心脏疾病有关[31-50]。在这些文献中，患者通常表现为缺乏心血管疾病的危险因素，年龄低，女性，发病与体育运动、体力锻炼有关，而心肌桥是所发现的仅有的冠脉异常。另一方面，队列研究显示经冠脉造影发现心肌桥的患者，不论是否有临床症状或合并其他心脏疾病，都有良好的预后[51-54]。

根据现有的生理学研究证据，毫无疑问，某些心肌桥可以引起心肌缺血。然而心肌桥作为先天性冠脉畸形，在人类出生时就存在，那为什么直到成年才会表现出临床症状？可能的解释是，由于后天心脏结构的改变，或引起左室壁张力增加的因素，可以导致出现迟发性与心肌桥相关的血流动力学改变。例如，Yano 等人[55]证实了心肌桥在下壁心肌梗死患者有促进心源性休克发生的作用。当发生下壁心梗时，往往左心室前壁会代偿性的增加收缩，而心肌桥的血管外压迫作用导致产生前壁心肌缺血，从而促进心源性休克的发生。心肌桥相关的血流动力学改变在肥厚性心肌病（HOCM）或主动脉瓣狭窄也较为常见，因此，很难区分是心肌桥还是基础疾病引起的心肌缺血。

对于肥厚性心肌病的患者，心肌桥可能对其预后有重要的意义[56-60]。心肌肥厚可导致发生左室流出道梗阻和心肌内血管的血管外压缩，包括冠脉的间隔支和心肌桥部分。有些作者研究了心肌桥在心肌缺血和心源性猝死方面的作用。Yetman 等人[57]报道了 36 例肥厚性心肌病儿童 5 年的随访结果，发现造影未提示心肌桥的儿童其生存率较高，较少发生心源性猝死，因此，心肌桥对于这类人群可能是影响预后的主要因素。但这个结论遭到一项入选了 57 名肥厚性心肌病儿童研究的质疑[58]。多元统计分析表明，对于肥厚性心肌病患者，心肌桥并不是长期预后的独立预测因素，而左室壁厚度和间隔支压缩程度则与心肌缺血相关。Sorajja 等人[59]随访 425 例肥厚性心肌病的患者，其中 64 例有心肌桥的患者与没有心肌桥患者比较显示，其长期预后没有差异。其他研究也证实肥厚性心肌病中心肌桥与心源性猝死没有相关性[60]。总之，有很多临床证据支持心肌桥可引起心肌缺血这个概念，但这些研究都存在有观察偏倚。实际上只有少数心肌桥可引起心肌缺血，并多与特殊解剖结构变异、合并疾病因素以及获得性心脏结构的变化（如心肌肥厚）有关。因此，还需要进行大样本、无偏倚的研究，以便充分了解心肌桥与血流动力学的关系，并对有症状的患者进行恰当的诊断和避免不必要的干预。

五、冠状动脉造影评价心肌桥

Portmann 和 Iwig 等人[6]第一次描述心肌桥的冠脉造影表现：因为血管外压迫造成冠脉管腔直径的周期性缩窄变化，被称之为"冠脉挤奶现象"，是心肌桥冠脉造影的主要特点[61]。此外，"挤奶现象"在左前降支的心肌桥段可以表现为上下跳动的形态学特点，也被称为"U"字征，在冠脉造影侧位投射角度更明显[2-5]。此外，冠脉造影时在冠脉内给予硝酸甘油后，心肌桥对血管的压迫作用明显增强。这可能是由于硝酸甘油增加了受压段冠脉壁的顺应性，也有可能是邻近的未受压的冠脉其顺应性更易受硝酸甘油影响[63]。

要注意的是，冠脉造影可能会低估心肌桥的发病率，因为病理解剖发现的心肌桥（40%~80%）明显高于冠脉造影发现的心肌桥（0.5%~2.5%）[64-66]。心肌桥的冠脉造影表现取决于很多因素，主要包括：①心肌桥的厚度和长度；②冠状动脉和心肌纤维相互的走行方向；③冠脉心肌桥段周围有松散的结缔组织或脂肪组织的存在；④存在主动脉流出道梗阻；⑤冠脉血管壁的内在张力；⑥近端冠脉固定狭窄的存在（这会导致远端冠脉内压力下降）；⑦心肌收缩力的状态。当评价冠脉血管外压迫的严重程度时，后者经常被忽视。静息时和多巴酚丁胺负荷下，冠脉造影所显示的心肌桥长度和严重程度常会发生变化[21]（图 8-6）。这种现象在其他研究者中也有阐述[67]。

如前所述，冠脉的压缩段长度可以为研究心肌桥解剖特点和发生心肌缺血提供线索[11]。此外，和冠脉固定狭窄程度一样，冠脉造影显示的心肌桥严重程度与其功能没有相关性[21]。

六、非侵入性影像学检查评价心肌桥：多排计算机血管造影和磁共振成像

多排计算机血管造影（MCA）是一种同时显影冠状动脉和心肌的影像技术，可用于识别冠脉的心肌桥[68-76]（图 8-1）。这项技术还可以区分浅表型和深部型心肌桥，但不能量化提供冠脉收缩期受到血管外压迫的程度。因此，多排计算机血管造影与冠脉造影相比，或许更适用于识别心肌桥真正

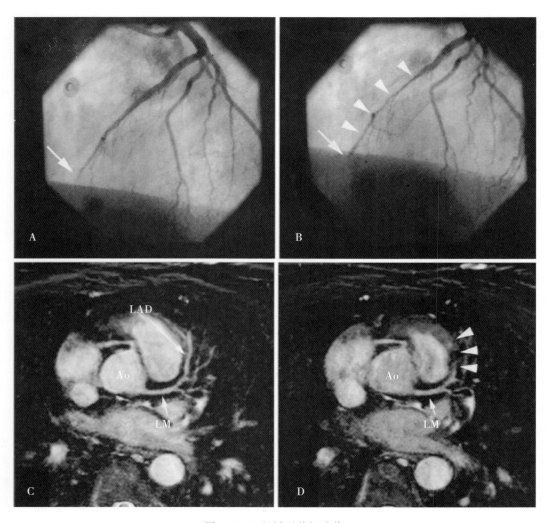

图 8-7 心肌桥磁共振成像

（此图为一名 52 岁男子发生急性前壁心肌梗死时心肌桥的磁共振成像）冠状动脉造影显示左前降支心肌桥中间段冠脉血管闭塞（A 和 B，白色箭头）。磁共振血管造影显示舒张期左前降支近段和中间段（C），在收缩期消失（D，白色箭头）。AO：主动脉；LAD：左前降支；LM：左主干（改良自参考文献 77）

的长度，但这需要改变心肌的收缩力，以便充分显示冠脉受到血管外压迫的程度。而磁共振成像也可用于识别心肌桥及其影像学特征[77-79]（图8-7）。

七、血管内超声（IVUS）评价心肌桥

如前所述，血管内超声能够显示在心动周期收缩早期甚至收缩中期，心肌桥导致冠脉管腔闭塞的情况，目前已被广泛用于心肌桥的研究[80-84]。血管内超声检查心肌桥时，靠近心肌桥覆盖血管段的冠脉血管常呈"半月形"低回声（图8-8）。冠脉管腔在心肌桥的压迫下已经失去其圆形形状，因此，血管内超声比冠脉造影更能充分的评价冠脉管腔直径。血管内超声检查冠脉血管内径显示，该血管在冠脉心肌桥节段的血管腔面积小于心肌桥近端和远端的冠脉血管腔面积。与冠脉造影相比，血管内超声检测心肌桥更为敏感。Tsujita等人[84]建议在左前降支的支架置入部位，可以用血管内超声来识别冠脉造影无法显示的心肌桥。该研究证实，在心肌桥部位随意置入支架会导致术后晚期不良事件的发生率增高。

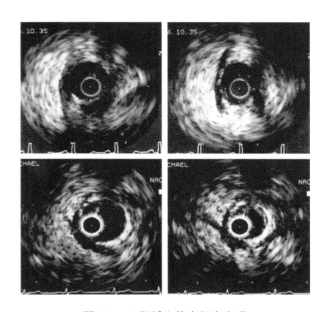

图8-8　心肌桥血管内超声表现

心肌桥在舒张期（左）和收缩期（右）血管内超声成像。在整个心动周期，心肌桥周围是无回声区，像"半月形"一样。两个超声点状标记之间的距离为1mm（改良自参考文献20）

八、冠脉压力导丝和血流储备分数评价心肌桥

某些研究者报告了使用血流储备分数（FFR）评价心肌桥的情况，但心肌桥的生理学机制与冠脉固定狭窄有本质的不同[85-89]。使用血流储备分数的目的在于检测心肌桥引起的冠脉舒张功能的损害。如前所述，心肌桥的"挤奶效应"超过收缩期微循环的血流阻力，使得冠脉内压力早期急剧增加并高过主动脉压力，导致冠脉心肌桥段出现负向的收缩期压力梯度。习惯上的血流储备分数计算是以时间平均压为基础，因此，负的收缩期压力梯度始终会影响舒张期压力的检测，而使用舒张期血流储备分数可避免这个问题，Abe等人[89]首先有效的验证了血流储备分数的检测方式。在左前降支，限定在舒张期血流储备分数的测量，不仅可以避免收缩期负冠脉压力梯度对整体压力测量的影

响，而且还可以识别和量化计算心肌桥对舒张期冠脉血流量的影响。舒张期血流储备分数的最佳临界值是 0.76。

心肌桥对血流动力学的影响主要依赖于心肌的收缩状态及舒张期心肌桥长度，因此，心肌桥的血流动力学效应只能在充分的压力负荷下得到表达。基于这一原理，使用血流储备分数评价心肌桥对冠脉血流的影响，应在多巴酚丁胺负荷条件下进行。多巴酚丁胺负荷试验除了正性肌力效应外，能够在不改变心外膜血管及冠脉狭窄直径的情况下增加冠脉血流量，有助于冠脉达到最大程度的充血[90,91]（图 8-9），说明在心肌桥研究中联用舒张期血流储备分数和多巴酚丁胺负荷的重要性。在基线情况下，只有 1 例患者通过舒张期血流储备分数发现心肌桥的血流动力学改变。而在多巴酚丁胺负荷下，有 5 例患者可以使用舒张期血流储备分数检测，只有 1 例需要使用传统的血流储备分数测量，两种血流储备分数检测结果之间存在差异，主要与传统的血流储备分数测量方式中收缩期压力梯度计算及多巴酚丁胺负荷有关[21]。

因此，当使用传统的血流储备分数方法时，如果得到阴性结果（即 FFR > 0.75），甚至在使用多巴酚丁胺负荷后，也不能完全排除假阴性的可能，对结果需要慎重评价。

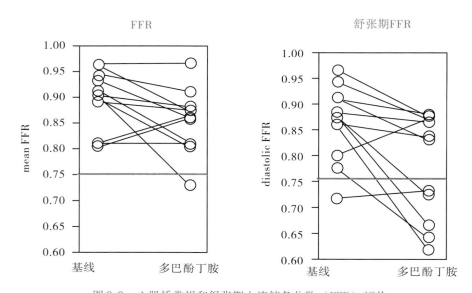

图 8-9　心肌桥常规和舒张期血流储备分数（FFR）评价

在基线和多巴酚丁胺负荷下，血流储备分数（FFR）可以使用常规平均值或舒张期 FFR
值表示。结合多巴酚丁胺负荷和舒张期 FFR 可以识别最大数量的患者，并从中获得最佳临界值以检测其相应的血流动力情况（改良自参考文献 90）

九、冠状动脉内多普勒技术评价心肌桥

冠状动脉内多普勒检测技术可用于测量心肌桥的冠脉血流速度储备[16-20,23,80]，其检测结果可随不同药物治疗而变化，如使用 β 受体阻滞剂[92]。与冠脉固定狭窄不同，心肌桥部位的血流速度波形呈现特殊尖峰，即"指尖"（fingertip）样形态[93]（图 8-3、图 8-4）。这种波形是在舒张早 - 中期，因血管外压迫导致冠脉管腔内径缩窄，从而产生较高的血流流速而形成。由于心肌桥压迫冠脉，使得心肌桥近端冠脉出现收缩期血流回流，导致血流速度增加（图 8-3）。冠脉血流速度储备下降正是心肌桥影响血流动力学的结果，但要注意的是，静息状态下的测量可能无法真实反映心肌桥血管外压迫对血流动力学的影响。

十、多巴酚丁胺负荷超声心动图评价心肌桥

多巴酚丁胺负荷超声心动图（DSE）作为诊断工具可以很好的评价心肌桥引起的心肌缺血。然而，多巴酚丁胺负荷超声心动图评价心肌桥的研究很有限，目前只有 2 篇文献报道。Van Laake 等[94]入选 11 例有症状的心肌桥患者，只有 1 例患者（9%）出现心肌桥冠脉供血区域心肌运动功能减退。而 Ho 等人[95]则研究了 26 例在运动负荷试验中发生心肌缺血的患者，其中 10 例左前降支有心肌桥，16 例有 X 综合征（冠脉造影显示冠脉正常）。5 例心肌桥患者（50%）经多巴酚丁胺负荷超声心动图显示心肌运动不协调，而 X 综合征仅有 1 例（6%）。因此，还需要进一步的研究以明确这种技术的诊断效率。

十一、心肌核素显像评价心肌桥

部分心肌桥患者可以出现心绞痛、心肌梗死等临床表现，通过心肌核素显像，可以了解心肌缺血、心肌梗死或心功能变化，对于判断冠状动脉心肌桥患者的病情严重程度、治疗决策及预后有重要意义。

有研究发现部分冠状动脉心肌桥患者行心肌核素显像可见到灌注缺损。例如，1 例 40 岁男性患者，有典型心绞痛，冠状动脉造影显示左前降支远端至第一间隔支收缩期有 60% 狭窄。运动时心肌核素显像显示室间隔灌注严重减少，左室前壁灌注中度减少，而静息时再分布显像发现灌注缺损明显恢复，表明心肌桥可引起可逆性的心肌缺血。

十二、心肌桥的治疗

对于有症状的、血流动力学发生严重改变的心肌桥患者需要采取治疗。因为 β 受体阻滞剂的有效性和安全性使其成为心肌桥治疗的首选。研究证实，β 受体阻滞剂可以恢复心肌桥所导致的血流动力学异常变化，并能长期有效的控制心绞痛症状[17,21,92]（图 8-10）。

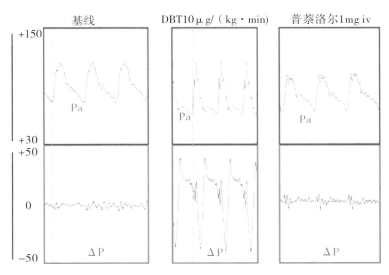

图 8-10 β 受体阻滞剂使心肌桥血流动力学正常化

有症状左前降支心肌桥患者，多巴酚丁胺负荷导致血流动力学紊乱，在服用 β 受体阻滞剂后得到改善。可见到主动脉压力（Pa）和远端心肌桥（Pd）（蓝色框），以及从二者压力差（ΔP，红色框）所致瞬时压力梯度。这些记录在基线、多巴酚丁胺负荷（DBT）和静脉内注射 1mg 普萘洛尔情况下获得（改良自参考文献 92）

　　心肌桥的外科治疗方法是冠脉上心肌切开术，尽管理论上可行，但这项技术比较复杂，需要术者有高超的外科专业技术，而且并不能完全避免手术风险[96-99]。

　　广泛使用的冠状动脉内支架置入术可以使心肌桥的治疗更加积极，尽管其长期效果仍不清楚[100-108]。根据冠脉造影选择支架，可能会导致冠脉心肌桥段覆盖不完全，因此，很危险。多排冠脉计算机血管造影或多巴酚丁胺负荷冠脉造影，能有助于确定心肌桥真正的范围。此外，冠脉的心肌桥段通常没有冠脉粥样硬化，致置入的支架较有冠脉粥样病变的更为脆弱，有报道血管和心脏破裂是心肌桥介入治疗的并发症。

（崔　松　王　平　李建美）

参 考 文 献

[1] Reyman HC. Dissertatio de va sis cordis propriis. Bibioth Anat, 1737, 2：336.

[2] Angelini P, Trivellato M, Donis J, et al. Myocardial Bridges：a review. Prog Cardiovascular Dis, 1983, 26：75 – 88.

[3] Bourassa MG, Butnaru A, Lesperance J, et al. Symptomatic myocardial bridges：overview of ischemic mechanisms and current diagnostic and treatment strategies. J Am Coll Cardiol, 2003, 41：351 – 359.

[4] Möhlenkamp S, Hort W, Ge J, et al. Update on myocardial bridging. Circulation, 2002, 106：2616 – 2622.

[5] Alegria JR, Hermann J, Holmes DR, et al. Myocardial bridging. Eur Heart J, 2005, 26：1159 – 1168.

[6] Porstmann W, Iwig J. Die intramurale Koronarie im Angiogramm. Fortschr Röntgenstr, 1960, 92：129 – 132.

[7] Garg S, Brodison A, Chauhan A. Occlusive systolic bridging of circumflex artery. Cathet Cardiovasc Diagn, 2000, 51：477 – 478.

[8] Polacek P. Relation of myocardial bridge and loops on the coronary arteries to coronary occlusions. Am Heart J, 1961, 61：44 – 52.

[9] Hansen BF. Myocardial covering on epicardial coronary arteries. Prevalence localization and significance. Scand J Thorac Cardiovasc Surg, 1982, 16：151 – 155.

[10] Ishii T, Hosoda Y, Osaka T, et al. The significance of myocardial bridge upon atherosclerosis in the left anterior descending coronary artery. J Pathol, 1986, 148：279 – 291.

[11] Ferreira AG, Trotter SE, Décourt LV, et al. Myocardial bridges：morphological and functional aspects. Br Heart J, 1991, 66：364 – 367.

[12] Morales AR, Romanelli R, Boucek RJ. The mural left anterior descending coronary artery strenuous exercise and sudden death. Circulation, 1980, 62：230 – 237.

[13] Pichard AD, Casanegra P, Marchant E, et al. Abnormal regional myocardial flow in myocardial bridging of the left anterior descending coronary artery. Am J Cardiol, 1981, 47：978 – 982.

[14] Bourassa MG, Bernard P, Brevers G, et al. Systolic and early diastolic inflow obstruction in patients with muscular bridging of the left anterior descending artery. In：AVG, Bruschke G, van Herpen and FEEVermeulen Editors Coronary Artery Disease Today Excerpta Medica Princeton NJ, 1981, pp：380 – 394.

[15] Ge J, Erbel R, Görge G, et al. High wall shear stress proximal to myocardial bridging and atherosclerosis：intracoronary ultrasound and pressure measurements. Br Heart J, 1995, 73：462 – 465.

[16] Kneale BJ, Stewart AJ, Coltart DJ. A case of myocardial bridging：evaluation using intracoronary ultrasound Doppler flow measurement and quantitative coronary angiography. Heart, 1996, 76：374 – 376.

[17] Schwartz ER, Klues HG, von Dhal J, et al. Functional angiographic and intracoronary Doppler flow characteristics in symptomatic patients with myocardial bridging：effect of shortterm intravenous beta-blocker medication. J Am Coll Cardiol, 1996, 27：1637 – 1645.

[18] Schwartz ER, Klues HG, von Dhal J, et al. Functional characteristics of myocardial bridging. A combined angiographic and intracoronary Doppler flow study. Eur Heart J, 1997, 18：434 – 442.

[19] Klues HG, Schwartz ER, von Dahl J, et al. Disturbed intracoronary hemodynamics in myocardial bridging. Early

normalization by intracoronary stent placement. Circulation, 1997, 96：2905 – 2913.

［20］ Ge J, Jeremias A, Rupp A, et al. New signs characteristic of myocardial bridging demonstrated by intracoronary ultrasound and Doppler. Eur Heart J, 1999, 20：1707 – 1716.

［21］ Escaned J, Cortés J, Flores A, et al. Importance of diastolic fractional flow reserve and dobutamine challenge in physiologic assessment of myocardial bridging. J Am Coll Cardiol, 2003, 42：226 – 233.

［22］ Hazenberg AJ, Jessurun GA, Tio RA. Mechanisms involved in symptomatic myocardial bridging：Value of sequential testing for endothelial function flow reserve measurements and dobutamine stress angiography. Neth Heart J, 2008, 16：10 – 15.

［23］ Tio RA, Van Gelder IC, Boonstra PW, et al. Myocardial bridging in a survivor of sudden cardiac near-death：role of intracoronary Doppler flow measurements and angiography during dobutamine stress in the clinical evaluation. Heart, 1997, 77：280 – 282.

［24］ Risse M, Weiler G. Coronary muscle bridge and its relations to local coronary sclerosis regional myocardial ischemia and coronary spasm：a morphometric study ［German］. Z Kardiol, 1985, 74：700 – 705.

［25］ Ishii T, Asuwa N, Masuda S, et al. Atherosclerosis suppression in the left anterior descending coronary artery by the presence of a myocardial bridge：an ultrastructural study. Mod Pathol, 1991, 4：424 – 431.

［26］ Masuda T, Ishikawa Y, Akasaka Y, et al. The effect of myocardial bridging of the coronary artery on vasoactive agents and atherosclerosis localization. J Pathol, 2001, 193：408 – 414.

［27］ Shiode N, Kato M, Teragawa H, et al. Vasomotility and nitric oxide bioactivity of the bridging segments of the left anterior descending coronary artery. Am J Cardiol, 1998, 81：341 – 343.

［28］ Konen E, Goitein O, Sternik L, et al. The prevalence and anatomical patterns of intramuscular coronary arteries. J Am Coll Cardiol, 2007, 49：587 – 593.

［29］ Kuhn FE, Reagan K, Mohler ER, et al. Evidence for endothelial dysfunction and enhanced vasoconstriction in myocardial bridges. Am Heart J, 1991, 122：1764 – 1766.

［30］ Ishikawa Y, Akasaka Y, Suzuki K, et al. Anatomic properties of myocardial bridge predisposing to myocardial infarction. Circulation, 2009, 120：376 – 383.

［31］ Brussel BL, Tellingen C, Ernst MP, et al. Myocardial bridging：a cause of myocardial infarction? Int J Cardiol, 1984, 6：78 – 82.

［32］ Feldman AM, Baughman KL. Myocardial infarction associated with a myocardial bridge. Am Hear J, 1986, 111：784 – 787.

［33］ Mazzu A, Di Tano G, Cogode R, et al. Myocardial bridging involving more than one site of the left anterior descending coronary artery. an uncommon cause of acute ischemic syndrome. Cathet Cardiovasc Diagn, 1995, 34：329 – 332.

［34］ Cottin Y, Laurent G, Gabrielle F, et al. Acute myocardial infarction related to myocardial bridging. Eur Heart J, 1995, 16：2002 – 2003.

［35］ Tauth J, Sullebarger JT. Myocardial infarction associated with myocardial bridging：case history and review of the literature. Cath cardiovasc Diagn, 1997, 40：364 – 367.

［36］ Bashour T, Espinosa E, Blumenthal R, et al. Myocardial infarction caused by coronary artery myocardial bridge. Am Heart J, 1997, 133：473 – 477.

［37］ Jamshidi P, Studer M, Erne P. Myocardial infarction after an ice hockey match：coincidence of myocardial bridging and coronary spasm. Int J Cardiol, 2006, 113：e70 – 72.

［38］ Guo H, Chi J, Yang B. Acute myocardial infarction associated with myocardial bridging：a case report. Acta Cardiol, 2007, 62：537 – 539.

［39］ Cay S, Biyikoglu F, Kormaz S. Myocardial bridging as a cause of acute anterior myocardial infarction. Acta Cardiol, 2006, 61：111 – 113.

［40］ Vales L, Kanei Y, Fox J. Coronary artery occlusion and myocardial infarction caused by vasospasm within a myocardial bridge. J Invasive Cardiol, 2010, 22：E67 – E69.

［41］ Cheng TO. Myocardial bridging in a young patient with sudden death. Clin Cardiol, 1997, 20：743.

[42] Desseigne P, Tabib A, Loire R. Myocardial bridging of the left anterior descending coronary artery and sudden death. Apropos of 19 cases with autopsy. Arch Mal Coeur Vaiss, 1992, 84 : 511 − 516.

[43] Bestetti Rb, Costa RS, kasava DK, et al. Can isolated myocardial bridging of the left anterior descending coronary artery be associated with sudden death during exercise. Acta Cardiol, 1991, 46 : 27 − 30.

[44] Sakuma M, Kamishirato H, Inoue T, et al. Acute myocardial infarction associated with myocardial bridge and coronary vasospasm. Int J Clin Pract, 2002, 56 : 721 − 722.

[45] Grover M, Mancini GBJ. Myocardial bridge associated with pacing induced coronary spasm. Am Heart J, 1984, 108 : 1540 − 1543.

[46] Ciampricotti R, el Gamal M. Vasospastic coronary occlusion associated with a myocardial bridge. Cathet Cardiovasc Diagn, 1988, 14 : 118 − 120.

[47] Feld H, Guadanino V, Hollander G, et al. Exercise induced ventricular tachycardia in association with a myocardial bridge. Chest, 1991, 99 : 1295 − 1296.

[48] Abdelmoneim SS, Moustafa S, Mookadam F. Postural tachycardia syndrome and coronary artery bridge. Europace, 2008, 10 : 482 − 485.

[49] Marchioni N, Chechi T, Falai M, et al. Myocardial stunning associated with a myocardial bridge. Int J Cardiol, 2002, 82 : 65 − 67.

[50] Roul G, Sens P, Germain P, et al. Myocardial bridging as a cause of acute transient left heart dysfunction. Chest, 1999, 116 : 574 − 580.

[51] Kramer JR, Kitazume H, Proudfit WL, et al. Clinical significance of isolated coronary bridges: benign and frequent condition involving the left anterior descending artery. Am Heart J, 1982, 103 : 283 − 288.

[52] Juilliere Y, Berder V, Suty-Selton C, et al. Isolated myocardial bridges with angiographic milking of the left anterior descending coronary artery: a long-term follow-up study. Am Heart J, 1995, 129 : 663 − 665.

[53] Harikrishnan S, Sunder KR, Tharakan J, et al. Clinical and angiographic profile and follow-up of myocardial bridges: a study of 21 cases. Indian Heart J, 1999, 51 : 503 − 507.

[54] Lozano I, Baz JA, Lopez Palop R, et al. Long-term prognosis of patients with myocardial bridge and angiographic milking of the left anterior descending coronary artery [Spanish]. Rev Esp Cardiol, 2002, 55 : 359 − 364.

[55] Yano K, Yoshino H, Taniuchi M, et al. Myocardial bridging of the left anterior descending coronary artery in acute inferior wall myocardial infarction. Clin Cardiol, 2001, 24 : 202 − 208.

[56] Achrafi H. Hypertrophic cardiomyopathy and myocardial bridging. Int J Cardiol, 1992, 111 − 112.

[57] Yetman AT, McCrindle B, MacDonald C, et al. Myocardial bridging in children with hypertrophic cardiomyopathy-a risk factor for sudden death. N Engl J Med, 1998, 339 : 1201 − 1209.

[58] Mohiddin SA, Begley D, Shih J, et al. Myocardial bridging does not predict sudden death in children with hypertrophic cardiomyopathy but is associated with more severe cardiac disease. J Am Coll Cardiol, 2000, 36 : 2270 − 2278.

[59] Sorajja P, Ommen S. R, Nishimura R. A, et al. Myocardial bridging in adult patients with hypertrophic cardiomyopathy. J Am Coll Cardiol 2003, 42 : 889 − 894.

[60] Basso C, Thiene G, Mackey-Bojack S, et al. Myocardial bridging a frequent component of the hypertrofic cardiomyopathy phenotype lacks systematic association with sudden death. Eur Heart J, 2009, 30 : 1627 − 1634.

[61] Amplatz K, Anderson R. Angiographic appearance of myocardial bridging of the coronary artery. Invest Radiol, 1968, 3 : 213 − 215.

[62] Hongo Y, Tada H, Ito K, et al. Augmentation of vessel squeezing at coronary-myocardial bridge by nitroglycerin: study by quantitative coronary angiography and intravascular ultrasound. Am Heart J, 1999, 138 : 345 − 350.

[63] Herrmann J, Higano ST, Lennon RJ, et al. Myocardial bridging is associated with alteration in vasoreactivity. Eur Heart J, 2004, 25 : 2134 − 2142.

[64] Soran O, Pamir G, Erol C, et al. The incidence and significance of myocardial bridge in a prospectively defined population of patients undergoing coronary angiography for chest pain. Tokai J Exp Clin Med, 2000, 25 : 57 − 60.

[65] Kosinski A, Grzybiak M. Myocardial bridges in the human heart: morphological aspects. Folia Morphol (Warsz),

2001，60：65 - 68.

［66］ Venkateshu KV，Mysorekar VR，Sanikop MB. Myocardial bridges. J Indian Med Assoc，2000，98：691 - 693.

［67］ Diefenbach C，Erbel R，Treese N，et al. Incidence of myocardial bridges after adrenergic stimulation and decreasing afterload in patients with angina pectoris but normal coronary arteries. Z Kardiol，1994，83：809 - 815.

［68］ Goitein O，Lacomis JM. Myocardial bridging：noninvasive diagnosis with multidetector CT. J Comput Assist Tomogr，2005，29：238 - 240.

［69］ Kantarci M，Duran C，Durur I，et al. Detection of myocardial bridging with ECG-gated MDCT and multiplanar reconstruction. AJR Am J Roentgenol，2006，186（6 Suppl 2）：S391 - 394.

［70］ Konen E，Goitein O，Sternik L，et al. The prevalence and anatomical patterns of intramuscular coronary arteries. J Am Coll Cardiol，2007，49：587 - 593.

［71］ Kawawa Y，Ishikawa Y，Gomi T，et al. Detection of myocardial bridge and evaluation of its anatomical properties by coronary multislice spiral computed tomography. Eur J Radiol，2007，61：130 - 138.

［72］ Leschka S，Koepfli P，Husmann L，et al. Myocardial bridging：depiction rate and morphology at CT coronary angiography – comparison with conventional coronary angiography. Radiology，2008，246：754 - 762.

［73］ Zeina AR，Shefer A，Sharif D，et al. Acute myocardial infarction in a young woman with normal coronary arteries and myocardial bridging. Br J Radiol，2008，81：e141 - 144.

［74］ De Rosa R，Sacco M，Tedeschi C，et al. Prevalence of coronary artery intramyocardial course in a large population of clinical patients detected by multislice computed tomography coronary angiography. Acta Radiol，2008，49：895 - 901.

［75］ Kim PJ，Hur G，Kim SY，et al. Frequency of myocardial bridges and dynamic compression of epicardial coronary arteries：a comparison between computed tomography and invasive coronary angiography. Circulation，2009，119：1408 - 1416.

［76］ Girzadas M，Varga P，Dajani KA. Single-center experience of detecting coronary anomalies on 64-slice computed tomography. J Cardiovasc Med（Hagerstown），2009，10：842 - 847.

［77］ Bekkers S，Leiner T. Myocardial bridging. Circulation，2006，113：390 - 391.

［78］ Canyigit M，Turkbey B，Hazirolan T，et al. Magnetic resonance imaging first pass myocardial perfusion in evaluation of hemodynamic effects of mtocardial bridging. J Comput Assist Tomogr，2008，32：374 - 375.

［79］ Prakken NH，Cramer MJ，Olimulder MA，et al. Screening for proximal coronary artery anomalies with 3-dimensional MR coronary angiography. Int J Cardiovasc Imaging，2010，26：701 - 710.

［80］ Ge J，Erbel R，Rupprecht HJ，et al. Comparison of intravascular ultrasound and angiography in the assessment of myocardial bridging. Circulation，1994，89：1725 - 1732.

［81］ De Carlo M，De Viti D，Bellini F，et al. Usefulness of intravascular ultrasound in a case of angiographically unapparent myocardial bridging. J Cardiovasc Med（Hagerstown），2009，10：406 - 408.

［82］ Qian J，Zhang F，Wu H，et al. Size of coronary artery in a myocardial bridge compared with adjacent nontunneled left anterior descending coronary artery. Am J Cardiol，2007，99：1653 - 1655.

［83］ Tsujita K，Maehara A，Mintz GS，et al. Comparison of angiographic and intravascular ultrasonic detection of myocardial bridging of the left anterior descending coronary artery. Am J Cardiol，2008，102：1608 - 1613.

［84］ Tsujita K，Maehara A，Mintz GS，et al. Impact of myocardial bridge on clinical outcome after coronary stent placement. Am J Cardiol，2009，103：1344 - 1348.

［85］ Takeuchi M，Himeno E. Coronary angioplasty of a severe coronary stenosis at the site of a myocardial bridge. Cathet Cardiovasc Diagn，1997，41：416 - 420.

［86］ Prendergast BD，Kerr F，Starkey IR. Normalisation of abnormal coronary fractional flow reserve associated with myocardial bridging using an intracoronary stent. Heart，2000，83：705 - 707.

［87］ Maarten Kersemans MD，Frederic Van Heuverswyn MD，Michel De Pauw MD，et al. Hemodynamic Effect of Myocardial Bridging. Circulation：Cardiovascular Interventions，2009，2：361 - 362.

［88］ Hakeem A，Cilingiroglu M，Leesar M. Hemodynamic and intravascular ultrasound assessment of myocardial bridging：fractional flow reserve paradox with dobutamine versus adenosine. Cath Cardiovasc Interv，2010，75：229 - 236.

[89] Abe M, Tomiyama H, Yoshida H, et al. Diastolic fractional flow reserve to assess the functional severity of moderate coronary stenoses. Comparison with fractional flow reserve and coronary flow velocity reserve. Circulation, 2000, 102: 2365 – 2370.

[90] Vatner SF, McRitchie RJ, Maroko PH, et al. Effects of catecholamines exercise and nitroglicerine on the normal and ischemic myocardium in conscious dogs. J Clin Invest, 1974, 54: 563 – 575.

[91] Bartunek J, Wijns W, Heyndrickx GR, et al. Effects of dobutamine on coronary stenosis physiology and morphology. Comparison with intracoronary adenosine. Circulation, 1999, 100: 243 – 249.

[92] Zhang GH, Ge JB, Qian JY, et al. [The effect of esmolol on hemodynamic of the myocardial bridging-mural mural coronary artery] Zhonghua Xin Xue Guan Bing Za Zhi, 2005, 33: 158 – 160.

[93] Flynn MS, Kern MJ, Aguirre FV, et al. Intramyocardial muscle bridging of the coronary artery-an examination of a diastolic "spike and dome" pattern of coronary flow velocity. Cathet Cardiovasc Diagn, 1994, 32: 36 – 39.

[94] van Laake LW, Broeders JA, Baur LH, et al. [Stress echocardiography in 11 patients with symptoms of ischemia and a myocardial bridge: no indication of a causal connection in 10 cases]. Ned Tijdschr Geneeskd, 2006, 150: 1182 – 1187.

[95] Ho YL, Wu CC, Yen RF, et al. Comparison of ischemic patterns in myocardial bridge and syndrome X: evaluation by dobutamine stress echocardiography and stress thallium-201 SPECT. J Formos Med Assoc, 2001, 100: 83 – 88.

[96] Katznelson Y, Petchenko P, Knobel B, et al. Myocardial bridging: surgical technique and operative results. Mil Med, 1996, 161: 248 – 250.

[97] Pratt JW, Michler RE, Pala J, et al. Minimally invasive coronary artery bypass grafting for myocardial muscle bridging. Heart Surg Forum, 1999, 2: 250 – 253.

[98] Hiratzka LF, McPherson DD, Brandt B, et al. Intraoperative high-frequency epicardial echocardiography in coronary revascularization: locating deeply embedded coronary arteries. Ann Thorac Surg, 1986, 42: S9 – S11.

[99] Iversen S, Hake U, Mayer E, et al. Surgical treatment of myocardial bridging causing coronary artery obstruction. Scand J Thorac Cardiovasc Surg, 1992, 26: 107 – 111.

[100] Stables RH, Knoght CJ, Mc Neill JG, et al. Coronary stenting in the management of myocardial ischemia caused by muscle bridging. Br Heart J, 1995, 74: 90 – 92.

[101] Bayes A, Marti V, Auge JM. Coronary stenting for symptomatic myocardial bridging. Heart, 1998, 80: 102 – 103.

[102] Rzezniczak J, Angerer D, Kalawski R, et al. Intracoronary stent implantation for treatment of myocardial ischemia induced by a myocardial bridge. A case report. Kardiol Pol, 1998, 48: 521.

[103] Prendergast BD, Kerr F, Starkey IR. Normalization of abnormal coronary fractional flow reserve associated with myocardial bridging using an intracoronary stent. Heart, 2000, 83: 705 – 707.

[104] Haager PK, Schwartz ER, von Dahl J, et al. Long term angiographic follow up in patients with stent implantation for symptomatic myocardial bridging. Heart, 2000, 84: 403 – 408.

[105] Smith SC, Taber MT, Robiolio PA, et al. Acute myocardial infarction caused by a myocardial bridge treated with intracoronary stenting. Cathe Cardiovasc Diagn, 1997, 42: 209 – 212.

[106] Agirbasli M, Hillegass WB, Jr Chapman GD, et al. Stent procedure complicated by thrombus formation distal to the lesion within a muscle bridge. Cathet Cardiovasc Diagn, 1998, 43: 73 – 76.

[107] Hering D, Horstkotte D, Schwimmbeck P, et al. Acute myocardial infarction caused by a muscle bridge of the anterior interventricular ramus: complicated course with vascular perforation after stent implantation. Z Kardiol, 1997, 86: 630 – 638.

[108] Antonellis IP, Patsilinakos SP, Pamboukas CA, et al. Intracoronary stent placement proximal to a myocardial bridge: immediate and long-term results. Catheter Cardiovasc Interv, 1999, 46: 363 – 367.

第二节　冠状动脉痉挛

　　　　冠状动脉痉挛是引起冠状动脉动态性狭窄最常见的原因。与正常的冠状动脉
血管收缩不同，冠状动脉痉挛的特点是冠状动脉节段发生敏感性异常并引起最大
程度的血管收缩，导致冠状动脉管腔缩窄而发生心肌缺血。最常见的临床表现为
剧烈的胸痛，伴有短暂的心电图 ST 段抬高，通常没有体格检查的异常。通过详细
的追问病史，有助于诊断变异性心绞痛或 Prinzmetal 心绞痛，尤其是那些休息和清
晨时发生心绞痛的年轻患者。本节中主要对冠脉痉挛的病理生理学机制、诱发因
素、诊断、预后以及目前的治疗方法进行讨论。

一、冠状动脉痉挛的定义

　　冠状动脉痉挛是指冠状动脉突然发生强烈收缩，导致冠状动脉闭塞或次全闭塞，引起供应心肌
细胞血流的急剧减少（>90%），发生透壁性心肌缺血。冠状动脉痉挛可以引起急性冠脉综合征，包
括不稳定型心绞痛和急性心肌梗死，但与之最相关的是变异型心绞痛[1]。与常见的劳累型心绞痛相
比，1951 年 Prinzmetal 等人[2]描述的变异型心绞痛，主要发生在休息时，通常没有明显的诱发因素，
心电图的特点表现为 ST 段抬高而不是压低（图 8-11）。由于没有证据表明心肌耗氧量增加，同时也
没有与心肌缺血相关的心率变化，研究者推测心绞痛是由较大狭窄的冠状动脉发生痉挛引起的。

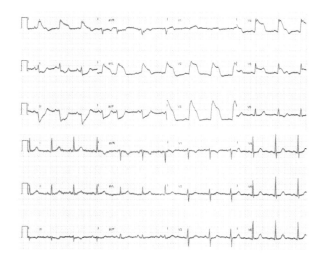

图 8-11　变异型心绞痛发作患者典型的前侧壁导联 ST 段抬
高及镜面下壁导联 ST 段压低（上图）。几分钟后，心绞痛症状消
失后完全正常的心电图（下图）（改良自参考文献 2）

　　直到 20 世纪 70 年代中期，当自发性或继发性心绞痛发作时，冠状动脉造影清楚地显示变异型
心绞痛是由冠状动脉节段出现短暂的冠状动脉痉挛所致[3,4]。同时冠状动脉造影还显示，冠状动脉痉
挛可以发生在有冠状动脉狭窄的部位（无论是亚临界或临界狭窄），也可以发生在冠状动脉正常的部

位[5]。冠状动脉痉挛发生的部位通常较局限，并且痉挛的血管节段清晰可辨（局部痉挛）（图8-12）。有时，冠状动脉痉挛可累及同一冠状动脉的两个或两个以上部位（多灶性痉挛）或累及不同的冠状动脉（多支血管痉挛）。冠状动脉痉挛还可以广泛累及一个或多个冠状动脉分支。这种广泛的冠状动脉痉挛，日本人比白人更常见[6]。这种广泛形式的冠状动脉痉挛在东方人中发病率较高的原因尚不清楚，但应当注意的是，该形式为亚洲人种发生血管收缩导致缺血综合征发生的主要方式，与之对应的是白种人冠状动脉动脉粥样硬化是导致心肌缺血的主要原因。这些差异可能与以下因素有关：①遗传因素；②未知的后天因素；③不同的心血管病危险因素所引起冠状动脉粥样硬化性心脏病（冠心病）不同表型的表现[7,8]。

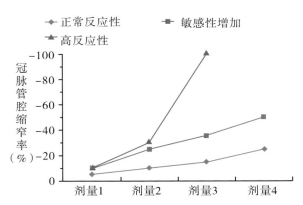

图8-12　血管收缩剂及冠状动脉的反应

血管收缩剂不同剂量（剂量1～4）对冠状动脉血管正常反应性、敏感性增加及高反应性的影响（发展至闭塞性痉挛的相应阈值剂量）（改良自参考文献2）

二、冠状动脉痉挛与血管收缩的比较

"冠状动脉痉挛"应区别于"冠状动脉血管收缩"，后者通常为"正常"血管，或当使用血管收缩药物时冠状动脉管腔直径缩小[9]。正常血管通常随血管收缩剂的剂量增加而管腔直径下降，但通常不会超过最大效应的30%。某些情况下（如血管内皮功能障碍），冠状动脉血管对血管收缩剂的敏感性增加，从而导致更高程度的管腔减少（图8-13）。这些增高的血管收缩作用通常只是广泛累及血管，一般不引起心肌缺血。不过对于有冠状动脉临界狭窄的患者，血管收缩敏感性增加会调节心肌缺血的阈值，甚至能引起心内膜下心肌缺血。与之相比的是当血管收缩剂达到阈值剂量时，能引发血管收缩的最大反应从而出现冠状动脉痉挛，导致血管发生闭塞或次全闭塞（图8-13）。

三、病理生理学和发病机制

冠状动脉痉挛引起变异型心绞痛是由两种构成因素相互作用造成的：第一，通常为局灶性但有时也呈广泛分布的异常冠状动脉，当受到能引起血管收缩的刺激时，容易产生最大的血管收缩作用；第二，某些血管收缩因素的刺激能够触发冠状动脉局部高反应性痉挛（图8-14）。冠状动脉局部易于发生痉挛的细胞学/分子生物学改变，以及平滑肌细胞对痉挛因素产生反应的发病机制，目前尚未完全清楚。

（一）冠状动脉痉挛的发病基质　目前认为发生冠状动脉痉挛的主要机制包括：①血管内皮功能障碍；②平滑肌细胞早期的高反应性。

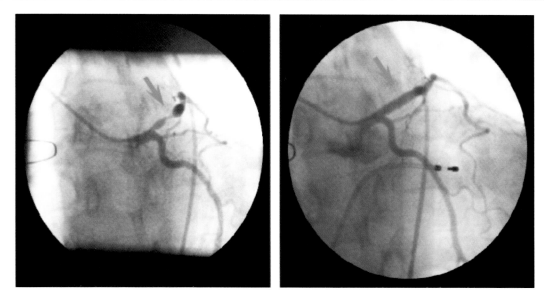

图 8-13 冠状动脉造影记录的血管痉挛

左前降支自发性出现典型的冠状动脉痉挛导致血管次全闭塞（左图箭头）。静脉注射硝酸甘油后，冠脉痉挛消失的正常冠状动脉（右图箭头）（改良自参考文献 9）

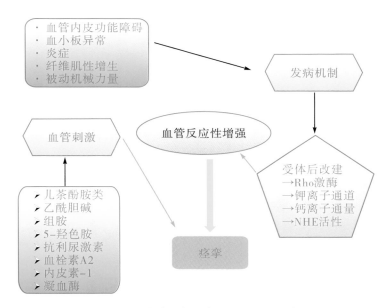

图 8-14 冠状动脉痉挛的病理生理学及发病机制

1. 血管内皮功能障碍 近年来血管内皮损伤作为可能增加冠状动脉痉挛易感性的病因，越来越受到重视。血管内皮细胞通过释放一些舒张血管的物质，最重要的是一氧化氮（NO），来参与冠状动脉血管张力的生理学调节[10]。因此，血管内皮损伤可能会阻碍冠状动脉对内皮依赖性舒张刺激作出血管舒张的反应，反而促进对血管收缩刺激的反应而发生痉挛[11]。更重要的是，一些血管活性物质，如乙酰胆碱，通过刺激血管内皮引发舒张血管物质的释放而导致血管扩张，同时也可以直接刺激血管平滑肌细胞诱发血管收缩。研究数据表明，这些物质可以引起内皮裸露的血管发生收缩[12]。

Shimokawa 等人[13]的首个实验猪模型表明内皮细胞功能障碍与冠状动脉痉挛的发病有关。在该模型中，通过去除血管内皮和高胆固醇喂养，使得血管痉挛部位形成轻度动脉粥样硬化斑块，并对血管收缩剂 5-羟色胺和组胺产生敏感反应，从而诱发冠状动脉痉挛。这种动物模型表明，血管内皮功能障碍可在动脉粥样硬化斑块形成的部位诱发冠状动脉痉挛。而研究者对血管内皮功能障碍参与冠状动脉痉挛仍有争议，因为在无痉挛的冠状动脉和外周动脉中也发现有血管内皮障碍[14,15]。

　　但最近有关遗传多态性的研究支持血管内皮功能障碍作为发病机制，该研究显示 NO 合成酶基因突变和血管内皮细胞 NO 产生减少在变异型心绞痛患者中更为常见[16-18]（表 8-1）。有些药物治疗（如维生素 E、他汀），由于能够改善血管内皮功能，从而减轻了变异型心绞痛的症状[19,20]。但是也有研究者坚持认为血管内皮功能障碍并不在冠状动脉痉挛的病理生理学机制中起主要作用：第一，血管内皮细胞损伤或功能障碍，在多重心血管危险因素及动脉粥样硬化的患者中很常见，而冠状动脉痉挛却很少发生[21]；第二，动物模型中内皮脱落对于血管收缩刺激，通常会导致血管收缩，而不是冠状动脉痉挛[22]；第三，Shimokawa 等人的实验模型，不能排除平滑肌细胞的过度反应[13]。此外，Egashira 等人使用 P 物质作为内皮依赖性舒张剂，并不能在变异型心绞痛患者发生冠状动脉痉挛的位置产生内皮功能的改变[23]。也有研究显示，利用乙酰胆碱刺激血管内皮功能，应采取谨慎态度。由于乙酰胆碱有直接收缩平滑肌细胞的作用，其并不适用于评价变异型心绞痛患者的血管内皮功能。最后，并非在所有的研究中，冠状动脉和外周动脉血管内皮功能障碍与 NO 合成酶多态性有一致的结果[24,25]。

表 8-1　血管痉挛心绞痛患者基因多态性的描述

	患者数/对照人数	基因	多态性	患者（%）	对照组（%）
Nakayama et al.[16]	230/217	eNOS 5′-flanking region	T（786）C	31	9%
Yoshimura et al.[17]	113/100	eNOS Exon 7	Glu（298）Aso	Homo 0.9 Hetero 20.3	Homo 0 Hetero 9
Kaneda et al.[18]	92/73	eNOS lntron 4	a allele	Homo 0 Hetero 25	Homo 0 Hetero 12.3
Murase et al.[75]	453/762	NADH/NADPH	C（242）T	Homo 0.5 Hetero 14.7	Homo 0.7 Hetero 22.3
Murase et al.[75]	140/833	Stromelysin-1	5A（-1171）6A	Homo 72.5 Hetero 21.7	Homo 57.1 Hetero 21.7
Murase et al.[75]	140/833	Interleukin 6	C（-634）G	Homo 13 Hetero 27.5	Homo 6.4 Hetero 36.1
Nakano et al.[76]	85/142	PLC-δ1	G（864）A	Homo 9.4 Hetero 29.4	Homo 4.2 Hetero 38.7
Oike et al.[70]	65/48	ACE	DD genotype	26.1	8.3
Ito et al.[74]	214/212	Paraoxonase-1	Q（192）R	Homo 39 Hetero 51	
Park et al.[71]	82/114	Adrenergic receptor α2	α2c Del332-325	Homo 14.6 Hetero 24.4	
Park et al.[71]	82/114	Adrenergic receptor β2	β2 Gln27Glu	Homo 1.2 Hetero 15.9	

eNOS：内皮一氧化氮合酶；PLC：磷脂酶 C；ACE：血管紧张素转换酶；NADH/NADPH：核苷酸/烟酰胺腺嘌呤二核苷酸磷酸

2. 早期平滑肌细胞的过度反应　变异型心绞痛患者平滑肌细胞对收缩刺激产生局部早期过度反应，基于一个事实，即相同的刺激在稳定型心绞痛以及变异型心绞痛患者冠状动脉不同的节段均无法诱发冠状动脉痉挛发作[26,27]。在变异型心绞痛患者中，冠状动脉痉挛可以由几个刺激通过不同的受体途径、细胞作用机制诱导产生，均支持平滑肌细胞过度反应的存在[28-33]。而且特定的受体阻断剂不能防止冠状动脉痉挛发作[34-36]。为了测试在没有血管内皮功能障碍条件下诱导平滑肌细胞过度反应的可能性，Shimokawa 等建造了第二个猪模型，其中冠状动脉局部节段的外膜被暴露在炎症刺激（即白细胞介素-1β）下以诱导血管外膜炎症病变。经过 2 周后，由炎性细胞浸润/反应和内膜增生引起冠状动脉狭窄，并在 5-羟色胺、组胺或血小板活化因子作用下，发生了痉挛性反应[37]。在这个模型中，使用其他炎性细胞因子包括 IL-1α、肿瘤坏死因子-α 和血小板衍生生长因子（PDGF）也能获得类似的效果[38,39]。更重要的是，这个模型中的内皮依赖性血管舒张功能被证明是正常的[40]。这一系列实验显示血管外膜炎症可以导致痉挛，因此，至少在这种模型中，冠状动脉痉挛是平滑肌细胞过度反应造成，而且这种特性似乎与平滑肌细胞分化表型的改变有关。此后的数据证实，这种猪模型平滑肌细胞过度反应的主要机制可能与 Rho 激酶活性增加有关[41]。Rho 能增加 GTP 介导的平滑肌细胞的钙离子通道的敏感性；此外，Rho 通过激活 Rho 激酶，调节肌球蛋白轻链（MLC）的磷酸化，也有利于平滑肌细胞的收缩[42]。值得注意的是，不只是 Rho 激酶在这个模型中过度表达，Rho 激酶的抑制剂（hydroxyfasudil）也能够防止诱发冠状动脉痉挛[43]。而且法舒地尔也已证明能防止由乙酰胆碱诱导的冠状动脉痉挛[44]。

最近的研究发现，敲除掉纯合子基因 SUR-2 的小鼠，其主要临床表现为反复发作冠状动脉痉挛并导致过早猝死[45]。这些动物反复发作透壁性心肌缺血并持续 30～60 秒，类似于某些变异型心绞痛发作，有很高的猝死率。但在这种模型中，猝死是由缓慢性心律失常而不是快速性心律失常导致的，与变异型心绞痛引发猝死类似[46,47]。通过该模型可以得到两个理论上的结论：①ATP-K$^+$ 通道的突变可能是冠状动脉痉挛的发病机制；②冠状动脉痉挛可以由功能异常引起，并不一定伴随动脉粥样硬化病变。

虽然以前的冠状动脉痉挛实验模型已清楚表明，可以增加冠状动脉平滑肌细胞发生痉挛的易感性，但这些模型仍然处在实验阶段，是否能转化为临床应用仍有疑问。但在临床实践中，若干个细胞膜或细胞调节蛋白可能确实与平滑肌细胞的过度反应相关[48]（图 8-14）。

3. 冠状动脉痉挛的其他潜在机制　也有其他机制用于解释发生冠状动脉痉挛的易感性，但与临床观察不相符。有假说认为冠状动脉狭窄的几何结构、平滑肌张力和灌注压降低，这些因素相互作用可以导致冠状动脉痉挛的发生[49]。但冠状动脉痉挛往往发生在冠状动脉造影正常的血管，通常与低血压不相关。还有研究发现局部血管存在肌纤维增生，因此，由平滑肌、血小板等产生的生长因子异常也认为是发病机制，但很多患者复查冠状动脉造影没有发现冠状动脉狭窄并且保持多年不变[50]。

（二）冠状动脉痉挛的易发因素　几种假说提出了冠状动脉的高反应性是冠状动脉痉挛的易发因素，但这些假说在变异型心绞痛患者中的作用在很大程度上仍未确定。

1. 传统的心血管危险因素　除吸烟外，常见的心血管病危险因素（如糖尿病、高血压、高胆固醇血症）似乎与冠状动脉痉挛不相关。事实上，主动吸烟者占变异型心绞痛患者的 75%[51]。高胆固醇血症是动脉粥样硬化的主要危险因素，而它似乎并不促进发生冠状动脉痉挛[52]。研究显示，日本比欧洲冠状动脉痉挛的发病率高，而阻塞性冠状动脉疾病的发病率较低[7,53]。吸烟导致平滑肌细胞高反应性，使之易患冠状动脉痉挛的机制尚未确定。但香烟可以产生多种对血管系统有毒的物质，除炎性物质外，还包括尼古丁和一氧化碳[54]。过量饮酒也可能与变异型心绞痛相关，虽然流行病学的证据不很充足[55]。此外，消费或滥用可卡因、安非他明、大麻、氟尿嘧啶、希罗达、舒马普坦等，均已被证明易于引发冠状动脉痉挛[56-60]。

2. 炎症   尸检证明，炎症可能在冠状动脉痉挛的发病机制中起一定的作用，特别是冠状动脉痉挛部位的肥大细胞[61]。此外，如前所示，炎性细胞因子可以刺激冠状动脉血管外膜导致平滑肌细胞发生痉挛变化[37]。最近有报道称在变异型心绞痛的发作阶段，炎性细胞因子的含量较高（如 C-反应蛋白）[62]。但炎症在动脉粥样硬化中常见，而与变异型心绞痛很少相关，因此，炎症可能不是造成冠状动脉痉挛的直接原因。

3. 氧化应激   氧化活性产物对动脉壁可产生不利影响，导致血管内皮功能障碍和炎症状态，并能增加平滑肌细胞对刺激的收缩反应[63-66]。在变异型心绞痛急性阶段，抗氧化维生素 E 含量低表明氧化应激增强[67]。而过氧化脂质的释放，加剧了维生素 E 的消耗[68]。此外，小样本研究发现维生素 E 治疗，能减少变异型心绞痛的发作[69]。但是氧化应激也主要与动脉粥样硬化有关，故氧化应激可能诱发冠状动脉痉挛，但不是其发病的直接原因。

4. 遗传学   如前所述，基因突变可能与变异型心绞痛患者冠状动脉痉挛发作有关，和（或）增加对收缩刺激的血管反应性。与冠状动脉痉挛相关的主要基因多态性总结可见表 8-1。这些多态性主要涉及 NO 合成酶的基因编码[16-18]。不过基因多态性也可能参与冠状动脉痉挛发病机制中的蛋白合成，包括肾上腺素能受体、血清素受体以及炎性细胞因子和抗氧化酶[70-75]。但目前没有证据表明变异型心绞痛患者家族史与临床相关，因此，遗传因素可能不是冠状动脉痉挛发病机制的重要组成部分。

（三）冠状动脉痉挛的触发刺激   血管收缩刺激通常用于于血管张力的生理性调节，而当受刺激的冠状动脉部位呈高反应性时，可引发冠状动脉痉挛。这也就解释了为什么血管扩张剂不能改善自发性冠状动脉痉挛患者的症状，而血管收缩剂则能够触发痉挛。

1. 自主神经系统   在冠状动脉痉挛的触发因素中，自主神经系统刺激受到极大的关注。无论是交感神经和副交感神经张力增加都可以诱发冠状动脉痉挛：①交感神经活动：去甲肾上腺素作为交感神经传出纤维的神经递质，可以通过刺激平滑肌细胞的 α 肾上腺素受体引发血管收缩。临床研究表明，冠状动脉痉挛可被儿茶酚胺或通过刺激（如运动和冷加压试验）增加冠状动脉交感神经递质生成而诱发[76-78]。此外，交感神经刺激诱导的冠状动脉痉挛可被 α 阻断剂抑制[79,80]。而其他诱发冠状动脉痉挛的物质（如可卡因和安非他明）可能通过激活或致敏儿茶酚胺而发挥作用。此外 β 受体阻滞剂可能会加剧变异型心绞痛患者的发作，因为其阻断了能引起冠状动脉血管舒张的 β₂ 受体，使得能引起血管收缩的 α 肾上腺素受体不受拮抗[81]。但是研究发现冠状动脉儿茶酚胺水平增高往往出现在自发性缺血发作之后，而不是之前，并且控制自发性冠状动脉痉挛的 α 肾上腺素能阻滞剂通常是无效的[82]；②迷走神经活动：生理条件下，乙酰胆碱作为副交感神经纤维的主要神经递质，可介导内皮细胞释放 NO 引起血管扩张。而高剂量时，它通过诱导平滑肌细胞毒蕈碱受体，直接刺激血管收缩。从理论上说，由于平滑肌细胞高反应性存在，即使是低浓度的乙酰胆碱也可能触发冠状动脉痉挛。临床研究结果表明，迷走神经活动增加可作为冠状动脉痉挛的触发因素。变异型心绞痛的患者，其心绞痛发作通常发生在迷走神经张力较高的夜间[83]。因此，在这些患者中给予乙酰胆碱可触发冠状动脉痉挛，实际上，它也最常用于诊断冠状动脉痉挛的激发试验。不过，乙酰胆碱诱发的冠状动脉痉挛与迷走神经激活触发的自发性冠状动脉痉挛二者之间的关系仍不明确。冠状动脉内注射乙酰胆碱可能导致血管壁上平滑肌细胞浓度非生理性升高。此外，夜间心肌缺血症状频繁发作并不意味着与迷走神经活动相关。通过心率变异性分析心脏自主神经变化及自发性 ST 段抬高变化，可以发现缺血发作之前高频显著减少，表明迷走神经活动减弱，而不是激活，因此，可能会更频繁的触发冠状动脉痉挛发作[84]。有研究表明，在快速动眼睡眠（REM）期间发生血管痉挛性心绞痛，意味着肾上腺素受体激活和迷走神经张力减弱，在夜间更易频繁的触发冠状动脉痉挛[85]。

2. 其他触发刺激   触发冠状动脉痉挛的其他刺激中，血管内皮损伤/功能障碍引起异常的血小板活化很受重视。活化的血小板可以释放大量缩血管物质，包括 TXA₂ 和 5-羟色胺。TXA₂ 水平升高和 5-羟色胺可诱发变异型心绞痛患者发生冠状动脉痉挛[86]。进一步仔细评价 TXA$_2$ 活动与冠状动脉痉挛的关系，发现冠状静脉窦中 TXA$_2$ 代谢产物浓度增高晚于自发性缺血痉挛发作，表明血小板活化是在冠状动脉痉挛发作之后[87]。因此，给予 PGI$_2$ 和阿司匹林阻止 TXA$_2$ 的合成并不能取得临床获益[88]。同样抗血清素药物也没有显示在控制变异性心绞痛症状的有益作用[36]。不过冠状动脉痉挛导致局部血流淤滞可引起血小板活化，有利于血栓的形成，并促进变异型心绞痛患者的纤维蛋白肽 A 水平增高[89]。随着血管内皮细胞释放强大的血管收缩激素内皮素-1 增多，可能会触发冠状动脉痉挛[90]。不过这种物质主要收缩冠状动脉的远端而不是近端[91]。组胺有潜在血管收缩刺激的作用，能够导致冠状动脉痉挛，这也表明在某些患者中过敏反应能够诱发痉挛[33]。有研究显示，在痉挛的动脉中肥大细胞数量增加[61]。此外，过度换气也可刺激冠状动脉痉挛发作，其机制在于过度换气能升高血液中的 pH 值，导致细胞内钙离子回流增加，成为某些变异型心绞痛患者自发性冠状动脉痉挛的一个难以识别的触发因素[92]。

（四）展望　总之，冠状动脉痉挛是由冠状动脉平滑肌细胞对收缩性刺激发生局限的、非特异性的过度反应所引起。不同的患者可发作不同的冠状动脉痉挛，或者同一病人在不同时间冠状动脉痉挛的发作也不相同。因此，其治疗靶点不是很明确。相比之下，局部平滑肌细胞的高反应性倒成为有价值的治疗靶点。目前需要发展新的治疗药物，以便帮助那些顽固性的变异型心绞痛患者，因为以非特异性扩血管药物，如钙离子通道阻滞剂和硝酸盐为基础的治疗对于上述患者无效。

四、诊断

（一）临床诊断　在大多数情况下，诊断变异型心绞痛可以通过仔细分析病史获得。变异型心绞痛的患者，心绞痛主要在休息时反复发作，在清晨或夜间发作频繁，并且没有任何明显的触发原因。发作持续时间短，一般 2～3 分钟，有时甚至只有 30 秒至 1 分钟。长时间发作（5～10 分钟）给予舌下含服短效硝酸盐（硝酸甘油）可迅速缓解。心绞痛发作可呈孤立性或 20～30 分钟内反复发作 2～4 次或更多[93]。很多变异型心绞痛患者其发作时重时轻，可持续数周或数月。在某些情况下，当停用扩血管药物时，症状可以持续数年。

此外，除了主动吸烟，患者往往没有可识别的冠状动脉疾病的危险因素。在极少见的情况下，变异型心绞痛与全身血管舒缩障碍性疾病，如偏头痛、雷诺现象相关[94]。通过仔细排查变异型心绞痛的触发因素[55-59]，可对疑似病例的确诊提供帮助。

（二）标准导联心电图　心绞痛发作时，如果心电图 ST 段出现一过性抬高，则临床疑诊的变异型心绞痛可被确诊（图 8-15）。很多反复发作心绞痛的患者能通过这一方式明确诊断，但对于零星发作或偶发的患者，由于无法及时获得心电图资料，鲜有机会被诊断。心电图 ST 段抬高的程度可从 1mm 到 20～30mm，T 波形态也发生明显的变化，偶尔可以出现 ST 段和（或）T 波电交替[95]。而典型的 ST 段变化，也可伴随其他心电图改变，如 QRS 增宽和一过性 Q 波。缺血发作后还可以出现 T 波倒置，持续几分钟甚至几小时。在假性正常化情况下，心绞痛期间的心电图可恢复正常，这时即使没有明确的 ST 段抬高，也是发生急性心肌缺血的指征。标准心电图 ST 段抬高通常反映冠状动脉血管发生了冠状动脉痉挛。V$_1$ 到 V$_5$/V$_6$ 导联 ST 段抬高表明冠状动脉痉挛发生在左前降支，下壁导联 ST 段抬高表明冠状动脉痉挛发生于右冠状动脉，而侧壁导联 ST 段抬高表明冠状动脉痉挛发生在回旋支，涉及多个导联的 ST 段抬高则提示多支血管发生痉挛。

（三）动态心电图　当心绞痛发作期间无法获得标准导联心电图时，变异型心绞痛可通过 24～72 小时动态心电图诊断，它可以记录显示发作时短暂的 ST 段抬高[83,96]（图 8-15）。应当强调约 75% 的缺血性发作没有胸痛症状，而动态心电图可对缺血性发作的数量、持续时间、严重程度、分布以及相关性心律失常进行精确的记录[46,47]（图 8-16）。

（四）心电图运动负荷试验　变异型心绞痛患者进行运动负荷试验可能会有三种结果：①患者运

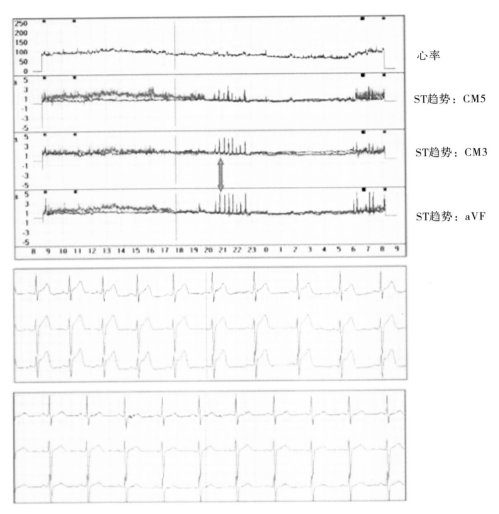

图 8-15　动态心电图监测和冠状动脉痉挛

上图：24 小时动态心电图观察的心率趋势和 3 个心电图导联多次 ST 段抬高短时间的记录（晚上
8~11 时，清晨 6~8 时）。中图：与上图中箭头所对应的冠状动脉痉挛发作时 3 个导联 ST 段抬高的
心电图。下图：冠状动脉痉挛缺血发作后的恢复正常的心电图（改良自参考文献 83）

动耐量大，能够达到运动极量而无任何症状和 ST 段改变，表明患者冠状动脉血管没有发生阻塞；
②运动可能诱发出 ST 段抬高，无论有无心绞痛症状，可自发性或给予短效硝酸盐类药物后迅速恢
复。有时 ST 段抬高可发生在运动试验的恢复期，表明迷走神经激活在触发冠状动脉痉挛中起主要作
用[97]；③患者可出现 ST 段压低，而非 ST 段抬高，提示：a. 严重的冠状动脉狭窄导致心内膜下心肌
缺血；b. 运动诱发冠状动脉次全闭塞（而不是完全闭塞），从而发生心内膜下而不是透壁性心肌缺
血；c. 冠状动脉痉挛时血管完全闭塞，但由于存在有效的侧支循环，使得缺血部位限制在心内膜
内，仅表现 ST 段压低。

　　运动试验阳性的患者可舌下含服硝酸盐后重复试验。如果给予硝酸盐药物后，达到运动极量时
没有任何症状和心电图变化，表明冠状动脉尚未发生严重狭窄。而在给予硝酸盐药物后，出现持续
显著的 ST 段变化，则表明冠状动脉近端存在严重狭窄（尤其是左前降支），这也是运动诱发透壁性
心肌缺血的原因[98]。

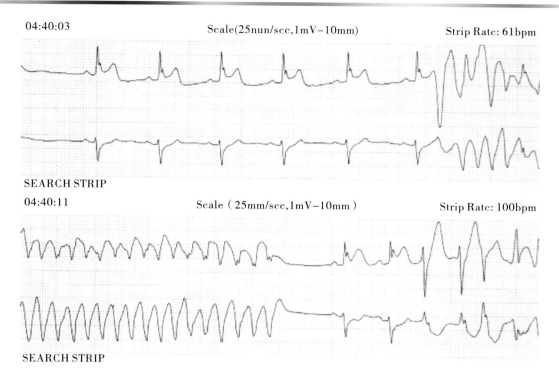

图 8-16　冠状动脉痉挛与室性心律失常
变异型心绞痛晕厥患者出现冠状动脉痉挛，并引起透壁性心肌缺血及多形性室性心动过速

（五）激发试验　某些患者仅偶然发作心绞痛，动态心电图也无法记录心肌的短暂性局部缺血（有症状或无症状）。因此，需要冠状动脉痉挛的激发试验以明确临床疑诊变异型心绞痛的患者。目前激发试验使用最广泛的药物是麦角新碱[31]（苹果酸麦角新碱或甲基化麦角新碱）和乙酰胆碱[29]，其他药物或试验包括血清素[32]、过度换气[92]和冷加压试验[78]。

麦角新碱通过刺激 α 肾上腺素受体和 5-羟色胺受体发挥血管收缩作用[99]。麦角新碱试验作为非侵入性检查，可在专门的实验室或冠心病监护病房中进行，也可在导管室行冠状动脉造影时进行[100]。该试验在冠状动脉造影时可直接评估冠状动脉痉挛的位置、范围以及冠状动脉狭窄的严重程度。低剂量使用可最大程度的减少全身不良反应，也可以直接向冠状动脉注射血管扩张药物（即硝酸盐和钙离子通道阻滞剂），以便及时缓解冠状动脉痉挛诱发的冠状动脉闭塞。在临床观察和心电图监测下行此项试验更安全，尤其适用于对血管扩张剂敏感的患者和存在冠状动脉造影风险（如肾功能严重受损）的患者。麦角新碱试验通常逐步增加静脉注射苹果酸麦角新碱（25μg/kg，50μg/kg，100μg/kg 和 300μg/kg）[31]或甲基麦角新碱（1μg/kg，2μg/kg，3μg/kg 和 6μg/kg）的剂量，每次间隔 5 分钟。冠状动脉内使用麦角新碱可以 2mg，4mg，8mg，16mg，32mg 和 50mg，每次间隔 2 分钟推注。

麦角新碱试验的灵敏度受疾病发病阶段的影响，并与心绞痛发作的数量呈负相关。因此，有典型病史的变异型心绞痛患者，如果在过去的几个星期没有症状，麦角新碱试验可以是阴性的。而在心绞痛的活跃期，灵敏度高达 95% 以上。当患者心电图 ST 段抬高，出现疼痛或其他症状，如全身乏力、恶心、头痛以及不良反应（如高血压或心律失常），应立即终止试验。

乙酰胆碱可通过其特殊的血管平滑肌毒蕈碱受体，直接刺激血管收缩。但乙酰胆碱只能用于侵入性试验。通常左冠状动脉可注射 10～50μg，而右冠状动脉因为乙酰胆碱可增加拟迷走神经效应，导致窦房结和房室结出现传导阻滞，所以给予低剂量 10～100μg。此外，血清素可代替乙酰胆碱在冠状动脉内注射进行冠状动脉痉挛激发试验[32]。

过度换气试验也是一个有价值的非侵入性检查方法[92]。不过，正确进行过度换气试验需要病人充分合作，但相比药物试验灵敏度较低（约 75%）。过度换气试验需要患者以每分钟 30 次的频率深呼吸，持续 5 分钟，使得患者动脉血 pH 达到 7.60～7.70。此外，通过注入碱性溶液，增加血管平滑肌的细胞内钙浓度，可以提高试验的灵敏度[101]。

冷加压试验也可以用作冠状动脉痉挛的激发试验，但其灵敏度较低[78]。冷加压试验需要把患者的手伸入冰水中，持续 120 秒以上，通过冷介导的交感神经活化发挥作用。不过要强调的是，即使冷加压试验不能触发冠状动脉痉挛，也不能绝对排除变异型心绞痛的诊断。因为有时强有力的血管收缩刺激也可能诱发不出冠状动脉痉挛，尤其是在疾病的"冷"阶段。不过，对于这些患者，如果临床高度怀疑变异型心绞痛，上述试验可在心绞痛首次复发时反复进行。

早期激发试验研究曾有报告，冠状动脉痉挛持续发作并对血管扩张剂耐药，可导致急性心肌梗死，甚至死亡[102]。但如果在专家的控制下谨慎进行，出现并发症的风险是非常低的。不过，激发试验对冠状动脉痉挛能引起透壁性缺血发作的患者显然无益。全身性的激发试验（麦角新碱）应避免对高风险的心绞痛患者使用，包括长时间发作心绞痛，和（或）心绞痛舌下含服硝酸盐不及时缓解者。此外，缺血性发作期间可出现危及生命的心律失常，导致患者出现晕厥或晕厥前期症状。

（六）负荷成像技术　研究表明，负荷成像技术有助于冠状动脉痉挛的诊断[103]。超声心动图对室壁运动的分析可以提高麦角新碱试验的敏感性，当出现新发的一过性室壁运动异常时可确诊冠状动脉痉挛[104]。与心电图相比，虽然超声－麦角新碱试验可更准确的对心肌缺血进行定位（因为室壁运动异常能数秒钟早于症状和心电图变化），但在临床实践中，该方法并没有广泛开展。因为麦角新碱激发试验中进行超声检查并不能比心电图提供更多的临床信息，所以只在很少的特殊病例中使用。

（七）冠状动脉造影检查　诊断冠状动脉痉挛和变异型心绞痛可根据临床病史、心电图以及扩血管药物治疗的临床反应明确。但只有在冠状动脉造影的过程中，通过诱发冠状动脉痉挛发作才能确定其发生部位。当高度怀疑冠状动脉痉挛或非侵入性检查提示有明显冠状动脉阻塞时，更应考虑进行冠状动脉造影检查。

五、预后

变异型心绞痛早期研究报告显示，主要心脏事件，如急性心肌梗死（20%～30%）或心源性猝死（约 10%）发生率较高，随后的研究证实这些事件大多发生在疾病的初始阶段[105-109]。最近的一项研究表明，39% 的患者在症状发作的第一个月内有主要心血管事件发生（心脏骤停复苏或急性心肌梗死），56% 的患者在 3 个月内有主要心血管事件发生[110]。因此，及时诊断血管痉挛性心绞痛，对于改善这些患者的临床预后至关重要，尤其是给予适当的扩血管药物治疗，可防止绝大多数冠状动脉痉挛的复发。然而，变异型心绞痛在症状出现 1 个月内被正确诊断的患者不到一半，表明这种情况在临床实践中经常被忽视[110]（图 8-17）。

初步研究表明，冠状动脉痉挛的患者中，存在严重和（或）广泛的冠状动脉疾

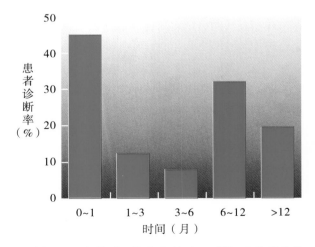

图 8-17　变异型心绞痛患者（202 例）心绞痛发作及诊断时间

发病 1 个月只有 45% 的患者得到诊断，而诊断要求患者 6 个月以上确诊率 >40%（改良自参考文献 110）

病是预测心脏事件的主要危险因素[105-108]。但随后的研究显示，在冠状动脉造影正常的患者中也有相似的心脏事件发生率[111-116]。其他研究提示，多支血管冠状动脉痉挛是随访期间心脏事件发生的独立预测因素[109]。长时间的冠状动脉痉挛可引起急性心肌梗死，如果痉挛造成血管壁损害，可激活凝血系统，导致局部血栓形成[117]。此外，与急性心肌梗死相关的危及生命的心律失常（心动过速或心动过缓），可独立于冠状动脉粥样硬化性疾病存在。但冠状动脉痉挛期间严重心律失常的发生，与缺血性发作的频率、严重程度或持续时间以及不同患者甚至同一患者是否出现疼痛，均不存在显著相关性[111-113,115,118]。快速性室性心动过速最常发生在 ST 段抬高的过程中（图 8-16），但有时也会出现在缺血－再灌注的 ST 段恢复阶段；而在下壁心肌缺血中可经常发生完全性房室传导阻滞和（或）窦房传导障碍。研究表明，在冠状动脉痉挛缺血发作中出现严重心律失常的患者有较高的猝死风险[119]（图 8-18）。

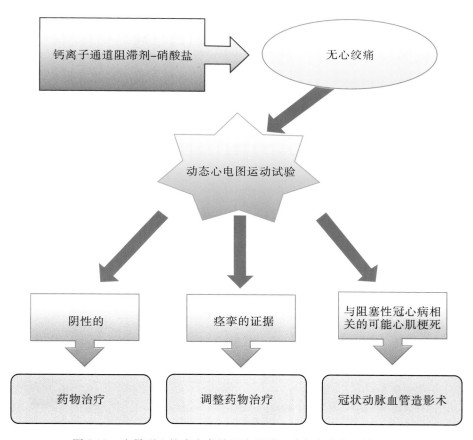

图 8-18 变异型心绞痛患者处置流程图（改良自参考文献 119）

六、治疗

药物治疗的目的在于抑制所有的缺血性发作，包括心电图或动态心电图监测的静息发作。短效硝酸盐（硝酸甘油或消心痛）舌下含服或口服可迅速缓解冠状动脉痉挛引起的心绞痛。长期使用二氢吡啶和非二氢吡啶类钙离子通道阻滞剂，可预防发生血管痉挛性心绞痛[120,121]。此外，对于药物激发试验中存在高危风险，如缺血性心律失常、硝酸盐起效缓慢、长时间心绞痛发作、多支血管痉挛的患者，应积极予以药物治疗。

中/高剂量的钙离子通道阻滞剂（如地尔硫䓬和维拉帕米 360~480mg/d，硝苯地平 60~80mg/

d）能够预防 80% 以上的冠状动脉痉挛发作，并显著改善预后[121]。而传统的药物，如维拉帕米、地尔硫䓬和硝苯地平，临床上应用的经验更加丰富[121-123]。因此，药物种类的选择取决于个人喜好、药物的疗效以及不良反应。如果患者服用常规剂量的钙离子通道阻滞剂仍有心绞痛发作，药物剂量可逐渐增加到最大耐受剂量，并考虑联用长效硝酸盐药物（如硝酸异山梨酯或 5-单硝酸异山梨醇酯）[124]。为防止出现耐药，硝酸盐有效剂量应覆盖最易发生冠状动脉痉挛的时间段，并在一天中有 10~14 小时的空白期。二氢吡啶和非二氢吡啶类钙离子通道阻滞剂可联合应用于单一药物无法控制症状的心绞痛患者。对于钙离子通道阻滞剂和硝酸盐标准剂量治疗无效的患者，使用最大耐受剂量能够缓解绝大多数症状[125]。此外，他汀类药物和维生素 E 可改善血管内皮功能，有助于控制患者的症状，但这些药物的作用需要在进一步的研究中得到更充分证实。

β 受体阻滞剂能增强 α 肾上腺素能刺激发生冠状动脉痉挛，因此，不建议使用[81]。虽然此类病例非常少见，但仍应该避免在血管痉挛性心绞痛患者中应用。非常顽固的变异型心绞痛患者，增加适当剂量的胍乙啶或可乐定可能会有帮助[126]。其他方式的治疗，如去心脏神经支配，其结果仍不明确[127,128]。当药物治疗失败，非侵入性的试验提示可能存在冠状动脉阻塞性病变时，应考虑冠状动脉血运重建术（即经皮冠状动脉腔内成形术或旁路手术）[129,130]。难治性变异型心绞痛患者，在冠状动脉痉挛部位置入支架，可根治或减少心绞痛发作。冠状动脉造影正常的患者也可考虑在冠状动脉痉挛部位行支架置入术。但是目前的研究结论并不一致[131,132]。最后，当患者使用血管扩张剂不能有效控制心绞痛发作，且合并有危及生命的缓慢性心律失常或快速心律失常时，可考虑植入心脏起搏器或自动心律转复除颤器。

（崔　松　王　平　曾和松）

参　考　文　献

［1］ Conti CR Ed. Coronary artery spasm. Pathophysiology diagnosis and treatment（Marker Dekker：New York 1986）.

［2］ Prinzmetal M，Kennamer R，Merliss R，et al. The variant form of angina pectoris. Am J Med，1959，27：375-388.

［3］ Maseri A，Mimmo R，Chierchia S，et al. Coronary spasm as a cause of acute myocardial ischemia in man. Chest 1975，68：625-633.

［4］ Oliva PB，Pottsm DE，Pluss RG. Coronary arterial spasm in Prinzmetal angina：documentation by coronary arteriography. N Eng J Med，1973，288：745-750.

［5］ Cheng TO，Bashour T，Kelser GA，et al. Variant angina of Prinzmetal with normal coronary arteriograms. A variant of the variant. Circulation，1973，47：476-485.

［6］ Shimokawa H，Nagasawa K，Irie T，Egashira S，et al. Clinical characteristics and long-term prognosis of patients with variant angina. A comparative study between western and Japanese populations. Int J Cardiol，1988，18：331-349.

［7］ Miwa K，Fujita M，Sasayama S. Recent insights into the mechanisms predisposing factors and racial differences of coronary vasospasm. Heart Vessels，2005，20：1-7.

［8］ Pristipino C，Beltrame JF，Finocchiaro ML，et al. Major racial differences in coronary constrictor response between Japanese and Caucasians with recent myocardial infarction. Circulation，2000，101：1102-1108.

［9］ Maseri A，Davies G，Hackett D，et al. Coronary artery spasm and vasoconstriction. The case for a distinction. Circulation，1990，81：1983-1991.

［10］ Vanhoutte PM. Endothelium and control of vascular function. Hypertension，1989，13：658-667.

［11］ Vanhoutte PM，Shimokawa H. Endothelium-derived relaxing factor and coronary vasospasm. Circulation，1989，80：1-9.

［12］ Furchgott RF，Zawadzki JV. The obligatory role of endothelial cells in the relaxation of arterial smooth muscle by acetylcholine. Nature，1980，288：373-376.

［13］ Shimokawa H，Tomoike H，Nabeyama S，et al. Coronary artery spasm induced in miniature swine：angiographic evidence and relation to coronary atherosclerosis. Am Heart J, 1985, 110：300 – 310.

［14］ Hamabe A, Takase B, Uehata A, et al. Impaired endothelium-dependent vasodilation in the brachial artery in variant angina pectoris and the effect of intravenous administration of vitamin C. Am J Cardiol, 2001, 87：1154 – 1159.

［15］ Moriyama Y, Tsunoda R, Harada M, et al. Nitric oxide-mediated vasodilatation is decreased in forearm resistance vessels in patients with coronary spastic angina. Jpn Circ J, 2001, 65：81 – 86.

［16］ Nakayama M, Yoshimura M, Sakamoto T, et al. Synergistic interaction of T-786 – > C polymorphism in the endothelial nitric oxide synthase gene and smoking for an enhanced risk for coronary spasm. Pharmacogenetics, 2003, 13：683 – 688.

［17］ Yoshimura M, Yasue H, Nakayama M, et al. A missense Glu298Asp variant in the endothelial nitric oxide synthase gene is associated with coronary spasm in the Japanese. Hum Genet, 1998, 103：65 – 69.

［18］ Kaneda H, Taguchi J, Kuwada Y, et al. Coronary artery spasm and the polymorphisms of the endothelial nitric oxide synthase gene. Circ J, 2006, 70：409 – 413.

［19］ Motoyama T, Kawano H, Kugiyama K, et al. administration improves impairment of endotheliumdependent vasodilation in patients with coronary spastic angina. J Am Coll Cardiol, 1998, 32：1672 – 1679.

［20］ Yasue H, Mizuno Y, Harada E, et al. SCAST（statin and coronary artery spasm trial）Investigators Effects of a 3-hydroxy-3-methylglutaryl coenzyme A reductase inhibitor fluvastatin on coronary spasm after withdrawal of calciumchannel blockers. J Am Coll Cardiol, 2008, 51：1742 – 1748.

［21］ Bonetti PO, Lerman LO, Lerman A. Endothelial dysfunction：a marker of atherosclerotic risk. Arterioscler Thromb Vasc Biol, 2003, 23：168 – 175.

［22］ Henry P, D Yokoyama M. Supersensitivity of atherosclerotic rabbit aorta to ergonovine：mediation by a serotoninergic mechanism. J Clin Invest, 1980, 66：306 – 313.

［23］ Egashira K, Inou T, Yamada A, et al. Preserved endothelium-dependent vasodilation at the vasospastic site in patients with variant angina. J Clin Invest, 1992, 89：1047 – 1052.

［24］ Ito K, Akita H, Kanazawa K, et al. Systemic endothelial function is preserved in men with both active and inactive variant angina pectoris. Am J Cardiol, 1999, 84：1347 – 1349.

［25］ Casas JP, Cavalleri GL, Bautista LE, et al. Endothelial nitric oxide synthase gene polymorphisms and cardiovascular disease：a HuGE review. Am J Epidemiol, 2006, 164：921 – 935.

［26］ Bertrand ME, LaBlanche JM, Tilmant PY, et al. Frequency of provoked coronary arterial spasm in 1089 consecutive patients undergoing coronary angiography. Circulation, 1982, 65：1299 – 1306.

［27］ Kaski JC, Tousoulis D, Gavrielides S, et al. Comparison of epicardial coronary artery tone and reactivity in Prinzmetal's variant angina and chronic stable angina pectoris. J Am Coll Cardiol, 1991, 17：1058 – 1062.

［28］ Kaski JC, Maseri A, Vejar M, et al. Spontaneous coronary artery spasm in variant angina results from a local hyperreactivity to a generalized constrictor stimulus. J Am Coll Cardiol, 1989, 14：1456.

［29］ Yasue H, Horio Y, Nakamura N, et al. Induction of coronary artery spasm by acetylcholine in patients with variant angina：possible role of the parasympathetic nervous system in the pathogenesis of coronary artery spasm. Circulation, 1986, 74：955 – 963.

［30］ Crea F, Chierchia S, Kaski JC, et al. Provocation of coronary spasm by dopamine in patients with active variant angina pectoris. Circulation, 1986, 74：262269.

［31］ Heupler FA, Jr Proudfit WL, Razavi M, et al. Ergonovine maleate provocative test for coronary arterial spasm. Am J Cardiol, 1978, 41：631 – 640.

［32］ McFadden EP, Clarke JG, Davies GJ, et al. Effect of intracoronary serotonin on coronary vessels in patients with stable angina and patients with variant angina. N Engl J Med, 1991, 324：648 – 654.

［33］ Ginsburg R, Bristow MR, Kantrowitz N, et al. Histamine provocation of clinical coronary artery spasm：implications concerning the pathogenesis of variant angina pectoris. Am Heart J, 1981, 102：819 – 822.

［34］ Chierchia S, Davies G, Berkenboom G, et al. Alpha-adrenergic receptors and coronary spasm：an elusive link. Circulation, 1984, 69：8 – 14.

[35] Chierchia S, de Caterina R, Crea F, et al. Failure of thromboxane A2 blockade to prevent attacks of vasospastic angina. Circulation, 1982, 66：702 – 705.

[36] De Caterina R, Carpeggiani C, L'Abbate A. A double-blind placebocontrolled study of ketanserin in patients with Prinzmetal's angina. Evidence against a role for serotonin in the genesis of coronary vasospasm. Circulation, 1984, 69：889 – 894.

[37] Shimokawa H, Ito A, Fukumoto Y, et al. Chronic treatment with interleukin-1â induces coronary intimal lesions and vasospastic responses in pigs in vivo：The role of platelet-derived growth factor. J Clin Invest, 1996, 97：769 – 776.

[38] Fukumoto Y, Shimokawa H, Ito A, et al. Inflammatory cytokines cause coronary arteriosclerosislike changes and alterations in the smooth muscle phenotypes in pigs. J Cardiovasc Pharmacol, 1997, 29：222 – 231.

[39] Kozai T, Shimokawa H, Fukumoto Y, et al. Tyrosine kinase inhibitor markedly suppresses the development of coronary lesions induced by chronic treatment with platelet-derived growth factor in pigs in vivo. J Cardiovasc Pharmacol, 1997, 29：536 – 545.

[40] Miyata K, Shimokawa H, Yamawaki T, et al. Endothelial vasodilator function is preserved at the spastic/inflammatory coronary lesions in pigs. Circulation, 1999, 100：1432 – 1437.

[41] Kandabashi T, Shimokawa H, Miyata K, et al. Inhibition of myosin phosphatase by upregulated rho-kinase plays a key role for coronary artery spasm in a porcine model with interleukin-1beta. Circulation, 2000, 101：1319 – 1323.

[42] Noma K, Oyama N, Liao JK. Physiological role of ROCKs in the cardiovascular system. Am J Physiol Cell Physiol, 2006, 290：C661 – C668.

[43] Shimokawa H, Seto M, Katsumata N, et al. Rho-kinase-mediated pathway induces enhanced myosin light chain phosphorylation in a swine model of coronary artery spasm. Cardiovasc Res, 1999, 43：1029 – 1039.

[44] Masumoto A, Mohri M, Shimokawa H, et al. Suppression of coronary artery spasm by the Rho-kinase inhibitor fasudil in patients with vasospastic angina. Circulation, 2002, 105：1545 – 1547.

[45] Chutkow W. A, Pu J, Wheeler MT, et al. Episodic coronary artery vasospasm and hypertension develop in the absence of Sur2 K（ATP）channels. J Clin Invest, 2002, 110：203 – 208.

[46] Kerin N. Z, Rubenfire M, Naini M, et al. Arrhythmias in variant angina pectoris. Relationships of arrhythmias to ST segment elevation and R wave changes. Circulation, 1979, 60：1343 – 1350.

[47] Maseri A, Severi S, Marzullo P. Role of coronary arterial spasm in sudden coronary ischemic death. Ann NY Acad Sci, 1982, 382：204 – 217.

[48] Lanza GA, De Candia E, Romagnoli E, et al. Increased platelet sodium-hydrogen exchanger activity in patients with variant angina. Heart, 2003, 89：935 – 936.

[49] Mc Alpin RN. Contribution of dynamic vascular wall thickening to luminal narrowing during coronary arterial constriction. Circulation, 1980, 71：296 – 301.

[50] Roberts WC, Curry RC, Jr Isner JM, et al. Sudden death in Prinzmetal's angina with coronary spasm documented by angiography. Analysis of three necropsy patients. Am J Cardiol, 1982, 50：203 – 210.

[51] Sugiishi M, Takatsu F. Cigarette smoking is a major risk factor for coronary spasm. Circulation, 1993, 87：76 – 79.

[52] Takaoka K, Yoshimura M, Ogawa H, et al. Comparison of the risk factors for coronary artery spasm with those for organic stenosis in a Japanese population：role of cigarette smoking. Int J Cardiol, 2000, 72：121 – 126.

[53] Crimmins EM, Vasunilashorn S, Kim JK, et al. A Comparison of Biological Risk Factors in Two Populations：The United States and Japan. Popul Dev Rev, 2008, 34：457 – 482.

[54] Morrow JD, Frai B, Longmire AW, et al. Increase in circulating products of lipid peroxidation（F2-isoprostanes）in smokers as a cause of oxidative damage. N Engl J Med, 1995, 332：1198 – 1203.

[55] Fernandez D, Rosenthal JE, Cohen LS, et al. Alcohol-induced Prinzmetal variant angina. Am J Cardiol, 1973, 32：238 – 239.

[56] Rezkalla SH, Kloner RA. Cocaine-induced acute myocardial infarction. Clin Med Res, 2007, 5：172 – 176.

[57] El Menyar AA. Drug-induced myocardial infarction secondary to coronary artery spasm in teenagers and young adults. J Postgrad Med, 2006, 52：51 – 56.

[58] Bathina JD, Yusuf SW. 5-Fluorouracil-induced coronary vasospasm. J Cardiovasc Med (Hagerstown), 2010, 11: 281-284.

[59] Sestito A, Sgueglia GA, Pozzo C, et al. Coronary artery spasm induced by capecitabine. J Cardiovasc Med (Hagerstown), 2006, 7:136-138.

[60] Wasson S, Jayam VK. Coronary vasospasm and myocardial infarction induced by oral sumatriptan. Clin Neuropharmacol, 2004, 27:198-200.

[61] Forman MB, Oates JA, Robertson D, et al. Increased adventitial mast cells in a patient with coronary spasm. N Engl J Med, 1985, 313:1138-1141.

[62] Katayama N, Nakao K, Horiuchi K, et al. Disease activities and serum C-reactive protein levels in patients with vasospastic angina pectoris. J Cardiol, 2005, 46:63-70.

[63] Negre-Salvayre A, Dousset N, Ferretti G, et al. Antioxidant and cytoprotective properties of high-density lipoproteins in vascular cells. Free Radic Biol Med, 2006, 41:1031-1040.

[64] Park K, Gross M, Lee DH, et al. Oxidative stress and insulin resistance: the coronary artery risk development in young adults study. Diabetes Care, 2009, 32:1302-1307.

[65] Penckofer S, Schwertz D, Florczak K. Oxidative stress and cardiovascular disease in type 2 diabetes: the role of antioxidants and pro-oxidants. J Cardiovasc Nurs, 2002, 16:68-85.

[66] Keaney JF, Jr Larson M, G Vasan RS, et al. Framingham Study Obesity and systemic oxidative stress: clinical correlates of oxidative stress in the Framingham Study. Arterioscler Thromb Vasc Biol, 2003, 23:434-439.

[67] Miwa K, Miyagi Y, Igawa A, et al. deficiency in variant angina. Circulation, 1996, 94:14-18.

[68] Miwa K, Igawa A, Nakagawa K, et al. Consumption of vitamin E in coronary circulation in patients with variant angina. Cardiovasc Res, 1999; 41:291-298.

[69] Oike Y, Hata A, Ogata Y. et al. Angiotensin converting enzyme as a genetic risk factor for coronary artery spasm. J Clin Invest, 1995, 96:2975-2979.

[70] Park JS, Zhang SY, Jo SH, et al. Common adrenergic receptor polymorphisms as novel risk factors for vasospastic angina. Am Heart J, 2006, 151:864-869.

[71] Kaumann A, J Levy FO. 5-hydroxytryptamine receptors in the human cardiovascular system. Pharmacol Ther, 2006, 111:674-706.

[72] Inoue N, Kawashima S, Kanazawa K, et al. Polymorphism of the NADH/NADPH oxidase p22 phox gene in patients with coronary artery disease. Circulation, 1998, 97:135-137.

[73] Ito T Yasue H, Yoshimura M, Nakamura S, et al. Paraoxonase gene Gln192Arg (Q192R) polymorphism is associated with coronary artery spasm. Hum Genet, 2002, 110:89-94.

[74] Murase Y, Yamada Y, Hirashiki A, et al. Genetic risk and gene-environment interaction in coronary artery spasm in Japanese men and women. Eur Heart J, 2004, 25:970-977.

[75] Nakano T, Osanai T, Tomita H, et al. Enhanced activity of variant phospholipase C-delta1 protein (R257H) detected in patients with coronary artery spasm. Circulation, 2002, 105:2024-2029.

[76] Yasue H, Touyama M, Kato H, et al. Prinzmetal's variant form of angina as a manifestation of alpha-adrenergic receptormediated coronary artery spasm: documentation by coronary arteriography Am Heart J, 1976, 91:148-155.

[77] Specchia G, De Servi S, Falcone C, et al. Coronary arterial spasm as a cause of exercise-induced ST-segment elevation in patients with variant angina. Circulation, 1979, 59:948-995.

[78] Raizner AE, Chahine RA, Ishimori T, et al. Provocation of coronary artery spasm by the cold pressor test. Hemodynamic arteriographic and quantitative angiographic observations. Circulation, 1980, 62:925-932.

[79] Winniford MD, Filipchuk N, Hillis D. Alpha-adrenergic blockade for variant angina: a long-term double-blind randomized trial. Circulation, 1983, 67:1185-1192.

[80] Tzivoni D, Keren A, Benhorin J, et al. Prazosin therapy for refractory variant angina. Am Heart J, 1983, 105:262-266.

[81] Robertson RM, Wood AJ, et al. Exacerbation of vasotonic angina pectoris by propranolol. Circulation, 1982, 65:

281 – 285.

[82] Robertson RM, Bernard Y, Robertson D. Arterial and coronary sinus catecholamines in the course of spontaneous coronary artery spasm. Am Heart J, 1983, 105：901 – 906.

[83] Waters D, Miller D. Circadian variation in variant angina. Am J Cardiol, 1984, 54：61 – 64.

[84] Lanza GA, Pedrotti P, Pasceri V, et al. Autonomic changes associated with spontaneous coronary spasm in patients with variant angina. J Am Coll Cardiol, 1996, 28：1249 – 1256.

[85] King MJ, Zir LM, Kaltman AJ, et al. Variant angina associated with angiographically demonstrated coronary artery spasm and REM sleep. Am J Med Sci, 1973, 265：419 – 422.

[86] Tada M, Kuzuya T, Inoue M, et al. Elevation of thromboxane B2 levels in patients with classic and variant angina pectoris. Circulation, 1981, 64：1107.

[87] Robertson RM, Robertson D, Roberts LJ, et al. Thromboxane A2 in vasotonic angina pectoris：evidence from direct measurements and inhibitor trials. N Engl J Med, 1981, 304：998 – 1003.

[88] Chierchia S, Patrono C, Crea F, et al. Effects of intravenous prostacyclin in variant angina. Circulation, 1982, 65：470 – 477.

[89] Irie T, Imaizumi T, Matuguchi T, et al. Takeshita A Nakamura M. Increased fibrinopeptide A during anginal attacks in patients with variant angina. J Am Coll Cardiol, 1989, 14：589 – 594.

[90] Toyo-oka T, Aizawa T, Suzuki N, et al. Masaki T. Sugimoto T. Increased plasma level of endothelin-1 and coronary spasm induction in patients with vasospastic angina pectoris. Circulation, 1991, 83：476 – 483.

[91] Larkin SW, Clarke JG, Keogh BE, et al. Intracoronary endothelin induces myocardial ischemia by small vessel constriction in the dog. Am J Cardiol, 1989, 64：956 – 958.

[92] Magarian GJ, Mazur DJ. The Hyperventilation challenge test. Chest, 1991, 99：199 – 204.

[93] Pasceri V, Lanza GA, Patti G, et al. Preconditioning by transient myocardial ischemia confers protection against ischemia-induced ventricular arrhythmias in variant angina. Circulation, 1996, 94：1850 – 1856.

[94] Miller D, Waters DD, Warnica W, et al. Is variant angina the coronary manifestation of a generalized vasospastic disorder? N Engl J Med, 1981, 304：763 – 766.

[95] Rozanski JJ, Kleinfeld M, Alternans of the ST segment of T wave. A sign of electrical instability in Prinzmetal's angina. Pacing Clin Electrophysiol, 1982, 5：359 – 365.

[96] Onaka H, Hirota Y, Shimada S, et al. Clinical observation of spontaneous anginal attacks and multivessel spasm in variant angina pectoris with normal coronary arteries：Evaluation by 24-hour 12-lead electrocardiography with computer analysis. J Am Coll Cardiol, 1996, 27：38 – 44.

[97] Caplin JL, Banim SO. Cvhest pain and electrocardiographic STsegment elevation occurring in the recovery phase after exercise in a patient with normal coronary arteries. Clin Cardiol, 1985, 8：228 – 229.

[98] Murphy JC, Scott PJ, Shannon HJ, et al. ST elevation on the exercise ECG in patients presenting with chest pain and no prior history of myocardial infarction. Heart, 2009, 95：1792 – 1797.

[99] Cipriano PR, Guthaner DF, Orlick AE, et al. Effects of ergonovine maleate on coronary arterial size. Circulation, 1979, 59：82 – 89.

[100] Muller-Schweinitzer E. The mechanism of ergometrine induced coronary arterial spasm. In vitro studies on canine arteries. J Cardiovasc Pharmacol, 1980, 2：645 – 655.

[101] Yasue H, Nagao M, Omote S, et al. Coronary arterial spasm and Prinzmetal's variant angina induced by hyperventilation and Tris-buffer infusion. Circulation, 1978, 58：56 – 62.

[102] Buxton A, Goldberg S, Hirshfeld JW, et al. Refractory ergonovine induced coronary vasospasm：importance of intracoronary nitroglycerin. Am J Cardiol, 1980, 46：329 – 334.

[103] Song JK, Park SW, Kang DH, et al. Safety and clinical impact of ergonovine stress echocardiography for diagnosis of coronary vasospasm. J Am Coll Cardiol, 2000, 35：1850 – 1856.

[104] Djordjevic-Dikic A, Varga A, Rodriguez O, et al. Safety of ergotamine-ergic pharmacologic stress echocardiography for vasospasm testing in the echo lab：14 year experience on 478 tests in 464 patients. Cardiologia, 1999, 44：901 –

906.

［105］ Severi S, Davies G, Maseri A, et al. Long-term prognosis of "variant" angina with medical treatment. Am J Cardiol, 1980, 46：226 − 232.

［106］ Waters DD, Miller DD, Szlachcic J, et al. Factors influencing the long-term prognosis of treated patients with variant angina. Circulation, 1983, 68：258 − 265.

［107］ Mark DB, Califf RM, Morris KG, et al. Clinical characteristics and long-term survival of patients with variant angina. Circulation, 1984, 69：880 − 888.

［108］ Walling A, Waters DD, Miller DD, et al. Long-term prognosis of patients with variant angina. Circulation, 1987, 76：990 − 997.

［109］ Yasue H, Takizawa A, Nagao M, et al. Long-term prognosis for patients with variant angina and influential factors. Circulation, 1988, 78：1 − 9.

［110］ Lanza GA, Sestito A, Sgueglia GA, et al. Current clinical features diagnostic assessment and prognostic determinants of patients with variant angina. Int J Cardiol, 2007, 118：41 − 47.

［111］ Nakamura M, Takeshita A, Nose Y. Clinical characteristics associated with myocardial infarction arrhythmias and sudden death in patients with vasospastic angina. Circulation, 1987, 75：1110 − 1116.

［112］ Myerburg RJ, Kessler KM, Mallon SM, et al. Life-threatening ventricular arrhythmias in patients with silent myocardial ischemia due to coronary-artery spasm. N Engl J Med, 1992, 326：1451 − 1455.

［113］ Chevalier P, Dacosta A, Defaye P, et al. Arrhythmic cardiac arrest due to isolated coronary artery spasm: long-term outcome of seven resuscitated patients. J Am Coll Cardiol, 1998, 31：57 − 61.

［114］ Previtali M, Klersy C, Salerno JA, et al. Ventricular tachyarrhythmias in Prinzmetal's variant angina: clinical significance and relation to the degree and time course of S-T segment elevation. Am J Cardiol, 1983, 52：19 − 25.

［115］ Fellows CL, Weaver WD, Greene HL. Cardiac arrest associated with coronary artery spasm. Am J Cardiol, 1987, 60：1397 − 1399.

［116］ Igarashi Y, Tamura Y, Suzuki K, et al. Coronary artery spasm is a major cause of sudden cardiac arrest in survivors without underlying heart disease. Coronary Artery Disease, 1993, 4：177 − 186.

［117］ Miyamoto S, Ogawa H, Soejima H Takazoe K, et al. Formation of platelet aggregates after attacks with coronary spastic angina pectoris. Am J Cardiol, 2000, 85：494 − 497.

［118］ Sanna T, Lanza GA, Niccoli G, et al. Coronary artery vasospasm causing ventricular fibrillation-An external loop recording. Resuscitation, 2009, 80：393 − 394.

［119］ Miller DD, Waters DD, Szlachcic J, et al. Clinical characteristics associated with sudden death in patients with variant angina. Circulation, 1982, 66：588 − 592.

［120］ MacAlpin R. Treatment of vasospastic angina. In: Goldberg S. ed Coronary Artery Spasm and Thrombosis (F. A. Davis: Philadelphia 1983) p. 129.

［121］ Maseri A, Parodi O, Fox KM. Rational approach to the medical therapy of angina pectoris: the role of calcium antagonists. Prog Cardiovasc Dis, 1983, 15：269 − 278.

［122］ Johnson SM, Mauritson DR, Willerson JT, et al. A controlled trial of verapamil for Prinzmetal's variant angina. N Engl J Med, 1981, 304：862 − 866.

［123］ Feldman RL, Pepine CJ, Whittle J, et al. Short-and long-term responses to diltiazem in patients with variant angina. Am J Cardiol, 1982, 49：554 − 559.

［124］ Hill JA, Feldman RL, Pepine CJ, et al. Randomized doubleblind comparison of nifedipine and isosorbide dinitrate in patients with coronary arterial spasm Am J Cardiol, 1982, 49：431 − 438.

［125］ Lefroy DC, Crake T, Haider AW, et al. Medical treatment of refractory coronary artery spasm. Cor Art Dis, 1992, 3：745 − 752.

［126］ Frenneaux M, Kaski JC, Brown M, et al. Refractory variant angina relieved by guanethidine and clonidine. J Am Cardiol, 1988, 62：832 − 833.

［127］ Bertrand ME, Lablanche JM, Tilmant PY, et al. Complete denervation of the heart (autotransplantation) for treatment of severe refractory coronary spasm. Am J Cardiol, 1981, 47：1375 – 1378.

[128] Clark DA, Quint RA, Mitchel RL, et al. Coronary artery spasm：medical management surgical denervation and autotransplantation. J Thorac Cardiovasc Surg, 1977, 73：332 – 339.

[129] Bertrand ME, Lablanche JM, Fourrier JL, et al. Percutaneous transluminal coronary angioplasty in patients with spasm superimposed on atherosclerotic narrowing. Br Heart J, 1987, 58：469 – 472.

[130] Bertrand ME, Lablanche JM, Rousseau MF, et al. Surgical treatment of variant angina：use of plexectomy with aortocoronary bypass. Circulation, 1980, 61：877 – 882.

[131] Gaspardone A, Tomai F, Versaci F, et al. Coronary artery stent placement in patients with variant angina refractory to medical treatment. Am J Cardiol, 1999, 84：96 – 98.

[132] Nedeljkovic MA, Ostojic M, Lalic N, et al. Stenting and surgery for coronary vasospasm：the wrong solution fails to solve the problem. Herz, 2009, 34：564 – 566.

[133] Seniuk W, Mularek-Kubzdela T, Grygier M Grajek S, et al. Cardiac arrest related to coronary spasm in patients with variant angina：a three-case study. J Intern Med, 2002, 252：368 – 376.

[134] Romagnoli E, Lanza GA. Acute myocardial infarction with normal coronary arteries：Role of coronary artery spasm and arrhythmic complications. Int J Cardiol, 2007, 117：3 – 5.

第三节　自发性冠状动脉夹层

自发性冠状动脉夹层（SCAD）是引起冠状动脉（冠脉）狭窄的罕见病因，通常可导致急性冠脉综合征发作。由于自发性冠状动脉夹层的自然病程并未完全清楚，并且其发病率远较其他致冠脉阻塞因素低，在临床上往往更易被低估。此外，也是冠脉造影技术本身的局限性所致，因为通过冠脉造影诊断自发性冠状动脉夹层只能依靠脱垂的内膜片所形成的双重管腔显影来判断。不过，随着新的侵入性和非侵入性断层显像技术的不断出现，确诊自发性冠状动脉夹层的患者数量将会增加，所获得的相关发病信息也会不断增多，将有助于更好的理解自发性冠状动脉夹层的发病机制。本章主要对自发性冠状动脉夹层目前的研究现状进行回顾和讨论。

自发性冠状动脉夹层（SCAD）通常定义为冠状动脉（冠脉）血管壁中层自发性出血性分离，导致血管假腔形成或血肿，并且排除其他继发因素，如外伤（钝性胸部创伤）或医源性因素（冠脉造影或血管成形术）等[1,2]。因自发性冠状动脉夹层在临床上相当罕见，故其诊治很具有挑战性，据估计在行冠脉造影检查的患者中，其发病率为 0.1%～1.1%。

自发性冠状动脉夹层在早年主要是通过尸检加以确诊。第一例自发性冠状动脉夹层是由 Pretty 等人[3]在 1931 年报道，该病例为一名 42 岁中年妇女，其在胸痛发作后猝死。在 1969 年，Forker 等人[4]则报道了第一例冠脉造影确诊的自发性冠状动脉夹层病例，该患者为 56 岁男性，其夹层部位在右冠状动脉（RCA），并行冠脉旁路移植术。而 Circulo 等人[5]则在 1978 年也报道了第一例冠脉造影确诊的自发性冠状动脉夹层病例。

随后在血管成形术时代（开始于 20 世纪 80 年代），对自发性冠状动脉夹层的认识也在不断加深，是球囊扩张时可发生医源性血管夹层，术者对血管夹层的各种造影形态更加熟悉所致。

直至今天，对于自发性冠状动脉夹层的病理生理学机制仍然知之甚少。目前认为，主要发病机制是血管壁中层出血所致。其他的发病机制包括脂性斑块破裂、滋养血管破裂、嗜酸性粒细胞浸润造成的囊性动脉中层坏死、孕酮诱导的改变以及动脉痉挛。

冠脉造影是最广泛使用的自发性冠状动脉夹层诊断技术，除此之外，在某些情况下（如非交通性血管内血肿），血管内超声（IVUS）、光学相干断层成像术（OCT）或多层CT（MDCT）也有助于明确诊断。

目前，自发性冠状动脉夹层的治疗策略还有相当大的争议，主要原因在于缺乏大样本的临床试验，以便能够评价不同治疗策略对临床疗效的影响。尤其是缺乏药物治疗或冠脉血运重建治疗（包括经皮冠脉介入及冠脉旁路移植术）与药物保守治疗比较的循证依据。

一、流行病学

自从1931年发现第一例自发性冠状动脉夹层开始，迄今至少有400例病例的文献报告[3]。自发性冠状动脉夹层的发病率在人群中为0.1%[6]~1.1%[7,8]。然而，仅依靠上述调查数据很可能会严重低估真实世界中自发性冠状动脉夹层的发病率，原因主要有：①绝大多数的早期病例报告都来自于尸检结果[9,10]；②围生期年轻妇女发生猝死，尽管可以被认为是自发性冠状动脉夹层的临床表现，但并没有被真正深入的研究；③迄今为止，因冠脉造影被认为是唯一有效的诊断技术，故自发性冠状动脉夹层的诊断不包括未行冠脉造影的患者；④有相当多的冠脉造影也不能明确诊断，尤其当发现血管完全闭塞病变时，很难鉴别是由血栓形成导致的，还是由冠脉假腔内血栓形成导致的[11]。

（一）性别差异　早期研究报告表明，自发性冠状动脉夹层更常见于女性，其发病率是男性的3倍[12]。Thompson等人[13]回顾分析了224例自发性冠状动脉夹层报告，其中161例（71.9%）为女性，63例（28.1%）为男性。另外一项包括25例自发性冠状动脉夹层的研究也显示女性的发病率更高[14]。然而，这些结论不能除外存在有观察偏倚，这与其基线研究病例的特点有关。在这些研究中，合并有更高危冠状动脉疾病（CAD）的人群，男性自发性冠状动脉夹层患者的比例与女性患者一样高。这个结果与Hering等人[7]和Celik等人[15]研究中发现的性别差异结果相同，在上述研究中，行冠脉造影（83%和100%）的患者，有86%和78%的男性患者合并有冠脉疾病。

（二）年龄　目前已发表的自发性冠状动脉夹层研究中（表8-2），最常见的发病年龄段是50~60岁，平均年龄48岁。此外，更广泛的年龄分布也有报告[16,17]。不过需要强调的是，要警惕年轻患者的存在。对于特定年龄组患者，当有急性冠脉综合征（ACS）表现时，需要考虑自发性冠状动脉夹层的可能[18]。Vanzetto等人[12]的研究表明，不同年龄组的女性患者中自发性冠状动脉夹层的发病率随年龄降低（70岁、60岁、50岁和40岁）而升高（1.2%、2.1%、4%和7.6%）。

表8-2　以往发表的自发性冠状动脉夹层研究的流行病学特征

研究	时间	人数 N	例数 N	发病率 （%）	M：N（%） W：N（%）	CAD （%）	年龄 （平均）	危险因素 N（%）
DeMaio 等[9]	1981~1989		11		5（45） 6（56）	3（27）	43	5（45）HBP 4（36）吸烟 1（9）DM 1（9）PP 1（9）SLE
Jorgensen 等[8]	1990~1993	9852	10	0.1	2（20） 8（80）	1（10）	46.1	1（10）PP 1（10）OC 1（10）绝经

续 表

研究	时间	人数 N	例数 N	发病率 (%)	M:N (%) W:N (%)	CAD (%)	年龄 (平均)	危险因素 N (%)
Hering 等[7]	1995~1997	3803	42	1.1	36 (86) 6 (14)	35 (83)	59	1 (2) PP 4 (9.5) PE 31 (74) DL 29 (69) 吸烟 21 (50) HBP
Celik 等	1998~2000	3750	9	0.24	7 (78) 2 (22)	9 (100)	55.7	7 (78) 吸烟 3 (33) DL 2 (22) DM 4 (44) 肥胖
Butler 等[19]	1996~2001		13		2 (85) 11 (15)		44	1 (8) PP 3 (23) PE
Mortensen 等[20]	1999~2007	32869	22	0.7	4 (19) 17 (81)	5 (24)	48.7	9 (43) HBP 4 (19) HC 14 (67) 吸烟 2 (9.5) PP 2 (9.5) 绝经 2 (9.5) PE
Vanzetto 等[12]	2000~2006	11605	23	0.2	6 (26) 17 (74)	5 (22)	46	1 (4) ED 10 (43) 吸烟 9 (39) HC 6 (26) HBP 3 (13) DM 2 (9) 肥胖
Motreff 等[11]	2001~2008	1780	12	0.7	12 (100) 0	0 (0)	43.8	1 (8) PE 2 (17) PP 1 (8) 吸烟 3 (25) HC 2 (17) HBP 2 (17) FHCAD

FHCAD：冠状动脉疾病家族史；HBP：高血压；HC：高胆固醇血症；PP：围生期；PE：运动后；OC：口服避孕药；DM：糖尿病；SLE：系统性红斑狼疮；ED：Ehlers-Danlos 综合征；CAD：冠状动脉疾病；M：男性；W：女性

二、病因学

自发性冠状动脉夹层的病因尚不清楚，但可能与多种临床因素相关（表8-3），包括妊娠、围生期、围绝经期、避孕药、高强度锻炼和胶原病等[12]。在自发性冠状动脉夹层的患者中，与围生期相关的比例可达17%，但在所有的患者中只占5%[11]。而与避孕药、Ehlers-Danlhos 综合征以及系统性红斑狼疮相关的自发性冠状动脉夹层比例则更低，通常低于10%，在所有患者中约为0.7%。而最近的文献报道，运动相关的自发性冠状动脉夹层发病率可接近7%。

另一值得注意的是，上述自发性冠状动脉夹层的患者中很大比例都具有心血管危险因素，其中将近一半的患者吸烟（46%）。其他危险因素，如高血压和血脂异常也相当常见（分别为32%和35%）。因此，上述研究公布的数据显然与传统观点，即自发性冠状动脉夹层仅发生于没有心血管危险因素的年轻人大相径庭。

表 8-3　自发性冠状动脉夹层相关的病理生理学因素

心血管危险因素
　高血压[21]
　肥胖[22]
　吸烟[6,23,24]
　血脂异常[6]
　家族性心脏病[12]

围生期和围绝经期
　围产期和分娩早期[11,25]
　月经期[26,27]
　妊娠[28-30]
　多胎[31]
　绝经期[32-35]

免疫、炎症和结缔组织病
　肌纤维发育不良[36,37]
　Ⅳ型 Ehlers-Danlos 综合征[38,39]
　结节性多动脉炎[40]
　结节病[40]
　马方综合征[41]
　系统性红斑狼疮[42]
　中层囊性坏死[43]
　抗磷脂抗体[44,45]
　川崎病[46]
　克罗恩病[47]
　溶酶性动脉炎[48]
　多发性肌炎[49]

药物
　环孢菌素[50]
　口服避孕药[51,51]
　化疗：氟尿嘧啶[53]
　麦角胺[54]
　氟苯丙胺[55]
　多巴酚丁胺[56]

中毒
　滥用可卡因[57]

传染性疾病
　丙肝相关性冷球蛋白血症[58]

续　表

嗜酸性细胞增多症

　　Churg-Strauss 综合征[59,60]

　　嗜酸性细胞增多症[61-64]

遗传性疾病

　　红细胞增多症[65]

　　高胱氨酸血症[66,67]

　　赖氨酸氧化酶缺乏症[68]

　　Osler-Weber-Rendu 病[69]

　　Ⅰ型神经纤维瘤[70]

肾脏疾病

　　多囊肾[71-73]

冠状动脉疾病

　　冠状动脉扩张[74]

　　动脉粥样硬化[6]

　　动脉瘤 - 假性动脉瘤[2,75]

甲状腺疾病

　　甲状腺功能减退症[76]

其他

　　肺栓塞[77]

　　睡眠剥夺[78,79]

　　高空滑雪[80]

　　情绪和体力压力[22,81-83]

　　特发性[6,9,16,77,79,84-93]

三、病理生理学

　　自发性冠状动脉夹层的发病机制目前尚不明确，但可分为二种类型：①冠脉夹层伴血管内膜破裂，是冠脉血管内膜发生破裂（通常有脂性斑块）导致血管内膜和中层连接断裂[9]；②冠脉夹层不伴血管内膜破裂[11,94]，是血管滋养层自发破裂出血造成，该类型的发病机制类似于急性主动脉综合征的发病机制。自发性冠状动脉夹层病理学研究显示，没有动脉粥样损伤的患者，其血管夹层部位通常位于血管壁中膜外 1/3 或中膜、外膜之间，并常伴随出血。因此，传统概念上的"内膜片"说法是错误的，因为绝大多数自发性冠状动脉夹层病理基质是血管壁内膜和中膜夹层。在上述两种类型的自发性冠状动脉夹层中，随着透壁性出血进行性扩大，致冠脉夹层分离进一步加重，引起血管真腔被挤压，导致急性心肌缺血和心梗发生[95]（图 8-19、图 8-20）。

　　回顾过去病例所报告夹层的部位，女性患者中左前降支（LAD）和左主干（LMC）更易受累，而男性患者的右冠状动脉（RCA）更易受累[13]。基于以往的研究，Khan 等人[96]描述了不同冠脉自发夹层的发生率：LAD 57%~75%，RCA 20%~32%，回旋支 4%~21%，LMC <1%~21%。最近的文献报告自发性冠状动脉夹层更常见于 LAD，发生率 33%~92%。但 Motreff 等人描述 LMC 发生率可达 42%，而其他的研究者没有类似报告。

　　鉴于临床上发生自发性冠状动脉夹层的患者多种多样，DeMaio 等人将患者分为三类：①合并有冠状动脉粥样硬化性心脏病（冠心病）的患者；②妊娠末 3 个月的孕妇或围生期早期的妇女；③无明确发病诱因的患者（特发性）。

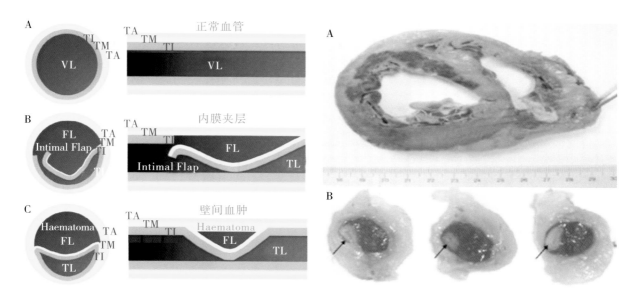

图 8-19 自发性冠状动脉夹层的病理生理学

A：正常血管；B：冠脉夹层伴有假腔内膜片，假腔扩大并压缩真腔；C：壁内血肿并压迫真腔；FL：假腔；TA：外膜；TI：内膜；TL：真腔；TM：中膜；VL：血管腔（改良自参考文献 95）

图 8-20 自发性冠状动脉夹层并发心肌梗死

A：双侧心室基底部水平横断面解剖，可见室间隔及左室前侧壁心肌梗死；B：前降支近段横断面解剖，可见假腔内被血栓填充并压迫真腔（黑色箭头）（改良自参考文献 89）

（一）冠心病 合并冠心病薄帽纤维粥样斑块破裂或少见的纤维斑块糜烂的患者，更易发生自发性冠状动脉夹层，并且其斑块破裂程度可以相当巨大，能从血管近端进展到远端。另一方面，有经验表明血管壁内动脉粥样斑块也可能阻止血管夹层的进展。此外，有些心脏中心研究已证实自发性冠状动脉夹层可以发生在与以前冠心病发病部位不同的位置。

（二）围生期 女性妊娠和生产后常可引起多种激素水平和血流动力学改变，并能持续至产后 6 个月[97]。但研究显示，仅有 4% 的妊娠妇女会发生自发性冠状动脉夹层[14]。因激素水平和血压变化可以导致冠状动脉血管壁结构的改变，故有潜在的引起自发性冠状动脉夹层的风险，但目前对此还没有一致的结论。一方面，血容量和基础心排量在妊娠期间可增加 40%～50%，尤其在生产期间，可导致心血管系统负荷明显加重，心排出量在第一产程可增加 25%，第二产程可增加 50%，阴道分娩时可增加 80%。局麻时，每次子宫收缩可使 300～500ml 血液进入中心循环，导致每搏量和动脉压力增加[28]。不过，仅有血流剪切力的增高并不是妊娠相关性血管夹层的主要原因（绝大多数病例发生在产后）[97]，而性激素水平变化所导致的血管结构相关改变可能起着更重要的作用。高水平的雌激素可能改变正常动脉血管壁的结构，使得自发性冠脉夹层更易发生。这些改变包括平滑肌细胞肥大，酸性黏多糖增加，以及血管中膜胶原蛋白产生减少并引起细胞间基质松弛[10]。另一个主要原因是生产期使用麦角新碱作为血管收缩药[98]。此外，妊娠可使凝血纤溶系统改变，包括减少组织纤溶酶原激活物、增加组织纤溶酶原激活物抑制物、改变凝血因子的水平和降低蛋白 S 的水平[99]，所有的这些改变都有助于血栓的形成[97]。

（三）特发性 仅有少数自发性冠状动脉夹层病例与某些常见的病理生理改变有关（表 8-3）。结缔组织病的患者可以发生自发性冠状动脉夹层，如马方综合征和 Ehlers-Danlos 病Ⅳ型。结缔组织病可导致冠脉血管中膜退行性改变，使血管壁易于发生自发性夹层[38,39,100,101]。自发性冠状动脉夹层与系统性红斑狼疮（SLE）的相关性也有文献报告[102]。系统性红斑狼疮可引起血管炎，导致血管的慢性炎症，容易发生自发性血管夹层。还有一些病例报告自发性冠状动脉夹层与高强度锻炼、可卡因滥用相关，无论伴或不伴冠脉粥样斑块，这些都可导致冠脉痉挛或血流剪切力增加而成为自发性冠状动脉夹层的诱发因素[6,10,57]。但是对于大多数病例来说，自发性冠状动脉夹层的病因很难识别，因此，常被认为是特发性的。最后，从心血管疾病高危患者其自发性冠状动脉夹层发病率更高可以推测，至少在某些病例中，自发性冠状动脉夹层也可能与造影"阴性"的冠脉粥样硬化有关。

四、组织学

自发性冠状动脉夹层发病机制的组织学证据很少，一些研究表明冠状动脉血管外膜遗传性改变以及细胞毒性活动可造成嗜酸性粒细胞浸润，并在25%~40%的病例中出现血管中膜囊性坏死（图8-21）。这些发现对于自发性冠状动脉夹层的病理机制研究有重要的启示[15]。Robinowitz等人[103]连续入选了8例自发性冠状动脉夹层患者，均发现有动脉血管外膜的嗜酸性粒细胞浸润。此外，还有文献报告32例患者中43%有相同的发现（表8-4）。

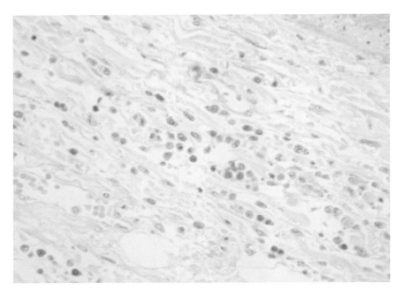

图 8-21　自发性冠状动脉夹层伴有血管外膜及中膜的嗜酸粒细胞炎性浸润（改良自参考文献 15）

五、临床表现

在冠脉造影技术出现之前，大约70%的病例都是靠尸检确诊，当时猝死被认为是自发性冠状动脉夹层的常见表现[8]。实际上自发性冠状动脉夹层临床表现可以多种多样，既可以表现为无症状，也可以表现为心绞痛、心肌梗死、心源性休克，甚至发生猝死。自发性冠状动脉夹层的临床表现和症状很大程度上依赖于血管真腔的压缩程度、血栓形成（真腔或假腔）、冠

表 8-4　自发性冠状动脉夹层组织学发现

嗜酸性粒细胞浸润[6]
内膜撕裂[6]
血管外膜血管瘤[6]
嗜酸性粒细胞 – 淋巴细胞比例升高[97]
中层平滑肌坏死[104]
中层囊性坏死[105]
细胞外基质破坏[68]
胶原蛋白交联缺乏[68]

脉夹层的范围及进展、冠脉损伤的部位、是否累及重要分支血管以及受累及分支血管的数量等[106]。

自发性冠状动脉夹层的相关研究显示，急性冠脉综合征是其最主要的临床表现。但最近的研究，如 Hering 等[7]和 Celik 等人[15]发现大约20%的患者表现为稳定型心绞痛，而其他研究主要临床表现仍为急性冠脉综合征，甚至室性心律失常[20,12,11]（表 8-5）。

表 8-5　已发表的自发性冠状动脉夹层临床表现、症状、治疗及随访情况

研究	时间	临床表现 N（%）	动脉 N（%）	治疗 N（%）	随访（月）	死亡率 N（%）	1 年生存率
DeMaio[9]	1981～1989		LAD：9（82） RCA：2（18）	Med：11（100）	31	1（9）	
Jorgensen[8]	1990～1993	MI：9（90）	LAD：9（82） RCA：2（18） Cx：3（30） MV：3（30）	Tromb：5（50） Med：6（60） CABG：4（40）	23	0	90%
Hering[7]	1995～1997	MI：17（40.4） UA：17（40.4） SA：8（19.1）	LAD：19（45） RCA：15（36） Cx：8（19）	Med：3（7） PCI：31（74） CABG：8（19）	13.5	2（4.8）	76%
Celik[15]	1998～2000	UA：3（33） MI：4（44） SA：2（22）	LAD：5（56） RCA：2（22） LM：2（22）	Med：1（11） PCI：1（11） CABG：7（78） Tromb：3（33）	12	0	89%
Butler[19]	1996～2001	ACS：13（100） NSTEMI：4（31）	LM：2（9） LAD：12（54） IR：1（5） RCA：4（18） Cx：4（18）	Med：7（54） PCI：31（23） CABG：3（23）	13	0	81%
Mortensen[20]	1999～2000	ACS：20（95） STEMI：15（71） NSTEMI：5（9.8） UA：1（4.7）	LM：2（9.5） LAD：17（81） RCA：2（9.5）	Med：7（33） PCI：12（57） CABG：2（9.5）	34.8	1（4.7）	81% （2 年）
Vanzetto[12]	2000～2006	AC：21（91） STEMI：7（33） NSTEMI：14（67） UA：2（9）	LM：3（13） LAD：12（52） RCA：3（13） Cx：5（22）	Med：10（44） PCI：8（34） CABG：5（22）	15.6	2（8.7）	77%
Motreff[11]	2001～2008	ACS STEMI：12（100）	LM：5（42） LAD：4（33） RCA：2（17） Cx：1（8）	Med：2（17） PCI：8（67） CABG：2（17）	51	1（8）	91%

MI：心肌梗死；UA：不稳定型心绞痛；SA：稳定型心绞痛；NSTEMI：非 ST 段抬高性心肌梗死；STEMI：ST 段抬高性心肌梗死；LM：左主干；LAD：左前降支；RCA：右冠状动脉；Cx：回旋支；IR：中间支；MV：多支病变；Med：药物治疗；PCI：经皮冠状动脉介入治疗；CABG：冠状动脉旁路移植术；Tromb：溶栓治疗

六、诊断

（一）冠脉造影 冠脉造影目前仍是识别自发性冠状动脉夹层的唯一有效方法。当冠脉造影显示冠脉出现沿血管长轴方向的充盈缺损时，提示可能存在双重管腔，在排除所有继发因素后，可诊断自发性冠状动脉夹层（图8-22A）。有经验的术者对介入治疗所造成的医源性血管夹层十分熟悉，因此，习惯使用国家心肺和血液研究所（national heart, lung and blood institute，NHLB）制定的医源性血管夹层分类标准对冠脉夹层进行分类[107]（图8-22）。但要指出的是，自发性冠状动脉夹层使用NHLB标准进行形态学分类其价值很有限，因为该标准主要用于医源性血管夹层，并不完全适用于自发性冠状动脉夹层。

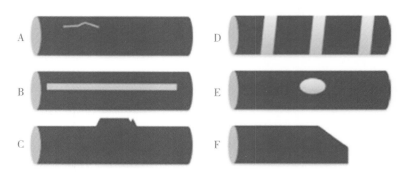

图8-22 冠脉夹层的NHLBI血管造影分类（改良自参考文献107）

自发性冠状动脉夹层的冠脉造影表现可以很细微，故很容易被术者忽视。冠脉内使用硝酸甘油可以扩张靶血管，显示细微的管腔异常。另外行冠脉造影时，建议使用多角度投射以便更好的识别冠脉内夹层[8]。如果发现有冠脉血管管腔压缩的间接征象，即使没有发现血管夹层的膜片（冠脉造影诊断冠脉夹层的标志）也是很有价值的。如果患者，尤其是年轻患者，冠脉造影显示血管局部有严重的狭窄病变，但同一血管其他节段造影光滑，应注意对自发性冠状动脉夹层的鉴别（图8-23B）。

（二）血管内超声（IVUS） IVUS是第一个能可视性识别自发性冠状动脉夹层的技术，这项技术不仅能识别真腔、假腔和血管夹层的膜片，也可以显示血管结构特征，如是否存在冠脉瘤样扩张[108]。此外，IVUS还可以识别没有血管内膜破裂的冠脉壁内血肿，这在冠脉造影中通常是无法显示的[94]。另外，由于血管夹层NHLBI分类中的E型和F型是无法通过冠脉造影显示的，IVUS对于识别上述类型具有重要的作用[109]。但IVUS识别自发性冠状动脉夹层的最

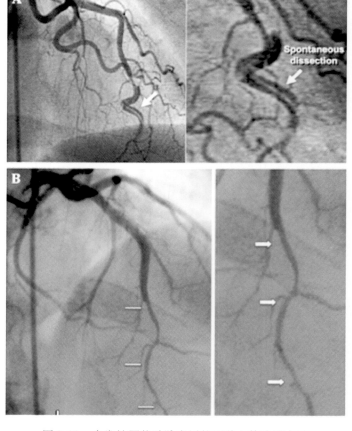

图8-23 自发性冠状动脉夹层的两种血管造影表现

A：血管内膜撕裂（箭头）导致真、假腔分离；B：虽然没有血管内膜撕裂，但管腔突然变窄（箭头），提示血管壁内血肿（改良自参考文献8）

大局限性在于其只适用于导引导丝能安全的放置于血管真腔的患者。如果导引导丝放置于血管假腔，可能会加重冠脉夹层甚至是损坏冠脉血管。IVUS 装置和导管头端的定位也通常受限，尤其是导丝放置于血管假腔时。因对比剂和血液在超声回声的显示上有区别，故冠脉造影时可使用 IVUS 判断真腔和假腔的位置，尤其是当对比剂滞留于冠脉假腔时（图 8-24）。冠脉夹层时血管真腔往往小于假腔，因此，准确识别血管夹层的破口则非常具有挑战性，甚至有时候冠脉夹层破裂的膜片可以包裹住 IVUS 导管使其无法正常工作和识别。另外一个 IVUS 诊断冠脉夹层的重要特征是真腔存在低回声的血管中膜和外膜的边界，而假腔没有。此外，使用 IVUS 还可以很容易识别血管真腔和分支血管的连接位置。在介入治疗后，IVUS 还可以识别血管内支架覆盖的节段以及剩余管腔面积，血管夹层和血管内血肿。Maehara 等人[94]回顾了 15000 例冠脉造影术前行 IVUS 检察的病例，发现了 5 例自发性冠状动脉夹层，而这些夹层都没有通过冠脉造影发现。

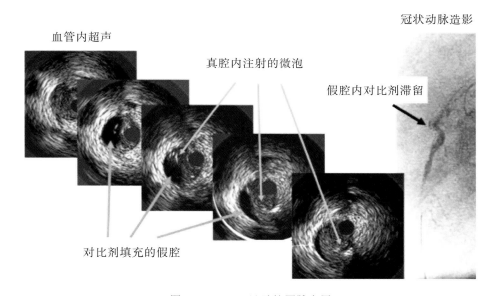

图 8-24　IVUS 显示的冠脉夹层
此图像如图 8-23A 所示，可见真腔内为注射的微泡，而假腔被对比剂填充（右图为血管造影）（改良自参考文献 109）

（三）光学相干体层成像术（OCT）　光学相干体层成像术是一种光学成像技术，利用高清晰的空间分辨率（10～20μm）进行冠脉研究。OCT 对动脉壁的穿透力有限，存在血栓时会进一步下降。但 OCT 用于自发性冠状动脉夹层诊断的价值在于能够显示冠脉内膜破裂及真、假管腔的影像细节。新的 OCT 导管不再要求堵塞血管，并且更易操作，因此，可用于自发性冠状动脉夹层患者的检查而无需过多担心出现并发症。

OCT 的显著优势在于它能可视化显示真假管腔、内膜片、假腔内血栓、血管夹层破口和累及的分支血管（图 8-25）。但 OCT 技术是否能用于诊断自发性冠状动脉夹层和指导冠脉介入治疗，目前还有待确定[110,111]。

（四）多排计算机体层扫描（MDCT）　多排计算机体层扫描（MDCT）用于检查自发性冠状动脉夹层尚无充分的研究。Manghat 等人[112,113]报道的病例中，MDCT 能清晰显示血管内血肿并可作为一种非侵入性的影像替代技术。这项技术的主要优势在于它的非侵入性，并且 MDCT 可以增加自发性冠状动脉夹层诊断的准确性。尽管该技术能显示冠脉血管壁结构，但对于有血栓形成的血管假腔还需要进行更细致的分析。常规 MDCT 检查可以发现那些具有明显真、假腔的患者（图 8-26）。因此

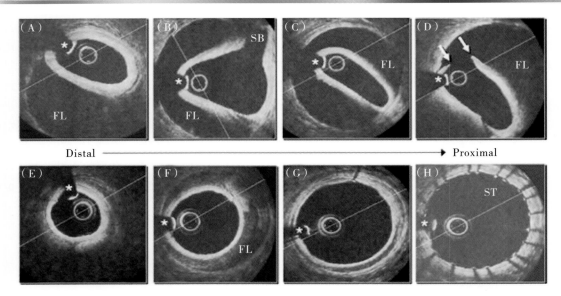

图 8-25　OCT 诊断自发性冠状动脉夹层

　　上图（A-D）显示假腔（FL）、分支血管（SB），内膜撕裂很容易识别（箭头）；下图（E-H）显示了一枚释放良好的支架（ST）；星号处为金属导丝（改良自参考文献 110）

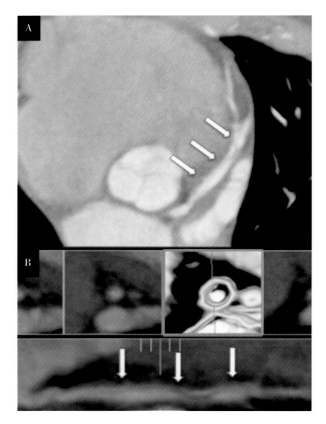

图 8-26　MDCT 评估自发性冠状动脉夹层

　　A：横断面 MDCT 显示自发性冠状动脉夹层累及前降支及第一对角支（箭头）；B：前降支血管重建显示真腔和假腔（箭头）（改良自参考文献 112）

自发性冠状动脉夹层位于大血管近端的患者显然更适用于这种检查。此外，由于它是非侵入性的，更有利于上述患者的随访（表 8-6）。

表 8-6　自发性冠状动脉夹层的冠脉造影及 IVUS/OCT 检查特征

	冠脉造影	IVUS/OCT
内膜撕裂形成夹层	影像学的管腔内膜片 对比剂清除延长（假腔内慢血流）	真/假腔可视化 评估内膜撕裂长度及形态
血管壁内血肿（夹层不伴内膜撕裂）	管腔光滑的血管狭窄	评估血肿长度及形态（MDCT 也可以评估）

七、治疗

即使自发性冠状动脉夹层诊断明确，目前也很难提供有循证依据的治疗建议。因此，治疗的选择往往需要依据经验，因地制宜，并充分考虑每个患者不同的临床及冠脉造影特点。

【（一）药物治疗】　目前的研究对溶栓治疗的效果有很多矛盾之处，对该治疗方法存在高度争议。有报告称自发性冠状动脉夹层行溶栓治疗，可以溶解血管假腔内血栓，从而减轻血管真腔所承受的压力[96]。但也有学者不建议使用溶栓治疗，因为它能增加出血风险并加重冠脉夹层的进展。不过目前还没有自发性冠状动脉夹层溶栓治疗不良作用的循证证据，并且因很多自发性冠状动脉夹层患者合并有急性 ST 段抬高性心肌梗死，故经常在入院前就已接受了溶栓治疗。

有研究表明，自发性冠脉夹层的患者使用 Ⅱb/Ⅲa 受体拮抗剂显然是禁忌的[11]；不过，Cheung 等人报告显示对自发性冠脉夹层患者使用替罗非班没有出现不良作用[114]。因此，对于冠脉造影显示有明显血栓负荷的患者，使用这种治疗也可能是合适的。

总之，当患者病情稳定时更趋向于选择药物保守治疗。药物治疗应选择血管夹层更长、夹层累及远端血管以及仍有冠脉血流（TIMI 2～3 级）的患者。而对于严重心肌梗死和梗死相关血管闭塞的患者，使用药物保守治疗时应进行更仔细的评估。

合并急性冠脉综合征患者的药物治疗与既往指南上的建议没有区别，包括抗凝治疗、抗血小板治疗（阿司匹林和氯吡格雷）、β 受体阻滞剂和硝酸酯类药物等。使用肝素或低分子肝素抗凝应持续 48～72 小时；抗血小板治疗应维持至少 6～12 个月；有冠脉痉挛的患者应使用钙离子通道阻滞剂和硝酸酯类药物[115]；有过围生期自发性冠状动脉夹层的患者应建议避免妊娠，因为发生冠脉夹层的风险随年龄增大和妊娠的胎儿数增加而升高[28]。

【（二）经皮冠状动脉介入治疗（PCI）】　经皮冠脉血运重建适用于冠脉夹层位于血管近端，并有进行性缺血或 TIMI 血流 0～1 级的患者。对心肌梗死进展的患者，任何技术上可行的能改善冠脉血流的治疗都应考虑。但要注意，PCI 治疗的主要困难在于指引导丝放置于血管真腔、支架的合理选择以及避免发生分支血管闭塞[11]。实际上，冠脉支架的不良作用在于可能会加重血管夹层的进展。

行 PCI 时，冠脉支架应放置于冠脉夹层近端，以便闭合夹层破口，阻止内 - 中膜夹层进展并压迫血肿。冠脉夹层近端已行处理后，如果夹层远端无明显的残余狭窄并且血流通畅，可以不必处理。有研究表明，在行 PCI 治疗的病例中，支架治疗后残余的夹层对预后没有不良影响[116]。因此，一旦冠脉夹层的入口被封闭，处理剩余的冠脉受累节段并不能带来更高的获益。在随访中也发现，远端残余夹层可自行恢复，因此，在 PCI 术后冠脉夹层处理中，"观察等待"策略可作为实用的选择[117,118]。最近的研究也证实，对自发性冠状动脉夹层患者使用这种策略能取得较好的临床疗效[14]（图 8-27）。另外，在冠脉支架术后相应的药物治疗也值得应用。

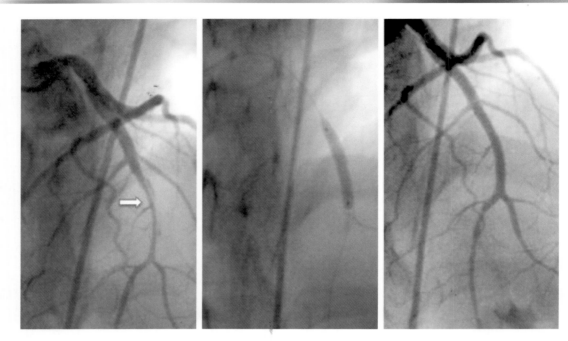

图 8-27　前降支的自发性冠状动脉夹层血管造影

前降支中段突然变窄并可见双重管腔（箭头，左图），该患者于夹层处行血管成形术（中图），对比剂造影显示前降支病变管腔直径正常及血流良好（右图）（改良自参考文献 119）

　　在某些病例中，IVUS 或 OCT 可用于指导介入治疗，这些技术可以显示指引导丝的位置（真腔/假腔），协助进行支架长度和大小的选择，以及确定夹层的闭合和支架的充分释放。

　　仍然存在的一个问题是，在自发性冠状动脉夹层治疗中，药物洗脱支架是否比金属裸支架更有优势[118]？药物洗脱支架往往适用于较长的血管夹层，以便降低发生支架内再狭窄的风险。至少从理论上讲，药物洗脱支架可能会干扰血管壁的正常愈合过程。

（三）冠状动脉旁路移植术（CABG）

　　当 PCI 失败或患者血流动力学不稳定时，一旦有广泛心肌缺血的风险（多支血管或左主干夹层），应考虑外科血运重建。这种策略最大的风险在于处理假腔的连接处，尤其是当夹层较长并涉及整支血管。因为在上述情况下，血管壁会变得十分脆弱[115]（图 8-28）。对于冠脉夹层或心肌广泛受损造成左室功能严重下降的患者，还可以考虑心脏移植[96]。

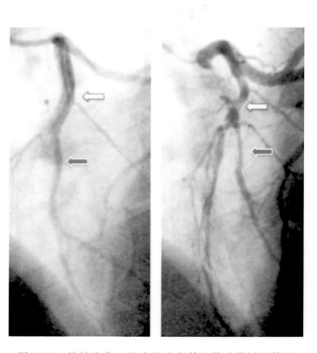

图 8-28　持续发作心绞痛的患者其血管造影随访情况

左图：第一次造影发现该患者前降支近段到中段有螺旋形夹层（白色箭头），但第一对角支未受累（红色箭头）；右图：随访（仍持续有心绞痛症状）期间再次行冠脉造影显示夹层进展至前降支远段（白色箭头）和第一对角支（红色箭头），并且血管真腔压缩。该患者随后行外科冠脉血运重建治疗（改良自参考文献 115）

　　回顾一系列的自发性冠状动脉夹层研究可以发现其治疗方式多种多样。DeMaio 等人的研究中100%患者使用药物治疗；Jorgensen 的研究则有40%患者行 CABG，而 Celik 为78%患者行 CABG 治疗。近来 Motreff，Mortensen 和 Vanzetto 等人的研究显示更多的药物治疗人数（1733 人，44%）。总之，目前还没有发现哪一种治疗策略明显优于其他策略，也没有发现哪一种治疗方式能够最大提高患者的存活率。因此，自发性冠脉夹层治疗的选择需根据冠脉夹层的位置、累及血管的数量、冠脉血流情况及血流动力学情况来判断。

　　一旦自发性冠状动脉夹层通过上述检查手段明确诊断，就应该评价患者的临床情况和血流动力学情况。患者的临床状况往往与冠脉夹层的位置以及累及血管的数量相关，因此，冠脉远端局限性夹层的患者更能从药物保守治疗中获益，而有持续性症状的患者或有较大范围心肌缺血风险（近端、巨大、多血管）的患者则需行冠脉血运重建治疗。冠脉血运重建治疗应根据患者的情况个体化，因为无论是 PCI 或是 CABG 均有较高的风险（图 8-29）。为明确对该病的诊断及治疗的循证依据，未来还需要进一步开展大规模的研究。目前在意大利一项针对自发性冠状动脉夹层的大规模、多中心、对照、前瞻性研究（DISCOVERY）正在进行[109]。

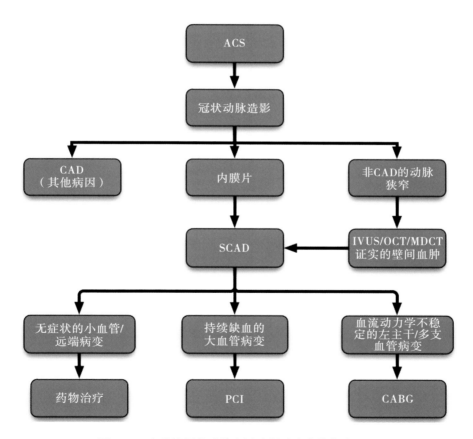

图 8-29　自发性冠状动脉夹层诊断及治疗推荐流程图

ACS：急性冠脉综合征；CAD：心血管疾病；SCAD：自发性冠状动脉夹层；IVUS：血管内超声；OCT：光学相干体层成像术；MDCT：多排计算机断层扫描；PCI：经皮冠状动脉介入治疗；CABG：冠状动脉旁路移植术

八、预后

过去很长一段时间里，自发性冠状动脉夹层的结局都被认为是灾难性的，因为该病的诊断很多来自于尸检[6]。而冠脉造影技术的广泛使用，使诊断及接受治疗的自发性冠状动脉夹层例数不断增加，并改善了临床预后及存活率（超过90%的病例存活）。所以，根据以往文献所回顾的结果，诊断自发性冠状动脉夹层的患者，其十年生存率是发生死亡的独立预测因素[13]。

在某些情况下，如妊娠和产后，文献（1952~1999年）显示其死亡率可达38%[28]，但近十年来的存活率已得到显著的提高[97]。流行病学研究显示，如果自发性冠状动脉夹层的患者能度过急性期，大多数人是可以存活下来的[9,7,11,12]。

自发性冠状动脉夹层急性期的死亡率在不同研究也不尽相同：早期研究为0%，近期研究可达8%。在第一年随访时可发现，77%~91%的患者可以无任何不良事件。回顾以前关于自发性冠状动脉夹层死亡率的文献报告，这些患者的长期预后可认为是较好的。但目前尚不清楚的是这些冠脉夹层是否真的彻底痊愈，尤其是对于那些无症状的患者来说[28,119]。

总之，自发性冠状动脉夹层是引起急性冠脉综合征和猝死的罕见病因，虽然其发生多与妊娠及产后有关，但过去的研究显示也有很多病例发生在这些时期之外。临床早期诊断可通过冠脉造影明确，以便于能够充分治疗并提高疗效。此外，侵入性和非侵入性的影像学断层扫描技术也具有一定的辅助诊断价值。虽然自发性冠状动脉夹层的临床表现各种各样，但对于年轻的患者，如果冠脉某些部位存在狭窄并有分层而其他部位光滑，则需考虑该病的可能。治疗措施包括药物治疗、PCI或CABG，需要根据患者情况仔细选择。自发性冠状动脉夹层的患者在其第一次发作之后可以有较理想的预后。

九、总结

- 自发性冠状动脉夹层是病理学上罕见但易于低估的疾病。
- 常与冠心病、妊娠/围生期、某些情况（风湿性疾病）相关。
- 与传统概念，即自发性冠状动脉夹层常见于无冠心病危险因素的妇女不同，文献数据表明，有冠心病危险因素的患者发病率更高，平均年龄为48岁。
- 表现为急性冠脉综合征的年轻妇女（尤其是妊娠/围生期），应首先考虑自发性冠状动脉夹层。
- 只要怀疑自发性冠状动脉夹层，患者都应该行冠脉造影，必要时可行IVUS、OCT或MDCT扫描。
- 治疗选择依赖于进行性缺血的症状，血管夹层的程度及血流动力学情况。

（王　平　曾秋棠）

------ 参 考 文 献 ------

[1] Hayes CR, Lewis D. Spontaneous coronary artery dissection of the left circumflex artery causing cardiac tamponade and presenting with atrial fibrillation: a case report and review of the literature. Angiology, 2007, 58:630-635.

[2] Aqel RA, Zoghbi GJ, Iskandrian A. Spontaneous coronary artery dissection, aneurysms, and pseudoaneurysms: a review. Echocardiography, 2004, 21:175-182.

[3] Pretty H. Dissecting aneurysms of coronary artery in woman aged 42: rupture. Br Med J, 1931, 1:667.

[4] Forker AD, Rosenlof RC, Weaver WF, et al. Primary dissecting aneurysm of the right coronary artery with survival. Chest, 1973, 64:656-658.

[5] Ciraulo DA. Spontaneous coronary artery dissection: an unrecognized cause of myocardial infarction, with subsequent

coronary arterial patency. Chest, 1978, 73：677 – 679.

[6] Maeder M, Ammann P, Angehrn W, et al. Idiopathic spontaneous coronary artery dissection: incidence, diagnosis and treatment. Int J Cardiol, 2005, 8; 101：363 – 369.

[7] Hering D, Piper C, Hohmann C, et al. Prospective study of the incidence, pathogenesis and therapy of spontaneous, by coronary angiography diagnosed coronary artery dissection. Zeitschrift fur Kardiologie, 1998, 87：961 – 970.

[8] Jorgensen MB, Aharonian V, Mansukhani P, et al. Spontaneous coronary dissection: a cluster of cases with this rare finding. Am Heart J, 1994, 127：1382 – 1387.

[9] DeMaio SJ, Kinsella SH, Silverman ME. Clinical course and long-term prognosis of spontaneous coronary artery dissection. The Am J Cardiol, 1989, 64：471 – 474.

[10] Tanis W, Stella PR, Kirkels JH, et al. Spontaneous coronary artery dissection: current insights and therapy. Neth Heart J, 2008, 16：344 – 349.

[11] Motreff P, Souteyrand G, Dauphin C, et al. Management of spontaneous coronary artery dissection: review of the literature and discussion based on a series of 12 young women with acute coronary syndrome. Cardiology, 2010, 115：10 – 18.

[12] Vanzetto G, Berger-Coz E, Barone-Rochette G, et al. Prevalence, therapeutic management and medium-term prognosis of spontaneous coronary artery dissection: results from a database of 11, 605 patients. Eur J Cardiothorac Surg, 2009, 35：250 – 254.

[13] Thompson EA, Ferraris S, Gress T, et al. Gender differences and predictors of mortality in spontaneous coronary artery dissection: a review of reported cases. J Invasive Cardiol, 2005, 17：59 – 61.

[14] Lennie V, Alfonso F, Hernando L, et al. Spontaneous coronary artery disecction: angiographic findings and clinical presentation. Eur Heart J, 2008, 29（Abstract Supplement）：846.

[15] Celik SK, Sagcan A, Altintig A, et al. Primary spontaneous coronary artery dissections in atherosclerotic patients. Report of nine cases with review of the pertinent literature. Eur J Cardiothorac Surg, 2001, 20：573 – 576.

[16] Rohit MK, Garg PK, Hariram V, et al. Idiopathic spontaneous coronary artery dissection presenting as acute myocardial infarction in a young boy. Indian heart journal, 2008, 60：346 – 348.

[17] Koga T, Sakamoto A, Nakamura Y, et al. Circumferential spontaneous coronary artery dissection in an elderly man: a case report. Angiology, 1998, 49：83 – 86.

[18] Nogueira de Macedo R, de Paula Miranda S, Vieira da Costa RL. Spontaneous coronary artery dissection-a diagnosis to be considered in young patients presenting with acute myocardial infarction. J Invasive Cardiol, 2009, 21：e245 – 247.

[19] Butler R, Webster MW, Davies G, et al. Spontaneous dissection of native coronary arteries. Heart, 2005, 91：223 – 224.

[20] Mortensen KH, Thuesen L, Kristensen IB, et al. Spontaneous coronary artery dissection: a Western Denmark Heart Registry study. Catheter Cardiovasc Interv, 2009, 74：710 – 717.

[21] Greenblatt JM, Kochar GS, Albornoz MA. Multivessel spontaneous coronary artery dissection in a patient with severe systolic hypertension: a possible association. A case report. Angiology, 1999, 50：509 – 513.

[22] Schifferdecker B, Pacifico L, Ramsaran EK, et al. Spontaneous coronary artery dissection associated with sexual intercourse. Am J Cardiol, 2004, 93：1323 – 1324.

[23] Zampieri P, Aggio S, Roncon L, et al. Follow up after spontaneous coronary artery dissection: a report of five cases. Heart, 1996, 75：206 – 209.

[24] Mafrici A, Cioffi P, Alberti A. Spontaneous coronary dissection as a cause of acute myocardial infarct: description of a case and review of the literature. Giornale italiano di cardiologia, 1997, 27：821 – 826.

[25] Hammond AS, Bailey PL. Acute spontaneous coronary artery dissection in the peripartum period. J Cardiothorac Vasc Anesth, 2006, 20：837 – 841.

[26] Slight R, Behranwala AA, Nzewi O, et al. Spontaneous coronary artery dissection: a report of two cases occurring during menstruation. N Z Med J, 2003, 116：U585.

[27] Skelding KA, Hubbard CR. Spontaneous coronary artery dissection related to menstruation. J Invasive Cardiol, 2007,

19：e174－177.

[28] Koul AK, Hollander G, Moskovits N, et al. Coronary artery dissection during pregnancy and the postpartum period: two case reports and review of literature. Catheter Cardiovasc Interv, 2001, 52：88－94.

[29] Phillips LM, Makaryus AN, Beldner S, et al. Coronary artery dissection during pregnancy treated with medical therapy. Cardiology, 2006, 14：155－7.

[30] Koniari I, Apostolakis E, Dougenis D. Spontaneous coronary artery dissection: a fatal cause of myocardial infarction in pregnancy. Interact Cardiovasc Thorac Surg, 2009, 8：567.

[31] Engelman DT, Thayer J, Derossi J, et al. Pregnancy related coronary artery dissection: a case report and collective review. Connecticut medicine, 1993, 57：135－139.

[32] Leone F, Macchiusi A, Ricci R, et al. Acute myocardial infarction from spontaneous coronary artery dissection a case report and review of the literature. Cardiology, 2004, 12：3－9.

[33] Zagelidou H, Leodari R, Roupa Z, et al. Death from spontaneous coronary artery dissection in a healthy postmenopausal woman. Am J Forensic Med Pathol, 2004, 25：176－177.

[34] Salmo E, Callaghan J. Spontaneous coronary artery dissection in a healthy postmenopausal woman. Med Sci Law, 2002, 42：126－128.

[35] Judkins DA, Miller SJ, Capone RJ, et al. Spontaneous multivessel coronary artery dissection: repeated presentation in a healthy postmenopausal woman. Clinical cardiology, 1999, 22：677－680.

[36] Lie JT, Berg KK. Isolated fibromuscular dysplasia of the coronary arteries with spontaneous dissection and myocardial infarction. Human pathology, 1987, 18：654－656.

[37] Honjo O, Yamada Y, Kuroko Y, et al. Spontaneous dissection and rupture of common iliac artery in a patient with fibromuscular dysplasia: a case report and review of the literature on iliac artery dissections secondary to fibromuscular dysplasia. J Vasc Surg, 2004, 40：1032－1036.

[38] Eltchaninoff H, Cribier A, Letac B. Peripheral and coronary artery dissections in a young woman. A rare case of type IV Ehlers-Danlos syndrome. Arch Mal Coeur Vaiss, 1997, 90：841－844.

[39] Nakamura M, Yajima J, Oikawa Y, et al. Vascular Ehlers-Danlos syndrome-All three coronary artery spontaneous dissections. J Cardiol, 2009, 53：458－462.

[40] Chu KH, Blankenship JC, Hausch R, et al. Polyarteritis nodosa presenting as acute myocardial infarction with coronary dissection. Catheterization and cardiovascular diagnosis, 1998, 44：320－324.

[41] Virmani R, Forman MB, Robinowitz M, et al. Coronary artery dissections. Cardiology clinics, 1984, 2：633－646.

[42] Aldoboni AH, Hamza EA, Majdi K, et al. Spontaneous dissection of coronary artery treated by primary stenting as the first presentation of systemic lupus erythematosus. J Invasive Cardiol, 2002, 14：694－696.

[43] Conraads VM, Vorlat A, Colpaert CG, et al. Spontaneous dissection of three major coronary arteries subsequent to cystic medial necrosis. Chest, 1999, 116：1473－1475.

[44] Krishnamurthy M, Desai R, Patel H. Spontaneous coronary artery dissection in the postpartum period: association with antiphospholipid antibody. Heart, 2004, 90：e53.

[45] Reed RK, Malaiapan Y, Meredith IT. Spontaneous coronary artery dissection in a female with antiphospholipid syndrome. Heart, lung & circulation, 2007, 16：120－122.

[46] Masuda T, Akiyama H, Kurosawa T, et al. Long-term follow-up of coronary artery dissection due to blunt chest trauma with spontaneous healing in a young woman. Intensive care medicine, 1996, 22：450－452.

[47] Srinivas M, Basumani P, Muthusamy R, et al. Active inflammatory bowel disease and coronary artery dissection. Postgraduate medical J, 2005, 81：68－70.

[48] Inayama Y, Kitamura H, Kitamura H, et al. Segmental mediolytic arteritis. Clinicopathologic study and three-dimensional analysis. Acta pathologica japonica, 1992, 42：201－209.

[49] Jajoria P, Tuero EI, Lui CY. Spontaneous coronary artery dissection causing acute myocardial infarction in a post-menopausal woman with rheumatological disorder (polymyositis): treatment dilemma. J Invasive Cardiol, 2009, 21：e132－133.

［50］ Tsimikas S, Giordano FJ, Tarazi RY, et al. Spontaneous coronary artery dissection in patients with renal transplantation. J Invasive Cardiol, 1999, 1：316 – 321.

［51］ Azam MN, Roberts DH, Logan WF. Spontaneous coronary artery dissection associated with oral contraceptive use. Int J Cardiol, 1995, 48：195 – 198.

［52］ Evangelou D, Letsas KP, Korantzopoulos P, et al. Spontaneous coronary artery dissection associated with oral contraceptive use：a case report and review of the literature. Int J Cardiol, 2006, 112：380 – 382.

［53］ Abbott JD, Curtis JP, Murad K, et al. Spontaneous coronary artery dissection in a woman receiving 5-fluorouracil-a case report. Angiology, 2003, 54：721 – 724.

［54］ Garcia C, Casanovas N, Recasens L, et al. Spontaneous coronary artery dissection in ergotamine abuse. Int J Cardiol, 2007, 118：410 – 411.

［55］ Goli AK, Koduri M, Haddadin T, et al. Spontaneous coronary artery dissection in a woman on fenfluramine. Cardiovas medicine, 2007, 8：41 – 44.

［56］ Karabinos I, Papadopoulos A, Koulouris S, et al. Spontaneous coronary artery dissection during a dobutamine stress echocardiography. Echocardiography, 2006, 23：232 – 234.

［57］ Steinhauer JR, Caulfield JB. Spontaneous coronary artery dissection associated with cocaine use：a case report and brief review. Cardiovasc Pathol, 2001, 10：141 – 145.

［58］ Fernández-Gutiérrez B, Batlle E, Alfonso F, et al. Coronary dissection associated with hepatitis C virus-related cryoglobulinaemia. Rheumatology (Oxford), 1999, 38：1299 – 1301.

［59］ Hunsaker JC, O'Connor WN, Lie JT. Is spontaneous dissection of the coronary artery with eosinophilia a limited form of Churg-Strauss syndrome? Archives of pathology & laboratory medicine, 1994, 118：863 – 864.

［60］ Hunsaker JC, O'Connor WN, Lie JT. Spontaneous coronary arterial dissection and isolated eosinophilic coronary arteritis：sudden cardiac death in a patient with a limited variant of Churg-Strauss syndrome. Mayo Clinic proceedings, 1992, 67：761 – 766.

［61］ Lepper PM, Koenig W, Moller P, et al. A case of sudden cardiac death due to isolated eosinophilic coronary arteritis. Chest, 2005, 128：1047 – 1050.

［62］ Borczuk AC, Hoeven KH, Factor SM. Review and hypothesis：the eosinophil and peripartum heart disease (myocarditis and coronary artery dissection) – coincidence or pathogenetic significance? Cardiovasc research, 1997, 33：527 – 532.

［63］ He J, Yan FP. Eosinophilic coronary arteritis and spontaneous coronary artery dissection：a case report. Zhonghua xin xue guan bing za zhi［Chinese journal of cardiovascular diseases］, 2009, 37：724.

［64］ Stoukas V, Dragovic LJ. Sudden deaths from eosinophilic coronary monoarteritis：a subset of spontaneous coronary artery dissection. Am J Forensic Med Pathol, 2009, 30：268 – 269.

［65］ Kay IP, Williams MJ. Spontaneous coronary artery dissection：long stenting in a patient with polycythemia vera. Int J Cardiovasc Intervent, 1999, 2：191 – 193.

［66］ Takagi H, Umemoto T. Homocysteinemia is a risk factor for aortic dissection. Medical hypotheses, 2005, 64：1007 – 1010.

［67］ Najaf SM, Quraishi AU, Kazmi KA. Spontaneous multivessel coronary artery dissection associated with elevated homocysteine levels. J Coll Physicians Surg Pak, 2005, 15：108 – 109.

［68］ Sibon I, Sommer P, Lamaziere JM, et al. Lysyl oxidase deficiency：a new cause of human arterial dissection. Heart, 2005, 91：e33.

［69］ Mieghem CA, Ligthart JM, Cademartiri F. Spontaneous dissection of the left main coronary artery in a patient with Osler-Weber-Rendu disease. Heart, 2006, 392：394.

［70］ Giugliano GR, Sethi PS. Spontaneous left anterior descending coronary artery dissection in a patient with neurofibromatosis. J Invasive Cardiol, 2009, 21：e103 – 105.

［71］ Basile C, Lucarelli K, Langialonga T. Spontaneous coronary artery dissection：One more extrarenal manifestation of autosomal dominant polycystic kidney disease? Nephrology J, 2009, 22：414 – 416.

［72］ Bobrie G, Brunet-Bourgin F, Alamowitch S, et al. Spontaneous artery dissection：is it part of the spectrum of autosomal dominant polycystic kidney disease? Nephrol Dial Transplant, 1998, 13：2138 – 2141.

[73] Itty CT, Farshid A, Talaulikar G. Spontaneous coronary artery dissection in a woman with polycystic kidney disease. Am J Kidney Dis, 2009, 53：518 – 521.

[74] Goz M, Soylemez N, Demirbag R. Images in cardio-thoracic surgery: Multiple spontaneous coronary artery dissection presenting in association with coronary ectasia. Eur J Cardiothorac Surg, 2009, 35：907.

[75] Manari A, Giacometti P, Vergoni W, et al. Acute myocardial infarction in pregnancy in a patient with pseudoaneurysm of the left main coronary artery. Giornale italiano di cardiologia, 1996, 26：1437 – 1443.

[76] Ionescu CN, Chrissoheris M, Caraccciolo EA. Spontaneous coronary artery dissection and severe hypothyroidism. J Invasive Cardiol, 2009, 21：e60 – 62.

[77] Gul I, Basar E, Cetinkaya Y, et al. Spontaneous coronary artery dissection and pulmonary thromboembolism: a case report. Int J Cardiol, 2007, 118：e21 – 23.

[78] Suh SY, Kim JW, Choi CU, et al. Complete angiographic resolution of spontaneous coronary artery dissection associated with sleep deprivation. Int J Cardiol, 2007, 119：e38 – 39.

[79] Suh SY, Kim JW, Choi CU, et al. Spontaneous coronary dissection associated with sleep deprivation presenting with acute myocardial infarction. Int J Cardiol, 2007, 115：e78 – 79.

[80] Dworakowski R, Desai J, MacCarthy P. Spontaneous left main coronary artery dissection while skiing at altitude. Eur Heart J, 2009, 30：868.

[81] Hendiri T, Bonvini RF, Martin W, et al. Acute myocardial infarction due to spontaneous coronary artery dissection. Archives des maladies du coeur et des vaisseaux, 2005, 98：974 – 978.

[82] Kalaga RV, Malik A, Thompson PD. Exercise-related spontaneous coronary artery dissection: case report and literature review. Medicine and science in sports and exercise, 2007, 39：1218 – 1220.

[83] Ellis CJ, Haywood GA, Monro JL. Spontaneous coronary artery dissection in a young woman resulting from an intense gymnasium 'work-out'. Int J Cardiol, 1994, 47：193 – 194.

[84] Vale PR, Baron DW. Coronary artery stenting for spontaneous coronary artery dissection: a case report and review of the literature. Catheterization and cardiovascular diagnosis, 1998, 45：280 – 286.

[85] Thiene G, Valente M. Degenerative, non-atherosclerotic cardiovascular disease in the elderly: a clinico-pathological survey. Aging (Milan, Italy), 1990, 2：231 – 244.

[86] Puri R, Dundon BK, Leong DP, et al. Hypereosinophilic syndrome associated with multiple coronary aneurysms. Int J Cardiol, 2009, 133：e43 – 45.

[87] Bocek P. Idiopathic spontaneous coronary artery dissection and drugeluting stents. Int J Cardiol, 2006, 112：367.

[88] Bicer M, Saba D, Ozdemir B, et al. Idiopathic spontaneous coronary artery dissection: a case report. Thoracic cardiovasc surg, 2008, 56：486 – 488.

[89] Cano O, Almenar L, Chirivella M, et al. Idiopathic spontaneous coronary artery dissection-Clinical and pathological correlate. Int J Cardiol, 2009, 133：e18 – 19.

[90] Alioglu E, Turk UO, Engin C, et al. Left main coronary artery aneurysm in young patient with acute myocardial infarction. J Cardiovasc Med (Hagerstown), 2009, 10：494 – 496.

[91] Bartolini D, Vischi M, Bellone P. A rare case of idiopathic spontaneous coronary artery dissection causing acute myocardial infarction. J Cardiovasc Med (Hagerstown), 2008, 9：308 – 310.

[92] Ferrari E, Tozzi P, von Segesser LK. Spontaneous coronary artery dissection in a young woman: from emergency coronary artery bypass grafting to heart transplantation. Eur J Cardiothorac Surg, 2005, 28：349 – 351.

[93] Mahenthiran J, Revankar R, Koka V, et al. Spontaneous coronary artery dissection presenting as acute myocardial infarction. J National Medical Association, 2000, 92：87 – 90.

[94] Maehara A, Mintz GS, Castagna MT, et al. Intravascular ultrasound assessment of spontaneous coronary artery dissection. Am J Cardiol, 2002, 89：466 – 468.

[95] Cardenas GA, Grines CL, Sheldon M, et al. Spontaneous coronary artery dissection. Southern medical J, 2008, 101：442 – 446.

［96］ Khan NU, Miller MJ, Babb JD, et al. Spontaneous coronary artery dissection. Acute Card Care, 2006, 8：162 – 171.

［97］ Appleby CE, Barolet A, Ing D, et al. Contemporary management of pregnancyrelated coronary artery dissection：A single-centre experience and literature review. Experi clin cardiology, 2009, 14：e8 – 16.

［98］ Alcala Lopez J, Romero Hinojosa JA, Gonzalez-Gay JM, et al. Spontaneous postpartum coronary dissection. Revista espanola de cardiologia, 1998, 51：844 – 846.

［99］ Roth A, Elkayam U. Acute myocardial infarction associated with pregnancy. J Am Coll Cardiol, 2008, 52：171 – 180.

［100］ Bateman AC, Gallagher PJ, Vincenti AC. Sudden death from coronary artery dissection. Clinical pathology J, 1995, 48：781 – 784.

［101］ Catanese V, Venot P, Lemesle F, et al. Myocardial infarction by spontaneous dissection of coronary arteries in a subject with type IV Ehlers-Danlos syndrome. Presse Med, 1995, 24：1345 – 1347.

［102］ Sharma AK, Farb A, Maniar P, et al. Spontaneous coronary artery dissection in a patient with systemic lupus erythematosis. Hawaii Med J, 2003, 62：248 – 253.

［103］ Robinowitz M, Virmani R, McAllister HA. Spontaneous coronary artery dissection and eosinophilic inflammation：a cause and effect relationship? Am J Medicine, 1982, 72：923 – 928.

［104］ Mulvany NJ, Ranson DL, Pilbeam MC. Isolated dissection of the coronary artery：a postmortem study of seven cases. Pathology, 2001, 33：307 – 311.

［105］ Hirose H, Matsunaga I, Anjun W, et al. Spontaneous left main coronary artery dissection, possibly due to cystic medial necrosis found in the internal mammary arteries. Int cardiovasc thorac surg, 2009, 9：725 – 727.

［106］ Basso C, Morgagni GL, Thiene G. Spontaneous coronary artery dissection：a neglected cause of acute myocardial ischaemia and sudden death. Heart, 1996, 75：451 – 454.

［107］ Coronary artery angiographic changes after PTCA：manual of operations. NHLBI PTCA Registry, 1985, 6：9.

［108］ Arnold JR, West NE, van Gaal WJ, et al. The role of intravascular ultrasound in the management of spontaneous coronary artery dissection. Cardiovascular ultrasound, 2008, 6：24.

［109］ Fontanelli A, Olivari Z, La Vecchia L, et al. DISCOVERY Investigators. Spontaneous dissections of coronary arteries and acute coronary syndromes：rationale and design of the DISCOVERY, a multicenter prospective registry with a case-control group. J Cardiovasc Med（Hagerstown）, 2009, 10：94 – 99.

［110］ Ishibashi K, Kitabata H, Akasaka T. Intracoronary optical coherence tomography assessment of spontaneous coronary artery dissection. Heart, 2009, 95：818.

［111］ Alfonso F, Canales E, Aleong G. Spontaneous coronary artery dissection：diagnosis by optical coherence tomography. Eur Heart J, 2009, 30：385.

［112］ Manghat NE, Morgan-Hughes GJ, Roobottom CA. Spontaneous coronary artery dissection：appearance and follow-up on multi-detector row CT coronary angiography. Clinical radiology, 2005, 60：1120 – 1125.

［113］ Rahman S, Abdul-Waheed M, Helmy T, et al. Spontaneous left main coronary artery dissection complicated by pseudoaneurysm formation in pregnancy：role of CT coronary angiography. J Cardiothorac Surg, 2009, 4：15.

［114］ Cheung S, Mithani V, Watson RM. Healing of spontaneous coronary dissection in the context of glycoprotein ⅡB/ⅢA inhibitor therapy：a case report. Catheter Cardiovasc Interv, 2000, 51：95 – 100.

［115］ Kamran M, Guptan A, Bogal M. Spontaneous coronary artery dissection：case series and review. J Invasive Cardiol, 2008, 20：553 – 559.

［116］ Alfonso F, Hernandez-Antolín R, Goicolea J. Coronary stenting for acute coronary dissection after coronary angioplasty：implications of residual dissection. J Am Coll Cardiol, 1994, 24：989 – 995.

［117］ Alfonso F. Nonocclusive coronary dissections：to stent or nor to stent? J Am Coll Cardiol, 2000, 36：303 – 304.

［118］ Alfonso F. Residual coronary dissections after drug-eluting stenting：the good, the bad, and the ugly. Eur Heart J, 2006, 27：503 – 505.

［119］ Koller PT, Cliffe CM. Spontaneous coronary artery dissection. Catheter Cardiovasc Interv, 2001, 53：577 – 579.

第四节　其他先天性冠状动脉异常

冠状动脉（冠脉）畸形，即冠脉开口的异常起源和心外膜血管走行，在临床中常会给医务工作者带来诊断上的疑惑，即便是那些熟悉冠脉解剖的医师，如介入心脏病专家也常如此。这些冠脉畸形有些结构是良性的，有些则因其解剖结构的异常而导致心肌缺血和心源性猝死。过去根据其临床意义不同，将上述畸形分为导致严重临床后果和轻微临床后果两种类型。对于这些相对罕见的冠脉畸形，获取可靠的生理学和自身病史证据是个很大的挑战。随着非侵入性影像技术的进展，如多层计算机断层扫描和心脏磁共振的出现，使得完成上述工作事半功倍。一方面，这些技术可以使发现冠脉畸形的例数增加；另一方面，这些技术也有助于冠脉解剖的研究，即了解异常冠脉与周围心脏组织结构的关系，并识别那些可能给患者带来危险的特殊变异。本章从解剖学和影像学两方面回顾了能造成冠脉损伤的异常解剖结构基础，尤其是那些可能导致血管外压迫的冠脉畸形，如冠脉开口起源于异常的动脉窦以及冠脉走行于心肌壁内等。同时还探讨了上述冠脉畸形的生理学机制，并对其诊断和治疗进行总结。

即使在结构正常的心脏，冠脉的起源部位和心外膜走行方式也是变化多样的，对临床医师来说，除了需要了解冠脉的正常分布（如前所述），也需要了解常见的冠脉解剖变异。正如前面章节提到的，随着近来影像技术的进展，如计算机断层扫描可以非常准确的显示冠脉的开口和走行，因此，其被广泛应用于冠脉畸形的识别。目前对冠脉畸形的诊断越来越受到重视，因为某些冠脉解剖异常与发生心源性猝死有关，尤其是对竞技性运动员更为重要[1-3]。一项 Cohort 研究入选超过 10 万例患者，分析其冠状动脉造影（冠脉造影）检查结果，发现这些患者中冠脉畸形的比例约为 1%[4]，但并不是所有的冠脉畸形都有临床意义。实际上，有些即使是所谓能引起心源性猝死的冠脉畸形也可以在患者的一生中不引发症状。随着对冠脉畸形发病率的进一步了解，其诊断、处置和治疗水平都得到显著的提高。但是对冠脉畸形进行准确的分类仍然困难重重，例如，虽然某支冠脉在主动脉的开口位置异常，但并不能用其异常开口的位置来命名该支冠脉。此外，也没有对多重冠脉畸形的分类达成共识。过去一项系统分类研究根据其推测的临床相关性，将冠脉畸形程度分为导致严重临床后果的和轻微临床后果的[5]。然而，很多具有导致严重临床后果的冠脉畸形患者终其一生也没有发作临床症状，因此，该分类系统并不够理想。从解剖学来说，简单的根据冠脉的异常开口，心外膜的异常走行，以及其他的异常情况（如心肌桥、异常交通支、孤立的冠状动脉和双重冠状动脉等）进行冠脉畸形分类可能会更为合理[6]（表 8-7）。

本节主要回顾了可能会引起心肌缺血的主要冠脉畸形，并着重关注可导致血管外压迫的冠脉异常。不过心肌桥作为可导致冠脉血管外压迫的先天性冠脉异常，其病理生理学机制已在本书其他章进行了详细的讨论，因此，本节不再赘述。而冠脉异常开口于肺动脉干，具有重要的临床预后意义，本节将做进一步讨论。因此，本节的重点在于探讨冠脉畸形发生的自然病史，以及不同影像技术对于冠脉畸形诊断的帮助。

表 8-7　冠脉起源及走行的解剖学变异

主动脉窦开口异常
　　右冠状动脉起源于主动脉窦 2
　　左主干起源于主动脉窦 1
　　回旋支起源于主动脉窦 1
　　前降支起源于主动脉窦 1

冠脉的其他异常起源
　　开口于肺动脉干
　　开口于右侧肺动脉
　　开口于左侧肺动脉
　　开口于头臂动脉

单支冠脉
　　单支右冠状动脉
　　单支左冠状动脉

冠状动脉瘘
　　冠脉与心腔形成瘘道
　　冠状动脉 – 静脉瘘
　　冠脉与心外动脉或静脉形成瘘道

心肌桥

双重冠状动脉

一、冠状动脉异常起源于主动脉

在结构正常的心脏中，最常见的冠脉畸形是冠脉开口异常起源于主动脉。如果主动脉窦和升主动脉交界处位置较高，有时也可以认为是解剖异常，但具体多高的位置才算是冠脉起源异常目前还没有定论，不过冠脉异常起源于该处还是很常见的[7]。因此，在成年人中，冠脉开口起源高于主动脉窦和升主动脉交界处至少 1cm 可以认为是冠脉起源异常。

冠脉更重要的解剖异常是冠脉的主动脉窦起源异常，尤其当该异常与冠脉心外膜走行相关时[8]。因此，要想充分描述从主动脉窦异常起源的冠脉，首先要识别这些主动脉窦，而正常心脏中这些主动脉窦主要通过其发出的冠脉命名。使用右冠状动脉窦（右冠窦）或左冠状动脉窦（左冠窦）的名称有时并不恰当，因为有些冠脉可以异常开口于其他的主动脉窦。因此，想要恰当描述这些冠脉的主动脉窦开口变异，使用"Leiden 共识"进行分类可能更为合适。该共识主要对起源于异常的转位主动脉干的冠脉进行分类。使用该分类时，观察者必须从距离肺动脉干最远的主动脉窦开始定位，当与肺动脉干相邻的主动脉窦发出冠脉时（此时观察者处于非相邻的主动脉窦），一支冠脉从观察者的左手方位发出，另一支冠脉从右手方位发出（图 8-30）。正常情况下，右手方位的主动脉窦，外科称之为"主动脉窦 1"[9]，通常发出右冠状动脉。而另一个主动脉窦，称之为"主动脉窦 2"，则发出左主干。使用该分类方法，可以准确描述大多数起源异常的冠脉，包括异常起源于非相邻的主动脉窦（即无冠窦）。因为虽然其发出了冠脉，但仍然与肺动脉干不相邻。

在描述了主动脉窦异常开口的冠脉之后，根据心脏大动脉根部的解剖结构，可以把异常的冠脉心外膜走行分为三种类型：①逆主动脉走行；②大动脉间走行；③肺动脉前走行。通常大动脉间走行被认为是穿过心脏间隔的，但因在主动脉和肺动脉根部之间没有肌性间隔存在，故当异常的冠脉

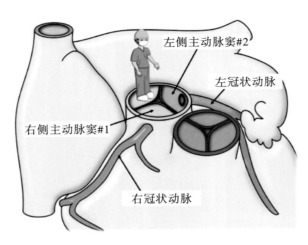

图 8-30　Leiden 共识中对右冠窦（#1）和左冠窦（#2）的识别（改良自参考文献 9）

从主动脉根部发出后，会穿过主动脉根部和肺动脉漏斗部之间的组织走行。而有时这种异常的冠脉走行也可通过主动脉瓣的结合部，即主动脉瓣叶相互连接的部位。如果异常的冠脉走行通过上述瓣叶连接处，意味着该冠脉是在主动脉壁内而不是在大血管之间走行，这将会极大的增加出现冠脉狭窄的风险，并因此导致心源性猝死发生。

　　一般说来，特殊的冠脉异常走行主要是由该冠脉的主动脉窦起源以及自身形态决定的。需要特别指出的是，有些冠脉畸形，如回旋支动脉，可以异常起源于主动脉窦 1，然后绕主动脉逆行，由左心耳和肺动脉干之间进入左侧房室沟（图 8-31）。

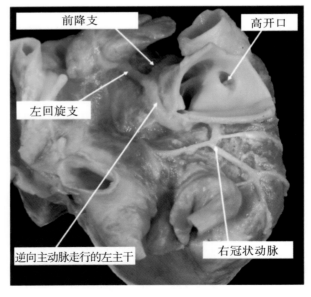

图 8-31　右冠状动脉高开口于主动脉窦和升主动脉交界处，与起源于主动脉窦 1 的左主干并行
　　左冠状动脉开口于主动脉窦 1，然后逆主动脉走行横向通过主动脉
（改良自参考文献 9）

　　除非主动脉窦的开口本身就是位于血管壁内，否则上述冠脉心外膜异常走行并没有太大的临床意义。但是冠脉在大动脉间走行具有极大的临床价值，因为这种冠脉异常的走行在心脏血管壁内，可导致心源性猝死[1,2]。而且某些冠脉的主动脉窦开口畸形也与上述冠脉在动脉内走行有关。最常见的冠脉开口畸形是冠脉开口于正常解剖相反的位置，如左主干开口于主动脉窦 1（图 8-32），或右侧冠状动脉开口于主动脉窦 2（图 8-33）。虽然有很多假说对冠脉于大动脉间走行发生心源性猝死进行了病理生理学上的解释，但目前都没有得到确切的证实[6]。单支冠脉很少有大动脉间走行，但如果左主干起源于异常的主动脉窦或右冠窦，其经过大动脉根部发出 3 根主要的冠脉血管，被认为有增加猝死的风险。单支冠脉同样也可以逆主动脉走行，该走行已被证实可导致动脉粥样硬化的早期发生[10,11]。异常的肺动脉前走行是指冠脉开口异常起源于主动脉窦后，沿肺动脉的前壁绕行，再继续其正常的走行分布。这种冠脉异常走行通常认为是良性的，以左主干或其分支异常起源于主动脉窦 1，或右冠状动脉异常起源于主动脉窦 2 较为常见。

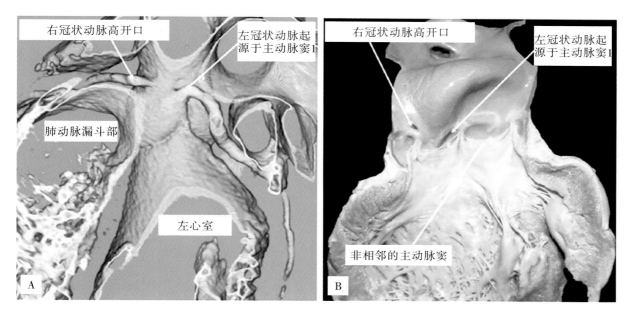

图 8-32　计算机断层扫描显示左冠状动脉开口于主动脉窦 1

　　同图 8-31 所示：A：为计算机扫描显示左冠状动脉穿过主动脉窦 1 和 2 的接合部，走行于主动脉和肺动脉漏斗部之间，到达主动脉横窦左缘；B：心脏解剖内面观（改良自参考文献 1）

二、冠状动脉开口的其他异常起源

　　冠脉异常起源于头臂动脉或锁骨下动脉的分支，如前降支可起源于胸廓内动脉，通常比较罕见[12]。但尤为重要的冠脉异常起源是冠脉开口于肺动脉干或其分支（图 8-34、图 8-35）。上述冠脉的肺动脉异常起源，如 Bland-White-Garland 综合征，通常在婴幼儿中多见。据统计每 30 万例新生儿中可出现 1 例冠脉的肺动脉异常起源[13]。早期诊断和治疗对于这种冠脉畸形非常关键，因为这种冠脉畸形是使用肺循环的静脉血而不是体循环动脉血供应心肌。

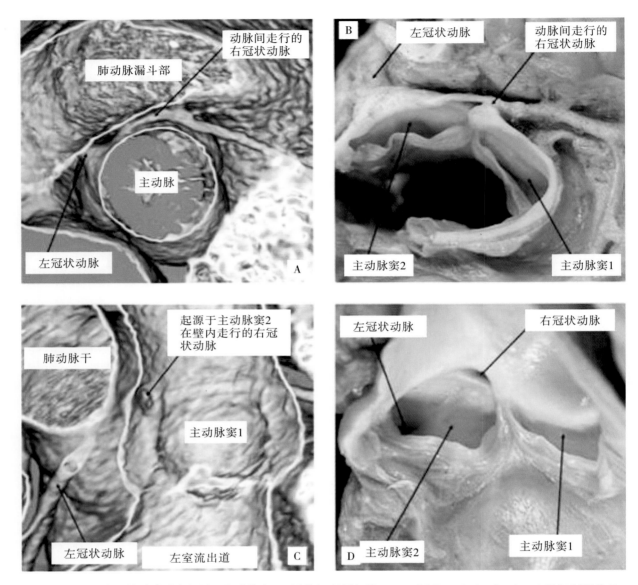

图 8-33　右冠状动脉异常起源于主动脉窦 2，计算机断层扫描（CT）图像显示（A 和 C），心脏解剖图像显示（B 和 D）

上图的 CT 和解剖图像角度不同，要注意的是右冠状动脉通过瓣叶交界处走行于大动脉之间。下图为右冠状动脉壁内走行，由于血管外压迫可以引起心肌梗死。图 A 和 B 均为心脏短轴面角度，而图 C 和 D 则从无冠窦角度显示主动脉根部（改良自参考文献 2）

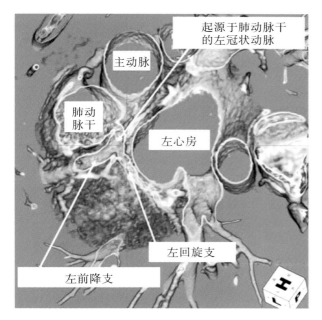

图 8-34　左冠状动脉异位起源

CT 显示左冠状动脉起源于肺动脉干，即所谓的 Bland-White-Garland 综合征。这种冠脉畸形可导致心肌缺血，在儿童时期可无症状，但在年龄增大时表现为扩张性心肌病（改良自参考文献 13）

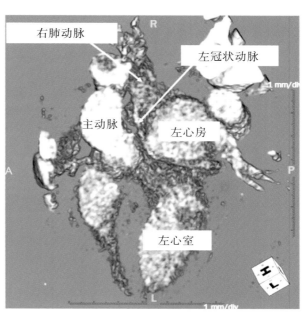

图 8-35　左回旋支异位起源

此患者的左回旋支起源于右肺动脉（改良自参考文献 13）

三、冠状动脉瘘及双重冠状动脉

冠脉与心脏静脉系统或心腔直接相通形成冠状动脉瘘通常认为也属于先天性冠脉畸形，具有心脏功能学和血流动力学上的意义，其发病率可达 0.5%[14]。因为冠状动脉瘘可导致动脉、静脉血液不经过动静脉之间的毛细血管床就直接沟通，所以较大的冠状动脉瘘可造成严重的体循环和肺循环的分流，而发生心肌缺血等症状。此外，主要的 3 支冠脉都可以有双重动脉，但最常见于前降支，在人群中的发病率可达 1%[15]。

四、单支冠状动脉

冠脉的 3 支主要血管起源于同一开口本身就可导致心源性猝死发生，但如果冠脉的血管走行同时呈大动脉间走行或壁内走行，则会显著提高心源性猝死的风险，而表现为单支冠脉的年轻患者也有发生心肌缺血或心肌梗死的风险。如果左侧冠状动脉是单支动脉，其通常会发出前降支和回旋支，经回旋支再发出后降支，并通过右侧房室沟供应正常解剖下由右冠状动脉供血的区域[16]。而单支右冠状动脉可分为两种类型：①右冠状动脉可以越过十字交叉，经过左侧房室沟，最后终止为前降支；②或者右冠状动脉发出左冠状动脉，经逆主动脉、大动脉间、或肺动脉前走行，再发出前降支和回旋支。如前所述，冠脉的大动脉间走行和血管壁内走行最主要的风险在于可导致心源性猝死，而逆主动脉走行可导致早期发生动脉粥样硬化[10,11]。

五、冠状动脉起源异常及大动脉间异常走行所致血管外压迫的生理学机制

冠脉的大动脉间异常走行引起心肌缺血的机制尚不清楚，但冠脉分支呈锐角发出，以及冠脉从

主动脉起源处扭曲，都可能导致冠脉血管阻塞或因冠脉血管异常迁曲造成冠脉的膜片样闭塞。而在主动脉和肺动脉干间异常走行的冠脉血管，因运动时肺动脉和主动脉压力升高而更易导致冠脉血管受到血管外压迫。有研究入选先天性冠脉畸形的患者，测量其冠脉内压力以了解冠脉在大动脉间走行时大动脉对冠脉血流动力学的直接影响[17]。该患者右冠状动脉起源于左冠窦，并有部分血管段在大动脉间走行。经过多巴酚丁胺注入和起搏诱发，冠脉在大动脉间走行的节段出现明显的压力阶差（图8-36），就像心肌桥的发病机制那样[18]，冠脉显著的收缩期血管外压迫会影响到心脏舒张期血流灌注，尤其是当心动过速导致舒张期缩短时。其他的影像学检查，如血管内超声，可以显示收缩期血管外压迫对血管腔直径的影响（图8-37）。此外，血管外压迫还可能造成冠脉血管内皮功能异常，导致冠脉血管痉挛或血栓形成，但后者在尸体解剖中并无特征性表现。

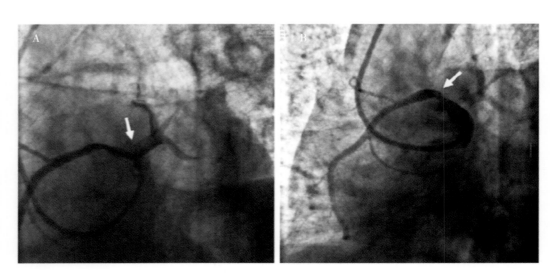

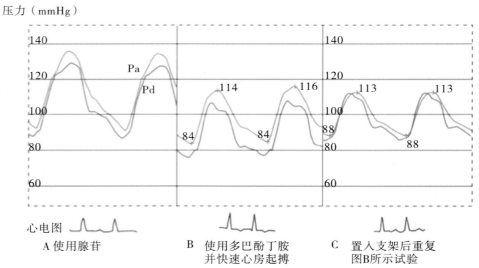

图 8-36　运动试验时发生胸痛的患者其冠脉造影显示右冠状动脉异常起源于左冠窦

冠脉内压力监测显示休息和负荷时冠脉内的压力。A：冠脉导管内压力（Pa）和置入右冠内的压力导丝显示右冠的压力变化（Pd）。休息时，压力阶差为6mmHg；B：使用多巴酚丁胺［30μg/（kg·min）］和心房起搏（140 次/分）后，最大舒张期 ΔP 增加至13mmHg，患者出现胸痛和心电图 T 波倒置；C：该患者置入药物洗脱支架后，重复上述负荷试验未出现压力阶差变化（改良自参考文献17）

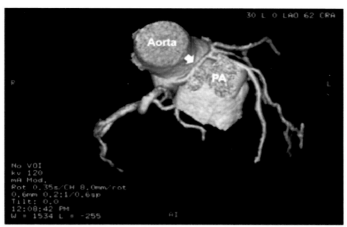

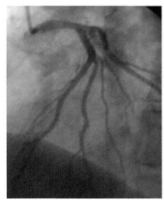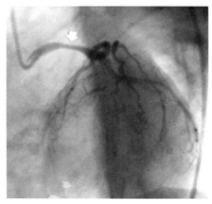

图 8-37　收缩期血管压迫对管腔直径的影响

A：冠脉造影显示左主干异常起源于右冠窦，并在大动脉间走行。该患者为 38 岁女性，在以 10km/h 速度跑步时出现心脏骤停；B：冠脉造影显示左主干收缩期压迫，血管内超声证实由于周围大血管的压迫导致管腔呈椭圆形。该患者从心脏骤停恢复后，行外科手术矫正其左主干畸形；Aorta：主动脉；PA：肺动脉（改良自参考文献 18）

六、冠状动脉起源异常及血管大动脉间异常走行患者的自然病史和治疗

冠脉是否从主动脉窦异常起源并沿大动脉间走行非常重要，因为这种冠脉畸形常可导致灾难性的后果。而其发病机制以及导致心肌缺血的原因目前还不清楚，因此，很难以此为依据制定最佳的治疗方案。

但从广义上说，有证据表明左主干的主动脉窦起源异常较右冠状动脉开口异常更易导致心源性猝死发生[19]。表 8-8 列出了从目前已发表的文献中支持上述观点的研究证据。在大多数报告中，冠脉畸形的患者心源性猝死常发生于高强度运动时或运动后很短的时间内，但矛盾的是也有很多报告发现相同负荷的体力活动下并没有类似患者发生任何猝死[20]。上述研究中结果大多根据尸检得到，并且绝大多数研究入选患者年龄小于 30 岁，主要为青少年，因此，很难避免发生观察偏倚。

此外，有些患者无论是在猝死发生前或是幸存后，都曾进行过运动耐力或负荷影像学的检查，但均未发现心肌缺血的证据[20]。如果有患者明确因冠脉的主动脉异常起源及大动脉间走行而死亡，

就需要仔细的筛查其一级亲属，尤其是当超声心动图发现患者有冠脉畸形，则在其家族中也可以发现类似的冠脉畸形[21]。

治疗方法不是依靠患者年龄而是依据其心脏症状的主要表现，如猝死、室性心律失常、无法解释的晕厥、或劳力性胸痛等，通常选择外科治疗以缓解冠脉的血管外压迫[22]。如果冠脉开口于心脏壁内或呈漏斗样开口，可选择外科手术松解冠脉开口的压迫。因无法证实冠脉支架安全性，故不建议使用。有冠脉呈大动脉间走行的无症状冠脉畸形患者，其治疗方法根据年龄不同而多种多样。年龄小于 30 岁的患者，如果考虑有发生临床事件（如猝死风险），应建议行外科手术治疗。年龄超过 30 岁的无症状患者，也可选择药物治疗。如果患者年龄超过 30 岁且有可疑症状，应选择非侵入性检查以排除心肌缺血[22]。

表 8-8　临床研究关于冠脉起源异常导致猝死的发生率

第一作者	研究方法	右冠状动脉起源异常		左冠状动脉起源异常	
		总人数	猝死人数	总人数	猝死人数
Cheitlin[24]	尸检	18	0	33	9
Liberthson[25]	造影，尸检	9	0	9	3
Roberts[26]	尸检	10	3	N/A	N/A
Kragel[27]	尸检	25	8	7	5
Frescura[28]	尸检	7	3	N/A	4
Taylor[29]	尸检	52	13	49	28
Kaku[30]	造影，临床	44	0	2	0
Basso[20]	尸检	3	3	9	9

七、冠状动脉异常起源于主动脉的相关检查技术

经胸和食管超声心动图是诊断冠脉开口起源畸形的有效手段，并可以作为筛查的首选检查方式。多排计算机断层扫描和磁共振成像由于可以显示冠脉与其周围心脏组织的关系，也是推荐使用的检查技术。但要注意的是，上述技术只能用于心脏解剖学或几何结构的研究，并不能反映冠脉畸形的生理学功能，如血流动力学的严重程度。血管内超声可以检测收缩期血管外压迫对冠脉管腔直径的影响，但考虑到冠脉畸形复杂的生理学机制，不建议对畸形冠脉的血液循环情况进行检查[23]。此外，使用冠脉内生理学检查手段（如压力导丝），有助于更好的理解冠脉畸形的发病机制，但需要注意该检查技术本身的风险。

八、总结

● 详细了解冠脉起源及心外膜走行的多种畸形有助于提供更好的心脏监测。
● 冠脉可以异常起源于主动脉或主动脉之外的血管。
● 目前已认识到在主动脉窦和升主动脉交界处冠脉高开口的重要性。
● 应根据冠脉畸形的开口位置对其主动脉窦起源异常进行描述，并注意该冠脉走行与动脉根部的关系。
● 冠脉的主动脉窦开口畸形可导致心源性猝死，尤其是伴有大动脉间及血管壁内异常走行时。

- 冠脉起源于肺动脉有重要的临床意义，在婴幼儿时期就应早期诊断和治疗。
- 单支冠脉可以有不同的分类，也能导致心源性猝死，尤其是有大动脉间及血管壁内走行时。

（王　平　庄少伟）

参 考 文 献

［1］ Corrado D, Basso C, Thiene G. Sudden cardiac death in young people with apparently normal heart. Cardiovasc Res, 2001, 50：399 – 408.

［2］ Corrado D, Basso C, Pavei A, et al. Trends in sudden cardiovascular death in young competitive athletes after implementation of a preparticipation screening program. JAMA, 2006, 296：1593 – 1601.

［3］ Montagnana M, Lippi G, Franchini M, et al. Sudden cardiac death in young athletes. Intern Med, 2008, 47：1373 – 1378.

［4］ Yamanaka O, Hobbs RE. Coronary artery anomalies in 126, 595 patients undergoing coronary arteriography. Cathet Cardiovasc Diagn, 1990, 21：28 – 40.

［5］ Ogden JA. Congenital anomalies of the coronary arteries. Am J Cardiol, 1970, 25：474 – 479.

［6］ Loukas M, Groat C, Khangura R, et al. The Normal and Abnormal Anatomy of the Coronary Arteries. Clin Anat, 2009, 22：114 – 128.

［7］ Muriago M, Sheppard MN, Ho SY, et al. Location of the coronary arterial orifices in the normal heart. Clin Anat, 1997, 10：297 – 302.

［8］ Gittenberger-de Groot AC, Sauer U, Quaegebeur J. 1986 Aortic intramural coronary artery in three hearts with transposition of the great arteries. J Thor Cardiovasc Surg, 1986, 91：566 – 571.

［9］ Gittenberger-de Groot AC, Sauer U, Oppenheimer-Dekker A, et al. Coronary arterial anatomy in transposition of the great arteries：A morphologic study. Ped Cardiol, 1983, 4：15 – 24.

［10］ Samarendra P, Kumari S, Hafeez M, et al. Anomalous circumflex coronary artery：Benign or predisposed to selective atherosclerosis. Angiology, 2001, 52：521 – 526.

［11］ Angelini P. Coronary artery anomalies：An entity in search of an identity. Circulation, 2007, 115：1296 – 1305.

［12］ Robisec F, Sanger PW, Daugherty HK, et al. Origin of the anterior interventricular（descending）coronary artery and vein from the left mammary vessels. A previously unknown anomaly of the coronary system. J Thorac Cardiovasc Surg, 1967, 53：602 – 604.

［13］ Greenberg MA, Fish BG, Spindola-Franco H. Congenital anomalies of the coronary arteries. Classification and significance. Radiol Clin North Am, 1989, 27：1127 – 1146.

［14］ Said SA, el Gamal MI, van der Werf T. Coronary arteriovenous fistulas：Collective review and management of six new cases-changing etiology, presentation, and treatment strategy. Clin Cardiol, 1997, 20：748 – 752.

［15］ Spindola-Franco H, Grose R, Solomon N. Dual left anterior descending coronary artery：Angiographic description of important variants and surgical implications. Am Heart J, 1983, 105：445 – 455.

［16］ Koizumi M, Kawai K, Honma S, et al. Anatomical study of the left single coronary artery with special reference to the various distribution patterns of bilateral coronary arteries. Ann Ant, 2002, 182：549 – 557.

［17］ Park JY, Choi JW, Ryu SK, et al. Assessment and treatment of dynamic obstruction in anomalous right coronary artery using dynamic diastolic pressure gradient change during dobutamine challenge with rapid atrial pacing. Int J Cardiol, 2010, 142：e11 – 14.

［18］ Escaned J, Cortés J, Flores A, et al. Importance of diastolic fractional flow reserve and dobutamine challenge in physiologic assessment of myocardial bridging. J Am Coll Cardiol, 2003, 42：226 – 233.

［19］ Taylor AJ, Byers JP, Cheitlin MD, et al. Anomalous right or left coronary artery from the contralateral coronary sinus："high-risk" abnormalities in the initial coronary artery course and heterogeneous clinical outcomes. Am Heart J, 1997, 133：428 – 435.

［20］ Basso C, Maron BJ, Corrado D, et al. Clinical profile of congenital coronary artery anomalies with origin from the wrong aortic sinus leading to sudden death in young competitive athletes. J Am Coll Cardiol, 2000, 35：1493 – 1501.

[21] Brothers JA, Stephens P, Gaynor JW, et al. Anomalous aortic origin of a coronary artery with an interarterial course：should family screening be routine? J Am Coll Cardiol, 2008, 51：2062 – 2064.

[22] Cheitlin MD. Finding asymptomatic people with a coronary artery arising from the wrong sinus of Valsalva. Consequences arising from knowing the anomaly to be familial. J Am Coll Cardiol, 2008, 51：2065 – 2067.

[23] Wijeysundera HC, Dick AJ, Moody AR, et al. Images in cardiology. Compression of an anomalous left main coronary artery in a 38-year-old woman. Can J Cardiol, 2008, 24：e91.

[24] Cheitlin MD, De Castro CM, McAllister HA. Sudden death as a complication of anomalous left coronary origin from the anterior sinus of Valsalva, a not-so-minor congenital anomaly. Circulation, 1974, 50：780 – 787.

[25] Liberthson RR, Dinsmore RE, Fallon JT. Aberrant coronary artery origin from the aorta：report of 18 patients, review of literature and delineation of natural history and management. Circulation, 1979, 59：748 – 754.

[26] Roberts WC, Siegel RJ, Zipes DP. Origin of the right coronary artery from the left sinus of Valsalva and its functional consequences：analysis of 10 necropsy patients. Am J Cardiol, 1982, 49：863 – 868.

[27] Kragel AH, Roberts WC. Anomalous origin of either the right or left main coronary artery from the aorta with subsequent coursing between aorta and pulmonary trunk：analysis of 32 necropsy cases. Am J Cardiol, 1988, 62：771 – 777.

[28] Frescura C, Basso C, Thiene G, et al. Anomalous origin of coronary arteries and risk of sudden death：a study based on an autopsy population of congenital heart disease. Hum Pathol, 1998, 29：689 – 695.

[29] Taylor AJ, Rogan KM, Virmani R. Sudden cardiac death associated with isolated congenital coronary artery anomalies. J Am Coll Cardiol, 1992, 20：640 – 647.

[30] Kaku B, Shimizu M, Yoshio H, et al. Clinical features of prognosis of Japanese patients with anomalous origin of the coronary artery. Circ J, 1996, 60：731 – 41.

第九章　其他冠状动脉病变

第一节　大隐静脉桥退行性狭窄

冠状动脉旁路移植术（coronary artery bypass grafting surgery，CABG）作为严重冠心病的血运重建策略之一，已广泛应用于临床实践。自体大隐静脉是 CABG 术最为常用的桥血管来源。然而，CABG 术后 10 年内静脉桥血管失效（包括早期桥血管失效、中晚期失效）的发生率高达 50%。静脉桥中晚期失效即静脉桥退行性狭窄，主要与桥血管新生内膜增生有关，后者表现为血管平滑肌细胞的增殖和迁移。在内膜增生的基础上，桥血管动脉粥样硬化病变也加速形成，二者共同参与了静脉桥退行性狭窄的发生。迄今为止，尽管尚无一种治疗手段证实可减少晚期静脉桥失效，但从理论上推测抑制新生内膜形成将可能降低静脉桥退行性狭窄的发生，并且已初步获得了令人鼓舞的实验结果。本章节将首先对大隐静脉桥血管退行性狭窄的病理生理学进行概述，然后讨论抑制晚期静脉桥退行性狭窄的干预措施，包括外科技术、常规药物、血管外鞘、细胞稳定药物和基因转移。

自体大隐静脉是 CABG 术常用的桥血管来源[1-3]。尽管动脉桥血管要明显优于静脉，但大隐静脉桥的手术操作相对更容易，而且大隐静脉的双侧来源和长度可满足多支血管或二次 CABG 术的临床需要[1-3]，因此，大隐静脉在未来依然是 CABG 术桥血管的重要选择。

CABG 手术成功之后，早期桥血管失效的发生率为 18%[1-3]，这与桥血管急性血栓形成有关。此后，包括中期（术后 30 天～2 年）、晚期（＞术后 2 年）在内的 5 年桥血管失效累积发生率为 20%~50%；术后 10 年，有 40% 的桥血管将发生完全性闭塞，另有 30% 的桥血管将会发生影响血流的狭窄性病变[1-3]。因此，桥血管失效将直接影响 CABG 术的远期疗效，并增加患者的经济负担，已成为我们急需解决的临床难题之一。

中、晚期大隐静脉桥失效，亦称为静脉桥退行性狭窄，其主要原因是桥血管内膜、中膜过度增生。在近端或远段吻合口部位，除了内/中膜增生之外，动脉粥样硬化斑块同时在局部加速形成[4,5]，共同参与了静脉桥退行性狭窄（图 9-1、图 9-2）。迄今为止，除了降脂治疗[6,7]和"不接触（no touch）"术式[8-10]之外，尚无其他治疗在临床中可预防晚期静脉桥失效。

因此，本节旨在探讨静脉桥血管失效的病理生理学机制，并讨论抑制静脉桥血管退行性狭窄的干预措施，包括外科技术、常规药物、血管外保护鞘（external sheaths）、细胞生长抑制剂（cytostatic drugs）和基因转移（gene transfer）。

一、静脉桥血管失效的病理生理学机制

静脉桥失效的发生涉及多个相互之间缺乏关联的病理生理学机制，包括血小板和白细胞的黏附、血流切应力的改变、基质金属蛋白酶（matrix metalloproteinase，MMP）的表达、新生内膜形成、新生内膜发生动脉粥样硬化改变。中膜增厚、新生内膜形成是由血管平滑肌细胞（图 9-1、图 9-2）、成纤

维细胞或循环祖细胞的增殖、迁移所介导[5,10,11]。新生内膜形成的同时，内膜层还会迅速形成动脉粥样硬化斑块，从而导致斑块破裂和桥血管闭塞（图 9-1、图 9-2）[12,13]。

在 CABG 术中，大隐静脉的准备和吻合过程可导致静脉内皮的剥脱，这主要与静脉内压力迅速

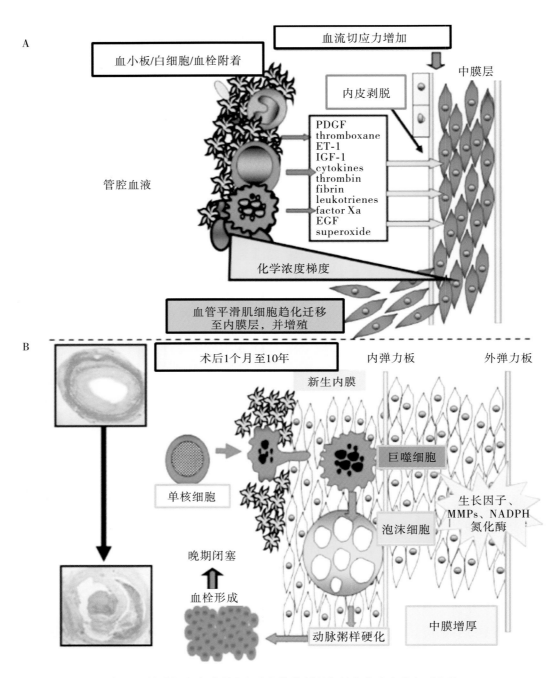

图 9-1　导致新生内膜形成和晚期静脉桥退行性狭窄病变的主要事件

A：引起新生内膜形成的早期触发过程极其迅速。内皮脱落导致血细胞黏附，后者可释放大量生物因子诱发生长因子内源性表达、MMP 激活和氧化应激，从而刺激 VSMCs 增殖和迁移，最终导致新生内膜形成。B：当新生内膜形成后，浸润于内膜层的单核细胞转化为巨噬细胞，其是泡沫细胞的前体状态。这一过程反过来则成为动脉粥样斑块形成的关键。动脉粥样硬化斑块最终参与了晚期静脉桥退行性狭窄病变

改变有关。血管内皮剥脱之后，血小板和白细胞可迅速黏附于静脉桥血管壁，从而直接参与了急性血栓形成，同时也启动了新生内膜形成（图 9-1、图 9-2）[14]。内皮脱落也可直接导致血管自身保护机制（主要是一氧化氮和前列腺素）的障碍，加剧炎症反应和血栓形成[14-16]。一氧化氮（nitric oxide，NO）和前列腺素（prostacyclin，PGI_2）可抑制血细胞黏附、平滑肌细胞增殖和迁移、基质金属蛋白酶的表达、蛋白多糖的合成、组织纤溶酶原激活物的释放、胆固醇代谢。另外，内皮剥脱还可损害静脉桥血管中膜 NO-cGMP 和 PGI2-cAMP 轴。CABG 术后，不同起源的内皮细胞可增殖并迁移至桥血管内腔参与再内皮化。术后 1～2 周，静脉桥血管腔通常可完全内皮化[17]。

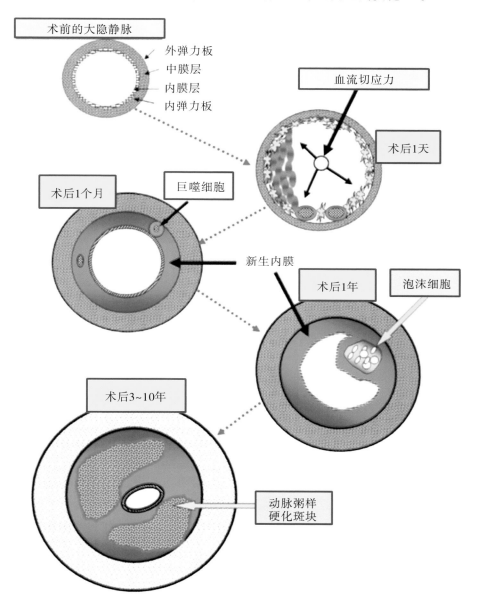

图 9-2 静脉桥血管失效的形成过程

　　0～1 周：外科准备可导致静脉桥血管内皮脱落，从而促使了血小板黏附及血栓形成。中性粒细胞和单核细胞释放大量生物因子，刺激 VSMC 的增殖和迁移。1 周至 1 个月：VSMC 增殖和 MMP 生成可导致桥血管中膜增厚。VSMC 经过内弹力板迁移至内膜层，参与新生内膜的形成。此阶段有时可在新生内膜见到巨噬细胞。1 个月至 3 年：内膜可见早期动脉粥样硬化改变，表现为富含泡沫细胞的动脉粥样斑块形成。3 年之后：桥血管内膜进一步增厚，并合并动脉粥样硬化斑块形成，最终导致管腔的严重狭窄。斑块破裂作为常见的晚期事件，可导致桥血管血栓性闭塞

静脉桥急性血栓形成与手术损伤、机械性应力改变（mechanical stress）、血管壁细胞损伤或剥脱有关，即使在精细操作的情况下血栓仍会发生[18]。内皮细胞损伤或剥脱可导致组织因子、基底膜胶原蛋白和其他细胞外基质蛋白暴露，从而启动内源性和外源性凝血级联反应[18]。机化血栓可与血管壁组织相融合，其细胞成分逐渐转变为平滑肌样细胞，并可释放各种生长因子，刺激血管平滑肌细胞增殖、基质合成，从而导致血管内膜增生；生长因子也可参与静脉桥晚期并发症、新生内膜动脉粥样硬化形成[19]。这些生长因子在血管壁结构完整时无法直接刺激血管平滑肌细胞的迁移或增殖。血栓形成后，细胞外蛋白酶（包括纤溶酶原激活剂、类肝素酶和基质金属蛋白酶）合成增加，这些酶类物质可直接参与静脉桥病变细胞外基质的重构[9]。

在静脉桥血管与动脉吻合后，静脉桥将立刻承受动脉高压力和周期搏动脉冲血流，其血管壁张力和切应力也随之增加[20]。这些血流动力学的变化均可导致静脉桥生长因子和黏附因子的表达上调、细胞增殖。在静脉桥慢性重构过程中，桥血管内血流动力学也随之发生变化。静脉桥内膜非对称性增生会加速血流紊乱，后者可依次促使血小板和白细胞黏附、血栓形成和静脉桥内膜增生[20]。

白细胞之间、白细胞–血小板、白细胞–血管壁细胞之间的黏附主要是由选择素、细胞内黏附分子（intracellular adhesion molecule，ICAM）和血管内皮细胞黏附分子（vascular endothelial cell adhesion molecule，VECAM）所介导。有研究显示，这些细胞表达黏附分子均参与新生内膜形成[21]。CABG术后，静脉桥血管黏附分子表达增加[22]。单核细胞的黏附则是CABG术后早期的另外一个重要事件。单核细胞黏附后可迁移、浸润于新生内膜，随后分化为组织内巨噬细胞，在摄取大量脂质后转变泡沫细胞。泡沫细胞的形成启动了动脉粥样硬化进程，最终导致静脉桥退行性狭窄的发生。

静脉桥所表达的肽类生长因子包括内皮素-1（endothelin-1，ET-1）、PDGF、成纤维细胞生长因子（fibroblast growth factor，FGF）和胰岛素样生长因子（insulin like growth factor，IGF）。在血流动力学切应力、血小板和白细胞释放的生物活性分子等因素的刺激下，这些生长因子可表达于静脉桥，从而诱导血管平滑肌细胞增殖、迁移[19]。平滑肌细胞周围所存在的细胞外基质蛋白（包括胶原和弹性纤维）则可抑制平滑肌细胞的增殖。但在MMPs和其他蛋白酶作用下，静脉桥血管细胞外基质蛋白将被分解，从而有利于平滑肌细胞迁移至内膜层参与新生内膜形成。有研究已证实，MMPs表达上调、活化参与了静脉桥血管的负性重构。

血小板、白细胞所释放的活性物质可上调静脉桥血管NADPH氧化酶的表达，这使得组织过氧化物的生成增加[24-29]。NADPH氧化酶来源的过氧化物在静脉桥病变的发生过程也发挥着重要作用[21,22]。过氧化物可诱导血管平滑肌细胞的增殖、迁移，并可刺激MMPs表达的上调。过氧化物还可与NO发生反应，从而降低NO的生物利用度，而NO生物利用度降低则与静脉桥退行性狭窄的发生有关[23]。

缺氧也参与了静脉桥血管病变的发生。在游离大隐静脉过程中，大隐静脉血管壁滋养血管的完整性将遭到破坏。滋养血管是大血管的微血管床，可为大的血管壁组织提供血氧供应。当滋养血管受到破坏后，血管壁组织将发生缺氧[5]。此外，静脉桥血管壁在吻合后将迅速增厚，这将增加桥血管壁对血氧需要量，从而加剧了血氧供给/需求的失衡，进一步加重了血管壁缺氧。缺氧时，NADPH氧化酶、黄嘌呤氧化酶和线粒体呼吸链激活，导致过氧化物生成随之增加[30]。

二、静脉桥血管退行性狭窄的危险因素

从理论上来说，加剧动脉粥样硬化的危险因素也是静脉桥退行性狭窄的促发因素，主要包括糖尿病、血脂异常、高血压和高半胱氨酸血症[31]。值得注意的是，糖尿病合并冠心病患者的病情相对严重，表现为3支病变发生率更高、病变极为弥漫、闭塞病变更为常见。在接受CABG术的患者中，18%~37%患者合并有糖尿病[32-38]，其中94%糖尿病患者为2型糖尿病（非胰岛素依赖型糖尿病）[37,38]。与非糖尿病患者相比，糖尿病患者接受CABG术的围手术期死亡率明显更高，而且术后存

活率则较低[39-44]。糖尿病患者血运重建术后死亡率较高可能与内膜增生程度、动脉粥样硬化程度更为严重有关[39-44]。

三、预防静脉桥退行性狭窄病变的策略

（一）外科技巧 毫无疑问，外科手术技巧是影响 CABG 患者预后的重要因素之一。为了改善患者预后，心外科医师应接受正规而严格的技术培训。

1. "不接触（no touch）" 术式 Souza 的研究[8,9]显示 "不接触（no touch）" 可提高静脉桥血管的通畅率。传统的桥血管游离方法是剥离血管周围的外膜组织，并做扩张处理。而 "不接触" 术式则与传统方法不同，在游离大隐静脉过程中需要完整地保留大隐静脉紧邻的周围脂肪/肌肉和外膜组织，同时在吻合桥血管时不做扩张预处理。最近发表的一项随机纵向研究显示，采用 "不接触" 术式组的静脉桥通畅率明显高于传统式，而且 "不接触" 术式组的静脉桥血管通畅率与左侧胸廓内动脉（即左乳内动脉）通畅率相近，提示 "不接触" 术式对静脉桥血管内皮损伤相对极小，从而抑制了新生内膜的形成[45]。另外一个可能机制是因为该术式保留了大隐静脉的内生滋养血管，有助于吻合后静脉桥血管壁微循环的重建。这些研究还提示神经纤维的保留可能对桥血管也能提供保护作用[46]。正如上文所述，外膜的剥离也可导致桥血管缺氧。Souza 的研究结果尚需其他临床中心的相关临床研究加以证实，这也有助于该术式在全球范围的推广。

2. 非体外循环下 CABG 术 传统 CABG 术需在体外循环条件下进行，但体外循环有可能引起机体炎症、器官损伤和其他多种严重并发症[47]。因此，为了减少体外循环相关并发症，非体外循环不停跳 CABG 术得以发展。多个设计严格的临床研究显示，非体外循环下 CABG 术可降低术后早期死亡率，并可减少神经系统、肾和心肌损伤[48-55]。然而，对于晚期预后，现有的临床研究却显示非体外循环下 CABG 术并不能改善术后 1 年或 3 年的静脉桥血管通畅率[56]。尽管如此，考虑到非体外循环下 CABG 术所具有的潜在优势，且费用相对低廉，因此全球很多心脏中心仍将非体外循环下 CABG 术作为一种常规术式选择。

（二）血管内支架和血管外部保护鞘

1. 血管内支架 临床中，PCI 术是治疗静脉桥血管病变的常用方法[56,57]。然而，与处理自身冠状动脉不同，PCI 术处理静脉桥血管病变的近期和远期预后相对不佳，且更容易发生远段栓塞、无复流和大面积的围手术期心肌梗死。在静脉桥内，高压扩张支架发生心肌梗死的风险明显要高于自身冠状动脉，也不能改善术后 1 年的靶血管再次血运重建率[56]。当支架选择直径小于静脉桥参考直径时，远段保护装置所收集的栓塞物质数量则相对较少，但在心肌梗死、心源性死亡、靶病变和靶血管再次血运重建方面的远期预后却未见显著下降。对于支架术处理静脉桥血管病变的潜在益处尚需更长期（直至 CABG 术后 3~10 年）的预后评价。

2. 血管外部保护鞘 血管外部保护鞘有助于静脉桥去适应 CABG 术后的血流动力学改变，移植平滑肌细胞过度增殖和迁移。多个动物实验（猪冠状动脉模型）显示，置入外鞘可长期、显著地抑制新生内膜和中膜增厚[59-62]。即使在置入后 6 个月时，静脉桥几乎未见新生内膜形成。迄今为止，尚无其他治疗措施可获得相似效果。近期一个评价聚酯类不可降解血管外鞘有效性的临床预试验却提前终止，其原因是所有静脉桥（虽然样本数较少）均发生早期血栓性血管闭塞[63]。对于这一结果，可能的解释是外鞘硬度和尺寸过大、非完整的管状设计导致静脉桥在吻合口处或桥血管中段发生了极度扭曲。另一种血管外鞘则采用生物可降解的大孔羟乙酸乳酸聚酯（polyglactin）为平台，具有良好柔顺性。该血管外鞘克服了坚硬的涤纶支架所存在的多种缺陷，在猪冠状动脉模型中也显示可长期抑制静脉桥血管病变的发生。

（三）细胞稳定药物和基因转移 因静脉桥血管从游离到移植需在体外放置至少 1 小时，故可利用这段时间对静脉桥进行预处理，通过阻止平滑肌增殖、迁移和细胞外基质降解而抑制新生内膜

形成。

1. 基因转移　多个研究在动物模型上显示多个不同基因转移可减少新生内膜形成，如 eNOS、TIMPS[64-71]。PREVENT 研究是一个评价基因转移的人体预试验，在接受股动脉旁路移植术之前使用可参与细胞周期调控的 E2F 转录因子寡脱氧核苷酸诱骗剂（oligodeoxynucleotide decoy）预处理大隐静脉[72]。这一预试验的结果令人鼓舞，术后 12 个月和 18 个月 E2F 诱骗剂治疗组发生桥血管闭塞、严重狭窄和再次手术的比例明显低于对照组[72]。随后，PREVENT IV 研究[73]开始评价 CABG 术时转染 E2F 寡脱氧核苷酸诱骗剂的有效性，共入选了 3014 例患者，离体利用 E2F 寡脱氧核苷酸诱骗剂处理桥血管。术后 12～18 个月，血管造影结果显示治疗组和对照组在桥血管闭塞率、主要终点死亡或桥血管狭窄≥75% 方面无明显差异，但在复合临床终点方面（包括死亡、心肌梗死和再次血运重建）两组却存在差异。

2. 细胞静止药物　多个动物实验显示，大隐静脉游离后使用细胞静止药物孵育处理后可抑制新生内膜形成[74-80]。这类药物包括常见药物洗脱支架所携带紫杉醇和雷帕霉素，可在短期内有效地降低 PCI 术后再狭窄[74]。另一种药物是毒胡萝卜素（thapsigargin，TG），体外孵育 1 小时后可持续抑制血管平滑肌复制、新生内膜形成达 14 天之久[75-78]。Jamie 将猪大隐静脉使用 TG 预处理后进行旁路移植术，结果显示术后 1 个月治疗组新生内膜明显减少；但在术后 6 个月，这种抑制作用消失，治疗组和对照组的新生内膜相近。因此，TG 的细胞静止作用仅仅是延迟了新生内膜的形成，并未完全抑制远期的内膜增生。有研究采用相似预处理办法去观察其他细胞静止药物移植静脉桥失效的作用，也得到与 TG 相近的结果[75,79,80]。例如，将猪大隐静脉在移植前使用 cytcholasin D、紫杉醇和雷帕霉素共同预孵育 1 小时可减少术后 1 月的内膜增生，但术后 4 月抑制作用消失[75]。因此，这种抑制血管平滑肌复制的急性干预手段（即静脉桥在植入前接受预处理）用于人体可能是一种无效的方法。然而，从治疗的角度上来看，术前抑制 VSMC 复制的预处理＋术后抑制内膜增生的长期药物口服治疗可能是预防静脉桥退行性狭窄的有效措施之一。

（四）常规药物治疗　因多种因素参与静脉桥狭窄、动脉粥样硬化的形成，故针对这些不同靶点将有大量治疗药物可供选择。一个抑制静脉桥失效的理想药物应该是能抑制血小板和白细胞活化，阻止血栓形成，抑制 VSMC 复制、迁移、新生内膜形成，并能减少炎症和动脉粥样硬化。尽管从药理学上来说，有多种药物具有上述多重效应，但实际上缺乏一个真正的"全能"药物。因此，药物联合治疗可能是一种最有效的方法。很多药物在临床前期研究中表现出良好的效果，但临床研究却未证实，可能与临床研究的复杂性、医疗保险制度和制药企业不愿意承担这类研究三方面原因有关。本节将对这些预防桥血管失效可能有效的药物做一概述。

1. 他汀类药物　多个严格的随机对照临床研究已证实，CABG 术前给予他汀类药物可明显减少围手术期死亡、卒中、房颤的风险，并能抑制手术所诱发的全身性炎症反应[81]。CABG 术后给予他汀，则可延缓自身冠状动脉和静脉桥血管动脉粥样硬化发生发展，并可降低术后心血管事件和全因死亡率[81]。尽管过去因他汀类药物潜在不良反应会在围手术期考虑停用他汀，但现有研究证据提示他汀是安全性极高的一类药物，患者耐受性良好[81]。目前观点认为，只要无他汀应用禁忌证，所有患者在确诊冠心病之后和术前均应开始给予他汀治疗[81]。

2. ACE-I 和 ARB　ACE-I 常规用于治疗高血压、心力衰竭及相关疾病。动物实验显示，口服 ACE-I 可减轻静脉桥血管内膜增厚[82]。在狗模型中，静脉桥外周使用糜蛋白酶抑制剂 Suc-Val-Pro-Phe-（OPh）2 浸泡 20 分钟，术后 3 个月可观察到新生内膜形成减少、总的血管紧张素Ⅱ活性降低[83]。口服血管紧张素Ⅱ受体拮抗剂 L-158，809 或兔静脉桥局部给予 L-158，809 均可抑制桥血管新生内膜增生[84-86]。

然而，IMAGINE 研究却显示，早期常规给予 ACE-I 治疗并不能改善心血管事件低危 CABG 患者术后 3 年的临床预后，而且还可能增加术后 3 个月的不良事件[87]。最新一个回顾性观察队列研究显示，3400 例术前使用 ACE-I 治疗的患者发生死亡、使用正性肌力药物、PRD 和术后新发房颤的风险明显增加[88]。因此，ACE-I 可能是 CABG 患者的禁忌证。

3. 内皮素受体阻滞剂 内皮素 1 是潜在的血管收缩剂，同时也是促有丝分裂因子、趋化因子，故参与静脉桥血管疾病发生的各个方面[89-91]。在动物模型中，特异性 ETA 拮抗剂可抑制新生内膜形成和静脉桥再狭窄（增厚）[92]。在 CABG 术后患者中观察到 ETA 阻滞剂的其他益处是通过缓解静脉桥痉挛而降低早期血栓风险、改善冠脉远段流出量、促进冬眠心肌的功能恢复、减少术后心律失常的发生、改善肾功能不全[92]。因此，尚需临床试验进一步评价 CABG 患者使用内皮素受体阻滞剂的获益。

4. 阿司匹林 抗血小板药物尤其是阿司匹林和氯吡格雷可降低因血栓所致早期静脉桥失效的发生，并可提高 CABG 术后 1 年的静脉桥血管的通畅率[93,94]。因此，阿司匹林在术后应尽早开始给药，但维持时间尚不确定。而术后 3 年以上随访显示，阿司匹林并不能改善临床远期预后。

阿司匹林主要作用机制是抑制 COX-1，从而抑制了 TXA_2 的生成和血小板聚集。在动物模型中，应用阿司匹林可抑制新生内膜形成。因阿司匹林并不直接影响血管平滑肌细胞增殖，故其抑制新生内膜形成的作用机制是对血小板活性的抑制。这可用来解释 CABG 术后患者服用阿司匹林可见短期获益（术后 1 年），但缺乏长期（>1 年）获益。在术后晚期，动脉粥样硬化可在新生内膜形成的基础上发生、发展——此过程并不受阿司匹林的影响。另外，CABG 术后应用阿司匹林缺乏远期获益也可能与这一药物所存在的自身缺陷有关：①阿司匹林不能完全地抑制血小板黏附，更不能完全抑制血小板释放致栓因子、炎症因子和促有丝分裂因子；②血管重建手术可削弱阿司匹林的有效性；③对于具有心血管疾病或心血管疾病危险因素（包括糖尿病、高脂血症、高血压）的患者，其血小板对血小板激动剂呈现为高反应性，因此，在标准剂量条件下易发生阿司匹林抵抗。而接受 CABG 术的患者均具有不同严重程度的血管病变和不同程度的阿司匹林耐药。因此，极大比例的 CABG 患者存在着阿司匹林抵抗。最后，阿司匹林也可抑制 2 类前列腺素合成，尤其是抑制 PGI_2。但 PGI_2 具有血管保护作用，可防止静脉桥退行性狭窄的发生。

NO 具有胃黏膜保护作用。可合成 NO 的阿司匹林（NO-ASA）已设计用来弥补阿司匹林相关消化性溃疡不良反应，同时还保留了阿司匹林的抗血小板作用[95]。体外实验提示，可合成 NO 的阿司匹林在预防桥血管病变方面具有多种作用：抑制血管平滑肌细胞复制、扩张血管、抑制 NADPH 氧化酶的表达和活性、抑制过氧化物生成、抑制血小板和白细胞活性[25,96]。NO-ASA 释放的 NO 可激活 PKG，后者则介导了上述药理作用[25,96]。在猪静脉桥模型中，饲服 NO-ASA 可抑制桥血管新生内膜形成，但 NO-ASA 采用剂量并不等同于阿司匹林的剂量[97]。值得注意的是，NO-ASA 还保留了阿司匹林抗血小板、抑制血栓的作用[95]。NO 也可具有抑制血小板功能的作用。因此，NO-ASA 有希望用于治疗静脉桥血管病，不仅可抑制新生内膜增生，还可抑制血栓形成以及动脉粥样硬化的发生和发展。

近来，可合成硫化氢的阿司匹林也已设计出来[98]。如同 NO-ASA，ASA-HS 也用来对抗阿司匹林所致的胃黏膜损伤。Jamie 的研究显示，H_2S 可通过活化腺苷酰环化酶[99,100]而抑制 NAPDH 氧化酶表达上调，后者与静脉桥血管再狭窄密切相关。有实验结果显示，NO-HS 还可抑制 NADPH 氧化酶的表达。目前尚需更多的临床前期实验去评价这类新药的药理作用。

5. 抗氧化剂 正如前文所述，氧化应激尤其是 NADPH 氧化酶上调、过氧化物生成可能在静脉桥血管病变中发挥着重要的促进作用[11]。此外，与桥血管失效相关的危险因素（糖尿病、高同型半胱氨酸血症、高胆固醇血症、吸烟）都可增加血管内氧化应激[11]。因此，应用抗氧化剂预防静脉桥血管病变在理论上是可行的方案。尽管有大量药物具有抗氧化效力，但仅有少数药物进行了动物实验观察。静脉桥血管周围给予聚乙烯-羟乙酸盐过氧化物歧化酶可减弱术后 4 周的新生内膜厚度[11]。与对照组相比，喂养抗氧化剂二甲基氨基并丙二氢吡喃可抑制新生内膜增厚[11]。其他经证实可抑制新生内膜增厚的抗氧化剂包括青霉胺和去铁草酰胺。近来我们的研究也发现，大量重要的药物均具有抑制 NADPH 氧化酶表达的作用。这些药物包括 NO 生成剂、释放 NO 型阿司匹林、伊洛前列素（一种前列环素类似物）、昔多芬（一种 5 型磷酸二酯酶抑制剂）。因此，这些药物可通过抑制氧化应激而有效抑制静脉桥失效。

四、评价大隐静脉桥退行性狭窄的影像学方法

（一）有创性影像学方法　血管造影和冠脉内成像技术：选择性冠状动脉造影是评价大隐静脉桥的主要影像学方法。然而，这种方法所观察的仅仅是桥血管管腔。冠状动脉造影可显示血管管腔不规则、充盈缺损的动脉瘤。管腔造影剂充盈模糊（充盈不完全）常见于直径较大的静脉桥血管，尤其是在直径较大桥血管供血于直径较小的原位冠状动脉时更为多见。冠脉内超声利用传统的灰阶成像或射频分析已用来观察 SVG 的时间性变化过程[101-103]，在研究桥血管管壁结构、造影剂充盈缺损的原因时尤为有用（图 9-3）。OCT 在明确管腔不规则或充盈缺损的原因时也是非常有用的工具（图 9-4）。尽管 OCT 对血管壁的穿透力有限，但它能提供关于桥血管管腔面的高质量图像，可识别薄纤维帽的粥样斑块、靠近管腔的钙化灶，并能对血液淤滞、血栓和向管腔突出的动脉粥样斑块加以区分鉴别（图 9-3）[104]，两种血管腔内影像学方法可相互补充。

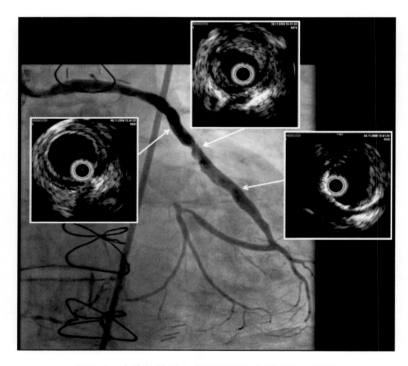

图 9-3　大隐静脉桥血管的造影及血管内超声结果

此图显示了 SVG→OM 桥血管的退行性改变。通过造影可见桥血管管腔多处不规则，且管腔显影呈浓淡不均。利用 IVUS 进一步观察桥血管退变的原因。最远端 IVUS 影像显示此处为混合性斑块，可见钙化环。而中间的 IVUS 影像可显示此处病变为软斑块，可能为纤维脂质斑块。近段 IVUS 则显示此处退变程度较小，仅表现为内膜轻度的向心性增厚

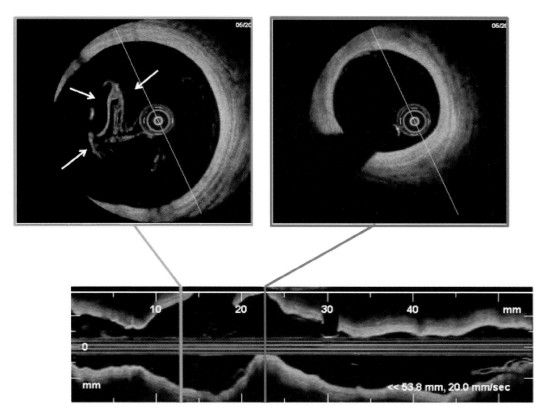

图 9-4   大隐静脉桥的 OCT 影像

当静脉桥明显扩张时，造影时常表现为管腔充盈缺损，其原因是血管扩张后局部形成的湍流致使血液和造影剂难以混合均匀。在临床中，这种充盈缺失表现易误判为静脉桥管腔内"血栓形成"。利用 OCT 可见桥血管瘤样扩张段湍流区域存在停滞的血液信号，未见明确的管腔内血栓性病变

（二）无创性影像学方法   CT 血管造影：冠状动脉 CTA 作为一种无创性方法能很好地评价冠状动脉桥血管[105-108]。与冠状动脉造影、血管内超声不同，冠状动脉 CTA 是一种无创、简单且可靠的检查方法，患者舒适度更佳。CTA 即可观察血管管腔，也能明确冠状动脉或桥血管管壁，并能评价斑块负荷，有助于 CT 判断桥血管是否通畅，并可提供远端吻合口和流量的信息（图 9-5）。

评价桥血管所采用的 CTA 图像采集技术实际上与评价冠状动脉所采用的技术完全相同。为了观察所有存在的桥血管，常需采用"三合一"的检查方案。因此，评价桥血管所采集图像的容积明显较大。后处理过程与评价原位冠状动脉所采用的方法基本相似：① 体积扫描法/容积再现技术：可对不同桥血管加以定位，同时可明确桥血管数量和类型（静脉桥或动脉桥），还可评价桥血管是否存在闭塞和动脉瘤形成；② 利用自动追踪软件进行二维曲面重组：是评价主动脉、主动脉一级分支血管（supra-aortic trunks）、桥血管、吻合口及远段动脉、原位冠状动脉必不可少的技术。每一个桥血管均应进行自动追踪，以发现狭窄、动脉瘤和管腔内附壁血栓。该技术也用来检测桥血管壁所形成的软斑块和钙化斑块（图 9-6、图 9-7）。这些病变可局限分布，亦可弥漫分布，常可导致不同程度的管腔狭窄。早期阶段，狭窄以远可见管腔扩张，并伴血流减少。CTA 成像也可发现在 SVG 上因动脉粥样硬化所致的动脉瘤形成，其影像学特征与原位冠状动脉的动脉瘤相近，表现为管腔扩大，偶尔可见内膜钙化和管腔内附壁血栓形成（图 9-8）。

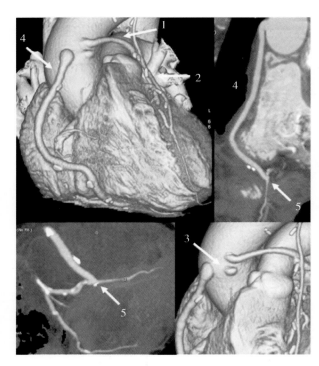

图 9-5　CABG 术后患者的 CTA 影像

1：到 LAD 的左内乳动脉桥；2：到钝缘支的大隐静脉桥；3：完全闭塞的大隐静脉桥（根据手术报告为到对角支的静脉桥）；4：到后降支的大隐静脉桥；5：静脉桥 – 后降支的吻合口

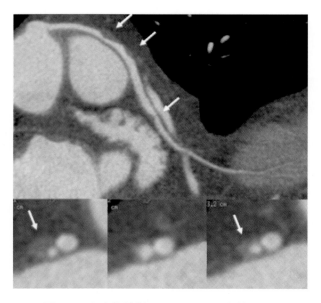

图 9-6　大隐静脉桥（SVG→OM）失效的 CTA 影像，从此图可见 SVG 有多处狭窄，斑块性质可能为纤维脂质成分为主的软斑块

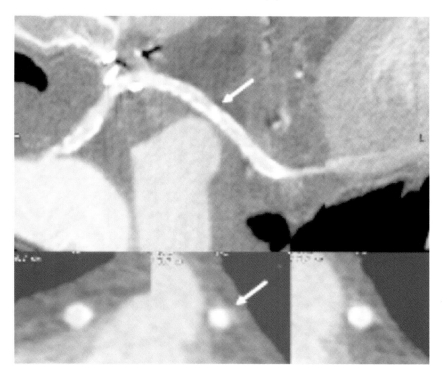

图 9-7　大隐静脉桥钙化病变的 CTA 影像（箭头所示为多发钙化病变）

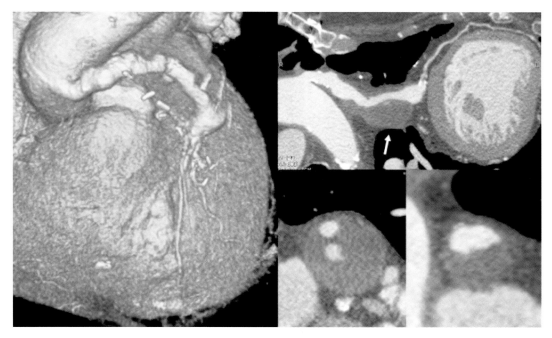

图 9-8　静脉桥瘤样扩张的 CTA 影像

通过容积再现和二维重组，可见通向前降支的大隐静脉桥呈动脉瘤样扩张，并合并附壁血栓形成

　　当评价静脉桥是否闭塞时，应由多个医师独立分析。有助于识别吻合口和追踪桥血管体部的窍门（图9-9）：①因大隐静脉桥近端吻合口通常位于冠状动脉开口以下升主动脉后切面，故采用此平面去观察大隐静脉近端吻合口。当近端吻合口发生闭塞时，在CTA上通常仍能看到吻合口显影，表现为主动脉壁溃疡样龛影；②定位外科旁路移植所使用的银夹可提示桥血管的走行；③利用桥血管在X线下的可视性。桥血管壁的密度相对要高于其周围的纵隔脂肪，因此，可观察到桥血管的高密度影（呈白色）。二维曲面重组可追踪出发生闭塞的桥血管；④有时尽管桥血管近段显影，但可见管腔直径进行性减小，直至远段闭塞。未能对桥血管闭塞作出诊断的原因是因为原位自身血管或其他桥血管给闭塞桥血管提供了侧支循环，使闭塞段同时存在正向、逆向造影剂而显影。

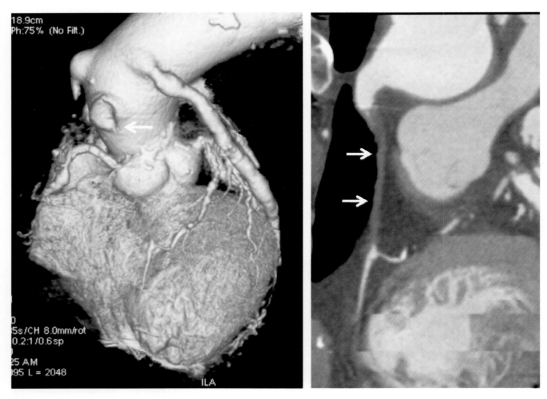

图9-9　大隐静脉桥闭塞的CTA影像

通过容积再现和二维重建，可见大隐静脉桥完全闭塞。在CT影像中，闭塞段可与周围纵隔组织因密度不同而很容易地加以区分

五、总结

　　动物实验已证实，有多种策略可有效地抑制新生内膜形成，从而可能预防晚期静脉桥退行性狭窄。这些方法包括外科技术（"不接触"术式）、常规的药物治疗、置入外鞘或支架、基因转染和细胞静止药物。然而，将静脉桥在吻合前与寡核苷酸、腺病毒和细胞静止药物预孵育却是最简单的方法，尽管有研究显示这些治疗方法在早期有效但远期疗效欠佳。因此，外科技术、植入性假体外鞘、常规药物治疗可能是最有效的预防措施。但目前遗憾的是，评价这些预防方法的临床试验却极少。为了解决静脉桥退行性狭窄这一棘手的临床难题，我们需要尽快地开展大量临床研究去检验上述方法的有效性。

（彭红玉　张宇晨）

参 考 文 献

［1］ Motwani JG, Topol EJ. Aortocoronary saphenous vein graft disease. Pathogenesis, predisposition and prevention. Circulation, 1998, 97：916 – 931.

［2］ Favaloro R. Critical analysis of coronary artery bypass graft surgery：a 30 year journey. J Am Coll Cardiol, 1998, 31：1B – 63B.

［3］ Fitzgibbon GM, Kafka HP, Leach AJ, et al. Coronary bypass graft fate and patient outcome：angiographic follow-up of 5, 065 grafts related to survival and reoperation in 1, 388 patients during 25 years. J Am Coll Cardiol, 1996, 28：616 – 626.

［4］ Jackson MR, Belott TP, Dickason T, et al. The consequences of a failed femoropopliteal bypass grafting：comparison of a saphenous vein and PTFE graft. J Vasc Surg, 2000, 32：498 – 505.

［5］ Jeremy JY, Gadsdon P, Shukla N. On the biology of saphenous vein grafts fitted with external synthetic sheaths and stents. Biomaterials, 2007, 28：895 – 908.

［6］ Campeau L. Lipid lowering and coronary bypass graft surgery. Curr Opin Cardiol, 2000, 15：395 – 399.

［7］ Kulik A, Ruel M. Statins and coronary artery bypass graft surgery：preoperative and postoperative efficacy and safety Expert Opin. Drug Saf, 2009, 8：559 – 571.

［8］ Souza DS, Dashwood MR, Tsui JC, et al. Improved patency in vein grafts harvested with surrounding tissue：Results of a randomized study using three harvesting techniques. Ann Thorac Surg, 2002, 73：1189 – 1195.

［9］ Souza DS, Johansson B, Bojo L, et al. Harvesting the saphenous vein with surrounding tissue for CABG provides long-term graft patency comparable to the left internal thoracic artery：Results of a randomized longitudinal trial. J Thorac Cardiovasc Surg, 2006, 132：373 – 378.

［10］ Angelini GD, Jeremy JY. Towards the treatment of saphenous vein graft failure：A perspective from the Bristol Heart Institute. Biorheology, 2002, 54：491 – 499.

［11］ Jeremy JY, Shukla N, Muzaffar S, et al. Reactive oxygen species, vascular disease and cardiovascular surgery. Curr Vasc Pharmacol, 2004, 2：229 – 236.

［12］ Jeremy JY, Jackson CL, Bryan AJ, et al. Eicosanoids, fatty acids and restenosis following coronary artery bypass graft surgery and balloon angioplasty. Prostagl Leukotr Essential Fatty Acids, 1996, 54：385 – 402.

［13］ Jeremy JY, Mehta D, Bryan AJ, et al. Platelets and saphenous vein graft failure. Platelets, 1997, 8：295 – 309.

［14］ Jeremy JY, Izzat MB, Birkett SD, et al. Reduced prostacyclin and increased leukotriene B4 synthesis in porcine vein grafts. Ann Thorac Surg, 1996, 61：143 – 148.

［15］ Jeremy JY, Dashwood M, Timm M, et al. Nitric oxide synthase and cyclic nucleotide synthesis by porcine venous-arterial grafts. Ann Thorac Surg, 1997, 63：470 – 476.

［16］ Jeremy JY, Dashwood MR, Mehta D, et al. Nitric oxide synthase, prostacyclin and cyclic nucleotide production in externally stented porcine vein grafts. Atherosclerosis, 1998, 141：297 – 305.

［17］ Ehsan A, Mann M, Dell'Acqua G, et al. Endothelial healing in vein grafts：proliferative burst unimpaired by genetic therapy of neointimal disease. Circulation, 2002, 105：1686 – 1692.

［18］ Thatte HS, Khuri SF. The coronary artery bypass conduit：I. Intraoperative endothelial injury and its implication on graft patency. Ann Thorac Surg, 2001, 72：S2245 – 2252.

［19］ Newby AC. Dual role of matrix metalloproteinases（matrixins）in intimal thickening and atherosclerotic plaque rupture. Physiol Rev, 2005, 85：1 – 31.

［20］ Caro C, Jeremy JY, Watkins N, et al. Geometry of unstented and stented pig common carotid artery bypass grafts. Biorheol, 2002, 39：507 – 512.

［21］ Jeremy JY, Yim AP, Wan S, et al. Oxidative stress, nitric oxide and vascular disease. Cardiovasc Surg, 2002, 17：324 – 327.

［22］ Jeremy JY, Rowe D, Emsley AM, et al. Nitric oxide and vascular smooth muscle cell proliferation. Cardiovasc Res,

1999, 43：580 – 94.

[23] Muzaffar S, Jeremy JY, Angelini GD, et al. The role of the endothelium and nitric oxide synthases in modulating superoxide formation induced by endotoxin and cytokines in porcine pulmonary arteries. Thorax, 203, 58：598 – 604.

[24] Muzaffar S, Shukla N, Angelini GD, et al. Iloprost inhibits superoxide formation and NADPH oxidase expression induced by the thromboxane A2 analogue, U46619, and isoprostane F2？ in cultured porcine pulmonary artery vascular smooth muscle cells. Br J Pharmacol, 2004, 141：488 – 496.

[25] Muzaffar S, Shukla N, Angelini GD, et al. Nitroaspirins and SIN-1, but not aspirin, inhibit the expression of endotoxin-and cytokine-induced NAPDH oxidase in vascular smooth muscle cells from pig pulmonary arteries. Circulation, 2004, 110：1140 – 1147.

[26] Muzaffar S, Shukla N, Angelini GD, et al. Hypoxia and the expression of gp91phox and endothelial nitric oxide synthase in the pulmonary artery. Thorax, 2005, 60：305 – 313.

[27] Muzaffar S, Shukla N, Angelini GD, et al. Superoxide autoaugments superoxide formation in isolated porcine pulmonary artery endothelial cells through upregulation of NADPH oxidase expression：inhibition with iloprost. Eur J Pharmacol, 2006, 538, 108 – 114.

[28] Muzaffar S, Jeremy JY, Sparatore A, et al. Exogenous hydrogen sulfide inhibits superoxide formation, NOX-1 expression and Rac（1）activity in human vascular smooth muscle cells. J Vasc Res, 2008, 45：521 – 528.

[29] Muzaffar S, Shukla N, Bond M, et al. Superoxide derived from NADPH oxidase upregulates type 5 phosphodiesterase in human vascular smooth muscle cells：inhibition with iloprost and nitric oxide. Br J Pharmacol, 2008, 155：847 – 856.

[30] Muzaffar S, Jeremy JY, Sparatore A, et al. H2S and H2S-donating sildenafil（ACS6）are potent inhibitors of superoxide formation and gp91phox expression in pulmonary artery endothelial cells. Br J Pharmacol, 2008, 155：984 – 994.

[31] Campeau L, Enjalbert M, Lespérance J, et al. The relation of risk factors to the development of atherosclerosis in saphenous-vein bypass grafts and the progression of disease in the native circulation. A study 10 years after aortocoronary bypass surgery. N Engl J Med, 1984, 311：1329 – 32.

[32] Bucerius J, Gummert JF, Walther T, et al. Impact of diabetes mellitus on cardiac surgery outcome. J Thorac Cardiovasc Surg, 2003, 51：11 – 16.

[33] Warner CD, Weintraub WS, Craver JM, et al. Effect of cardiac surgery patient characteristics on patient outcomes from 1981 through 1995. Circulation, 1997, 96：1575 – 1579.

[34] Kubal C, Srinivasan AK, Grayson AD, et al. Effect of risk-adjusted diabetes on mortality and morbidity after coronary artery bypass surgery. Ann Thorac Surg, 2005, 79：1570 – 1576.

[35] McAlister FA, Man J, Bistritz L, et al. Diabetes and coronary artery bypass surgery：an examination of perioperative glycemic control and outcomes. Diabetes Care, 2003, 26：1518 – 1524.

[36] Guvener M, Pasaoglu I, Demircin M, et al. Peri-operative hyperglycemia is a strong correlate of postoperative infection in type Ⅱ diabetic patients after coronary artery bypass grafting. Endocr J, 2002, 49：531 – 537.

[37] Alserius T, Hammar N, Nordqvist T, et al. Risk of death or acute myocardial infarction 10 years after coronary artery bypass surgery in relation to type of diabetes. Am Heart J, 2006, 152：599 – 605.

[38] Hakala T, Pitkanen O, Halonen P, et al. Early and late outcome after coronary artery bypass surgery in diabetic patients. Scand Cardiovasc J, 2005, 39：177 – 181.

[39] Glower DD, Morris PB, Muhlbaier LH, et al. Influence of diabetes and mammary artery grafting on survival after coronary bypass. Circulation, 1991, 84：275 – 284.

[40] Whang W, Bigger J. Diabetes and outcomes of coronary artery bypass graft surgery in patients with severe left ventricular dysfunction：results from The CABG Patch Trial database. The CABG Patch Trial Investigators and Coordinators. J Am Coll Cardiol, 2000, 36：1166 – 1172.

[41] Herlitz J, Wognses GB, Emanuelsson H, et al. Mortality and morbidity in diabetic and non diabetic patients during a two-year period after coronary artery bypass grafting. Diab Care, 1996, 19：698 – 703.

[42] Lawrie GM, Morris GC, Glaeser DH. Influence of diabetes mellitus on the results of coronary bypass surgery. JAMA, 1986, 256：2967 – 2971.

[43] Smith RL, Harrell FE, Rankin JS, et al. Determinants of early versus late cardiac death in patients undergoing coronary artery bypass graft surgery. Circulation, 1991, 84：245 – 253.

[44] Adler DS, Goldman L, O'Neil A, et al. Long-term survival of more than 2, 000 patients after coronary artery bypass grafting. Am J Cardiol, 1986, 58：195 – 202.

[45] Dashwood MR, Savage K, Tsui JC, et al. Retaining perivascular tissue of human saphenous vein grafts protects against surgical and distension-induced damage and preserves endothelial nitric oxide synthase and nitric oxide synthase activity. J Thorac Cardiovasc Surg, 2009, 138：334 – 340.

[46] Dashwood MR, Dooley A, Shi-Wen X, et al. Does periadventitial fat-derived nitric oxide play a role in improved saphenous vein graft patency in patients undergoing coronary artery bypass surgery? J Vasc Res, 2007, 44：175 – 181.

[47] Suleiman MS, Zacharowski K, Angelini GD. Inflammatory response and cardioprotection during open-heart surgery：the importance of anaesthetics. Br J Pharmacol, 2008, 153：21 – 33.

[48] Cheng C, Bainbridge D, Martin JE, et al. Evidence based perioperative clinical outcomes research group. Does off-pump coronary artery bypass reduce mortality, morbidity, and resource utilization when compared with conventional coronary artery bypass? A meta-analysis of randomized trials. Anesthesiology, 2005, 102：188 – 203.

[49] Wijeysundera DN, Beattie WS, Djaiani G, et al. Off-pump coronary artery surgery for reducing mortality and morbidity：meta-analysis of randomized and observational studies. J Am Coll Cardiol, 2005, 46：872 – 882.

[50] Ascione R, Lloyd CT, Underwood MJ, et al. Economic outcome of off-pump coronary artery bypass surgery：a prospective randomized study. Ann Thorac Surg, 1999, 68：2237 – 2242.

[51] Angelini GD, Culliford L, Smith DK, et al. Effects of on-and off-pump coronary artery surgery on graft patency, survival, and health-related quality of life：Long-term follow-up of 2 randomized controlled trials. J Thorac Cardiovasc Surg, 2009, 137：295 – 303.

[52] Nathoe HM, van Dijk D, Jansen EW, et al. A comparison of on-pump and off-pump coronary bypass surgery in low-risk patients. N Engl J Med, 2003, 348：394 – 402.

[53] Widimsky P, Straka Z, Stros P, et al. One-year coronary bypass graft patency：A randomized comparison between off-pump and on-pump surgery angiographic results of the PRAGUE-4 trial. Circulation, 2004, 110：3418 – 3423.

[54] Puskas JD, Williams WH, Mahoney EM, et al. Off-pump vs. conventional coronary artery bypass grafting：Early and 1-year graft patency, cost, and quality-of-life outcomes：A randomized trial. JAMA, 2004, 291：1841 – 1849.

[55] Khan NE, De Souza A, Mister R, et al. A randomized comparison of off-pump and on-pump multivessel coronary-artery bypass surgery. N Engl J Med, 2004, 350：21 – 28.

[56] Parang P, Arora R. Coronary vein graft disease：Pathogenesis and prevention. Can J Cardiol, 2009, 25：e57 – e62.

[57] Brilakis ES, Saeed B, Banerjee S. Drug-eluting stents in saphenous vein graft interventions：a systematic review. EuroIntervention, 2010, 5：722 – 730.

[58] Hong YJ, Pichard AD, Mintz GS, et al. Outcome of undersized drug-eluting stents for percutaneous coronary intervention of saphenous vein graft lesions. Am J Cardiol, 2010, 105：179 – 185.

[59] Mehta D, George SJ, Jeremy JY, et al. External stenting reduces long-term medial and neointimal thickening in a pig model of arteriovenous bypass grafting. Nature Med, 1998, 4：235 – 239.

[60] Jeremy JY, Bulbulia R, Vijayan V, et al. A bioabsorbable external stent inhibits porcine saphenous vein graft thickening. J Thorac Cardiovasc Surg, 2004, 127：1766 – 1772.

[61] Vijayan V, Smith FC, Angelini GD, et al. External supports and the prevention of neointima formation in vein grafts. Eur J Vasc Endovasc Surg, 2002：24：13 – 22.

[62] Vijayan V, Shukla N, Johnson JL, et al. Long-term reduction of medial and intimal thickening in porcine saphenous vein grafts with a polyglactin biodegradable external sheath. J Vasc Surg, 2004, 40：1011 – 1019.

[63] Murphy GJ, Newby AC, Jeremy JY, et al. A randomized trial of an external Dacron sheath for the prevention of vein

graft disease: the Extent study. J Thorac Cardiovasc Surg, 2007, 134:504 - 505.

[64] Mannion JD, Ormont ML, Magno MG, et al. Sustained reduction of neointima with c-myc antisense oligonucleotides in saphenous vein grafts. Ann Thorac Surg, 1998, 66:1948 - 1952.

[65] Shintani T, Sawa T, Takahashi T, et al. Intraoperative transfection of vein grafts with the NFkappaB decoy in a canine aortocoronary bypass model a strategy to attenuate intimal hyperplasia. Ann Thorac Surg, 2002, 74:1132 - 1138.

[66] Ehsan A, Mann MJ, Dell'Acqua G, et al. Long-term stabilization of vein graft wall architecture and prolonged resistance to experimental atherosclerosis after E2F decoy oligonucleotide gene therapy. J Thorac Cardiovasc Surg, 2001, 121:714 - 722.

[67] George SJ, Lloyd CT, Angelini GD, et al. Inhibition of late vein graft neointima formation in human and porcine models by adenovirus-mediated overexpression of tissue inhibitor of metalloproteinase-3. Circulation, 2000, 101:296 - 304.

[68] Kibbe MR, Tzeng E, Gleixner SL, et al. Adenovirusmediated gene transfer of human inducible nitric oxide synthase in porcine vein grafts inhibits intimal hyperplasia. J Vasc Surg, 2001, 34:156 - 165.

[69] Ehsan A, Mann MJ, Dell'Acqua G, et al. Long-term stabilization of vein graft wall architecture and prolonged resistance to experimental atherosclerosis after E2F decoy oligonucleotide gene therapy. J Thorac Cardiovasc Surg, 2001, 121:714 - 722.

[70] Ohno N, Itoh H, Ikeda T, et al. Accelerated reendothelialization with suppressed thrombogenic property and neointimal hyperplasia of rabbit jugular vein grafts by adenovirus-mediated gene transfer of C-type natriuretic peptide. Circulation, 2002, 105:1623 - 1626.

[71] Mayr U, Mayr M, Li C, et al. Loss of p53 accelerates neointimal lesions of vein bypass grafts in mice. Circ Res, 2002, 90:197 - 204.

[72] Mann MJ, Whittemore AD, Donaldson MC, et al. Ex vivo gene therapy of human vascular bypass grafts with E2F decoy: The PREVENT single-centre, randomised, controlled trial. Lancet, 1999, 354:1493 - 1498.

[73] Alexander JH, Hafley G, Harrington RA, et al. Efficacy and safety of edifoligide, an E2F transcription factor decoy, for prevention of vein graft failure following coronary artery bypass graft surgery: PREVENT IV: A randomized controlled trial. JAMA, 2005, 294:2446 - 2454.

[74] Murphy GJ, Johnson TW, Chamberlain MH, et al. Short-and long-term effects of cytochalasin D, paclitaxel and rapamycin on wall thickening in experimental porcine vein grafts. Cardiovasc Res, 2007, 73:607 - 617.

[75] George S, Johnson JL, Angelini GD, et al. Thapsigargin inhibits smooth muscle cell proliferation and intima formation. Arterioscler Thrombos Vasc Biol, 1997, 17:2500 - 2506.

[76] Shukla N, Jeremy JY, Nicholl P, et al. Short term exposure to low concentrations of thapsigargin inhibits [3H] - thymidine incorporation by cultured human vascular smooth muscle cells. Br J Surg, 1997, 84:325 - 330.

[77] Birkett S, Jeremy JY, Angelini GD, et al. Time-dependent inhibition of intracellular calcium mobilisation by low concentrations of thapsigargin in human vascular smooth muscle cells. J Cardiovasc Pharmacol, 1999, 33: 204 - 211.

[78] Shukla N, Rowe D, Hinton J, et al. Calcium and the replication of human vascular smooth muscle cells: studies on the translocation of extracellular signal regulated kinase (ERK) and cyclin D1 expression. Eur J Pharmacol, 2005, 509:21 - 30.

[79] Schachner T, Zou Y, Oberhuber A, et al. Local application of rapamycin inhibits neointimal hyperplasia in experimental vein grafts. Ann Thorac Surg, 2004, 77:1580 - 1585.

[80] Schachner T, Oberhuber A, Zou Y, et al. Rapamycin treatment is associated with an increased apoptosis rate in experimental vein grafts. Eur J Cardiothorac Surg, 2005, 27:302 - 306.

[81] Kulik A, Ruel M. Statins and coronary artery bypass graft surgery: preoperative and postoperative efficacy and safety. Expert Opin Drug Saf, 2009, 8:559 - 571.

[82] Yuda A, Takai S, Jin D, et al. Angiotensin II receptor antagonist, L-158, 809, prevents intimal hyperplasia in dog grafted veins. Life Sci, 2000, 68:41 - 48.

[83] O'Donohoe MK, Schwartz LB, Radic ZS. Chronic ACE inhibition reduces intimal hyperplasia in experimental vein

grafts. Ann Surg, 1991, 214：727 - 732.

［84］ Tsunemi K, Takai S, Nishimoto M, et al. Lengthy suppression of vascular proliferation by a chymase inhibitor in dog grafted veins. J Thorac Cardiovasc Surg, 2002, 124：621 - 625.

［85］ Fulton GJ, Davies MG, Barber L, et al. Localized versus systemic angiotensin Ⅱ receptor inhibition of intimal hyperplasia in experimental vein grafts by the specific angiotensin Ⅱ receptor inhibitor L158, 809. Surgery, 1998, 123：218 - 227.

［86］ Porter KE, Loftus IM, Peterson M, et al. Marimastat inhibits neointimal thickening in a model of human vein graft stenosis. Br J Surg, 1998, 85：1373 - 1377.

［87］ Rouleau JL, Warnica WJ, Baillot R, et al. IMAGINE (Ischemia Management with Accupril post-bypass Graft via Inhibition of the coNverting Enzyme) Investigators. Effects of Angiotensin-converting enzyme inhibition in low-risk patients early after coronary artery bypass surgery. Circulation, 2008, 117：24 - 31.

［88］ Miceli A, Capoun R, Fino C, et al. Effects of angiotensin-converting enzyme inhibitor therapy on clinical outcome in patients undergoing coronary artery bypass grafting. J Am Coll Cardiol, 2009, 54：1778 - 84.

［89］ Dashwood MR, Mehta D, Izzat MB, et al. Distribution of endothelin-1 (ET) receptors ［ET (A) and ET (B)］ and immunoreactive ET-1 in porcine saphenous veincarotid artery interposition grafts. Atherosclerosis, 1998, 137：233 - 242.

［90］ Dashwood MR, Jeremy JY, Mehta D, et al. Endothelin-1 and endothelin receptors in porcine saphenous vein-carotid artery grafts. J Cardiovasc Pharmacol, 1998, 31 Suppl 1：S328 - S330.

［91］ Dashwood MR, Tsui JC. Endothelin-1 and atherosclerosis：potential complications associated with endothelin-receptor blockade. Atherosclerosis, 2002, 160：297 - 304.

［92］ Wan S, Yim A, Shukla N, et al. The endothelin-1A receptor antagonist, BSF 302146, is a potent inhibitor of neointimal and medial thickening in porcine saphenous vein-carotid artery interposition grafts. J Thorac Cardiovasc Surg, 2004, 127：1317 - 1322.

［93］ Jeremy JY, Shukla N, Wan S, et al. Endothelin-1A receptor antagonists：the solution to preventing vein graft failure? Curr Vascr Pharmacol, 2005, 3：315 - 323.

［94］ Goldman S, Copeland J, Moritz T. Long term graft patency (3 years) after coronary artery surgery. Effects of aspirin：results of a VA cooperative study. Circulation, 1994, 89：1138 - 1143.

［95］ Whittle BJ. Nitric oxide moduatling agents for gastrointestinal disorders. Expert Opin Invest Drugs, 2005, 14：1347 - 1358.

［96］ Shukla N, Angelini GD, Wan I, et al. Potential role of nitroaspirins in the treatment of vein graft failure. Ann Thorac Surg, 2003, 75：1437 - 1442.

［97］ Wan S, Yim A, Shukla N, et al. Nitric oxide donating aspirin (NCX 4016) inhibits neointimal thickening in a pig model of saphenous vein into carotid artery interposition grafting：a comparison with aspirin and morpholinosydnonimine. J Thoracic Cardiovasc Surg, 2007, 134：1033 - 1039.

［98］ Sparatore A, Perrino E, Tazzari V, et al. Pharmacological profile of a novel H2S-releasing aspirin. Free Radic Biol Med, 2009, 46：586 - 592.

［99］ Muzaffar S, Shukla N, Lobo C, et al. Nicotinamide adenine dinucleotide phosphate oxidase：a promiscuous therapeutic target for cardiovascular drugs? Trends Cardiovasc Med, 2005, 15：278 - 282.

［100］ Muzaffar S, Shukla N, Sparatore A, et al. H (2) S-donating sildenafil (ACS6) inhibits superoxide formation and gp91phox expression in arterial endothelial cells：role of protein kinases A and G. Br J Pharmacol, 2008, 155：984 - 994.

［101］ Komiyama N, Nakanishi S, Nishiyama S, et al. Intravascular imaging of serial changes of disease in saphenous vein grafts after coronary artery bypass grafting. Am Heart J, 1996, 132 (1 Pt 1)：30 - 40.

［102］ Lau GT, Ridley LJ, Bannon PG, et al. Lumen loss in the first year in saphenous vein grafts is predominantly a result of negative remodelling of the whole vessel rather than a result of changes in wall thickness. Circulation, 2006, 114 (1 Suppl)：I435 - 440.

[103] Hong YJ, Mintz GS, Kim SW, et al. Disease progression in nonintervened saphenous vein graft segments a serial intravascular ultrasound analysis. J Am Coll Cardiol, 2009, 53：1257－1264.

[104] Gonzalo N, Serruys PW, Piazza N, et al. Optical coherence tomography (OCT) in secondary revascularisation：stent and graft assessment. EuroIntervention, 2009, 5 Suppl D：D93－D100.

[105] Schlosser T, Konorza T, Hundold P, et al. Noninvasive visualization of coronary artery bypass grafts using 16-detector row computed tomography. Am Cardiol, 2004, 44：1224－1229.

[106] Ropers D, Pohle FK, Kuttner A, et al. Diagnostic accuracy of noninvasive coronary angiography in patients after bypass surgery using 64-slice spiral computed tomography with 330 ms gantry rotation. Circulation, 2006, 114：2334－2341.

[107] Pache G, Saueressing U, Frydrychowicz A, et al. Initial experience xith 64-slice cardiac CT：non-invasive visualization of coronary artery bypass grafts. Eur Heart J, 2006, 27：976－980.

[108] Marcos-Alberca P, Zamorano JL, Escaned J, et al. Multidetector computed tomography in previous coronary artery bypass grafting：implications for secondary revascularisation. EuroIntervention, 2009, 5（Suppl D）：D37－44.

第二节　支架再狭窄

　　尽管经皮冠状动脉介入治疗术（percutaneous coronary interventionPCI）的出现是冠心病治疗史上的一次重大飞跃，但术后再狭窄却一直是 PCI 术挥之不去的"噩梦"。为了解决这一难题，PCI 技术经历了单纯球囊成形（plain balloon angioplasty，用 PTCA 表示）、裸金属支架（bare metal stent，BMS）、药物洗脱支架（drug-eluting stent，DES）三次重大的革新。与此同时，再狭窄发生率也随之得到显著的降低。BMS 再狭窄主要与新生内膜增生有关，病理学特征表现为血管平滑肌增生、细胞外基质沉积。DES 可有效抑制新生内膜增生，但这一作用却是以延迟动脉愈合速度为代价。因此，DES 置入后发生再狭窄的时间与 BMS 相比也不同程度地发生了延迟。DES 术后再狭窄新生内膜的主要成分为细胞外基质，而细胞成分较少。尽管冠脉内影像学方法可提供与再狭窄相关的血管壁信息，但冠状动脉造影是评价再狭窄的主要临床手段。与 BMS 相比，DES 置入后发生局限性再狭窄更为多见。目前上市的 DES 均采用不可降解聚合物作为携带、释放药物的载体，但抑制再狭窄的表现并不完全相同。由于聚合物残留在 DES 晚期不良事件中发挥着重要作用，目前支架的研究热点集中于生物可降解聚合物、无聚合物 DES 或完全可降解 DES。这些新的支架设计是否可影响 PCI 术后再狭窄特征及发生率尚需进一步研究。支架内再狭窄的治疗也是充满挑战的临床难题之一，常规的治疗方法是再次血运重建并置入 DES。药物洗脱球囊治疗支架再狭窄的表现值得我们加以期待。

　　PCI 术是缺血性心脏病治疗史上的一次重大飞跃。它通过微创性手段可解除冠状动脉血管狭窄，改善心肌缺血，从而提高冠心病患者的生活质量，挽救了无数生命。然而，PCI 术也存在着与生俱来的缺陷，即靶血管在术后数月将可能发生再狭窄。支架的出现已有效地降低了 PCI 术后再狭窄的发生率。但尽管如此，冠状动脉 PCI 术后再狭窄却依然是一个弃之不去的临床难题。本节将对 BMS、DES 置入后再狭窄的病理、影像学表现、发生率及临床治疗方法进行概括。

一、历史回顾

1964 年，Dotter 和 Judkins 首次采用经皮技术治疗外周动脉病变，即利用导丝通过狭窄病变处，然后以导丝为轨道将一系列坚硬扩张器送至外周血管病变处进行扩张，从而减轻狭窄、扩大血管管腔[1]。这一次手术尝试被视为是现代 PCI 术的起源。然而，Dotter 等所采用的技术并不适用于冠状动脉的处理。1977 年 9 月 16 日，德国放射科医师 Andreas G Grüntzig 利用可膨胀球囊替代坚硬的扩张器，首次对清醒患者实施了首例经皮冠脉介入手术[2]。

随着 PTCA 术病例数的增加，冠状动脉再狭窄这一棘手的并发症也浮现出来。为了进一步提高 PCI 术的长期有效性，可膨胀的金属网状支架随之问世——这是再狭窄治疗史上的一次重大突破。支架置入后可获得更大的即刻管腔，同时支架径向支撑力还可对抗血管的弹性回缩、负性重构，从而明显地减少了了 PCI 术后再狭窄的发生。1986 年，Sigwart 和 Puel 首次在人冠状动脉内置入了金属支架[3,4]。1994 年，欧洲 BENESTENT（belgium and netherlands stent）[5]和美国 STRESS（stent restenosis study）[6]随机试验则为选择性置入金属支架提供了有力的循证医学证据。

然而，裸金属支架并不能减少 PCI 术后的新生内膜增生，仍有高达 25% 患者需要再次血运重建。新生内膜增生是 PCI 术后冠状动脉再狭窄的主要机制之一，其实质为血管损伤后的修复反应。而药物洗脱支架的出现则有效地抑制新生内膜增生[7,8]，使药物洗脱支架无可争议的成为 PCI 术发展史上的又一次重大飞跃。尽管如此，DES 仍未能完全解决再狭窄这一临床难题。历史已证明，DES 抑制再狭窄的卓越表现有可能被人为地夸大。为了彻底解决再狭窄这一难题，人们仍需进行大量的探索和研究[9]。

冠状动脉再狭窄的定义：PCI 术后再狭窄是一个复杂的过程。在基础研究和临床实践中，人们都会广泛地使用"再狭窄"这一词。但值得注意的是，"再狭窄"的涵义在不同环境下会有所不同，基本分为：①组织学再狭窄，即在病理学上血管横截面面积再狭窄≥75%）；②造影再狭窄（随访时管腔直径狭窄≥50%）；③临床再狭窄（造影再狭窄伴有缺血症状/体征，并导致靶病变再次血运重建）。

二、支架（BMS 和 DES）再狭窄的病理生理学机制

（一）PCI 术后再狭窄的机制　PCI 术后再狭窄不仅仅是血管损伤后动脉粥样硬化加速形成的过程，而是一个极其复杂的病理生理过程。为了明确 PCI 术后再狭窄的病理机制，我们需要知道单纯球囊成形术后即刻的管腔获得不仅是动脉粥样斑块破裂、挤压的结果，还是血管外径扩大的结果，后者与内膜、中膜扩张破裂有关。因此，即刻管腔获得之后的晚期管腔丢失与多个病理生理机制有关：①破裂斑块的脱垂；②血管弹性回缩；③血管负性重塑；④新生内膜增生。任何介入治疗抗狭窄的长期有效性均取决于即刻管腔获得和晚期管腔丢失二者之间的平衡（图 9-10）。与单纯球囊成形术不同，支架置入可很大程度地抵消再狭窄发生的前三个机制，即金属平台可防止破裂斑块向管腔内的脱垂，并可防止血管早期弹性回缩和晚期负性重塑。然而，支架置入术不仅不能减轻血管新生内膜增生，反而由于血管壁损伤程度的加大而加剧了术后血管内膜增生，是支架置入后再狭窄的主要原因。尽管支架平台的改进在一定程度上可减轻支架置入对血管壁的损伤程度[10,11]，但经证实，可抑制内膜增生的最有效方法却是利用支架或球囊局部释放免疫抑制剂或细胞毒药物。

与单纯球囊成形术相比，更多的介入策略降低再狭窄的方法是增加术后即刻管腔获得或降低晚期管腔丢失。例如，球囊扩张的金属裸支架除了可防止弹性回缩和负性重塑之外，还可在获得最大的术后即刻管腔获得，从而降低再狭窄。与 BMS 相同的是，包括旋切术（旋磨术或激光成形术）和切割球囊成形术在内的各种去斑术亦可获得比单纯球囊成形术更大的即刻管腔。因此，通过祛除斑块或斑块移位则可能获得更大的即刻管腔。降低再狭窄的另外一个策略是减少晚期管腔丢失。例如，

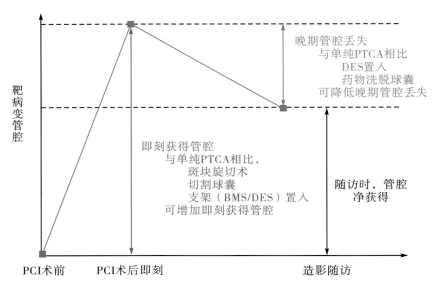

图 9-10 即刻管腔获得与晚期管腔丢失在 PCI 术后再狭窄形成的相对作用

药物洗脱球囊可抑制新生内膜形成、减少晚期管腔丢失，从而抑制再狭窄的发生。在相同血管内置入自膨胀支架和球囊扩张支架，尽管后者可获得更大的即刻管腔，但前者的自膨胀特性却使得自膨胀支架的晚期丢失反而更低。最后，DES 成功抑制再狭窄的基础是其在获得更大管腔的同时，晚期管腔丢失也极低。

　　（二）BMS 再狭窄的病理生理学　　尽管斑块脱垂、血管弹性回缩在很大程度上是一个机械过程，但血管负性重塑和新生内膜形成则与血管壁损伤后的整个病理生理反应密切相关。该反应是以一系列急性、慢性炎症反应为特征，最终促进了 PCI 术后血管的愈合反应。对于再狭窄的相关病理生理过程，Forrester 等按照创伤愈合过程提出了 PTCA 术后再狭窄学说[12]。他们将球囊成形术后再狭窄分为三个主要阶段：①炎症反应阶段：以血小板聚集、纤维蛋白沉积和白细胞浸润为特征；②细胞增殖阶段（肉芽形成阶段）；③随着胶原含量增加，则进入细胞外基质重塑/收缩阶段。

　　球囊成形术和支架置入术所致的血管再狭窄反应存在着明显的差异。支架作为异物存留于局部，将对血管损伤后的血管病理生理反应产生持久的影响[13]。例如，在动物模型中可观察到支架段血管壁巨噬细胞浸润随时间延长而增加，在支架梁周围更为显著。而 PTCA 术后血管段则无此现象[14]。

　　BMS 置入后的急性血管反应表现为管腔内皮剥脱、薄层的血小板和纤维蛋白早期聚集[13-16]。活化的血小板可表达 P 选择素和 GP Ibα。二者物质可与循环中白细胞（即中性粒细胞和单核细胞）表面受体结合，从而促使白细胞在血管腔受损区域表面滚动。白细胞通过黏附分子整合素与血小板结合，随后在细胞因子（由血管平滑肌细胞、血管壁内白细胞所释放）浓度梯度的驱动下，穿越血小板/纤维蛋白层后进入血管壁。数周后，血管壁内急性炎症细胞将为慢性炎症细胞所取代，绝大部分为巨噬细胞和巨细胞。此后，针对支架本身的异物反应将主导支架置入后的慢性血管反应。

　　除了上述的特征性炎症反应之外，BMS 置入 3~7 天后即可在支架梁表面观察到平滑肌细胞[15]。在形成完整新生内膜层之前，平滑肌细胞可为血管愈合提供必要的物质条件。血小板、白细胞和血管平滑肌细胞可生成多种生长因子，诱导血管平滑肌细胞进一步增殖、由中膜迁移至新生内膜。此外，支架置入后的内皮再生对于血管完全愈合而言是至关重要的环节，而完善的细胞外基质和细胞基质则有助于内皮细胞完全恢复其功能。BMS 置入 2 周后，支架梁表面即可形成完整的新生内膜层，后者由血管平滑肌细胞和富含蛋白多糖的细胞外基质成分所组成[15]。新生内膜形成的多少则取决于与支架再狭窄相关的组织学危险因素：①血管中膜损伤的程度；②慢性炎症反应的程度；③支架梁刺入动脉粥样斑块的坏死核心[17]。当再狭窄发生时，BMS 节段内血管新生内膜组成相对单一，绝大部分为血管平滑肌细胞，周围可见富含蛋白多糖的基质成分（图 9-11）。再狭窄病变的慢性炎症反应表现为围绕支架梁分布的异物反应，其特征为散在的慢性炎症细胞和新生血管形成[18]。尽管随着时间的推移，再狭窄病变内可观察到动脉粥样斑块的形成，这实际上反映了动脉粥样硬化的自然发展过程。但值得注意的是，BMS 置入后新生内膜很少会发生新的动脉粥样硬化改变。

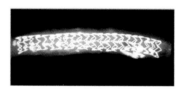

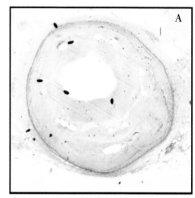
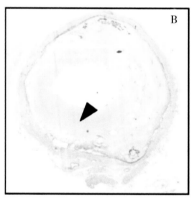

图 9-11　BMS 置入后支架再狭窄的 X 线影像和横截面组织学图片

此患者在支架置入 180 天后发生非心源性死亡。X 线影像示在重度钙化病变置入了 BMS。组织学切片（A、B 图）可见管腔狭窄约为 80%，新生内膜主要是由平滑肌细胞和富含蛋白多糖的细胞外基质（黑色箭头所示）所组成

（三）DES 再狭窄的病理生理学　　DES 通过金属或有机物平台在血管局部控制性释放抗增殖药物，从而发挥抑制新生内膜的作用。这种给药方式也避免了全身性应用抗增殖药物的毒性反应。DES 抑制再狭窄的有效性主要受药物种类和药物释放动力学二者的影响。迄今为止，仅有两类脂溶性药物经证实可用作 DES 所携带的抗增殖药物，具有抑制血管平滑肌细胞增殖的作用。两类药物分别是：①"limus"类免疫抑制药物：可阻止细胞周期 G_1-S 的转化，如雷帕霉素、依维莫司和佐他莫司；②紫杉醇：一种微管稳定剂，可在有丝分裂中后期阻止细胞有丝分裂，从而使细胞周期停滞于 M 期[19]。除了抗增殖药物，聚合物涂层也是 DES 不可缺少的组成部分，其作用是作为药物的载体，同时控制药物的释放。目前，美国 FDA 批准的四种 DES 所采用的药物释放系统均是以不可降解聚合物为载体（表 9-1）。

表 9-1　美国 FDA 批准上市的 DES

支架	携带药物 （药物总量）	药物动力学	金属支架平台	支架梁厚度	聚合物
Cypher[7,20]	雷帕霉素 （150μg）	30 天释放 80%	Select 316L 不锈钢	140μm	聚甲基丙烯酸丁酯、乙烯 - 醋酸乙烯酯
Taxus[21]	紫杉醇 （110μg）	30 天释放 10%	Express/Libertte 316L 不锈钢	Express 132μm Liberte 97μm	Translate 多聚体（化学名为 stryene-isobutylene-stryene）
Endeavor[22]	佐他莫斯 （180μg）	10 天释放 94%	Diver 钴铬合金	90μm	磷酸胆碱
Xience V[23]	依维莫斯 （88μg）	30 天释放 80%	Vision 钴铬合金	81μm	偏氟乙烯 - 六氟乙烯共聚物

* 表中所示支架载药量指的是 Cypher/Endeavor/Xience V 3.0mm×18mm 支架和 Taxus 3.0mm×16mm 支架的实际载药量

　　与 BMS 不同，DES 再狭窄的发生缺乏明确的时相性规律，因为 DES 临床应用时间相对较短，缺乏充分的观察研究。目前，关于 DES 置入后血管愈合和再狭窄的认识主要是源于非随机的尸检病理研究[18,24,25]。这些回顾性研究显示，DES 可引起血管愈合延迟，表现为持续性纤维蛋白沉积、内皮化不全和慢性持续性炎症反应。动脉壁病理可见持续性血小板活化（图 9-11）。一个收集了 23 例 DES（同时配对相近置入时间的 BMS 作为对照组）尸检病理研究发现，所有的 DES 均可见明显的内皮化延迟[18]。

　　DES 置入后的急性血管反应具有与 BMS 相同的多个特点，即快速的血小板黏附、急性炎症细胞浸润均是急性血管损伤后常见表现。然而，DES 置入后的血管反应与 BMS 并不完全相同。在 DES 置入第 1 天，血管壁局部即可见纤维蛋白沉积。这种特有的急性血管反应提示 DES 可改变血管损伤后的愈合方式。此外，BMS 置入后血管壁纤维蛋白可随时间而逐渐吸收，并为新生内膜组织所替代；但 DES 则不同，支架梁表面可见持久的纤维蛋白沉积，且缺乏新生内膜覆盖。时相性研究就显示，BMS 置入 3 ~ 6 个月之后管腔面可见完整内皮化，但 DES 置入 48 个月后仍可见内皮化不全[18]。

　　DES 置入后晚期血管反应很大程度上受支架组成成分血液相容性和生物相容性影响，尤其是受药物载体性能的影响。目前，所有上市 DES 均采用聚合物作为药物载体，并控制药物的释放（表 9-1）。大量证据显示，这些聚合物涂层可导致血管壁持续性炎症反应，从而延迟血管愈合速度，并可诱使晚期新生内膜增生（晚期追赶）[26]。尸检病理就发现，现有的不可降解聚合物 DES 置入后血管炎症反应持续时间明显长于裸金属支架。当血管损伤后急性炎症反应逐渐消退之后，聚合物涂层相关的非特异性异物反应就直接影响了 DES 置入后的长期血管反应。在绝大多数情况下，血管生物学反应的程度是慢性非特异性炎症反应与药物抑制免疫反应作用相互中和的结果。但在特殊情况下，这种非特异性免疫反应可转化为特异性更强的过敏反应，表现为 T 淋巴细胞和嗜酸性粒细胞的浸润[27]。目前，DES 过敏反应的具体机制仍然尚不明确。在病理组织学上，DES 再狭窄组织主要是由细胞外基质、炎症细胞所组成，偶尔可见散在的血管平滑肌细胞（图 9-12）。DES 与 BMS 再狭窄的主要组织学差异是在 DES 再狭窄组织内可见无细胞成分的细胞外基质。对于这一现象，可能的机制是 DES 抗增殖药物（即紫杉醇或雷帕霉素）抑制了血管平滑肌细胞的迁移、增生。另外，近来的 DES 再狭窄病例还观察到更为不同的病理表现——在正在形成或已形成的内膜层下可见明显的原位动脉粥样硬化改变。尽管这种病理现象偶可见于 BMS 再狭窄病例，但在 DES 置入后更为多见，而且发生时间也更早。Nakazawa 等报道了 DES 置入后新生内膜发生动脉粥样硬化的时相性现象，在 DES 置入 3 个月即可观察到这种改变（图 9-12）[28]。与这种早期动脉粥样硬化改变一致的是，DES 置入 9 个月新生内膜可见成熟的坏死核形成。在临床研究中，DES 可导致内皮功能不全[29,30]，而后者在理论上是有利于血液脂质成分进入到新生内膜层。尽管如此，DES 新生内膜动脉粥样硬化斑块的形成机制目前仍不明确，也不清楚这些现象是否与临床事件存在一定的关联性。因此，我们需要高度重视 DES 临床试验长期随访的重要性，同时也需要在体内应用组织病理学技术和其他新的、高分辨率的影像学技术对 DES 再狭窄病变进行全面的研究。

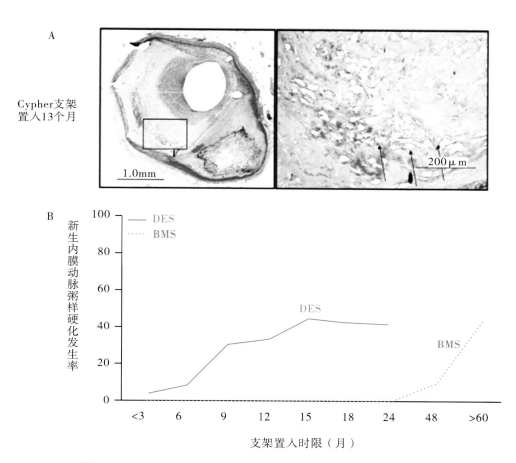

图 9-12　DES 置入后，支架内再狭窄病变出现新生动脉粥样硬化改变

A：中间支置入 Cypher 支架 13 个月后死亡病例的尸检病理组织学切片。低倍镜下（A 图左侧）可见管腔严重狭窄，高倍镜下可见早期坏死核形成、胆固醇结晶（箭头所示）；B：DES 和 BMS 置入后新生内膜发生新生动脉粥样硬化改变－时间曲线图（数据来自于尸检病理）

三、冠状动脉再狭窄的影像学

冠状动脉造影是临床评价 PCI 术后再狭窄的标准方法。冠状动脉内成像技术则能提供血管壁相关的额外信息。临床实践中，辅助的冠脉内成像技术包括血管内超声（intravascular ultrasound，IVUS）、光学相干断层显像（optical coherence tomography，OCT）。在无创性成像方法中，CTA 是临床实践中最为常用的方法。

（一）造影再狭窄的定义　造影再狭窄最常用的定义是指治疗段血管在随访时（通常指术后 6 ~ 8 周）造影直径狭窄≥50%。与初发病变狭窄评价方法一样，再狭窄评价也可采用目测法或 QCA 法。在临床实践中，目测法是评价再狭窄的常用方法。这就需要术者对直径狭窄 50%（一般等同于 75%

的面积狭窄）以上病变具有灵敏的判断力。但目测法结果在不同术者之间可存在明显主观性差异，重复估计值的标准差约为 18%[31]；而且目测法通常会高估病变的狭窄程度，目测狭窄程度较 QCA 实测量可高达 ≈20%[32]。QCA 法更常用于临床研究，建议首选在核心实验室、离线状态下进行操作。

在再狭窄研究中，如何标准化再狭窄的定义和抗再狭窄的有效性评价显得极其重要。为了便于临床试验中事件的统计，再狭窄事件通常采用二进制方法（即有或无）进行汇总。二进制造影再狭窄的定义是支架或包括支架两端 5mm 范围之内血管直径再狭窄 ≥50%，后者即支架节段内再狭窄。然而，选择直径狭窄 50% 作为评价再狭窄的临界值过于随意，连续性变量参数也常用作再狭窄评价的替代指标。另外，连续性变量在有效性对照研究中具有更好的统计学检验效力。采用这些连续性参数可减少临床研究所需的样本量，在临床试验中更为常用。常用的连续性参数包括：①造影随访时最小管腔直径（minimal lumen diameter，MLD）；②造影随访时直径狭窄百分比（percentage diameter stenosis，% DS）；③晚期管腔丢失（late lumen loss，LLL）：术后即刻 MLD 与造影随访时 MLD 的差值。其中，LLL 和直径狭窄百分比是临床研究中评价再狭窄最为常用的参数指标，而且它们的平均值与造影再狭窄、临床再狭窄发生率密切相关[33-35]。此外，在 DES 时代，采用这些指标作为研究替代终点的重要性也逐步显现出来。由于 DES 在抑制再狭窄方面具有良好的有效性，这就使得再狭窄发生率极低。如果采用再狭窄事件（造影再狭窄或临床再狭窄）为研究终点，那么为了得到阳性结果，临床研究所需的样本量将极大。这在现实世界中并不可行。而采用上述连续性变量作为再狭窄事件的替代终点，研究所需的样本量将相对较小，将有助于 DES 有效性对照研究的实施，从而推动 DES 技术持续不断的向前发展和提高。经造影终点临床试验证实有效的器械应进一步进行以临床硬终点的临床研究加以验证。

值得指出的是，通常所说的再狭窄指标和特指的晚期管腔丢失之间实际上反映的是患者个体水平和人群水平之间数据的差异。尽管临床研究经常将平均晚期管腔丢失与造影/临床再狭窄联系起来，但就患者个体而言，LLL 和再狭窄之间的这种关联性就显得相对较弱，即参考血管直径和术后残余狭窄是线性函数关系。例如，绝大多数临床研究关注的病变血管在术后最小管腔直径为 2.2~3.0mm。因此，这些病变如发生再狭窄时的晚期管腔丢失则应为 1.1~1.5mm[36]。

（二）再狭窄相关造影指标的分布趋势（图 9-13） 过去的观点认为，PCI 术后再狭窄是球囊扩张、支架置入相关血管损伤后修复反应的最终结果[37]。因此，与其他生物学进程一样，反映再狭窄的相关参数也应呈正态分布。随后关于 PTCA、Palmaz-Schatz 支架置入的临床研究推翻了这种观点，这些相关参数在单纯 PTCA 或 Palmaz-Schatz 支架置入后均呈双峰分布的趋势[38,39]。据此可推断存在两个不同的亚组，是由不同再狭窄易感性病变所组成，这利于识别出与 PCI 术后远期发生再狭窄有关的患者、病变高危特征。DES 的出现明显影响了支架再狭窄进程，也弱化了某些因素对再狭窄的影响（例如，DES 就显著降低了糖尿病患者靶病变再次血运重建的风险）。因此，Robert 对置入 DES、并接受造影随访 2057 处病变的相关再狭窄参数进行了重现检验[40]，结果却显示，再狭窄参数在 DES 置入后依然呈双峰分布的趋势，而且这种分布趋势与患者是否为糖尿病亚组、是否超适应证使用 DES 无关（图 9-13）。

上述分析证实，DES 抗再狭窄的卓越优势实际上并没有消除再狭窄的各种危险因素。换而言之，不同病变有着迥然不同的再狭窄风险，而支架的发展并没有改变这种差异。因此，我们需要进一步阐明在特定病变中与再狭窄相关的患者和手术预测因素。对于再狭窄高危人群，可能需要选择抑制再狭窄作用最强的 DES。此外，甚至在简单病变中仍存在再狭窄高危亚组，也提示尚存在未完全明确的其他危险因素，如药物抵抗、聚合物过敏。这也是进一步提高 DES 预后的一个改进靶点。

（三）PCI 术后再狭窄的时间进程 为了评价再狭窄和抗再狭窄有效性，PCI 术后造影随访的时间点通常选择在术后 6~8 个月。然而，单纯球囊扩张、BMS 和 DES 三者发生再狭窄的时间进程并不

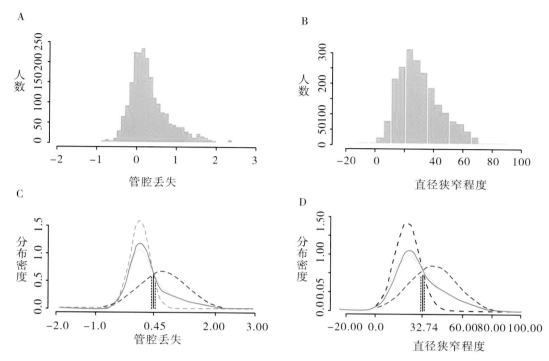

图 9-13　DES 置入后再狭窄相关指标的分布情况

A：晚期管腔丢失的频数分布曲线图；B：直径狭窄百分比的频数分布曲线图；C、D：重叠的晚期管腔丢失/直径狭窄百分比频数分布曲线图，可见细的、浅黄色实线曲线是由 2 个具有正态分布的患者亚组（图中虚线）所构成。对这 2 个亚组进行加权分析可得到复合分布曲线（粗的、深绿色实线）。垂直于横轴的虚线表示各频数曲线之间的交叉点[40]

完全相同（详见下文）。因此，采用同一时间点进行复查的方法并不能真实地反映出不同治疗方法/器械在抗再狭窄方面的差异。例如，BMS 置入 6 个月后管腔直径可稳定不变，但放射治疗和 DES 在术后 6~8 月之后血管管腔仍会进行性丢失。而且造影复查这一方法本身就可增加临床再狭窄（TLR）的绝对发生率。这是因为视觉上的狭窄而非患者症状驱动了再次 PCI，从而增加了临床研究中 TLR 发生率，其结果并不能真实反映"现实世界"中 TLR 发生率。造影复查评价再狭窄的方法尽管可能扩大了不同器械在有效性方面的差异，但在相对有效性方面则可能与实际情况完全相符[41]。在临床试验中，绝大部分均同时采用了造影随访和临床两个终点。为了减少造影随访对临床终点的影响，目前的建议是计划性造影复查应在主要临床终点完成之后进行。例如，主要临床终点观察时间为 12 个月，那么造影随访应安排于第 13 个月[42]。尽管这种方式有某些方面的优势，但预试验却证实它仅仅是将必要的再次血运重建时间向后推迟[43]。

　　连续性冠状动脉造影有助于我们对 PCI 术后再狭窄时间进程的认识。造影再狭窄与临床再狭窄事件的发生时间、血管愈合速度极其吻合。单纯球囊成形术后连续性冠状动脉造影发现，术后 1~3 个月管腔狭窄显著增加，但此后则进入平台期。单纯球囊成形术后≥3 个月发生再狭窄的病例极其少见[44,45]。

　　关于 BMS 术后再狭窄，其晚期管腔丢失的时间进程与单纯球囊成形术极为相近。Kimura 等对一组接受 BMS 置入的患者（72 处病变）在术后 6 个月、1 年和 3 年进行连续性造影复查，结果显示血管 MLD 在术后 6 个月期间明显减小（术后即刻 2.55±0.46mm，术后 6 个月为 1.94±0.48mm），而在术后 1 年则进入平台期（1.95 ± 0.46mm）。此后，MLD 稳定不变或略有增加（2.09 ± 0.48mm），在组织病理学上可观察到血管完全修复、新生内膜重塑回缩[46]。图 9-14 显示了该研究在不同时间点的晚期管腔丢失情况。另一项关于急诊 BMS 置入后 12 个月连续性造影随访研究也得到了类似的结果[47]。有趣的是，Kimura 继续延长随访时间至术后 7～11 年，结果发现血管狭窄在≥术后 4 年可进一步加重[48]。

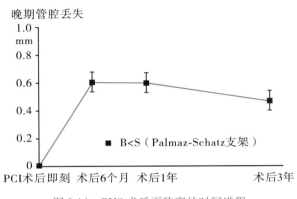

图 9-14　BMS 术后再狭窄的时间进程

　　然而，DES 置入后再狭窄的发生时间与前二者明显不同。一项关于第一代、新一代 DES 的大样本临床研究显示，与单纯球囊成形术和 BMS 明显不同，DES 置入后管腔狭窄在术后 6～8 个月至 2 年期间可见进行性加重[49]。对 1580 处病变进行造影随访发现，术后即刻、术后 6～8 个月期间 MLD 分别为 2.58 ± 0.46mm 和 2.32 ± 0.58mm。但此后，DES 的 MLD 仍进一步减小，在术后 2 年时为 2.20 ± 0.67mm，未能观察到类似与 BMS 再狭窄的平台期。值得注意的是，此研究对三种不同 DES 进行对比发现药物快速释放、无聚合物载体 DES 组的晚期管腔丢失在时间进程上与 BMS 相近（图 9-15A）。另一个研究也得出相似的结果，不可降解 Cypher 支架在术后 1～2 年可见临床晚期追赶现象，而无聚合物 DES 和 Endeavor 支架则无此现象（图 9-15B）[50]。尸检病理和动物实验研究提示 DES 置入后血管愈合延迟[51]。临床研究所观察到的延迟的（术后≥6～8 个月发生）、进行性晚期管腔丢失现象实际上是血管愈合延迟的结果。

　　（四）再狭窄病变的影像学特征　　BMS 术后再狭窄是影响患者预后的重要预测因素，在影像学上可表现为不同的内膜过度增殖的特征。Mehran 等根据再狭窄长度、新生内膜与支架的空间关系（借助 IVUS 加以证实）对再狭窄形态学提出了一种影像学分型方法（表 9-2）[52]，并为人所广泛接受。在他的研究中，BMS 置入后发生局灶性再狭窄的病变比例为 42%，而弥漫性再狭窄比例为 58%（其中 21% 为弥漫性，30% 为增生性再狭窄，7% 为闭塞性再狭窄）。再狭窄形态学经 IVUS 评价加以确认。从组 1 到组 4，糖尿病和既往再狭窄的比例逐渐增加。该研究还证实，尽管 I～Ⅳ型再狭窄病变经血运重建治疗术后的即刻结果相近，但各组随访期内的再次血运重建率却并不相同，分别为 19%、35%、50%、83%（$P < 0.001$），说明再狭窄病变 PCI 术前参数远比常用的术后参数更为重要，就诊时再狭窄形态可预测支架再狭窄治疗后的远期预后。多因素分析显示，糖尿病、既往再发支架内再狭窄、高的再狭窄分型均是再狭窄的独立预测因素。

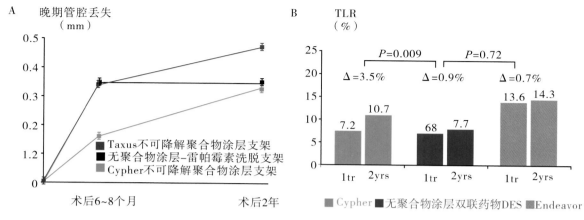

图 9-15　DES 术后再狭窄的时间进程图

A 图：DES 术后平均晚期管腔丢失与时间的关系，造影复查时间点分别为术后 6～8 个月、术后 2 年。可见聚合物涂层 DES 组（红线为 Cypher 不可降解聚合物涂层 – 西罗莫司洗脱支架、蓝线为不可降解聚合物涂层-Taxus 紫杉醇洗脱支架）晚期管腔丢失在 6～8 个月之后仍持续增加，而无聚合物 SES 组（黑线）则未观察到此现象。改编自 Byrne 研究[49]，数值表示为平均值±标准误；B 图：在 ISAR-TEST 2 随机临床试验[50]中，Cypher、无聚合物涂层的双联药物 DES、Endeavor 三组分别在术后 1 年、2 年时靶病变再次血运重建率（反映的是临床再狭窄）的比较

表 9-2　Mehran 提出的再狭窄病变分型方法

分型	特征	定义
Ⅰ型	局灶型	再狭窄长度为 10mm
Ⅰ A	支架间隙处Ⅰ型再狭窄	位于支架间隙处的局灶性再狭窄
Ⅰ B	支架边缘的Ⅰ型再狭窄	位于支架近端或远端边缘的局灶性再狭窄（两端同时存在再狭窄的除外）
Ⅰ C	支架体部的Ⅰ型再狭窄	局灶性再狭窄位于支架体部
Ⅰ D	多处局灶性再狭窄	同时存在多处局灶性再狭窄病变
Ⅱ型	弥漫型	支架内再狭窄，且长度>10mm
Ⅲ型	增殖型	再狭窄病变超出支架边缘，长度>10mm
Ⅳ型	闭塞型	完全闭塞，TIMI 血流 0 级

　　入选 BMS 再狭窄患者的绝大多数随机研究均观察到 BMS 术后易发生弥漫性再狭窄[53-57]。有些学者也提出评价初发病变的 AHA／ACC 形态学分级方法也可应用与再狭窄病变的分级[58]，即 B2/C 型再狭窄病变血运重建术后即刻结果和远期结果均不佳[59]。与 BMS 再狭窄不同，DES 术后再狭窄病变常表现为局灶性再狭窄。大多数关于 DES 再狭窄病变的研究报道局灶性再狭窄的比例为 60%～70%[60-63]。因 DES 可有效地抑制新生内膜过度增生，故与 BMS 相比，技术障碍（如支架锻炼、支架膨胀不全）可能是 DES 再狭窄的重要原因[64-66]。而且，各种 DES 发生局灶性/弥漫性再狭窄并不完全相同。例如，Cypher 支架发生局灶性再狭窄的比例高于 Taxus 支架。Cosgrave 等研究结果显示，Cypher 支架再狭窄病变中局灶性病变占 71%、弥漫型增生为 17%、增生性再狭窄为 1%、闭塞性再狭窄为 11%；而 Taxus 支架则分别为 52%、26%、1%、22%[60]。

（五）再狭窄危险因素   BMS 术后再狭窄的危险因素主要包括三方面，即患者因素、病变因素和操作因素（表9-3）[67-73]。有研究对1399处病变造影随访资料进行分析[68]，结果显示 BMS 发生再狭窄的3个主要预测因素分别是糖尿病（$OR = 1.86$）、多个支架置入（$OR = 1.81$）、术后即刻 MLD < 3mm（$OR = 1.81$）。采用分类和回归树方法分析显示，如缺少上述三个因素的任何一个因素，BMS 再狭窄发生率仅为16%；但如果这些因素同时存在则再狭窄发生率高达59%。另外，支架种类（支架设计）也是 BMS 再狭窄的一个重要的危险因素[74]。Kastrati A 研究发现，不同种类 BMS 的再狭窄发生率并不完全相同，从20%~50.3%不等。

表 9-3   BMS 和 DES 造影再狭窄的主要危险因素[58]

危险因素	BMS	DES
糖尿病	√	√
多个支架置入	√	√
术后即刻管腔直径偏小	√	√
参考血管直径	√	√
病变长度	√	√
BMS 种类	√	√
开口病变	√	√
复杂病变（AHA/ACC B2/C 型病变）	√	√
再狭窄病变	√	√
静脉桥病变	√	—

DES 的优势在于它可有效地降低再狭窄。随机对照研究显示，DES 可使再狭窄率降低60%~70%[75]。而在"超标签"应用的注册研究中，DES 的获益则略有下降[76-78]。不同患者群和不同病变亚组置入 DES 的获益也并不完全相同，故临床情况和造影特征可预测 DES 术后再狭窄、再次血运重建的风险。表9-3列出了公认的、与 DES 再狭窄相关的危险因素[79-82]。尽管多个研究显示慢性闭塞病变、分叉病变并不增加 DES 再狭窄的风险，但因 CTO 病变常需置入过长的支架，而分叉病变术后边支开口易受累，故这两种病变仍应视为再狭窄的危险因素。此外，DES 种类也是再狭窄的一个重要危险因素。对2093处病变多变量分析显示，DES 再狭窄的三个最强预测因素是参考血管直径、术后即刻最小管腔直径和 DES 种类（与 Cypher 支架相比，Taxus 支架更易发生再狭窄）[80]。

糖尿病患者接受 DES 置入后的再狭窄发生率令人关注。在 BMS 时代，糖尿病可明显增加再狭窄的风险。然而，DES 的出现却似乎降低了糖尿病患者再狭窄风险。尽管早期 SIRIUS 研究和 RESEARCH 注册研究显示糖尿病仍是 DES 再狭窄的危险因素，但随后来自于慕尼黑、首尔、华盛顿医学中心的更大规模研究却能证实糖尿病并不是 DES 再狭窄的独立危险因素[80-83]。最近，一项来自于日本的大规模临床研究却再次证实，糖尿病是 DES 再狭窄的危险因素[82]。然而，从总体上来说，DES 卓越的抑制再狭窄作用在很大程度上抵消了糖尿病患者 PCI 术后血管损伤反应的严重程度，这自然就抑制了糖尿病患者过度的新生内膜增生。

（六）IVUS 评价再狭窄   尽管冠状动脉造影是临床上评价再狭窄的标准方法，但冠脉内成像方法却能提供更多的、关于病变段血管壁的相关信息。其中，IVUS 是最为常用的冠脉内成像方法之一。值得强调的是，IVUS 可直接观察和测量新生内膜，而造影测量再狭窄则是依赖血管腔显影间接地测量支架内新生内膜。冠状动脉造影所计算出来的新生内膜厚度和 IVUS 结果在一定程度上存在相关性[84]。但因 IVUS 测量新生内膜厚度更为精确，并能观察到不同支架在抑制再狭窄方面的细微差异，故利用 IVUS 作为评价再狭窄的方法将可减少对比研究所需的样本量。内膜增生容积百分比（% IH）是 IVUS 测量再狭窄时最为常用的一个指标，可对支架全程的新生内膜总量进行量化。BMS 置入后平均内膜增生容积百分比一般为 30% 左右。两个重要的 DES 临床试验进行 IVUS 亚组分析显示，Cypher 支架则可使平均内膜增生容积百分比从 BMS 组的 33.4% 降低至 3.1%（$P < 0.001$）[85]，而 Taxus 支架则可使平均内膜增生容积百分比从 BMS 组的 29.4% 降低至 12.2%（$P < 0.001$）[86]。DES 再狭窄主要表现为局灶性病变，采用平均内膜增生容积百分比这一指标将人为地削弱了局灶性再狭窄对预后的影响。因此，内膜增生容积百分比并不是评价 DES 再狭窄的最佳测量指标。而最大新生内膜厚度则可能是 DES 有效性临床研究中更合理的 IVUS 评价指标[84]。

对于支架再狭窄患者，IVUS 则可用来评价临界狭窄病变，这与 IVUS 在初发狭窄病变评价中的作用基本相同。此外，IVUS 还可用来描述再狭窄病变的形态学特征，其结果与冠状动脉造影结果具有良好的相关性[52]。然而，IVUS 的主要优势在于它可直接观察到既往置入的支架，并能对再狭窄相关的一些技术因素（如支架膨胀不全和支架断裂）作出明确的诊断。由于支架 X 线可视性有限，冠状动脉造影对这些技术因素常难以明确[64-66]。IVUS 也常用来指导和优化 PCI 术。术后即刻 IVUS 所测得的最小管腔面积是造影再狭窄和临床再狭窄的重要预测因素之一。在 BMS 时代，Kasaoka 等研究发现，最小管腔面积每增加 $1mm^2$，再狭窄率则随之降低约 20%[87]。在 DES 时代，判断 Cypher 支架置入术后支架膨胀是否充分的最小管腔面积临界值约为 $5.0 \sim 5.5mm^2$[88]。基于上述证据，有学者建议在支架置入过程中应常规使用 IVUS 以降低再狭窄发生率，尤其有助于对造影难以识别的支架膨胀不全进行诊断和处理。但是关于常规利用 IVUS 指导支架置入能否改善支架有效性，随机对照研究的结果并不完全一致[89,90]。

IVUS 可对新生内膜组织进行直接的观察，但它的缺点是径向分辨率较低，仅约为 150μm。这就妨碍了随访时 IVUS 对单个支架梁表面新生内膜的直接测量。而 OCIT 则可弥补 IVUS 的这一缺陷。

（七）OCT 评价再狭窄 尽管目前已有多种结构或功能学成像手段可用来评价支架置入后的血管愈合和再狭窄情况，但 OCT 似乎是最有应用前景的一种检查方法。然而，现有的 OCT 研究绝大多数关注的是冠状动脉初发病变 OCT 成像[91]，而关于再狭窄病变 OCT 成像的研究则极为有限。和 IVUS 相似，OCT 也可准确地提供与再狭窄有关的技术因素信息，例如，是否存在支架膨胀不全或支架断裂。然而，OCT 的主要优势在于它能很好地显示出支架内新生内膜的组织特征。Gonzalo 等对小样本量再狭窄病变进行 OCT 检查发现了再狭窄病变存在多种表现形式[92]。再狭窄病变与其他病变不同的特征是：①再狭窄可表现为均质、异质或分层样结构；②高的或低的组织背向散射衰减（图 9-16）。分层样组织结构、高的背向组织衰减多见于弥漫再狭窄病变，而异质样结构则在局灶性再狭窄病变中更为多见。尽管这些观察存在研究者之间变异性较大、OCT 导管对位置依赖性较高这两方面的不足，但此研究却为再狭窄 OCT 成像提供了首个数据资料。因此，OCT 所见的再狭窄表现与病理组织学特征的对应关系以及其临床意义目前尚不清楚。

OCT 技术最主要的用处在于它可评价支架尤其是 DES 置入后的血管愈合反应。尸检病理研究显示，内膜覆盖支架梁的程度与晚期支架血栓密切相关[93]。OCT 分辨率极高，大约是 IVUS 的 10 倍，使在患者体内评价支架梁覆盖情况成为可能。临床预试验结果显示，OCT 亚组分析可作为未来 DES 临床试验的重要组成部分，并最终成为评价支架安全性的替代性研究[94]。

（八）CT 评价再狭窄 冠状动脉 CTA 技术的快速发展已明显提高了这种诊断性成像手段的准确性。尤其是 64 排多探测器、双源 CT 的出现使 CTA 在空间和时间分辨率得到了明显提高，而 CT 算法的发展也减少了放射线的暴露，促使 CTA 在冠状动脉成像领域中的快速发展。然而，目前 CT 仍难以用于支架内再狭窄的评价。除了影响 CT 影像质量的常见因素之外，金属支架梁在 CT 成像时可

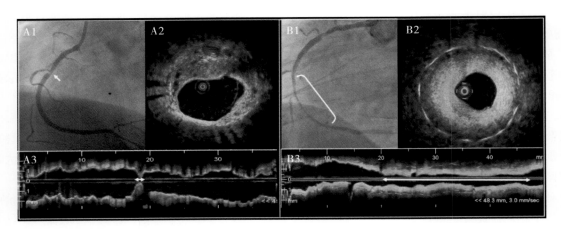

图 9-16 再狭窄病变 OCT 成像和血管造影结果的比较[92]

A 图为 RCA 局灶性再狭窄病变（A1），OCT（A2）发现局部组织呈异质样结构，以低的组织背向散射为主。OCT 长轴成像（A3）显示再狭窄为局灶性病变（白色箭头所示）。B 图为弥漫型再狭窄病变（B1），OCT 横截面成像（B2）显示再狭窄组织成层状结构，以高的组织背向散射为主，而长轴成像（B3）则显示再狭窄为弥漫型病变（白色箭头所示）

造成过多的伪影，妨碍了支架内管腔的评价和再狭窄定量分析[96]。金属伪影在小血管支架和支架重叠部位尤为明显。应用细支架梁支架、钴铬合金支架或可降解非金属支架平台则可能有助于解决这一问题，促进 CTA 在再狭窄评价中的应用。此外，近来出现的 256 排、320 排 CT 可能会明显减少支架产生的高密度伪影，并达到与冠脉造影相当的空间分辨率。

四、关于再狭窄的临床研究

大量随机对照研究提供了大量证据证实支架术可降低 PCI 术后再狭窄。

（一）BMS 相关临床研究 BENESTENT[5] 和 STRESS[6] 多中心、随机研究是在 BMS 发展史上具有里程碑意义的两个研究，均于 1989 年启动，并于 1994 年发表了主要结果。这两个研究首次证实了选择性支架置入术（置入 Palmaz-Schatz 支架）在预防 PCI 术后再狭窄、降低总的主要不良事件方面均优于单纯球囊成形术。欧洲 BENESTENT 研究显示，支架置入可使 PCI 术后 7 个月再狭窄所致的再次血运重建率降低一半，从 PTCA 术的 20.6% 下降至 10.0%（$P < 0.05$）[5]。美国 STRESS 研究也得到相似结果，Palmaz-Schatz 支架置入可有效地降低术后 8 个月的靶病变再次血运重建率，支架组为 15.4%，而 PTCA 组为 10.2%（$P = 0.06$）[6]。基于这两个研究，美国批准了 Palmaz-Schatz 支架的临床应用，这也标志着 PCI 技术从单纯 PCTA 术向冠状动脉支架的转变。

支架构型是影响再狭窄的重要因素之一。Palmaz-Schatz 支架采用了坚硬的管状裸金属支架设计。这种设计的优势在于支架径向支撑力良好，但反过来却导致支架柔顺性和推送性不佳。与管状支架相比，缠绕支架（如 Gianturco-Roubin）具有更好的柔顺性，但因径向支撑力不佳使得支架回缩、斑块脱垂和再狭窄发生率增加[97]。因此，缠绕支架最终为临床所淘汰。现代环状支架采用的是多个、重复小环连接的设计，可在明显提高支架柔顺性的情况下不削弱支架的径向支撑力，同时也不增加再狭窄率。

支架梁厚度可直接影响冠状动脉支架术后的再狭窄率。细的支架梁可减少 PCI 术中支架对血管壁的急性损伤反应。随机临床研究证实，轻的急性损伤反应最终可转化为支架术后再狭窄率降低。ISAR-STEREO（冠状动脉支架术及造影结果：支架梁厚度对再狭窄的影响）研究对同一厂家生产的两种支架梁厚度（50μm 和 140μm）ACS Mutli-Link RX 支架进行比较，结果发现，尽管 50μm 厚度支架组术后即刻造影结果相对较差，但它的造影再狭窄率（15.0%）却明显低于厚支架梁支架组（25.8%，$P=0.003$）[10]。而 ISAR-STEREO-2 研究也获得相似的结果，即 50μm 的 ACS Mutli-Link RX 支架仍明显优于另外一种不同设计的厚壁支架组[11]。

此外，支架材质组成也可影响 BMS 术后再狭窄率。航海级 316L 不锈钢具有良好的径向支撑力和生物相容性，故成为目前最为常用的支架材料。镀金支架也具有更佳的生物相容性、良好的 X 线可视性，而且活化血小板的作用较弱，理论上可作为一种理想支架平台。但现有证据却一致提示，镀金支架的再狭窄率极高[98-100]。钴铬支架是最近出现的一种新型支架平台，与传统的 316L 不锈钢相比，具有更好的机械性能（径向支撑力和 X 线可视性俱佳）。基于这些优势，钴铬合金支架平台可在不影响径向支撑力和可视性的情况下变得更细、更薄，从而进一步提高了支架的柔顺性和推送能力[101]。氮氧化钛涂层支架与无涂层支架相比，具有良好的生物相容性，而且诱发血小板黏附、纤维蛋白原聚集的能力相对更弱。临床预试验数据显示，氮氧化钛涂层支架的再狭窄率低于 BMS，和 Taxus 紫杉醇洗脱支架的结果相近[102-103]。最后，使用可膨胀聚四氟乙烯的覆膜支架也可能有助于改善支架的临床预后，其机制一方面是覆膜支架可将斑块碎屑封闭于支架与血管壁之间，减少了血管远端栓塞的风险；另一方面，覆膜支架作为一个机械性屏障，阻碍了新生内膜向管腔方向的生长。但遗憾的是，临床研究却显示，覆膜支架无法抑制再狭窄，其再狭窄率甚至高于 BMS[104-106]。因此，目前覆膜支架在临床上仅用来治疗动脉穿孔和动脉瘘。

（二）辅助药物治疗降低 BMS 再狭窄的相关研究 有证据证实，辅助抗血小板治疗可降低支架术后再狭窄发生率，尤其对于糖尿病患者，术中静脉给予糖蛋白受体抑制剂阿昔单抗可降低 PCI 术后再狭窄[107-108]，可能是阿昔单抗可直接抑制血小板，也可能是与血小板无关的其他机制（抑制玻连蛋白表达）有关。除了标准的双联抗血小板药物，口服抗血小板药物西洛他唑也可降低再狭窄[109]。以抗再狭窄级联反应环节为直接靶点的药物，其结果令人失望。有研究显示，脂溶性抗氧化剂普罗布考可降低 BMS 术后再狭窄，但它的获益甚至不如 PTCA 的抗再狭窄作用[110-112]。口服雷帕霉素也可降低 BMS 术后再狭窄，但值得关注的是这种治疗方法的长期有效性和可能存在的不良反应[113-116]。

（三）BMS 与 DES 对比的临床试验 毫无疑问，DES 的出现是抗冠状动脉再狭窄战役中的分水岭。最初，DES 临床研究的入选标准仅限于稳定型冠心病、简单病变，目的是评价所研究 DES 在理想条件下的表现，即理论的器械有效性，而非"真实世界"的有效性。RAVEL 研究[7]的入选条件是稳定型冠心病患者、18mm 支架可完全覆盖且靶血管直径为 2.5~3.5mm 的单支初发病变，入选患者随机置入 Cypher 雷帕霉素洗脱支架或 BMS，取得了激动人心的研究结果——Cypher 支架组无晚期管腔丢失、造影及临床再狭窄（图 9-17）。Cypher 支架可使晚期管腔丢失从 BMS 组的 0.80mm 降低至 −0.01mm（$P<0.001$），再狭窄率从 26.6% 降低至 0%（$P<0.001$），TLR 则从 23.7% 降低至 0%（$P<0.001$）。第一代 Taxus 支架研究亦在相似低危患者中得到相近结果——Taxus 支架尽管有少许晚期管腔丢失（0.36mm），但造影再狭窄和临床再狭窄发生率分别为 20.7%、12.0%，均明显低于 BMS 组（造影再狭窄率为 2.3%，$P<0.001$；临床再狭窄率为 4.6%，$P=0.043$）[117]。

与 BMS 相比，Cypher 和 Taxus 支架均可显著降低造影再狭窄和靶病变再次血运重建率。

随后，诸如 SIRIUS 和 TAXUS-Ⅳ这样的关键性临床研究进一步证实了 DES 抗再狭窄作用在接近真实状态下仍优于 BMS[85,118]，两个临床试验均入选了大量复杂病变的低危患者，但排除了急性心肌梗死、左主干病变等相对高危患者。SIRIUS 研究显示，Cypher 组晚期管腔丢失、再狭窄率和 TLR 分别为 0.17mm、8.9% 和 4.1%，而 BMS 组则分别为 1.00mm（$P<0.001$）、36.3%（$P<0.001$）和 16.6%（$P<0.001$）（图 9-18）[85]。TAXUS-Ⅳ试验也显示 Taxus 支架组晚期管腔丢失、造影再狭窄发生率、TVR 发生率均明显低于 BMS 组，Taxus 组晚期管腔丢失、再狭窄率和 TVR 分别为 0.39mm、

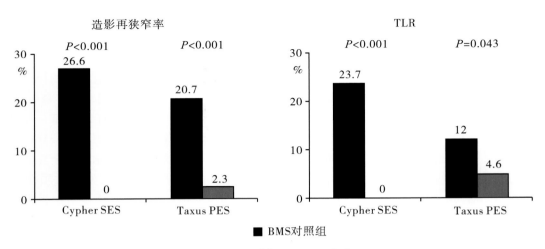

图 9-17　第一代 DES 随机对照试验（RAVEL[7] 和 TAXUS-I[117] 研究）的造影和临床再狭窄结果

7.9% 和 4.7%，而 BMS 组则分别为 0.92mm（$P < 0.001$）、26.6%（$P < 0.001$）和 12.0%（$P < 0.001$）[118]。TAXUS-V 研究则入选了相对更高危的患者，纳入了直径 2.25mm 小血管病变和长度达 46mm 的弥漫性长病变[119]，结果显示，Taxus 支架组与 BMS 相比，其在晚期管腔丢失（0.49mm vs 0.90mm，$P < 0.001$）、再狭窄率（18.9% vs 33.9%，$P < 0.001$）和 TLR（8.6% vs 15.7%，$P < 0.001$）均更低。尽管所有的证据均表明 DES 的优越性毋庸置疑，但我们应该清醒地认识到随着病变复杂程度的增加，各临床试验所得出的再狭窄率也随之增加。因此，目前临床还未能完全解决再狭窄这一难题。

Endeavor 佐他莫斯洗脱支架是得到美国 FDA 批准的第三种药物洗脱支架。Endeavor Ⅱ 研究入选标准是病变长度 14 ~ 27mm、血管直径 2.25 ~ 3.5mm 的患者。与 BMS 相比，Endeavor 支架可降低再狭窄率（13.3% vs 34.2%，$P < 0.001$）和 TLR（4.6% vs 11.8%，$P < 0.001$）（图 9-18）。但与前两种的 DES 相比，Endeavor 支架晚期管腔丢失明显较高。Xience-V 依维莫斯洗脱支架是 2008 年 7 月获准上市的新型药物洗脱支架。早期研究显示，Xience-V 支架的晚期管腔丢失和再狭窄率均极低，分别为 0.12mm 和 1.3%[120]。该支架与其他 DES 对比的重要研究将在后文中提及。不容回避的是，DES 与 BMS 对比的临床试验也存在着一些不足[9]，首先，各研究对照组采用了不同的 BMS 金属支架平台，这些平台的抗再狭窄性能力不完全相同；其次，临床研究都采用造影随访的方法，可能导致 DES 置入后的获益程度被人为地扩大；第三，造影有效性评价的时间点通常设定为术后 6 ~ 8 个月，该时间点本身就不利于 BMS 组，其原因是 DES 在这一时间点之后可见持续性管腔丢失（"晚期追赶"现象），而 BMS 则无此现象[46,49]。

（四）不同 DES 之间的对比研究　DES 是由支架平台、控制药物动态释放的聚合物载体、抗再狭窄药物三部分所组成。DES 性能自然与这三个组成部分息息相关。因各种 DES 均采用各自专利技术将这三部分组合起来，故它们在药物释放动力学、抗再狭窄有效性方面各不相同。为了更好地了解 DES 性能，我们应适当地将 DES 应用扩大至高危病变、高危患者亚组中进行比较。研究已证实，Cypher 和 Taxus 支架具有良好的抗狭窄表现[75,121-122]，在高危患者亚组（包括糖尿病、支架内再狭窄病变和小血管病变）中表现尤为显著[55,123-124]。

与 BMS 相比，Cypher 和 Taxus 支架有效性已得到大量证据所证实。因此，为了满足监管部门审批需要，随后出现的 DES 必须与 Cypher 或 Taxus 支架进行直接对比以评价其有效性。与 Cypher 支架

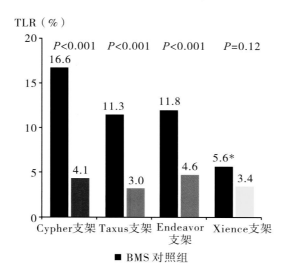

图 9-18 Cypher、Taxus、Endeavor、Xience V 四种药物洗脱支架的各自关键性Ⅲ期临床试验结果（临床再狭窄结果）

注：＊表示对照组支架。Cypher 支架：雷帕霉素洗脱支架；Taxus 支架：紫杉醇洗脱支架；Endeavor 支架：佐他莫斯洗脱支架；Xience 支架：依维莫斯洗脱支架

相比，Endeavor 支架节段内晚期管腔丢失明显更高（0.34mm 比 Cypher 组 0.13mm，$P<0.001$）[125]。ENDEAVOR Ⅳ研究比较了 Endeavor 支架和 Taxus 支架[126]。在主要研究终点术后 9 个月靶血管失败率（target vessel failure，TVF）方面，Endeavor 支架的表现并不劣于 Taxus 支架。但在术后 8 个月晚期管腔丢失和造影再狭窄次要终点上，两种 DES 则存在差异——Endeavor 支架和 Taxus 支架晚期管腔丢失分别为 0.67mm 和 0.42mm（$P<0.001$），再狭窄率分别为 15.3% 和 10.4%（$P=0.28$），说明 Endeavor 支架虽然增加了晚期管腔丢失，但并没有因此而转化为靶血管再次血运重建率的增加。另一方面，SORT OUT Ⅲ研究以术后 9 个月 TLR 作为主要研究终点，结果显示，Cypher 支架在抑制再狭窄方面明显优于 Endeavor 支架（OR 6.59，95% CI 2.57～16.9，$P<0.001$）[127]。关于 Xience-V 支架，以造影为终点的临床研究已显示它在抑制再狭窄方面的有效性要优于 Taxus 支架。其中，最重要的一个研究是 SPIRIT Ⅲ试验。该研究共入选了 1002 例患者，随机置入 Xience-V 支架或 Taxus 支架[128]，结果显示，Xience-V 支架组在再狭窄率和靶病变再次血运重建率（target lesion revascularization，TLR）分别为 4.7% 和 3.4%，而 Taxus 组则分别为 8.9%（$P=0.07$）和 5.6%（$P=0.12$），两组无统计学差异；但在晚期管腔丢失方面，Xience-V 支架（0.16mm）却明显低于 Taxus 组（0.30mm，$P=0.002$）（图 9-18）。

随后，两个大规模临床试验显示 Xience-V 支架在临床硬终点方面明显优于 Taxus 支架[129,130]。然而，DES 对比研究中最佳的对照支架应为 Cypher 支架，因为 Cypher 支架抑制内膜增生作用优于 Taxus 支架，而且 Cypher 支架和新型 DES 所采用洗脱药物均为雷帕霉素类药物。因此，最近的 ISAR-TEST-4 随机试验就对 Xience-V 和 Cypher 进行了比较，结果显示，两种 DES 在抗再狭窄方面总的表现相似。但值得注意的是，Xience-V 支架组晚期管腔丢失有低于 Cypher 支架的趋势（0.23±0.52mm 比 0.28±0.57mm，$P=0.08$）[131]。

（五）超适应证（off-label）使用 DES 美国 FDA 批准的 DES 适应证仅限于重大随机临床试验

所涉及的病变类型，即原位的冠状动脉初发病变、病变直径 2.5mm 至 3.5 ～ 3.75mm、病变长度 < 28 ～ 30mm。在这些研究中，开口病变、分叉病变、慢性闭塞病变以及急性心肌梗死均被排除在外。尽管各个国家/地区所规定的 DES 适应证略有不同，但上述四种病变/疾病状况置入 DES 却均被视为超适应证使用。3 个大规模注册研究对总计 10216 例患者超适应证使用 DES 的临床结果进行观察[76-78]，得出的结论概括为：①超适应证使用 DES 在临床中极为常见，至少占 DES 置入病例总数的 50%；②超适应证使用 DES 的患者组死亡率（$HR = 2.0$）、心肌梗死发生率（$HR = 1.5$）均明显高于符合 DES 适应证的患者组，且与 DES 种类无关。这是因为超适应证 DES 的患者病情和手术操作更为复杂。对疾病复杂程度进行校正之后，置入 DES 或 BMS 的预后则无明显差异；③与 BMS 相比，超适应证置入 DES 似乎仍可降低 TLR（$RR = 0.65$）。

（六）新一代 DES　新一代 DES 在支架设计方面作出了一些改进，其目的旨在解决 DES 置入后血管愈合延迟这一问题。这些改进包括避免使用不可降解聚合物涂层、减少支架携带的药物剂量、选择细支架梁支架或可降解支架平台。在临床上，这些改进可能将减少了已备受关注的 DES 晚期不良事件的发生。目前，最大的改进或许是采用生物可降解聚合物（在术后 3 ～ 9 个月自行降解）替代不可降解聚合物。LEADERS 研究对新型生物可降解聚合物、biolimus（雷帕霉素衍生物）洗脱支架和 Cypher 支架临床表现进行比较，结果显示这种新型可降解聚合物涂层 DES 不劣于 Cypher 支架[132]。而 ISAR-TEST-3 和 ISAR-TEST-4 研究也显示，生物可降解涂层雷帕霉素洗脱支架在造影和临床终点上均不劣于目前已上市的 Cypher 和 XIENCE-V 支架[133-134]。除了可降解涂层的 DES，研究者还在研发完全可降解的支架平台。尽管可降解支架通常在径向支撑力方面不如合金支架，但 ABSORB 试验却显示采用生物可降解聚合物聚乳酸作为支架平台的依维莫斯洗脱支架在术后 2 年时的抗再狭窄性能仍令人满意，完全管腔丢失仅为 0.48mm[135]。

为了消除无聚合物、药物快速释放支架的晚期追赶现象，另一种方法是联合新的活性药物，后者的作用靶点完全不同于现有抗增殖药物，主要是针对再狭窄过程中的其他环节。ISARTEST-2 研究对普罗布考 + 雷帕霉素双联药物洗脱支架和 Cypher 雷帕霉素洗脱支架、Endeavor 佐他莫斯洗脱支架的有效性进行了比较，其结果令人鼓舞[50]。目前，对于放弃使用不可降解聚合物的 DES，其潜在安全性和有效性尚需更进一步的研究和更长期的随访观察。

五、BMS 和 DES 术后再狭窄的治疗

处理支架内再狭窄的原则在很多方面与处理初发冠状动脉狭窄病变的原则极其相似，即为了获得最佳的抗再狭窄效果，术中应尽量获得最大的即刻管腔，并力争减少晚期管腔丢失。通常情况下，通过介入方法处理再狭窄病变是安全、可行的策略。支架再狭窄患者是否需要外科旁路移植术（CABG 术）通常取决于非再狭窄病变因素，如所有血管病变的严重程度、复杂程度及是否合并糖尿病。除了某些特殊情况（如复杂的闭塞性再狭窄病变、再狭窄段极长）之外，再次 PCI 术是处理 BMS 和 DES 再狭窄的首选方法，而非 CABG 术。

（一）BMS 术后再狭窄的治疗　单纯 PTCA 术处理 BMS 再狭窄的早期经验显示，单纯球囊成形术是安全可行的方法，但手术成功率一般[136]。事实上，随着再狭窄病变复杂程度的增加，PTCA 术后二次再狭窄的发生率可超过 50%[52]，说明再狭窄特征是再次手术能否成功的预测因素，即弥漫性再狭窄术后二次再狭窄的发生率明显高于局灶性再狭窄病变；也是再狭窄病变形态学分类的基础（表 9-3）[52]。

ISAR-DESIRE 和 RIBS-Ⅱ 证实处理 BMS 再狭窄时置入 DES 要优于再次 BMS 置入。SISR 和 TAXUS-V-ISR 证实 DES 置入要优于血管放射治疗。

BMS 再狭窄病变行 PTCA 术的结果并不令人满意，这就使得人们开始尝试其他可增加术后即刻管腔获得的介入方法，如斑块旋切术、切割球囊成形术和再次置入 BMS。尽管这些方法可增加即刻

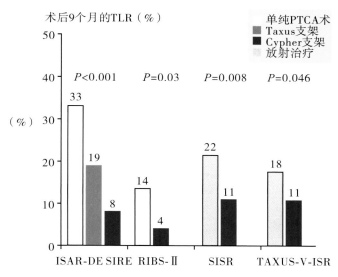

图 9-19　4 个临床研究对不同治疗方法处理 BMS 再狭窄的有效性比较

的管腔获得，但多中心随机对照研究却显示其并不优于单纯球囊成形术[53~54,137]，说明这些方法在增加即刻管腔的同时晚期管腔丢失也随之增加，即"得到越多，失去也就越多"。另外，对于再次置入支架，人们也存在着同一血管段存在多层支架（即"洋葱皮样支架术"）是否安全的担忧[138]。血管放射治疗是处理 BMS 再狭窄的另一种办法，其机制是通过 β 或 γ 粒子抑制新生内膜增生。早期的放射治疗研究结果令人鼓舞，但随后则发现它存在晚期追赶、边缘再狭窄的缺陷，而且晚期支架血栓发生率较高[139]。另外，放射治疗需要极专业的术者/中心，相关器械也极其笨重，这些因素均限制了放射治疗在临床实践中的应用。而置入 DES 则已成为治疗 BMS 再狭窄的重要方法。一系列随机对照试验证实 DES 治疗 BMS 再狭窄的有效性明显优于 BMS 和放射治疗（图 9-19）[55~57,140]。最近，药物涂层球囊（drug-coated balloon，DCB）的问世则有可能成为治疗 BMS 再狭窄的又一新的选择。因原有的金属支架平台可持续地防止血管弹性回缩和负性重构，故 DCB 通过在再狭窄局部短暂释放活性药物则可能持续性地抑制新生内膜增生，已为动物实验和早期临床试验所证实[141,142]。

　　（二）DES 再狭窄的治疗　　随着 PCI 术的全面普及、DES 应用的迅速推广，DES 再狭窄病例的绝对数量也随之快速增加。这些再狭窄病变似乎更为顽固，处理起来也更为棘手，与已有的 BMS 再狭窄研究数据相比，DES 再狭窄病变的治疗失败率似乎更高[60,143~145]。目前，最佳的 DES 再狭窄处理方法仍不明确。因 DES 再狭窄的主要表现形式是局灶性病变（约占再狭窄病变总数的 2/3），故经皮导管介入治疗应该是处理 DES 再狭窄的首选方法。如考虑再次置入 DES，术者仍需更好地平衡最大即刻管腔获得和最小晚期管腔丢失。现有数据显示，再次 DES 置入处理再狭窄是一种安全、有效的方法[61~62,143,145,146]。然而，再次置入支架时的最佳选择是同类药物 DES 或另一类药物 DES 目前尚无定论。ISAR-DESIRE 2 研究旨在解决该问题的第一个随机临床试验，结果显示，SES 再狭窄后再次置入 SES 和置入 PES 在术后 6~8 个月的造影有效性方面的结果相近（再次 SES 组 0.40 ± 0.65mm，置入 PES 组 0.38 ± 0.59mm，$P = 0.85$）[145]。药物涂层球囊在治疗 DES 再狭窄中的低位尚需临床试验不断地加以证实。

六、总结

PCI 技术的出现对于处理急性和慢性冠状动脉疾病而言是一个重大突破。但是再狭窄自 PCI 术的出现就一直形影相伴，成为 PCI 术的主要缺陷。尽管 BMS 尤其是 DES 的出现毫无疑问地可明显抑制 PCI 术后再狭窄，但这一难题目前仍未得到完全解决。BMS 和 DES 在再狭窄形态和发生时间上存在明显的不同，可能与 BMS 和 DES 再狭窄病变在组织病理学方面的差异有关。新型支架对再狭窄过程的影响尚需进一步阐明。最后，支架内再狭窄的治疗目前仍是一个临床难题。尽管药物涂层球囊在治疗再狭窄方面是一种非常有前景的方法，但处理再狭窄的常用方案是再次血运重建并置入 DES。

（彭红玉 陈 明）

参 考 文 献

[1] Dotter CT. Transluminally-placed coilspring endarterial tube grafts. Long-term patency in canine popliteal artery. Invest Radiol, 1969, 4：329 – 332.

[2] Gruntzig A. Transluminal dilatation of coronary-artery stenosis. Lancet, 1978, 1：263.

[3] Puel J, Joffre F, Rousseau H, et al. ［Self-expanding coronary endoprosthesis in the prevention of restenosis following transluminal angioplasty. Preliminary clinical study］. Arch Mal Coeur Vaiss, 1987, 80：1311 – 1312.

[4] Sigwart U, Puel J, Mirkovitch V, et al. Intravascular stents to prevent occlusion and restenosis after transluminal angioplasty. N Engl J Med, 1987, 316：701 – 706.

[5] Serruys PW, de Jaegere P, Kiemeneij F, et al. A comparison of balloon-expandable-stent implantation with balloon angioplasty in patients with coronary artery disease. Benestent Study Group. N Engl J Med, 1994, 331：489 – 495.

[6] Fischman DL, Leon MB, Baim DS, et al. A randomized comparison of coronary-stent placement and balloon angioplasty in the treatment of coronary artery disease. Stent Restenosis Study Investigators. N Engl J Med, 1994, 331：496 – 501.

[7] Morice MC, Serruys PW, Sousa JE, et al. Randomized Study with the Sirolimus-Coated Bx Velocity Balloon-Expandable Stent in the Treatment of Patients with de Novo Native Coronary Artery Lesions. A randomized comparison of a sirolimus-eluting stent with a standard stent for coronary revascularization. N Engl J Med, 2002, 346：1773 – 1780.

[8] Serruys PW. ARTS I – the rapamycin eluting stent, ARTS Ⅱ – the rosy prophecy. Eur Heart J, 2002, 23：757 – 759.

[9] Byrne RA, Sarafoff N, Kastrati A, et al. Drug-eluting stents in percutaneous coronary intervention：a benefit-risk assessment. Drug Saf, 2009, 32：749 – 770.

[10] Kastrati A, Mehilli J, Dirschinger J, Dotzer F, Schühlen H, Neumann F. J, Fleckenstein M, Pfafferott C, Seyfarth M, Schömig A. Intracoronary stenting and angiographic results：strut thickness effect on restenosis outcome (ISAR-STEREO) trial. Circulation, 2001, 103：2816 – 2821.

[11] Pache J, Kastrati A, Mehilli J, et al. Intracoronary stenting and angiographic results：strut thickness effect on restenosis outcome (ISARSTEREO-2) trial. J Am Coll Cardiol, 2003, 41：1283 – 1288.

[12] Forrester JS, Fishbein M, Helfant R, et al. A paradigm for restenosis based on cell biology：clues for the development of new preventive therapies. J Am Coll Cardiol, 1991, 17：758 – 769.

[13] Welt FG, Rogers C. Inflammation and restenosis in the stent era. Arterioscler Thromb Vasc Biol, 2002, 22：1769 – 1776.

[14] Horvath C, Welt FG, Nedelman M, et al. Targeting CCR2 or CD18 inhibits experimental in-stent restenosis in primates：inhibitory potential depends on type of injury and leukocytes targeted. Circ Res, 2002, 90：488 – 494.

[15] Farb A, Sangiorgi G, Carter AJ, et al. Pathology of acute and chronic coronary stenting in humans. Circulation, 1999, 99：44 – 52.

[16] Grewe PH, Deneke T, Machraoui A, et al. Acute and chronic tissue response to coronary stent implantation：pathologic findings in human specimen. J Am Coll Cardiol, 2000, 35：157 – 163.

[17] Farb A, Weber D. K, Kolodgie FD, et al. Morphological predictors of restenosis after coronary stenting in humans.

Circulation，2002，105：2974 – 2980.

［18］ Joner M，Finn AV，Farb A，et al. Pathology of drug-eluting stents in humans：delayed healing and late thrombotic risk. J Am Coll Cardiol，2006，48：193 – 202.

［19］ Wessely R，Schömig A，Kastrati A. Sirolimus and Paclitaxel on polymer-based drug-eluting stents：similar but different. J Am Coll Cardiol，2006，47：708 – 714.

［20］ Klugherz BD，Llanos G，Lieuallen W，et al. Twenty-eight-day efficacy and phamacokinetics of the sirolimus-eluting stent. Coron Artery Dis，2002，13：183 – 188.

［21］ Kamath KR，Barry JJ，Miller KM. The Taxus drug-eluting stent：a new paradigm in controlled drug delivery. Adv Drug Deliv Rev，2006，58：412 – 436.

［22］ Kandzari DE，Leon MB. Overview of pharmacology and clinical trials program with the zotarolimus-eluting endeavor stent. J Interv Cardiol，2006，19：405 – 413.

［23］ Kukreja N，Onuma Y，Serruys PW. Xience V. Everolimus-eluting coronary stent. Expert Rev Med Devices，2009，6：219 – 229.

［24］ Finn AV，Nakazawa G，Joner M，et al. Vascular responses to drug-eluting stents：importance of delayed healing. Arterioscler Thromb Vasc Biol，2007，27：1500 – 1510.

［25］ Nakazawa G，Finn AV，Joner M，et al. Delayed arterial healing and increased late stent thrombosis at culprit sites after drugeluting stent placement for acute myocardial infarction patients：an autopsy study. Circulation，2008，118：1138 – 1145.

［26］ Byrne RA，Joner M，Kastrati A. Polymer coatings and delayed arterial healing following drug-eluting stent implantation. Minerva Cardioangiol，2009，57：567 – 584.

［27］ Virmani R，Guagliumi G，Farb A，Musumeci G，et al. Localized hypersensitivity and late coronary thrombosis secondary to a sirolimuseluting stent：should we be cautious？Circulation，2004，109：701 – 705.

［28］ Nakazawa G，Vorpahl M，Finn AV，et al. One step forward and two steps back with drug-eluting-stents：from preventing restenosis to causing late thrombosis and nouveau atherosclerosis. JACC Cardiovasc Imaging，2009，2：625 – 628.

［29］ Togni M，Windecker S，Cocchia R，et al. Sirolimus-eluting stents associated with paradoxic coronary vasoconstriction. J Am Coll Cardiol，2005，46：231 – 236.

［30］ Togni M，Raber L，Cocchia R，et al. Local vascular dysfunction after coronary paclitaxel-eluting stent implantation. Int J Cardiol，2007，120：212 – 220.

［31］ Gibson CM，Safian RD. Measurement of arterial dimensions：review of visual and quantitative angiographic techniques. J Invasive Cardiol，1991，3：66 – 74.

［32］ Stadius ML，Alderman EL. Coronary artery revascularization. Critical need for，and consequences of，objective angiographic assessment of lesion severity. Circulation，1990，82：2231 – 2234.

［33］ Mauri L，Orav EJ，Candia SC，et al. Robustness of late lumen loss in discriminating drug-eluting stents across variable observational and randomized trials. Circulation，2005，112：2833 – 2839.

［34］ Mauri L，Orav EJ，Kuntz RE. Late loss in lumen diameter and binary restenosis for drug-eluting stent comparison. Circulation，2005，111：3435 – 3442.

［35］ Pocock SJ，Lansky AJ，Mehran R，et al. Angiographic surrogate end points in drug-eluting stent trials：a systematic evaluation based on individual patient data from 11 randomized，controlled trials. J Am Coll Cardiol，2008，51：23 – 32.

［36］ Kereiakes DJ，Kuntz RE，Mauri L，et al. Surrogates，substudies，and real clinical end points in trials of drug-eluting stents. J Am Coll Cardiol，2005，45：1206 – 1212.

［37］ Kuntz RE，Keaney KM，Senerchia C，et al. predictive method for estimating the late angiographic results of coronary intervention despite incomplete ascertainment. Circulation，1993，87：815 – 830.

［38］ Lehmann KG，Melkert R，Serruys PW. Contributions of frequency distribution analysis to the understanding of coronary restenosis. A reappraisal of the gaussian curve. Circulation，1996，93：1123 – 1132.

[39] Schomig A, Kastrati A, Elezi S, et al. Bimodal distribution of angiographic measures of restenosis six months after coronary stent placement. Circulation, 1997, 96：3880－3887.

[40] Byrne RA, Eberle S, Kastrati A, et al. Distribution of angiographic measures of restenosis after drug-eluting stent implantation. Heart, 2009, 95：1572－1578.

[41] Pinto DS, Stone GW, Ellis SG, et al. Impact of routine angiographic follow-up on the clinical benefits of paclitaxel-eluting stents：results from the TAXUS-IV trial. J Am Coll Cardiol, 2006, 48：32－36.

[42] Cutlip DE, Windecker S, Mehran R, et al. Clinical end points in coronary stent trials：a case for standardized definitions. Circulation, 2007, 115：2344－2351.

[43] Stone GW. HORIZONS-AMI：Two-Year Follow-up from a Prospective, Randomized Trial of Heparin Plus Glycoprotein Ⅱb-Ⅲa Inhibitors vs. Bivalirudin and Paclitaxel-Eluting vs. Bare-Metal Stents in STEMI. In：Transcatheter Cardiovascular Therapeutics, 2009, San Francisco.

[44] Nobuyoshi M, Kimura T, Nosaka H, et al. Restenosis after successful percutaneous transluminal coronary angioplasty：serial angiographic follow-up of 229 patients. J Am Coll Cardiol, 1988, 12：616－623.

[45] Serruys PW, Luijten HE, Beatt KJ, et al. Incidence of restenosis after successful coronary angioplasty：a time-related phenomenon. A quantitative angiographic study in 342 consecutive patients at 1, 2, 3, and 4 months. Circulation, 1988, 77：361－371.

[46] Kimura T, Yokoi H, Nakagawa Y, et al. Three-year follow-up after implantation of metallic coronary-artery stents. N Engl J Med, 1996, 334：561－566.

[47] Kastrati A, Schomig A, Dietz R, et al. Time course of restenosis during the first year after emergency coronary stenting. Circulation, 1993, 87：1498－1505.

[48] Kimura T, Abe K, Shizuta S, et al. Long-term clinical and angiographic follow-up after coronary stent placement in native coronary arteries. Circulation, 2002, 105：2986－2991.

[49] Byrne RA, Iijima R, Mehilli J, et al. Durability of antirestenotic efficacy in drug-eluting stents with and without permanent polymer. JACC Cardiovasc Interv, 2009, 2：291－299.

[50] Byrne RA. Two-year Clinical and Angiographic Outcomes from a Randomized Trial of Polymer-Free Dual Drug-Eluting Stents versus Polymer-Based Cypher and Endeavor Drug-Eluting Stents. J Am Coll Cardiol, 2010, 55：2536－2543.

[51] Finn AV, Nakazawa G, Kolodgie FD, et al. Temporal course of neointimal formation after drug-eluting stent placement：is our understanding of restenosis changing? JACC Cardiovasc Interv, 2009, 2：300－302.

[52] Mehran R, Dangas G, Abizaid AS, et al. Angiographic patterns of in-stent restenosis：classification and implications for long-term outcome. Circulation, 1999, 100：1872－1878.

[53] vom Dahl J, Dietz U, Haager PK, et al. Rotational atherectomy does not reduce recurrent in-stent restenosis：results of the angioplasty versus rotational atherectomy for treatment of diffuse in-stent restenosis trial (ARTIST). Circulation, 2002, 105：583－588.

[54] Albiero R, Silber S, Di Mario C, et al. Cutting balloon versus conventional balloon angioplasty for the treatment of in-stent restenosis：results of the restenosis cutting balloon evaluation trial (RESCUT). J Am Coll Cardiol, 2004, 43：943－949.

[55] Kastrati A, Mehilli J, von Beckerath N, et al. Sirolimus-eluting stent or paclitaxeleluting stent vs. balloon angioplasty for prevention of recurrences in patients with coronary in-stent restenosis：a randomized controlled trial. JAMA, 2005, 293：165－171.

[56] Alfonso F, Perez-Vizcayno MJ, Hernandez R, et al. A randomized comparison of sirolimus-eluting stent with balloon angioplasty in patients with in-stent restenosis：results of the Restenosis Intrastent：Balloon Angioplasty Versus Elective Sirolimus-Eluting Stenting (RIBS-Ⅱ) trial. J Am Coll Cardiol, 2006, 47：2152－2160.

[57] Stone GW, Ellis SG, O'Shaughnessy CD, et al. Paclitaxel-eluting stents vs. vascular brachytherapy for in-stent restenosis within bare-metal stents：the TAXUS V ISR randomized trial. JAMA, 2006, 295：1253－1263.

[58] Ellis SG, Vandormael MG, Cowley MJ, et al. Coronary morphologic and clinical determinants of procedural outcome with angioplasty for multivessel coronary disease. Implications for patient selection. Multivessel Angioplasty Prognosis

Study Group. Circulation, 1990, 82：1193 – 1202.

[59] Alfonso F, Cequier A, Angel J, et al. Value of the American College of Cardiology/American Heart Association angiographic classification of coronary lesion morphology in patients with in-stent restenosis. Insights from the Restenosis Intra-stent Balloon angioplasty versus elective Stenting (RIBS) randomized trial. Am Heart J, 2006, 151：681 e1 – e9.

[60] Cosgrave J, Melzi G, Biondi-Zoccai GG, et al. Drug-eluting stent restenosis the pattern predicts the outcome. J Am Coll Cardiol, 2006, 47：2399 – 2404.

[61] Torguson R, Sabate M, Deible R, et al. Intravascular brachytherapy versus drug-eluting stents for the treatment of patients with drug-eluting stent restenosis. Am J Cardiol, 2006, 98：1340 – 1344.

[62] Byrne R, Iijima R, Mehilli J, et al. Treatment of Paclitaxel-eluting stent restenosis with sirolimus-eluting stent implantation：angiographic and clinical outcomes. Rev Esp Cardiol, 2008, 61：1134 – 1139.

[63] Solinas E, Dangas G, Kirtane AJ, et al. Angiographic patterns of drug-eluting stent restenosis and one-year outcomes after treatment with repeated percutaneous coronary intervention. Am J Cardiol, 2008, 102：311 – 315.

[64] Jensen LO, Thayssen P, Mintz GS, et al. Intravascular ultrasound assessment of remodelling and reference segment plaque burden in type-2 diabetic patients. Eur Heart J, 2007, 28：1759 – 1764.

[65] Ohlmann P, Mintz GS, Kim SW, et al. Intravascular ultrasound findings in patients with restenosis of sirolimus-and paclitaxel-eluting stents. Int J Cardiol, 2008, 125：11 – 15.

[66] Doi H, Maehara A, Mintz GS, et al. Classification and potential mechanisms of intravascular ultrasound patterns of stent fracture. Am J Cardiol, 2009, 103：818 – 823.

[67] Sirnes PA, Golf S, Myreng Y, et al. Stenting in Chronic Coronary Occlusion (SICCO)：a randomized, controlled trial of adding stent implantation after successful angioplasty. J Am Coll Cardiol, 1996, 28：1444 – 1451.

[68] Kastrati A, Schomig A, Elezi S, et al. Predictive factors of restenosis after coronary stent placement. J Am Coll Cardiol, 1997, 30：1428 – 1436.

[69] Mittal S, Weiss DL, Hirshfeld JW, et al. Comparison of outcome after stenting for de novo versus restenotic narrowings in native coronary arteries. Am J Cardiol, 1997, 80：711 – 715.

[70] Abizaid A, Kornowski R, Mintz GS, et al. The influence of diabetes mellitus on acute and late clinical outcomes following coronary stent implantation. J Am Coll Cardiol, 1998, 32：584 – 589.

[71] Elezi S, Kastrati A, Neumann FJ, et al. Vessel size and long-term outcome after coronary stent placement. Circulation, 1998, 98：1875 – 1880.

[72] Elezi S, Kastrati A, Pache J, et al. Diabetes mellitus and the clinical and angiographic outcome after coronary stent placement. J Am Coll Cardiol, 1998, 32：1866 – 1873.

[73] Kobayashi Y, De Gregorio J, Kobayashi N, et al. Stented segment length as an independent predictor of restenosis. J Am Coll Cardiol, 1999, 34：651 – 659.

[74] Kastrati A, Mehilli J, Dirschinger J, et al. Restenosis after coronary placement of various stent types. The American Journal of Cardiology, 2001, 87：34 – 39.

[75] Stettler C, Wandel S, Allemann S, et al. Outcomes associated with drug-eluting and bare-metal stents：a collaborative network meta-analysis. Lancet, 2007, 370：937 – 948.

[76] Beohar N, Davidson CJ, Kip KE, et al. Outcomes and complications associated with off-label and untested use of drug-eluting stents. JAMA, 2007, 297：1992 – 2000.

[77] Win HK, Caldera AE, Maresh K, et al. Clinical outcomes and stent thrombosis following off-label use of drug-eluting stents. JAMA, 2007, 297：2001 – 2009.

[78] Marroquin OC, Selzer F, Mulukutla SR, et al. A comparison of bare-metal and drug-eluting stents for off-label indications. N Engl J Med, 2008, 358：342 – 352.

[79] Lemos PA, Hoye A, Goedhart D, et al. Clinical, angiographic, and procedural predictors of angiographic restenosis after sirolimuseluting stent implantation in complex patients：an evaluation from the Rapamycin-Eluting Stent Evaluated At Rotterdam Cardiology Hospital (RESEARCH) study. Circulation, 2004, 109：1366 – 1370.

［80］Kastrati A, Dibra A, Mehilli J, et al. Predictive factors of restenosis after coronary implantation of sirolimus-or paclitaxel-eluting stents. Circulation, 2006, 113：2293 – 2300.

［81］Lee CW, Park DW, Lee BK, et al. Predictors of restenosis after placement of drug-eluting stents in one or more coronary arteries. Am J Cardiol, 2006, 97：506 – 511.

［82］Rathore S, Terashima M, Katoh O, et al. Predictors of angiographic restenosis after drug-eluting stents in the coronary arteries: contemporary practice in real world patients. EuroIntervention, 2009, 5：349 – 354.

［83］Roy P, Okabe T, Pinto Slottow TL, et al. Correlates of clinical restenosis following intracoronary implantation of drug-eluting stents. Am J Cardiol, 2007, 100：965 – 969.

［84］Escolar E, Mintz GS, Popma J, et al. Meta-analysis of angiographic versus intravascular ultrasound parameters of drug-eluting stent efficacy (from TAXUS IV, V, and VI). Am J Cardiol, 2007, 100：621 – 626.

［85］Moses JW, Leon MB, Popma JJ, et al. Sirolimuseluting stents versus standard stents in patients with stenosis in a native coronary artery. N Engl J Med, 2003, 349：1315 – 1323.

［86］Weissman NJ, Koglin J, Cox DA, et al. Polymer-based paclitaxel-eluting stents reduce in-stent neointimal tissue proliferation: a serial volumetric intravascular ultrasound analysis from the TAXUS-IV trial. J Am Coll Cardiol, 2005, 45：1201 – 1205.

［87］Kasaoka S, Tobis JM, Akiyama T, et al. Angiographic and intravascular ultrasound predictors of in-stent restenosis. J Am Coll Cardiol, 1998, 32：1630 – 1635.

［88］Hong MK, Mintz GS, Lee CW, et al. Intravascular ultrasound predictors of angiographic restenosis after sirolimus-eluting stent implantation. Eur Heart J, 2006, 27：1305 – 1310.

［89］Fitzgerald PJ, Oshima A, Hayase M, et al. Final results of the Can Routine Ultrasound Influence Stent Expansion (CRUISE) study. Circulation, 2000, 102：523 – 530.

［90］Mudra H, di Mario C, de Jaegere P, et al. Randomized comparison of coronary stent implantation under ultrasound or angiographic guidance to reduce stent restenosis (OPTICUS Study). Circulation, 2001, 104：1343 – 1349.

［91］Prati F, Regar E, Mintz GS, et al. Expert review document on methodology, terminology, and clinical applications of optical coherence tomography: physical principles, methodology of image acquisition, and clinical application for assessment of coronary arteries and atherosclerosis. Eur Heart J, 2010, 31：401 – 415.

［92］Gonzalo N, Serruys PW, Okamura T, et al. Optical coherence tomography patterns of stent restenosis. Am Heart J, 2009, 158：284 – 293.

［93］Finn AV, Joner M, Nakazawa G, et al. Pathological correlates of late drug-eluting stent thrombosis: strut coverage as a marker of endothelialization. Circulation, 2007, 115：2435 – 2441.

［94］Barlis P, Regar E, Serruys PW, et al. An optical coherence tomography study of a biodegradable vs. durable polymer-coated limus-eluting stent: a LEADERS trial sub-study. Eur Heart J, 2010, 31：165 – 176.

［95］Hausleiter J, Meyer T, Hermann F, et al. Estimated radiation dose associated with cardiac CT angiography. JAMA, 2009, 301：500 – 507.

［96］Andreini D, Pontone G, Mushtaq S, et al. Multidetector computed tomography coronary angiography for the assessment of coronary in-stent restenosis. Am J Cardiol, 2010, 105：645 – 655.

［97］Lansky AJ, Roubin GS, O'Shaughnessy CD, et al. Randomized comparison of GR-Ⅱ stent and Palmaz-Schatz stent for elective treatment of coronary stenoses. Circulation, 2000, 102：1364 – 1368.

［98］Kastrati A, Schomig A, Dirschinger J, et al. Increased risk of restenosis after placement of gold-coated stents: results of a randomized trial comparing gold-coated with uncoated steel stents in patients with coronary artery disease. Circulation, 2000, 101：2478 – 2483.

［99］Park SJ, Lee CW, Hong MK, et al. Comparison of gold-coated NIR stents with uncoated NIR stents in patients with coronary artery disease. Am J Cardiol, 2002, 89：872 – 875.

［100］vom Dahl J, Haager PK, Grube E, et al. Effects of gold coating of coronary stents on neointimal proliferation following stent implantation. Am J Cardiol, 2002, 89：801 – 805.

［101］Legrand V, Kelbaek H, Hauptmann KE, et al. Clinical and angiographic analysis with a cobalt alloy coronary stent (driver) in stable and unstable angina pectoris. Am J Cardiol, 2006, 97：349 – 352.

[102] Windecker S, Simon R, Lins M, et al. Randomized comparison of a titanium-nitride-oxide-coated stent with a stainless steel stent for coronary revascularization：the TiNOX trial. Circulation, 2005, 111：2617 – 2622.

[103] Karjalainen PP, Ylitalo A, Niemela M, et al. Titaniumnitride-oxide coated stents versus paclitaxel-eluting stents in acute myocardial infarction：a 12-months follow-up report from the TITAX AMI trial. EuroIntervention, 2008, 4：234 – 241.

[104] Schachinger V, Zeiher AM. Covered stent grafts：role in intervention of coronary arteries and degenerated vein grafts. Z Kardiol, 2002, 91Suppl3：58 – 63.

[105] Stankovic G, Colombo A, Presbitero P, et al. Randomized evaluation of polytetrafluoroethylene-covered stent in saphenous vein grafts：the Randomized Evaluation of polytetrafluoroethylene COVERed stent in Saphenous vein grafts (RECOVERS) Trial. Circulation, 2003, 108：37 – 42.

[106] Turco MA, Buchbinder M, Popma JJ, et al. Pivotal, randomized U. S. study of the Symbiottrade mark covered stent system in patients with saphenous vein graft disease：eightmonth angiographic and clinical results from the Symbiot Ⅲ trial. Catheter Cardiovasc Interv, 2006, 68：379 – 388.

[107] Marso SP, Lincoff AM, Ellis SG, et al. Optimizing the percutaneous interventional outcomes for patients with diabetes mellitus：results of the EPISTENT (Evaluation of platelet Ⅱ b/ Ⅲ a inhibitor for stenting trial) diabetic substudy. Circulation, 1999, 100：2477 – 2484.

[108] Mehilli J, Kastrati A, Schuhlen H, et al. Randomized clinical trial of abciximab in diabetic patients undergoing elective percutaneous coronary interventions after treatment with a high loading dose of clopidogrel. Circulation, 2004, 110：3627 – 3635.

[109] Douglas JS, Holmes DR, Kereiakes DJ, et al. Coronary stent restenosis in patients treated with cilostazol. Circulation, 2005, 112：2826 – 2832.

[110] Tardif JC, Cote G, Lesperance J, et al. Probucol and multivitamins in the prevention of restenosis after coronary angioplasty. Multivitamins and Probucol Study Group. N Engl J Med, 1997, 337：365 – 372.

[111] Cote G, Tardif JC, Lesperance J, et al. Effects of probucol on vascular remodeling after coronary angioplasty. Multivitamins and Protocol Study Group. Circulation, 1999, 99：30 – 35.

[112] Tardif JC, Gregoire J, Schwartz L, et al. Effects of AGI-1067 and probucol after percutaneous coronary interventions. Circulation, 2003, 107：552 – 558.

[113] Hausleiter J, Kastrati A, Mehilli J, et al. Randomized, double-blind, placebo-controlled trial of oral sirolimus for restenosis prevention in patients with in-stent restenosis：the Oral Sirolimus to Inhibit Recurrent In-stent Stenosis (OSIRIS) trial. Circulation, 2004, 110：790 – 795.

[114] Rodriguez AE, Granada JF, Rodriguez-Alemparte M, et al. Oral rapamycin after coronary bare-metal stent implantation to prevent restenosis：the Prospective, Randomized Oral Rapamycin in Argentina (ORAR Ⅱ) Study. J Am Coll Cardiol, 2006, 47：1522 – 1529.

[115] Kufner S, Hausleiter J, Ndrepepa G, et al. Long-term risk of adverse outcomes and new malignancies in patients treated with oral sirolimus for prevention of restenosis. JACC Cardiovasc Interv, 2009, 2：1142 – 1148.

[116] Cernigliaro C, Sansa M, Vitrella G, et al. Preventing restenosis after implantation of bare stents with oral rapamycin：a randomized angiographic and intravascular ultrasound study with a 5-year clinical follow-up. Cardiology, 2010, 115：77 – 86.

[117] Grube E, Silber S, Hauptmann KE, et al. TAXUS I：six-and twelve-month results from a randomized, double-blind trial on a slow-release paclitaxeleluting stent for de novo coronary lesions. Circulation, 2003, 107：38 – 42.

[118] Stone GW, Ellis SG, Cox DA, et al. A polymer-based, paclitaxeleluting stent in patients with coronary artery disease. N Engl J Med, 2004, 350：221 – 231.

[119] Stone GW, Ellis SG, Cannon L, et al. Comparison of a polymer-based paclitaxel-eluting stent with a bare metal stent in patients with complex coronary artery disease：a randomized controlled trial. JAMA, 2005, 294：1215 – 1223.

[120] Serruys PW, Ruygrok P, Neuzner J, et al. A randomised comparison of an everolimuseluting coronary stent with a

paclitaxel-eluting coronary stent: the SPIRIT Ⅱ trial. EuroIntervention, 2006, 2∶286 – 294.

[121] Windecker S, Remondino A, Eberli FR, et al. Sirolimus-eluting and paclitaxel-eluting stents for coronary revascularization. N Engl J Med, 2005, 353∶653 – 662.

[122] Schömig A, Dibra A, Windecker S, et al. A meta-analysis of 16 randomized trials of sirolimus-eluting stents versus paclitaxel-eluting stents in patients with coronary artery disease. J Am Coll Cardiol, 2007, 50∶1373 – 1380.

[123] Dibra A, Kastrati A, Mehilli J, et al. Paclitaxel-eluting or sirolimus-eluting stents to prevent restenosis in diabetic patients. N Engl J Med, 2005, 353∶663 – 670.

[124] Mehilli J, Dibra A, Kastrati A, et al. Randomized trial of paclitaxel-and sirolimus-eluting stents in small coronary vessels. Eur Heart J, 2006, 27∶260 – 266.

[125] Kandzari DE, Leon MB, Popma JJ, et al. Comparison of zotarolimus-eluting and sirolimus-eluting stents in patients with native coronary artery disease: a randomized controlled trial. J Am Coll Cardiol, 2006, 48∶2440 – 2447.

[126] Leon MB, Mauri L, Popma JJ, et al. A Randomized Comparison of the Endeavor Zotarolimus-Eluting Stent Versus the TAXUS Paclitaxel-Eluting Stent in De Novo Native Coronary Lesions 12-Month Outcomes From the ENDEAVOR IV Trial. J Am Coll Cardiol, 2010, 55∶543 – 554.

[127] Rasmussen K, Maeng M, Kaltoft A, et al. Efficacy and safety of zotarolimus-eluting and sirolimuseluting coronary stents in routine clinical care (SORT OUT Ⅲ): a randomised controlled superiority trial. Lancet, 2010, 375∶1090 – 1099.

[128] Stone GW, Midei M, Newman W, et al. Comparison of an everolimus-eluting stent and a paclitaxel-eluting stent in patients with coronary artery disease: a randomized trial. JAMA, 2008, 299∶1903 – 1913.

[129] Kedhi E, Joesoef KS, McFadden E, et al. Second-generation everolimus-eluting and paclitaxel-eluting stents in real-life practice (COMPARE): a randomised trial. Lancet, 2010, 375∶201 – 209.

[130] Stone GW. SPIRIT-IV. In: Transcatheter Cardiovascular Therapeutics 2009, San Francisco.

[131] de Waha A, Dibra A, Byrne RA, et al. Everolimus-eluting versus sirolimus-eluting stents: a meta-analysis of randomized trials. Circ Cardiovasc Interv, 2011, 4∶371 – 377.

[132] Windecker S, Serruys PW, Wandel S, et al. Biolimus-eluting stent with biodegradable polymer versus sirolimus-eluting stent with durable polymer for coronary revascularisation (LEADERS): a randomised non-inferiority trial. Lancet, 2008, 372∶1163 – 1173.

[133] Mehilli J, Byrne RA, Wieczorek A, et al. Randomized trial of three rapamycin-eluting stents with different coating strategies for the reduction of coronary restenosis. Eur Heart J, 2008, 29∶1975 – 1982.

[134] Byrne RA, Kastrati A, Kufner S, et al. Randomized, non-inferiority trial of three limus agent-eluting stents with different polymer coatings: the Intracoronary Stenting and Angiographic Results: Test Efficacy of 3 Limus-Eluting Stents (ISAR-TEST-4) Trial. Eur Heart J, 2009, 30∶2441 – 2449.

[135] Serruys PW, Ormiston JA, Onuma Y, et al. A bioabsorbable everolimus-eluting coronary stent system (ABSORB)∶2-year outcomes and results from multiple imaging methods. Lancet, 2009, 373∶897 – 910.

[136] Baim DS, Levine MJ, Leon MB, et al. Management of restenosis within the Palmaz-Schatz coronary stent (the U. S. multicenter experience. The U. S. Palmaz-Schatz Stent Investigators. Am J Cardiol, 1993, 71∶364 – 366.

[137] Alfonso F, Zueco J, Cequier A, et al. A randomized comparison of repeat stenting with balloon angioplasty in patients with in-stent restenosis. J Am Coll Cardiol, 2003, 42∶796 – 805.

[138] Elezi S, Kastrati A, Hadamitzky M, et al. Clinical and angiographic follow-up after balloon angioplasty with provisional stenting for coronary in-stent restenosis. Catheter Cardiovasc Interv, 1999, 48∶151 – 156.

[139] Waksman R, Ajani AE, White RL, et al. Five-year follow-up after intracoronary gamma radiation therapy for in-stent restenosis. Circulation, 2004, 109∶340 – 344.

[140] Holmes DR, Teirstein P, Satler L, et al. Sirolimus-eluting stents vs. vascular brachytherapy for in-stent restenosis within bare-metal stents: the SISR randomized trial. JAMA, 2006, 295∶1264 – 1273.

[141] Scheller B, Speck U, Abramjuk C, et al. Paclitaxel balloon coating, a novel method for prevention and therapy of restenosis. Circulation, 2004, 110∶810 – 814.

[142] Scheller B，Hehrlein C，Bocksch W，et al. Treatment of coronary in-stent restenosis with a paclitaxel-coated balloon catheter. N Engl J Med，2006，355：2113 - 2124.

[143] Garg S，Smith K，Torguson R，et al. Treatment of drug-eluting stent restenosis with the same versus different drug-eluting stent. Catheter Cardiovasc Interv，2007，70：9 - 14.

[144] Steinberg DH，Gaglia MA，Pinto Slottow TL，et al. Outcome differences with the use of drug-eluting stents for the treatment of in-stent restenosis of bare-metal stents versus drug-eluting stents. Am J Cardiol，2009，103：491 - 495.

[145] Mehilli J，Byrne R. A，Tiroch K，et al. Randomized Trial of Paclitaxel-Versus Sirolimus-Eluting Stents for Treatment of Coronary Restenosis in Sirolimus-Eluting Stents The ISAR-DESIRE 2（Intracoronary Stenting and Angiographic Results：Drug-Eluting Stents for In-Stent Restenosis 2）Study. J Am Coll Cardiol，2010，55：2710 - 2716.

[146] Cosgrave J，Melzi G，Corbett S，et al. Repeated drug-eluting stent implantation for drug-eluting stent restenosis：the same or a different stent. Am Heart J，2007，153：354 - 359.

[147] Lee SS，Price MJ，Wong GB，et al. Early-and medium-term outcomes after paclitaxel-eluting stent implantation for sirolimuseluting stent failure. Am J Cardiol，2006，98：1345 - 1348.

[148] Mishkel GJ，Moore AL，Markwell S，et al. Long-term outcomes after management of restenosis or thrombosis of drug-eluting stents. J Am Coll Cardiol，2007，49：181 - 184.

第三节　移植心脏血管病变

在发达国家，心脏移植术已成为治疗终末期心脏疾病的一种常规方法。根据国际心肺移植学会（ISHLT）的注册研究，1982～2009年期间全球已有超过8.5万例心脏移植患者，其生存率和生活质量均超过同期采用非移植方法治疗的患者。然而值得注意的是，与普通人群相比，移植术后患者的10年生存率仅约50%[1]。近几十年来，人们对这些患者的临床治疗已取得了许多进展。事实上，与过去二十年相比，目前的急性细胞排异和感染等一系列事件已极少发生且不致命。但是心脏移植术相关的三个主要并发症目前发病率仍居高不下，且直接影响患者预后，包括术后早期的主要死亡原因移植手术的失败、晚期发生的移植心脏血管病变（cardiac allograft vasculopathy，CAV）及恶性肿瘤。其中，CAV是心脏移植术后患者1年之内的主要致残和致死原因，因此成为心脏移植术尚待攻克的最大难题。

一、移植心脏血管病变（cardiac allograft vasculopathy，CAV）的基本概念

简单地说，CAV是一种复杂的心脏移植后冠状血管病变。显而易见的是，这一定义非常的宽泛，涵盖了冠状动脉粥样硬化病变（可能形成于在移植术前或术后）。部分学者认为，"真正意义"上的移植物血管病变主要表现为血管内膜过度增生，与动脉粥样硬化有着明显的区别。目前的主流观点认为动脉粥样硬化参与了CAV的形成，除此之外，至少还有另外两大病理生理学机制参与其中：①血管内膜、中膜及外膜的进行性增生；②血管重塑，表现为血管外径的改变，其在CAV中的重要性已为连续性血管内超声研究所证实[2-5]。CAV形成的这三大机制会随时间呈动态的相互影响，并且相互之间缺乏天然的界限。

关于CAV的知识主要来自于最近数十年的解剖和生理学研究，仅适用于心外膜大的冠状动脉。然而，CAV并不仅仅影响大的冠状动脉，还可累及到整个冠状动脉－静脉循环系统，例如，心肌内冠状动脉分支、小动脉甚至是毛细血管，而且小血管受累程度与心外膜冠状动脉病变的发展并不完全同步。随着针对微循环的研究方法不断发展，越来越多的研究证实，CAV可累及心脏微血管系统。在某些特殊病例中，微循环病变所致的严重心力衰竭甚至是CAV的唯一临床表现。因此，人们应拓

宽自己对 CAV 的理解，结合新的微循环研究证据[6-8]，充分认识到微血管病变在 CAV 中的重要意义。

自 20 世纪中期以来，发达国家就一直徘徊于"动脉粥样硬化时代"。正因为动脉粥样硬化的发病率极高，所以人们对这种疾病的病因、危险因素、临床症状、后果、预防措施已达到了一种家喻户晓的程度。本章为了更好地阐述移植物血管病变的特征，将从不同侧面去比较 CAV 和大家所熟知的动脉粥样硬化疾病二者的异同点[9]（表 9-4）。

表 9-4   自身动脉粥样硬化与移植心脏血管病变（CAV）的比较

特征	移植心脏血管病变	动脉粥样硬化
患病率	心脏移植术后每年以 5% ~ 10% 的比例增加，术后 10 年的患病率将达 50%	有危险因素患者（发病年龄相对年轻），或年龄 >60 ~ 70 岁多见
与年龄的关系	与年龄负相关，年轻者稍多	与年龄呈正相关，小于 40 岁较少
与性别的关系	无	女性发病时间相对较晚
疾病进程		
早期病变	术后数周至数月即可出现	20 岁左右
亚临床进展	数年（1 ~ 10 年）	数十年（通常为 30 ~ 50 年）
临床症状	通常于术后 3 年开始出现	50 岁之后
病变分布	整个冠状动脉 – 静脉循环系统全程均可受累，包括心外膜冠状动脉、微血管和冠状静脉系统	心外膜冠状动脉近段
病变的解剖学特征		
初始阶段	向心性、弥漫性的内膜增生	偏心性、局灶性、退行性的内膜增生
后期阶段	由向心性、弥散的纤维内膜转变为退行性纤维脂质斑块	纤维脂质斑块，可见坏死核和纤维帽
组织病理学特征		
所累及的血管壁结构	主要累及内膜，晚期纤维化则发生于血管中膜和外膜	血管三层结构均可见累及
脂质池	细胞内和细胞外脂质池形成，但无胆固醇结晶	细胞内和细胞外脂质池形成，可见胆固醇结晶
内弹力板	完整	部分或完全断裂
病变进展		
初始阶段	内膜平滑肌样细胞增殖、内膜脂质沉积	内膜脂纹
生长	细胞迅速增殖，可见泡沫细胞	具有脂质池的纤维斑块缓慢进展
斑块侵袭、斑块破裂	并不常见，仅在疾病晚期阶段可见	斑块进展的常见方式，导致临床易损状态

（一）疾病进程   动脉粥样硬化的演变是个缓慢的过程，从二十几岁时的脂肪条纹发展到五十几岁之后的严重狭窄性病变通常需要数十年之久。与男性相比，女性发生动脉粥样硬化疾病的时间通

常要延后 10 年。与动脉粥样硬化相比，移植物血管病的发生则显得极为迅速。心脏移植后数月即可见明显的内膜增生，而在术后 1 年，高达 75% 的患者可具有不同种程度的 CAV 表现[10]。术后 10 ~ 15 年，绝大多数患者可出现冠状动脉阻塞性病变和相应临床表现。动脉粥样硬化在一般人群中的发生率随年龄增加而增加，但 CAV 则不同，在年轻成人患者更为多见[11]，较少发生于婴幼儿和儿童[1]。此外，CAV 的发生率和临床进程无性别差异。

（二）狭窄病变在冠状动脉 - 静脉循环系统的分布　动脉粥样硬化通常发生于心外膜冠状动脉，并不累及冠状动脉 - 静脉循环系统的其他血管。动脉粥样斑块通常呈局灶样、偏心性分布，多位于分叉部位。而 CAV 则可累及整个冠状动脉 - 静脉循环系统，包括心脏移植血管的主动脉近端、心外膜冠脉、壁内动脉及其分支、小动脉、毛细血管和静脉系统。尽管 CAV 与动脉粥样硬化在疾病晚期阶段的病理特征极为相近，但 CAV 病变的分布更为弥漫，而且通常表现为向心性内膜增生。

病变呈"区域化"分布是 CAV 的重要特征之一，即大血管与微血管并不会同步形成血管病变。多个研究均显示，移植心脏大血管和微血管可独立发生 CAV 病变，这两种血管部位的病变之间缺乏相关性[4,8,12,16]。某些患者发生 CAV 时可仅累及移植心脏的微血管，而心外膜冠状动脉则未见异常，终末期心力衰竭是其唯一的临床表现[17]。

（三）组织病理学特征　动脉粥样硬化病变可影响到局部血管壁的三层结构（内膜、中膜和外膜），并可导致内、外弹力层的破裂。动脉粥样斑块时，巨噬/泡沫细胞内、外可见大量的脂质沉积；细胞外脂质池表面可见纤维帽结构，其内可见坏死核心。钙化在"成熟"斑块中较为常见。薄纤维帽的易损斑块如发生侵袭或破裂，将诱发血管痉挛、血栓形成、炎症反应，并最终导致急性冠脉综合征。

与动脉粥样硬化病变不同，CAV 常表现为向心性内膜增生（图 9-20），主要由中膜迁移而来的平滑肌细胞、淋巴细胞和巨噬细胞所组成。在过度增生的内膜层，由于蛋白多糖合成增加导致了内膜细胞外基质大量沉积，同时还可见泡沫细胞、细胞外脂质池形成（图 9-21）。胶原纤维在 CAV 增生内膜中的含量明显低于动脉粥样硬化斑块。CAV 时，移植心脏血管中膜通常不受影响，但容易发生

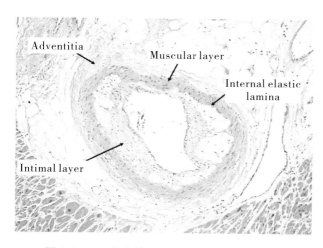

图 9-20　心脏移植后 10 年的患者因非 CAV 相关性疾病而死亡

尸检时留取心外膜冠状动脉并进行病理观察。显微镜下可见冠状动脉发生中度 CAV 病变，表现为向心性内膜增生伴泡沫细胞浸润、中膜和外膜为脂肪组织所包绕

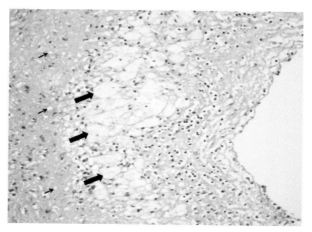

图 9-21　冠状动脉重度 CAV 病变的内膜病理切片（HE 染色，200×）

显微镜下可见内皮下区域（右侧区域）可见单个核细胞（淋巴和巨噬细胞）浸润，而在邻近中膜的深层内膜（左侧区域）可见迁移至内膜的平滑肌细胞。黑色粗箭头所示的是泡沫细胞（吞噬大量脂质的巨噬细胞）；细箭头所示的是细胞外脂质池，此区域细胞外基质明显增加

中膜增生和纤维化改变。内弹力板完整是 CAV 的重要特征。在外膜层，通常可见单个核细胞浸润和外膜纤维化改变。在移植心脏血管病变中，钙化相对少见，但其范围与粥样斑块中钙化灶相比更加弥漫，主要见于晚期 CAV 病变。在小动脉中，内膜泡沫细胞数量极少，但可见内皮炎，伴内皮下淋巴细胞浸润，这是 CAV 的一个独有特征。微血管发生 CAV 病变时，通常难以发现明确病变，但可见心肌组织内毛细血管密度明显降低[8,18,19]。

移植心脏的心外膜冠状动脉也可观察到动脉粥样硬化病变，后者与 CAV 的特征性内膜增生可相互叠加、共存。在后期阶段，从形态特征上将难以区分动脉粥样硬化和 CAV 这两种病变。

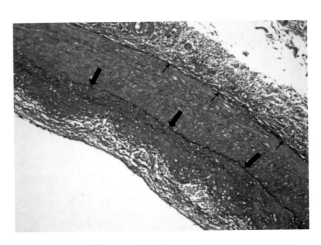

图 9-22　合并 CAV 病变的心外膜冠状动脉横断面
经 van Gieson 染色显微镜下可见 CAV 累及动脉的内弹力板（粗箭头）和外弹力板（细箭头）基本完整，这在动脉粥样硬化病变中极为少见。同时，还可见明显的内膜过度增生，伴内皮下泡沫细胞浸润

在病理上，这两种血管病变所致的心肌缺血性改变也完全不同。对于缺血性心肌病患者，可见范围较大的心肌坏死后纤维化区域，与周围正常心肌组织的界限明确。而 CAV 时，心肌缺血区域可见点片状、不规则的肌溶解、凝固样坏死，并与修复性间质纤维化、血管周围纤维化区域相互交错的存在。

紫色的心肌纤维内可见心肌存在缺血表现（心肌细胞萎缩，细胞核丢失，细胞质染色增强），心肌细胞呈簇状排列，其间为间质和血管外纤维组织（染成绿色）所包绕。

（四）发生率和患病率　传统观点认为，经血管造影随访、确诊的 CAV 的患病率会逐年增加，每年可增加 10%，意味着接受心脏移植手术术后 5 年的患者（受供者）将有 50% 罹患 CAV，而在术后 10

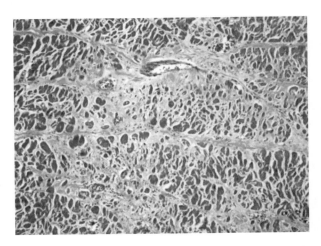

图 9-23　微血管和大血管同时受累及的晚期 CAV 患者心肌组织（van Gieson 染色，100×）

年，所有的存活者均患有 CAV[13,20-25]。但 ISHLT 注册研究的结果却不同于既往研究，存活的受供者在术后 1 年、5 年和 10 年的血管造影 CAV 患病率分别为 8%、31%、52%[1]。事实上，CAV 累积发生率与时间的关系并不完全呈线性关系，术后第一个 5 年 CAV 的年发生率为 7%，但 >5 年的 CAV 年发生率则降至 4%。

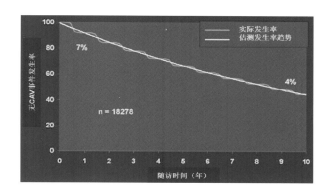

图 9-24　ISHLT 注册研究关于 CAV-时间关系图
采用每年一次冠脉造影进行随访，结果发现 CAV 发生率
在术后初期为 7%，但在 10 年后则仅 4%

对于 CAV 的预期发生率与"真实世界"发生率的差异，其主要原因是目前在临床上缺乏统一的 CAV 定义。Costanzo 等[26]对 4500 例冠状动脉造影进行分析发现，如将 CAV 定义为各级冠状动脉异常，CAV 在随访 1 年和 5 年的患病率分别为 14%、42%；但将诊断标准设为心外膜冠状动脉至少存在一处严重狭窄病变，CAV 患病率则明显下降，1 年和 5 年的患病率分别仅为 5%、15%。

虽然冠状动脉造影简单易行、且重复性良好[30,32,33]，但它难以诊断轻度 CAV[27,30]，而且轻度狭窄病变的短期及中期临床意义尚不明确[29,30]，所以目前将造影直径狭窄 ≥50% 的病变定义为严重 CAV[4,31]。如果我们用更敏感的诊断工具，例如，使用多数学者所推荐的 CAV 诊断"金标准"[34] IVUS，这一问题则变得更加复杂。一组研究人员对 181 例术后生存达 1 年的心脏受供者继续进行血管造影和 IVUS 随访 10 年，结果显示在此期间有 11% 的患者死于 CAV，19% 出现了相关 CAV 的临床症状，符合"直径狭窄 ≥50%"标准的严重 CAV 可达 41%。但如果以 IVUS 作为诊断手段，这些患者中有 69% 存在 IVUS 定义的严重狭窄（将狭窄病变分为 0 ~ 10 级，如 ≥6 则为重度狭窄），有 89% 受供者尽管 IVUS 判断为轻度病变但却有 CAV 相关症状。总之，同一组接受心脏移植的患者按照不同诊断标准可得到不同的发生率和患病率，在上述这三者诊断 CAV 的方法（临床症状、血管造影和 IVUS）中，IVUS 的敏感性最高，冠状动脉造影次之，临床症状最低；但在预测主要临床事件的特异性方面，则恰好相反。ISHLT 所成立的 CAV 分级工作组已发布了 CAV 定义、分级标准的专家共识，建议采用血管造影作为主要的评价手段。

在心脏移植术后患者中，有一部分患者长期随访并不发生 CAV 的任何临床表现，对这一受供者亚组进行研究，将有助于减少 CAV 的发生率。有研究对"特权"亚组和 CAV 患者组进行比较，结果显示心脏移植术后不发生 CAV 的独立危险因素是受供者年龄年轻（年龄每增加 1 岁，CAV 相对危险将增加 1.09 倍，CI 95%，1.03 ~ 1.17，P = 0.007）、急性排斥反应次数较低（排斥事件每增加一处，CAV 相对危险将增加 1.54 倍，CI 95%，1.03 ~ 2.3，P = 0.035）。这一研究表明，免疫因素与非免疫因素一样影响着 CAV 的发生[36]。

毫无疑问，大多数接受心脏移植的患者在术后会不同程度地发生 CAV，CAV 的发生率明显高于普通人群中动脉粥样硬化的发生率。

然而，CAV 发生率随着时代的发展似乎也有所下降。与以往研究结果不同，2000 年之后发布的多个研究就显示 CAV 的年发生率 <5%，术后 5 年的累积发生率约为 20%[1,4,25,33,37-39]。ISHLT 注册研究也得出相同结论，即 CAV 患病率在过去 20 年中呈下降趋势，1994~2000 年期间接受心脏移植的患者术后 5 年 CAV 发生率为 34%，而在 2001~2007 年期间手术的受供者 5 年发生率则为 30%，尽管下降幅度较小但意义重大[1]。

（五）预后　CAV 是心脏移植术后晚期死亡的首位原因，术后 1 年死亡患者中有近 30% 死于 CAV。Keogh 等研究显示，造影诊断严重 CAV（直径狭窄 ≥50%）的受供者在随后 1 年和 3 年随访时的死亡率分别为 36%、80%[43]。利用相对更为复杂的血管造影诊断标准，Costanzo 等[26] 对 CAV 严重性和预后之间的关系进行了分析研究，结果显示，轻度、中度和重度 CAV 三组的 2 年移植失败率分别为 5%、20% 和 66%。基于上述研究和其他研究，重度 CAV 在确诊之后的估测平均生存时间约为 2 年[28,44]。然而，Stanford 大学于 2002 年发表的研究数据却显示 CAV 预后较为良好[45]。造影狭窄 ≥50% 的 CAV 患者 2 年生存率为 72%，一半患者在诊断之后 4.2 年时仍存活，这一结论似乎更加符合目前的实践经验。

表 9-5 列举了近年来改善心脏移植术后 CAV 患者预后的多种防治措施。CAV 发生率的降低、预后的改善可用来解释为什么恶性肿瘤已替代 CAV 成为心脏移植术后晚期死亡的首位原因[1,46,47]。这一结论尤其适用于心脏移植术后 5 年以上的患者。

表 9-5　目前可降低心脏移植术后 CAV 发生率和死亡率的防治措施

预防措施

- 可降低急性排异反应发生的新型免疫抑制剂，包括麦考酚吗乙酯（mycophenolate motetil），细胞增殖信号抑制剂、他克莫司（tacrolimus）
- 对参与 CAV 形成的内膜过度增生有直接抑制作用的免疫抑制剂，包括麦考酚吗乙酯，细胞增殖信号抑制剂
- 可有效预防和治疗巨细胞病毒感染的药物和策略正逐渐增多
- 他汀类的广泛使用，这不仅是由于它的降脂作用，也与其免疫调节作用有关
- 对传统心血管危险因素强化治疗

治疗措施

- 有选择地对某些冠脉解剖适合的心脏移植术后患者给予支架置入
- 对于严重 CAV 患者，使用 ICD 以预防猝死
- 对收缩性心力衰竭患者有效的药物可能也对 CAV 患者有益，如 ACE 抑制剂、β-受体阻滞剂

二、CAV 的病理生理学机制

尽管对这个领域的研究较多，但人们对于 CAV 启动和进展的确切机制仍知之甚少。大量证据证实，免疫因素构成了这一疾病的基础，而大量非免疫因素则参与了它的进展[4,5,9,13,23,24,37,48-52]。

血管内皮在 CAV 进展过程中发挥着至关重要的作用。生理状态下，内皮细胞（EC）的作用是调控血管舒缩运动，拮抗氧化应激反应，抑制血栓形成、白细胞黏附和平滑肌细胞（SMC）增殖[53,54]。当 EC 受损时，上述的 EC 生理功能将遭到削弱，从而导致血管收缩、局部血栓形成和血管壁炎症反应，随后将导致 SMC 增殖和细胞外基质沉积增加。这些病理生理反应最终导致由平滑肌细胞、结缔

组织和脂质所组成的新生内膜组织持续增生，后者与血管重构共同参与了血管管腔狭窄的形成。CAV 的病理组织学特征也符合上述病理生理学机制。

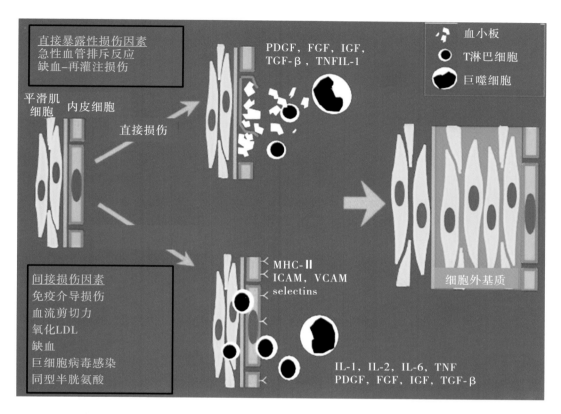

图 9-25 CAV 的病理生理学机制（包括左侧的传入启动阶段、右侧传出阶段）

CMV：巨细胞病毒；EC：内皮细胞；FGF：成纤维细胞生长因子；ICAM：细胞内黏附分子；IGF：胰岛素样生长因子；IL-1：白细胞介素-1；LDL：低密度脂蛋白；MHC-Ⅱ：主要组织相容性Ⅱ型蛋白复合物；PDGF：血小板源性生长因子；SMC：平滑肌细胞；TGF-β：转变生长因子；TNF：肿瘤坏死因子；VCAM：血管黏附分子

为了更好地阐述 CAV 的病理生理机制[55,56]，本章特把 CAV 的发生分成两个阶段加以描述。

（一）引起内皮损伤的病理因素 EC 是细胞免疫、体液免疫所介导的调控机制的靶细胞。在被循环 T 淋巴细胞（受体 T 淋巴细胞）识别之后，移植器官中的 EC（供体 EC）所表达的人白细胞抗原（HLA）和其他抗原将诱发强烈的免疫细胞反应。CD4 T 细胞可诱导供体 EC 表达 HLA Ⅱ型抗原增加，这就促使了免疫细胞反应可长期持续存在。其机制是在 EC 内 CD 4T 细胞诱导 HLA Ⅱ型抗原表达的慢性持续性上调。CD4 T 细胞活化所需的某些共刺激途径在急性排斥反应中是至关重要的环节，但这些途径在 CAV 中的作用尚不清楚[56,57]。相反，越来越多的证据表明，通过间接途径（即通过受体抗原递呈细胞识别 HLA 分子加工过程中所生成的肽类分子）所产生的、以 HLA 分子为靶点的同种异体免疫反应可诱导、加速并且维持 CAV 的发生的异常激活可以诱导、加速、维持 CAV[58]。此外，提示细胞免疫参与 CAV 进程的其他证据还包括：①反复的急性排斥事件与后期 CAV 发生有关[59-61]；②CAV 早期阶段常可见以 T 细胞和巨噬细胞浸润为特征的血管炎[7,17,56,62]。尽管体液免疫在 CAV 发展的重要作用仍需大量的前瞻性研究加以证实，但这一机制正受到越来越多学者的关注。EC 可表达主要组织相容性复合体抗原、波形蛋白（vimentin）、MHC Ⅰ类相关分子链 A（MICA）等抗原分子，它们是心脏移植术后体液免疫反应攻击的主要靶点[17,63-65]。研究已证实，人类心脏移植术后 CAV 与 HLA 差异[66]、抗 HLA 抗体[67,68]、血管排斥[67]之间存在相关性，但它们之间的因果联系目前缺乏直接的特异性证据[69]。一项入选了 285 例心脏移植受供者的前瞻性研究结果显示，循环抗 HLA Ⅱ 类抗体呈阴性和阳性的患者组在术后 5 年合并 CAV 的发生率分别为 10% 和 35%，表明血液中出现抗 HLA Ⅱ 类抗体是 CAV 的独立危险因子，而 Ⅰ 类抗体则与 CAV 无关[70]。Tambur 等也发现了新出现的抗 Ⅱ 类抗原抗体与 IVUS 诊断的 CAV 之间具有相关性[71]。而另一个研究显示，抗 HLA Ⅰ 类抗原抗体阳性的 CAV 患者经 PCI 治疗后容易发生再狭窄[72]。

　　新近又发现了一些与 CAV 有关的抗体。抗 - 波形蛋白抗体是一种非 HLA 相关抗原，仅发现于 CAV，而在其他疾病状态时则极少出现，故它可能与 CAV 密切相关[73]。波形蛋白仅出现在 CAV 的血管内膜，不表达于健康人内皮细胞。心脏移植术后患者大约有 1/3 可形成抗波形蛋白抗体。对 167 例心脏移植受供者随访 2 年发现，合并 CAV 组抗波形蛋白抗体阳性率为 91%，而未发生 CAV 的受供者组则为 42%[74]。Kaczmark 等评价了循环血液中抗供体 HLA 抗原的特异性抗体在 CAV 发生中的作用，结果显示这类抗体绝大多数为抗 HLA Ⅱ 类抗原的抗体，在心脏移植术后患者的阳性率为 11%，它们与 CAV 发生密切相关，并且可增加心脏移植患者的死亡率[75]。与其相似的，Poggio 等的研究表明，在血管造影确诊为 CAV 的患者中，抗供体的细胞免疫和流式细胞法检测群体反应抗体（panel reactive antibodies，PRA）的阳性率为 53%，而非 CAV 组仅为 12%[51]。过去二十年人们还发现了许多与 CAV 有关的非免疫危险因素。引起冠状动脉粥样硬化的"经典"危险因素，如高血压、脂代谢失调、糖尿病、肥胖和吸烟史，也与 CAV 发生有关，但致病作用相对更弱[13,22-26,37,50,76-78]。器官供体患者因素（高龄、男性、高血压）是与 CAV 有关的手术方面危险因素[13,26,59]。供体高龄还与移植术后 CAV 提前发生密切相关[26]，可能是由于高龄供体自身动脉粥样硬化病变在移植之后可成为 CAV 发展的病理基础。而在受供者相关危险因素中，高龄、男性、缺血性心脏病史很早就被证实与 CAV 有关[13,26,33]，而近年来基因多态性研究则进一步证实其他受供体因素（如高半胱氨酸血症、遗传易感性因素）也参与 CAV 的发生、发展[79-82]。离体心脏保存、缺血/再灌注损伤是内皮功能障碍及其后 CAV 发生的早期预测因子[54,83-85]，这个过程是由氧自由基和 NO 生成所启动，从而导致了炎症介质的释放，并触发了细胞和分子事件的级联反应[86]。有研究就发现，在围手术期损伤所致的早期心肌纤维化组中，虽然急性排斥反应发生率、具有的 CAV 其他危险因素均低于无早期心肌纤维化的对照组，但 CAV 发生率并未降低，反而更高且更严重[87]。也就解释了心脏移植术后早期左心室射血分数降低与晚期 CAV 二者之间的联系[88]。十年前发表的多个研究[13,76,89-91]证实了巨细胞病毒（CMV）感染和 CAV 之间的关系，但临床采取的有效预防和治疗措施已经从整体上减少了 CMV 对心脏移植的影响，甚至是最新的研究显示这二者之间已无相关性[92]。Hussain 研究更进一步表明，在心脏移植患者尤其是儿童患者中，即使是亚临床的 CMV 感染也会引起永久性的内皮激活，而触发 CAV 的发展[93]。事实上，CMV 感染的广泛预防似乎可减少 CAV 远期发生率[94]，因此，有学者推荐使用抗 CMV 预防措施去预防 CAV 的发生[95]。

　　众所周知，肺炎衣原体感染是一种致动脉粥样硬化的危险因子，但对 CAV 的发生几乎无影响[96]。

　　(二) 内皮损伤所触发的事件并导致 CAV　尽管损伤机制有所不同，但内皮细胞对损伤的反应缺乏特异性，表现为低强度、持续性炎症反应以促进血管修复[23,24,37,54,97,98]。有证据表明，EC 活化后各种黏附分子（选择素、ICAM-1、VCAM-1）[99]将持续表达上调，这反过来有助于 EC 和炎症细胞之间的相互作用，形成 T 淋巴细胞、巨噬细胞、EC、SMC、血小板（当内皮剥脱受损时）相互联系的内在网络，从而产生了大量具有生物活性的细胞因子，如白细胞介素（interleukin，IL）-1、IL-2、IL-6、IL-8 和肿瘤坏死因子（tumour necrosis factor，TNF），同时还能产生各种生长因子，如血小板获得生长因子（platelet derived growth factor，PDGF）、成纤维细胞生长因子（fibroblast growth factors，FGF）、胰岛素样生长因子（insulin-like-growth factor，IGF）和 β-转化生长因子（transforming growth factor-β，TGF-β）。尽管有研究[80,82]强调了这些因子在特定条件下参与 CAV 发生的重要作用，但它们可能需要相互协同、逐步发挥各自病理生理作用。某些细胞因子，如 IL-1、TGF-β 和 TNF，可抑制这些反应，因此，可能在这一过程中发挥着调控作用[100]。某些生长因子的多态性与 CAV 严重程度有关，也可用来解释某些患者在遗传学方面上存在 CAV 发生的易感性[101]。

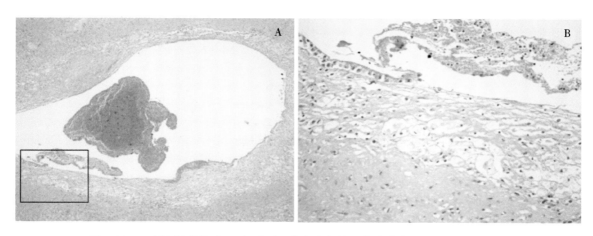

图 9-26　一例心脏移植术 12 年后死于肿瘤患者的冠状动脉病理切片（HE 染色）

显微镜可见中度 CAV，过度增生的内膜可见泡沫细胞形成。A 图（40×），管腔内可见死后血栓形成，黑色方框所示内皮发生剥脱。B 图，为高倍镜下（150×）的 A 图方框区域，可见内皮剥落、表面血小板血栓形成，血栓内可见单个核细胞浸润

在迁移进入内膜后，成纤维细胞和平滑肌细胞将分化为分泌型内膜肌样细胞，后者可合成细胞外基质。TGF-β 可抑制基质降解酶，从而导致内膜过度增生[102]。循环单核细胞进入内膜后转化为巨噬细胞，在 CAV 发展过程中也发挥着重要的作用[103]。

对 CAV 形成的某些细胞分子系统的简单结构已经完成，而另外一些正在努力探索，这些对 CAV 的某个阶段甚至整个过程起决定性作用。

核因子 κB（nuclear factor kappa B，NF-κB）是一种转录因子，参与调控前文所述的多种致炎细胞因子的产生[104]。它对氧化应激反应极为敏感，可介导内皮细胞对缺血/再灌注损伤的反应。在 CAV 动物模型中，NF-κB 表达增加[105]。NF-κB 在内皮炎症中发挥着关键作用，因此，它是预防 CAV 和其他冠状动脉疾病的一个理想治疗靶点。内皮损伤通常伴有局部抗凝/促栓因子平衡的破坏[106]，结果导致微血管纤维蛋白沉积，从而诱发 CAV 早期强烈的炎症反应。EC 再次成为关键细胞，损伤后可使抗栓物质（如组织纤溶酶原激活剂[108]、血栓调节素[109]和前列腺素）合成减少，同时还造成促凝因子（如组织因子[110]，凝血酶敏感蛋白[111]和纤溶酶原激活剂抑制因子[13]）过度生成，已证实抗栓物质生成减少和促栓物质生成增加均参与 CAV 的发展。

血管活性物质在 CAV 发生过程中的作用目前仍有争论。一氧化氮（nitric oxide，NO）是一种内皮源性血管舒张因子，短期内可保护内皮细胞免受急性损伤[113]。但在合并 CAV 的人类动脉中存在诱导型 NO 合酶（inducible NO synthase，iNOS），它可引起蛋白质内部酪氨酸分子大量硝基化，并经过氧亚硝酸盐诱导细胞损伤，提示经 iNOS 合成的 NO 长期增加有可能参与了 CAV 的发生[114]。Vejlstrup 对心脏移植患者随访 3 年发现，CAV 晚期血管平滑肌细胞可持续表达 iNOS，但内皮所表达的内皮型 NOS（entitative NO synthase，eNOS）表达时间较短，仅存在于术后数月之内。作为冠状动

脉－静脉系统的一个例外，小静脉在随访期内持续存在 eNOS 活性，而且未见 CAV 发生。因此，eNOS 可能的作用是抑制 CAV 发生，而 SMC 所产生的 iNOS 却恰恰相反，可促进 CAV 发生[115]。内皮素作为一种强烈的缩血管和促丝裂因子，已证实可参与人类心脏移植术后内皮功能障碍和 CAV 的发展过程[116]。动物实验显示，拮抗内皮素-1 可预防冠状动脉病变的进展[117]。

Xu 等对凋亡在 CAV 中的作用进行了深入研究，结果表明，罹患 CAV 的人心脏血管可见细胞凋亡[118]。实验研究显示，Fas-Fas 配体途径可能诱导了细胞凋亡的发生，而 Bax/Bcl 则可抑制细胞凋亡[119,120]。

负性重构是指血管壁随时间而挛缩，它可能也参与了闭塞性 CAV 的形成[2]。血管负性重构可能与 NO 缺乏和（或）内皮素-1 增加有关。另外，血管为了适应剪切力或血流增加将向外扩张，而血管内膜、外膜细胞外基质大量沉积将削弱血管的这种代偿能力，从而也参与了负性重构过程[121]。某些细胞因子和生长因子也可影响血管的负性重构[122]。

三、不同诊断技术在评价 CAV 中的作用

临床工作中，如何诊断 CAV 依然是一个尚待解决的难题。因为支配移植心脏的神经在移植过程中被切除破坏，所以将胸痛症状作为诊断 CAV 的临床线索并不可靠。在术后晚期，仅有 10%～30% 的移植心脏可逐渐恢复神经再支配[123]，使受供体直到疾病终末阶段才会表现出相关诸如心力衰竭的临床症状。数十年的临床实践证实，利用心电图或核素灌注成像评价心肌缺血的无创性检查手段并不能有效地诊断 CAV[124,125]。正基于此，许多医学中心采用每年进行一次冠状动脉造影的方法诊断 CAV[24,26]，但这种方式的成本/获益之比过高，且也明显增加了导管室的工作量。因此，目前此领域的研究热点是寻找一些可敏感、特异诊断 CAV 的无创性检查方法，并已取得一些进展。

（一）冠状动脉造影术　在血管内超声出现之前，冠状动脉造影（coronary angiography，CAG）是诊断 CAV 的基本方法[34,126]，目前仍然是应用最广泛的诊断方法。CAG 可客观评价心外膜冠状动脉及其主要分支受 CAV 累及的严重程度，并为进一步的血管重建术提供证据。CAG 的主要缺陷是仅能评价血管管腔的狭窄程度，难以提供局部动脉血管壁的解剖结构信息。此外，CAG 也无法判断与 CAV 发生有关的血管重构情况（包括血管外径的扩张或缩小）[127]。因此，CAG 诊断 CAV 的敏感性较低，尤其是 CAV 的早期阶段、病变极为弥散或仅有小的末梢分支受累时其诊断敏感性更低[27-30,128]。

Stanford 工作组首次根据 CAV 常见造影特征将移植血管病变解剖异常进行分型，即 A、B_1、B_2 和 C 型病变。A 型病变与动脉粥样硬化病变相似，主要发生于大的心外膜冠状动脉，包括孤立性局限狭窄或管状狭窄病变、多处狭窄病变。B_1 型病变为心外膜冠状动脉近段正常，但远段和分支血管突发向心性狭窄或闭塞。B_2 型病变则是从近段正常段到远段管腔逐渐变细，向心型狭窄导致远段动脉呈弥漫性、线样狭窄。C 型病变是一种远段血管弥漫性、不规则病变，伴分支血管丢失，造影时表现为血管末梢呈方形或突然中断，缺乏逐渐变细的特征。这种 CAV 分型方法便于用来描述病变特点，但其应用缺乏预后预测价值。正如上文所述，CAV 造影特征会随时间的变化而变化，病变可从管腔不规则发展至狭窄超过 30%、40%、50% 或 70%，发病率和患病率也随之变化[25-31]。

术后早期的 CAG 结果可预测患者的预后。Keogh 等于 1992 年发表的一项研究提示，如 CAV 患者近、中段动脉存在中/重度狭窄病变（>40%），其 2 年全因死亡率 >50%[32]，而且三支病变的 CAV 患者预后明显差于单支或双支病变组。

Costanzo 等利用由 39 个中心所建立的心脏移植研究数据库进行了一项迄今为止最大的 CAV 造影分型研究，共分析了 4637 例心脏移植患者的术后造影结果[26]。该研究对 CAV 轻度、中度及重度病变进行了定义，轻度 CAV 包括左主干狭窄 <50%、主要血管狭窄 <70%、或任何分支狭窄 <70%（包括弥漫性狭窄），中度 CAV 为左主干狭窄 50%～69%，主要血管单支病变（狭窄 >70%）、或 2

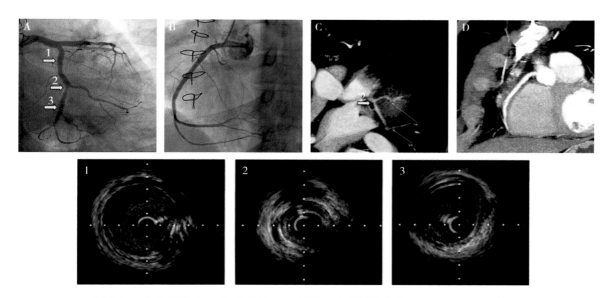

图 9-27 心脏移植术 13 年后合并 CAV 的同一患者冠脉造影，MDCT 和 IVUS 结果

血管造影结果（A-B）：

左冠状动脉：左前降支中、远段显示弥漫性狭窄，二、三级分支仍存在。

箭头表示回旋支的不同节段：

1．近端无明显狭窄；

2．中段在第一钝缘支分出后有局灶性、向心性中度狭窄；

3．远端有小的不规则；

右冠脉：只有小的不规则病变。

多排 CT（MDCT）结果（C-D）：

C：回旋支中段斜位图，箭头所示为 CAG 结果中同一处狭窄病变，可见第一钝缘支分出后脂质斑块形成。

D：右冠状动脉右前斜位，无明显狭窄。

回旋支动脉 IVUS 的横断面，箭头 1、2、3

1．回旋支近段有很明显的向心性内膜增生，而此处冠造未显示任何疾病；

2．向心性内膜增生的程度加重和明显的负性血管重构（血管外部直径的减少），两者导致明显的管腔狭窄；

3．远端显示管腔外部直径正常和伴有向心性内膜增厚

级分支血管孤立性狭窄 >70%，重度病变则为左主干病变狭窄 >70%、或 2 支以上主要血管狭窄 >70%、或所有 3 支主要动脉的分支均存在孤立性狭窄 >70%。主要血管是指左前降支、左回旋支、右冠状动脉（右优势型或均衡型时）近、中 1/3 段；分支指的是对角支、钝缘支、主血管的远段 1/3 或非优势型的右冠状动脉。根据这种相对复杂的定义，该研究将心脏移植患者的 CAG 结果分为正常组（n =3821，占 82%）、轻度 CAV 组（n =574，占 12%）、中度 CAV 组（n =181，占 4%）和重度 CAV 组（n =61，占 1%）。5 年随访结果显示，总的 CAV 相关死亡或再次移植事件发生率为 7%，但重度 CAV 组则为 50%，提示 Costanzo 分类方法可能有助于 CAV 患者预后的判断。血管造影还能提供另一个重要的预后信息，即 CAV 在心脏移植术后出现的时间和发展速度，这两个因素也强烈影响 CAV 的预后[34]。在心脏移植术后 1~2 年之内发生的早期 CAV 患者，其预后不佳[27,91]，而术后 >2 年出现的 CAV 更为常见，其发展速度相对缓慢，预后相对良好。快速进展的 CAV 是指血管段 <30% 的病变在一年时间内狭窄程度迅速加重至 70%，可发生于术后的任何时期，预示患者预后极差。

　　如能与心肌功能数据相结合，CAG 评价 CAV 预后的价值将有所提高。与术后 >2 年 CAV 合并左

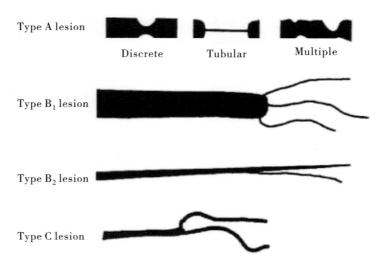

图 9-28　CAV 病变造影分型

室功能正常患者、或无 CAV 者相比，合并左室射血分数 < 40% 的 CAV 患者 5 年生存率明显降低（60% vs 90% 、92% ， $P < 0.05$ ）。在左心功能下降的 CAV 患者组中，单支、双支或三支血管病变将不影响这组患者的死亡率[129]。甚至在左心收缩功能正常的情况下，左室舒张功能不全也可影响 CAV 患者的预后。与无左室舒张功能不全的患者相比，舒张功能受限的 CAV 患者 5 年生存率降低[130]。

（二）血管内超声（intravascular ultrasound，IVUS）　即使是在 CAV 早期阶段，IVUS 也是诊断冠状动脉近、中段 CAV 病变的一种非常有用的工具[131,132]。IVUS 可对血管管腔、血管壁各层结构进行精确地测量。而动态 IVUS 随访研究将有助于人们对 CAV 启动、解剖、进展速度、预后、危险因素的深入理解，也有助于评价预防/治疗措施的有效性。下文将对关于 CAV 的 IVUS 研究结果做一小结：

1. 对心脏移植术后早期进行 IVUS 研究显示，超过一半以上的供体心脏可见原位冠状动脉粥样硬化改变[35,133]。近年来随着捐献者年龄的增加，发生动脉粥样硬化改变的供体心脏比例可能会进一步增加[1]。尽管这种由供体心脏所带来的动脉粥样硬化性狭窄病变可能不会加速 CAV 的内膜增生，但这两种病变形式将在血管壁上共同存在[134,135]。连续性 IVUS 研究还可观察到这些动脉粥样硬化病变的进展和退化过程[134,136]。

2. 心脏移植术后数月即可观察到内膜增生，随访 1 年之后 75% 的患者将存在一定程度 CAV 病变[137]。长期随访发现，术后第 1 年和第 2 年这一阶段的内膜增生速度最快，随后将进入内膜缓慢增生的相对平台期[138]。陈旧性内膜 CAV 病变将呈现为纤维化改变。钙化在移植术后 10 年的 CAV 病变中并不罕见，但与原位动脉粥样硬化病变相比，CAV 钙化则相对少见[139]。动脉粥样斑块中的特征性"脂质池"改变在 CAV 内膜增生中更为少见。

3. 传统的观点认为 CAV 是一种向心性、弥漫性病变，均匀分布于整个冠状动脉树。但 IVUS 检查却显示，大多数狭窄在血管横断面上呈偏心性病变，而且 CAV 病变在血管之间、甚至是同一血管上的分布也是不均一的[140,141]。因此，为了提高 CAV 诊断的准确性，必须对 3 个心外膜冠状动脉常规进行 IVUS 检查[141]。内膜增生在分叉处的血管外侧壁最为明显，这与局部剪切力偏低有关[142]。但在微血管水平则完全不同，内膜增生在小的毛细血管出口处最为显著。

4. IVUS 发现 CAV 是一种呈动态改变的血管性疾病，内膜增生并不是 CAV 的全部[2,3]。血管重

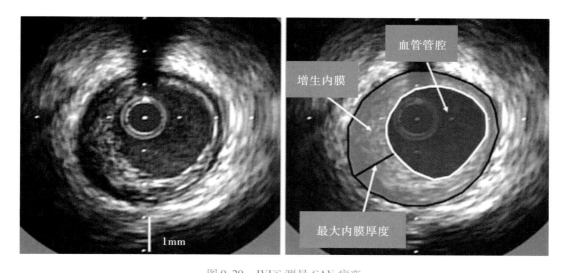

图 9-29　IVUS 测量 CAV 病变

左图：心外膜冠状动脉在 3 点至 12 点之间可见低回声、半月形内膜增生

右图：同一切面测量内膜的厚度，白色曲线为血管内膜 – 管腔交界，黑色曲线为中 – 外膜分界

塑是管腔丢失的主要机制[3]，即血管在局部致病因素（包括血流、斑块容积以及血管壁局部的炎症介质[2,121]）的刺激下发生扩张或挛缩血管重塑，是指血管壁的外径在局部刺激包括血流、斑块容积和血管壁的分子炎症介质作用下发生的扩张和缩小[2,121,143-145]。动脉粥样斑块与以上介绍的成分共同存在，通过 IVUS 可见动脉粥样硬化参与了总体血管病变的发展和退变[145]。在前瞻性研究中，IVUS 也是一种评价不同治疗策略有效性的精确工具[34,146]。

5. IVUS 对 CAV 严重程度的评价有助于判断患者预后。内膜增厚的程度与造影狭窄程度、症状发作、移植失败和死亡有着明显的相关性[138,147]。Stanford 大学的研究小组根据冠状动脉狭窄程度对 CAV 病变 IVUS 结果进行分型，结果显示 IVUS 狭窄程度与 CAV 预后密切相关[148,149]。有研究显示，汇集最大狭窄程度、内膜组织弥漫程度和内膜密度的 IVUS 评分方法可准确预测临床事件的发生[150,151]。

6. 对心脏移植术后第一年的患者进行连续性 IVUS 随访研究，显示内膜增生速度可准确预测 CAG 诊断的 CAV、CAV 相关临床事件和死亡率。一项对 125 例心脏移植患者随访 5 年的研究表明，内膜增生在术后第 1 年 >0.5mm 患者组有 21% 发生了死亡或接受再次移植，而在内膜增生较轻组的发生率则为 6%[152]。

7. 虚拟组织学 IVUS 可用不同的颜色来标记动脉粥样斑块内部的不同组成成分，并可准确地分析冠状动脉狭窄病变的组织学特征[153]。虚拟组织学 IVUS 在 CAV 具有良好的应用前景，它能鉴别免疫介导的内膜增生与动脉粥样斑块这两种不同病变，还能根据病变组成对 CAV 进展进行危险分层，并能用来评价药物对 CAV 的治疗效果。

8. 对于冠心病，IVUS 与其他技术在评价大的冠状动脉方面的相关性良好[154]，而在评价微血管病变方面这二者则无相关性[155,156]。

在指导心脏移植术后患者临床诊疗方面，尽管有研究显示出 IVUS 的优越性，但 IVUS 是否优于 CAG 目前仍是一个悬而未决的问题[157]。常规 CAG 基础上联合 IVUS 检查将造成医疗费用的增加，并轻度增加手术时间和放射线暴露时间，但通常并不会引起严重并发症的发生。在疾病的发展中其作用不同。尽管一些研究已经显示了它的优势，IVUS 作为常规冠造的补充会增加费用，增加检查时间和放射线，但通常不会增加并发症[158]。

（三）评价心外膜冠状动脉狭窄病变的无创性方法 为了减少连续性有创检查的次数和负担，人们一直在寻找一种可靠的、无创伤性诊断 CAV 的方法。由于敏感性和特异性不佳，传统诊断缺血的方法将难以准确诊断 CAV[124]，我们需要一些替代方法去进一步提高目前 CAV 的诊断水平。下文将对此领域的最新研究进展进行总结。

1. 核素心肌灌注显像 Ciliberto 等[159]对接受 CAG 检查的患者进行双嘧达莫-^{99m}Tc 心肌断层扫描，其中造影正常的患者 53 例，无严重狭窄病变患者 13 例，严重狭窄（＞50%）的 CAV 患者 12 例；心肌核素检查示 9 例患者可见室壁运动异常，20 例存在心肌灌注缺损。心肌核素检查诊断严重 CAV 的敏感性和特异性分别为 92% 和 86%，而它的阴性预测值为 98%，阳性预测值为 55%。如心肌核素检查与静息超声心动图相结合，则它的阴性预测值可提高至 100%。这些患者接受随访的平均时间＞6 年，共有 20 例发生了 CAV 相关的主要事件，其中 6 例死亡，3 例再次接受移植术，11 例发作心力衰竭。静息超声心动图结果异常的患者发生主要心脏事件的相对风险将增加 10 倍，而双嘧达莫负荷心肌核素显像结果阳性组发生主要心脏事件的相对风险增加 4.1 倍。

最近发表的一项研究评价了静息 - 负荷核素心肌灌注显像在 CAV 诊断中的价值，共入选了 110 例心脏移植术后 18 个月以上的患者[160]。所有患者均接受了 CAG 和心肌核素检查，其中 58% 的患者 CAG 结果正常，42% 的患者可见不同程度的 CAV 病变，17% 的患者 CAG 可见严重狭窄。心肌核素显像在诊断任何程度的 CAV 时的敏感性和隐性预测值分别为 63% 和 75%，而在严重 CAV 时的敏感性和阴性预测值为 84% 和 96%。负荷状态下心肌灌注缺损区域超过 3 个节段是 CAV 患者需要血运重建术治疗、再次移植和心脏死亡的强烈预测因子。

总而言之，因核素心肌灌注显像的特异性和阳性预测值不佳，故单一行心肌灌注显像检查不是诊断 CAV 的最佳方法[125]。

2. 多巴胺负荷超声心动图（dobutamine stress echocardiography，DSE） Derumeaux 等[161]对 37 例心脏移植术后患者（术后 40±20 个月）进行 DSE 和 CAG（DES 之后 24 小时进行）检查，结果显示 CAG 结果正常者 23 例（A 组），异常者 14 例，其中 7 例为局限性狭窄＞50%（B 组），3 例为狭窄＜50%（C 组），4 例为轻度、弥漫性管腔不规则（D 组）。CAG 结果正常组中有 2 例 DES 检查异常，DSE 的敏感性和特异性分别为 86% 和 91%。在所有患者中，有 2 例在随访期间发生了心肌梗死（A 组 1 例，B 组 1 例），其 DSE 检查均为异常。Akosah 等[162]对 22 例心脏移植患者进行 DES 连续性随访 32±11 个月，所有患者同时每年接受一次 CAG 检查。其中，多次 DSE 随访无多巴胺诱发的室壁运动异常者 7 例，多次 DSE 结果均呈室壁运动异常者为 11 例，多次结果不一致者 4 例。结果显示，11 例室壁运动异常者中有 8 例发生了终点事件（包括死亡、心肌梗死和 CAG 证实的冠状动脉病变），而其余 2 组则无事件发生。

Spes 等[154]对 109 例心脏移植术后患者利用 DSE、CAG 和 IVUS 随访了 39±37 个月。DSE 正常组无一例临床事件发生，而 DES 异常组心脏事件发生率明显增加。此外，在 DSE 异常组中，DSE 随访结果进行性恶化者其临床预后也更为不佳。因此，该研究表明 DSE 正常者实际上并不会发生 CAV 相关的晚期临床事件，可以考虑延迟进行介入诊疗术[154]。

尽管 DSE 作为 CAV 的筛查方法在个别医学中心已经得到证实，而且这一检查与有创性方法相比的优势在于它是一种费用更低的无创性方法，但它的操作极其耗时，准确性则过度依赖于操作医师的个人经验，这些不足也限制了它在心脏移植患者随访工作中的广泛应用。

3. 多排 CT（multidetector computed tomography，MDCT） Sigurdsson 等[163]对 54 例心脏移植患者进行 MDCT 和 CAG 检查，MDCT 对 16 例 CAG 明确为严重 CAV 患者正确诊断出 15 例，对 37 例无严重狭窄患者正确诊断出 29 例，MDCT 对 CAG 显示狭窄＞50% 血管段的诊断敏感性、特异性、阳性预测值和阴性预测值分别为 86%、99%、81% 和 99%。Lyengar 等[164]对 19 例心脏移植患者在 2 周之内进行 64 层 CT 和 CAG 检查，CT 诊断 13 例患者存在 CAV 病变，而 CAG 仅诊断 11 例存在病变（2 例狭窄程度 >50%），4 例患者 CT 诊断 CAV 严重程度较 CAG 结果严重。

Remeo 等[165] 入选了 53 例心脏移植术后患者对 16 排 CT 与 CAG 进行对比，44 例（占 83%）患者 CT 获得了完整冠状动脉树影像，它对狭窄程度 >50% 的病变诊断敏感性、特异性、阳性预测值和阴性预测值分别为 83%、95%、71% 和 95%。

Gregory 等[166] 在 20 例心脏移植术后超过 1 年的患者中对 64 排 CT 与 CAG + IVUS 进行了比较。由于影像质量差，17% 的冠脉节段在 CT 中无法评价。与 IVUS 比较，MDCT 对 CAV 诊断的敏感性、特异性、阳性预测值和阴性预测值分别为 70%、92%、89% 和 70%。尽管极少数血管直径 <2mm，但 MDCT 与 CAG 对血管直径测量结果的相关性极好。

新近 Von Ziegler 等[167] 在 28 例心脏移植术后患者中对 64 层 CT 与 CAG 进行对比研究，结果再一次显示，有大约 20% 的冠脉节段在 MDCT 时难以获得良好影像而无法分析。这两种影像学方法所获得结果可达中等 – 良好的一致性（Pearson 相关系数是 0.64）。然而，MDCT 诊断的敏感性和 NPV 可达到 100%，但可高估冠状动脉病变的狭窄程度，其结果比 CAG 结果严重达 4.4%。

Nunoda 等[168] 在 2010 年发表了一篇文章，对 22 例患者的 MDCT、MRI 和 CAG 结果进行比较，结果再次表明，MDCT 的阴性预测值极佳，几乎可达到 99%，而阳性预测值也很不错，达到 82%。

上述研究表明 MDCT 难以获得与有创性 CAG 术相等同的影像结果。MDCT 的分辨率仍低于 CAG，无法满足冠状动脉分析所需要的标准。但 MDCT 的优势在于它的阴性预测值极高，对于心脏移植术后患者，如果连续多次图像质量良好的 MDCT 无 CAV 证据，则可毫无顾虑地避免进行有创性 CAG 检查。然而，心脏移植术后患者实际上很难获得影像质量良好的 MDCT 结果，因为此类患者心动过速极为常见。此外，合并肾功能不全的心脏移植术后患者行 MDCT 检查发生对比剂肾病的风险明显增加。最后，目前 MDCT 的不足还表现在它的放射剂量较大[169]。

4. 磁共振检查（magnetic resonance imaging，MRI） 目前，关于 MRI 诊断 CAV 的研究相对较少。Korsoglou 等[170] 对 69 例心脏移植术后患者进行应变编码 MRI 检查和 CAG 术，结果表明心肌灌注贮备和舒张期应变率是诊断严重 CAV（CAG 时直径狭窄 >50%）的有用工具。Nunoda 研究[168] 则显示，磁共振冠状动脉造影诊断的特异性极佳（100%），但敏感性不佳（60%）。

总而言之，无创性影像技术尤其是 MDCT 可用来对严重 CAV 病变进行排除诊断，但它们的敏感性不如 IVUS。DSE 可用来评价心脏移植术后患者的临床预后，患者如 DSE 结果正常其预后相对较好。

5. 生物标志物 利用生物标志物诊断 CAV 正引起人们越来越多的兴趣。目前已出现 DNA 芯片可检测相关基因表达，从而去评价各种复杂的生物过程。研究已证实，基因芯片可用来筛查心脏移植术后患者的晚期急性排斥反应[171]。而动物实验显示，检测与 CAV 相关的 8 个基因表达可协助诊断 CAV[172]。不久的将来，DNA 芯片将有助于人们从心脏移植术后患者中识别出 CAV 高危的患者，从而对这些患者采取有创性检查方法加以诊断。

利钠肽属于神经激素标志物家族，已在日常临床实践中得到应用。脑钠肽（brain natriuretic peptide，BNP）和它的副产物 N 末端脑钠肽前体（Nt-pro BNP）已广泛地应用于心力衰竭和其他疾病状态的诊断和预后评价。随访期间，Nt-pro BNP 与超敏 C-反应蛋白联合检测可用来识别发生 CAV 的高危患者、预后不佳的患者[173]。因 Nt-pro BNP 水平的动态增加与心脏事件相关，故连续多次测量 Nt-pro BNP 可能比单次测量更有价值[174]。然而，目前在临床上所应用的生物标志物对 CAV 的诊断价值仍存在争议。

（四）对心外膜冠状动脉的有创性功能评价 对 CAV 相关生理学异常的评价方法主要包括冠状动脉对不同药物的舒缩反应、血管内超声测量冠状动脉血流储备（coronary flow feserve，CFR）、冠状动脉压力导丝测量血流储备分数（fractional flow reserve，FFR）。

从心脏移植术后早期开始，心外膜冠状动脉舒缩功能异常极为常见，但这种现象的临床意义尚未完全清楚[175]。内皮依赖性血管舒张反应可以用乙酰胆碱和P物质加以诱发，而非内皮依赖性血管舒张反应则使用硝酸甘油、腺苷和罂粟碱进行评价。CFR <2 或 2.5 时，提示同时存在内皮功能不全和微血管平滑肌功能不全[176]。内皮功能不全与致炎因子的表达密切相关，但与解剖学上的心外膜冠状动脉病变无关[177]。从临床上来说，内皮功能不全的发生时间似乎要先于 IVUS 探查到的内膜增厚[178]，但它并不能准确预测临床事件的发生。多普勒超声检测的低冠状动脉血流储备可反映微血管存在功能不全，有研究显示，它是造影上严重 CAV 和心血管事件的预测因子[86]。Wellnhofer 研究[179]证实了在体内利用冠状动脉多普勒和超声测量血流剪切力的可行性。Stanford 大学的 Fearon等[180]研究了 FFR 在 CAV 诊断中的作用，初步结果显示，血管造影无 CAV 证据的心脏移植术后患者有 75% 存在 FFR 异常（FFR <0.94），FFR 异常患者中有 15% 的 FFR <0.8（提示存在心肌缺血），FFR 结果与 IVUS 所测量的斑块负荷呈明显负相关。Fearon 的第二个研究也进一步支持上述的部分结论，在血管造影无狭窄的心脏移植术后患者中，其心外膜冠状动脉解剖异常与 CAV 所致功能异常并不完全平行[181]。然而，该研究却显示心外膜冠状动脉斑块负荷和反映微血管异常的生理功能学参数（如 CFR、微血管阻力指数）缺乏相关性。随后，同一研究者对血管造影无 CAV 证据的 151 例患者随访至心脏移植术后 >5 年，结果再次显示在术后早期（<1 年）心外膜冠状动脉即开始出现 IVUS和 FFR 证实的 CAV 病变。进一步随访则发现心外膜冠状动脉 CAV 对血管生理功能的影响逐步下降，表现为术后第 2 年 FFR 反而增加，是 CAV 累及微血管的结果（微血管阻力指数增加）[182]。

与 FFR 在动脉粥样硬化狭窄病变的应用价值一样，FFR 也被用于评价 CAV 功能性狭窄的严重程度，并可用于指导对 CAV 患者的有创干预[183]。

（五）CAV 微循环病变的解剖学与功能学评价　利用免疫组化染色方法，对心内膜心肌活检标本进行病理组织学评价可有助于发现 CAV 的早期特征表现"内皮改变"[122]，后者与随后有临床表现的 CAV 发生和预后有关[106]。Hiemann 利用心肌活检对 CAV 微血管病变进行了 10 余年的研究工作[7,18,30]，其发表于 2007 年一项研究[7]分析了数千例心肌活检标本，重点关注的是直径为 $10 \sim 20 \mu m$的微动脉，根据微动脉内膜或中膜受累程度（增厚程度）对 CAV 微血管病变进行分级，研究发现有43% 的患者（受供者）在心脏移植术后第 1 年即可见严重 CAV 微血管病变。与心外膜冠状动脉 CAV病变不同，微血管病变的中膜增厚更为多见，99% 的病变血管均可见及这种异常改变，而内膜增厚则相对少见，仅见于 9% 的病变微血管。微血管病变的发生提示患者预后不佳，它与心脏事件发生率增加和生存率降低密切相关。此外，Hiemann 研究还显示微血管病变与心外膜冠状动脉病变之间无显著联系，与既往其他研究结论完全一致。

Segovia 等在心内膜心肌活检时将组织形态学定量分析、冠状动脉内多普勒和 IVUS 检查相结合去同步评价 CAV 微血管病变的解剖学与生理学异常，结果发现，心脏移植术后患者心肌组织中每平方毫米毛细血管数量明显下降，同时伴微动脉狭窄，但毛细血管数量减少与微动脉狭窄程度无关。Hiemann[18]也曾观察到毛细血管减少这种现象。毛细血管减少与冠状动脉内多普勒检查所反映的绝对阻力指数（如微血管阻力指数、即刻充血舒张速度 - 压力曲线斜度）密切相关，而与 IVUS 所测量的冠状动脉血流储备或心外膜冠状动脉病变无明显联系[8]，因此，冠状动脉阻力增加不仅与微动脉（阻力血管）病变有关，还与末端毛细血管床数量显著减少有关。此外，在随访期间发生临床事件的患者组可见即刻充血舒张速度 - 压力曲线斜度、微血管阻力指数的明显异常，与无临床事件患者组有显著差异（$P <0.05$），提示微血管病变在 CAV 中有着重要的临床意义。Segovia 所采用的多个检查手段相结合去评价微血管解剖与功能异常的方法还需在非 CAV 血管病变研究中证实它的作用[184]。

2005 年，有两篇文章利用相对简单的方法去研究 CAV 微血管病。Rodrigues 研究证实了经食管超声估测冠状动脉血流储备这一方法的可行性[185]，而 Potluri 等采用 TIMI 心肌灌注评分（TMPG）去评价心肌染色清除，从而间接反映心肌微循环的功能（TMPG 越高，心肌染色清除越快，心肌微循环功能亦越好)。然而,这些方法仅用于检查心外膜冠状动脉 CAV 狭窄病变[186]。令人感兴趣的是,心外膜冠状动脉与微血管内皮功能不全之间并无直接联系[16],这一结论也为另一项大规模队列研究[187]所证实。事实上,大的冠状动脉与微血管均可发生短暂的、互不依赖的血管舒缩运动异常[156]。更为重要的是,冠状动脉 – 静脉系统发生 CAV 呈"区域化"分布:CAV 发展过程中病变可累及不同区域的血管(即心外膜大的冠状动脉、心肌内动脉、微动脉、毛细血管和心脏静脉系统),而且不同血管发生 CAV 病变的时间也不完全同步[3,7,8,30,128,156,179,180,188]。临床中有很多因晚期移植心脏功能不全而死亡或接受再次移植的患者,其心外膜大动脉可完全正常,但病理组织学研究则可见明确的 CAV 微血管病变和广泛心肌纤维化[28]。CAV 时,心脏大血管与微血管对各种治疗方法的反应甚至也完全不同[189]。内皮细胞可能是这种现象产生的基础之一。Weis 就认为,CAV 发生时心脏血管非同步受累可能与各组成血管的内皮细胞在 CAV 不同阶段表达不同抗原、具有不同病理生理学特性有关[37]。

四、CAV 的预防

尽管 CAV 的治疗已取得一些进展,但预防仍然是最好的方法。正如前文所述,目前 CAV 发病率的下降,可能是对参与 CAV 发展的各种机制(如急性排异[190]、CMV 感染[191]和心血管疾病的传统危险因素[31])采取各种有效干预措施的结果。此外,细胞增生信号抑制剂(PSI)是一种新型的免疫抑制剂,可有效抑制 CAV 的发展,它的出现可能是 CAV 预防的最大进步。下文将总结现有预防方案在 CAV 预防中的作用。

(一)免疫抑制剂　环孢素 A(cyclosporine,CyA)是最为常用的免疫抑制剂,但它对 CAV 的预防作用仍存在争议。临床研究显示,CyA 总的效应是它具有保护性作用,可抑制 CAV 的发生,其依据是接受大剂量 CyA 治疗的心脏移植术后患者罹患 CAV 的风险略有下降[192]。而与 CyA 保护性效应这一结论相矛盾的是以 CyA 为基础的免疫抑制治疗方案却具有较高 CAV 患病率[49]。他克莫司(tacrolimus)是另外一种强效的钙调神经蛋白免疫抑制剂(calcineurin inhibitor,CNI),在动物模型中他克莫司对 CAV 的预防作用存在相互矛盾的结果。两个大规模的序列研究对 CyA 与他克莫司的保护作用进行了比较,结果显示在心脏移植术后患者中这两种药物对 CAV 的预防作用无明显差异[193-195]。吗替麦考酚酯(mycophenolate mofetil,MMF)是一种抗嘌呤药,已知它能够靶向地抑制 CAV 发生过程中炎症级联反应的多个步骤。一项入选了 650 例患者的随机、双盲、多中心临床试验的结果显示,与 CyA + 硫唑嘌呤联合治疗方案相比,CyA + MMF 的双联治疗方案可使 3 年随访期的心脏移植术后患者死亡率降低 35%,这主要是与心血管死亡降低有关。尽管这两组冠状动脉造影诊断的 CAV 发生率方面无明显差异,但 IVUS 检查却显示 MMF 倾向于进一步抑制 CAV 的发生(CyA + MMF 组和 CyA + 硫唑嘌呤组的内膜厚度分别为 0.06 ± 0.03mm 和 0.13 ± 0.03mm,$P = 0.056$)[196]。尽管如此,MMF 预防 CAV 的潜在保护作用相对较微弱,而且术后延迟应用 MMF 将可能导致它的保护性作用无法发挥[197]。

细胞增生信号抑制剂(PSI),亦称为 mTOR(雷帕霉素作用靶点)抑制剂,其在 CAV 动物模型中可抑制甚至是逆转内膜过度增生[198],因此,已引起学术界的极大兴趣。到 2003 年发表的 RADB253 研究可能代表着 CAV 预防领域所取得的最大突破,它是一项入选了 630 例患者的多中心、双盲、安慰剂对照研究,以硫唑嘌呤单药治疗为对照,评价了依维莫司(雷帕霉素衍生物) + CyA + 激素三联治疗方案联合用药对 CAV 的预防作用[199]。IVUS 随访一年的结果显示,两种剂量依维莫司均可抑制 CAV 的进展,增生内膜体积可减少一半。随后,2 年 IVUS 随访的 RADB253 亚组分析[200]则进一步证实了上述结论。值得注意的是,依维莫司还可降低急性排异反应和 CMV 感染发生率,二者都是已知的 CAV 危险因子。

另一项临床试验采用了类似于 RADB253 研究的试验设计,入选了 136 例心脏移植术后患者,分为口服雷帕霉素（sirolimus）和硫唑嘌呤两组，这两组均联合 CyA + 泼尼松治疗[201]。随访 2 年结果再次表明，细胞增生信号抑制剂雷帕霉素可减少急性排斥反应、CMV 感染，并抑制内膜增生。最近，Sinha 比较了雷帕霉素和 MMF 在移植术后第 1 年期间对冠状动脉生理功能的影响。所有患者均在术后第 8 周和 1 年时接受有创性检查，利用压力导丝测量 FFR、CFR 和 IMR。根据 CAG 结果，无一例入选患者发生 CAV，两组患者的基础冠状动脉生理功能性参数无显著性差异。1 年后，无论是心外膜大动脉功能还是微血管功能，雷帕霉素组均优于 MMF 组[202]。

在关注 PSI 优势的同时还需要认识到这类药物易引起严重不良反应的发生，在上述随机研究中有 30%~40% 的患者因药物不良反应在用药第一年后终止了治疗。PSI 血药浓度的监测可轻微降低药物不良反应的发生率，临床实践中只有不到 20% 的患者需要停药。

CyA 相关肾功能不全进行性恶化是 PSI 最为常见的不良反应。对于进行性肾功能损害，上述两个随机研究均对原研究方案作了修改，建议减少 CyA 剂量而不调整 PSI 剂量，其结果是肾功能损害得到了有效的控制。由于两组实验中进行性肾损害，必须修改原方案，大大减少 CyA 的用药量而 PSI 量未改变。PSI 其他常见不良反应包括贫血、血脂异常、细菌感染的发生率增加、外周水肿、伤口愈合延迟、心包/胸腔积液和肺炎。上述所有的不良反应均可通过停药而恢复，而且大多数是中度不良反应，在继续 PSI 治疗情况下仍可得到有效治疗。值得强调的是，PSI 并不能提高心脏移植术后患者的生存率。

尽管如此，PSI 仍具有 CNI 所无法比拟的独特优势，而且 PSI 具有抗肿瘤作用，这使得 PSI 成为心脏移植术后最具吸引力的基础免疫抑制剂，并预期可能成为心脏移植的常规治疗方案[203]。在未来，PSI 将可能替代 CNI 成为心脏移植的主要免疫抑制剂[204]；尽管对于移植术后晚期发生 CNI 不良反应（如肾功能衰竭）的患者，采用 PSI 替代治疗似乎是合理的选择，而且也已获得一定成功[205]，但因在心脏移植术后早期采用以 PSI 为基础、无 CNI 的免疫抑制治疗方案缺乏足够的经验，而且其抗排斥作用略弱于 CNI[206]，故这种方案在心脏移植术后早期应用存在一定风险。目前尚需设计严密的临床试验去阐述这些药物在减少心脏移植术后患者病残率和病死率方面所存在的差异。

（二）他汀类药物 他汀类药物应用于心脏移植术后患者的初衷是降低血胆固醇水平[207]，但随后研究显示这类药物可降低严重排除反应的发生率，抑制 CAV 发展，并可改善心脏移植受供体的长期生存率[34,208-210]。他汀类药物对心脏移植术后患者的有益作用可能并不是单纯依赖其降脂作用，也与其具有的多种免疫调节作用有关[211,212]。事实上，无论血脂水平高低，目前临床中均会给心脏移植术后患者常规使用他汀类药物。降低胆固醇作用无论如何对于预防 CAV 都是极为重要的措施，因为非他汀类降脂药物吉非贝齐尽管无免疫抑制作用，但一样可改善心脏移植术后患者的长期生存率[213]。

（三）血管扩张剂 大多数心脏移植术后患者均合并患有高血压，部分原因是 CNI 类免疫抑制剂、泼尼松的药理作用，也与 CAV 有关。因此，选择既能控制血压也能预防 CAV 的药物引起了人们的关注。钙离子通道阻滞剂地尔硫䓬已被证实可抑制移植后第一年的冠状动脉狭窄[214]。其他血管扩张剂，如血管紧张素转换酶抑制剂（angiotensin converting enzyme，ACE-Ⅰ），在小规模时间序列研究中也显示具有类似的作用[215]。血管扩张剂预防 CAV 作用的可能机制包括保护内皮功能、抑制血管平滑肌细胞迁移和增殖。最近，Cleveland 医学中心进行了一项回顾性研究，利用定量 IVUS 检查发现，ACE-I 和钙离子通道阻滞剂预防 CAV 具有协同治疗作用，这种协同作用与有效控制血压无关，而且单药治疗则未能观察到这种作用。研究者推测这种协同作用可能与它们潜在的抗增殖、抗迁移效应有关，但尚需更大规模的前瞻性研究加以证实[216]。同样，Mago 医学中心所进行的一个 IVUS 时间序列、回顾性研究也表明 ACE-Ⅰ 和降脂药物可逆转早期 CAV 病变[217]。

五、冠状动脉 CAV 狭窄病变的治疗

具有合适冠状动脉解剖的心脏移植术后患者，可接受多种血运重建治疗。由于心脏移植术后患

者行外科旁路移植手术的死亡率极高（25%~35%），通常不作为大多数患者的首选治疗[218,219]。然而，Miller 等[220] 发现围手术期死亡与远端血管病变之间密切相关，因此，建议对拟行外科旁路移植手术的患者应接受心导管检查去评价冠状动脉血流储备情况。根据 Miller 经验，具有正常血管扩张能力和良好靶血管条件的心脏移植术后患者仍可接受外科旁路移植手术。无对照研究显示，现代外科技术可避免体外循环和再次开胸，如微创手术、非体外循环下冠状动脉旁路移植术（心脏不停跳冠状动脉旁路移植桥术），从而降低手术死亡率，尽管该研究的样本数量有限[221]。

经皮冠状动脉成形术（percutaneous transluminal coronary angioplasty，PTCA）通常被用来治疗冠状动脉近中段的 CAV 局限性狭窄病变[222-226]。这些 CAV 病变接受球囊 PTCA 术的即刻结果与冠心病相接近，造影成功率为 97%~99%，死亡率为 0%~2.6%，但 CAV 病变 PTCA 术的再狭窄率略高，术后 6 个月再狭窄率为 25%~55%。与动脉粥样硬化病变相比，CAV 病变在 PTCA 术后的再狭窄发展速度更为平缓[224-226]，反映了 CAV 的血流动力学特性。Simpson 等[224] 比较了 PTCA 术与裸金属支架（BMS）置入术治疗 CAV 狭窄病变的有效性，结果显示，PTCA 术和 BMS 置入术在术后 6 个月的再狭窄率分别为 41% 和 31%，术后 5 年则为 68% 和 69%。由此可见，BMS 治疗 CAV 狭窄病变在短期内优于 PTCA，但缺乏长期优势。有趣的是，Alabama 大学所进行的一项 PTCA 术治疗 CAV 狭窄病变的大规模时间序列研究显示，在支架置入和丰富团队经验的基础上，应用 PSI 类免疫抑制剂是避免再狭窄的预测因素[225]。

在动脉粥样硬化狭窄病变中，携带抗增殖药物（主要是雷帕霉素及衍生物或紫杉醇）的药物洗脱支架（drug-eluting stent，DES）置入可有效地抑制再狭窄发生[227]，使 DES 可能成为治疗 CAV 狭窄病变的又一选择。目前，已有多个研究评价了 DES 治疗 CAV 狭窄病变的有效性[228-232]。其中，有 3 个回顾性研究比较了不同支架类型在造影再狭窄方面的差异[228-230]，DES 治疗 CAV 狭窄病变组在术后 6~12 个月的再狭窄率为 10%~20%，显著低于 BMS 组，后者再狭窄率为 25%~50%。Gupta[231] 和 Nfor[232] 的研究也得出了相似结论，即 DES 在抑制再狭窄方面优于 BMS。但这两个研究还同时提供了临床和造影随访的相关其他信息，结果显示支架类型并不影响心脏事件发生率，BMS 和 DES 两组的生存率相近。介入治疗前 CAV 狭窄病变的造影狭窄程度是临床事件的最佳预测因子。Nfor 研究还显示术后 4 年这两组支架的靶病变再狭窄程度将基本接近，无统计学差异。基于上述结果，这些研究者认为介入治疗不能改善 CAV 患者的预后。临床实践也支持这一推论，PTCA 术后 2 年心脏移植患者的死亡率或移植心脏功能衰竭为 30%~40%。

总而言之，常规血运重建策略（包括外科旁路移植、PTCA、支架置入）的中远期结果令人失望，大部分死亡（绝大部分死因与 CAV 有关）发生于术后第一年[13,37,220,221,233]。因为 CAV 病变极为弥漫的特性，所以这些血运重建策略并不能改变 CAV 的自然进程。

再次心脏移植是疗效最确切的 CAV 治疗方案，适用于第一次心脏移植术后 6 个月以上、病情稳定、无其他器官衰竭证据的 CAV 患者。然而，再次心脏移植并不是一个理想的选择，其原因包括：①供体器官短缺的现状使得再次移植成为一个高度争议的伦理话题；②再次移植手术的致残率和致死率较高，ISHLT 注册研究表明，再次心脏移植术的早期死亡率接近 30%[1,234]；③再次移植术后早期再发 CAV 的风险增加，在术后 3 年的发生率可达 50%[218,222]。基于这些原因，对一小部分 CAV 患者进行选择性再次心脏移植才是一种正确的选择[55]。

由于外科手术和介入治疗在 CAV 治疗中所存在的不足，人们已开始关注并研究药物治疗 CAV 的有效性。PSI 类免疫抑制剂也再次成为 CAV 治疗研究中的热点。作为一个开创性工作，Mancini 等[235] 率先开展了这方面的观察研究，共入选了 46 例心脏移植术后 4.3±2.3 年的患者，随机分为 2 组，一组继续接受传统的三联治疗，另外一组则将硫唑嘌呤/MMF 改为雷帕霉素，联合 CyA+糖皮质激素治疗。随访 2 年结果显示，与传统三联治疗对照组相比，接受雷帕霉素治疗组发生 CAV 相关不良事件的病例数明显降低（对照组发生 25 例，而雷帕霉素组仅为 5 例，P < 0.001）。但不幸的是，

这一单中心、非盲法设计的研究因存在着多个设计缺陷导致其结论缺乏说服力。首先，仅有2/3患者存在造影意义上的严重狭窄，其余1/3为IVUS所诊断的CAV狭窄病变或弥漫性血管变细。第二，两组间在心脏移植术后到诊断CAV的时间间期方面存在显著差异。此外，该研究所选择的有效性评价终点事件也令人费解：在该研究中，研究者将大多数组间差异归因于Q波心肌梗死或中度（>25%）增加的半定量血管造影积分，但实际上心肌梗死在心脏移植术后患者中极为罕见，而且这种评分方法也并不常用。然而，两组在多数客观终点方面（如死亡、再次心脏移植和血运重建术）的差异则倾向于支持雷帕霉素优于传统治疗。此研究虽然关注了雷帕霉素的典型药物不良事件，但在所发表文章中却未能详细加以描述及分析。

Rapastat研究是评价PSI类免疫抑制剂治疗CAV病变有效性的第二个临床试验[236,237]，入选了25例造影狭窄≥50%的CAV患者，随机分为继续标准免疫抑制剂治疗组、雷帕霉素替代硫唑嘌呤/MMF治疗组。每个患者均在入组时和6.6个月之后接受定量IVUS检查评价冠状动脉段。两组49个CAV狭窄病变的结果存在明显差异：雷帕霉素治疗组狭窄病变体积在随访期内未见明显变化，而标准免疫抑制剂组的狭窄病变体积则明显增加（$P=0.023$）。此研究还观察到雷帕霉素组存在正性重构效应：为了适应斑块体积的增加，血管外径也随之增加，从而使得血管管腔直径未发生改变。1年随访期的药物不良反应事件发生率在雷帕霉素组为29%，而标准治疗组则为13%（$P<0.05$）。但是，所有与雷帕霉素有关的不良反应（如细菌感染、肾功能衰竭、贫血、口腔溃疡）均成功得到药物治疗，而未导致停用雷帕霉素。

来自Raichlin等[238]的第三个研究也得出了相似结果。该研究入选了79例心脏移植术后患者（心脏移植术至入选的时间间隔平均为4年），所有患者在入选后1年时间内接受2次IVUS检查，根据药物治疗的不同分为2组，即继续环孢素A治疗组（$n=40$）和雷帕霉素组（$n=29$）。研究结果再一次证实标准免疫抑制剂治疗可见CAV狭窄病变加重，而雷帕霉素则可使管腔狭窄维持不变。这种差异在心脏移植术后<2年的患者中最为显著，此阶段标准治疗组CAV狭窄进展更快。

上述两个IVUS研究似乎从机制上解释了Mancini的研究结果[235]。因此，目前需要一个经良好试验设计的多中心研究去详细评价PSI治疗CAV的获益和缺陷。由西班牙多家医院合作参与的Everostat研究目前已开始入选患者，该研究设计是随机将已确诊为CAV（造影狭窄≥50%）的心脏移植术后患者随机分为依维莫司治疗组（依维莫司联合低剂量CyA、泼尼松）和维持常规免疫抑制治疗组，计划随访3年，其中50%患者将进入IVUS亚组分析。研究的主要终点是一个复合终点（包括死亡、再次心脏移植、其他CAV相关的严重不良事件），次要终点则包括反映有效性和安全性的相关变量。该研究的结果将有可能奠定PSI在明确CAV狭窄病变中的治疗地位。

（尚美生　彭红玉）

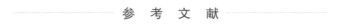

参 考 文 献

[1] Taylor DO, Stehlik J, Edwards LB, et al. Registry of the International Society for Heart and Lung Transplantation：Twenty sixth Official Adult Heart Transplant Report-2009. J Heart Lung Transplant, 2009, 28：1007 - 1022.

[2] Tsutsui H, Ziada KM, Schoenhagen P, et al. Lumen loss in transplant coronary artery disease is a biphasic process involving early intimal thickening and late constrictive remodeling. Results from a 5-year serial intravascular ultrasound study. Circulation, 2001, 104：653 - 657.

[3] Wong CK, Ganz P, Miller L, et al. Role of vascular remodeling in the pathogenesis of early transplant coronary disease：a multicenter prospective intravascular ultrasound study. J Heart Lung Transplant, 2001, 20：385 - 392.

[4] Segovia J, Gómez-Bueno M, Alonso-Pulpón L. Treatment of allograft vasculopathy in heart transplantation. Expert Opin Pharmacother, 2006, 7：2369 - 2383.

[5] Sipahi I, Starling RC. Cardiac allograft vasculopathy：An update. Heart failure Clin, 2007, 3：87 - 95.

[6] Hirohata A, Nakamura M, Waseda K, et al. Changes in coronary anatomy and physiology after heart transplantation. Am J Cardiol, 2007, 99：1603 – 1607.

[7] Hiemann NE, Wellnhofer E, Knosalla C, et al. Prognostic impact of microvasculopathy on survival after heart transplantation: evidence from 9713 endomyocardial biopsies. Circulation, 2007, 116：1274 – 1282.

[8] Escaned J, Flores A, García-Pavía P, et al. Assessment of microcirculatory remodeling with intracoronary flow velocity and pressure measurements: validation with endomyocardial sampling in cardiac allografts. Circulation, 2009, 120：1561 – 1568.

[9] Rahmani M, Cruz RP, Granville DJ, et al. Allograft vasculopathy versus atherosclerosis. Circ Res, 2006, 99：801 – 815.

[10] Yeung AC, Davis SF, Hauptman PJ, et al. Multicentre intravascular ultrasound study group. Incidence and progression of transplant coronary disease over 1 year: results of a multicentre trial with the use of intravascular ultrasound. J Heart Lung Transplant, 1995, 14：S215 – 220.

[11] Taylor DO, Edwards LB, Boucek MM, et al. Registry of the International Society for Heart and Lung Transplantation: Twenty-fourth official adult heart transplant report. J Heart Lung Transplant, 2007, 26：769 – 781.

[12] Russell ME, Fujita M, Masek MA, et al. Cardiac graft vascular disease: non selective involvement of large and small vessels. Transplantation, 1993, 96：1599 – 1601.

[13] Benza RL, Tallaj J. Chapter 17. Cardiac allograft vasculopathy (Chronic rejection). In: Kirklin JK, Young JB, McGiffin DC, eds. Heart transplantation. New York: Churchill Livingstone, 2002, p615 – 665.

[14] Armstrong AT, Strauch AR, Kardan A, et al. Morphometric and immunocytochemical analysis of coronary arterioles in human transplanted hearts. J Heart Lung Transplant, 1996, 15：818 – 826.

[15] Clausell N, Butany J, Molossi S, et al. Abnormalities in intramyocardial arteries detected in cardiac transplant biopsy specimens and lack of correlation with abnormal intracoronary ultrasound or endothelial dysfunction in large epicardial coronary arteries. J Am Coll Cardiol, 1995, 26：110 – 119.

[16] Hollenberg SM, Tamburro P, Klein LW, et al. Discordant epicardial and microvascular endothelial responses in heart transplant recipients early after transplantation. J Heart Lung Transplant, 1998, 17：487 – 494.

[17] Tan CD, Baldwin WM, Rodriguez ER. Update on cardiac transplantation pathology. Arch Pathol Lab Med, 2007, 131：1169 – 1191.

[18] Hiemann NE, Musci M, Wellnhofer E, et al. Light microscopic biopsy findings after heart transplantation and possible links to development of graft vessel disease. Transplant Proc, 1999, 31：149 – 151.

[19] Escaned J, Segovia J, Flores A, et al. Assessment of coronary microcirculation in cardiac allografts: A comparison of intracoronary physiology, intravascular ultrasound and histological morphometry. J Heart Lung Transplant, 2001, 20 (abstr)：204 – 205.

[20] Gao SZ, Alderman EL, Schroeder JS, et al. Progressive coronary luminal narrowing after cardiac transplantation. Circulation, 1990, 82 (suppl 5)：269 – 275.

[21] Miller LW, Schlant RC, Kobashigawa J, et al. 24 Bethesda conference-cardiac transplantation. Task force #5 complications. J Am Coll Cardiol, 1993, 22：4154.

[22] Ventura HO, Mehra MR, Smart FW, et al. Cardiac allograft vasculopathy: current concepts. Am Heart J, 1995, 129：791 – 798.

[23] Weis M, von Scheidt W. Cardiac allograft vasculopathy. Circulation, 1997, 96：2069 – 2077.

[24] Aranda JM, Hill J. Cardiac transplant vasculopathy. Chest, 2000, 118：1792 – 1800.

[25] Syeda B, Roedler S, Schukro C, et al. Transplant coronary artery disease: Incidence, progression and interventional revascularization. Int J Cardiol, 2005, 104：269 – 274.

[26] Costanzo MR, Naftel DC, Pritzker MR, et al. Heart transplant coronary artery disease detected by coronary angiography: a multi-institutional study of pre-operative donor and recipient risk factors. J Heart Lung Transplant, 1998, 17：744 – 753.

[27] Gao SZ, Alderman EL, Schroeder JS, et al. Accelerated coronary vascular disease in heart transplant patients:

coronary arteriographic findings. J Am Coll Cardiol, 1988, 12：334 – 340.

［28］ Mullins PA, Cary N, Sharples L, et al. Coronary occlusive disease and late graft failure after heart transplantation. Br Heart J, 1992, 68：260 – 265.

［29］ Cantin B, Gao SZ, Kwok BW, et al. Mild cardiac allograft coronary disease does not change the prognosis of patients after heart transplantation. J Heart Lung Transplant, 2002, 21 （abstr）：88.

［30］ Hiemann NE, Meyer R, Wellnhofer E, et al. Correlation of angiographic and immunohistochemical findings in graft vessel disease after heart transplantation. Transplant Proc, 2001, 33：1586 – 1590.

［31］ Segovia J. Update on cardiac allograft vasculopathy. Current Opinion in Organ Transplantation, 2002, 7：240 – 251.

［32］ Keogh AM, Valantine HA, Hunt SA, et al. Impact of proximal or midvessel discrete coronary artery stenosis on survival after heart transplantation. J Heart Lung Transplant, 1992, 11：892 – 901.

［33］ Aziz T, Burgess M, Rahman AN, et al. Cardiac transplantation for cardiomyopathy and ischemic heart disease：differences in outcome up to 10 years. J Heart Lung Transplant, 2001, 20：525 – 533.

［34］ Mehra MR. Contemporary concepts in prevention and treatment of cardiac vasculopathy. Am J Transplant, 2006, 6：1248 – 1256.

［35］ Segovia J, Alonso-Pulpón L, Jiménez-Mazuecos J, et al. Intravascular ultrasound findings 10 years after heart transplantation. J Heart Lung Transplant, 2004, 23 （suppl 2）：s72.

［36］ Segovia J, Alonso-Pulpón L, GómezBueno M, et al. Why do some heart transplant recipients not develop graft vessel disease on the long term? J Heart Lung Transplant, 2006, 25：163.

［37］ Weis M, Von Scheidt W. Coronary artery disease in the transplanted heart. Ann Rev Med, 2000, 51：81 – 100.

［38］ Taylor DO, Edwards LB, Bouceck MM, et al. Registry of the International Society of Heart and Lung Transplantation：twenty third official adult heart transplantation report-2006. J Heart Lung Transplant, 2006, 25：869 – 879.

［39］ Hathout E, Beeson WL, Kuhn M, et al. Cardiac allograft vasculopathy in pediatric heart transplant recipients. Transpl Int, 2006, 19：184 – 189.

［40］ Miller LW. Long-term complications of cardiac transplantation. Prog Cardiovasc Dis, 1991, 33：229 – 232.

［41］ Miller LW. Introduction：allograft coronary disease. J Heart lung Transplant, 1995, 14：S109 – 110.

［42］ Gallo P, Agozzino L, Angelini A, et al. Causes of late failure after heart transplantation：a ten-year survey. J Heart Lung Transplant, 1997, 16：1113 – 1121.

［43］ Keogh AM, Valantine HA, Hunt SA. Impact of proximal or midvessel discrete coronary artery stenosis on survival after heart transplantation. J Heart Lung Transplant, 1992, 11：892 – 901.

［44］ Uretsky BF, Kormos RL, Zerbe TR, et al. Cardiac events after heart transplantation：incidence and predictive value of coronary arteriography. J Heart Lung Transplant, 1992, 11：S45 – 51.

［45］ Cantin B, Gao SZ, Kwok BW. Prognosis of patients with significant angiographically diagnosed cardiac allograft coronary disease. J Heart Lung Transplant, 2002, 21 （abstr）：96.

［46］ Almenar L. Registro Espa? ol de Trasplante Cardiaco. X. X. informe oficial （1984 – 2008）. Rev Esp Cardiol, 2009, 62：1286 – 1296.

［47］ Naftel DC, Brown RN. Survival after heart transplantation. In：Kirklin JK, Young JB, McGiffin DC, eds. Heart transplantation. New York：Churchill Livingstone, 2002, p615 – 665.

［48］ Avery RK. Cardiac-allograft vasculopathy. N Engl J Med, 2003, 349：829 – 830.

［49］ Valantine H. Cardiac allograft vasculopathy after heart transplantation：risk factors and management. J Heart Lung Transplant, 2004, 23 （supl）：S187 – 193.

［50］ Segovia J, Alonso-Pulpón L, Jiménez-Mazuecos J, et al. Influence of tobacco addiction in the outcome of heart transplant recipients. J Heart Lung Transpl, 2006, 25 （suppl）：45 – 46.

［51］ Poggio ED, Roddy M, Riley J, et al. Analysis of immune markers in human cardiac allograft recipients and association with coronary artery vasculopathy. J Heart Lung Transpl, 2005, 24：1606 – 1613.

［52］ Kass M, Haddad H. Cardiac allograft vasculopathy：pathology, prevention and treatment. Curr Opin Cardiol, 2006, 21：132 – 137.

［53］ Valantine H. Cardiac allograft vasculopathy: central role of endothelial injury leading to transplant "atheroma". Transplantation, 2003, 76:891 – 899.

［54］ Stoica SC, Goddard M, Large SR. The endothelium in clinical cardiac transplantation. Ann Thorac Surg, 2002, 73: 1002 – 1008.

［55］ Segovia J, Gómez-Bueno M, Alonso-Pulpón L. Chapter 9. Enfermedad vascular del injerto. In: Trasplante Cardiaco. Alonso-Pulpón L, Crespo Leiro M, eds. Panamericana, Madrid 2009, 157 – 185. ISBN 978 – 84 – 9835 – 107 – 1.

［56］ Suzuki J, Isobe M, Morishita R, et al. Characteristics of chronic rejection in heart transplantation: important elements of pathogenesis and future treatments. Circ J, 2010, 74:233 – 239.

［57］ Guillot C, Guillonneau C, Mathieu P, et al. Prolonged blockade of CD40-CD40 ligand interactions by gene transfer of CD40Ig results in long-term heart allograft survival and donor-specific hyporesponsiveness, but does not prevent chronic rejection. J Immunol, 2002, 168:1600 – 1609.

［58］ Lee RS, Yamada K, Houser SL, et al. Indirect allorecognition promotes the development of cardiac allograft vasculopathy. Transplant Proc, 2001, 33:308 – 310.

［59］ Mehra MR, Ventura HO, Chambers R, et al. Predictive model to assess risk for cardiac vascular vasculopathy: an intravascular ultrasound study. J Am Coll Cardiol, 1995, 26:1537 – 1544.

［60］ Kobashigawa JA, Miller L, Yeung A, et al. Does acute rejection correlate with the development of transplant coronary artery disease? A multicenter study using intravascular ultrasound. J Heart Lung Transplant, 1995, 14:S221 – 226.

［61］ Jimenez J, Kapadia SR, Yamani MH, et al. Cellular rejection and rate of progression of transplant vasculopathy: a 3-year serial intravascular ultrasound study. J Heart Lung Transplant, 2001, 20:393 – 398.

［62］ Salomon RN, Hughes CC, Schoen FJ, et al. Human coronary transplantation-associated arteriosclerosis: evidence for a chronic immune reaction to activated graft endothelial cells. Am J Pathol, 1991, 138:791 – 798.

［63］ Rose M. De novo production of antibodies after heart or lung transplantation should be regarded as an early warning system. J Heart Lung Transplant, 2004, 23:385 – 395.

［64］ Rose M. Non-HLA antibodies and the role of the autoimmune response in transplant rejection. Curr Opin Organ Transplant, 2006, 11:439 – 443.

［65］ Mehra MR, Uber PA, Uber WE, et al. Allosensitization in heart transplantation: implications and management strategies. Curr Opin Cardiol, 2003, 18:153 – 158.

［66］ Hosenpud JD, Edwards EB, Lin H-M, et al. Influence of HLA matching on thoracic transplant outcome. An analysis from UNOS/ISHLT thoracic registry. Circulation, 1996, 94:1170 – 1174.

［67］ Taylor DO, Yowell RL, Kfoury A, et al. Allograft coronary artery disease: clinical correlation with circulating anti-HLA antibodies and the immunohistopathologic pattern of vascular rejection. J Heart Lung Transplant, 2000, 19: 518 – 521.

［68］ Park MH, Young JB, Tuzcu EM. Anti-donor HLA antibodies associated with allograft arteriopathy detected using intravascular ultrasound. Transplantation, 1998, 65:S2.

［69］ Hosenpud JD, Everett JP, Morris TE, et al. Cardiac allograft vasculopathy: association with cellmediated but not humoral allo-immunity to donor-specific vascular endothelium. Circulation, 1995, 92:205 – 211.

［70］ Vasilescu ER, Ho EK, de la Torre L, et al. Anti-HLA antibodies in heart transplantation. Transpl Immunol, 2004, 12:177 – 183.

［71］ Tambur A, Pamboukian S, Costanzo M, et al. The presence of HLA-directed antibodies after heart transplantation is associated with poor allograft outcome. Transplantation, 2005, 80:1019 – 1025.

［72］ McKay M, Pinney S, Gorwara S, et al. Anti-human leukocyte antigen antibodies are associated with restenosis after percutaneous coronary intervention for cardiac allograft vasculopathy. Transplantation, 2005, 79:1581 – 1587.

［73］ Fredrich R, Toyoda M, Czer LS, et al. The clinical significance of antibodies to human vascular endothelial cells after cardiac transplantation. Transplantation, 1999, 67:385 – 391.

［74］ Mahesh B, Leong HS, McCormack A, et al. Autoantibodies to vimentin cause accelerated rejection of cardiac allografts. Am J Pathol, 2007, 170:1415 – 1427.

［75］ Kaczmarek I, Deutsch MA, Kauke T, et al. Donor-specific HLA alloantibodies: long-term impact on cardiac allograft vasculopathy and mortality after heart transplant. Exp Clin Transplant, 2008, 6: 229 – 235.

［76］ McGiffin DC, Savunen T, Kirklin JK, et al. Cardiac transplant coronary artery disease: a multivariable analysis of pretransplantation risk actors for disease development and morbid events. J Thorac Cardiovasc Surg, 1995, 109: 1081 – 1089.

［77］ Valantine HA. Role of lipids in allograft vascular disease: a multicenter study of intimal thickening detected by intravascular ultrasound. J Heart Lung Transplant, 1995, 14: S234 – 237.

［78］ Kapadia SR, Nissen SE, Ziada KM, et al. Impact of lipid abnormalities in development and progression of transplant coronary disease: a serial intravascular ultrasound study. J Am Coll Cardiol, 2001, 38: 206 – 213.

［79］ Pethig K, Heublein B, Hoffmann A, et al. Ace-gene polymorphism is associated with the development of allograft vascular disease in heart transplant recipients. J Heart Lung Transplant, 2000, 19: 1175 – 1182.

［80］ Densem CG, Hutchinson IV, Cooper A, et al. Polymorphism of the transforming growth factor-beta1 gene correlates with the development of coronary vasculopathy following cardiac transplantation. J Heart Lung Transplant, 2000, 19: 551 – 556.

［81］ Benza RL, Grenett HE, Bourge RC, et al. Gene polymorphisms for plasminogen activator inhibitor-1/tissue plasminogen activator and development of allograft coronary artery disease. Circulation, 1998, 98: 2248 – 2254.

［82］ Densem CG, Hutchinson IV, Yonan N, et al. Influence of tumour necrosis factor-a gene-308 polymorphism on the development of coronary vasculopathy after heart transplantation. J Heart Lung Transplant, 2001, 20: 1265 – 1273.

［83］ Day JD, Rayburn BK, Gaudin PB, et al. Cardiac allograft vasculopathy: the central pathogenetic role of ischemia-induced endothelial injury. J Heart Lung Transplant, 1995, 14: S142 – 149.

［84］ Mehra MR. Crossing the vasculopathy bridge from morphology to therapy: a single center experience. J Heart Lung Transplant, 2000, 19: 522 – 528.

［85］ Land W, Messmer K. The impact of ischemia/reperfusion injury on specific and non-specific early and late chronic events after organ transplantation. Transplant Rev, 1996, 10: 108 – 127.

［86］ Hollenberg SM, Klein LW, Parrillo JE, et al. Coronary endothelial dysfunction after graft transplantation predicts allograft vasculopathy and cardiac death. Circulation, 2001, 104: 3091 – 3096.

［87］ Yamani MH, Haji SA, Starling RC, et al. Myocardial ischemic-fibrotic injury after human heart transplantation is associated with increased progression of vasculopathy, decreased cellular rejection and poor long-term outcome. J Am Coll Cardiol, 2002, 39: 970 – 977.

［88］ Bolad IA, Robinson D, Khaghani A, et al. Left ventricular systolic function early after heart transplantation is a predictor of subsequent transplant related coronary artery disease. J Heart Lung Transplant, 2002, 21 (abstr): 87.

［89］ Grattan MT, Moreno-Cabral CE, Stannes VA, et al. Cytomegalovirus infection is associated with cardiac allograft rejection and atherosclerosis. JAMA, 1989, 261: 3561 – 3566.

［90］ Loebe M, Schuler M, Zais O, et al. Role of cytomegalovirus infection in the development of coronary artery disease in the transplanted heart. J Heart Lung Transplant, 1990, 9: 707.

［91］ Gao SZ, Hunt SA, Schroeder JS, et al. Early development of accelerated graft coronary artery disease: risk factors and course. J Am Coll Cardiol, 1996, 28: 673 – 679.

［92］ Zakliczy M, Krynicka-Mazurek A, Pyka, et al. The influence of cytomegalovirus infection, confirmed by pp65 antigen presence, on the development of cardiac allograft vasculopathy. Transplant Proc, 2007, 39: 2866 – 2869.

［93］ Hussain T, Burch M, Fenton MJ, et al. Positive pretransplantation cytomegalovirus serology is a risk factor for cardiac allograft vasculopathy in children. Circulation, 2007, 115: 1798 – 1805.

［94］ Potena L, Holweg CT, Chin C, et al. Acute rejection and cardiac allograft vascular disease is reduced by suppression of subclinical cytomegalovirus infection. Transplantation, 2006, 82: 398 – 405.

［95］ Potena L, Valantine H. Cytomegalovirus associated allograft rejection in heart transplant patients. Curr Opin Infect Dis, 2007, 20: 425 – 431.

［96］ Wittwer T, Pethig K, Heublein B, et al. Impact of chronic infection with chlamydia pneumoniae on incidence of cardiac allograft vasculopathy. Transplantation, 2000, 69:962 - 964.

[97] Halloran PF, Homik J, Goes N, et al. The "injury response". A concept linking non-specific injury, acute rejection and long-term transplant outcomes. Transplant Proc, 1997, 29:79 - 81.

[98] Häyry P. Chronic rejection: an update on the mechanism. Transplant Proc, 1998, 30:3993 - 3995.

[99] Andreassen AK, Nordoy I, Simonsen S, et al. Levels of circulating adhesion molecules in congestive heart failure and after heart transplantation. Am J cardiol, 1998, 81:604 - 608.

[100] Border WA, Noble NA. Transforming growth factor beta in tissue fibrosis. N Eng J Med, 1994, 331:1286 - 1292.

[101] Tambur AR, Pamboukian S, Costanzo MR, et al. Genetic polymorphism in platelet-derived growth factor and vascular endothelial growth factor are significantly associated with cardiac allograft vasculopathy. J Heart Lung Transplant, 2006, 25:690 - 698.

[102] Pepper MS, Belin D, Montesano R. Transforming growth factorbeta 1 modulates basic fibroblast growth factor-induced proteolytic and angiogenic properties on endothelial cells in vivo. J Cell Biol, 1990, 111:743 - 755.

[103] Kitchens WH, Chase CM, Uehara S, et al. Macrophage depletion suppresses cardiac allograft vasculopathy in mice. Am J Transplant, 2007, 7:2675 - 2682.

[104] Valen G, Yan Z-Q, Hansson GK. Nuclear factor kappa-B and the heart. J Am Coll Cardiol, 2001, 38:307 - 314.

[105] Suzuki J, Kawauchi M, Wada Y, et al. Nuclear factor kappa B expression in primate cardiac allograft arteries. Transplant Proc, 2001, 33:606.

[106] Labarrere CA, Nelson DR, Park JW. Pathologic markers of allograft arteriopathy: insight into the pathophysiology of cardiac allograft chronic rejection. Curr Opin Cardiol, 2001, 16:110 - 117.

[107] Benza RL, Barchue JP, de Oliveira AL, et al. Alterations in the fibrinolytic cascade: implications for allograft coronary disease. J Heart Lung Transplant, 2002, 21 (abstr):73.

[108] Labarrere CA, Pitts D, Nelson DR, et al. Vascular tissue plasminogen activator and the development of coronary artery disease in heart transplant recipients. N Engl J Med, 1995, 33:1111 - 1116.

[109] Stoica S, Atkinson C, Satchihananda L, et al. Expression of endothelial adhesion molecules and thrombomodulin in cardiac transplantation. J Heart Lung Transplant, 2002, 21 (abstr):61.

[110] Yen MH, Pilkington G, Starling RC, et al. Increased tissue factor expression predicts development of cardiac allograft vasculopathy. Circulation, 2002, 106:1379 - 1383.

[111] Zhao X-M, Hu Y, Miller GG, et al. Association of thrombospondin-1 and cardiac allograft vasculopathy in human cardiac allografts. Circulation, 2001, 103:525 - 531.

[112] Perrault LP, Aubin MC, Malo O, et al. Status of the endothelium-derived hyperpolarizing factor pathway in coronary arteries after heterotopic heart transplantation. J Heart Lung Transplant, 2007, 26:48 - 55.

[113] Qian Z, Gelzer-Bell R, Yang SX, et al. Inducible Nitric Oxide Synthase inhibition of Weibel-Palade body release in cardiac transplant rejection. Circulation, 2001, 104:2369 - 2375.

[114] Wildhirt SM, Weis M, Schulze C, et al. Expression of endomyocardial nitric oxide synthase and coronary endothelial function in human cardiac allografts. Circulation, 2001, 104 (suppl I):I336 - 343.

[115] Vejlstrup NG, Andersen CB, Boesgaard S, et al. Temporal changes in myocardial endothelial nitric oxide synthase expression following human heart transplantation. J Heart Lung Transplant, 2002, 21:211 - 216.

[116] Weis M, Wildhirt SM, Schulze C, et al. Endothelin in coronary endothelial dysfunction early after human heart transplantation. J Heart Lung Transplant, 1999, 18:1071 - 1079.

[117] Yamaguchi A, Miniati DN, Hirata K, et al. Ex vivo blockade of endothelin-1 inhibits graft coronary artery disease in a rodent cardiac allograft model. J Heart Lung Transplant, 2002, 21:417 - 424.

[118] Xu B, Sakkas LI, Slachta CA, et al. Apoptosis in chronic rejection in human cardiac allografts. Transplantation, 2001, 71:1137 - 1146.

[119] Suzuki J, Kawauchi M, Wada Y, et al. Altered expression of Bcl-x and Bax in cardiac allograft arteries of primates. Transplant Proc, 2001, 33:252 - 253.

[120] Kown MH, Miniati DN, Jahncke CL, et al. Bcl-2-mediated inhibition of apoptosis in rat cardiac allografts worsens

development of graft coronary artery disease. J Heart Lung Transplant, 2003, 22：986 – 992.

[121] Faxon DP, Coats W, Currier J. Remodeling of the coronary artery after vascular injury. Prog Cardiovasc Dis, 1997, 40：129 – 140.

[122] Meliss RR, Pethig K, Schmidt A, et al. Cardiac allograft vasculopathy：adventitial immunoreactivity for PDGF-B and PDRFr-β in extra-versus intramural coronary arteries. Transplant proc, 2001, 33：1579 – 1580.

[123] Gallego-Page JC, Segovia J, Alonso-Pulpón L, et al. Re-innervation after heart transplantation：a multidisciplinary study. J Heart Lung Transplant, 2004, 23：674 – 682.

[124] Smart FW, Ballantyne CM, Cocanougher B, et al. Insensitivity of noninvasive tests to detect coronary artery vasculopathy after heart transplantation. Am J cardiol, 1991, 67：243 – 247.

[125] Légaré JF, Haddad H, Barnes D, et al. Myocardial scintigraphy correlates poorly with coronary angiography in the screening of cardiac arteriosclerosis. Can J Cardiol, 2001, 17：866 – 872.

[126] Schmauss D, Weis M. Cardiac allograft vasculopathy：recent developments. Circulation, 2008, 117：2131 – 2141.

[127] Hirohata A, Nakamura M, Waseda K, et al. Changes in coronary anatomy and physiology after heart transplantation. Am J Cardiol, 2007, 99：1603 – 1607.

[128] Johnson DE, Alderman EL, Schroeder JS, et al. Transplant coronary artery disease：histopathologic correlations with angiographic morphology. J Am Coll Cardiol, 1991, 17：449 – 457.

[129] Störk S, Behr T. M, Birk M, et al. Assessment of cardiac allograft vasculopathy late after heart transplantation：when is coronary angiography necessary? J Heart Lung Transplant, 2006, 25：1103 – 1108.

[130] Itagaki BK, Kobashigawa JA, Wu GW, et al. Widespread fibrosis of myocardial and adjacent tissues causing restrictive cardiac physiology in patients needing re-do heart transplant. J Heart Lung Transplant, 2007, 26：S138.

[131] Yeung AC, Davis SF, Hauptman PJ, et al. Multicentre intravascular ultrasound study group. Incidence and progression of transplant coronary disease over 1 year：results of a multicentre trial with the use of intravascular ultrasound. J Heart Lung Transplant, 1995, 14：S215 – 220.

[132] Kapadia SR, Nissen SE, Tuzcu EM. Impact of intravascular ultrasound in understanding transplant coronary artery disease. Curr Opin Cardiol, 1999, 14：140 – 150.

[133] Tuzcu EM, Kapadia SR, Tutar E, et al. High prevalence of coronary atherosclerosis in asymptomatic teenagers and young adults. Evidence from intravascular ultrasound. Circulation, 2001, 103：2705 – 2710.

[134] Kapadia SR, Nissen SE, Ziada KM, et al. Development of transplantation vasculopathy and progression of donor-transmitted atherosclerosis：comparison by serial intravascular ultrasound imaging. Circulation, 1998, 98：2672 – 2678.

[135] Botas J, Pinto FJ, Chenzbraun A, et al. Influence of preexistent donor coronary artery disease on progression of transplant vasculopathy：an intravascular ultrasound study. Circulation, 1995, 92：1126 – 1132.

[136] Tsutsui H, Schoenhagen P, Klingensmith JD, et al. Regression of a donor atheroma after heart transplantation. Serial observations with intravascular ultrasound. Circulation, 2001, 104：2874.

[137] Yeung AC, Davis SF, Hauptman PJ, et al. Incidence and progression of transplant coronary artery disease over 1 year：results of a multicenter trial with use of intravascular ultrasound. J Heart Lung Transplant, 1995, 14：S 215 – 220.

[138] Rickenbacher PR, Pinto FJ, Chenzbraun A, et al. Incidence and severity of transplant coronary artery disease early and up to 15 years after transplantation as detected by intravascular ultrasound. J Am Coll Cardiol, 1995, 25：171 – 177.

[139] Klauss V, Mudra H, Uberfuhr P, et al. Intraindividual variability of cardiac allograft vasculopathy as assessed by intravascular ultrasound. Am J Cardiol, 1995, 76：463 – 466.

[140] Wong CK, Yeung AC. The topography of intimal thickening and associated remodeling pattern of early transplant coronary disease：influence of pre-existent coronary atherosclerosis. J Heart Lung Transplant, 2001, 20：858 – 864.

[141] Kapadia SR, Ziada KM, L'Allier PL, et al. Intravascular ultrasound imaging after cardiac transplantation：advantage of multi-vessel imaging. J Heart Lung Transplant, 2000, 19：167 – 172.

［142］ Pethig K, Kofidis T, Heublein B, et al. Impact of vascular branching sites on focal progression of allograft vasculopathy in trasplanted hearts. Atherosclerosis, 2001, 158：155 - 160.

［143］ Schoenhagen P, Ziada KM, Vince DG, et al. Arterial remodeling and coronary artery disease：the concept of "dilated" versus "obstructive" coronary atherosclerosis. J Am Coll Cardiol, 2001, 38：297 - 306.

［144］ Pethig K, Heublein B, Meliss RR, et al. Volumetric remodelling of the proximal left coronary artery：early versus late after heart transplantation. J Am Coll Cardiol, 1999, 34：197 - 203.

［145］ Haji SA, Yamani MH, Starling RC, et al. Shrinkage of allograft arteries occurs frequently after transplantation and is accompanied with plaque shrinkage. J Heart Lung Transplant, 2002, 21 （abstr）：91.

［146］ Nicholls SJ, Tuzcu EM, Sipahi I, et al. Intravascular ultrasound in cardiovascular medicine. Circulation, 2006, 114：e55 - 59.

［147］ Mehra MR, Ventura HO, Stapleton DD, et al. Presence of severe intimal thickening by intravascular ultrasonography predicts cardiac events in cardiac allograft vasculopathy. J Heart Lung Transplant, 1995, 14：632 - 639.

［148］ St Goar FG, Pinto FJ, Alderman EL, et al. Intracoronary ultrasound in cardiac transplant recipients：in vivo evidence of "angiographically silent" intimal thickening. Circulation, 1992, 85：979 - 987.

［149］ Zacliczynski M, Swierad M, Zacliczynska H, et al. Usefulness of Stanford scale of intimal hyperplasia assessed by intravascular ultrasound to predict time of onset and severity of cardiac allograft vasculopathy. Transplant Proc, 2005, 37：1343 - 1345.

［150］ Segovia J, Alonso-Pulpon L, Escaned J, et al. Prognostic value of a new intravascular ultrasound score in graft vessel disease. J Heart Lung Transplant, 2001, 20 （abstr）：151.

［151］ Gómez Bueno M, Segovia J, Alonso-Pulpoìn L, et al. Validation of the prognostic value of a new intravascular ultrasound score for the evaluation of graft vessel disease. J Heart Lung Transpl, 2006, 25 （suppl）：99.

［152］ Kobashigawa JA, Tobis JM, Starling RC, et al. Multicenter intravascular ultrasound validation study among heart transplant recipients. J Am Coll Cardiol, 2005, 45：1532 - 1537.

［153］ König A, Kilian E, Sohn HY, et al. Assessment and characterization of time-related differences in plaque composition by intravascular ultrasound-derived radiofrequency analysis in heart transplant recipients. J Heart lung transplant, 2008, 27：302 - 309.

［154］ Spes C. H, Klauss V, Mudra H, et al. Diagnostic and prognostic value of serial dobutamine stress echocardiography for non-invasive assessment of cardiac allograft vasculopathy：a comparison with coronary angiography and intravascular ultrasound. Circulation, 1999, 100：509 - 515.

［155］ Klauss V, Ackermann K, Henneke KH, et al. Epicardial intimal thickening in transplant coronary artery disease and resistance response to adenosine. A combined intravascular ultrasound and Doppler study. Circulation, 1997, 96 （suppl Ⅱ）：Ⅱ-159-6.

［156］ Yeung AC. Simultaneous evaluation of epicardial and microvascular function in human beings：a technical tour de force. J Heart Lung Transplant, 1998, 117：495 - 496.

［157］ Kuhn MA, Hashmi A, Deming DD, et al. Management of post-transplant coronary artery disease using intravascular ultrasound improves outcome in heart transplant recipients. J Heart Lung Transplant, 2002, 21 （abstr）：64.

［158］ Pinto FJ, St Goar FG, Gao SZ, et al. Immediate and 1-year safety of intracoronary ultrasonic imaging：evaluation with serial quantitative angiography. Circulation, 1993, 88：1709 - 1714.

［159］ Ciliberto GR, Ruffini L, Mangiavacchi M, et al. Resting echocardiography and quantitative dipyridamole technetium – 99m sestamibi tomography in the identification of cardiac allograft vasculopathy and the prediction of long-term prognosis after heart transplantation. Eur Heart J, 2001, 22：964 - 971.

［160］ Manrique A, Bernard M, Hitzel A, et al. Diagnostic and Prognostic Value of myocardial perfusion gated SPECT in orthotopic heart transplant recipients. J Nucl Cardiol, 2010, 17：172 - 174.

［161］ Derumeaux G, Redonnet M, Mouton-Schleifer D, et al. Dobutamine Stress Echocardiography in Orthotopic Heart Transplantation. J Am Coll Cardiol, 1995, 25：1665 - 1672.

［162］ Akosah KO, Mc Daniel, Hanrahan JS, et al. Dobutamine stress echocardiography early after heart transplantation predicts development of allograft coronary artery disease and outcome. J Am Coll Cardiol, 1998, 31：1607 – 1614.

[163] Sigurdsson G, Carrascosa P, Yamani MH, et al. Detection of Transplant Coronary Artery Disease Using Multidetector Computed Tomography With Adaptive Multisegment Reconstruction. J Am Coll Cardiol, 2006, 48：772 – 778.

[164] Iyengar S, Feldman DS, Cooke GE, et al. Detection of Coronary Artery Disease in Orthotopic Heart Transplant Recipients with 64-Detector Row Computed Tomography Angiography. J Heart Lung Transplant, 2006, 25：1363 – 1366.

[165] Romeo G, Houyel L, Angel CY, et al. Coronary Stenosis Detection by 16-slice Computed Tomography in Heart Transplant Patients：Comparison with Conventional Angiography and Impact on Clinical Management. J Am Coll Cardiol, 2005, 45：1826 – 1831.

[166] Gregory SA, Ferencik M, Achenbach S, et al. Comparison of 64-slice Multidetector Computed Tomographic Coronary Angiography to Coronary Angiogrpahy with Intravascular Ultrasound for the Detection of Transplant Vasculopathy. Am J Cardiol, 2006, 98：877 – 884.

[167] von Ziegler F, Leber A. W, Becker A, et al. Detection of significant coronary artery stenosis with 64-slice computed tomography in heart transplant recipients：a comparative study with conventional coronary angiography. Int J Cardiovasc Imaging, 2009, 25：91 – 100.

[168] Nunoda S, Machida H, Sekikawa A, et al. Evaluation of cardiac allograft vasculopathy by multidetector computed tomography and whole-heart magnetic resonance coronary angiography. Circ J, 2010, 74：946 – 953.

[169] Earls JP, Berman EL, Urban BA, et al. Prospectively gated transverse coronary C. T. angiography versus retrospectively gated helical technique：improved image quality and reduced radiation dose. Radiology, 2008, 246：742 – 753.

[170] Korosoglou G, Osman NF, Dengler TJ, et al. Strain-encoded cardiac magnetic resonance for the evaluation of chronic allograft vasculopathy in transplant recipients. Am J Transplant, 2009, 9：2587 – 2596.

[171] Pham MX, Teuteberg JJ, Kfoury AG, et al. Gene-expression profiling for rejection surveillance after cardiac transplantation. N Engl J Med, 2010, 362：1890 – 1900.

[172] Kitagawa-Sakakida S, Fukushima N, Sawa Y, et al. Microarray-based gene expression profiling of retransplanted rat cardiac allografts that develop cardiac allograft vasculopathy. J Heart Lung Transpl, 2005, 24：2068 – 2074.

[173] Arora S, Gullestad L, Wergeland R, et al. Probrain natriuretic peptide and C-reactive protein as markers of acute rejection, allograft vasculopathy, and mortality in heart transplantation. Transplantation, 2007, 83：1308 – 1315.

[174] Avello N, Prieto B, Molina BD, et al. Clinical utility of NT-proBNP levels in late heart transplantation patients. Clin Chim Acta, 2010, 411：161 – 166.

[175] Yeung AC, Anderson T, Meredith I, et al. Endothelial dysfunction in the development and detection of transplant coronary artery disease. J Heart Lung Transplant, 1992, 11：S69 – 73.

[176] Pries AR, Habazettl H, Ambrosio G, et al. A review of methods for assessment of coronary microvascular disease in both clinical and experimental settings. Cardiovasc Res, 2008, 80：165 – 174.

[177] Weis M, Wildhirt SM, Pehlivanli S, et al. Early cytokine activation leads to subsequent endothelial vasomotor dysfunction after cardiac transplantation. Circulation, 1998, 17（suppl I）：I-319.

[178] Davis SF, Yeung AC, Meredith IT, et al. Early endothelial dysfunction predicts the development of transplant coronary disease at 1 year post-transplantation. Circulation, 1996, 93：457 – 462.

[179] Wellnhofer E, Bocksch W, Hiemann N, et al. Shear stress and vascular remodeling：study of cardiac allograft coronary artery disease as a model of diffuse atherosclerosis. J Heart Lung Transplant, 2002, 21：405 – 416.

[180] Fearon WF, Nakamura M, Lee DP, et al. Simultaneous assessment of fractional and coronary flow reserves in cardiac transplant recipients：Physiologic Investigation for Transplant Arteriopathy (PITA Study). Circulation, 2003, 108：1605 – 1610.

[181] Fearon WF, Hirohata A, Nakamura M, et al. Discordant changes in epicardial and microvascular coronary physiology after cardiac transplantation：Physiologic Investigation for Transplant Arteriopathy II（PITA II）study. J Heart Lung Transplant, 2006, 25：765 – 771.

［182］ Hirohata A, Nakamura M, Waseda K, et al. Changes in coronary anatomy and physiology after heart transplantation. Am J Cardiol, 2007, 99：1603 – 1607.

［183］ Casella G, Rieber J, Mudra H, et al. Pressure-wire guided balloon angioplasty in allograft coronary vasculopathy. J Heart Lung Transplant, 1999, 18：1143 – 1146.

［184］ Ganz P, Hsue PY. Assessment of structural disease in the coronary microvasculature. Circulation, 2009, 120：1555 – 1557.

［185］ Rodrigues AC, Frimm Cde C, Bacal F, et al. Coronary flow reserve impairment predicts cardiac events in heart transplant patients with preserved left ventricular function. Int J Cardiol, 2005, 103：201 – 206.

［186］ Potluri SP, Mehra MR, Uber PA, et al. Relationship among epicardial coronary disease, tissue myocardial perfusion, and survival in heart transplantation. J Heart Lung Transplant, 2005, 24：1019 – 1025.

［187］ Kübrich M, Petrakopoulou P, Kofler S, et al. Impact of coronary endothelial dysfunction on adverse long-term outcome after heart transplantation. Transplantation, 2008, 85：1580 – 1587.

［188］ Vejlstrup NG, Andersen CB, Boesgaard S, et al. Temporal changes in myocardial endothelial nitric oxide synthase expression following human heart transplantation. J Heart Lung Transplant, 2002, 21：211 – 216.

［189］ Richter M, Richter H, Skupin M, et al. Do vascular compartments differ in the development of chronic rejection? AT1 blocker candesartan versus ACE blocker enalapril in an experimental heart transplant model. J Heart Lung Transplant, 2001, 20：1092 – 1098.

［190］ Subherwal S, Espejo ML, Fishbein MC. The decreasing incidence of cardiac allograft rejection and its impact on clinical trials. J Heart Lung Transplant, 2002, 21（abstr）：111.

［191］ Luckraz H, Charman SC, Wreghitt T, et al. Does cytomegalovirus status influence acute and chronic rejection in heart transplantation during the ganciclovir prophylaxis era? J Heart Lung Transplant, 2003, 22：1023 – 1027.

［192］ Mehra MR, Ventura HO, Chambers RB, et al. The prognostic impact of immunosuppression and cellular rejection on cardiac allograft vasculopathy：time for a reappraisal. J Heart Lung Transplantation, 1997, 16：743 – 751.

［193］ Reichart B, Meiser B, Vigano M, et al. European multicenter tacrolimus（fk506）heart pilot study：one year results-european tacrolimus multicenter heart study group. J Heart Lung Transplant, 1998, 17：775 – 781.

［194］ Pham SL, Kormos RL, Hattler BG, et al. A prospective trial of tacrolimus（K506）in clinical heart transplantation：intermediate term-results. J Thorac Cardiovasc Surg, 1996, 11：764 – 772.

［195］ Kobashigawa JA, Patel J, Furukawa H, et al. Five-year results of a randomized, singlecenter study of tacrolimus vs. microemulsion cyclosporine in heart transplant patients. J Heart Lung Transplant, 2006, 25：434 – 439.

［196］ Eisen HJ, Kobashigawa J, Keogh A, et al. Mycophenolate Mofetil Cardiac Study Investigators. Three-year results of a randomized, double-blind, controlled trial of mycophenolate mofetil versus azathioprine in cardiac transplant recipients. J Heart Lung Transplant, 2005, 24：517 – 525.

［197］ Gao SK, Kwok BW, Cantin B. Does late switch to mycophenolate mofetil affect development of transplant coronary artery disease? J Heart Lung Transplant, 2002, 21（abstr）：89.

［198］ Dambrin C, Klupp J, Birsan T, et al. Sirolimus（rapamycin）monotherapy prevents graft vascular disease in nonhuman primate recipients of orthotopic aortic allografts. Circulation, 2003, 107：2369 – 2374.

［199］ Eisen HJ, Tuzcu EM, Dorent R, et al. Everolimus for the prevention of allograft rejection and vasculopathy in cardiac transplant recipients. N Engl J Med, 2003, 349：847 – 858.

［200］ Viganò M, Tuzcu M, Benza R, et al. Prevention of acute rejection and allograft vasculopathy by everolimus in cardiac transplants recipients：a 24-month analysis. J Heart Lung Transplant, 2007, 26：584 – 592.

［201］ Keogh A, Richardson M, Ruygrok P, et al. Sirolimus in de novo heart transplant recipients reduces acute rejection and prevents coronary artery disease at 2 years：a randomized clinical trial. Circulation, 2004, 110：2694 – 2700.

［202］ Sinha SS, Pham MX, Vagelos RH, et al. Effect of rapamycin therapy on coronary artery physiology early after cardiac transplantation. Am Heart J, 2008, 155：889 – 894.

［203］ Gustafsson F, Ross H. Proliferation signal inhibitors in cardiac transplantation. Curr opin Cardiol, 2007, 22：111 – 116.

[204] Groetzner J, Wahlers T. Calcineurin inhibitor-free immunosuppression after heart transplantation: can chronic side effects be avoided? Curr Opin Organ Transplant, 2005, 10:360 – 363.

[205] vGroetzner J, Kaczmarek I, Schulz U, et al. Mycophenolate mofetil and sirolimus as calcineurin inhibitor-free immunosuppression for cardiac transplant recipients with chronic renal failure. Transplantation, 2004, 77:568 – 574.

[206] Meiser B, Reichart B, Adamidis I, et al. First experience with de novo calcineurin-inhibitor-free immunosuppression following cardiac transplantation. Am J Transplant, 2005, 5:827 – 831.

[207] Anguita M, Alonso-Pulpón L, Arizón JM, et al. A comparison of the effectiveness of lovastatin therapy for hipercholesterolemia after heart transplantation between patients with and without pretransplant atherosclerotic CAD. Am J cardiol, 1994, 74:776 – 779.

[208] Kobashigawa JA, Katznelson S, Laks H, et al. Effects of pravastatin on outcomes after heart transplantation. N Eng J Med, 1995, 333:621 – 627.

[209] Wenke K, Meiser B, Thiery J, et al. Simvastatin initiated early after heart transplant-8-year prospective experience. Circulation, 2003, 107:93 – 97.

[210] Wu AH, Ballantyne CM, Short BC, et al. Statin use and risks of death or fatal rejection in the heart transplant lipid registry. Am J Cardiol, 2005, 95:367 – 372.

[211] Weis M, Pehlivanli S, Meiser BM, et al. Simvastatin treatment is associated with improvement in coronary endothelial function and decreased cytokine activation in patients after heart transplantation. J Am Coll Cardiol, 2001, 38:814 – 818.

[212] Shimizu K, Aikawa M, Takayama K, et al. Direct anti-inflammatory mechanisms contribute to attenuation of experimental allograft atherosclerosis by statins. Circulation, 2003, 108:2113 – 2120.

[213] Stapleton DD, Mehra MR, Dumas D, et al. Lipid-lowering therapy and long-term survival in heart transplantation. Am J Cardiol, 1997, 80:802 – 805.

[214] Schroeder JS, Gao SZ, Alderman EL, et al. A preliminary study of diltiazem in the prevention of coronary artery disease in heart-transplant recipients. N Eng J Med, 1993, 328:164 – 170.

[215] Mehra MR, Ventura HO, Smart FW, et al. An intravascular ultrasound study of the influence of angiotensin-converting enzyme inhibitors and calcium entry blocker on the development of cardiac allograft vasculopathy. Am J Cardiol, 1995, 75:853 – 854.

[216] Erinc K, Yamani MH, Starling RC, et al. The effect of combined angiotensin-converting enzyme inhibition and calcium antagonism on allograft coronary vasculopathy validated by intravascular ultrasound. J Heart Lung Transplant, 2005, 24:1033 – 1038.

[217] Bae JH, Rihal CS, Edwards BS, et al. Association of angiotensinconverting enzyme inhibitors and serum lipids with plaque regression in cardiac allograft vasculopathy. Transplantation, 2006, 82:1108 – 1111.

[218] Musci M, Loebe M, Wellnhofer E, et al. Coronary angioplasty, bypass surgery and retransplantation in cardiac transplant patients with graft coronary disease. Thorac Cardiovasc Surg, 1998, 46:268 – 274.

[219] Halle AA, DiSciascio G, Massin EK, et al. Coronary angioplasty, atherectomy and bypass surgery in cardiac transplant recipients. J Am Coll Cardiol, 1995, 26:120 – 128.

[220] Miller LW, Donohue TJ, Wolford TA. The surgical management of allograft coronary disease: a paradigm shift. Semin Thorac Cardiovasc Surg, 1996, 8:133 – 138.

[221] Aleksic I, Piotrowsky JA, Kamler M, et al. Minimally invasive direct coronary artery bypass in a cardiac transplant recipient with allograft vasculopathy. Ann Thorac Surg, 2004, 77:1433 – 1434.

[222] Parry A, Roberts M, Parameshwar J, et al. The management of post-cardiac transplantation coronary artery disease. Eur J Cardiothorac Surg, 1996, 10:528 – 532.

[223] Wong PM, Piamsomboon C, Mathur A, et al. Efficacy of coronary stenting in the management of cardiac allograft vasculopathy. Am J Cardiol, 1998, 82:239 – 240.

[224] Simpson L, Lee EK, Hott BJ, et al. Long-term results of angioplasty vs. stenting in cardiac transplant recipients with allograft vasculopathy. J Heart Lung Transplant, 2005, 24:1211 – 1217.

［225］Benza RL，Zoghbi GJ，Tallaj J，et al. Palliation of allograft vasculopathy with transluminal angioplasty-a decade of experience. J Am Coll Cardiol，2004，43：1973 - 1981.

［226］Wellnhofer E，Hiemann NE，Hug J，et al. A decade of percutaneous coronary interventions in cardiac transplant recipients：a monocentric study in 160 patients. J Heart Lung Transplant，2008，27：17 - 25.

［227］Sousa JE，Costa MA，Abizaid AC，et al. Sustained supression of neointimal proliferation by sirolimus-eluting stents. One year angiographic and intravascular ultrasound follow-up. Circulation，2001，104：2007 - 2011.

［228］Aqel RA，Wells BJ，Hage FG，et al. Re-stenosis after drugeluting stents in cardiac allograft vasculopathy. J Heart Lung Transplant，2008，27：610 - 615.

［229］Lee MS，Kobashigawa J，Tobis J. Comparison of percutaneous coronary intervention with bare-metal and drug-eluting stents for cardiac allograft vasculopathy. JACC Cardiovasc Interv，2008，1：710 - 715.

［230］Lee MS，Tarantini G，Xhaxho J，et al. Sirolimus-versus Paclitaxel-eluting stents for the treatment of cardiac allograft vasculopathy. JACC Cardiovasc Interv，2010，3：378 - 382.

［231］Gupta A，Mancini D，Kirtane AJ，et al. Value of drug-eluting stents in cardiac transplant recipients. Am J Cardiol，2009，103：659 - 662.

［232］Nfor T，Ansaarie I，Gupta A，et al. Comparing long-term outcomes between drug-eluting and bare-metal stents in the treatment of cardiac allograft vasculopathy. Catheter Cardiovasc Interv，2009，74：543 - 549.

［233］Aranda JM，Pauly DF，Kerensky RA，et al. Percutaneous Coronary Intervention versus Medical Therapy for Coronary Allograft Vasculopathy：One Center's Experience. J Heart Lung Transplant，2002，21：860 - 866.

［234］John R，Chen JM，Weinberg A，et al. Long-term survival after cardiac retransplantation：a twenty-year single center experience. J Thorac Cardiovasc Surg，1999，117：543 - 555.

［235］Mancini D，Pinney S，Burkhoff D，et al. Use of rapamycin slows progression of cardiac transplantation vasculopathy. Circulation，2003，108：48 - 53.

［236］Segovia J，Alonso-Pulpón L，Ortiz P，et al. Rapastat：evaluation of the role of oral sirolimus in the treatment of established graft vessel disease. a prospective，randomized intravascular ultrasound study. J Heart Lung Transplant，2004，23（suppl）：S51 - 52.

［237］Mehra MR，Kobashigawa JA. Advances in heart and lung transplantation 2004：Report from the 24th International Society for Heart and Lung Transplantation Annual Meeting，San Francisco，April 21 - 24，2004. J Heart Lung Transplant，2004，23：925 - 930.

［238］Raichlin E，Bae JH，Khalpey Z，et al. Conversion to sirolimus as primary immunosuppression attenuates the progression of allograft vasculopathy after heart transplantation. Circulation，2007，116：2726 - 2733.